"十三五"国家重点图书出版规划项目

中国中药材及饮片真伪鉴别图典

张继 ◎ 主编

（第二册）常用根及根茎类药材

SPM 南方出版传媒

广东科技出版社 | 全国优秀出版社

· 广 州 ·

图书在版编目（CIP）数据

中国中药材及饮片真伪鉴别图典. 第二册/张继主编. —广州：
广东科技出版社，2021.3
　ISBN 978-7-5359-7589-8

　Ⅰ. ①中… Ⅱ. ①张… Ⅲ. ①中药材—中药鉴定学—图谱
②饮片—中药鉴定学—图谱 Ⅳ. ①R282.5-64

中国版本图书馆CIP数据核字（2020）第210362号

中国中药材及饮片真伪鉴别图典　第二册
Zhongguo Zhongyaocai ji Yinpian Zhenwei Jianbie Tudian　Di-er ce

出 版 人：朱文清
策划编辑：杜怡枫
责任编辑：杜怡枫
书籍设计：林少娟
责任校对：于强强　廖婷婷
责任印制：彭海波
出版发行：广东科技出版社
　　　　　（广州市环市东路水荫路11号　邮政编码：510075）
销售热线：020-37592148/37607413
http://www.gdstp.com.cn
E-mail: gdkjcbszhb@nfcb.com.cn
经　　销：广东新华发行集团股份有限公司
排　　版：广州市友间文化传播有限公司
印　　刷：广州市彩源印刷有限公司
　　　　　（广州市黄埔区百合三路8号　邮政编码：510700）
规　　格：787mm×1092mm　1/16　印张26.25　字数525千
版　　次：2021年3月第1版
　　　　　2021年3月第1次印刷
定　　价：188.00元

如发现因印装质量问题影响阅读，请与广东科技出版社印制室联系调换（电话：020-37607272）。

主编简介

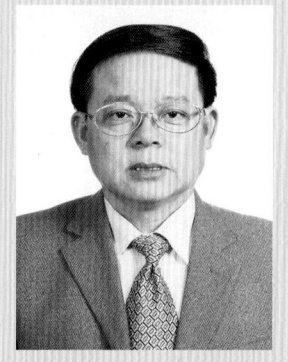

张　继　主任药师，曾任中国食品药品检定研究院中药标本馆馆长，北京中医药大学中药学院教授（特邀），国家药品监督管理局高级研修学院、西北大学兼职教授，中国药文化研究会专家委员会专家，国家药品监督管理局中药材生产质量管理规范认证专家，中国药学会中药资源专业委员会委员，中国中医药研究促进会专家，北京市中医药学会中药材资源与鉴定专业委员会主任委员，国家中医药管理局举办的首届全国"中药技能大奖"和"中药技术能手"专家评审委员会委员。1975年开始从事中药材及饮片的检验、鉴别、科研及标本管理等工作。

主　编　《中国中药材真伪鉴别图典》《实用中药饮片鉴别图谱》《常用中药材真伪对照鉴别图谱》《中华人民共和国药典彩色图集》《中药鉴定技术》等专业著作10余部。

参与编写　《中药志》《新编中药志》《中药材手册》《中药材鉴别手册》《中国药用植物志》等著作40余部。

中國中藥材及飲片真偽鑒別圖典

張繼 己亥年秋書

序

　　1976年，张继和一位老中药人去四川、甘肃等地采集、调研大黄，回北京后送了数份大黄标本给我，从此我们开始了交流和合作。在我主编的1982年版《中药志》中，张继为天麻、人参、党参等中药材做了专业而典型的永久切片；在《中药志》（第六册）中，他作为第一作者编撰了金钱白花蛇、乌梢蛇、蕲蛇和蛇蜕等四个动物药材品种书稿。应我的邀请，张继参与了《新编中药志（第四卷）》的编撰工作，为鹿茸、鹿角、羚羊角、黄羊角、水牛角、龟甲、鳖甲等品种的主要作者。

　　张继从事中药材及饮片鉴定、监管工作四十多年，心志不移，孜孜以求，颇有成绩。他在中药材鉴定工作之余，将自己经验积累所得，通过讲学广为传播；他笔耕不辍，主编和参编了很多中药鉴别方面的著作，特别是主编了《中国中药材真伪鉴别图典》，得到了业界广泛收藏和鉴赏。

　　《中国中药材及饮片真伪鉴别图典》内容简明扼要，易读、易用。

　　兴之所至，欣然为序。

中国工程院院士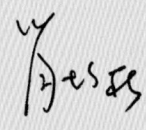
中国医学科学院药用植物研究所名誉所长
2019年12月18日

前　言

　　中国医药学是中国珍贵的文化遗产，也是世界医药中的瑰宝。几千年来，她在中华民族的繁衍昌盛中起着重要作用，为人类防病、治病做了并继续做着巨大的贡献。中药是中国医药学的重要组成部分，而中药材质量的优劣和品种的真伪，又直接关系到中药的质量、中医用药的疗效、人民健康及生命安全，关系到中医中药事业的发展。长期以来中药材因产地广阔、品种繁多、来源复杂、同名异物与同物异名的现象普遍存在、新异品种不断出现等多种缘故，致使中药材品种混乱、质量下降、伪劣品种不断出现，严重影响了中医药的信誉，阻碍了中医中药事业的发展，给中药的生产、供应、检验和管理等方面带来许多困难。

　　为了有效识别伪劣药材，保证用药的安全、合理、有效，给中药生产、经销、使用、检验、管理等中药行业部门提供更准确、更实用的参考资料，本书作者整理了数十年来积累的资料，依据历版《中华人民共和国药典》（以下简称《中国药典》）、《中华人民共和国卫生部药品标准》和各省市（区）制定的中药材标准，参考《中药材手册》《中药材鉴别手册》《中药志》《新编中药志》《实用中药饮片鉴别图谱》等权威著作，根据作者收集的众多标本和拍摄的大量图片，几经鉴定、反复推敲、精准拍摄、慎重选择后编纂《中国中药材及饮片真伪鉴别图典》。本书既充分反映了目前全国出现的中药材正品、非正品和伪制品，又根据某些中药材品质具有周期反复的特点，再现了一些目前中药材市场已不存在，而过去曾大量出现的药材正品、非正品、伪制品。故本书不但是一部全面性、科学性与实用性很强的大型专业工具书，还是一部充分记述中药材品质发展史的重要参考资料。

《中国中药材及饮片真伪鉴别图典》一书，拟收载常用中药材正品、非正品和伪制品2 800余种，分四册陆续出版。具体内容安排：第一册（常用贵重药材及进口药材），第二册（常用根及根茎类药材），第三册（常用种子、果实及皮类药材），第四册（常用花叶、全草、动物、矿物及其他药材）。

全书所收载的品种鉴定可靠、真伪对照、品种齐全、内容丰富。样本代表性强、鉴别特征完整、鉴别要点突出；采用的彩图均用高档反转片摄制或高档数码相机拍摄，身临野外摄影或实物摄影，图片清晰、立体感强、无阴影、色彩真实；文字精练、通俗易懂、图文并茂。

第二册（常用根及根茎类药材）共收载了134个品种，所涉及的正品、非正品、伪制品共计629种，彩色图片2 000余幅，为了便于中药材生产、经营、检验等领域的读者鉴别中药材，以及非专业人士阅览和使用，本书摄制了大量动、植物基原的生态样本和显微特征图片及鉴别部位局部放大图片，绘制了部分鉴别图解示意图，描述了部分鉴别术语和鉴别要点，编制了必要的索引。

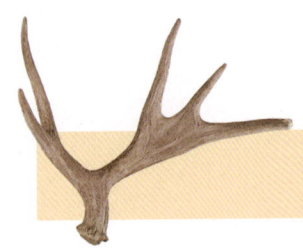

凡 例

一、本书共收录常用中药材（包括饮片）134种，附图片2 000余幅。

二、 鉴于历来中药材的正品、地区习惯用品、混淆品、伪品、劣品无统一明确的划分界限，本书中的中药材按照正品、非正品和伪制品3种截然不同的概念分为3类，并按顺序编排，其分类的依据如下。

正品：系指《中国药典》（一部）和《中华人民共和国卫生部药品标准》，以及虽未收入国家级标准，但已被广泛公认的品种。凡属《中国药典》（一部）和《中华人民共和国卫生部药品标准》收载的品种，均指明收载出处，其他则略去，供读者参考。

非正品：泛指中药材的劣品、地区习惯用品和因各种因素造成的中药材混淆品种。

伪制品：系指经过人为非法加工的某种中药材的仿制品。此类实属无可争议的彻头彻尾的伪品，应引起读者的高度重视。

三、本书收录的彩色图片，均经鉴定后用高档反转片摄制或高档数码相机拍摄。针对鉴别特征不够明显的中药材，还绘制了鉴别示意图。

四、《中国药典》2020年版收录的多来源中药材，均分别进行描述；对名称相似或来源相近且功能与主治相近的中药材品种（如红大戟和京大戟等），虽《中国药典》2020年版已分列条目，但本书仍将其列于同一项下，以便于鉴别比较。

五、本书所用的计量单位，均为法定计量单位，以国际通用单位符号表示，如长度单位以cm（厘米）、mm（毫米）等表示。

六、同一中药材如在多个条目中出现，则在其为主要鉴别品种条目中详细描述，其他条目中采取标注的形式，提示读者参阅。

七、《中国药典》2020年版不再收载的中药材品种，考虑到这些品种在市场上还有出现，故采取注释的方式仍保留于本书中，以便读者阅读。

八、本书附有中文名索引和拉丁学名索引。

目 录

九节菖蒲 /Jiujiechangpu

正品

九节菖蒲（部颁品种）

药材为毛茛科植物阿尔泰银莲花 *Anemone altaica* Fisch. ex C. A. Mey. 的根茎。

本品根茎较细长，圆柱形或稍呈纺锤形，稍弯曲，多中部略粗，有时具短分枝，长3～6 cm，中部直径0.3～0.4 cm。表面棕黄色、淡棕色至暗棕色，具多数半环状突起的节，其上有鳞叶痕，斜向交互排列，节上可见点状突起的小根痕。质坚脆，断面白色，显粉性。气微，味微酸而稍麻舌。

注：石菖蒲的特征参见本册石菖蒲项下。

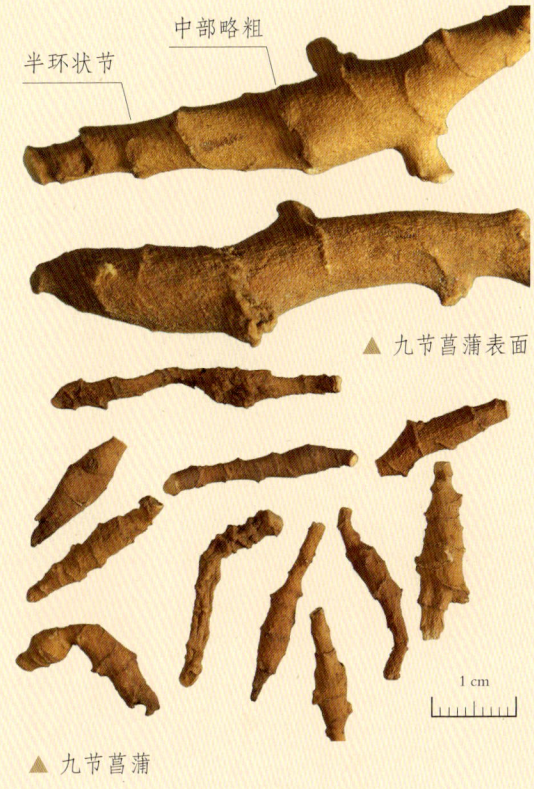

▲ 九节菖蒲表面

半环状节　中部略粗

▲ 九节菖蒲

1 cm

伪制品

九节菖蒲掺伪品

在九节菖蒲中掺入北沙参等其他药材的细根。

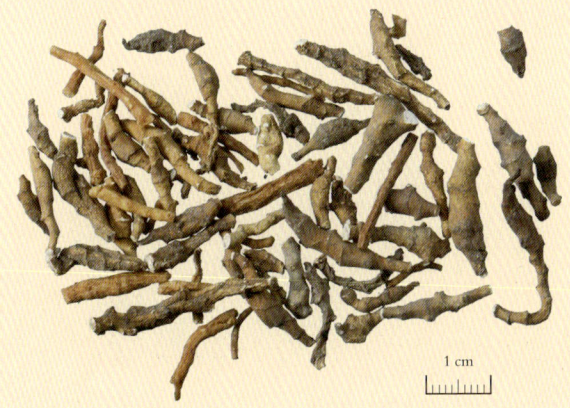

▲ 九节菖蒲掺伪品

1 cm

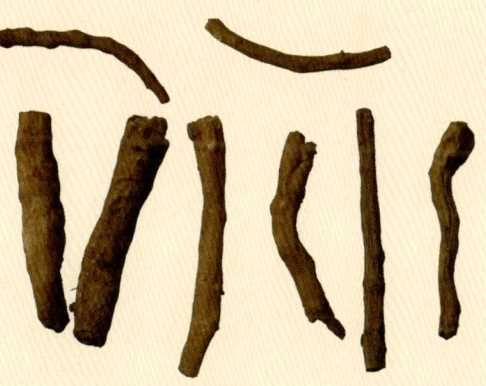

▲ 北沙参细根

北沙参

为伞形科植物珊瑚菜 *Glehnia littoralis* Fr. Schmidt ex Miq. 的干燥细根。

本品呈细长圆柱形，长2～3 cm，直径0.2～0.4 cm。表面淡黄白色，略粗糙，有细纵皱纹及纵沟。质硬脆，易折断，断面不整齐。气特异，味微甘，嚼之不发黏。

三 棱 /Sanleng

正 品

三棱（药典品种）

药材为黑三棱科植物黑三棱 *Sparganium stoloniferum* Buch.-Ham. 的干燥块茎。

本品呈圆锥形或倒卵圆形，略扁，上圆下尖，长2~6 cm，直径2~4 cm。表面黄白色或灰黄色，有刀削痕，顶端具茎痕，体侧有略呈横向环状排列的点状须根痕。体重，质坚实，难折断。横切面黄白色或灰白色，中央有不甚明显的"筋脉"小点。气微，味淡，嚼之略苦涩，微有麻辣感。

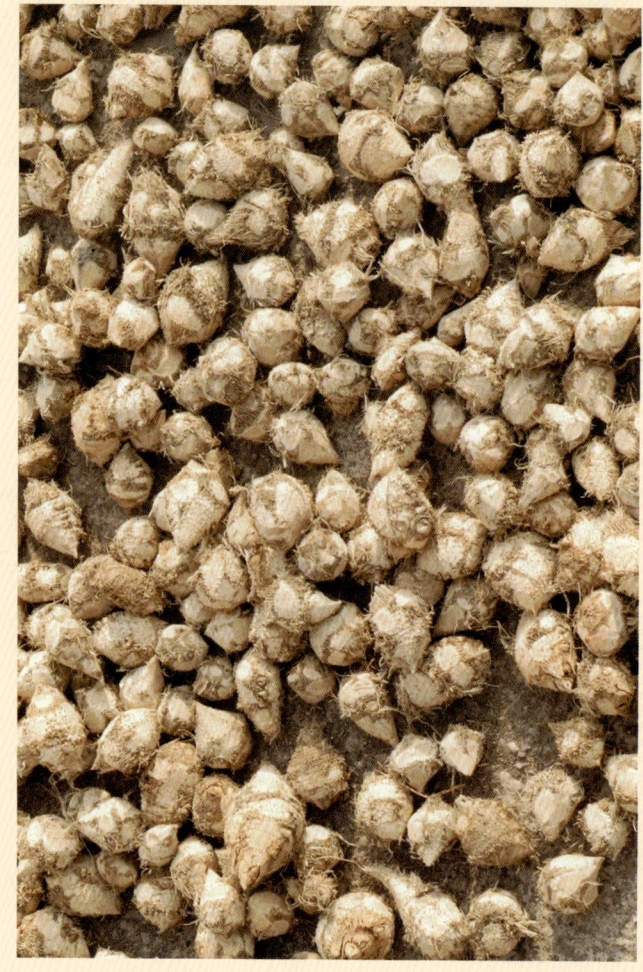

▲ 三棱（浙江盘安产）

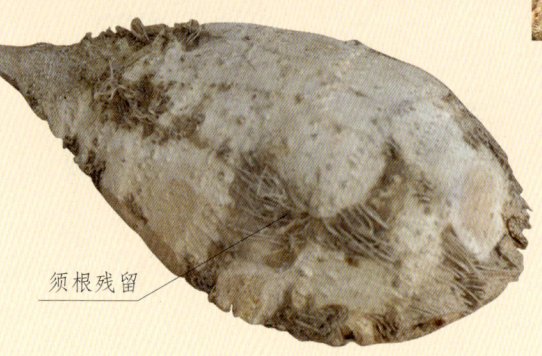

须根残留

▲ 初加工的三棱表面（浙江盘安产）

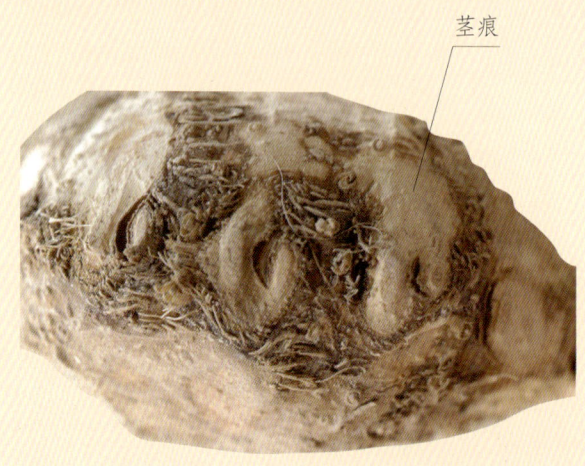

茎痕

▲ 初加工的三棱顶端表面（浙江盘安产）

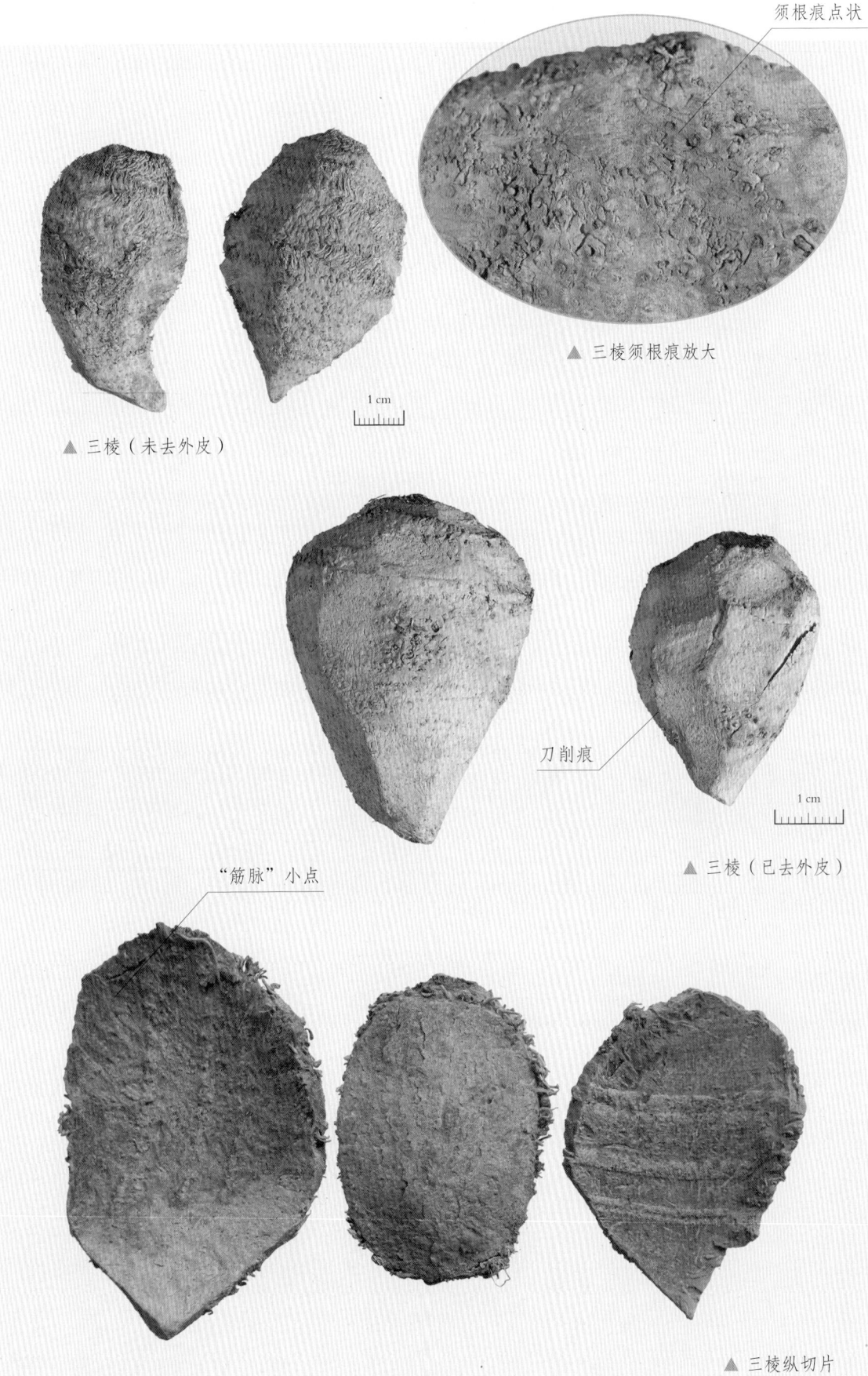

须根痕点状

▲ 三棱须根痕放大

1 cm

▲ 三棱（未去外皮）

刀削痕

▲ 三棱（已去外皮）

1 cm

"筋脉"小点

▲ 三棱纵切片

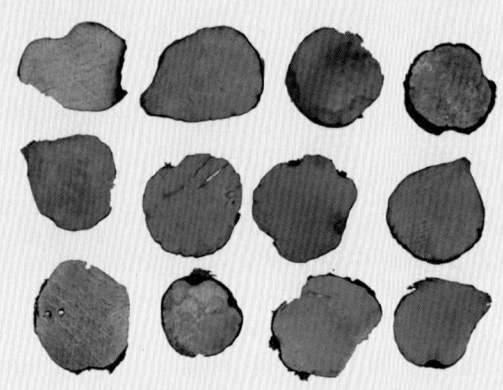

▲ 荆三棱（未去外皮）

荆三棱

为莎草科植物荆三棱 *Scirpus yagara* Ohwi 的干燥块茎。

本品呈类球形或倒圆锥形，长2～4 cm，直径1.5～3 cm。表面黑褐色或棕褐色，皱缩，略有光泽。有圆疤状的茎痕，体侧有5～8轮状节痕和多数呈小突起状的须根痕。削去外皮的呈不规则球形，表面黄白色或黄棕色，有刀削痕、茎痕及残存外皮。质轻而硬，极难折断，入水一般不下沉。断面平坦，黄棕色，有散在的棕色小点。气微，味淡，嚼之味微辛、涩。

刀削痕

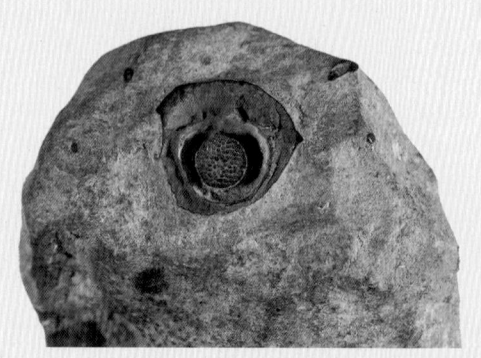

▲ 荆三棱（已去外皮）

▲ 荆三棱片①

▲ 荆三棱片②

▲ 荆三棱茎痕放大

正品

土木香（药典品种）

药材为菊科植物土木香 *Inula helenium* L. 的干燥根。

本品呈圆锥形或长圆锥形，稍弯曲，长9～20 cm，直径6～20 mm。表面灰黄色至深棕色。有纵皱纹及不明显的横向皮孔，上部粗大的圆形或长形疙瘩头，顶端有凹陷的茎痕。其根头部常切成块状，边缘向外稍反卷。质坚，不易折断，断面略平坦，稍角质，中有黄心，四周为灰白色，有少数棕色凹点状油室。气香，味苦、辛。

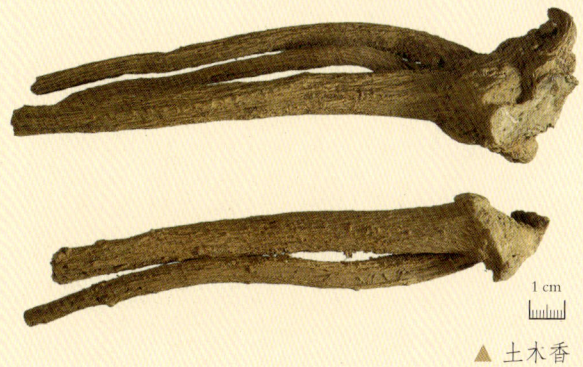

▲ 土木香

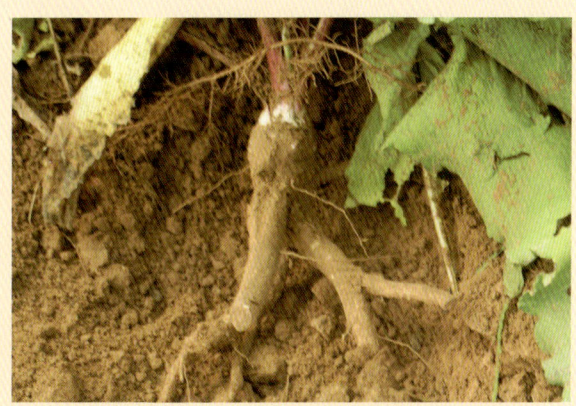

▲ 土木香（河北安国产，2011年10月采集）

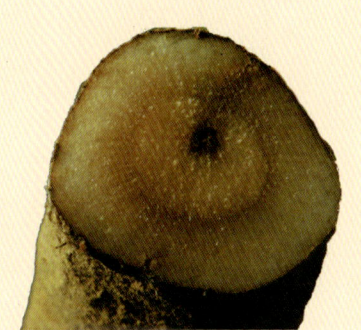

▲ 土木香鲜品横切面

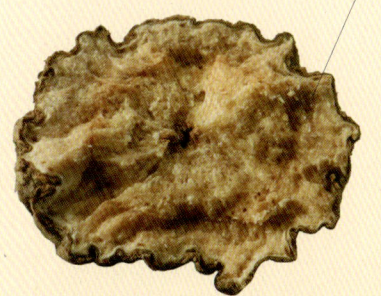

油室点

▲ 土木香断面

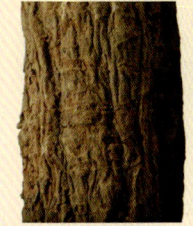

▲ 土木香表面

总状土木香

药材为菊科植物藏木香 *Inula racemosa* Hook.f. 的干燥根。

本品呈圆锥形，略弯曲，有多数支根。长5～20 cm，支根直径1～3 cm。表面暗棕色，有纵皱纹及细根痕，栓皮易脱落。质坚硬，不易折断。商品多为纵切片、横切片或斜切片。切面黄白色至浅灰黄色。随处可见凹点状油室及少数白色光亮的细针状结晶。气微香，味苦、辛。

注：总状土木香和土木香曾以藏木香为正品名称收录于《中国药典》2000年版。《中国药典》2015年版已不再收载藏木香。

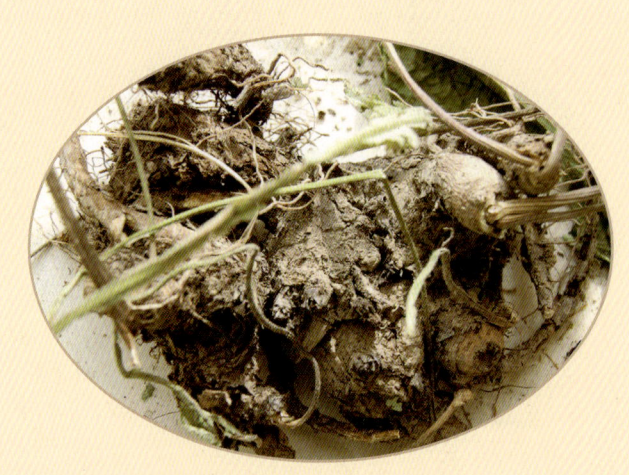

▲ 总状土木香鲜品（青海产）

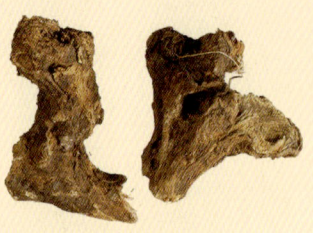

▲ 总状土木香②

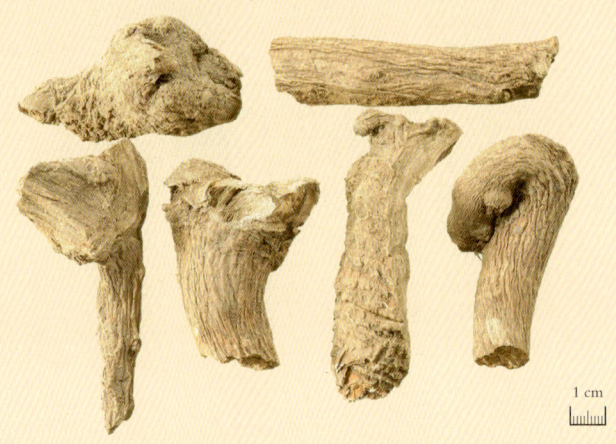

1 cm

▲ 总状土木香①（2000年标本）

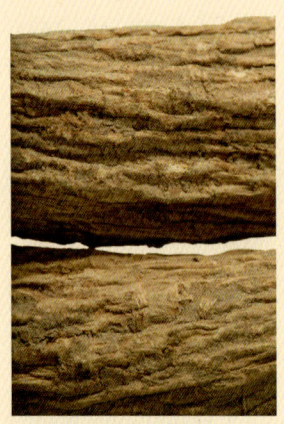

▲ 总状土木香表面①
（2000年标本）

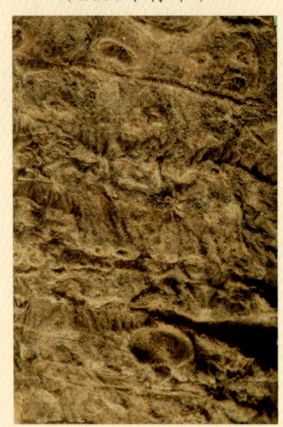

▲ 总状土木香表面②
（2000年标本）

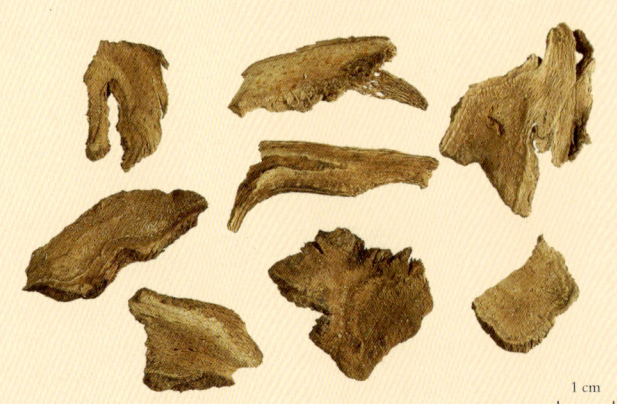

1 cm

▲ 总状土木香饮片

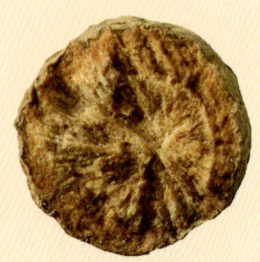

▲ 总状土木香断面（2000年
标本）

正 品

土贝母（药典品种）

药材为葫芦科植物土贝母 *Bolbostemma paniculatum* (Maxim.) Franquet 的干燥块茎。

本品呈不规则块，大小不等。表面淡红棕色或暗棕色，凹凸不平。质坚硬，不易折断，断面角质样，光亮而平滑。气微，味微苦。

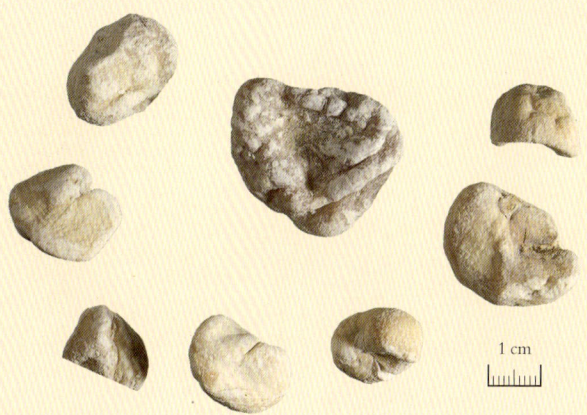

1 cm

▲ 土贝母生品①

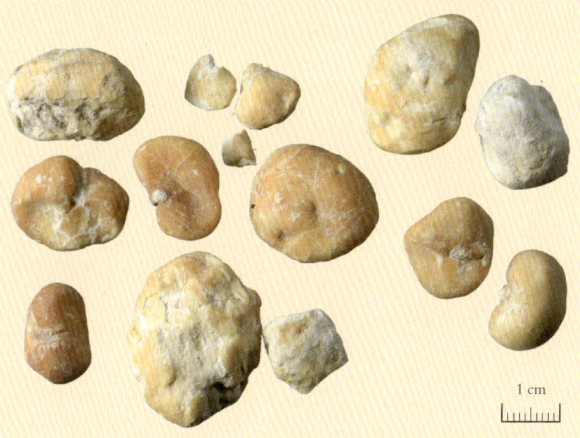

1 cm

▲ 土贝母生品②（四川产，20世纪60年代标本）

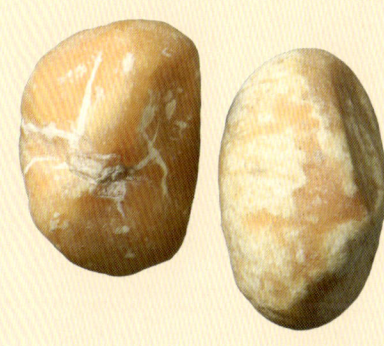

▲ 土贝母生品放大（湖北恩施产，20世纪50年代标本）

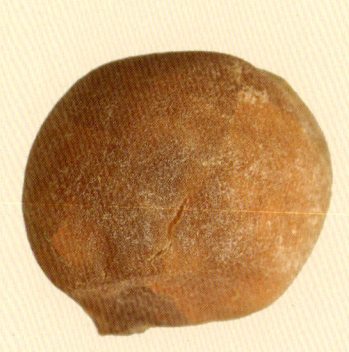

▲ 土贝母熟品表面

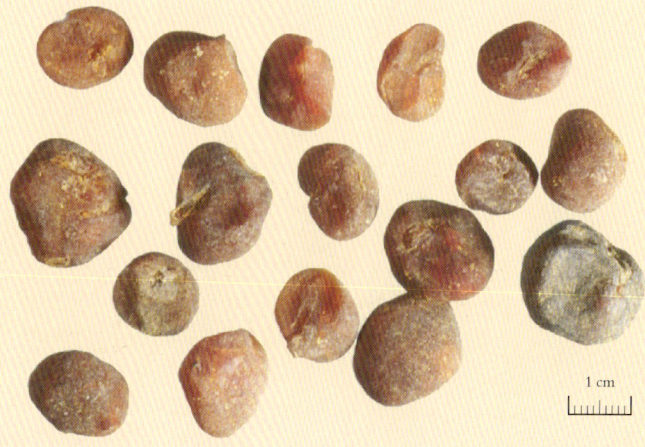

1 cm

▲ 土贝母熟品

土 茯 苓 /Tufuling

正 品

土茯苓（药典品种）

药材为百合科植物光叶菝葜 *Smilax glabra* Roxb. 的干燥根茎。

本品略呈扁圆柱形或不规则条块，具短分枝，长5～22 cm，直径2～5 cm。表面黄棕色或灰褐色，凹凸不平，有结节状隆起，有坚硬的须根残基，分枝顶端有圆形芽痕，有的外皮现不规则裂纹，并有残留的鳞叶。质坚硬，不易折断。切片呈长圆形或不规则形，厚0.1～0.5 cm，边缘不整齐；切面类白色至淡红棕色，粉性，可见"筋脉点"及多数小亮点；质略韧，折断时有粉尘飞扬，以水湿润后有黏滑感。气微，味微甘、涩。

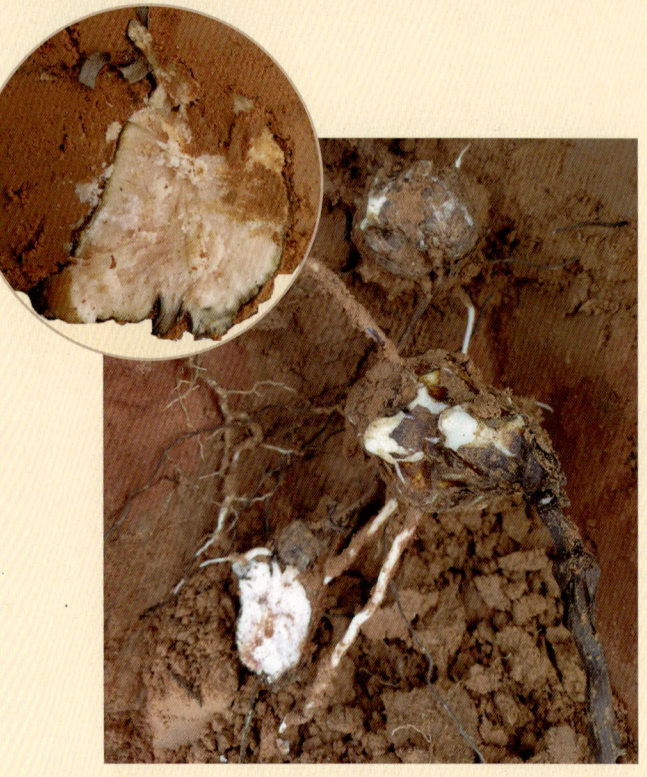

▲ 光叶菝葜原植物生境（摄于四川宜宾）

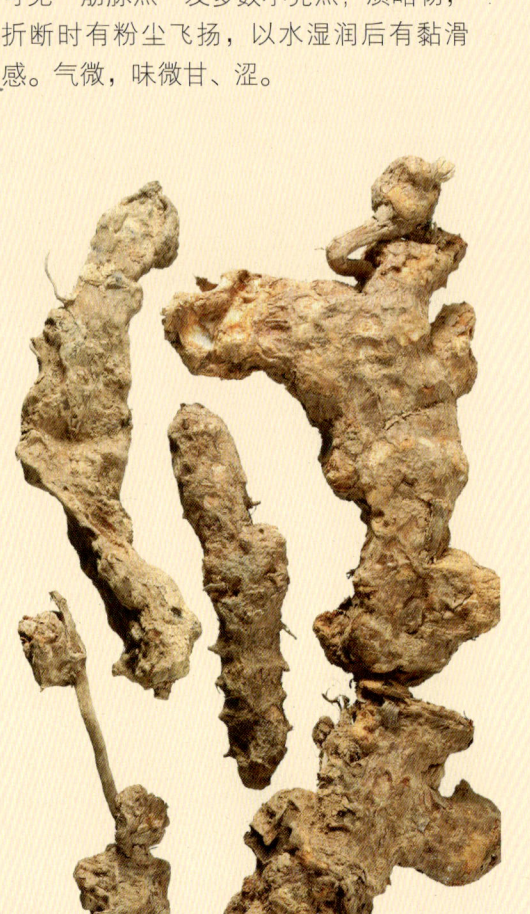

▲ 光叶菝葜

1 cm

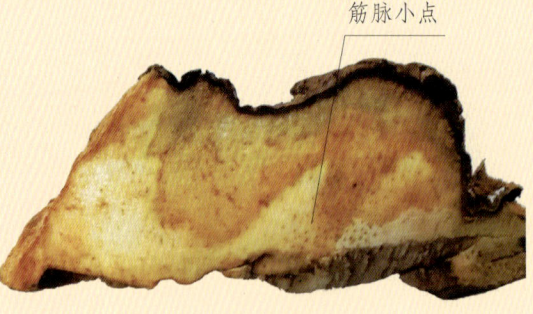

筋脉小点

▲ 光叶菝葜鲜品切面（采自成都荷花池）

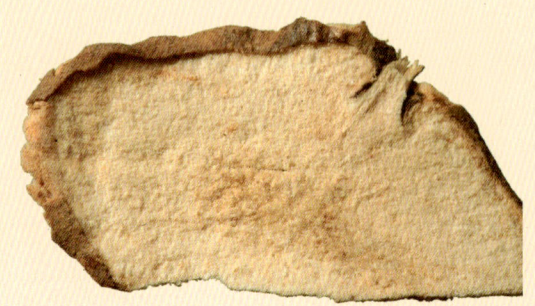

▲ 光叶菝葜切面

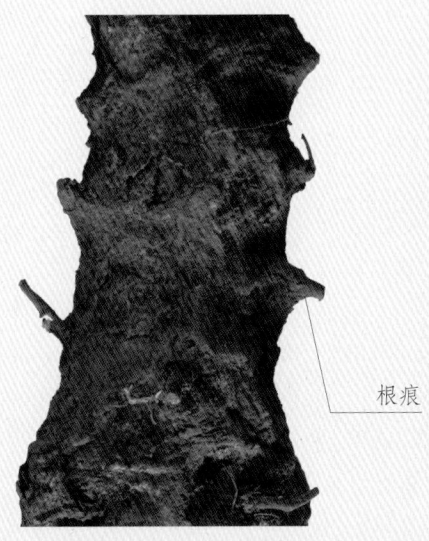

根痕

▲ 光叶菝葜表面

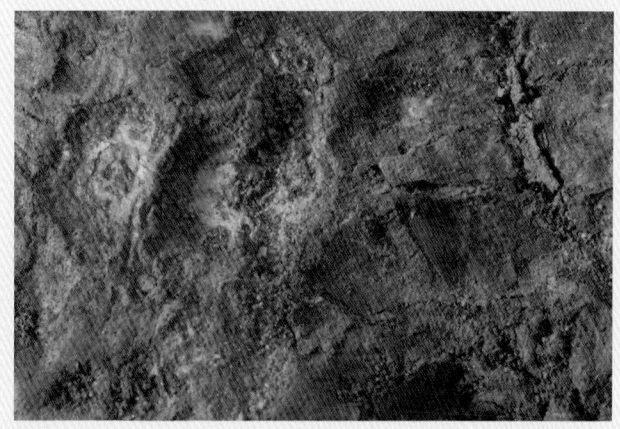

▲ 光叶菝葜表面放大

泛红且具粉性

▲ 光叶菝葜切片放大

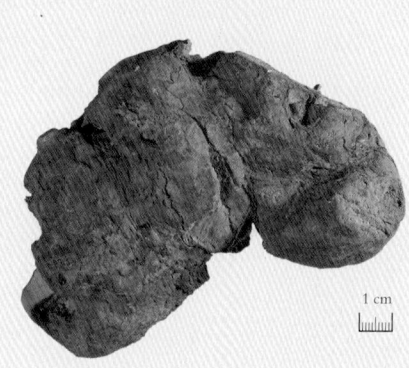

▲ 土茯苓

1 cm

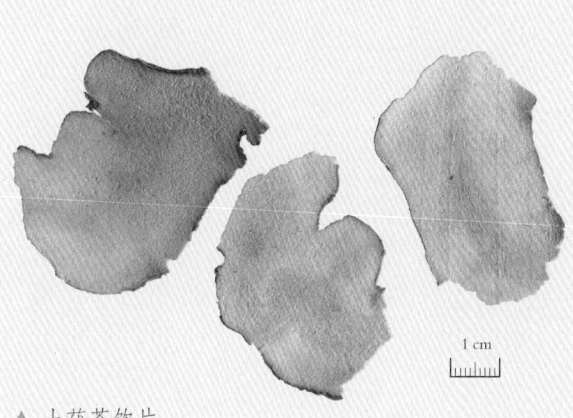

▲ 土茯苓饮片

1 cm

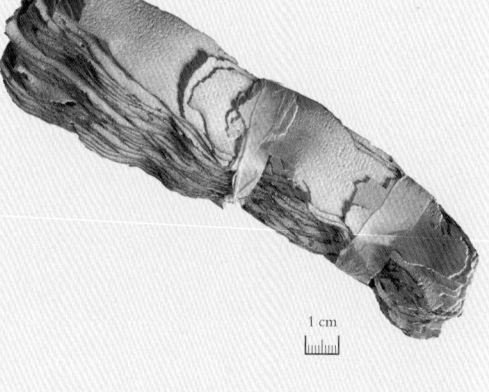

▲ 土茯苓饮片（捆扎）

1 cm

非正品

肖菝葜

为百合科植物肖菝葜 *Heterosmilax japonica* Kunth. 的干燥根茎。

本品呈不规则块，长10~30 cm，直径5~8 cm。表面黄褐色，粗糙，有坚硬的须根残基，断面周围白色，中心黄色，粉性，饮片厚0.1~0.3 cm，切面稍粗糙，有小亮点，质软，味淡。

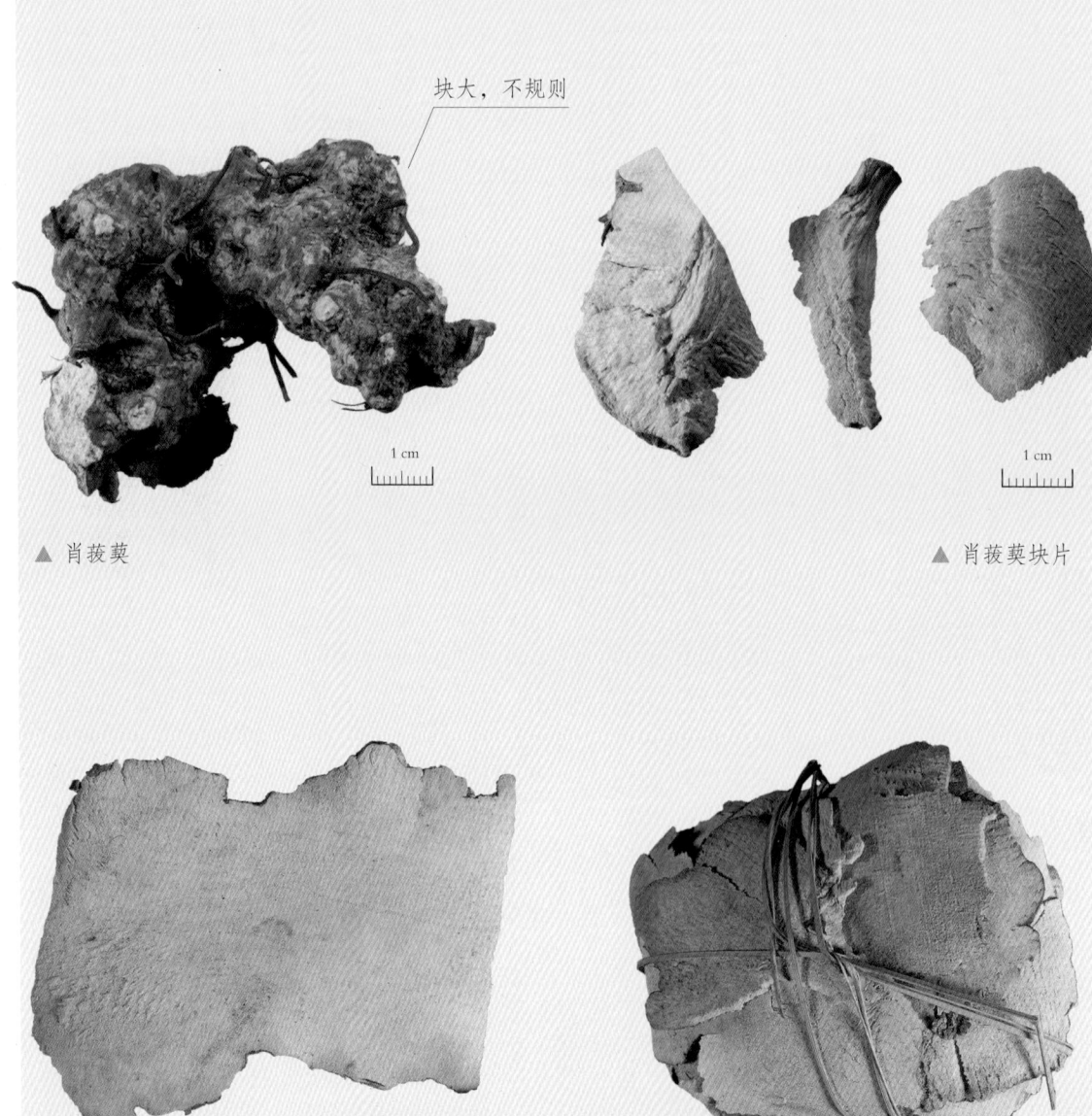

块大，不规则

1 cm

▲ 肖菝葜

1 cm

▲ 肖菝葜块片

1 cm

▲ 肖菝葜片表面

1 cm

▲ 肖菝葜片（捆扎）

菝葜

为百合科植物菝葜 *Smilax china* L. 的干燥根茎。

本品呈不规则块状或弯曲扁柱形，微弯，有结节状隆起，长5~15 cm，直径2~4 cm。表面黄棕色或紫棕色，微有光泽，有不规则的凹陷，结节膨大处有粗大的刺状须根残基或细根。质坚硬，难折断，断面黄白色（日久变黄棕色）。气微，味微苦、涩。

锐突明显

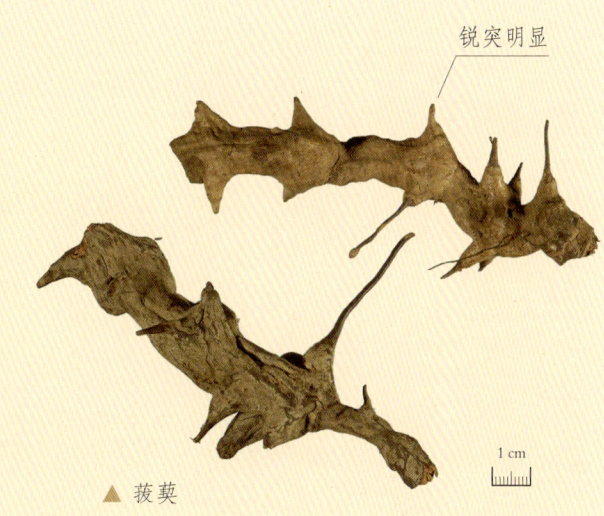

▲ 菝葜

1 cm

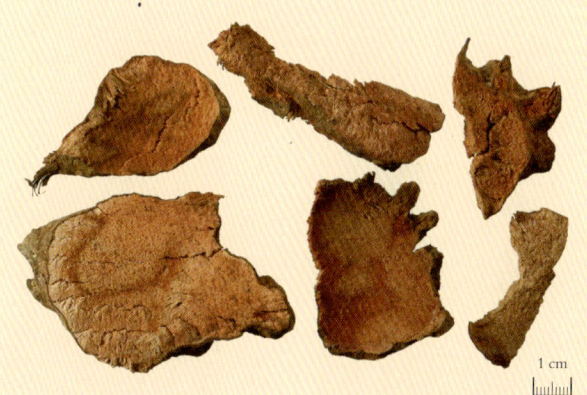

▲ 菝葜片

金荞麦

为蓼科植物金荞麦 *Fagopyrum cymosum* (Trev.) Meisn. 的干燥根茎。

本品呈不规则块状。表面灰紫色，粗糙不平，多瘤状突起，并有芽痕及须根痕。质坚硬，断面略粗糙，淡红棕色，有裂隙和不规则细纹，中央有髓。气微，味略酸、涩。

瘤状突起

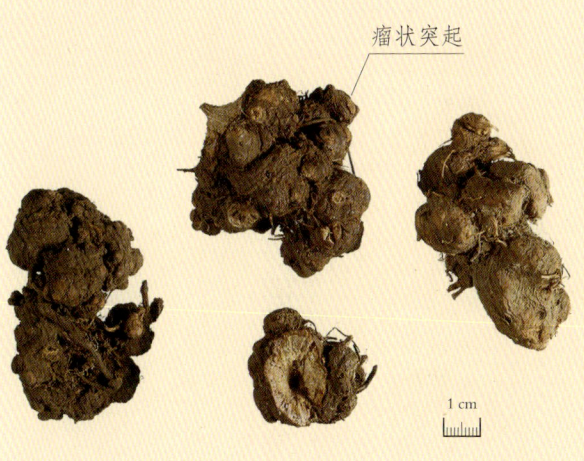

1 cm

▲ 金荞麦

▲ 金荞麦切面

大　黄 /Dahuang

掌叶大黄（药典品种）

药材为蓼科植物掌叶大黄 *Rheum palmatum* L. 的干燥根及根茎。

本品多呈圆锥形或类圆柱形，或一面隆起一面平坦的纵剖片，直径3~9 cm。除去外皮者表面黄棕色至红棕色，有的可见类白色网状纹理，习称"槟榔纹"或"锦纹"，未去外皮者表面棕褐色，有横皱和纵沟。根茎近顶端横切面"星点"（异型维管束）多为2环，其下1环或散在，根及细根（习称"水根"）的横切面无"星点"。质坚实，断面淡红棕色或黄棕色，显颗粒性，习称"高粱茬"。新断面在紫外光灯（365 nm）下显棕色荧光。气清香，味苦而微涩。

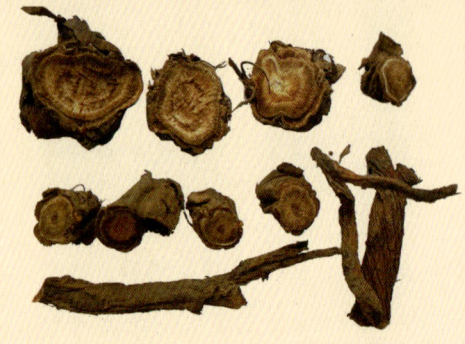

▲ 掌叶大黄鲜品多段切面（甘肃榆中县产）

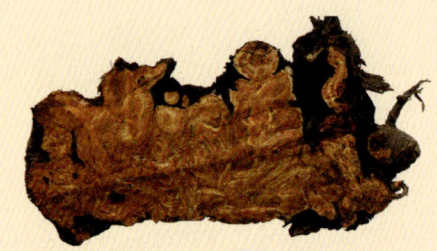

▲ 掌叶大黄鲜品纵切面（青海大通产）

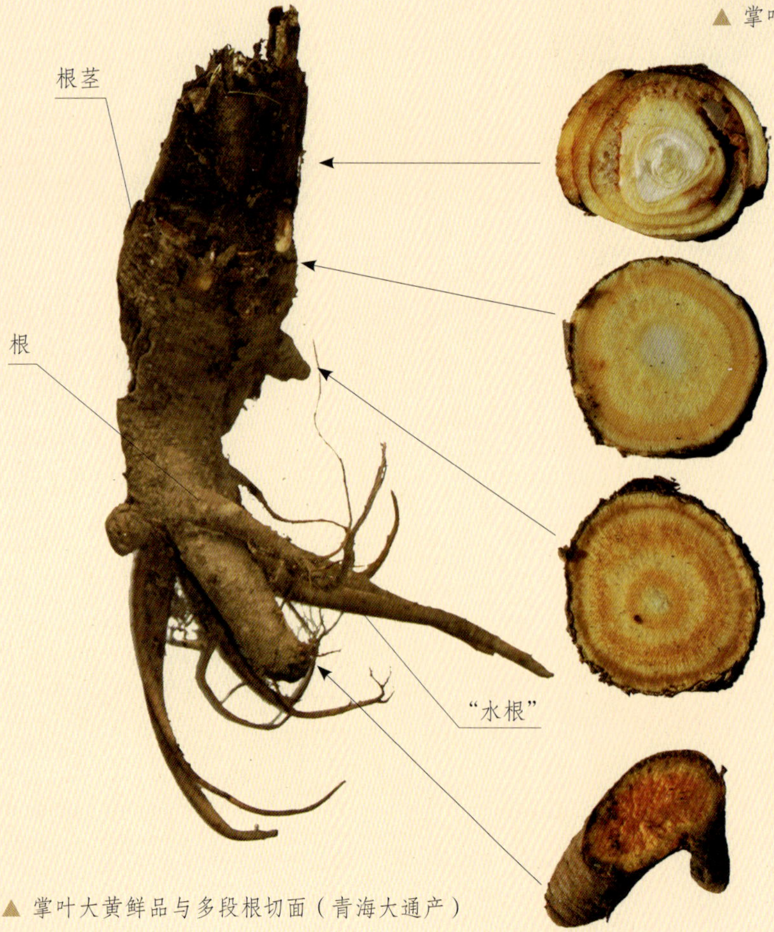

根茎

根

"水根"

锦纹

星点

星点环

▲ 掌叶大黄鲜品与多段根切面（青海大通产）

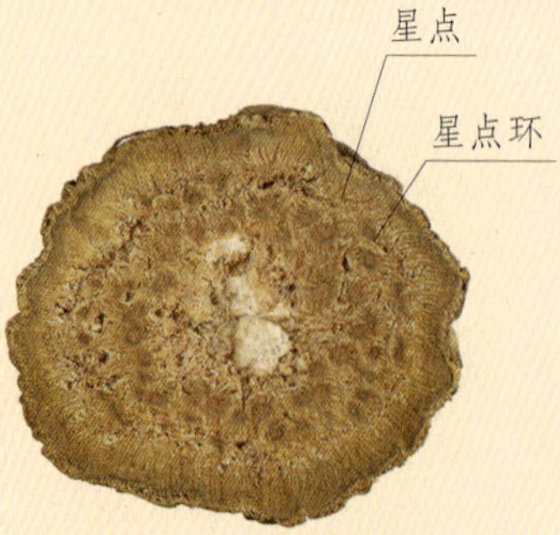

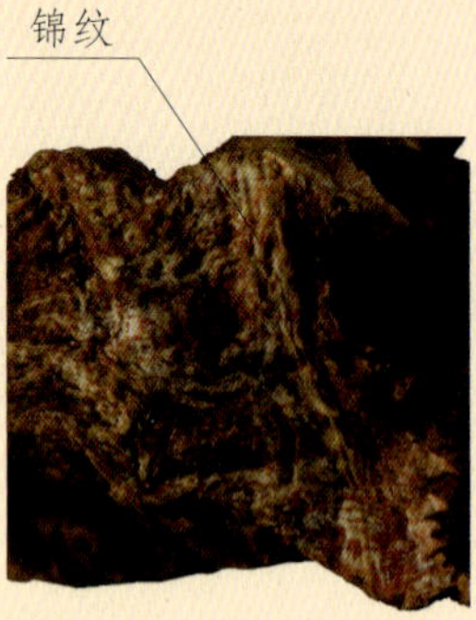

▲ 掌叶大黄横切片

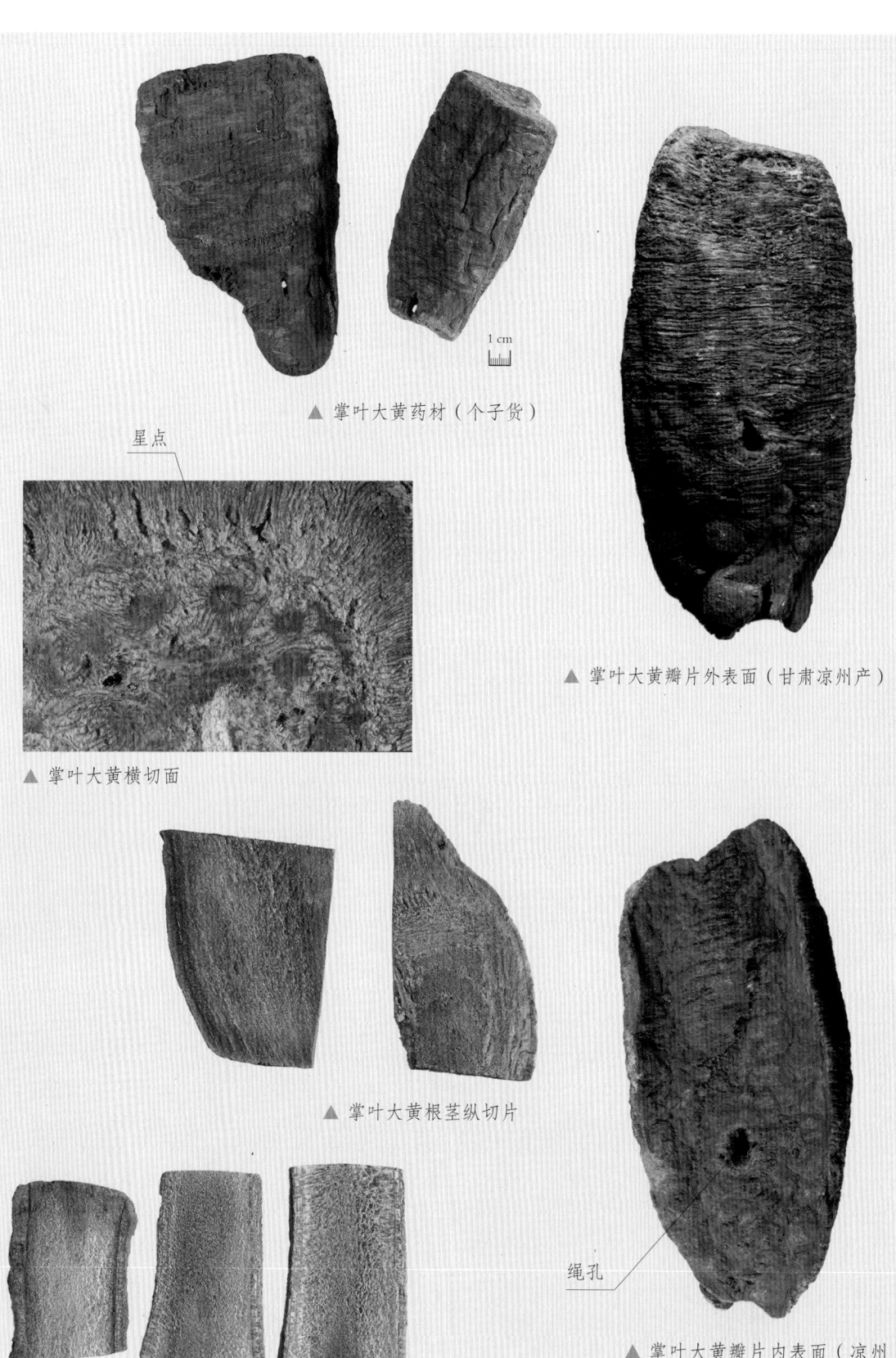

星点

▲ 掌叶大黄药材（个子货）

1 cm

▲ 掌叶大黄横切面

▲ 掌叶大黄瓣片外表面（甘肃凉州产）

▲ 掌叶大黄根茎纵切片

▲ 掌叶大黄根纵切片

绳孔

▲ 掌叶大黄瓣片内表面（凉州瓣，甘肃凉州产）

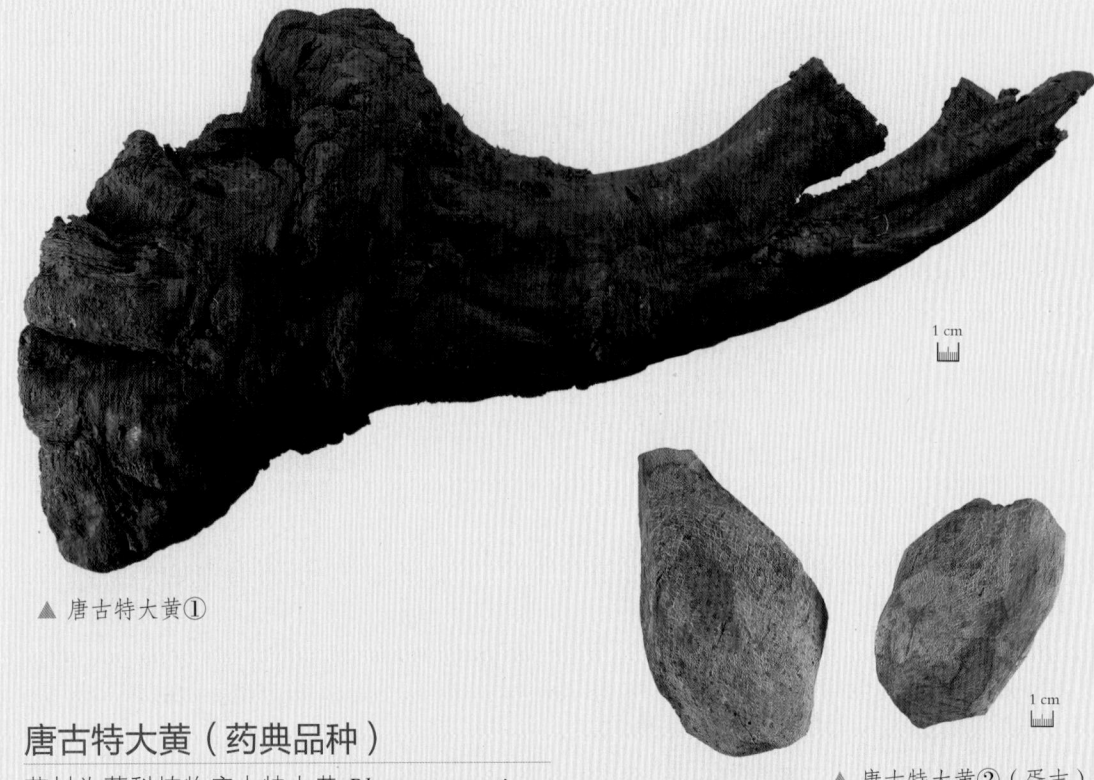

▲ 唐古特大黄①

唐古特大黄（药典品种）

药材为蓼科植物唐古特大黄 *Rheum tanguticum* Maxim.ex Balf. 的干燥根及根茎。

本品多呈类圆锥形、纺锤形或圆柱形，直径 5～11 cm，较粗大。根茎近顶端横切面具呈环形排布的"星点"。质硬，断面颗粒性，有的断面浅灰白色与棕色纹理不规则排布，习称"高粱茬"。新断面在紫外光灯（365 nm）下显棕色荧光。

20世纪60年代前的商品大多将大黄去外皮后，根茎上部削成蛋形，习称"蛋吉"，其表面网纹明显，习称"槟榔纹"；根茎下部削成短柱状，习称"苏吉"。

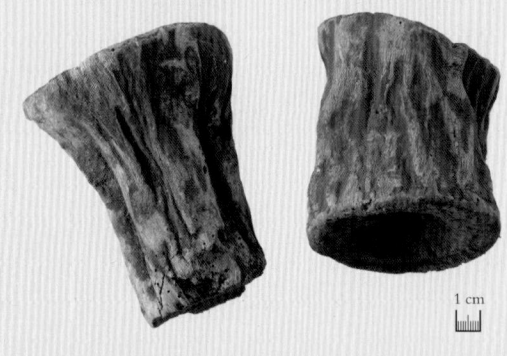

▲ 唐古特大黄②（蛋吉）

▲ 唐古特大黄③（苏吉）

棕色荧光

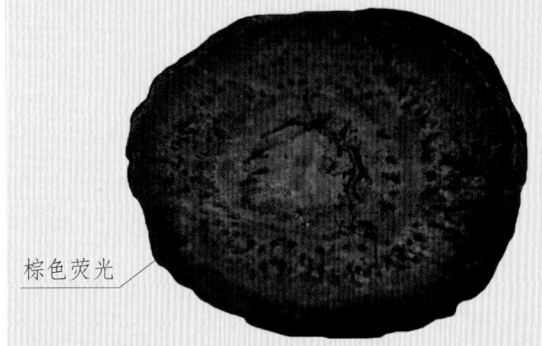

▲ 唐古特大黄④（紫外光灯下）

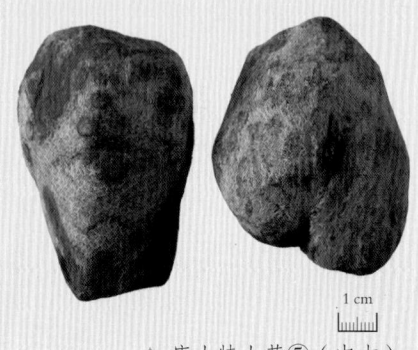

▲ 唐古特大黄⑤（中吉）

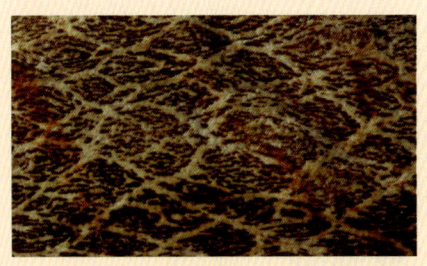

▲ 唐古特大黄"槟榔纹"

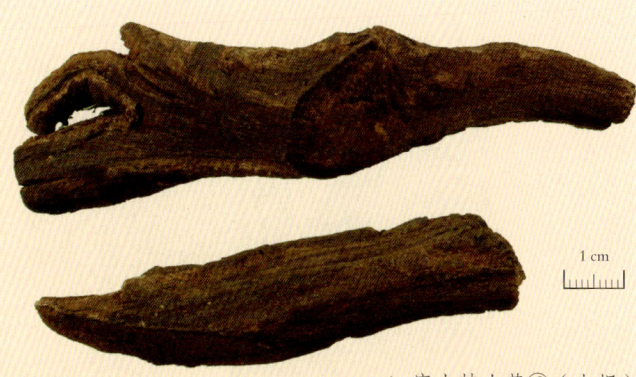

▲ 唐古特大黄⑥（水根）

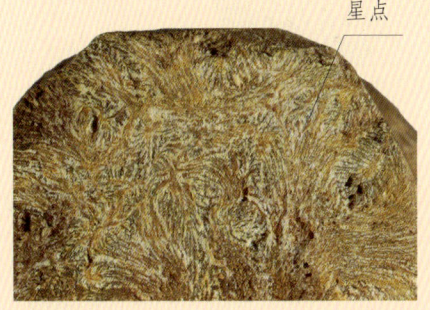

星点

▲ 唐古特大黄"星点"

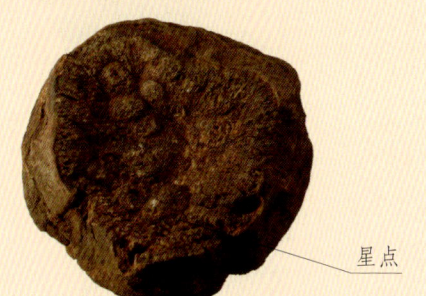

星点

▲ 唐古特大黄横切块（青海麦秀产，2008年标本）

药用大黄（药典品种）

药材为蓼科植物药用大黄 *Rheum officinale* Baill. 的干燥根及根茎。本品多为圆形或类圆形的横切段或块片，似马蹄形。去净粗皮。表面黄色或黄褐色，根茎横断面"星点"凸起，成环或散在。新断面在紫外光灯（365 nm）下显棕色荧光。

星点环

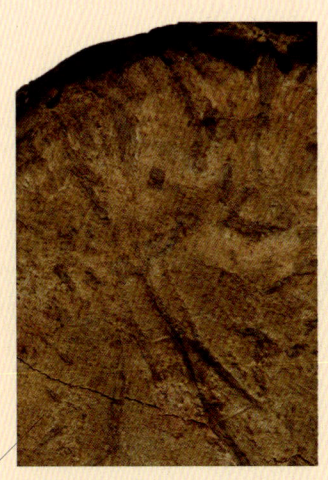

星点

▲ 药用大黄横切面放大（贵州产）

▲ 药用大黄①

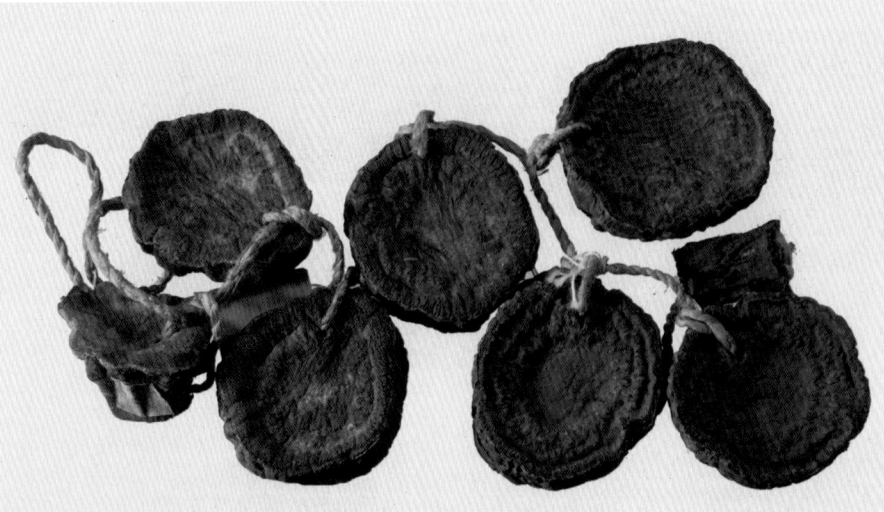

▲ 药用大黄②（四川雅安产，1978年采集，两年生育种栽培品）

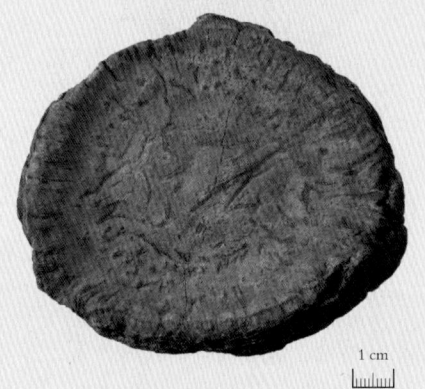

▲ 药用大黄③（2008年采集）

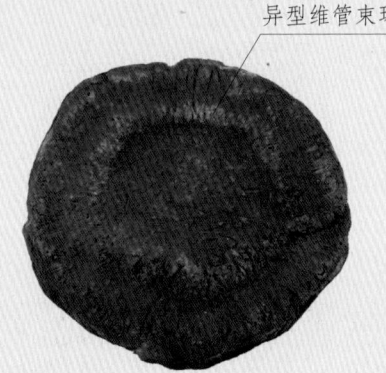

异型维管束环略少

▲ 药用大黄④

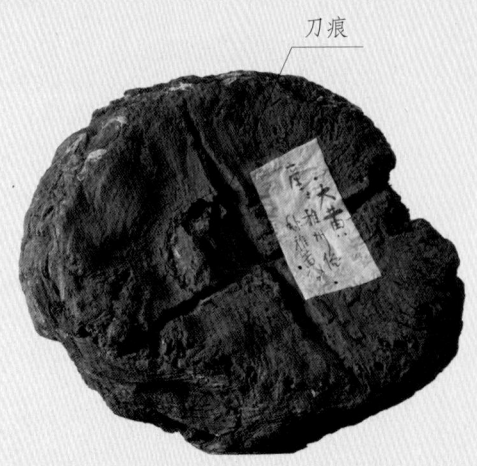

刀痕

▲ 药用大黄⑤（雅黄，20世纪50年代标本）

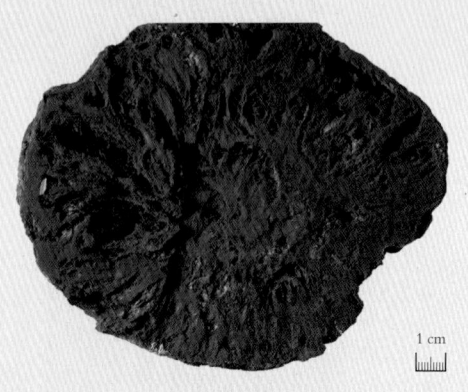

▲ 药用大黄⑥（雅黄，20世纪50年代标本）

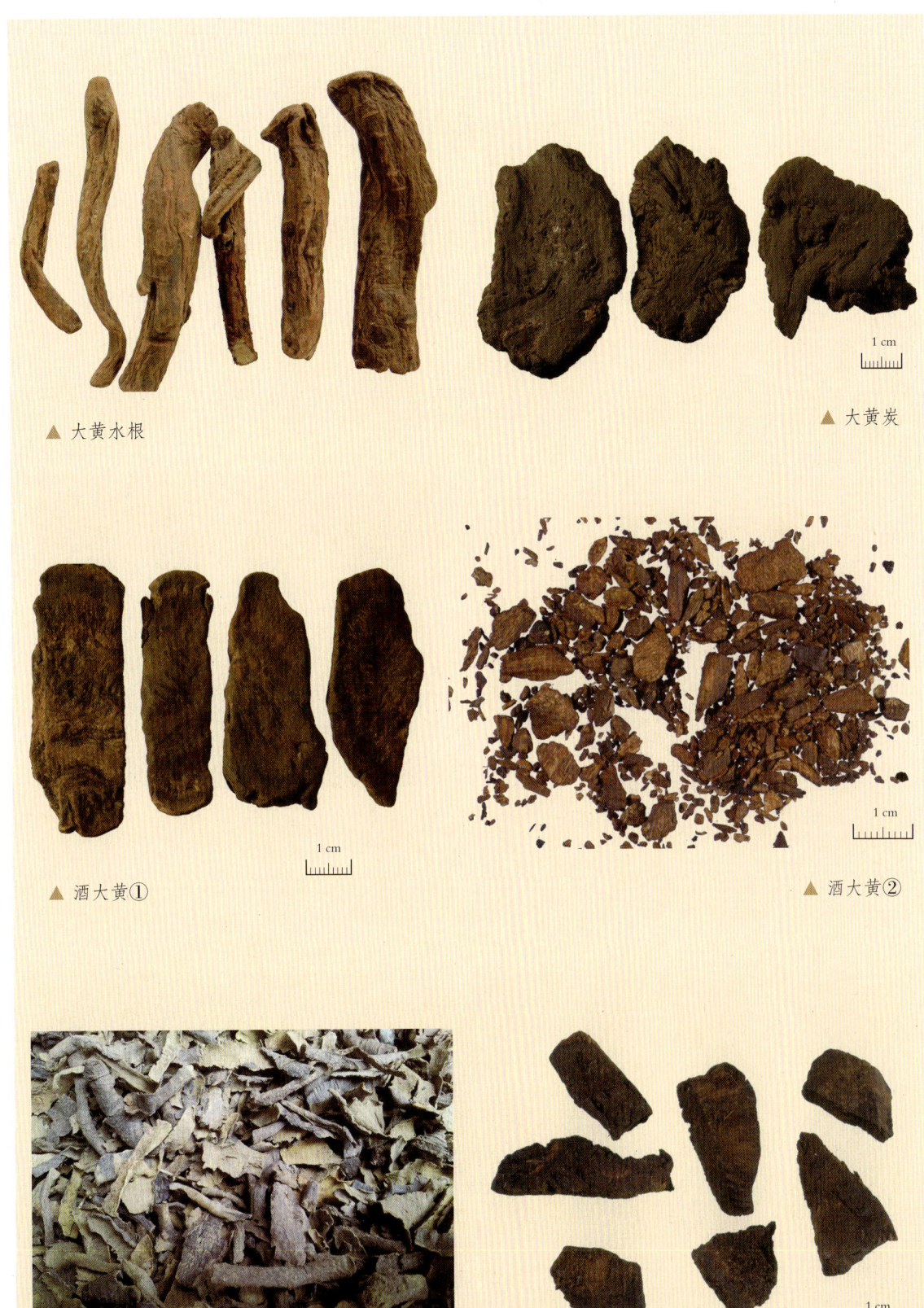

▲ 大黄水根

▲ 大黄炭

▲ 酒大黄①

▲ 酒大黄②

▲ 大黄皮（采自广西玉林药市）

▲ 熟大黄

非正品

藏边大黄

为蓼科植物藏边大黄 *Rheum emodi* Wall. 的干燥根及根茎。

本品根茎多呈类圆锥形，根类圆柱形，长4～20 cm，直径1～5 cm。表面多红棕色，偶有灰褐色，多具纵皱纹，新横断面多呈淡蓝灰色至灰蓝色，稍具紫色，有明显环纹及沿半径放射的棕红色射线。根茎横切面无"星点"。香气弱，味苦、微涩。

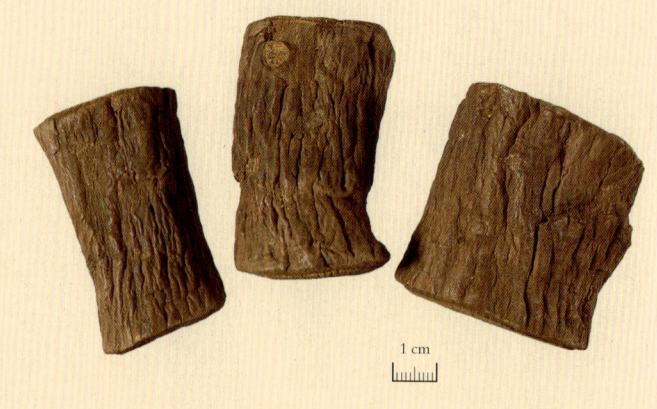

1 cm

▲ 藏边大黄（西藏产）

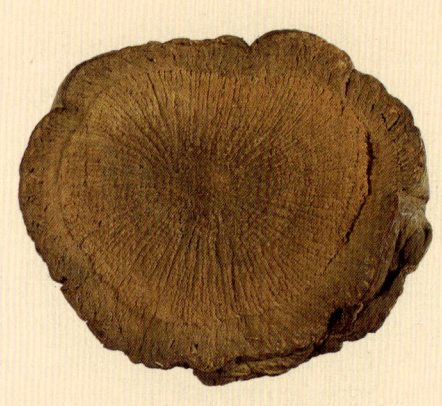

▲ 藏边大黄横切面

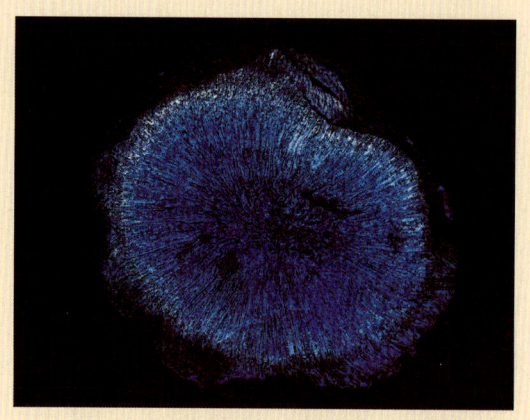

▲ 藏边大黄横切面（紫外光灯下）

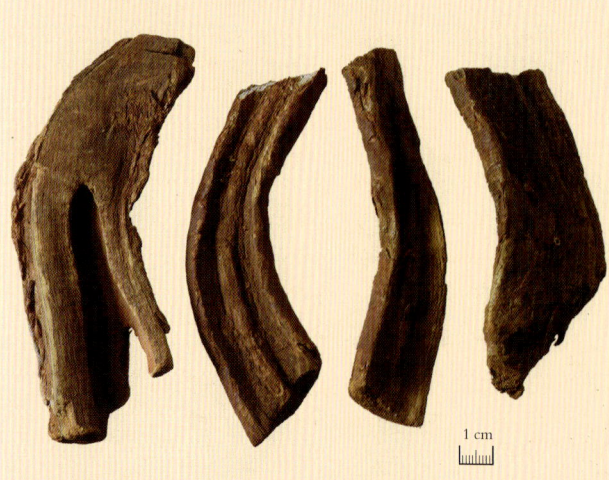

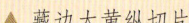

1 cm

▲ 藏边大黄纵切片

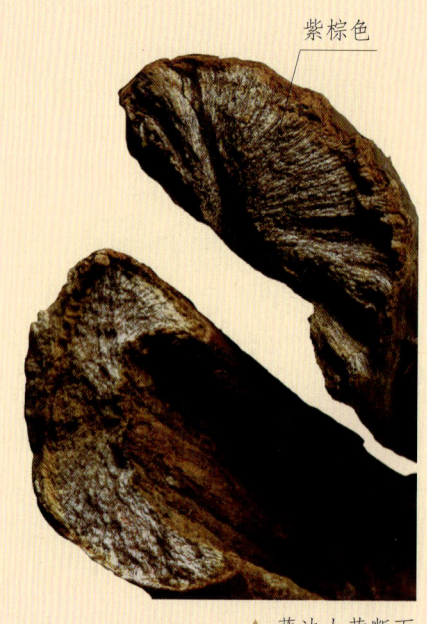

紫棕色

▲ 藏边大黄断面

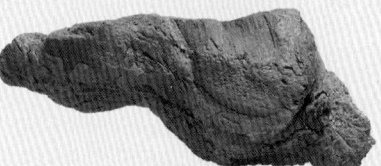

河套大黄

为蓼科植物河套大黄 *Rheum hotaoense* C. Y. Cheng et C. T.Kao 的干燥根及根茎。

本品呈类圆柱形或圆锥形。多纵切成条状或块片状，长5～13 cm，直径1.5～4 cm。表面黄褐色，横断面淡黄红色。根茎横切面无"星点"，有时外侧可见"黑环"。

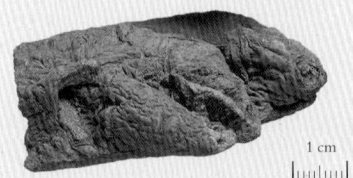

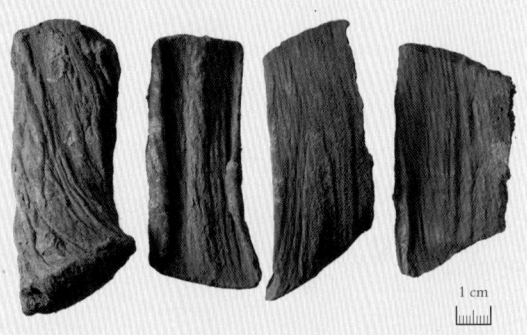

▲ 河套大黄① ▲ 河套大黄②（宁夏产）

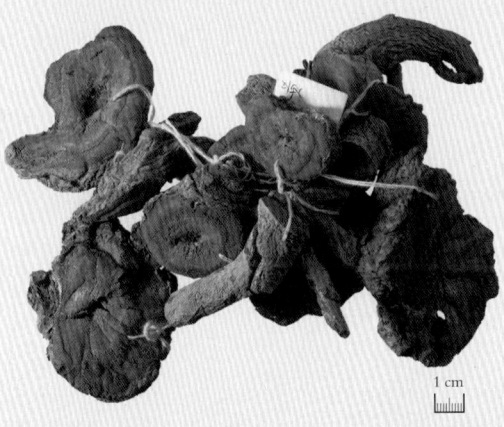

▲ 河套大黄③（甘肃天祝产，1976年采集）

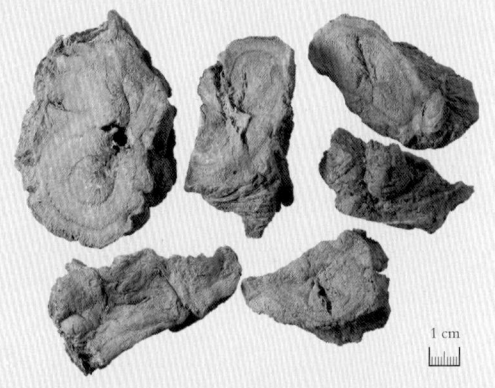

▲ 河套大黄④（甘肃正宁产，2013年采集）

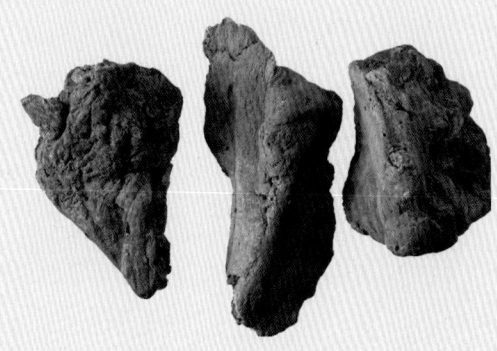

▲ 河套大黄⑤（甘肃正宁产，2013年采集）

黑环

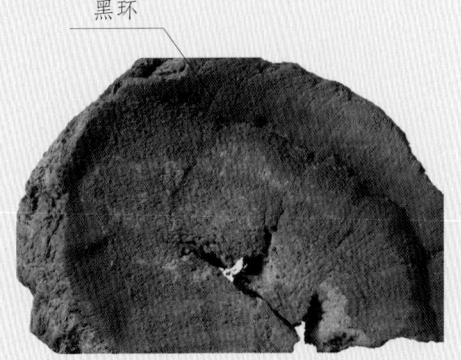

▲ 河套大黄横切面（宁夏产）

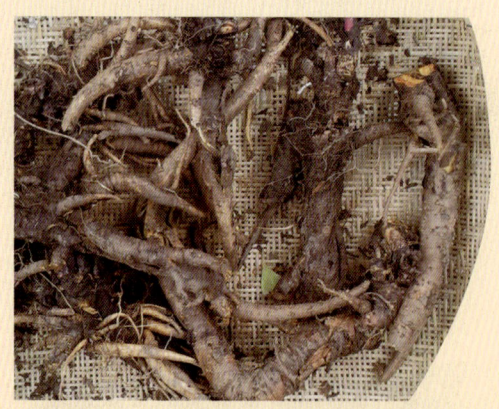

▲ 华北大黄鲜品（2011年采集）

华北大黄

为蓼科植物华北大黄 *Rheum franzenbachii* Munt 的干燥根及根茎。

本品呈类圆柱形，一端稍粗，一端稍细，长5～11 cm，直径1.5～5 cm。栓皮多已刮去，表面黄棕色，有皱纹，质坚体轻，横断面有红棕色放射状纹理。无星点，有明显的深棕褐色环纹。气特异，味苦。

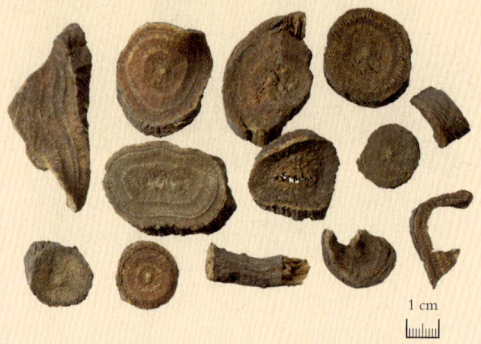

1 cm

▲ 华北大黄横切片（采自四川药市）

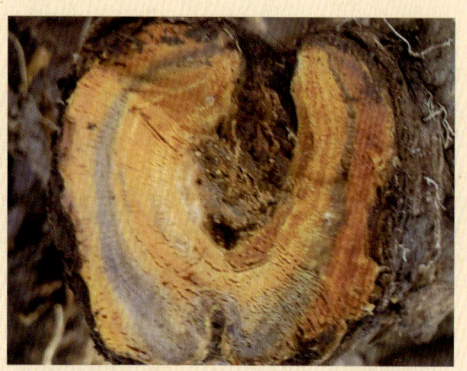

▲ 华北大黄鲜品横切

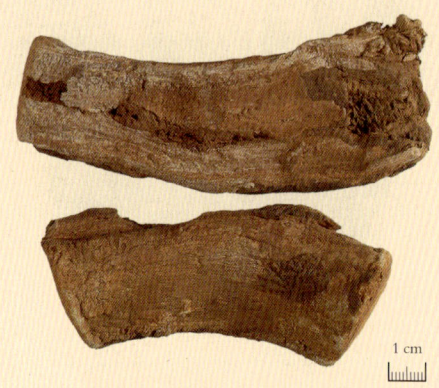

1 cm

▲ 华北大黄

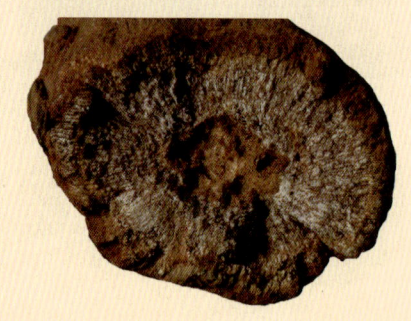

▲ 华北大黄横断面

环纹色深

▲ 华北大黄横切面①

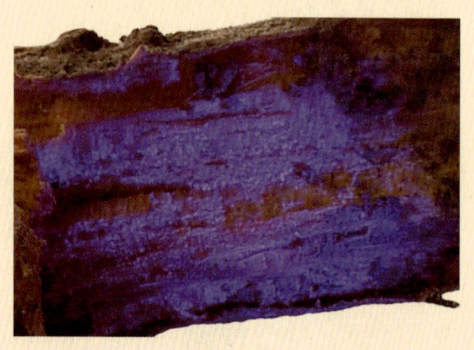

▲ 华北大黄横切面②（紫外光灯下）

天山大黄

为蓼科植物天山大黄 *Rheum wittrochii* Lundstr. 的干燥根及根茎。

本品呈类圆柱形，长8~21 cm，直径2.5~4 cm。表面棕褐色或黑褐色。断面黄棕色，有放射状棕色纹理，可见同心性环纹。横切面具"星点"。气微，味苦、涩。

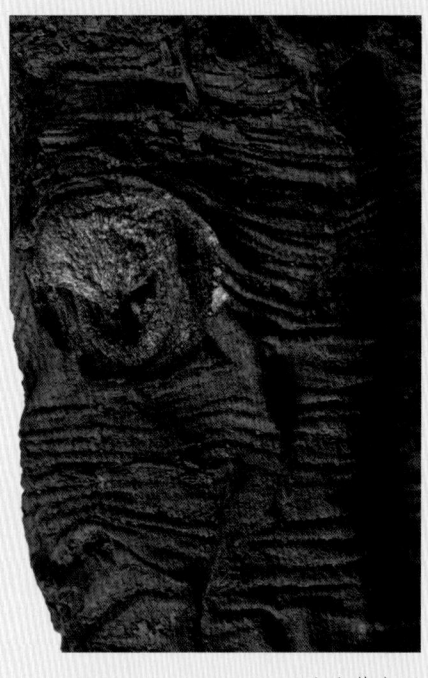

▲ 天山大黄表面

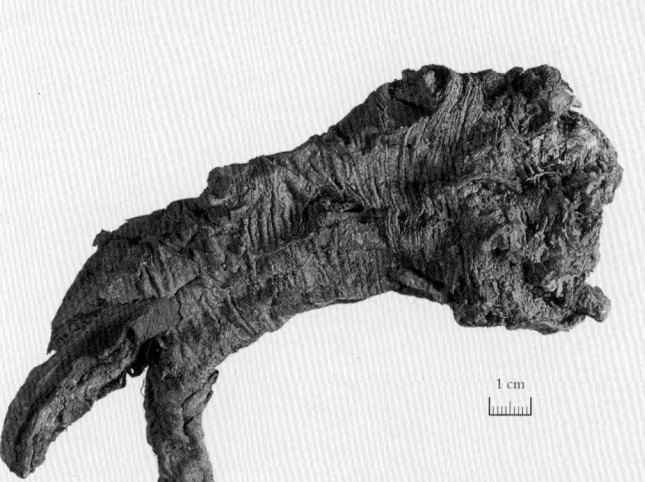

1 cm

▲ 天山大黄①

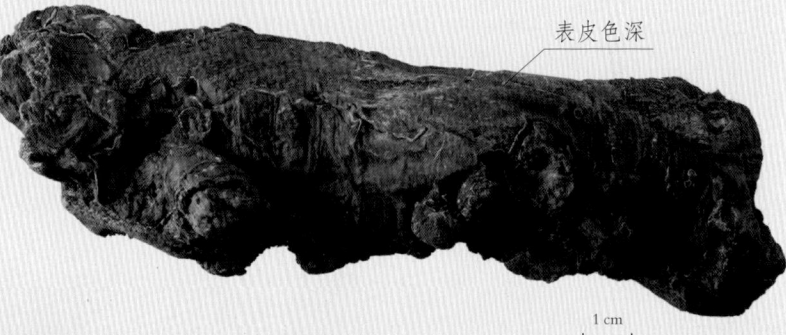

表皮色深

1 cm

▲ 天山大黄②（新疆产）

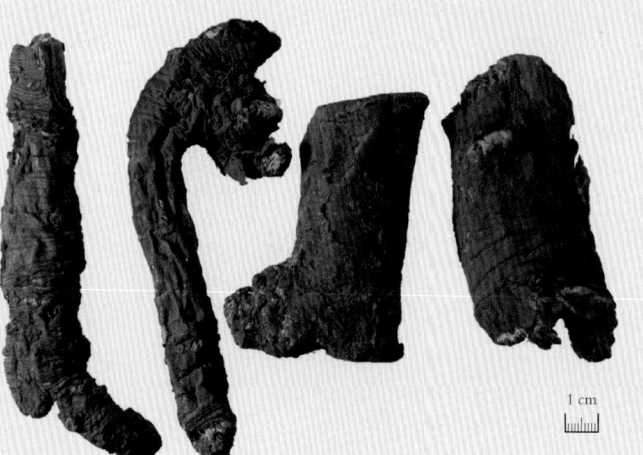

1 cm

▲ 天山大黄③

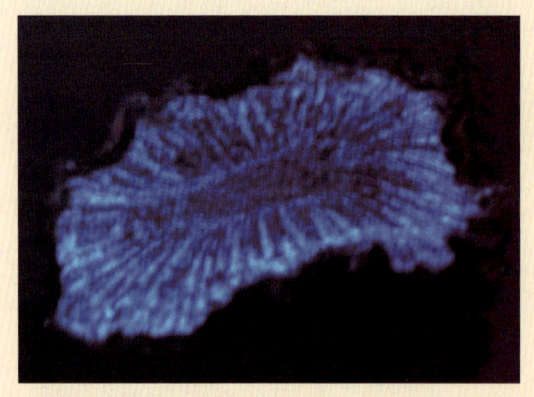

▲ 天山大黄④（紫外光灯下）

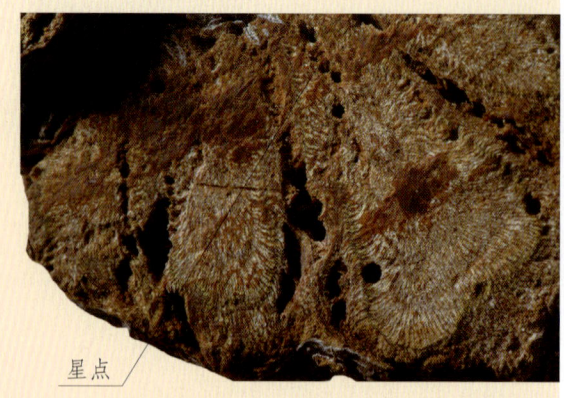

星点

▲ 天山大黄根茎横切面（新疆产）

心叶大黄

为蓼科植物心叶大黄 *Rheum acuminatum* Hook. f. et Thoms. 的干燥根及根茎。

本品呈类圆柱形。直径一般为3.5 cm以下，上部有茎痕及根痕，表面具黑褐色的薄外皮，外皮脱落处为皮部及木部，木部表面具纵向的白色脉纹。质硬，不易折断，断面棕红色，可见放射状纹理。气微，味涩。

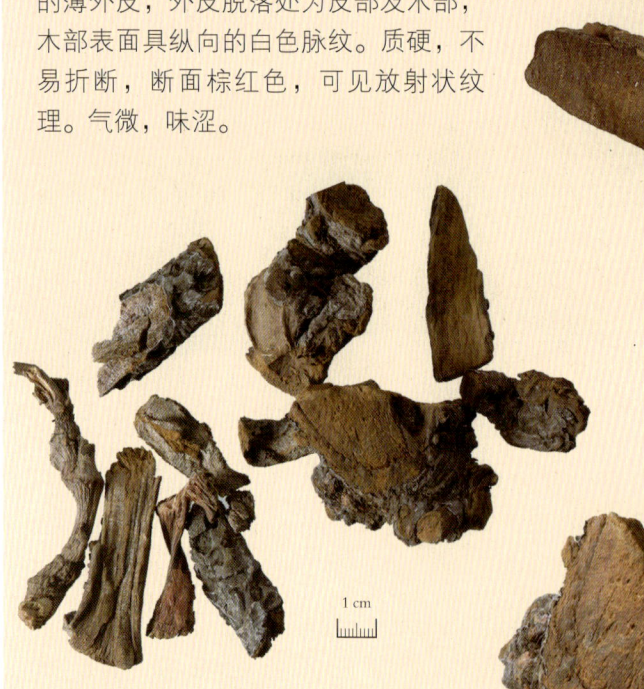

1 cm

▲ 心叶大黄①

黑褐色外皮

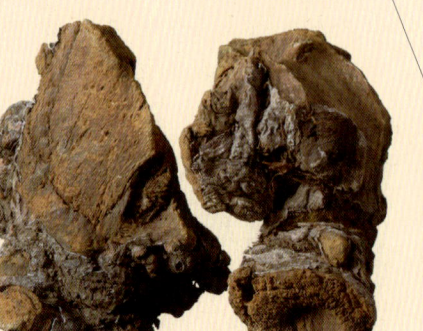

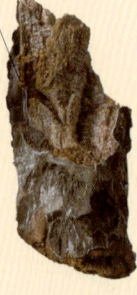

1 cm

▲ 心叶大黄②

▲ 心叶大黄③（1978年采集）

高山大黄

为蓼科植物高山大黄 *Rheum nobile* Hook. f. et Thoms. 的干燥根及根茎。

本品呈类圆柱形。表面深棕色，具纵皱纹、断续的波状环纹及不明显的针孔状须根痕。质硬，不易折断，断面灰褐色，可见放射状纹理。气微，味微苦、涩。

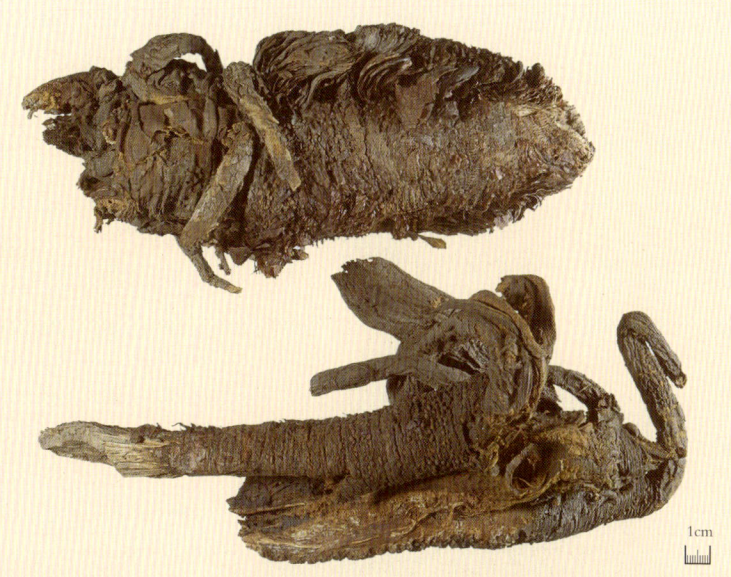

▲ 高山大黄①

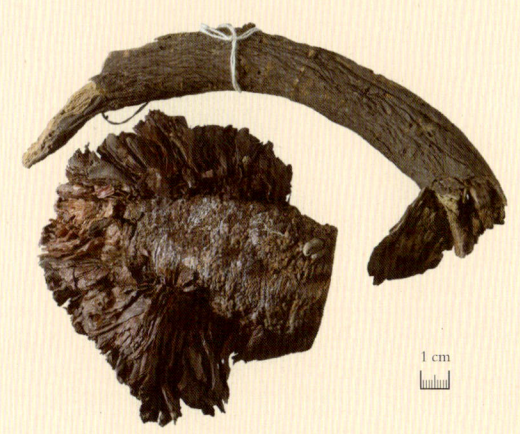

▲ 高山大黄②（1978年采集）

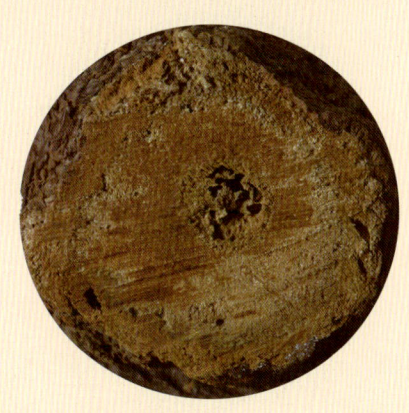

▲ 高山大黄横切面（1978年采集）

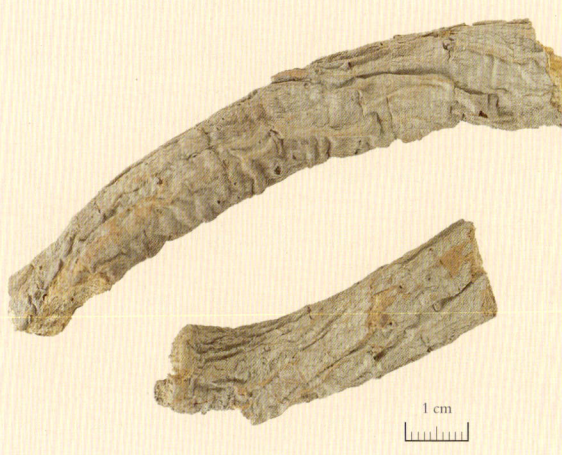

▲ 卵果大黄

卵果大黄

为蓼科植物卵果大黄 *Rheum mooreroftianum* Royle 的干燥根。

本品呈类圆柱形，直径约3 cm。表面暗棕褐色，具明显的不规则皱纹，有的可见支根及支根痕。质硬，易折断，断面不甚平坦，灰棕褐色至深棕褐色。气微苦，味微苦、涩。

信州大黄（日本产大黄）

为蓼科植物信州大黄 *Rheum palmatum* x *coreanum* 的干燥根茎。

本品多加工成椭圆形块状，长5～9 cm，直径4～6 cm。表面呈棕褐色，外皮多已除去，可见网状纹理及"星点"。

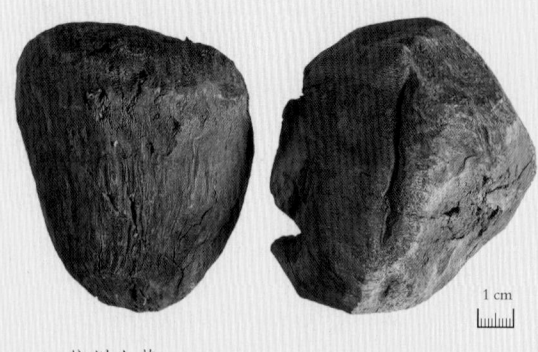

▲ 信州大黄

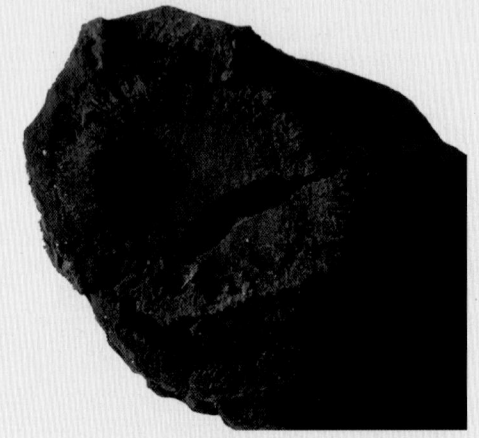

▲ 土大黄断面（皱叶酸模）

土大黄

为蓼科植物红丝酸模 *Rumex chalepensis* Mill. 皱叶酸模 *Radix crispius* L. 或齿果酸模 *Radix dentatus* L. 等的干燥根及根茎。

本品呈圆锥形或圆柱形，略弯曲，长8～16 cm，直径1～3cm。表面为灰棕色，有皱纹及横向突起的皮孔样疤痕。顶端可见茎残基，具棕色鳞片状物及毛状纤维。质硬，横切面黄棕色，可见明显的环纹及放射状纹理。气微，味微苦。

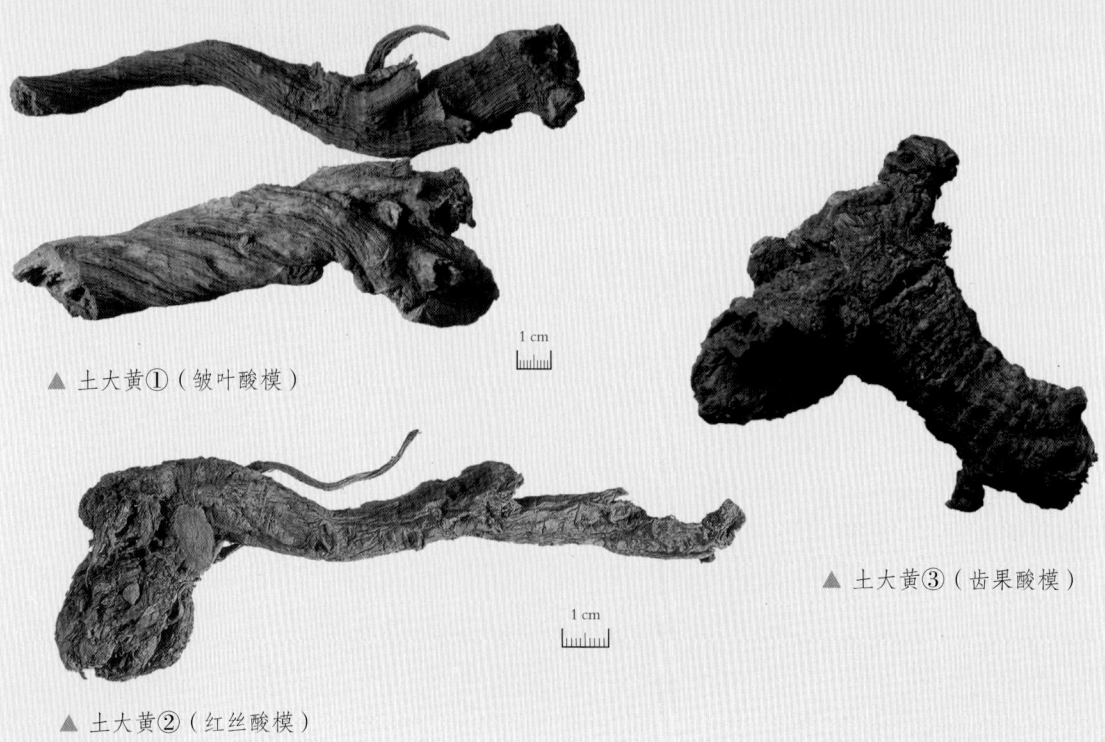

▲ 土大黄①（皱叶酸模）

▲ 土大黄③（齿果酸模）

▲ 土大黄②（红丝酸模）

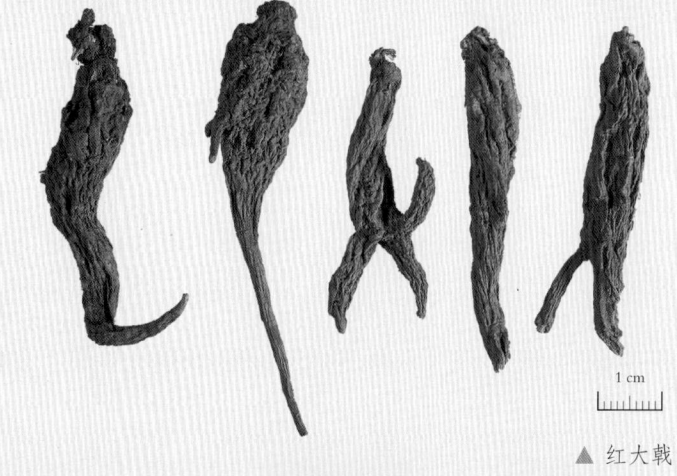

▲ 红大戟

正品

红大戟（药典品种）

药材为茜草科植物红大戟 *Knoxia valerianoides* Thorel et Pitard 的干燥块根。

本品略呈纺锤形，偶有分枝，稍弯曲，长3～10cm，直径0.5～1cm。表面棕红色至棕褐色，粗糙，有扭曲的纵皱纹，上端常有细小的茎痕。质坚实，断面皮部红褐色，木部棕黄色或深棕色。气微，味甘、微辛。有小毒。

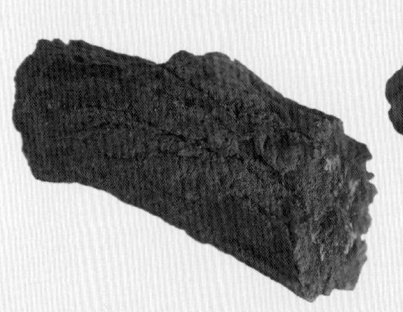

▲ 红大戟断面①

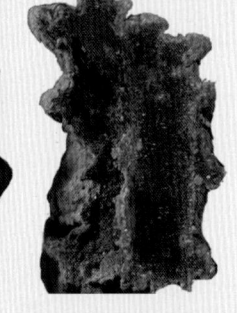

▲ 红大戟断面②

京大戟（药典品种）

药材为大戟科植物大戟 *Euphorbia pekinensis* Rupr. 的干燥根。

本品呈不整齐的长圆锥形，根头部膨大，常有分枝，长10～20cm，直径可达4cm。表面棕褐色，具有纵皱纹、横向皮孔样突起及支根痕。质坚硬，不易折断，断面类白色或淡黄色，纤维性，切面有放射状纹理。气微，味微苦、涩。有毒。

放射状纹理

▲ 京大戟横切面

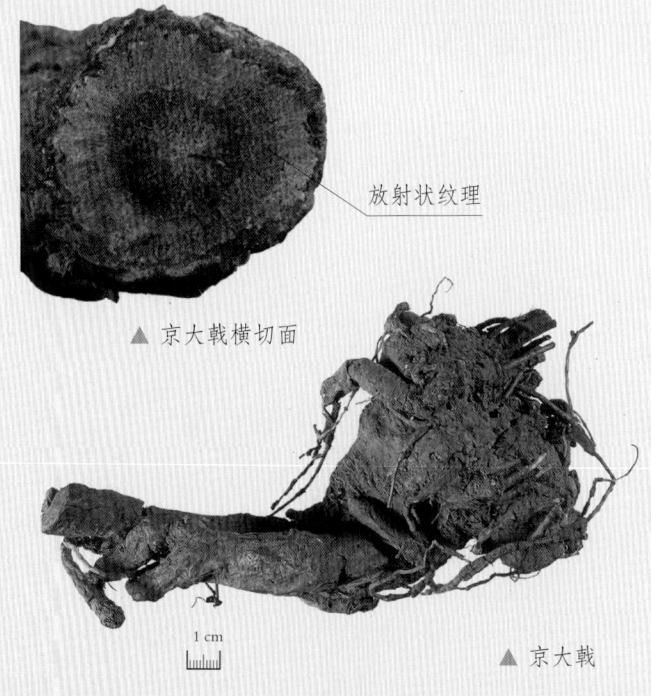

▲ 京大戟

非正品

草大戟

为豆科植物美丽胡枝子 *Lespedeza formosa*（Vog.）Koehne 的干燥根皮。

本品多去木心，呈长条形，多向内卷曲成不规则筒状，上粗下细，有须根痕。长10～25 cm，宽0.3～1 cm。外表面棕红色，粗糙，外皮有的脱落，脱落处呈浅红色，富纤维性，内表面棕褐色。质韧，不易折断。气微，味微涩。

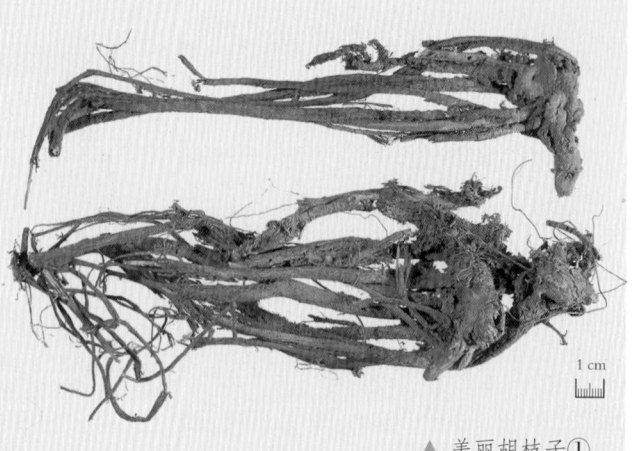

▲ 美丽胡枝子①

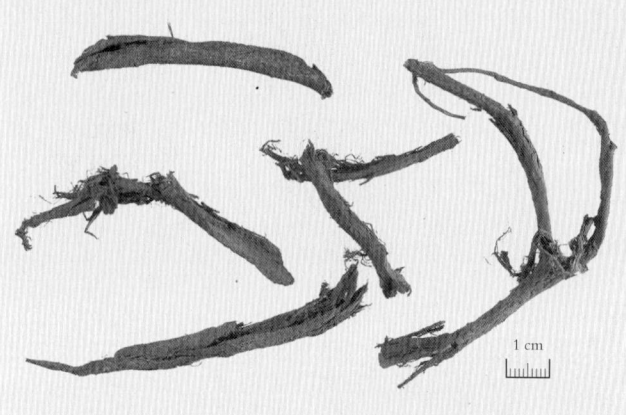

▲ 美丽胡枝子②（去木心）

绵大戟

为瑞香科植物瑞香狼毒 *Stellera chamaejasme* L. 的干燥根。

本品呈纺锤形、圆锥形或长圆柱形，稍弯曲，根头部有丛生的茎残基，根下部有时有分枝，长7～30 cm。表面棕褐色，有扭曲的纵沟、横生隆起的皮孔样疤痕与根痕。体轻，质坚韧，不易折断，断面呈绵毛样纤维状，有黄白相间的云锦状纹理。气微，味淡，嚼之发黏。有毒。

注：本品可作瑞香狼毒。

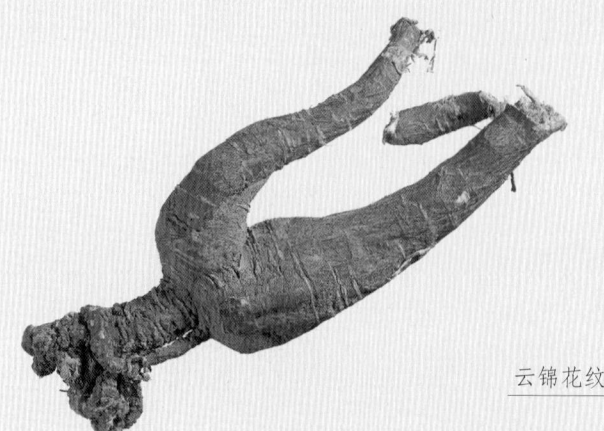

▲ 瑞香狼毒

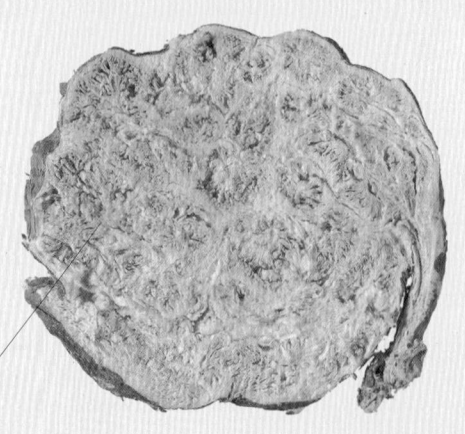

云锦花纹

▲ 瑞香狼毒横切面

正 品

湖北麦冬（药典品种）

药材为百合科植物湖北麦冬 *Liriope spicata* (Thunb.) Lour. var. *prolifera* Y. T. Ma 的干燥块根。

本品呈纺锤形，两端略尖，略粗壮，长1.2～4 cm，直径0.4～0.9 cm。表面淡黄色至棕黄色，具不规则纵皱纹。质柔韧，干后质硬脆，易折断，断面淡黄色至棕黄色，角质样，中央有一细小中柱。气微，味甜，嚼之略发黏。

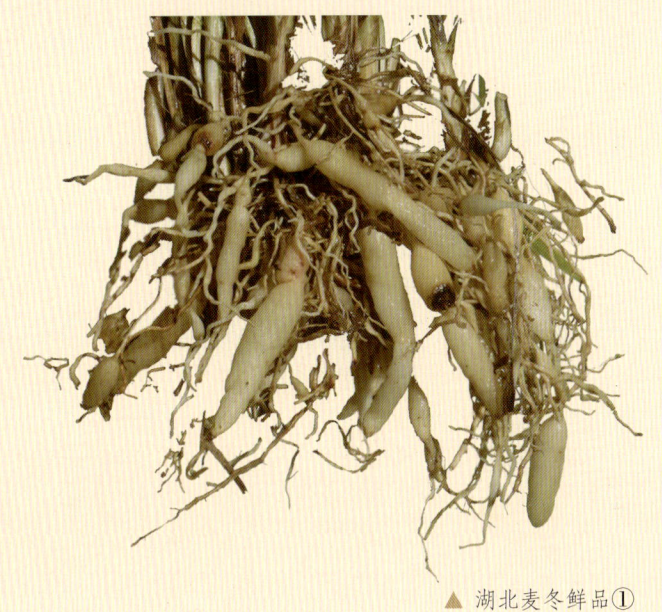

▲ 湖北麦冬鲜品①

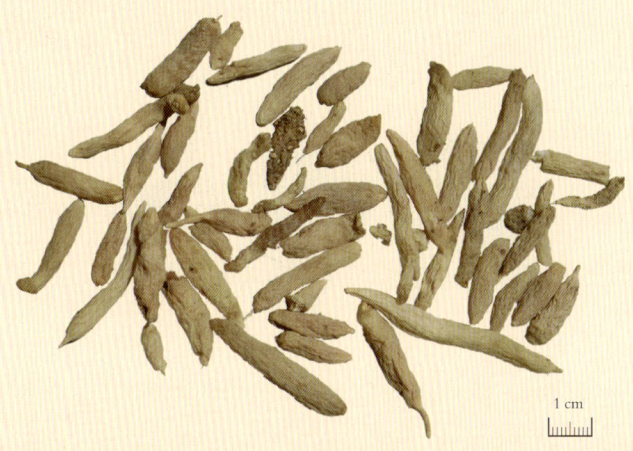

1 cm

▲ 湖北麦冬鲜品③

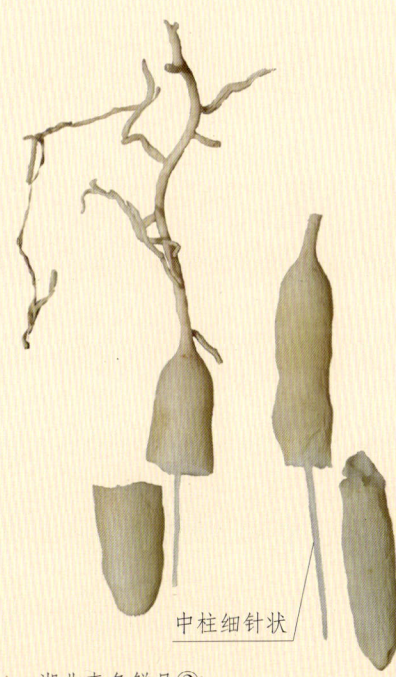

中柱细针状

▲ 湖北麦冬鲜品②

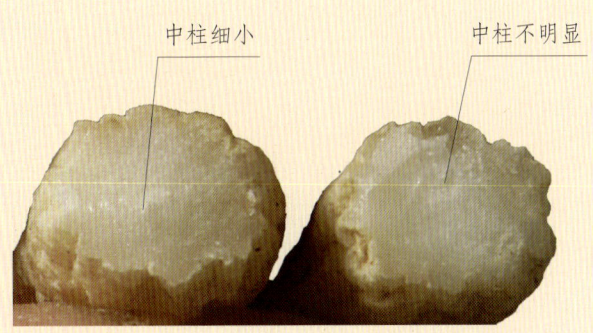

中柱细小　　　　中柱不明显

▲ 湖北麦冬横切面

短葶山麦冬（药典品种）

药材为百合科植物短葶山麦冬 *Liriope muscari* (Decne.) Bailey 的干燥块根。

本品呈稍扁的纺锤形，两端略尖，略瘦长，长1.5～4.5 cm，直径0.4～0.8 cm。表面淡黄色至棕黄色，具不规则纵皱纹。质硬脆，易折断，断面类白色，角质样，中央有一细小中柱。气微，味甘、微苦。

注：山麦冬见本册山麦冬项下，麦冬见本册麦冬项下。

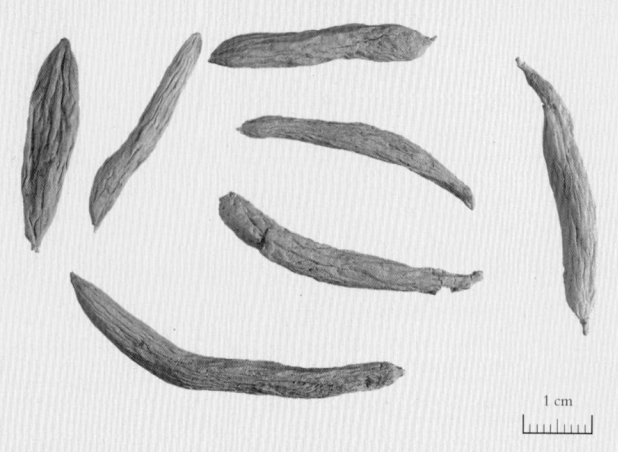

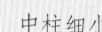

▲ 短葶山麦冬①

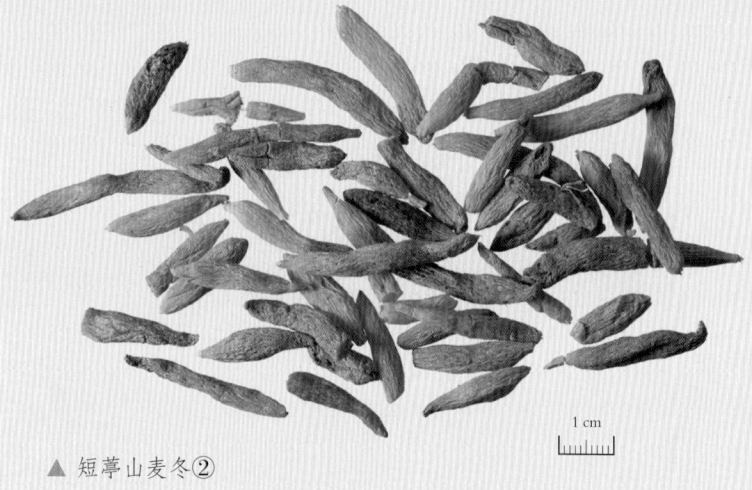

▲ 短葶山麦冬②

中柱细小

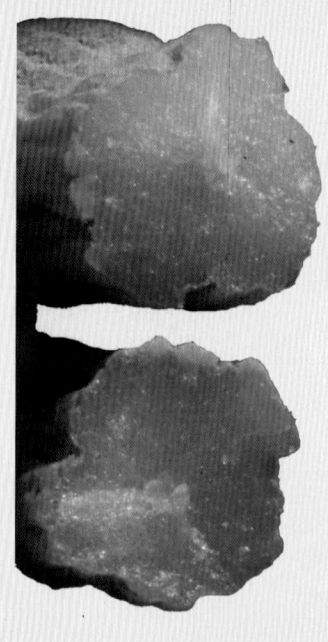

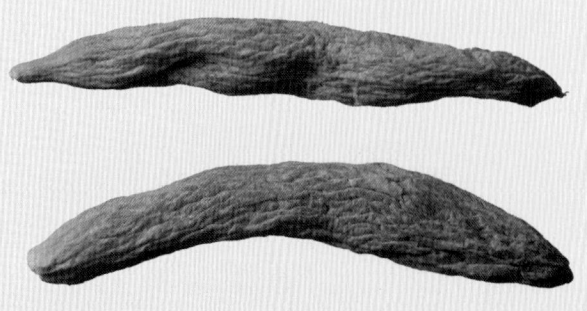

▲ 短葶山麦冬③

▲ 短葶山麦冬横切面

山 豆 根 /Shandougen

山豆根（药典品种）

药材为豆科植物越南槐 *Sophora tonkinensis* Gagnep. 的干燥根及根茎。

本品根茎呈不规则的结节状，横向延长，顶端常残留茎基或茎痕，其下着生根数条。根呈长圆柱形，常有分枝，略弯曲，长15～50 cm，直径0.5～1.5 cm。表面棕色至棕褐色，有不规则纵皱纹及突起的横向皮孔。质硬，难折断，断面皮部淡棕色，木部淡黄色，似蜡质。具豆腥气，味极苦。

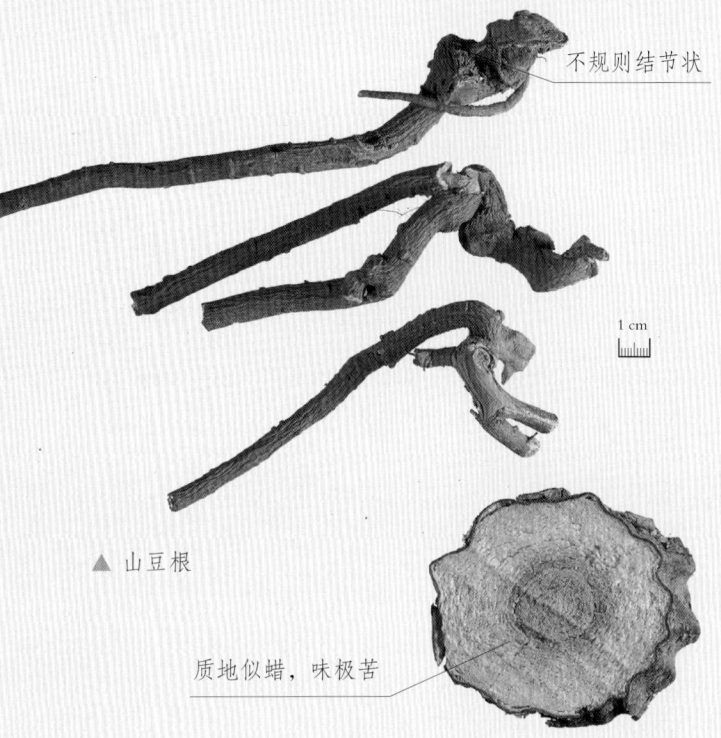

不规则结节状

1 cm

▲ 山豆根

质地似蜡，味极苦

▲ 山豆根切面

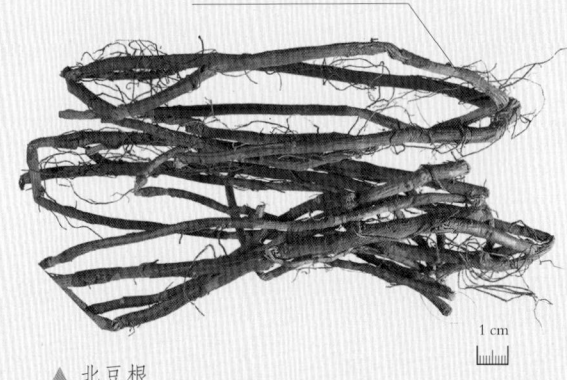

茎细长，外皮常剥落

1 cm

▲ 北豆根

北豆根（药典品种）

药材为防己科植物蝙蝠葛 *Menispermum dauricum* DC. 的干燥根茎。

本品呈细长圆柱形，弯曲，有分枝，长30～50 cm，直径0.3～0.8 cm。表面黄棕色至暗棕色，有纵皱纹及稀疏的细根或凸起的细根痕，外皮易剥落。质韧，不易折断，断面不整齐，具纤维性，木部淡黄色，可见放射状纹理，中央有类白色的髓。气微，味苦。

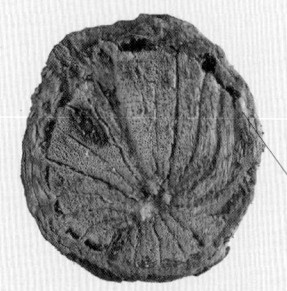

放射状纹理明显，中央有类白色的髓

▲ 北豆根表面

▲ 北豆根横切面

非正品

木蓝属植物的根

为豆科植物华东木蓝 *Indigofera fortunei* Craib、多花木蓝 *Indigofera amblyantha* Craib、宜昌木蓝 *Indigofera ichangensis* Craib、花木蓝 *Indigofera kirilowii* Maxim et Pal.、陕甘木蓝 *Indigofera potaninii* Craib、苏木蓝 *Indigofera carlesii* Craib 的干燥根。本品呈不规则团块状,上部有残留茎基或茎痕,下部着生细根3～5条。根呈圆柱形,常有分枝,略弯曲,长30～40 cm,直径0.2～1.5 cm。表面灰黄或灰褐色,有时栓皮呈鳞片状剥落,可见纵皱纹及横长皮孔。质硬,难折断,断面黄白色。味苦。

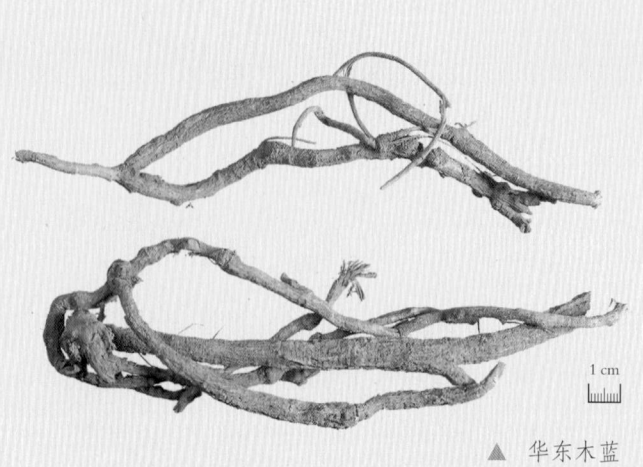

▲ 华东木蓝

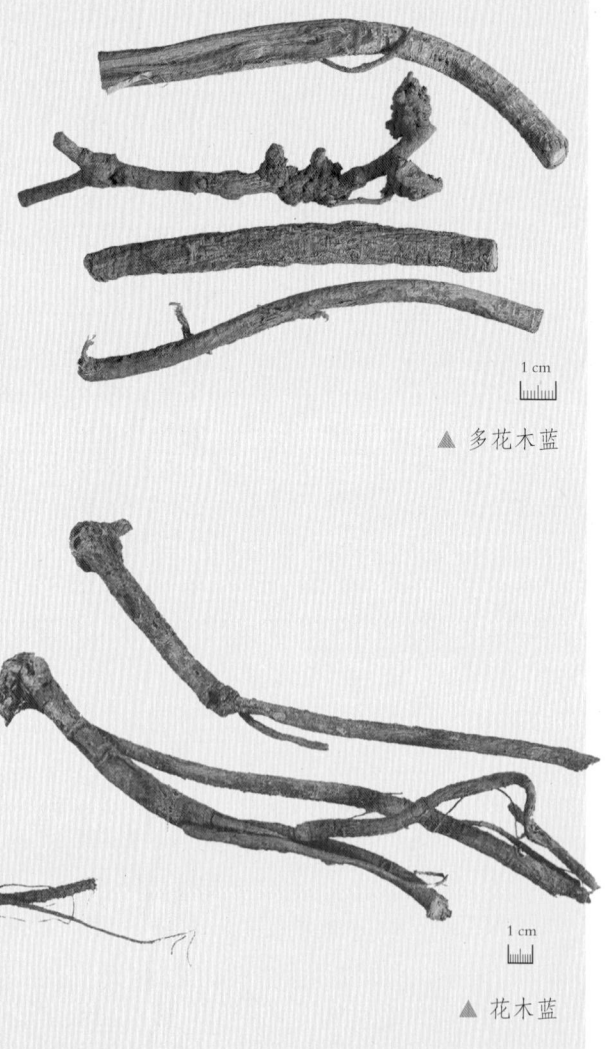

▲ 多花木蓝

▲ 华东木蓝切面

▲ 花木蓝

▲ 陕甘木蓝

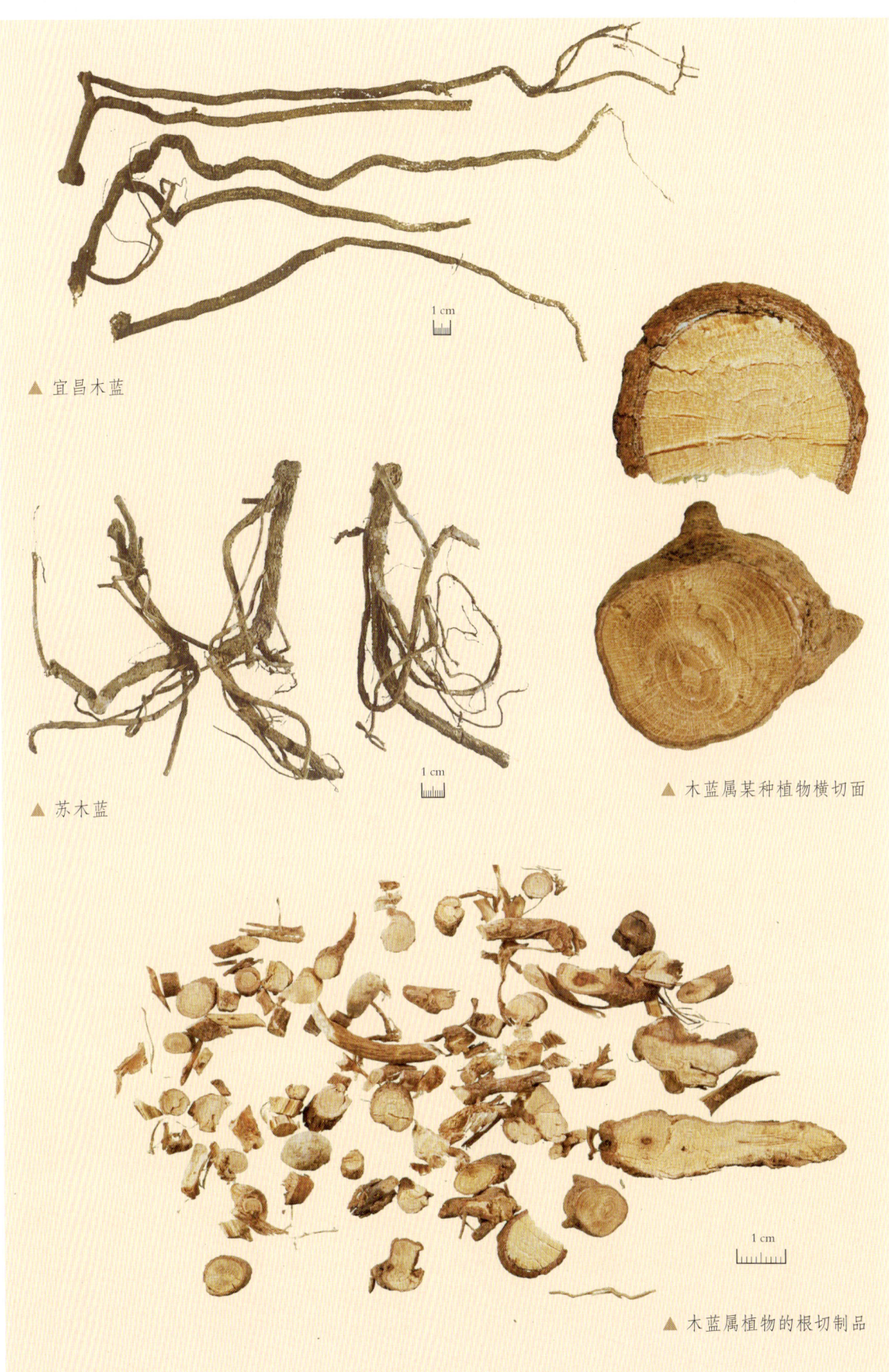

▲ 宜昌木蓝

1 cm

▲ 苏木蓝

▲ 木蓝属某种植物横切面

1 cm

▲ 木蓝属植物的根切制品

1 cm

百两金

为紫金牛科植物百两金 *Ardisia crispa* (Thunb.) DC. 的干燥根及根茎。

本品根茎略膨大，根簇生于下部，根圆柱形，全长5～25 cm，直径0.2～1 cm。表面灰棕色至紫褐色，具纵皱纹及环状断裂痕。质坚脆，断面不平坦，皮部类白色，可见棕色小点，与木部常分离，木部浅黄色。气微，味苦、辛。

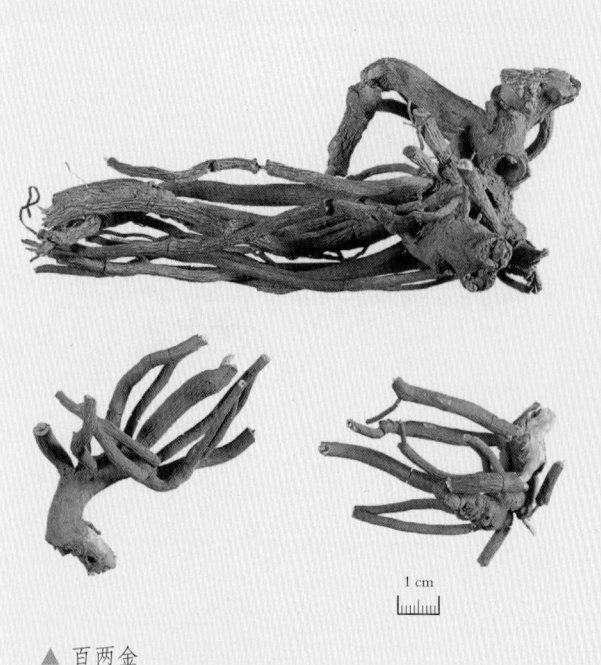

1 cm

▲ 百两金

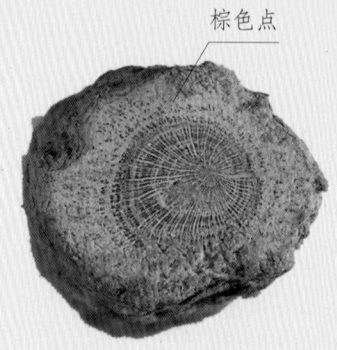

棕色点

▲ 百两金切面

二色胡枝子

为豆科植物二色胡枝子 *Lespedeza bicolor* Turcz. 的干燥根。

本品呈圆柱形，稍弯曲，长短不等，直径0.8～1.4 cm。表面灰棕色，有支根痕、横向突起及纵皱纹。质坚硬，难折断，断面中央无髓，木部灰黄色，皮部棕褐色。气微，味微苦、涩。

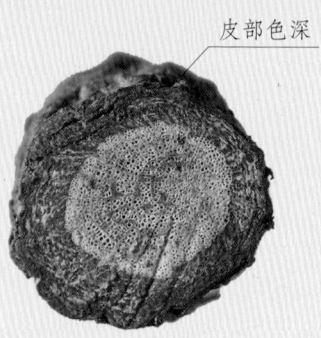

皮部色深

▲ 二色胡枝子切面

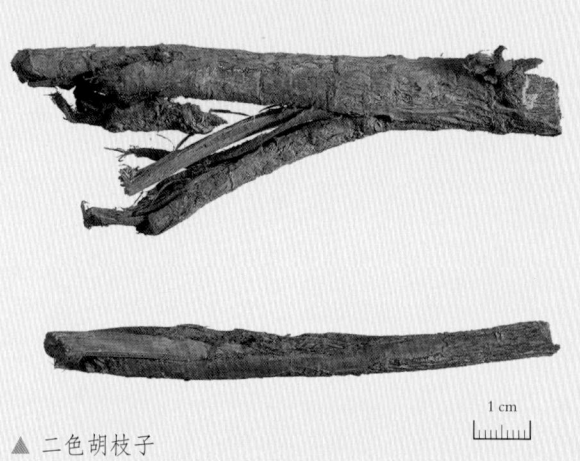

1 cm

▲ 二色胡枝子

滇豆根

为毛茛科植物滇豆根 *Beesia calthaefolia* (Maxim.) Ulbr. 的干燥根茎。

本品呈圆柱形，略弯曲，多具分枝，长3~8 cm。表面棕黄色，有多数节，节纹略突起，节间长0.5~2.5 cm。质坚实而脆，易折断，断面角质样。气微，味苦。

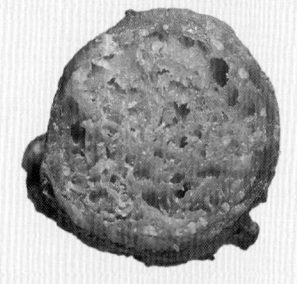

▲ 滇豆根断面

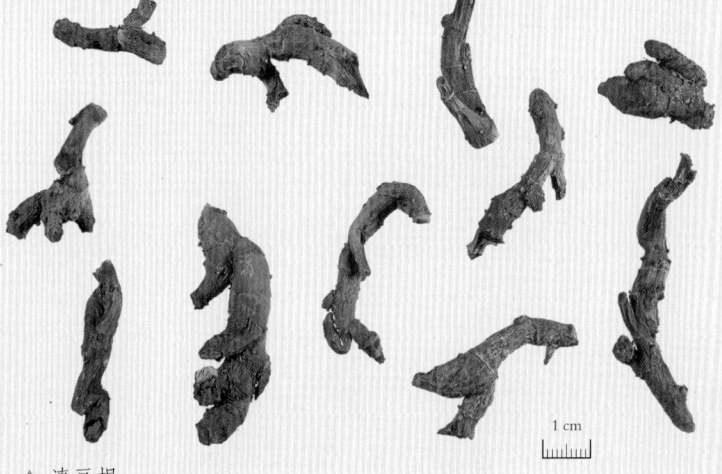

▲ 滇豆根

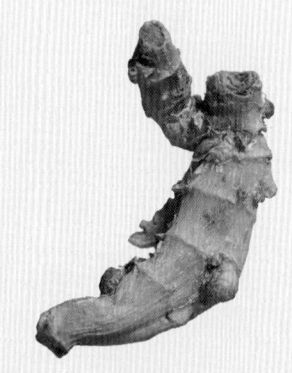

▲ 滇豆根节部表面

1 cm

寻骨风

为马兜铃科植物绵毛马兜铃 *Aristolochia mollissima* Hance 的干燥根茎。

本品呈长圆柱形，有分枝，直径0.2~0.3 cm。表面灰黄色至黄褐色。具节，节处有须根及圆点状须根痕。质韧，不易折断，折断面纤维性，髓不明显。气微，味微苦。

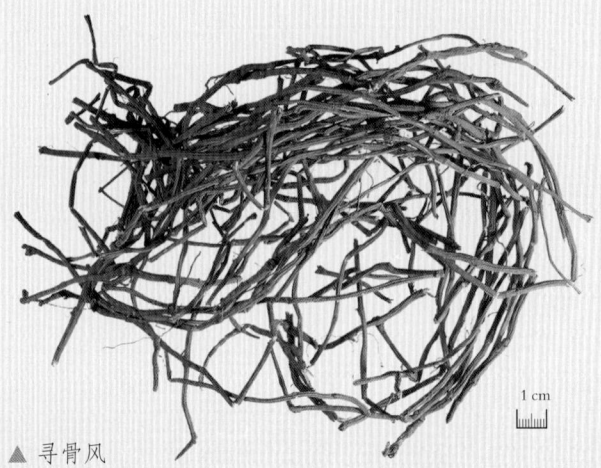

▲ 寻骨风

1 cm

鹿藿

为豆科植物鹿藿 *Rhynchosia volubilis* Lour. 的干燥根。

本品呈圆柱形，长短不一，直径约6cm。表面黄褐色或棕褐色。有纵皱纹及须根痕。质坚，难折断。断面黄白色，显纤维性。气微，味淡。

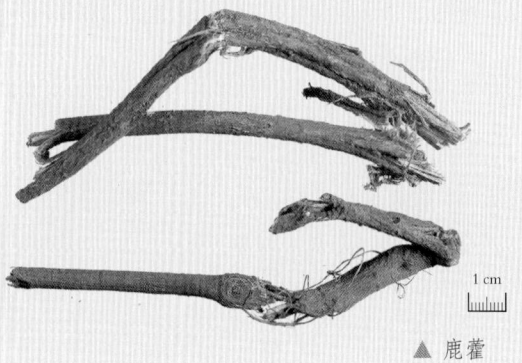

▲ 鹿藿

1 cm

山　奈 /Shannai

正 品

山奈（药典品种）

药材为姜科植物山奈 *Kaempferia galanga* L. 的干燥根茎。

本品多加工为近圆形或椭圆形的切片，单片或2～3片相连，直径1～2cm，厚0.3～0.5cm。边缘外皮浅褐色或黄褐色，皱缩，有的可见根痕或须根痕；切面类白色，粉性，中部略凸起，习称"凸皮凹肉"。质脆，易折断。气香特异，味辛辣。

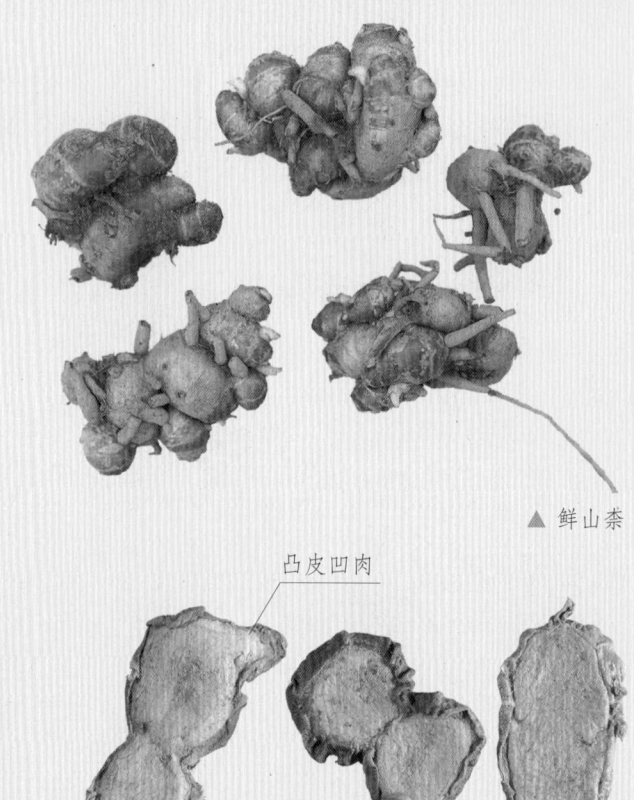

▲ 鲜山奈

凸皮凹肉

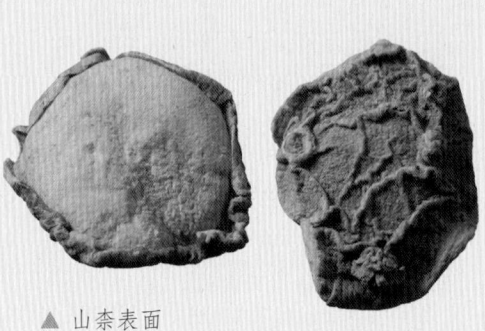

▲ 山奈表面

▲ 山奈

1 cm

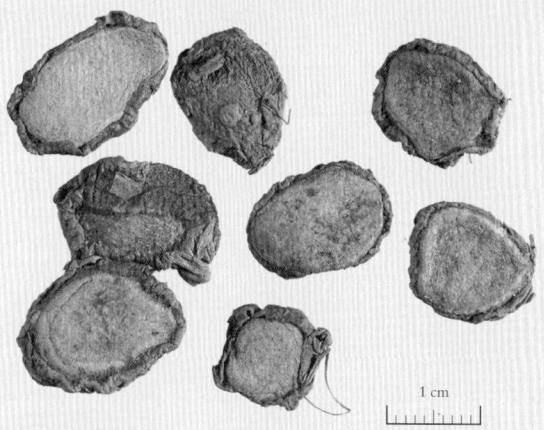

▲ 苦山奈

1 cm

非正品

苦山奈

为姜科植物苦山奈 *Kaempferia marginata* Y. H. Chen 的干燥根茎。

本品为类圆形切片，直径1～2cm，厚0.2～0.4cm。边缘外皮棕褐色，皱缩，有的可见根痕或须根痕；切面浅棕黄色，略粉性，中部略凸起。质脆，易折断。气弱，味苦。

正 品

山药（药典品种）

药材为薯蓣科植物薯蓣 *Dioscorea opposita* Thunb. 的干燥根茎。

本品常分为毛山药和光山药。

毛山药呈不规则圆柱形，略弯曲而稍扁，长15～30 cm，直径1.4～6 cm。表面黄白色或淡黄色，有纵沟、纵皱纹及须根痕，偶有浅棕色外皮残留。体重，质坚实，不易折断，断面白色，粉性。气微，味淡，微酸，嚼之发黏。

光山药呈圆柱形，条匀挺直。长10～20 cm，直径1～3 cm。表面光滑，白色或黄白色，两端平齐。

注：山药的叶腋珠芽，习称"余零子"，落地后可以繁殖山药。

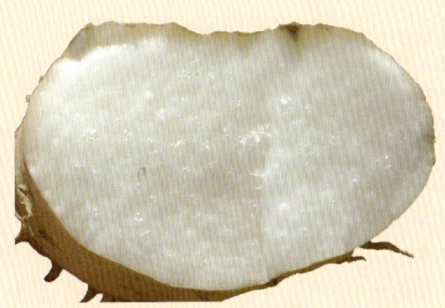

▲ 薯蓣鲜品

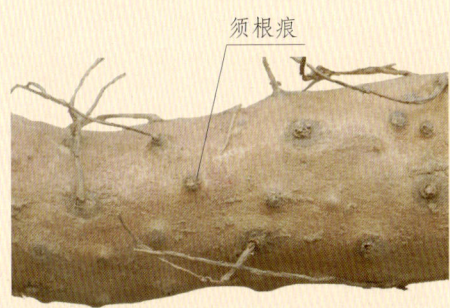

▲ 薯蓣鲜品横切面

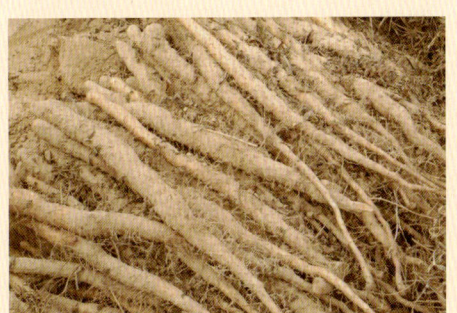

须根痕

▲ 薯蓣鲜品表面

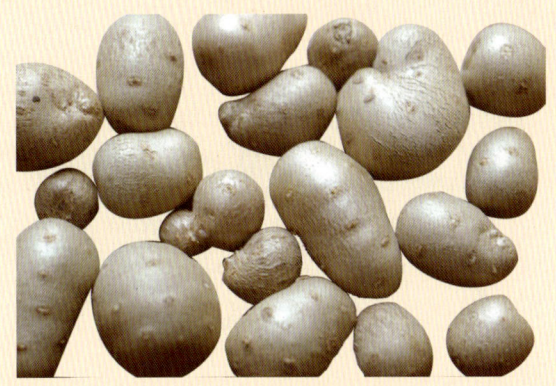

▲ 山药余零子鲜品

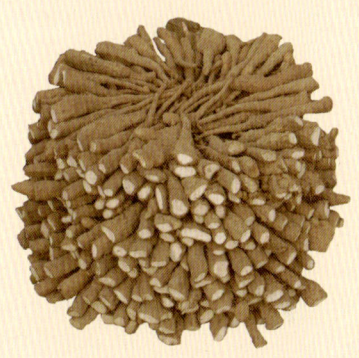

▲ 太古山药鲜品（河南温县产）

▲ 太古山药加工后剩下的"龙头"

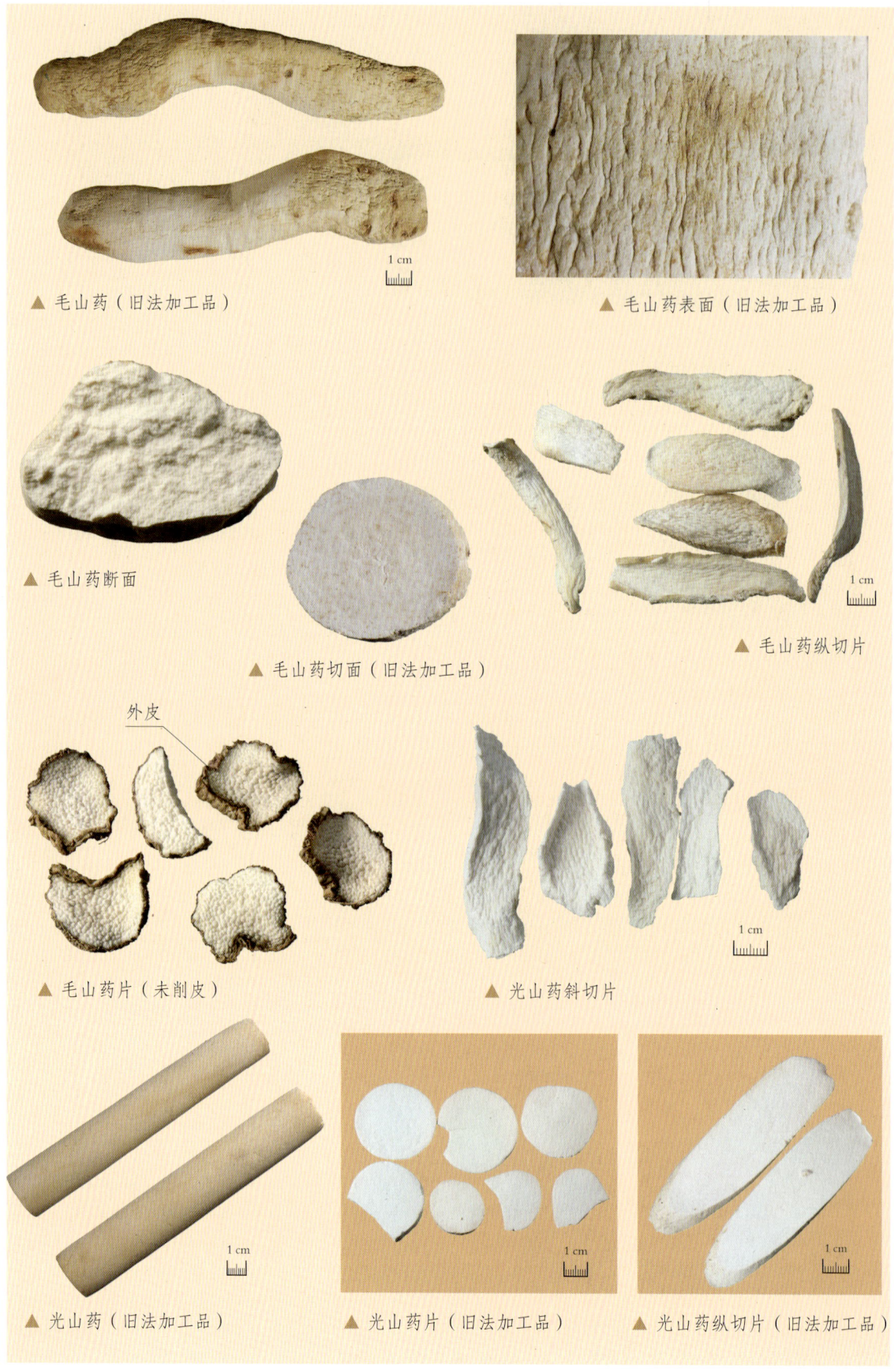

▲ 毛山药（旧法加工品）

▲ 毛山药表面（旧法加工品）

▲ 毛山药断面

▲ 毛山药切面（旧法加工品）

▲ 毛山药纵切片

外皮

▲ 毛山药片（未削皮）

▲ 光山药斜切片

▲ 光山药（旧法加工品）

▲ 光山药片（旧法加工品）

▲ 光山药纵切片（旧法加工品）

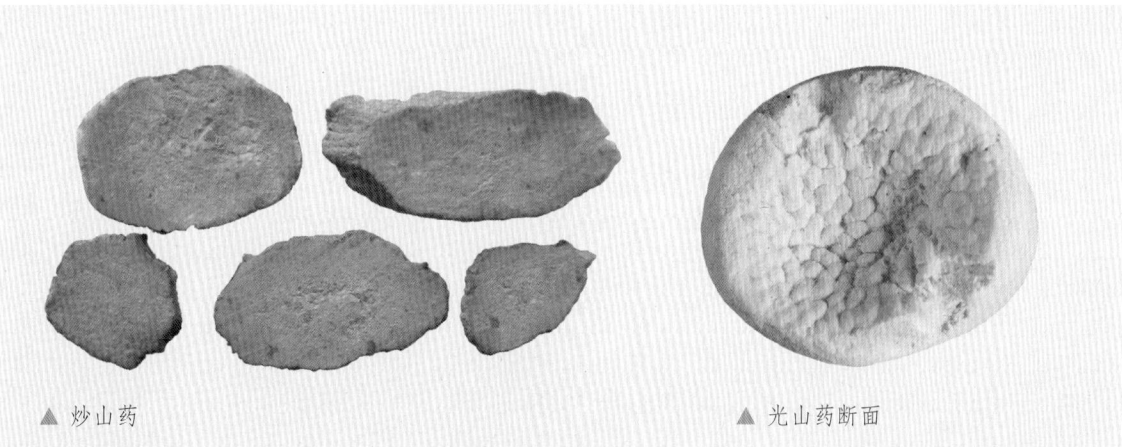

▲ 炒山药　　　　　　　　　　　　　　　　　▲ 光山药断面

非正品

参薯

为薯蓣科植物参薯 *Dioscorea alata* L. 的干燥根茎。

本品略呈不规则圆柱形，长7～14cm，直径2～4cm。表面浅棕黄色至棕黄色，有纵皱纹，常有未除尽的栓皮痕迹。未削去外皮的，皮略厚。质坚实，断面白色至淡黄色。气微，味淡。

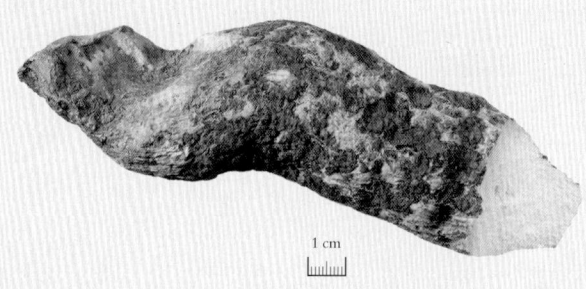

▲ 参薯

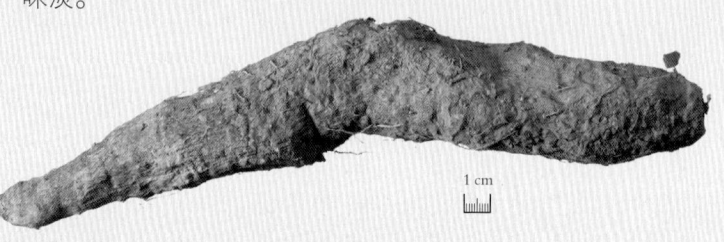

▲ 参薯鲜品

外皮略厚

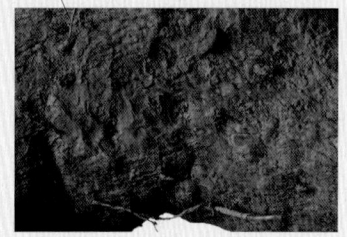

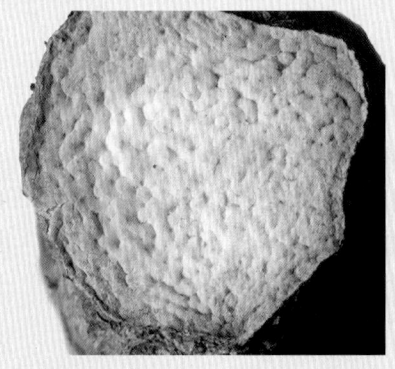

▲ 参薯横切面

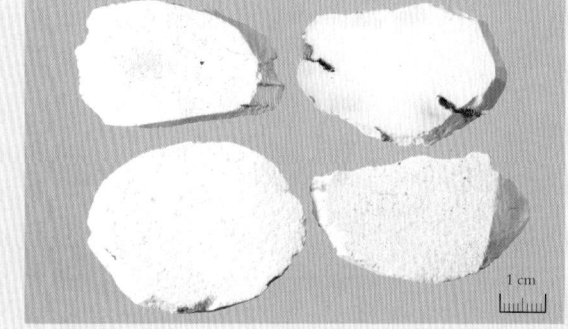

▲ 参薯横切片

山薯

为薯蓣科植物山薯 *Dioscorea fordii* Prain et Burk. 的干燥根茎。

本品略呈圆柱形或不规则圆柱形，稍弯曲，有的略扁，长15~30 cm，直径1.5~6 cm。栓皮多已刮去。表面黄白色或淡黄色，有纵沟及须根痕。体重，质坚，不易折断，断面淡黄色，粉性，散有浅棕色点状物。气微，味微酸。

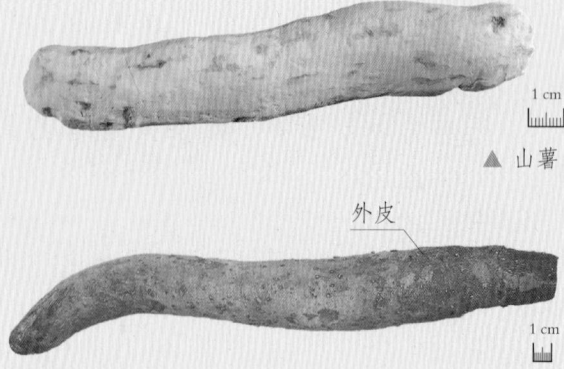

▲ 山薯

外皮

▲ 山薯（未去外皮）

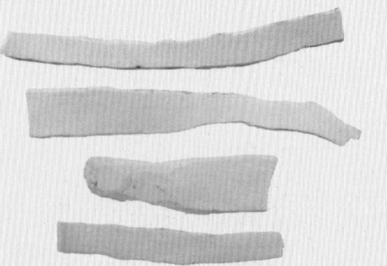

▲ 山薯纵切片

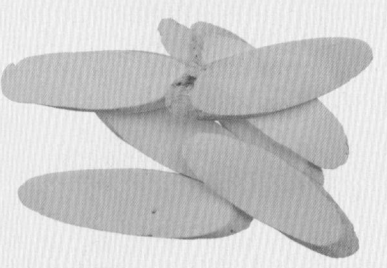

▲ 山薯斜切片

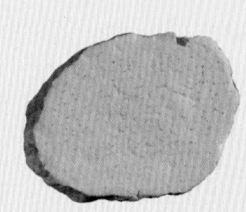

▲ 山薯横切片表面

木薯

为大戟科植物木薯 *Manihot esculenta* Crantz 的干燥块根。

本品常为斜切片，长3~7 cm，宽1.5~3 cm，厚0.3~0.8cm。外皮多已除去，偶见棕褐色外皮。切断面乳白色，粉性，近边缘处有环纹，中央部位可见一细木心及放射状的浅黄色小点，有的有裂隙。质略硬，味淡，嚼之有纤维性。

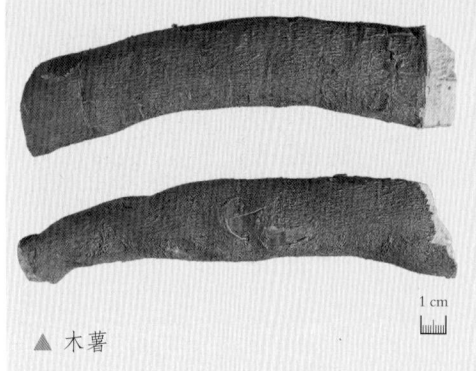

▲ 木薯

外皮略光滑

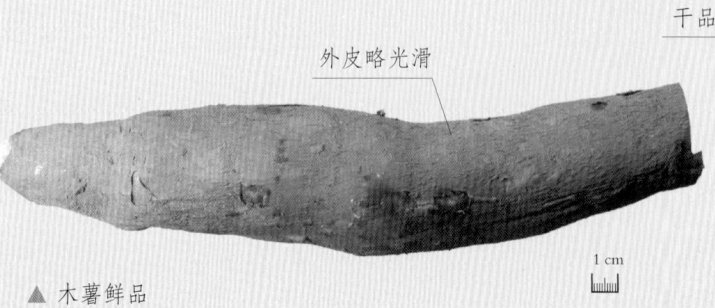

▲ 木薯鲜品

干品常见裂隙

▲ 木薯斜切片

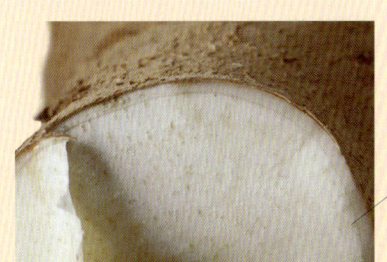

略显纤维性

浅黄色小点呈放射状

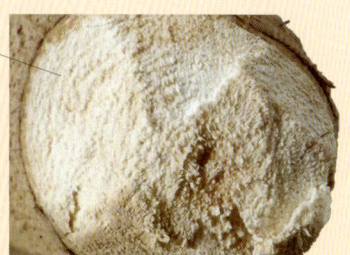

▲ 木薯鲜品横切面

▲ 木薯半干品削面

番薯

为旋花科植物番薯 *Ipomoea batatas* (L.) Lam. 的干燥块根。
本品呈类圆形斜切片，长4～6 cm，宽2～4 cm。偶见残留的淡
红棕色或灰褐色外皮。切面白色或淡黄白色，粉性，可见淡黄
棕色的"筋脉"点或线纹，近皮部可见淡黄色的环纹。质脆，
粉性。略有香气，味甜。

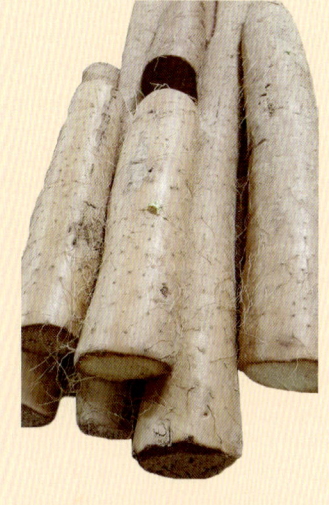

▲ 山药（采自农贸市场）
注：中药材市场中偶有发现
将育苗用的山药种苗或蔬菜
山药充作山药药材。

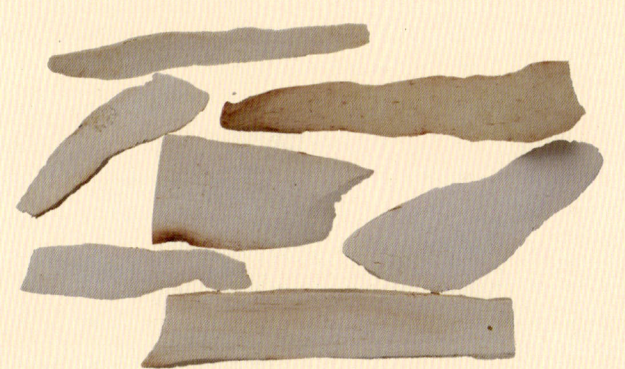

▲ 番薯

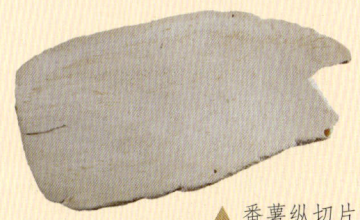

▲ 番薯纵切片

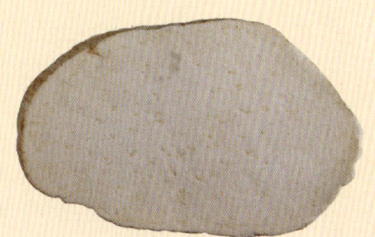

▲ 番薯横切片

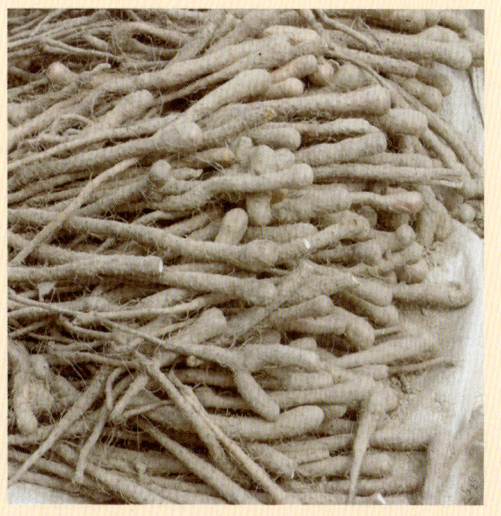

▲ 山药栽培种苗

山 慈 菇 /Shancigu

毛慈菇（药典品种）

药材为兰科植物杜鹃兰 *Cremastra appendiculata* (D. Don) Makino 的干燥假鳞茎。

本品呈不规则扁球形或圆锥形，顶端渐尖，基部有须根痕，长1.8～3 cm，膨大部直径1～2 cm。表面黄棕色或棕褐色，有纵皱纹或纵沟，中部有2～3条微突起的环节，节上有鳞片叶干枯腐烂后留下的丝状纤维，习称"玉带缠腰"。质坚硬，难折断，断面灰白色或黄白色，略呈角质。气微，味淡，具黏性。

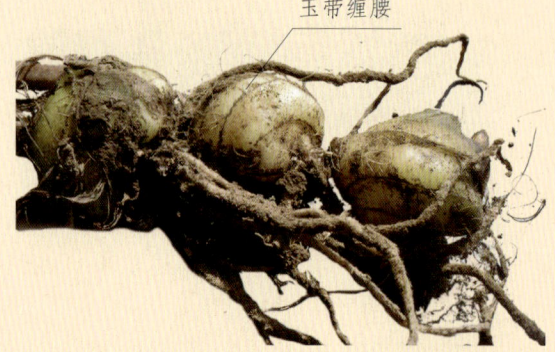

▲ 杜鹃兰鲜品

玉带缠腰

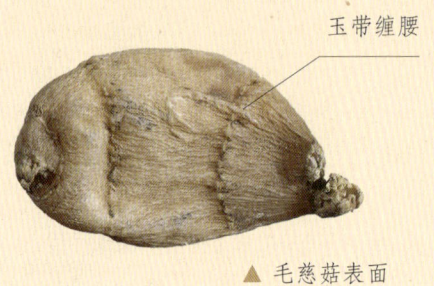

玉带缠腰

▲ 毛慈菇表面

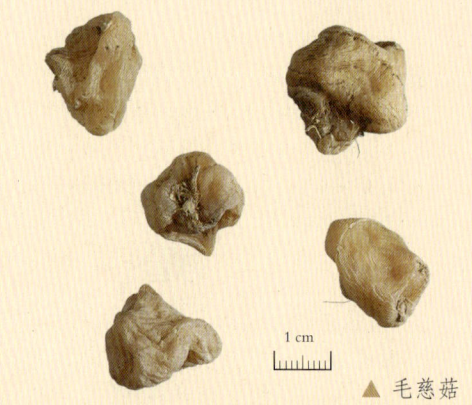

1 cm

▲ 毛慈菇

冰球子（药典品种）

药材为兰科植物独蒜兰 *Pleione bulbocodioides* (Franch.) Rolfe 或云南独蒜兰 *Pleione yunnanensis* Rolfe 的干燥假鳞茎。

本品呈圆锥形，瓶颈状或不规则团块，长1.5～2.5 cm，膨大部直径1～2 cm。带表皮者浅棕色，去外皮者表面黄白色，光滑，有不规则皱纹和纵沟纹。上端渐尖，尖端处具盘状齿环，基部膨大，中央凹入，环节不明显。质坚硬，难折断，断面浅黄色，角质半透明。气微，味淡。

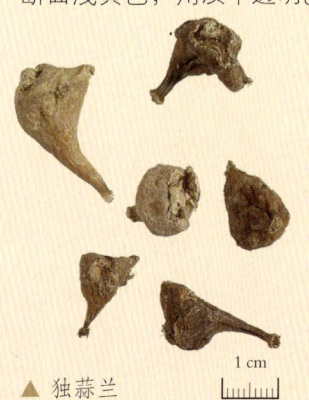

1 cm

▲ 独蒜兰

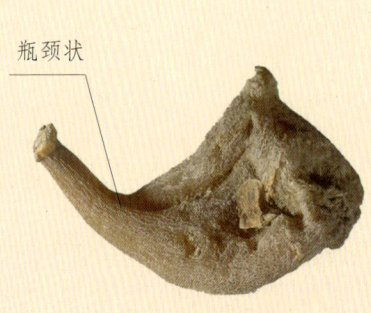

瓶颈状

▲ 冰球子（独蒜兰）表面

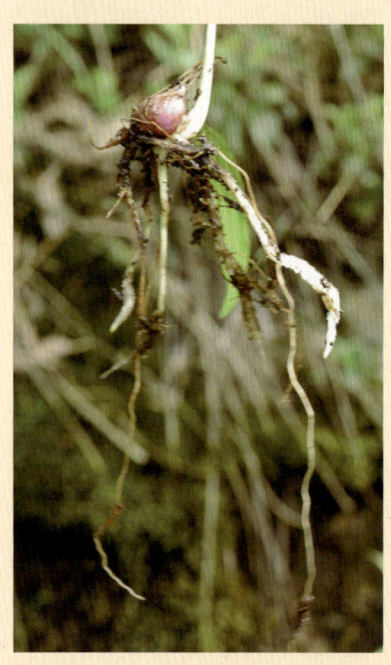

▲ 独蒜兰鲜品

唐菖蒲

为鸢尾科植物唐菖蒲 *Gladiolus gendavensis* VanHoutte
或雄黄兰 *Crocosmia crocosmiiflora*（Nichols）N. E. Br. 的
干燥球茎。

本品呈扁圆形，表面黄棕色或棕褐色，有明显的断续横
环纹和纵沟纹，顶部中央凹陷，可见芽痕。基部凹陷，
有突起的根芽。

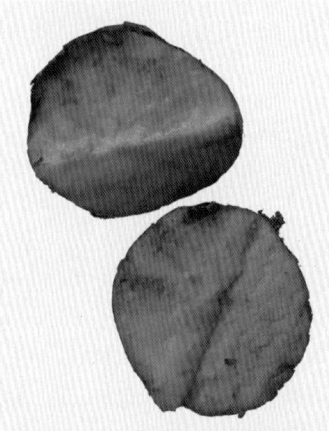

▲ 唐菖蒲断面

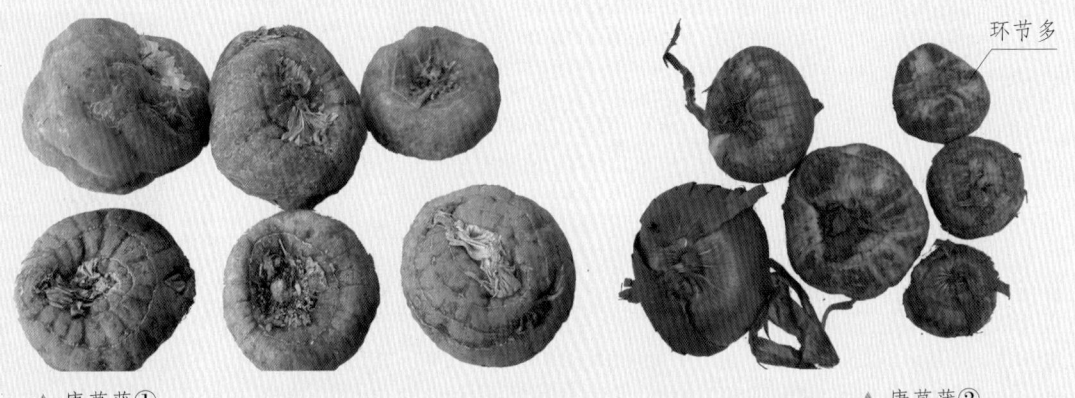

环节多

▲ 唐菖蒲①　　　　　　　　　　　　　　　　　　　▲ 唐菖蒲②

白及属植物的块茎

为兰科植物白及属 Bletilla sp. 的干燥块茎。

本品呈不规则扁圆形，多有2～3个爪状分枝，表面灰白色或
黄白色，有数圈同心环节和棕色点状须根痕，上面有突起的
茎痕，下面有连接另一块茎的痕迹。质坚硬，角质样。

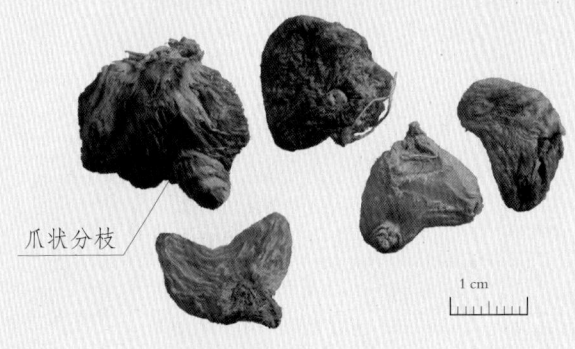

爪状分枝

1 cm

▲ 白及属植物的块茎①

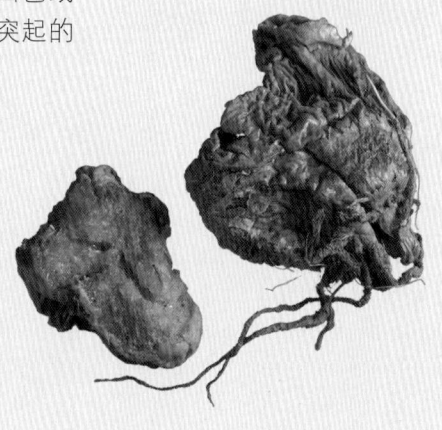

▲ 白及属植物的块茎②

正 品

千年健（药典品种）

药材为天南星科植物千年健 *Homalomena occulta* (Lour.) Schott 的干燥根茎。

本品呈圆柱形，稍弯曲，有的略扁，长15～40 cm，直径0.8～1.5 cm。表面灰棕色至浅红棕色，粗糙，可见多数扭曲的纵沟纹、圆形根痕及浅黄棕色针状纤维束。质硬而脆，断面黄棕色或红褐色，一侧断面浅黄棕色针状纤维束多而明显，习称"一包针"，另一侧断面具多数针眼状小孔、少数黄棕色针状纤维束和深褐色具光泽的油点。气香，稍具樟脑气，味辛、微苦。

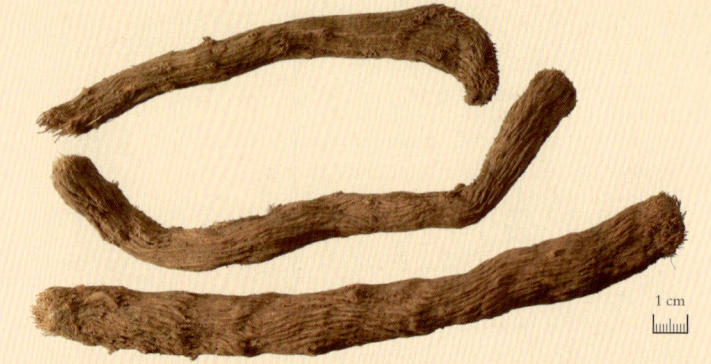

▲ 千年健

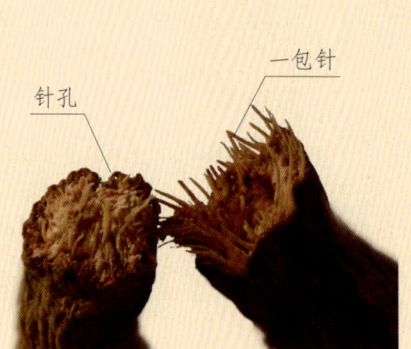

针孔　一包针

▲ 千年健断面

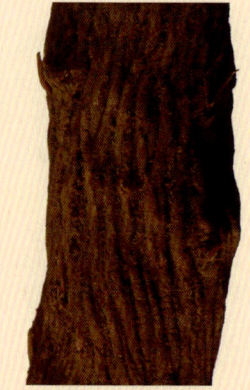

▲ 千年健表面

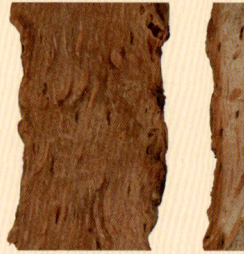

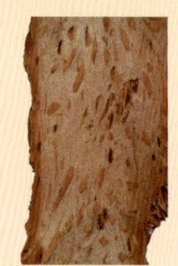

▲ 千年健纵切片放大

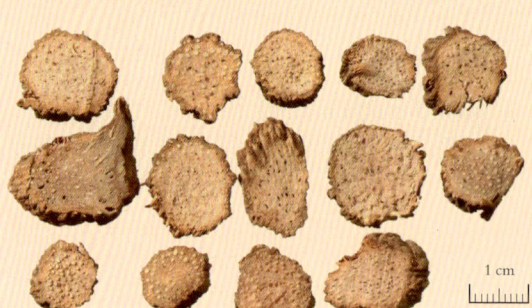

1 cm

▲ 千年健横切片①

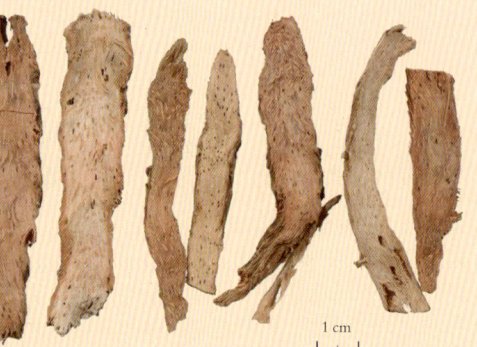

1 cm

▲ 千年健纵切片

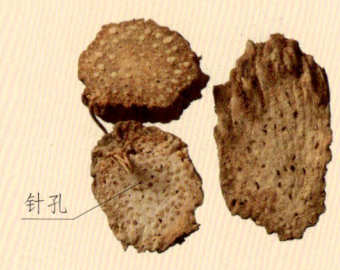

针孔

▲ 千年健横切片②

川 木 香 /Chuanmuxiang

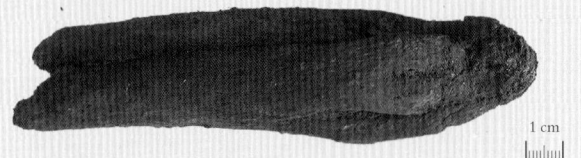

槽子

▲ 川木香

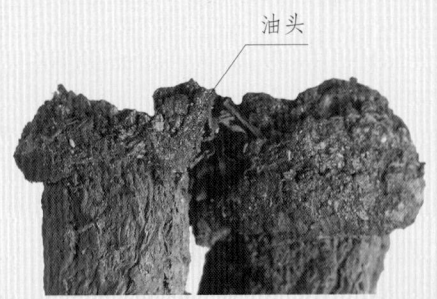

油头

▲ 油头

1 cm

川木香（药典品种）

药材为菊科植物川木香 *Vladimiria souliei* (Franch.) Ling 和灰毛川木香 *Vladimiria souliei* (Franch.) Ling var. *cinerea* Ling 的干燥根。

商品分铁杆木香和槽子木香。

本品呈圆柱形或有纵槽的半圆柱形，长 10～30 cm，直径1.5～3 cm。圆柱形的，习称"铁杆木香"；有纵槽的类半圆柱形的，习称"槽子木香"，稍弯曲。偶见根头部焦黑者，习称"油头"或"糊头"。表面黄棕色至暗棕色，粗糙，具支根痕，刮去外皮后可见网状纹理或剥离状纤维网络。体轻，质硬，难折断，断面有黄棕色的放射状纹理及裂隙，有的中心呈枯朽状。香气特殊，味苦，嚼之粘牙。

注：木香的特征参见《中国中药材及饮片真伪鉴别图典》第一册木香项下。

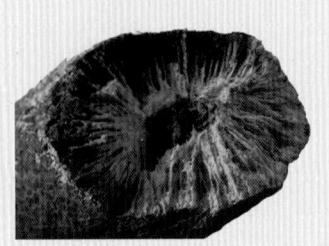

▲ 川木香断面

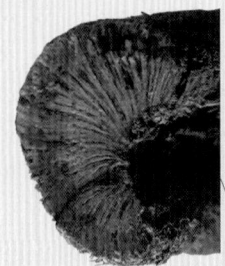

枯朽状

▲ 川木香切面

纤维网络

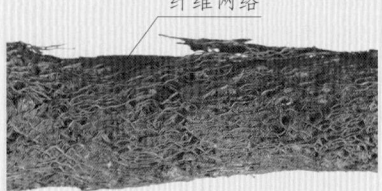

▲ 川木香表面观

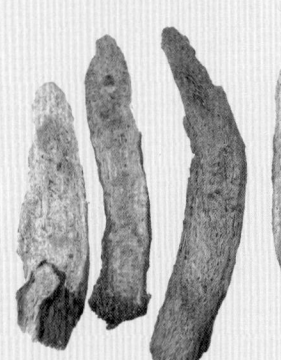

▲ 川木香饮片

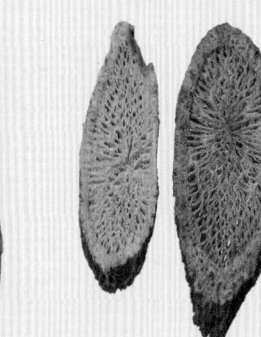

▲ 川木香斜切片

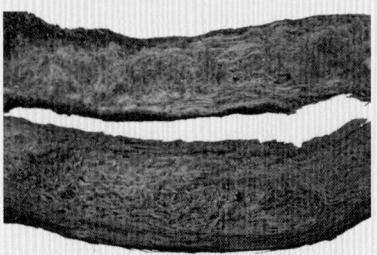

▲ 川木香饮片表面

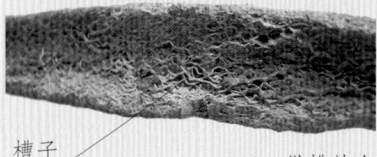

槽子

▲ 纵槽放大

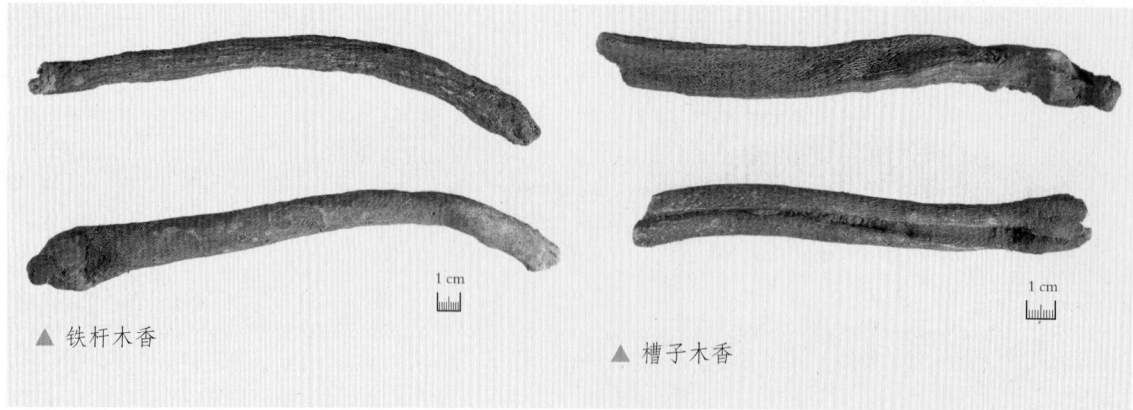

▲ 铁杆木香　　　　　　　1 cm

▲ 槽子木香　　　　　　　1 cm

非正品

云木香

为菊科植物木香 *Aucklandia lappa* Decne. 的干燥根。

本品多为纵剖片状或板状，表面黄棕色至灰褐色。有明显的扭曲皱纹和侧根痕。质坚，不易折断，断面不整齐，呈灰褐色至暗褐色，周边灰黄色或浅棕黄色，有放射状纹理。气清香浓厚，味辛、苦，嚼之不粘牙。

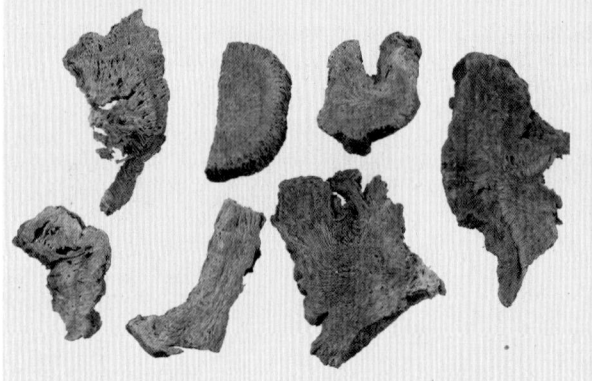

裂隙多

▲ 云木香切片　　　　　　　　　　　　　　　　　▲ 云木香切片放大

土木香片

为菊科植物土木香 *Inula helenium* L. 根的切片。

本品为圆形片状，直径1～1.5 cm。表面棕褐色，裂隙多。质脆，易折断，断面可见深褐色的油状斑点。气香，味苦而辣。

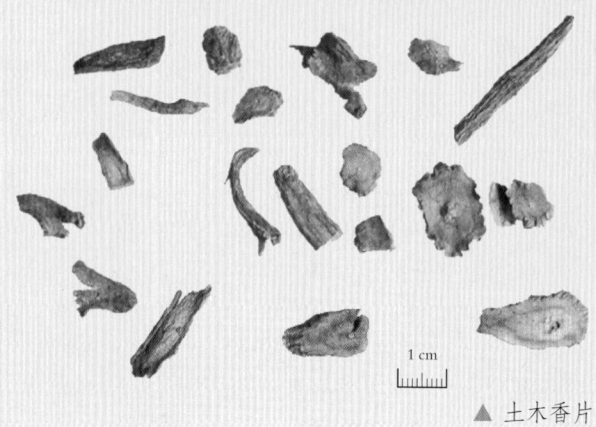

1 cm

▲ 土木香片

川 牛 膝 /Chuanniuxi

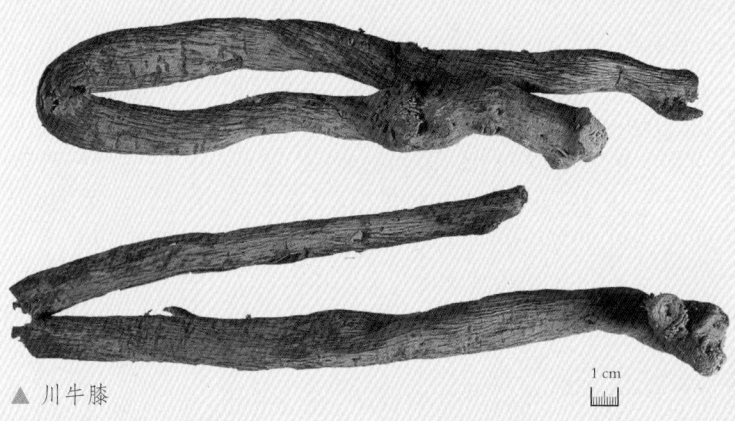

▲ 川牛膝

1 cm

正 品

川牛膝（药典品种）

药材为苋科植物川牛膝 *Cyathula officinalis* Kuan 的干燥根。

本品呈近圆柱形，微扭曲，上端略粗，下端略细或具少数分枝，长30～60 cm，直径 0.5～3 cm。表面黄棕色或灰褐色，具纵皱纹、支根痕和多数横向突起的皮孔。质韧，不易折断，断面浅黄色或棕黄色，有数轮排列成同心环的小点。气微，味甜。

注：牛膝的特征参见本册牛膝项下。

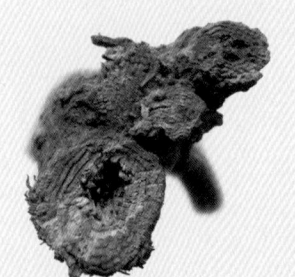

▲ 川牛膝断面

横长皮孔

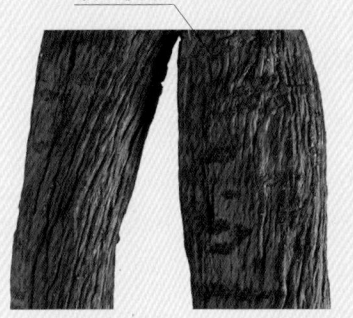

▲ 川牛膝表面

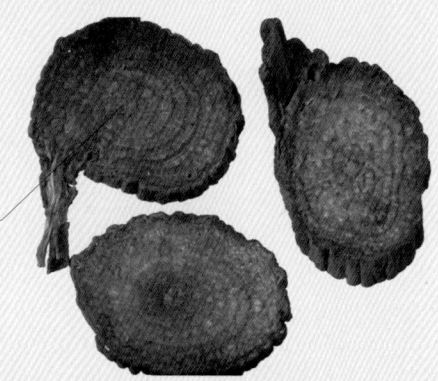

同心环多

▲ 川牛膝切面

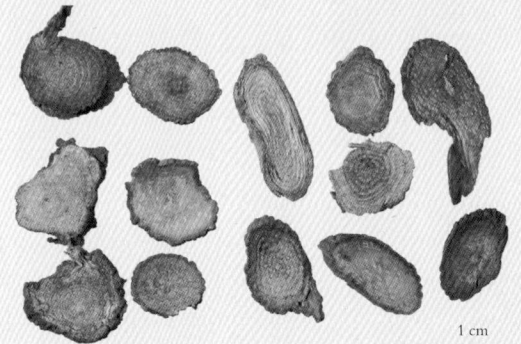

1 cm

▲ 川牛膝横切片

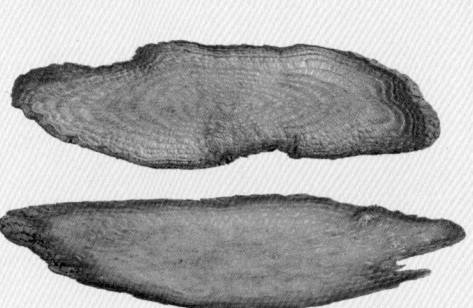

▲ 川牛膝斜切片

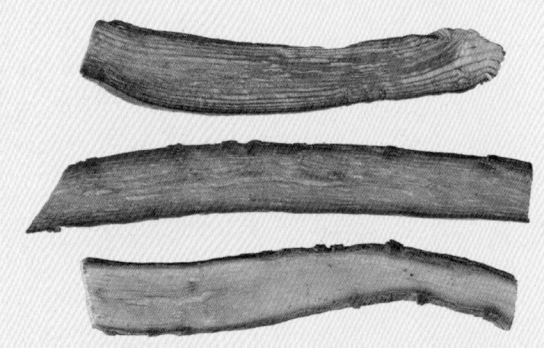

▲ 川牛膝纵切片

非正品

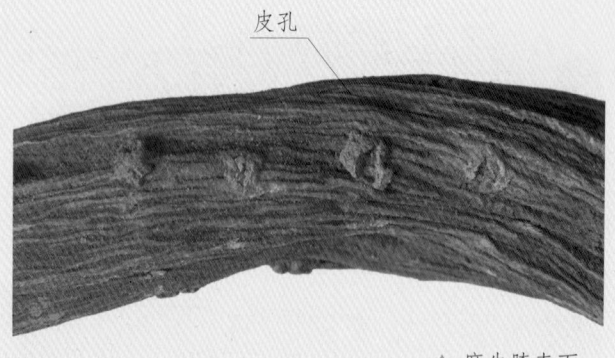

皮孔

▲ 麻牛膝表面

麻牛膝

为苋科植物头花杯苋 *Cyathula capitata* (Wall.) Moq. 的干燥根。本品呈长圆锥形或圆柱状锥形，较短，长15～30 cm。两端粗细相差较大。表面深褐色。质柔，多不易折断。味苦而后麻。

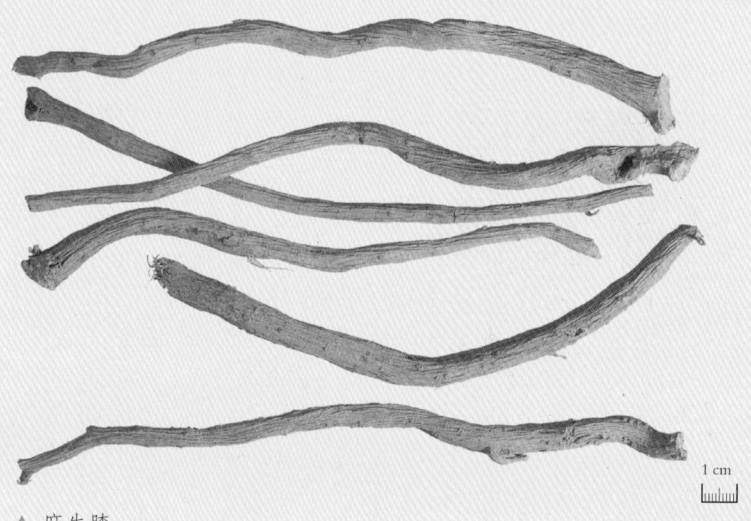

1 cm

▲ 麻牛膝

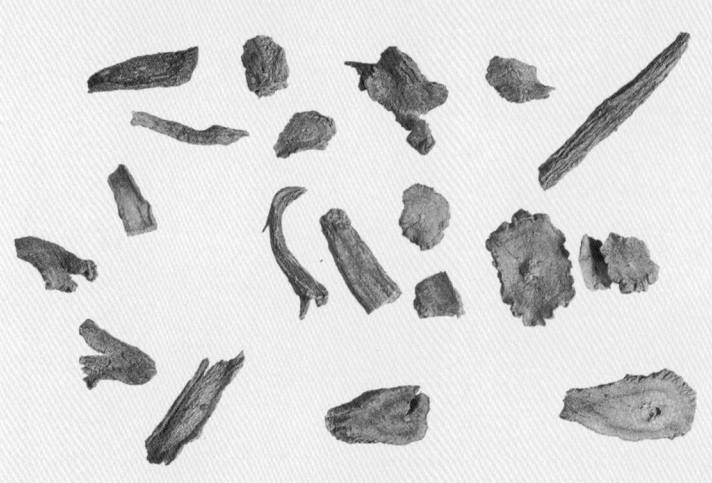

▲ 土木香

1 cm

土木香片

为菊科植物土木香 *Inula helenium* L. 根的切片。本品为圆形片状，直径1～1.5 cm。表面棕褐色，裂隙多。质脆，易折断，断面可见深褐色的油状斑点。气香，味苦而辣。

注：土木香为常用中药，其特征详见本册土木香项下。

川 乌 /Chuanwu

正 品

川乌（药典品种）

药材为毛茛科植物乌头 *Aconitum carmichaelii* Debx. 的干燥母根。

本品呈不规则的圆锥形，稍弯曲，顶端常有残茎，中部多向一侧膨大，长 2~7.5 cm，直径1.2~2.5 cm。表面棕褐色或灰棕色，皱缩，有小瘤状侧根及子根脱离后的痕迹。质坚实，断面类白色或浅灰黄色，形成层环纹呈多角形。气微，味辛辣、麻舌。

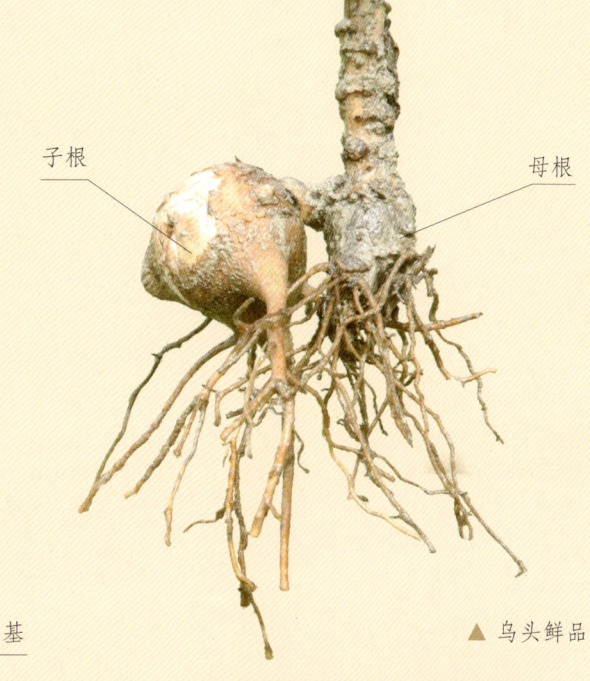

子根 　　　　　母根

▲ 乌头鲜品

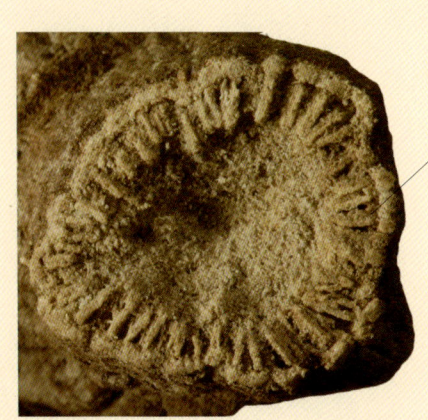

茎基

▲ 川乌顶面

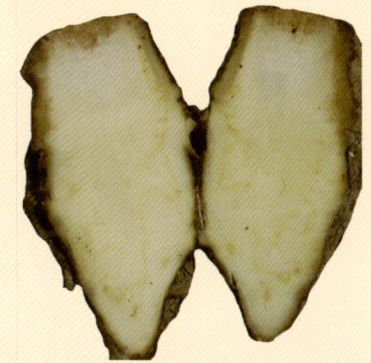

▲ 乌头母根鲜品纵切面

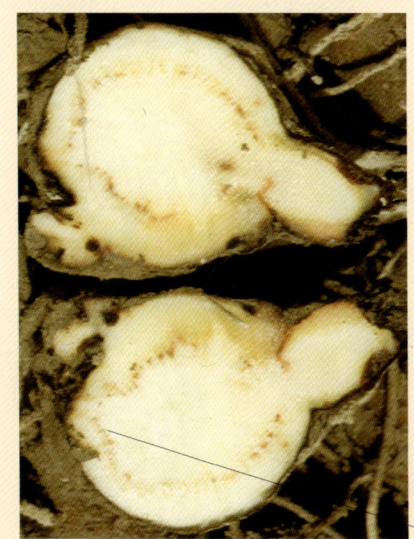

多角形环纹

▲ 乌头母根鲜品横切面

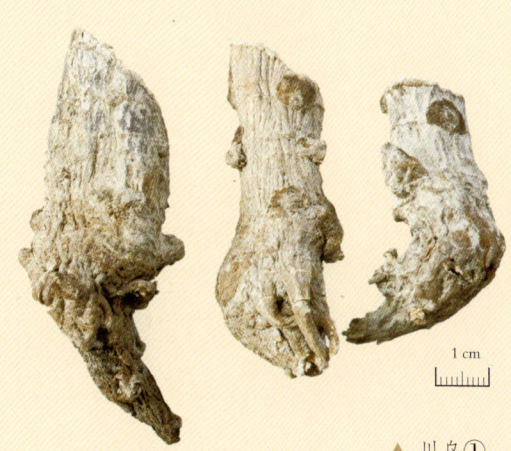

1 cm

▲ 川乌①

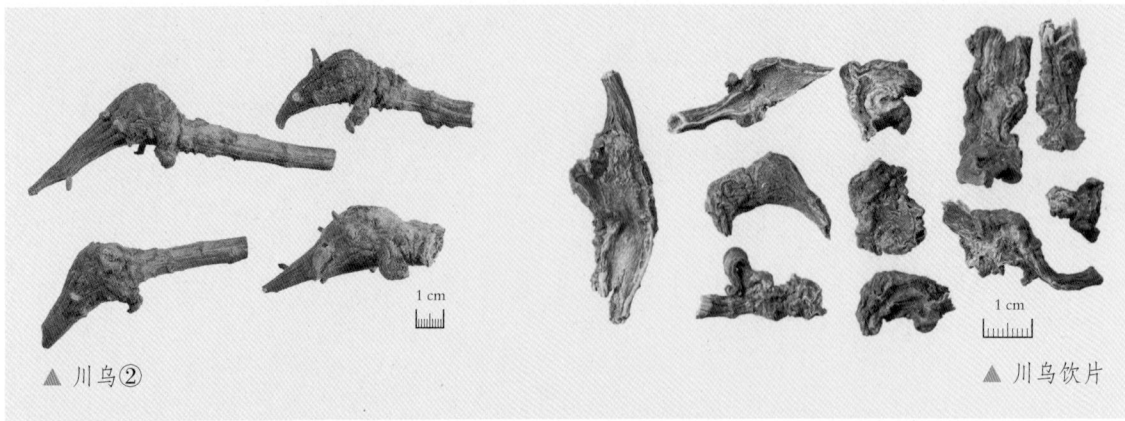

▲ 川乌②

▲ 川乌饮片

非正品

乌头子根生品

为毛茛科植物乌头 *Aconitum carmichaelii* Debx. 的干燥子根生品或加工品。

本品呈不规则圆锥形，长 2～4cm，直径 1～2cm。表面灰棕色，顶端有凹陷的芽痕，周围有瘤状突起的支根（习称"钉角"）或支根痕。体重，难折断，切面类白色，中部横切面木部呈多角形。气微，味咸而麻，刺舌。

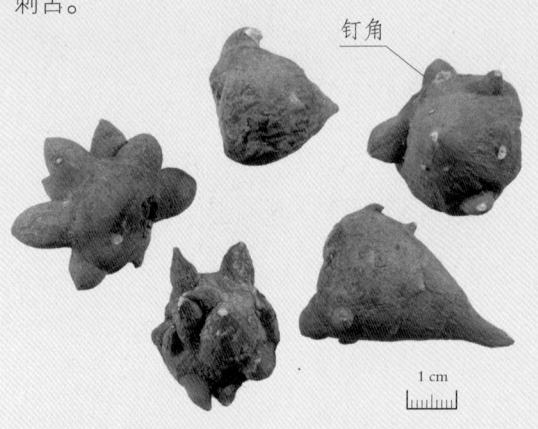

钉角

▲ 乌头子根生品

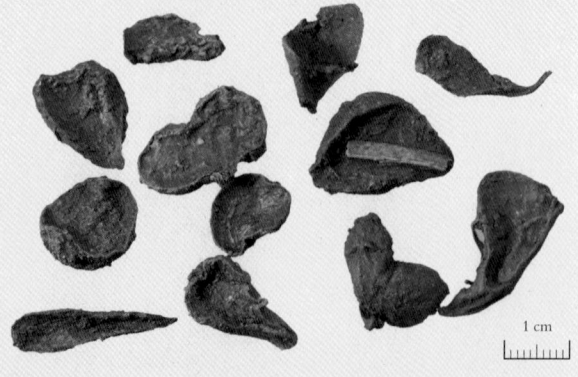

▲ 制川乌

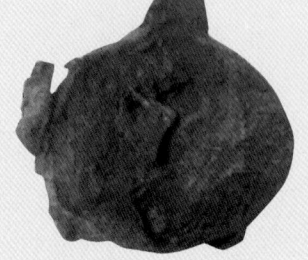

▲ 制川乌（乌头子根加工品）

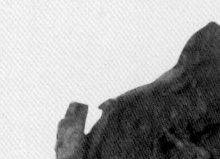

▲ 黑顺片

川 芎 /Chuanxiong

川芎（药典品种）

药材为伞形科植物川芎 *Ligusticum chuanxiong* Hort. 的干燥根茎。

本品为不规则结节状拳形团块，直径2～7cm。表面黄褐色，粗糙皱缩，有多数平行隆起的轮节，顶端有凹陷的类圆形茎痕，下侧及轮节上有多数小瘤状根痕。质坚实，不易折断，断面黄白色或灰黄色，散有黄棕色的油室，可见波状环纹或不规则多角形的纹理。气浓香，味苦、辛，稍有麻舌感，微回甜。

本品的切片呈弯曲多边形，习称"蝴蝶片"。

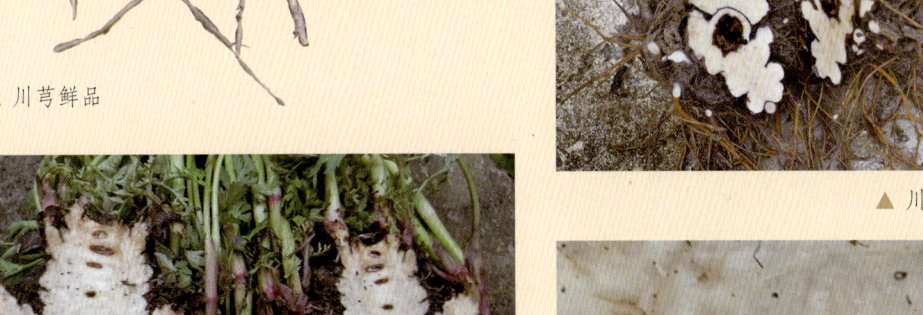

▲ 川芎鲜品横切

▲ 川芎鲜品

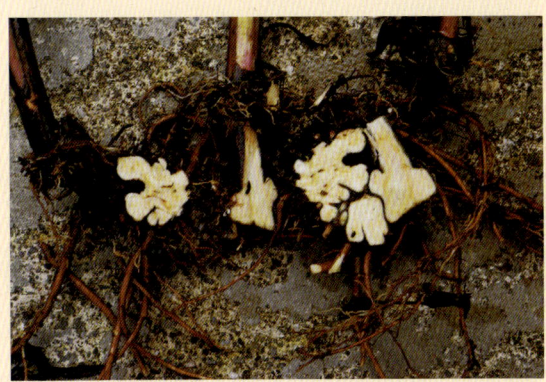

▲ 川芎鲜品纵切①

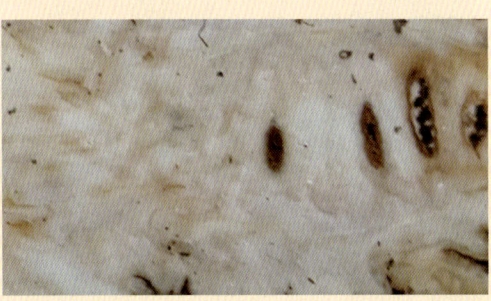

▲ 川芎鲜品纵切局部

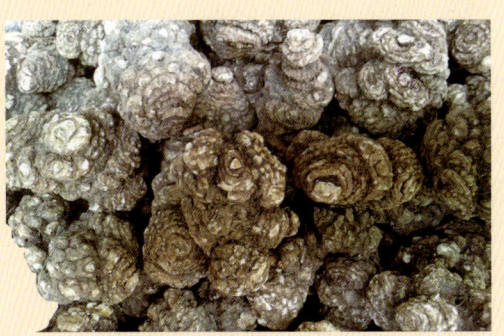

▲ 川芎鲜品纵切②

▲ 川芎药材

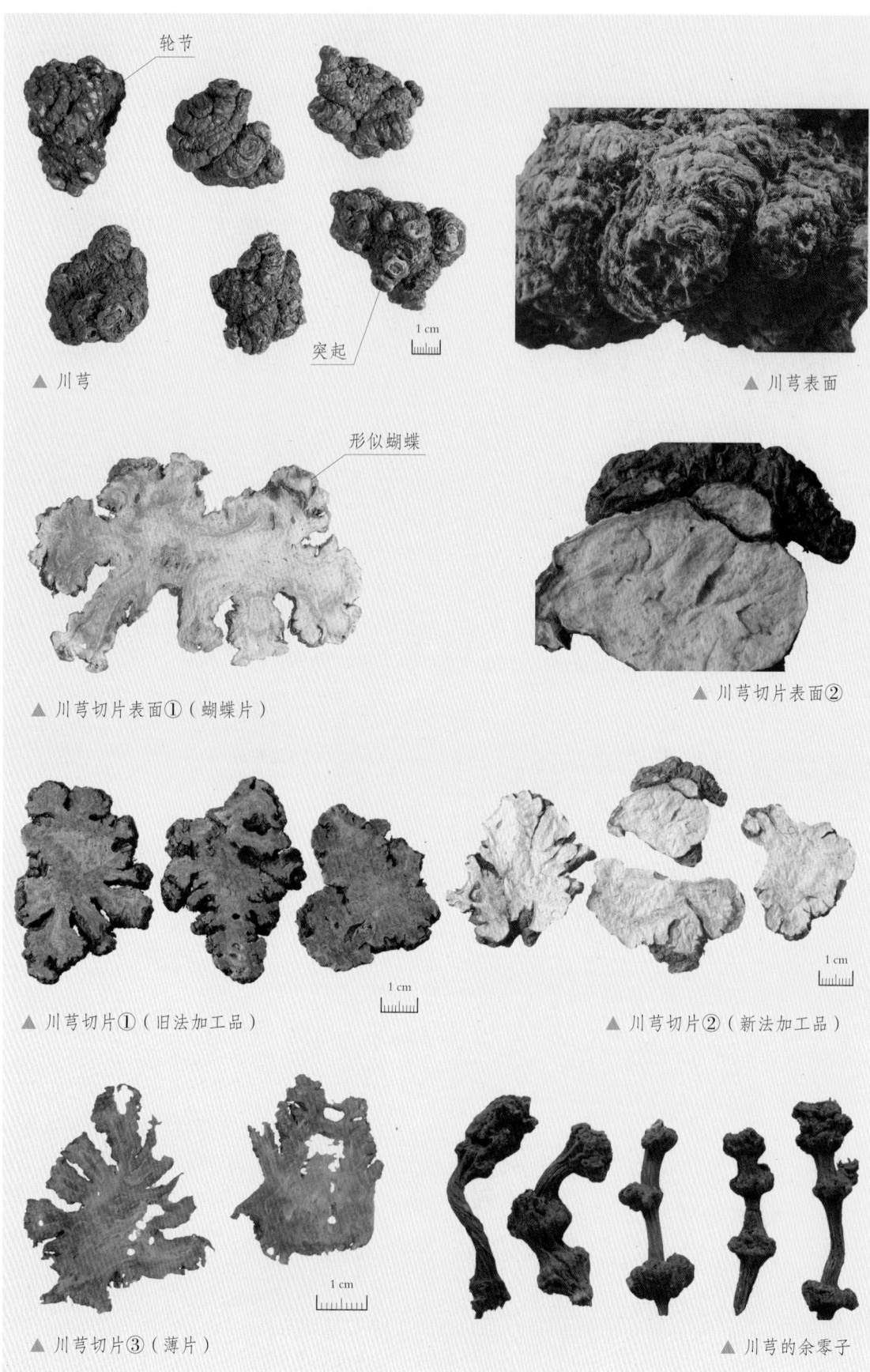

轮节

突起

1 cm

▲ 川芎

▲ 川芎表面

形似蝴蝶

▲ 川芎切片表面①（蝴蝶片）

▲ 川芎切片表面②

1 cm

▲ 川芎切片①（旧法加工品）

1 cm

▲ 川芎切片②（新法加工品）

1 cm

▲ 川芎切片③（薄片）

▲ 川芎的苓零子

抚芎

为伞形科植物抚芎 *Ligusticum chuanxiong* Hort. cv. Fuxiong 的干燥根茎。

本品呈扁圆形结节状团块，顶端有乳头状突起的茎痕，在根茎上略排成一行。香气浓，味辛辣、微苦，麻舌。

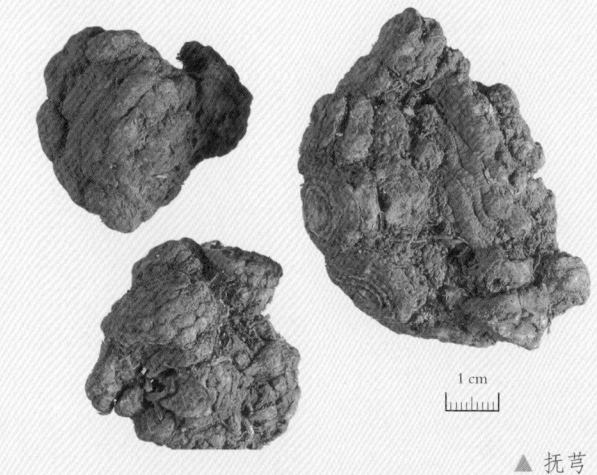

1 cm

▲ 抚芎

东川芎

为伞形科植物东川芎 *Cnidium officinale* Makino 的干燥根茎。

本品外形与川芎相似，为不规则团块状，长3～10 cm，直径2～5 cm。暗褐色，表面有皱缩的结节状轮环，断面淡褐色，有特异的芳香，味微苦。

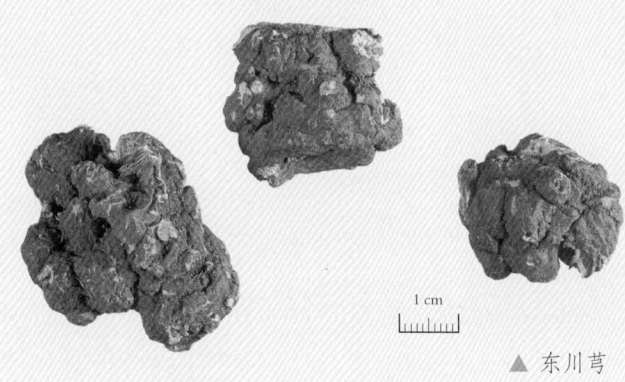

1 cm

▲ 东川芎

藁本

为伞形科植物藁本 *Ligusticum sinense* Oliv. 的干燥根茎。

本品呈不规则团块状，表面灰黄褐色，皱缩，有明显的茎痕及疣状突起的根痕。表面有少数须根残留。清香气较淡。

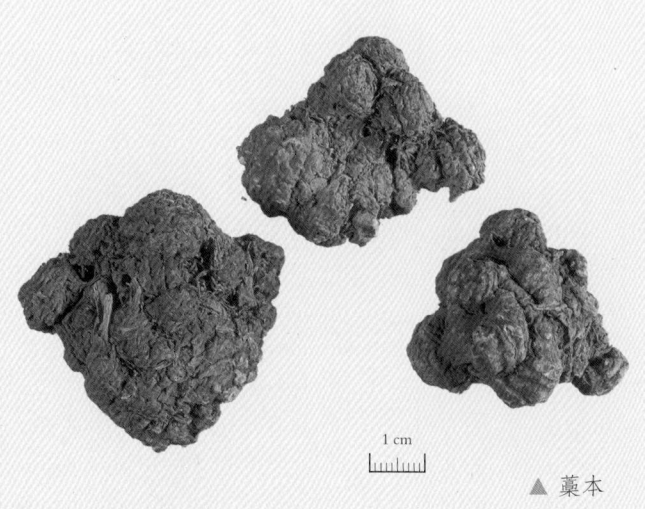

1 cm

▲ 藁本

广 升 麻 /Guangshengma

正 品

广升麻（部颁品种）

药材为菊科植物华麻花头 *Serratula chinensis* S. Moore 的干燥根。

本品呈圆柱形，稍扭曲，末端稍细，长5～15 cm，直径0.5～1 cm。表面灰黄色或浅灰色，有细纵皱纹、纵沟及少数须根痕。质脆，易折断，断面浅棕色或灰白色。味淡，微苦。

注：本品与升麻不同，升麻的特征参见本册升麻项下。

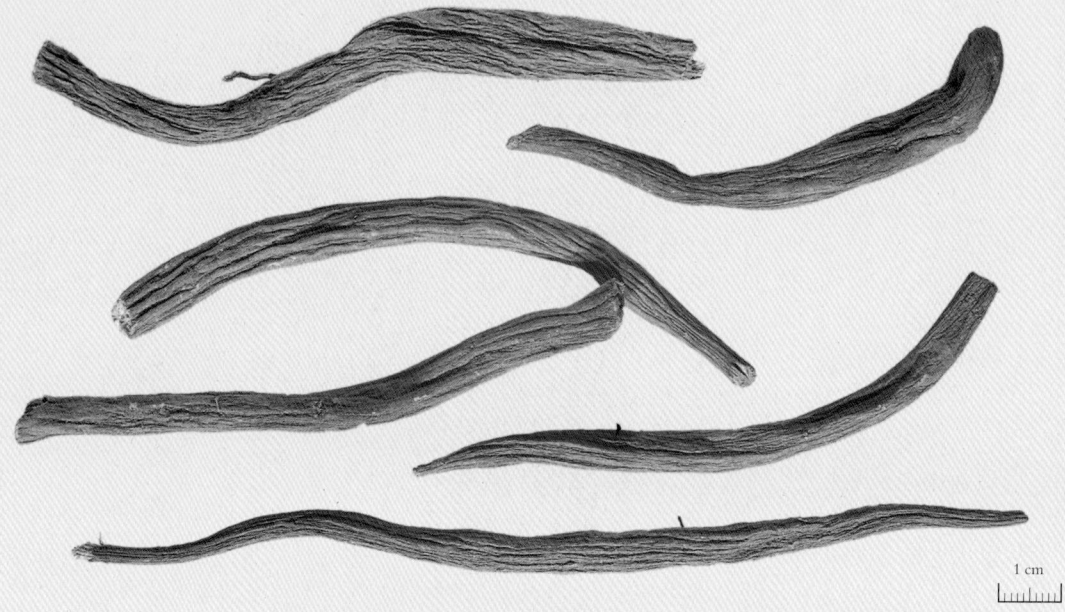

1 cm

▲ 广升麻

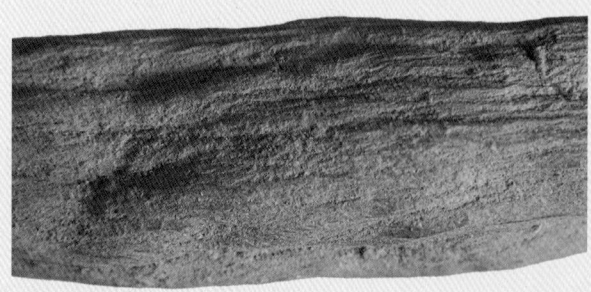

▲ 广升麻表面

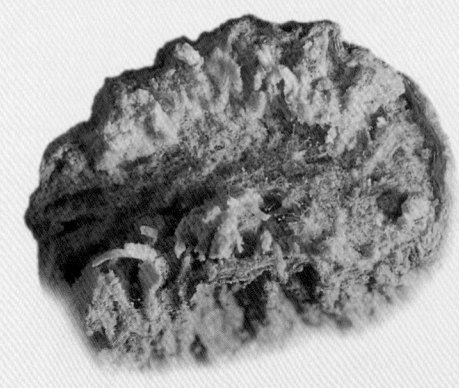

▲ 广升麻断面

天　冬 /Tiandong

正 品

天冬（药典品种）

药材为百合科植物天冬 *Asparagus cochinchinensis* (Lour.) Merr. 的干燥块根。

本品呈长纺锤形，略弯曲，长5～18cm，直径 0.5～2cm。表面黄白色至淡黄棕色，半透明，光滑 或具深浅不等的纵皱纹。偶有残存的灰棕色外皮。 质硬或柔韧，有黏性，断面黄白色，角质样，皮部 厚，中柱明显。气微，味甜、微苦。

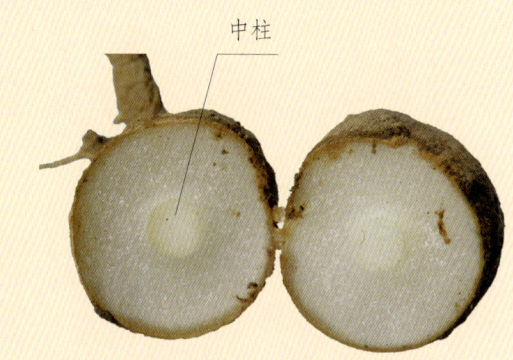

中柱

▲ 天冬鲜品横切面

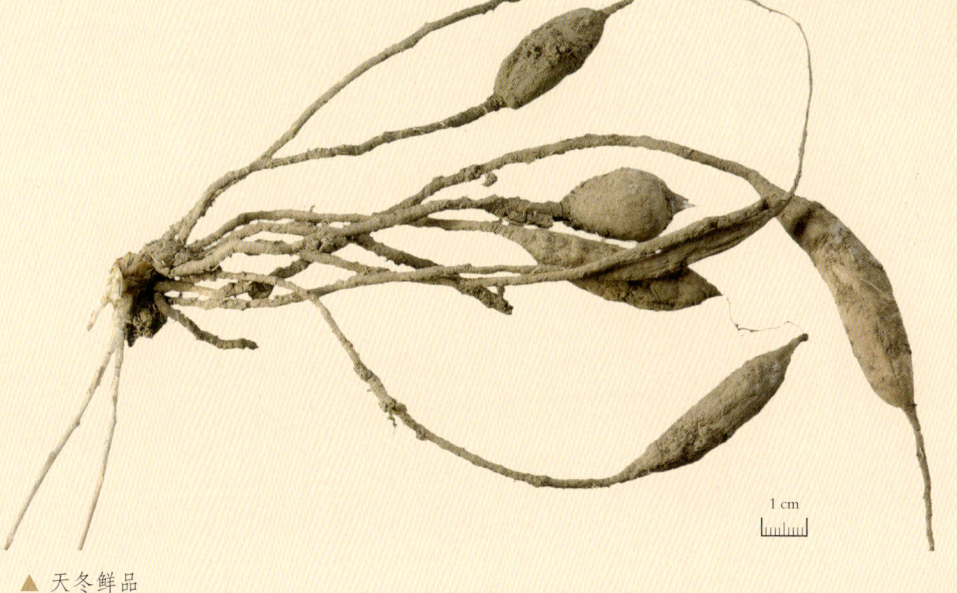

1 cm

▲ 天冬鲜品

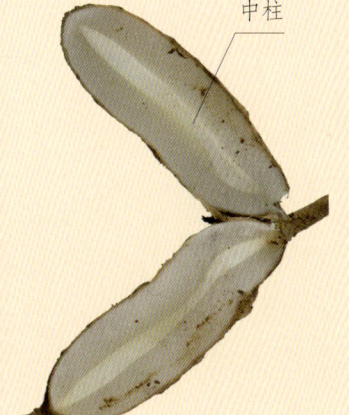

中柱

▲ 天冬鲜品纵切面

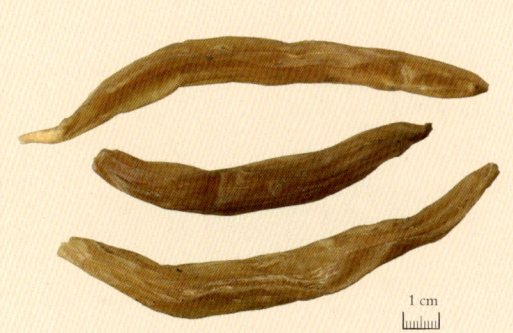

1 cm

▲ 天冬①

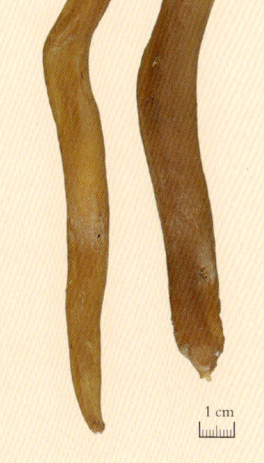

1 cm

▲ 天冬②

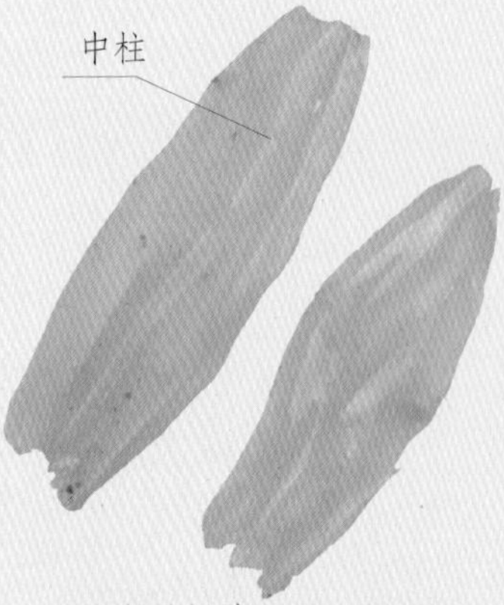

中柱

▲ 天冬纵切片

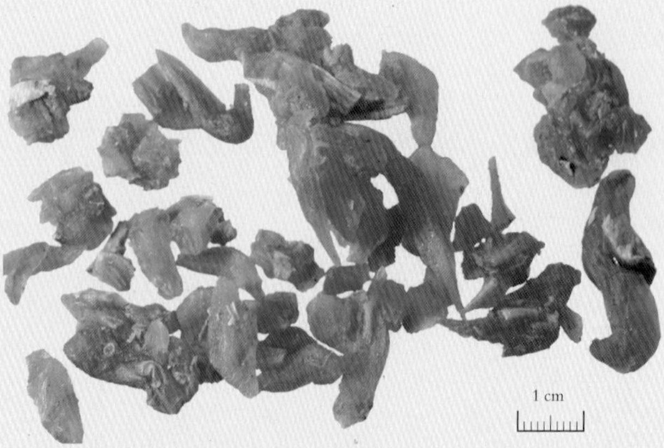

1 cm

▲ 天冬片

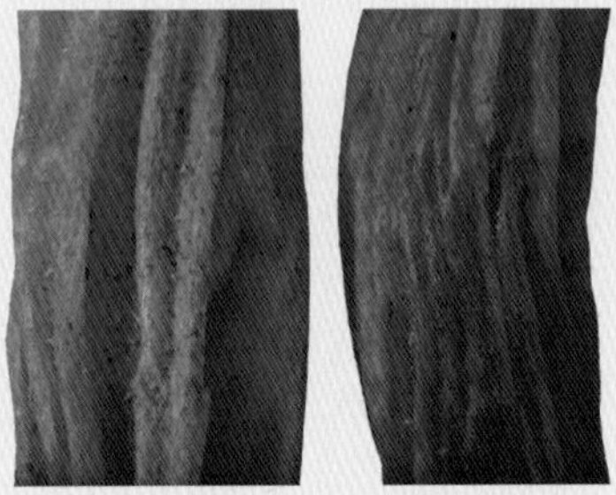

▲ 天冬表面

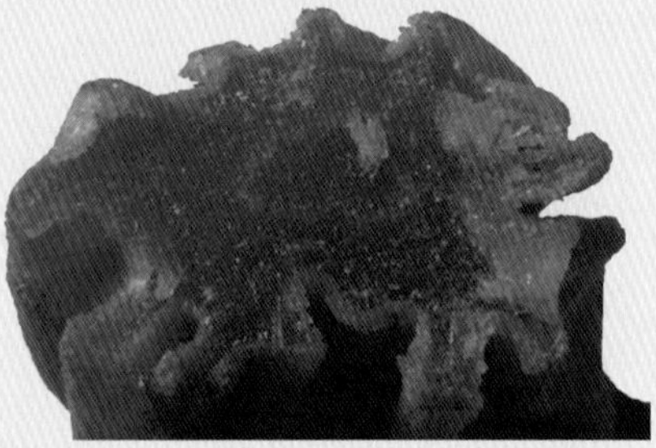

▲ 天冬断面

非正品

羊齿天门冬

为百合科植物羊齿天门冬 *Asparagus filicinus* Ham. ex D. Don 的干燥块根。
本品呈纺锤形。根较瘦小，长2~8 cm，直径0.5~0.9 cm。表面黄棕色，残
存外皮棕褐色，质硬脆，易折断，断面类白色，有的呈空壳状。气微，味
苦，微麻舌。

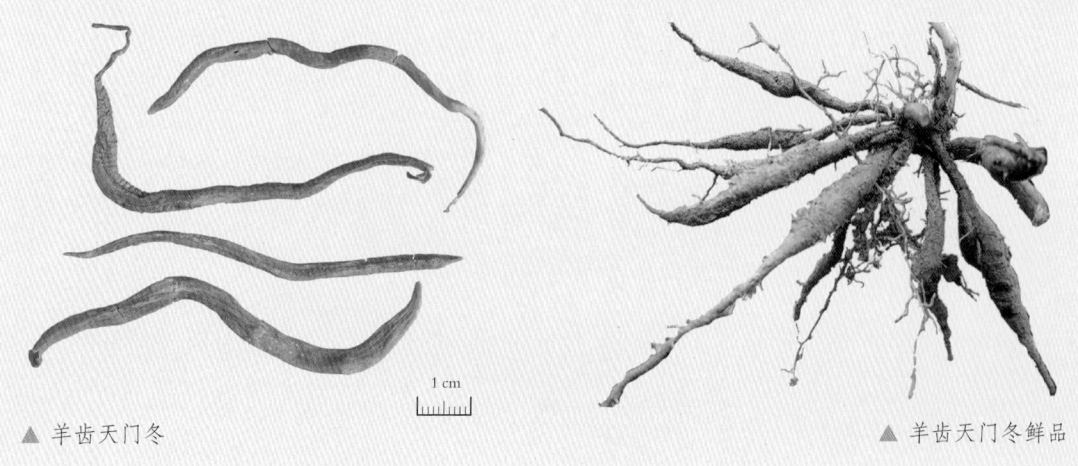

1 cm

▲ 羊齿天门冬

▲ 羊齿天门冬鲜品

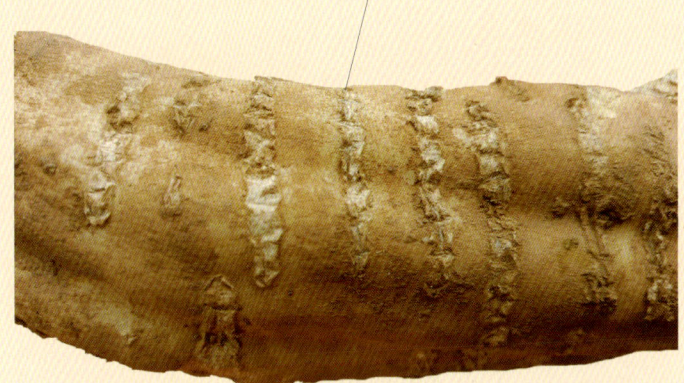

横长皮孔中线略凹陷

▲ 栝楼鲜品表面

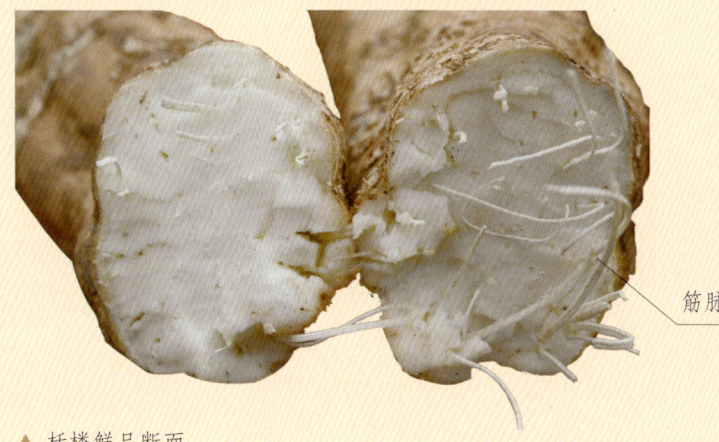

筋脉

▲ 栝楼鲜品断面

栝楼（药典品种）

药材为葫芦科植物栝楼 *Trichosanthes kirilowii* Maxim. 的干燥根。

本品呈不规则圆柱形、纺锤形或瓣块状，长8～16cm，直径1.5～5.5cm。表面黄白色或淡棕黄色，有纵皱纹、细根痕及中线略凹陷的横长皮孔。有的残存黄棕色外皮。质坚实，断面白色或淡黄色，富粉性，横切面可见黄色木质部，棕黄色点状小孔略呈放射状排列，纵切面可见棕黄色的纵向"筋脉"或"筋脉点"。气微，味微苦。

筋脉点

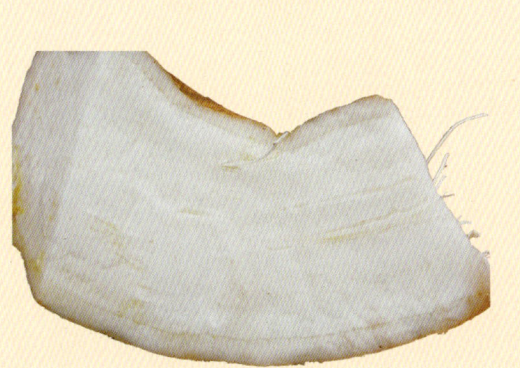

▲ 栝楼鲜品纵切面

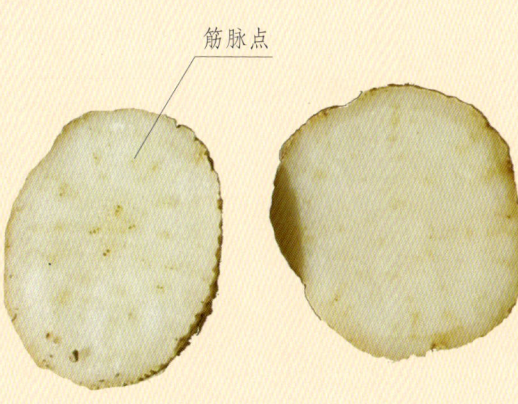

▲ 栝楼鲜品横切面

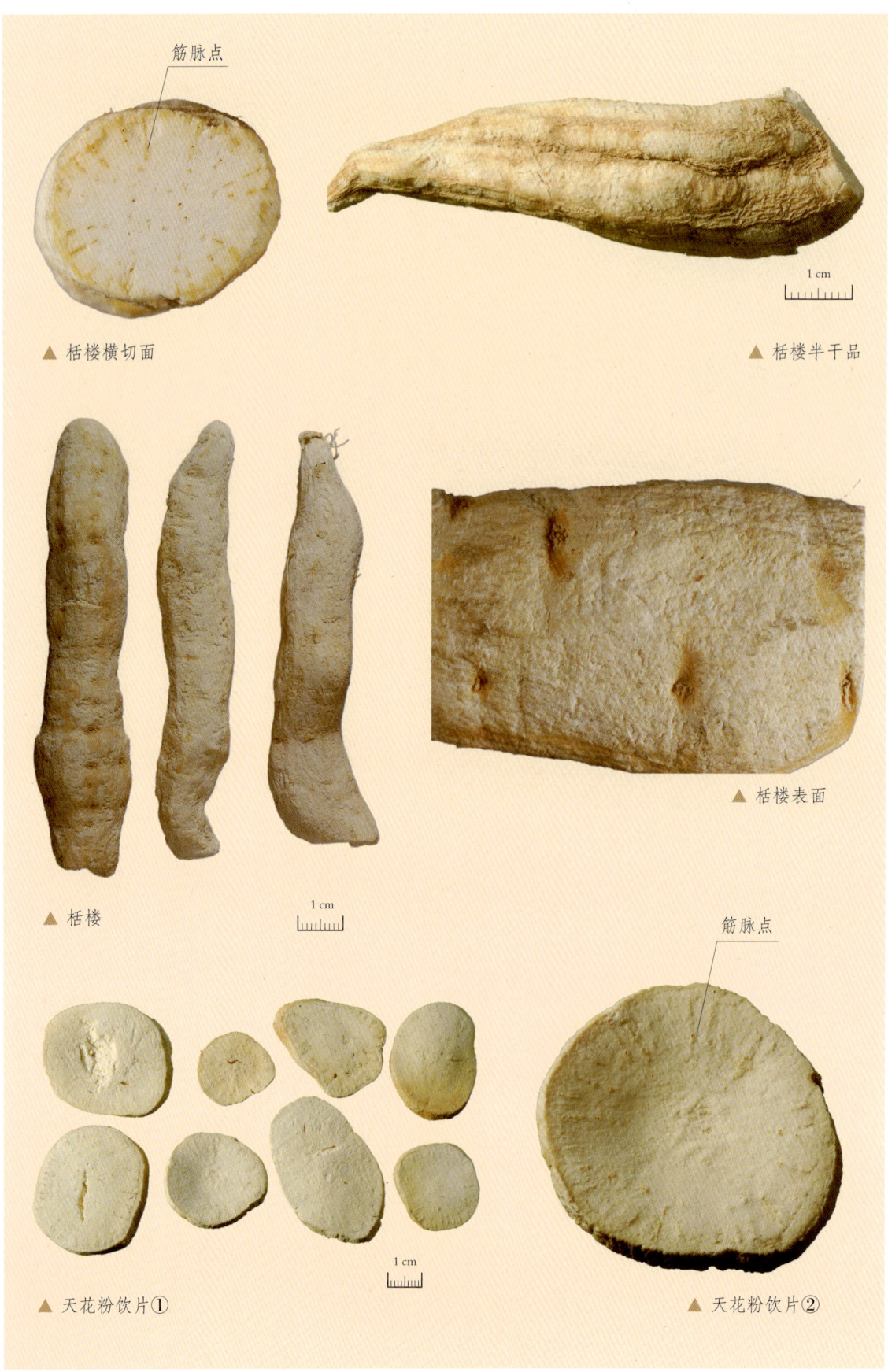

筋脉点

1 cm

▲ 栝楼横切面　　　　　　　　　　　　　　▲ 栝楼半干品

▲ 栝楼　　　　　　　　　　1 cm　　　　　　　　▲ 栝楼表面

筋脉点

1 cm

▲ 天花粉饮片①　　　　　　　　　　　　　▲ 天花粉饮片②

双边栝楼（药典品种）

药材为葫芦科植物双边栝楼 *Trichosanthes Yosthornii* Harms 的干燥根。

本品去皮者，表面浅灰黄色至棕黄色；带皮者显黄棕色。断面淡灰黄色，"筋脉"点状小孔较多，粉性稍差。有网状皱纹。气微，味苦、涩。

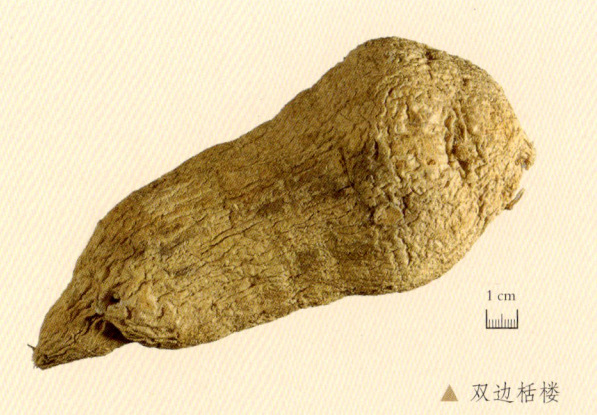

▲ 双边栝楼

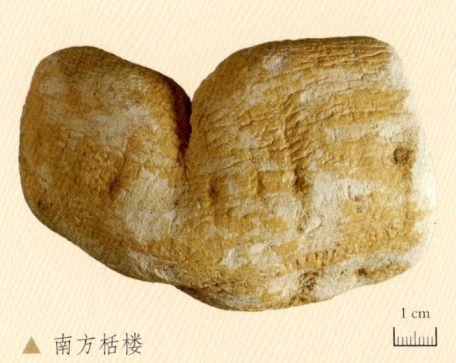

▲ 南方栝楼

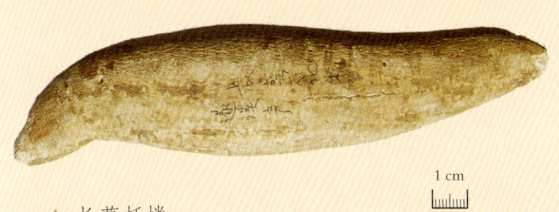

▲ 长萼栝楼

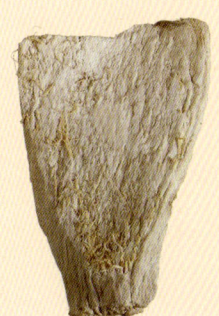
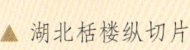

▲ 湖北栝楼纵切片

非正品

南方栝楼

为葫芦科植物南方栝楼 *Trichosanthes tamiaoshanensis* C. Y. Cheng et C. H. Yueh 的干燥块根。

本品呈纺锤形，直径2~9 cm。表面灰黄色，断面白色，粉性。味苦而微涩。

长萼栝楼

为葫芦科植物长萼栝楼 *Trichosanthes sinopunctata* C. Y. Cheng et C. H. Yueh 的干燥块根。

本品呈长纺锤形或圆柱形，直径4~8 cm。表面淡灰黄色，断面黄白色，粉性。稍有土腥气，味微苦、涩。

湖北栝楼

为葫芦科植物湖北栝楼 *Trichosanthes hupehensis* C. Y. Cheng et C. H. Yueh 的干燥块根。

本品呈圆柱形，直径4~12 cm。带皮者表面浅棕色，有密集的斜向或纵向延长而突起的皮孔；去皮者表面灰黄色。断面浅黄色，粉性差，纤维状"筋脉"较多。味极苦。

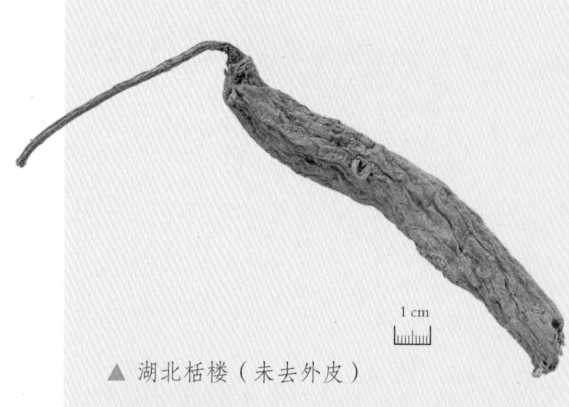

▲ 湖北栝楼（未去外皮）

木鳖

为葫芦科植物木鳖 *Momordica cochinchinensis* (Lour.) Spreng. 的干燥块根。

本品呈类圆柱形，直径6～10 cm。带皮者表面浅棕黄色，有密集的椭圆形皮孔；去皮者表面色稍浅。断面浅黄灰色，有较密的棕黄色点状小孔。质较松，粉性甚差，纤维状筋脉极多。味苦。

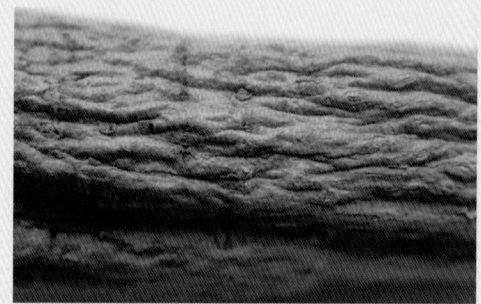

▲ 木鳖鲜品表面

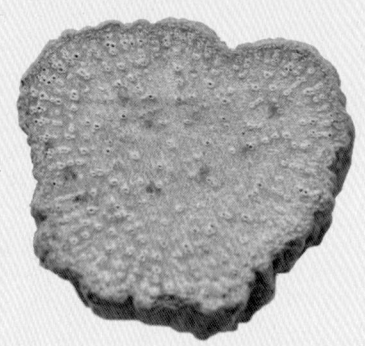

▲ 木鳖斜切片

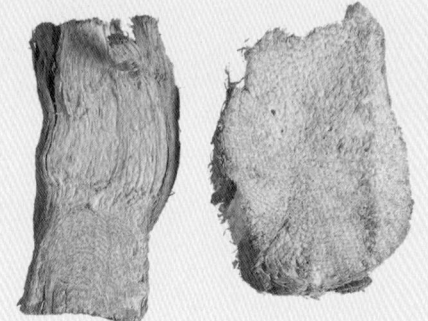

▲ 木鳖纵切片

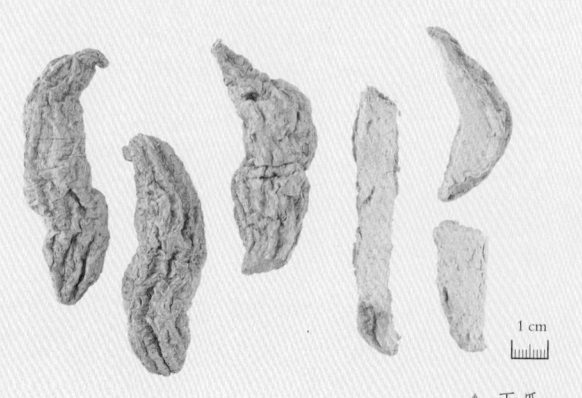

▲ 木鳖鲜品横切面

王瓜

为葫芦科植物王瓜 *Trichosanthes cucumeroides* (Sar.) Maxim. 的干燥块根。

本品呈不规则纺锤形，长5～7 cm，直径2～3 cm。表面棕黄色，质松脆，易折断，断面类白色，粉性。味微苦、涩。

▲ 王瓜

茅瓜

为葫芦科植物茅瓜 *Melothria heterophylla* (Lour.) Cogn. 的干燥块根。

本品呈纺锤形或近圆柱形，直径1.5～3 cm。表面棕黄色，断面粉性，具明显的筋脉小孔，纵剖面筋脉常局部外露。气微，味微苦。

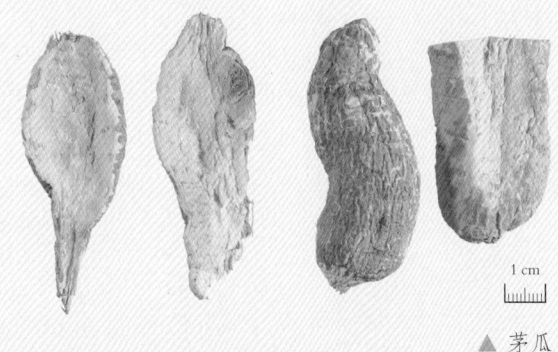

▲ 茅瓜

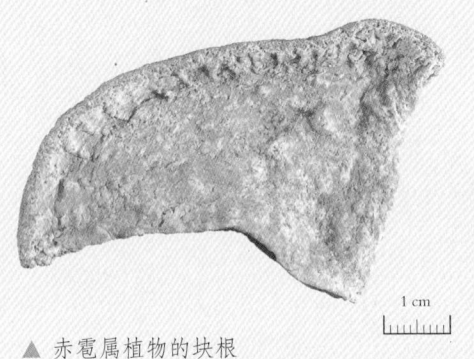

▲ 赤瓟属植物的块根

赤瓟属植物的块根

为葫芦科植物赤瓟属一种 *Thladiantha* sp. 的块根。

本品呈长方形或不规则块状，长3～5 cm，宽2～4 cm。表面粉白色，质坚，不易折断，断面类白色，粉性。气微，味淡。

罗汉果

为葫芦科植物罗汉果 *Siraitia grosvenorii* (Swingle) C. Jeffrey ex Lu et Z. Y. Zhang 的干燥块根。

本品呈块状，大小不一。外表面呈灰褐色，除去栓皮后为灰黄色或黄棕色。切面黄白色，皮厚，可见红棕色细小颗粒，其内有多数淡黄色的筋脉呈不规则排列。质坚硬，不易折断，稍粉性。气微，味极苦。

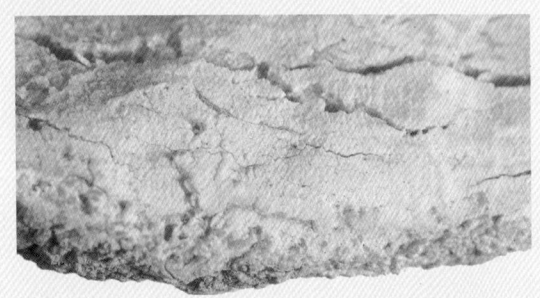

▲ 罗汉果纵切面

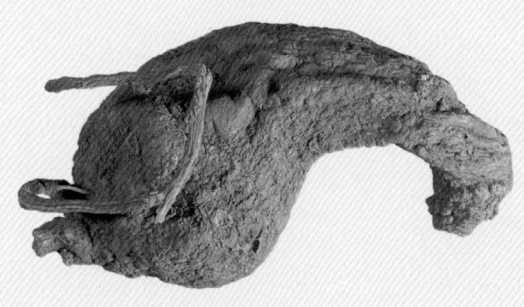

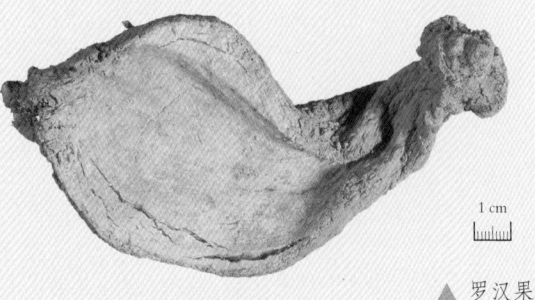

▲ 罗汉果

天 南 星 /Tiannanxing

天南星（药典品种）

药材为天南星科植物天南星 *Arisaema erubescens* (Wall.) Schott 的干燥块茎。
本品呈扁球形，直径2～5.5 cm。表面淡黄色至淡棕色，顶端较平，中心茎痕浅凹，有叶痕环纹，周围有大的麻点状根痕，块茎周边一般无小侧芽。质坚硬，断面白色，粉性。气微，味麻舌刺喉。

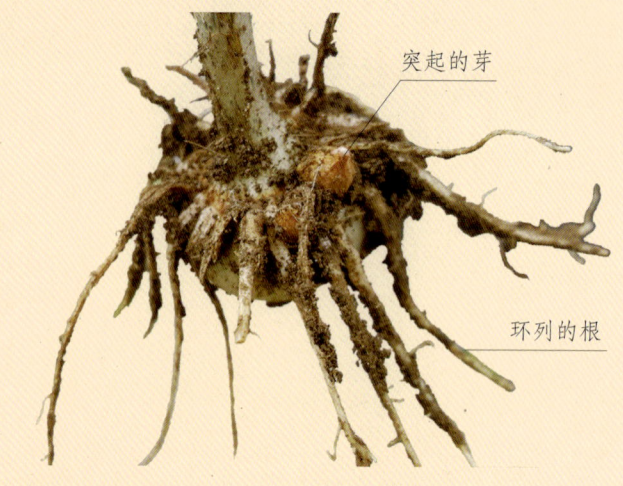

突起的芽

环列的根

▲ 天南星鲜品（采自四川成都青城山）

异叶天南星（药典品种）

药材为天南星科植物异叶天南星 *Arisaema heterophyllum* Bl. 的干燥块茎。
本品呈稍扁的球状，直径1.5～4 cm。中心茎痕深陷，呈凹状，周围有1～2行环形排列显著的根痕，周边偶有少数微突起的小侧芽，有的已磨平。

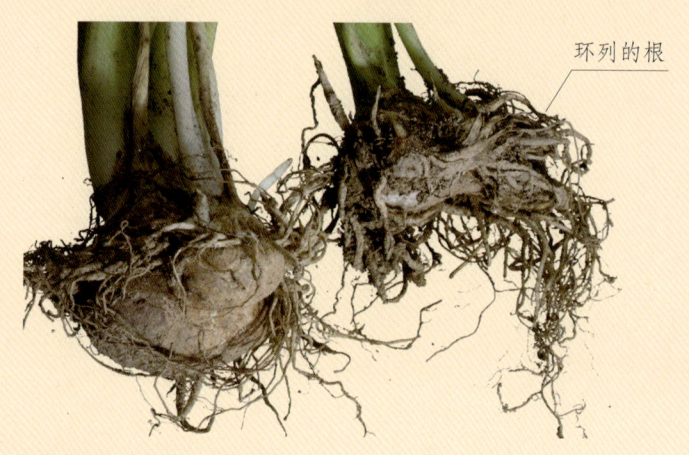

环列的根

▲ 异叶天南星鲜品（采自甘肃天水）

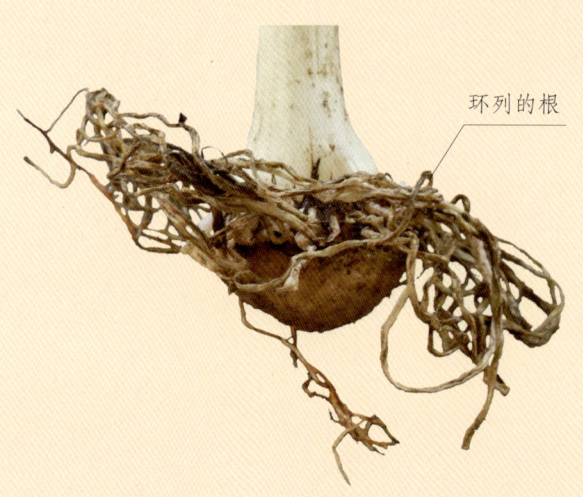

环列的根

▲ 东北天南星鲜品（采自山西长治）

东北天南星（药典品种）

药材为天南星科植物东北天南星 *Arisaema amurense* Maxim. 的干燥块茎。
本品呈扁球形，直径1.5～4 cm。中心茎痕大而较平坦，环纹少，呈浅皿状，麻点状根痕细小而不整齐，周围有微突出的小侧芽。

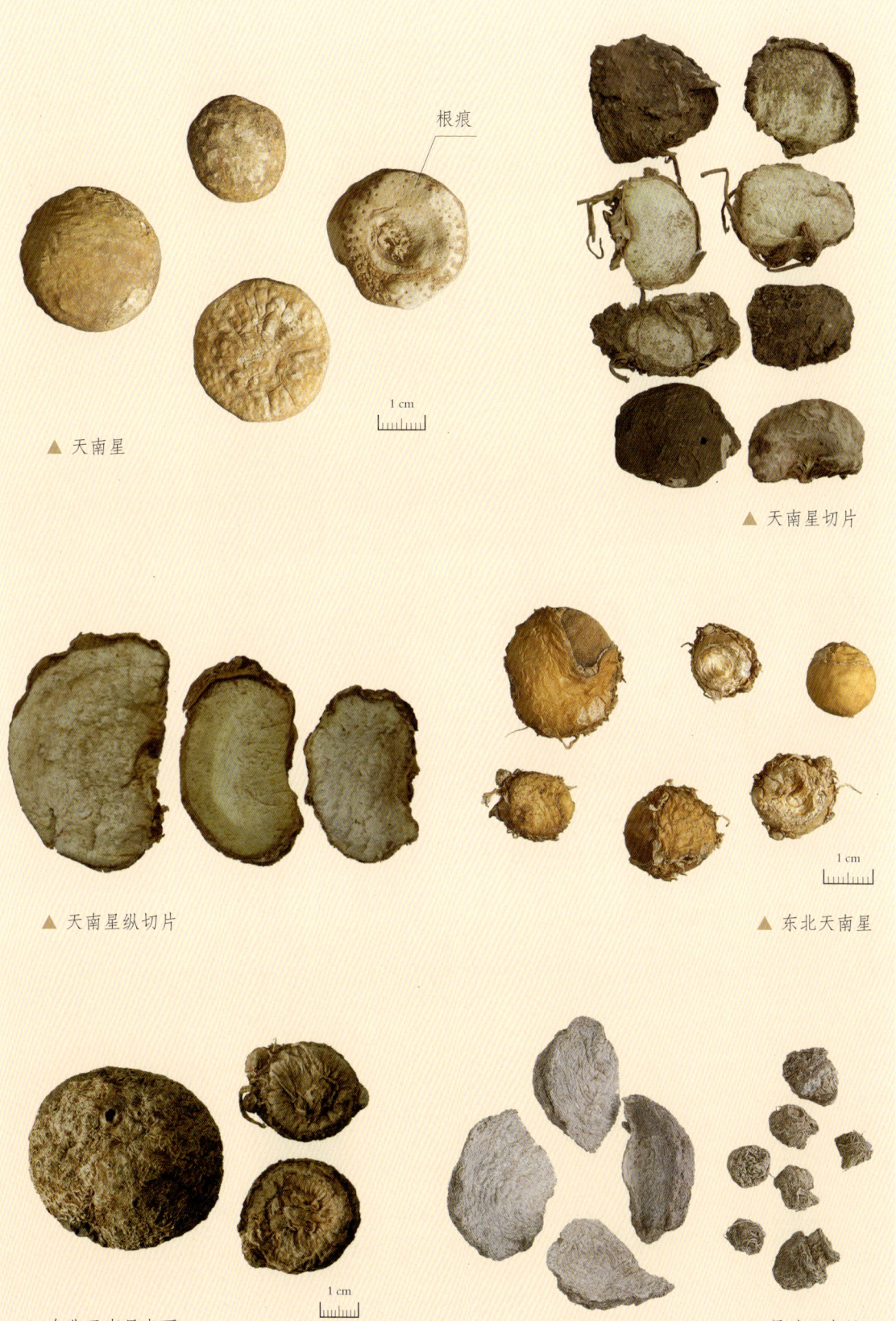

根痕

1 cm

▲ 天南星

▲ 天南星切片

1 cm

▲ 天南星纵切片

▲ 东北天南星

1 cm

▲ 东北天南星表面

▲ 异叶天南星

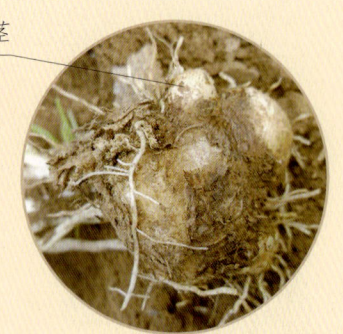

侧生小块茎

▲ 虎掌鲜品

虎掌南星

为天南星科植物虎掌 *Pinellia pedatisecta* Schott 的干燥块茎。

本品呈不规则饼状，由主块茎及多数附着的小块茎组成，似虎类脚掌，直径1.5~5 cm。每一块茎中心各有一茎痕，周围有麻点状根痕。

注： 虎掌的大块茎作天南星时，习称"虎掌南星"或"虎掌"，当其小块茎作半夏时，习称"掌叶半夏"或"狗爪半夏"，可参见本册半夏项下。

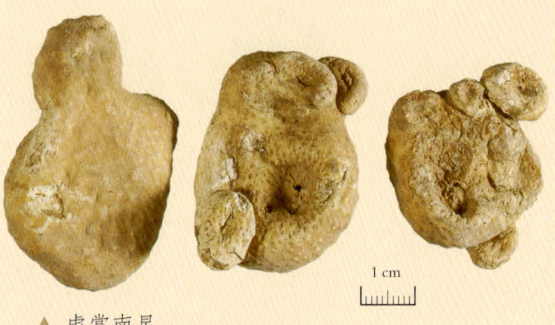

1 cm

▲ 虎掌南星

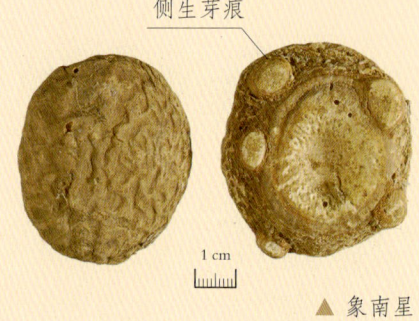

侧生芽痕

1 cm

▲ 象南星

象南星

为天南星科植物象南星 *Arisaema elephas* Buchet 的干燥块茎。

本品呈扁圆球状，直径2~5 cm。茎痕明显，有多数突出的小芽痕。

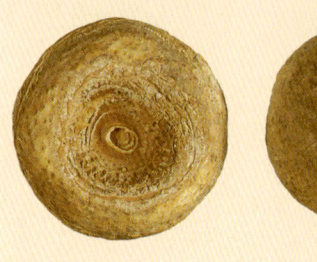

1 cm

▲ 朝鲜南星

朝鲜南星

为天南星科植物朝鲜南星 *Arisaema angustatum* Franch. et Sav. var. *peninsulae* (Nakai) Nakai. 的干燥块茎。

本品呈扁圆球状，直径1.5～3.5 cm。表面浅棕色，粗糙，顶端凹陷的茎痕较浅，根痕不明显，周边常无突出侧芽。

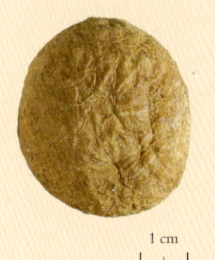

侧生块茎

螃蟹七

为天南星科植物螃蟹七 *Arisaema fargesii* Buchet 的干燥块茎。

本品呈扁平圆球状，直径3～5 cm。表面棕色，光滑。顶端茎痕平坦，根痕较粗。茎痕周围有多数突起的球状侧芽。质坚硬。

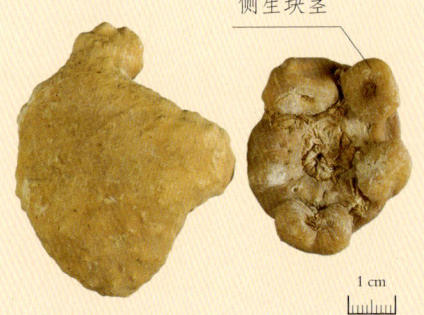

1 cm

▲ 螃蟹七

天 葵 子 /Tiankuizi

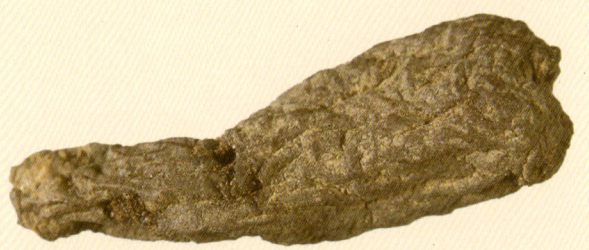

茎叶残基

▲ 天葵子

1 cm

正 品

天葵子（药典品种）

药材为毛茛科植物天葵子 *Semiaquilegia adoxoides* (DC.) Makino 的干燥块根。本品呈不规则短柱状、纺锤状或块状，略弯曲，长 1～3 cm，直径0.5～1 cm。表面暗褐色至灰黑色，具不规则的皱纹及须根或须根痕。顶端常有茎叶残基，外被数层黄褐色鞘状鳞片。质较软，易折断，断面皮部类白色，木部黄白色或黄棕色，可见不明显的放射状纹理。气微，味甘。

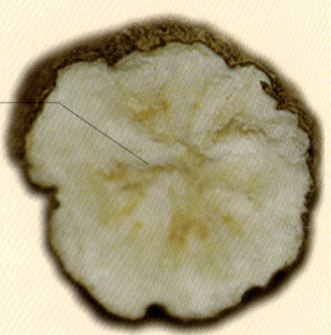

放射状纹理

▲ 天葵子断面

▲ 天葵子表面

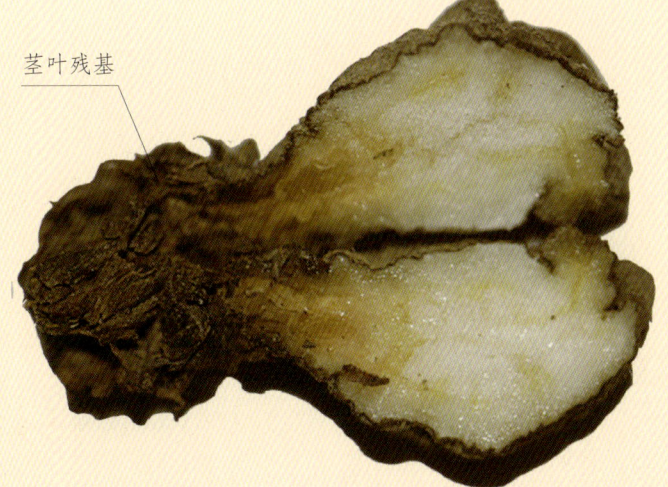

茎叶残基

▲ 天葵子纵切面

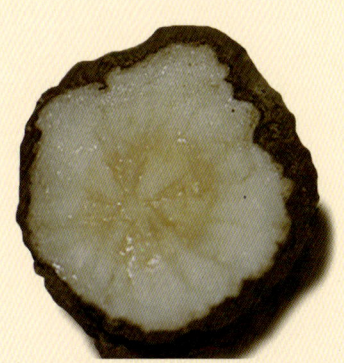

▲ 天葵子横切面

太 子 参 /Taizishen

正 品

太子参（药典品种）

药材为石竹科植物孩儿参 *Pseudostellaria heterophylla* (Miq.) Pax ex Pax et Hoffm. 的干燥块根。

本品呈细长纺锤形或细长条形，稍弯曲，长3～10 cm，直径0.2～0.6 cm。表面黄白色，较光滑，微有纵皱纹，顶端有茎痕，凹陷处有须根痕。质硬而脆，断面平坦，周边淡黄棕色，中心淡黄白色，角质样，略粉性。气微，味微甘。

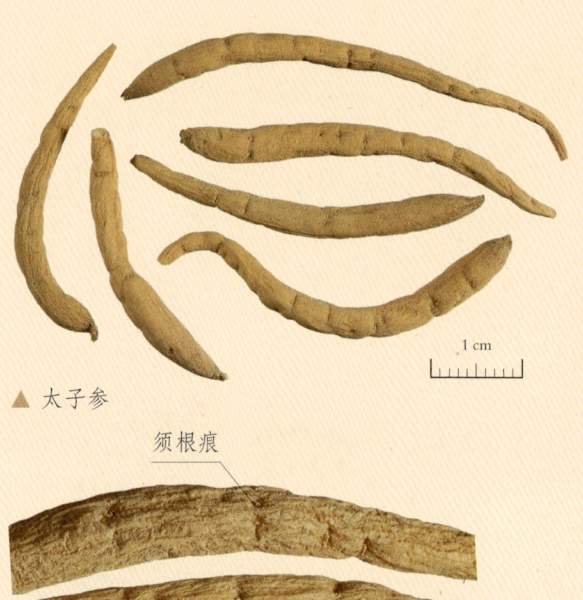

▲ 太子参

须根痕

▲ 太子参表面

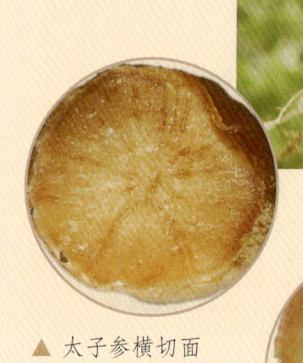

▲ 太子参生境

▲ 太子参横切面

▲ 太子参断面（采自山西）

非正品

淡竹叶根

为禾本科植物淡竹叶 *Lophatherum gracile* Brongn. 的干燥块根。

本品呈纺锤形或细长条形，略弯曲，两端细长，丝状开裂，长1.5～5 cm，直径0.2～0.5 cm。表面灰黄色或黄白色，有细密扭曲的纵皱纹和残留须根。质硬而脆，角质样，断面黄白色或黄褐色，有黄白色细木心。气微，味微甘。

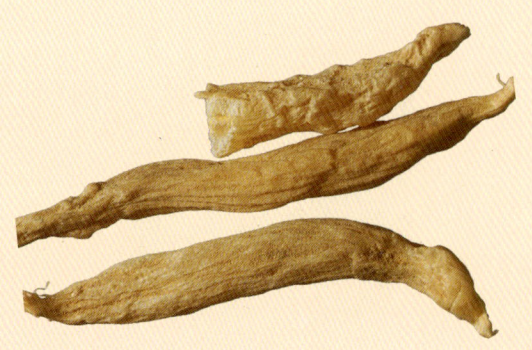

▲ 淡竹叶根表面

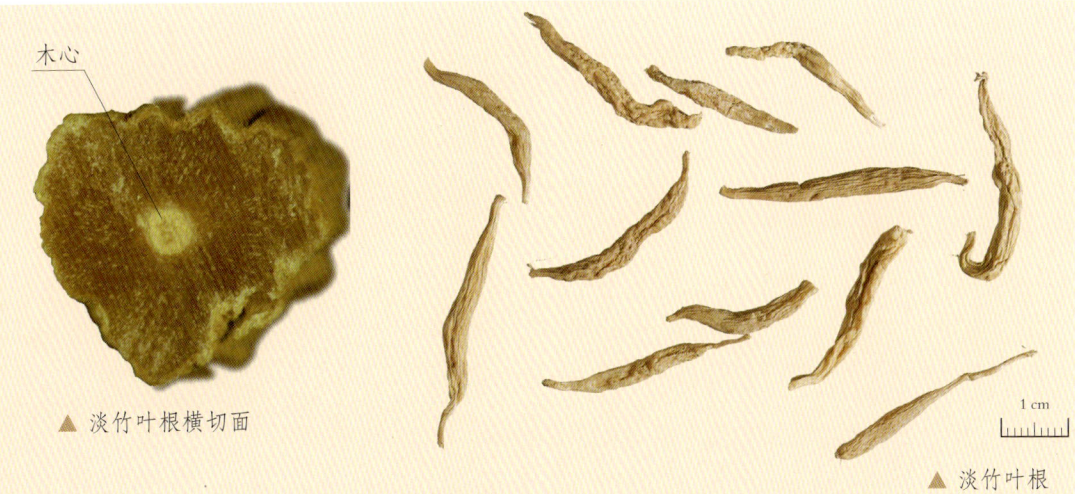

木心

▲ 淡竹叶根横切面

▲ 淡竹叶根

1 cm

石生蝇子草根

为石竹科植物石生蝇子草 *Silene tatarinowii* Regel 的干燥根。

本品根单个或数个簇生，呈长圆柱形，多弯曲或稍扭曲，有时具分枝，长 2～13 cm，直径 0.2～0.8 cm。顶端常有疣状突起的茎残基或茎痕。表面灰黄色，有纵皱纹，并有棕黑色横向凹陷，其中有点状突起的须根痕。质硬而脆，易折断，断面白色。气微，味微苦。

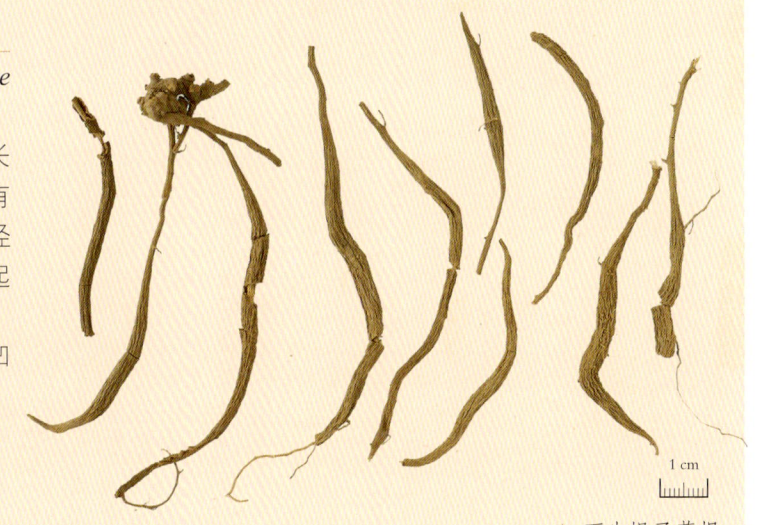

1 cm

▲ 石生蝇子草根

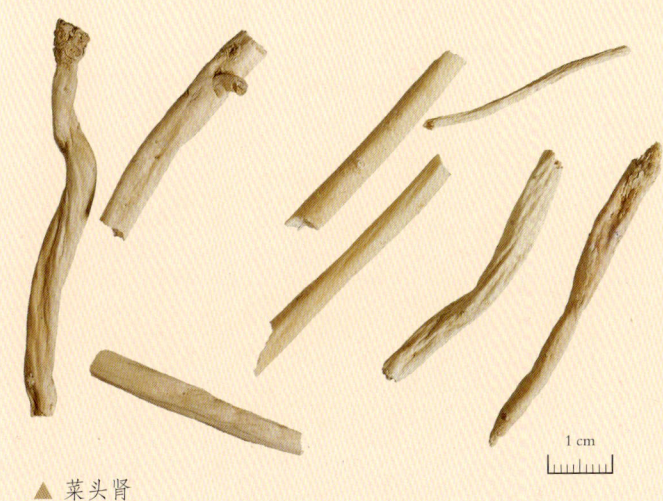

菜头肾

为爵床科植物菜头肾 *Strabilanthes sarcorrhiza* Y. C. Tang et C. Ling 的干燥根。

本品呈细长纺锤形，多弯曲，长 5～12 cm，直径达 1 cm。表面深黄褐色，具细纵皱纹，有时可见须状支根痕。质坚而脆，易折断，断面木部黄色。气微，味淡、微甘。

1 cm

▲ 菜头肾

牛　膝 /Niuxi

牛膝（药典品种）

药材为苋科植物牛膝 *Achyranthes bidentata* Bl. 的干燥根。

本品呈细长圆柱形，有的稍弯曲，上端稍粗，下端稍细，长15～50 cm，最长可达90 cm，直径0.4～1 cm。表面灰黄色或淡棕色，有略扭曲而细微的纵皱纹、横长皮孔及稀疏的细根痕。质硬而脆，易折断，受潮则变软。断面平坦，黄棕色，略呈角质样而油润，木部黄白色，中部外侧散有略呈2～4轮排列的小点，下部渐少。气微，味微甜而稍苦涩。

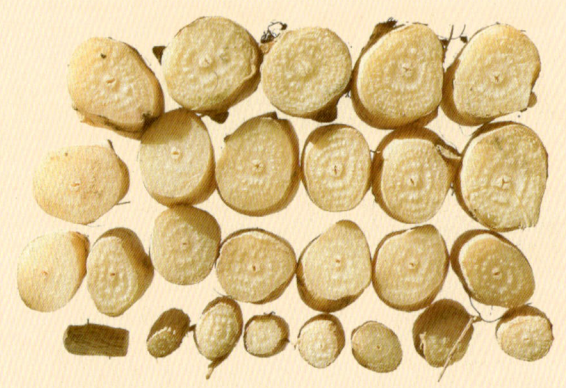

▲ 牛膝鲜品横切面①

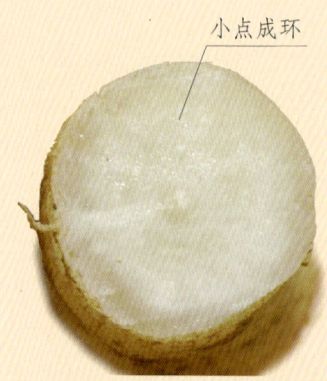

小点成环

▲ 牛膝鲜品横切面②（采自河北涉县）

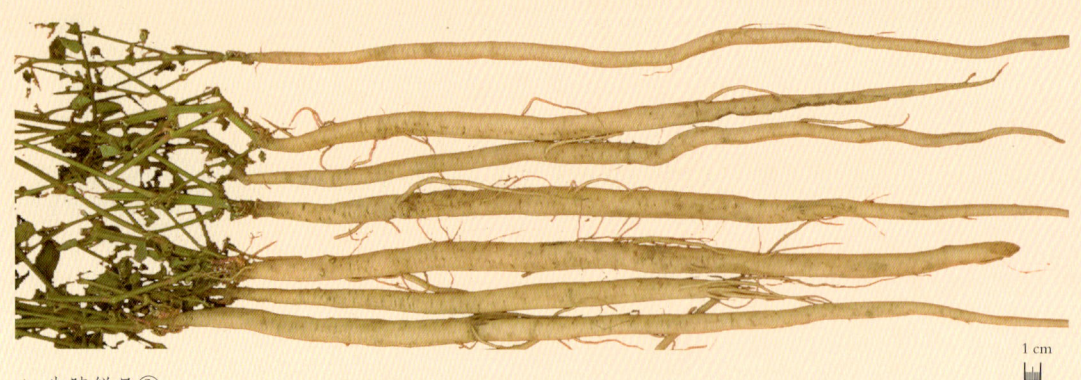

▲ 牛膝鲜品①

1 cm

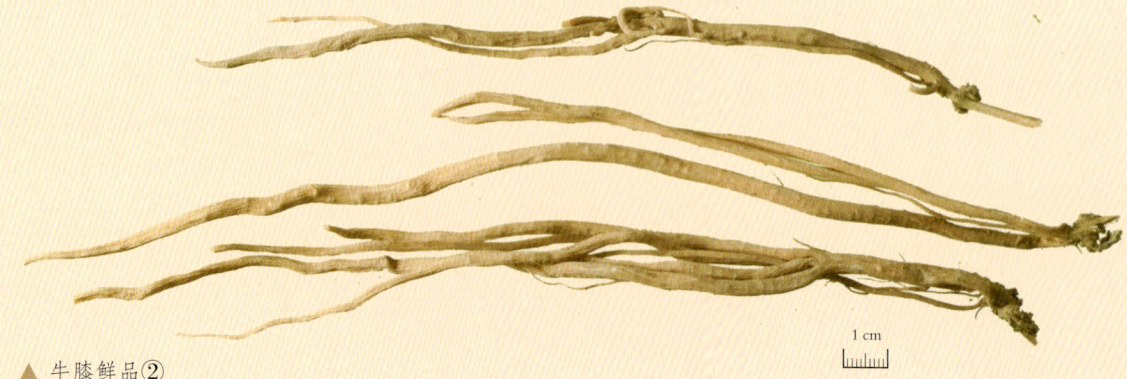

▲ 牛膝鲜品②

1 cm

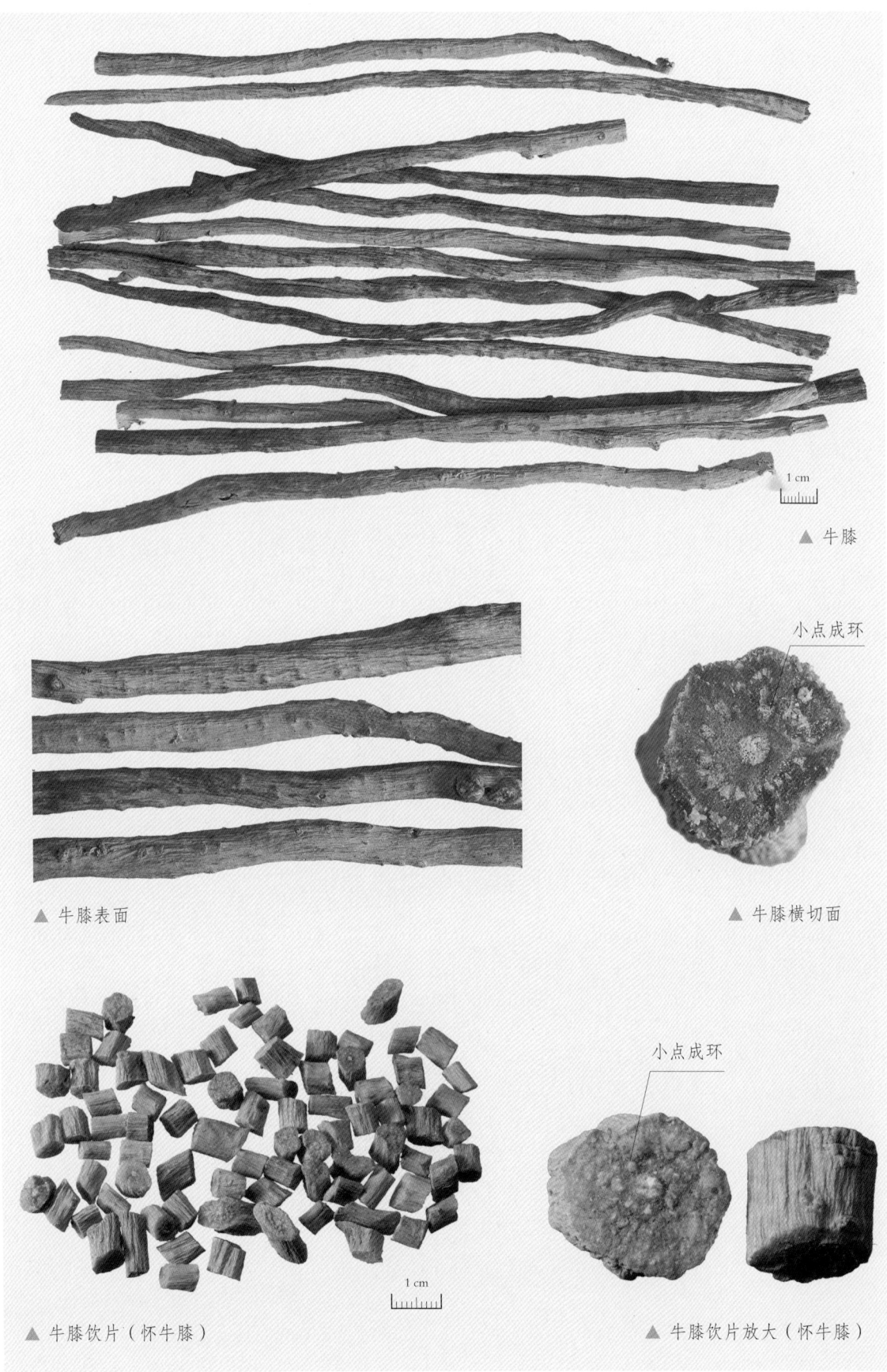

▲ 牛膝

小点成环

▲ 牛膝表面

▲ 牛膝横切面

小点成环

▲ 牛膝饮片（怀牛膝）

▲ 牛膝饮片放大（怀牛膝）

1 cm

1 cm

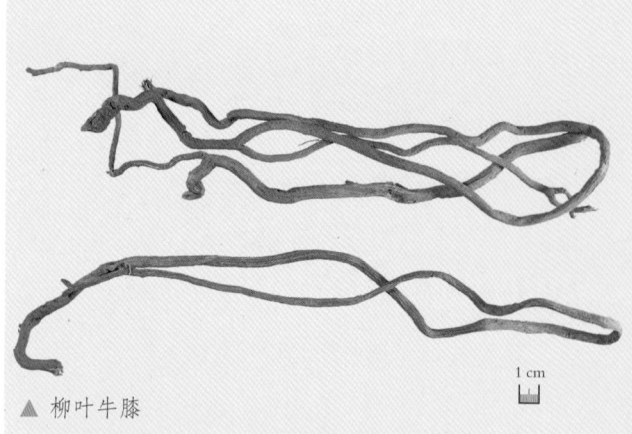

▲ 柳叶牛膝

1 cm

柳叶牛膝

为苋科植物柳叶牛膝 *Achyranthes longifolia* Makino 的干燥根。

本品呈长圆柱形，有时具分枝或带有茎基，长10～15 cm，直径0.2～0.8 cm。表面灰棕色，有细纵皱纹。质柔，易折断，断面灰棕色或带红色，具1～4层排列成环的小点。气微，味微苦而麻舌。

土牛膝

为苋科植物土牛膝 *Achyranthes aspera* L. 的干燥根。

本品呈细长圆柱形，长20～30 cm，直径0.3～0.6 cm。表面灰黄色，粗糙，有细纵皱纹和支根痕。质脆，易折断，断面具数层排列成环的小点。气微，味微甜而涩。

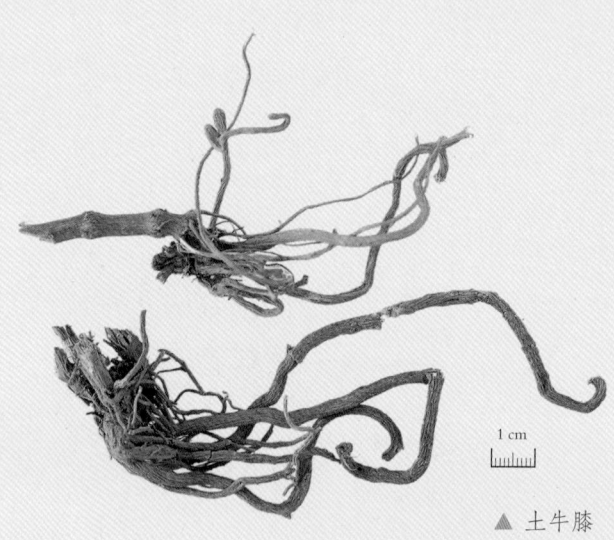

1 cm

▲ 土牛膝

味牛膝

为爵床科植物未膝马蓝 *Strobilanthes nemorosus* R. Ben. 的干燥根茎及根。

本品根茎粗大，呈不规则的块状，多分枝，有多数具圆形凹陷的茎残基。根细丛生，如马尾状，呈圆柱形。长约40 cm，直径0.1～0.4 cm。表面暗灰色，有环状裂纹，常剥落而露出木部。断面皮部灰白色，较窄，约为木部的1/3。易折断，暗灰色。气微，味淡。

1 cm

▲ 味牛膝

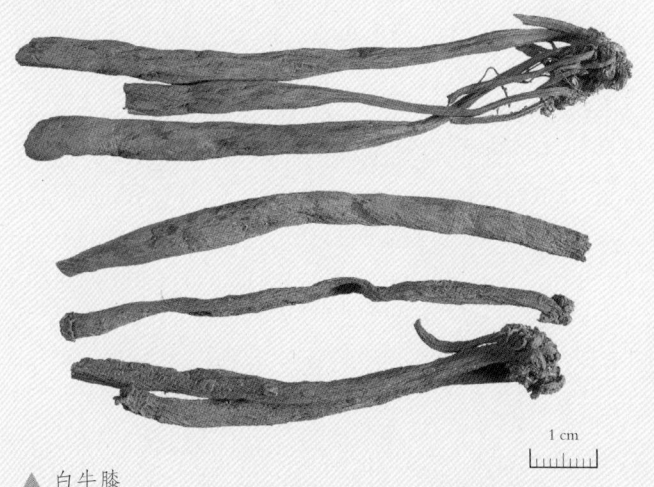

白牛膝

为石竹科植物狗筋蔓 *Cucubalus baccifer* L. 的干燥根。

本品呈细长圆柱形，稍弯曲，长短不等，直径0.3～0.6 cm。表面灰黄色，有纵皱纹及横向皮孔，有时有分枝，并有少数须根痕。质脆，易折断，断面角质样，皮部灰白色，木部黄色。气微，味稍甜。

1 cm

▲ 白牛膝

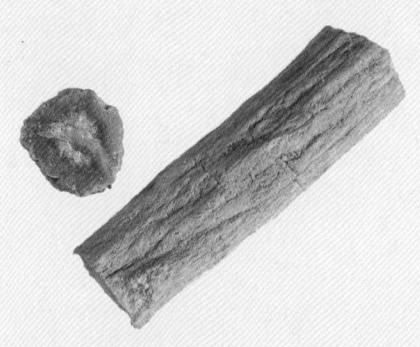

川牛膝

为苋科植物川牛膝 *Cyathula officinalis* Kuan 的干燥根。

本品呈段片状，直径0.5～3 cm。表面黄棕色或灰褐色，具纵皱纹、支根痕和多数横向突起的皮孔。断面浅黄色或棕黄色，有数轮排列成同心环的小点。气微，味甜。

注：川牛膝的性状参见本册川牛膝项下。

▲ 白牛膝表面及断面

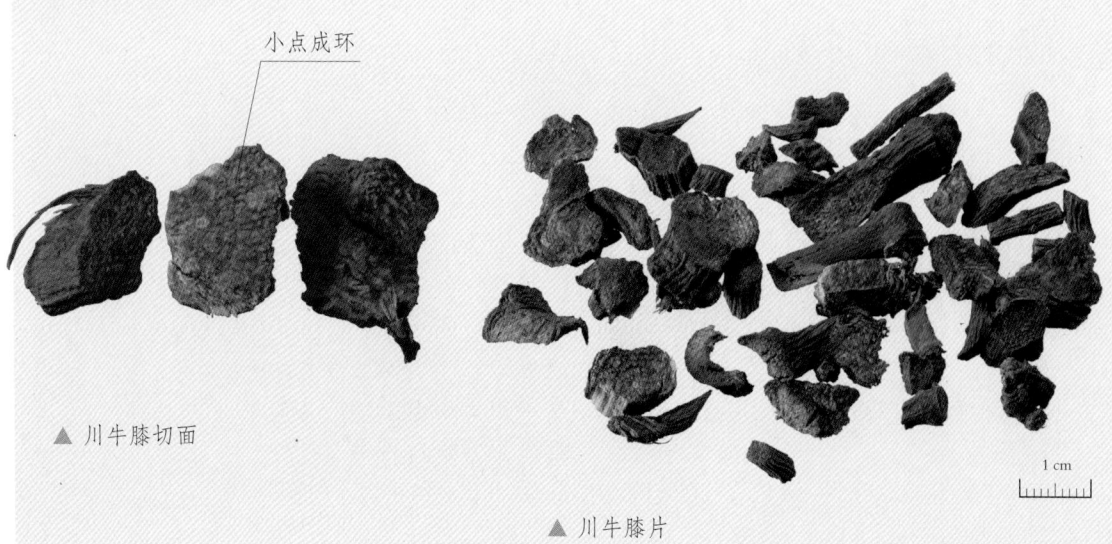

小点成环

▲ 川牛膝切面

1 cm

▲ 川牛膝片

升　麻 /Shengma

升麻（药典品种）

药材为毛茛科植物升麻 *Cimicifuga foetida* L. 的干燥根茎。

本品呈不规则块状，分枝较多，长3～13 cm，直径0.7～3.5 cm。表面灰棕色至暗棕色，有多数空洞状的茎基痕，直径0.4～1 cm，周围及下面须根较多。质坚实，不易折断，断面不平坦，纤维性，有放射状裂隙，灰黄色。气微，味微苦。

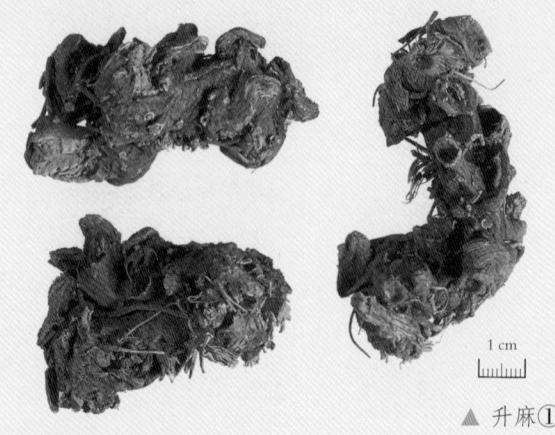

▲ 升麻①

放射状裂隙

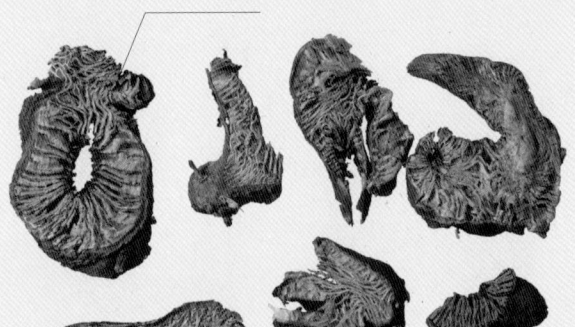

▲ 升麻②

兴安升麻（药典品种）

药材为毛茛科植物兴安升麻 *Cimicifuga dahurica* (Turcz.) Maxim. 的干燥根茎。

本品为横生的不规则长条块状，略弯曲，多分枝，条形结节状，长6～15 cm，直径1.5～2 cm。表面棕褐色至黑褐色，上有数个洞状茎基痕，直径1～2.5 cm，茎基壁的断面有放射状裂隙，下有未去净的细根及根痕，外皮脱落处可见网状纹理。质坚而轻，断面黄白色，四周呈片状，中空。

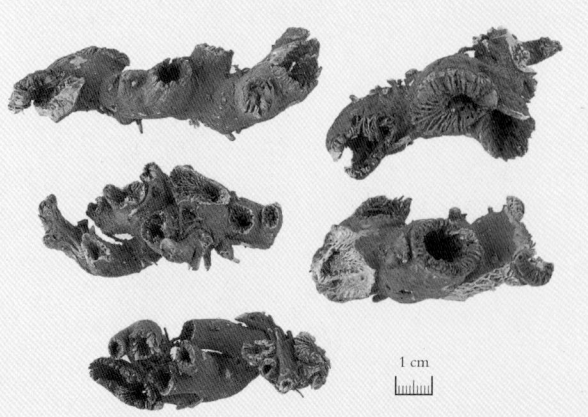

▲ 兴安升麻①

放射状裂隙

空洞大

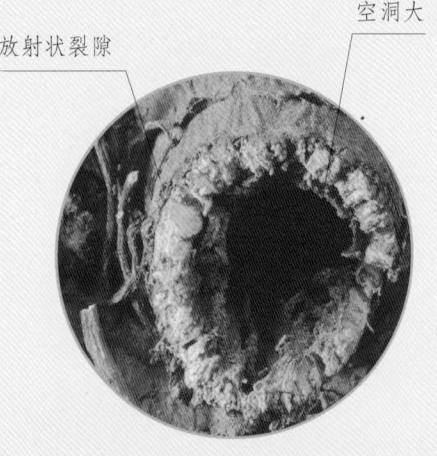

▲ 兴安升麻②

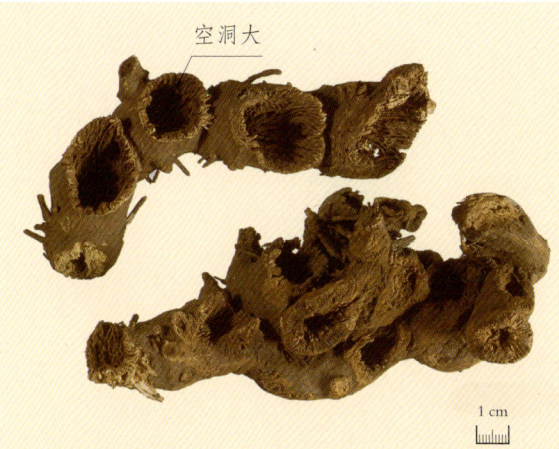

空洞大

▲ 关升麻①

关升麻（药典品种）

药材为毛茛科植物大三叶升麻 *Cimicifuga heracleifolia* Kom. 的干燥根茎。

本品比兴安升麻大，分枝较少，洞状茎基痕较稀少。

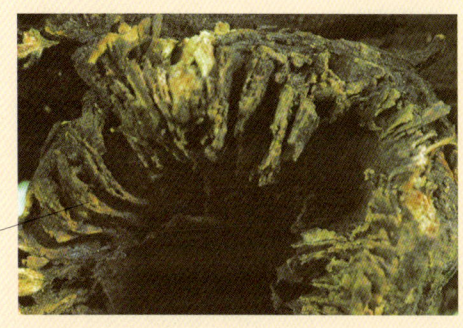

放射状裂隙

▲ 关升麻②

非正品

单穗升麻

为毛茛科植物单穗升麻 *Cimicifuga simplex* Wormsk. 的干燥根茎。

本品为不规则的长条块状，长8～15 cm，直径1～1.5 cm。表面棕黑色至棕黄色，圆形茎基的直径为0.7～1.5 cm，下面有多数细根及根痕。质坚硬，断面木部黄色，呈放射状。

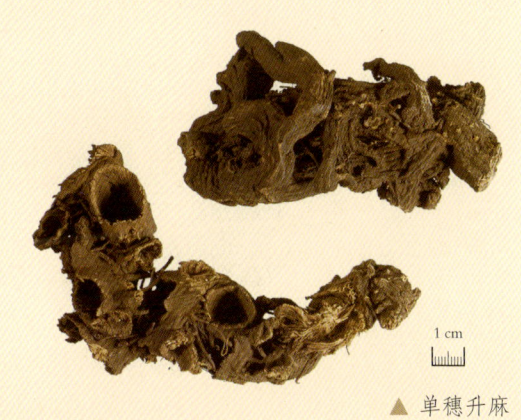

▲ 单穗升麻

云南升麻

为毛茛科植物云南升麻 *Cimicifuga yunnanensis* Hsiao 的干燥根茎。

本品为不规则的条状，略有分枝，长4～8 cm，直径1.5～2.5 cm。表面黑褐色，粗糙，上端残留的圆形茎基的直径为0.3～0.7 cm，下端及周围有多数须根。质坚硬，难折断，断面不平坦，淡褐色。气微，味苦。

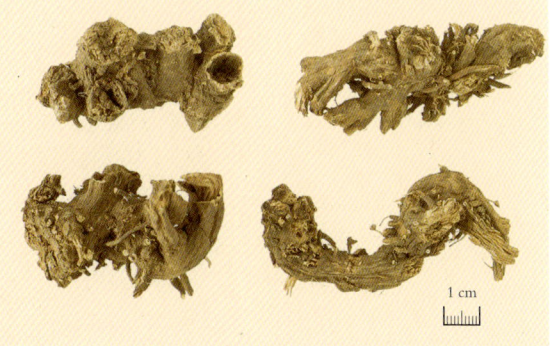

▲ 云南升麻

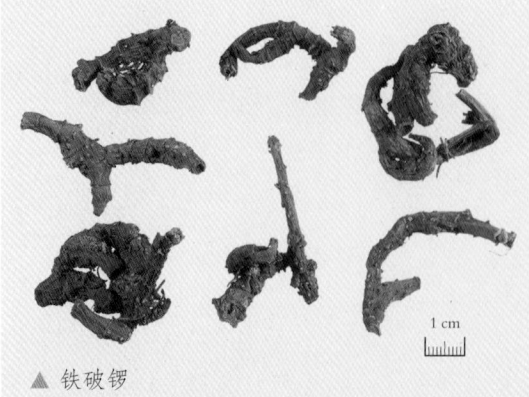

▲ 铁破锣

铁破锣

为毛茛科植物铁破锣 *Beesia calthaefolia* (Maxim.) Ulbr. 的干燥根茎。

本品呈圆柱形，有分枝，弯曲，长3~6 cm，直径0.3~0.8 cm。表面棕褐色，具多数环节，节纹突起，节间长0.5~2.5 cm。可见细根、根痕和皱缩纹理。质坚实而脆，易折断，断面黄色或暗黄色，显蜡样光泽。气微，味苦。

落新妇

为虎耳草科植物落新妇 *Astilbe chinensis* (Maxim.) Franch. et Sav. 的根茎。

本品呈不规则的块状。表面棕褐色或黑褐色，有分枝状的地上茎，无圆形空洞状茎基，有多数圆点状的茎痕、须根痕及环状节痕，有的节上可见棕黄色绒毛状鳞叶。质坚实，难折断，断面棕红色。气微辛，味涩而苦。

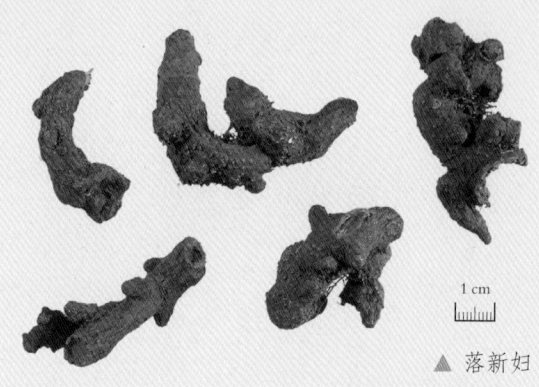

▲ 落新妇

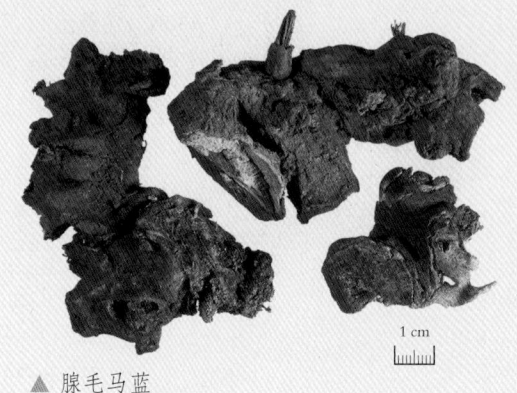

▲ 腺毛马蓝

腺毛马蓝

为爵床科植物腺毛马蓝 *Strobilanthes forrestii* Diels的根茎。

本品呈不规则块状。表面棕黄色至黑色，上有数个圆洞状的茎基，直径0.5~1.5 cm，下面有未去净的根痕。质坚硬，不易折断，断面皮层呈蓝灰色。气微，味淡。

类叶升麻

为毛茛科植物类叶升麻 *Actaea asiatica* Hara 的根茎。

本品呈不规则长块状，细小，长2~6 cm，直径0.6~1 cm。表面黑色，粗糙。节明显，具洞状茎痕和须根痕。体轻，质坚而韧，不易折断，断面不平坦，灰黑色。气微，味甘。

注：广升麻的性状参见本册广升麻项下。

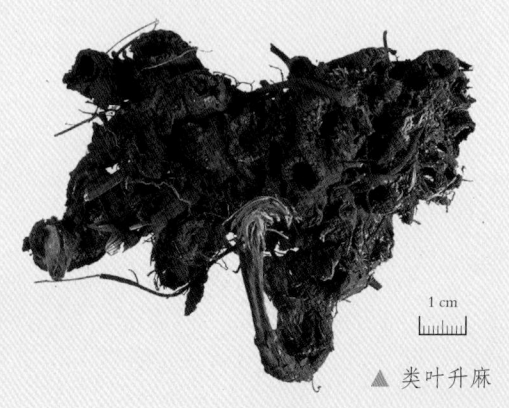

▲ 类叶升麻

片姜黄 /Pianjianghuang

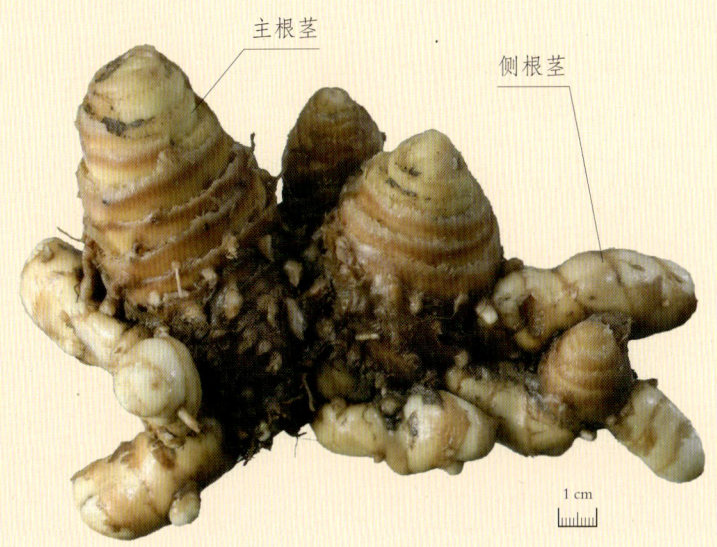

主根茎　　　　　　　　侧根茎

▲ 温郁金根茎鲜品

1 cm

正 品

片姜黄（药典品种）

药材为姜科植物温郁金 *Curcuma wenyujin* Y. H. Chen et C. Ling 的干燥主根茎纵切片。

本品呈条片状，多纵切成薄片，长3～7 cm，厚0.1～0.4 cm。切面不平整，灰黄色至土黄色，边缘皱缩，有时可见节痕及须根痕。质脆，断面灰白色至淡棕黄色。气香特异，味辛凉而微苦。

须根痕　　节痕

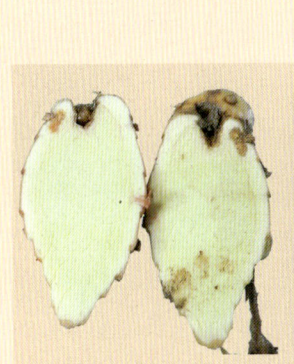
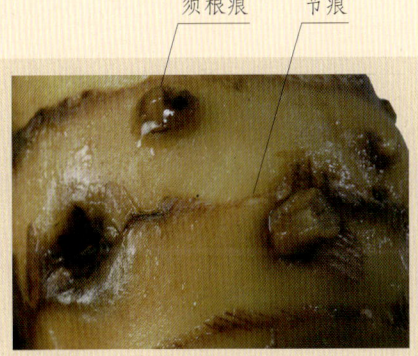
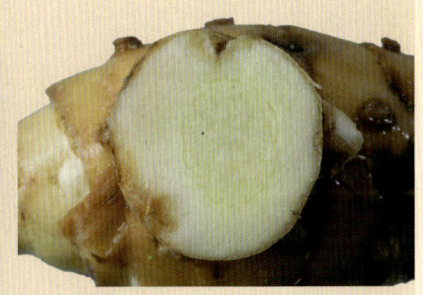

▲ 温郁金主根茎鲜品纵切、表面和横切面

须根痕

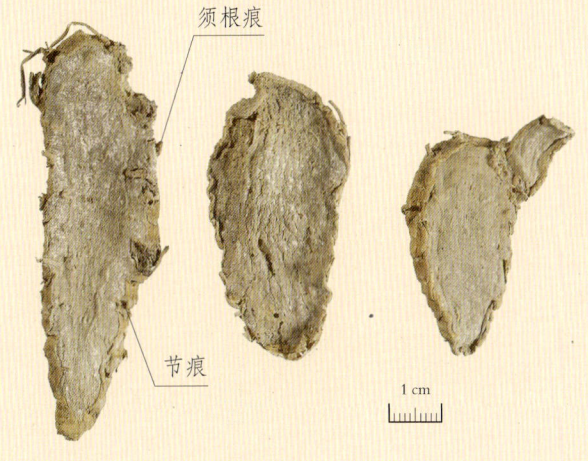

节痕

1 cm

▲ 片姜黄

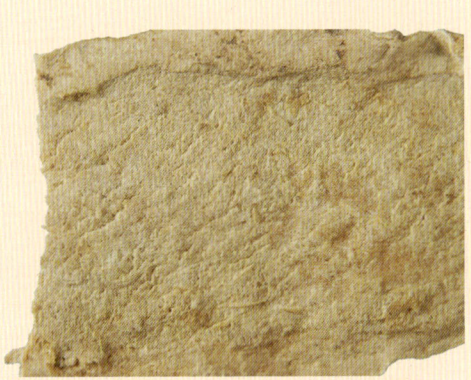

▲ 片姜黄表面

乌 药 /Wuyao

正 品

乌药（药典品种）

药材为樟科植物乌药 *Lindera aggregata* (Sims）Kosterm 的干燥根。

本品多呈纺锤形，略弯曲，有的中部收缩成连珠状，表面显光滑，长6～15 cm，直径1～3 cm。表面黄棕色或黄褐色，有纵皱纹及稀疏的细根痕。质坚硬。切片厚0.2～2 mm，切面黄白色或淡黄棕色，中心颜色较深，可见放射状纹理及年轮环纹。气香，味微苦、辛，有清凉感。

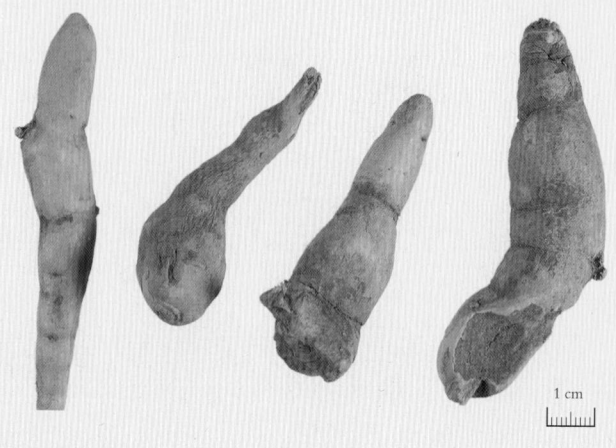

▲ 乌药

连珠状

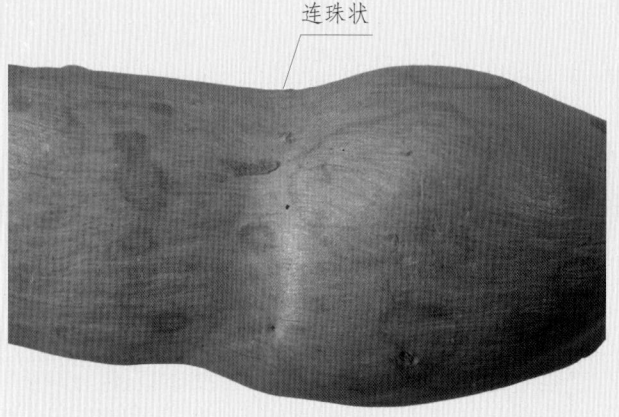

▲ 乌药表面

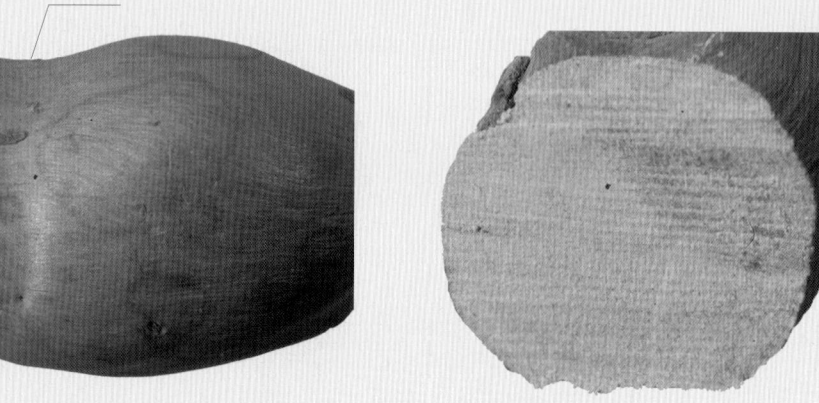

▲ 乌药断面

年轮环纹

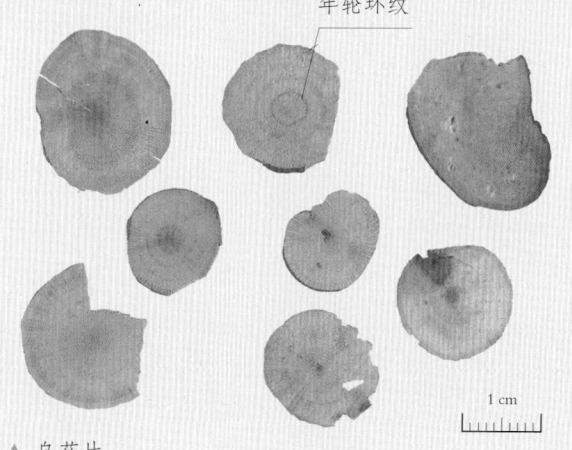

▲ 乌药片

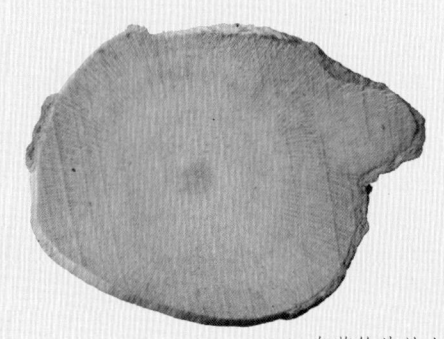

▲ 乌药饮片放大

丹 参 /Danshen

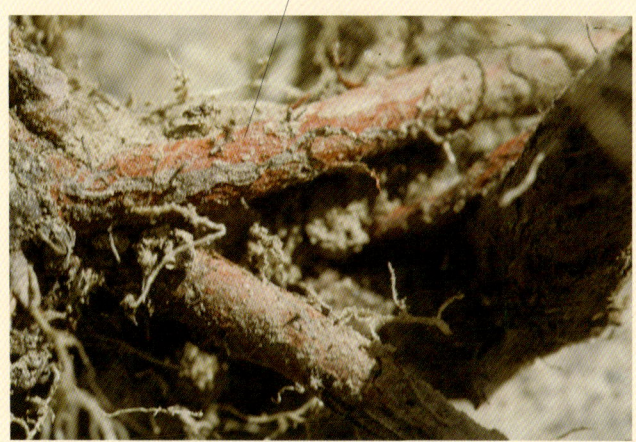

外皮血红色

▲ 丹参野生鲜品

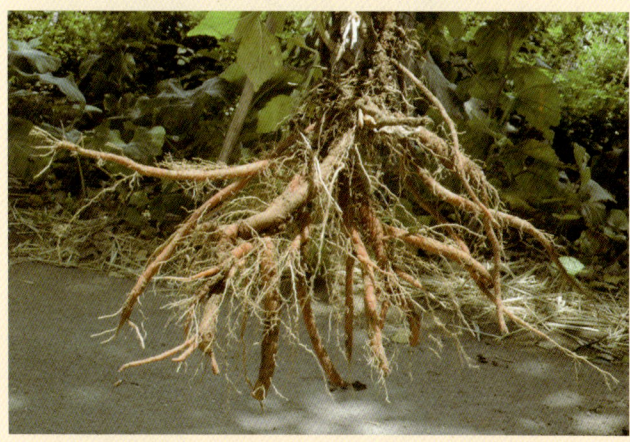

▲ 丹参栽培鲜品

外皮血红色

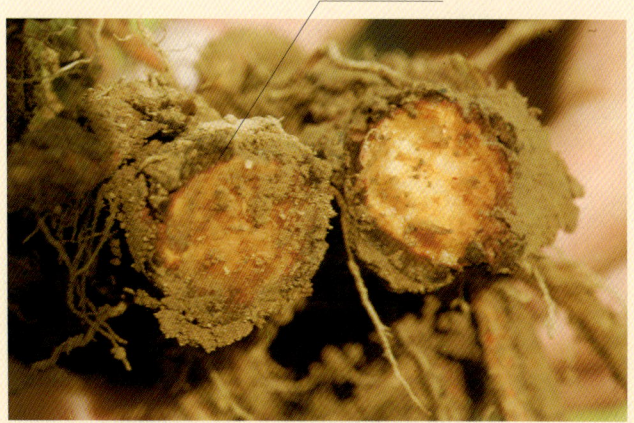

▲ 丹参栽培鲜品横切面

丹参（药典品种）

药材为唇形科植物丹参 *Salvia miltiorrhiza* Bge. 的干燥根及根茎。本品根茎短粗，顶端有时残留茎基。根长圆柱形，略弯曲，有的具分枝及须状细根，长10～20 cm，直径0.3～1 cm。表面棕红色或暗棕红色，粗糙，具纵皱纹。老根外皮疏松，常呈鳞片状剥落，多显紫棕色。质硬而脆，易折断，断面有裂隙，皮部棕红色，木部灰黄色或紫褐色，导管束黄白色，呈放射状排列。气微，味微苦、涩。

栽培品较粗壮，根具分枝，直径0.5～2 cm。表面红棕色，具纵皱纹，外皮紧贴不易剥落。质坚实，断面较平整，略呈角质样。

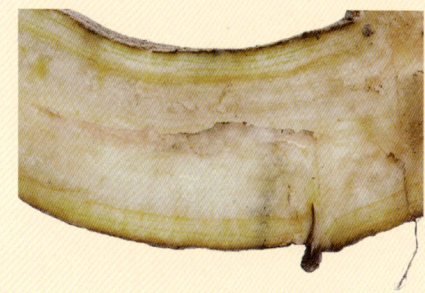

▲ 丹参栽培鲜品纵切面

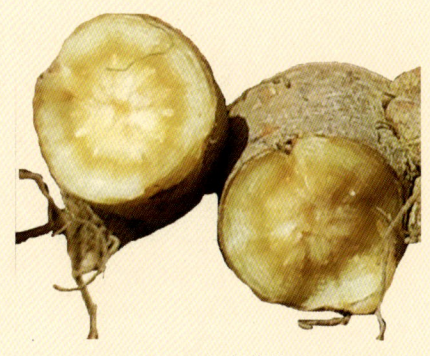

▲ 丹参栽培鲜品断面

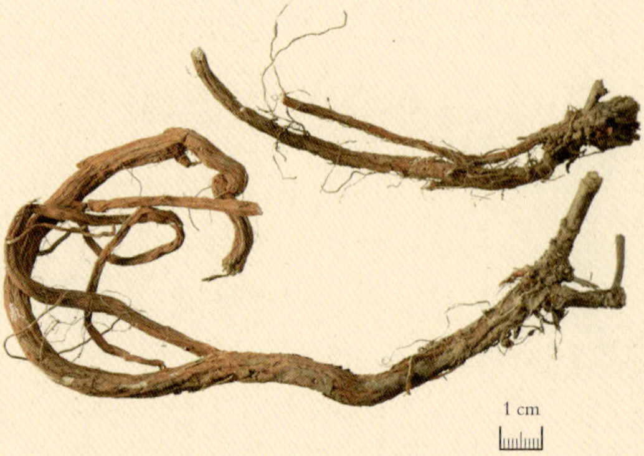

▲ 丹参野生品

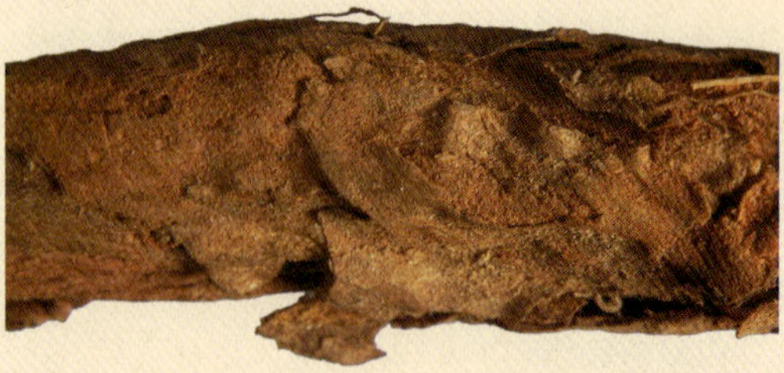

▲ 丹参野生品表面

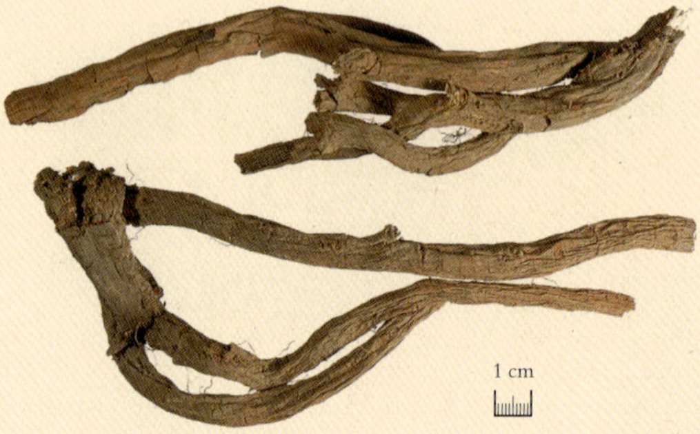

▲ 丹参栽培品①

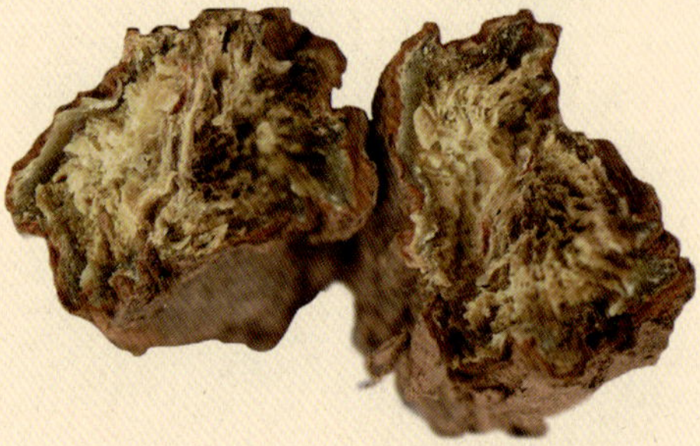

▲ 丹参栽培品②

▲ 丹参野生品断面

▲ 丹参栽培品纵切片（砸扁品）

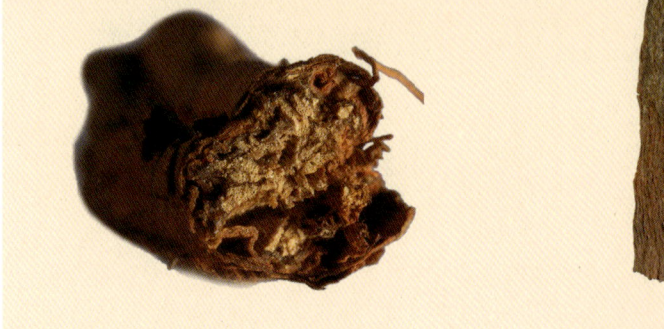

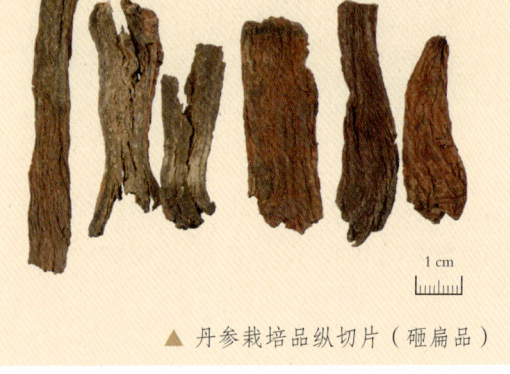

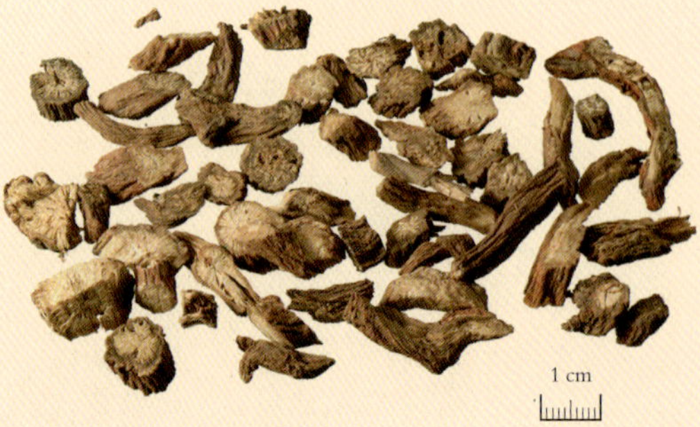

▲ 丹参栽培品饮片

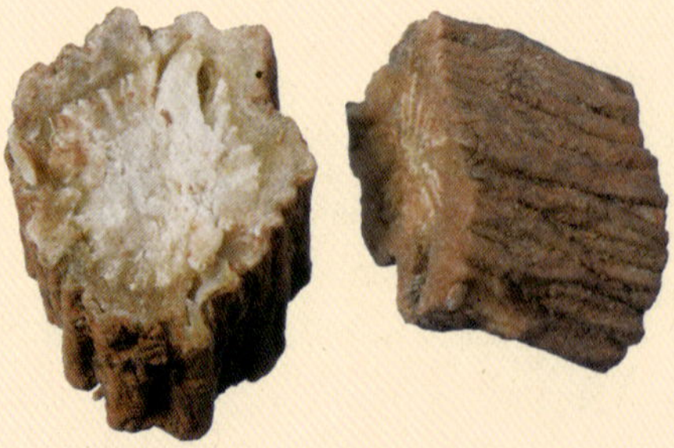

▲ 丹参栽培品饮片放大

鼠尾草

为唇形科植物甘西鼠尾 *Salvia przewallskii* Maxim.、褐毛甘西鼠尾 *Salvia przewallskii* Maxim. var. *mandarinorum* Stib. 或绒毛鼠尾 *Salvia catarca Deelf* tomentosa Stib 的干燥根及根茎。

本品呈圆锥形，主根明显，顶部可见并列的圆柱形茎残基，长15～25 cm，直径3～6 cm。表面紫褐色或红褐色，有扭曲的纵沟纹，并有呈鳞片状及条状剥落的外皮。质松而脆，易折断。断面疏松，极不整齐。木部具浅黄色小点，散列四周。气微，味微苦、涩。

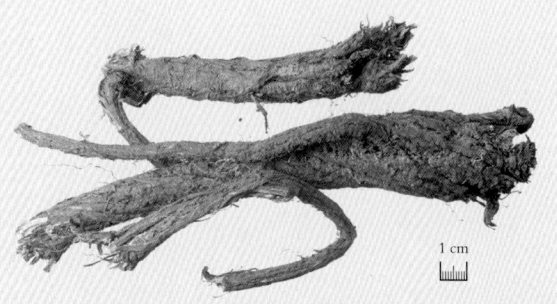

▲ 甘西鼠尾

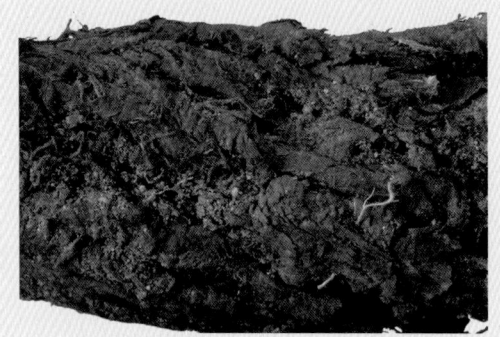

▲ 甘西鼠尾表面①

扭曲

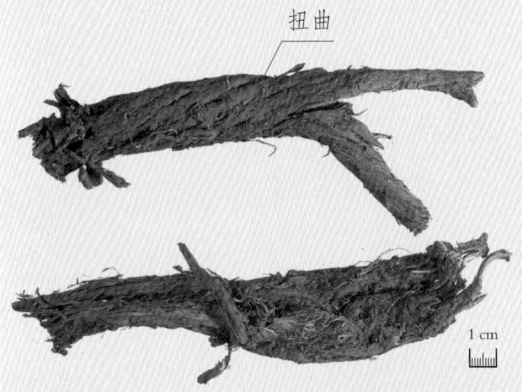

1 cm

▲ 褐毛甘西鼠尾

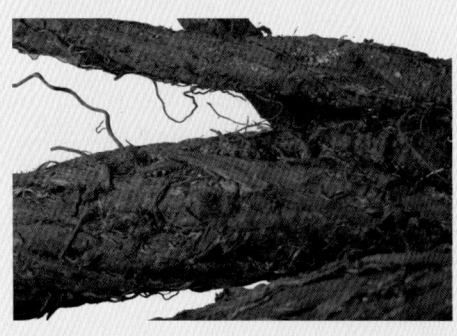

▲ 甘西鼠尾表面②

滇丹参

为唇形科植物云南鼠尾 *Salvia yunnanensis* C. H. Wright 的干燥根及根茎。

本品根茎短，具茎及叶柄残基。根呈纺锤形簇生，长5～10 cm，直径2～7 cm，表面呈暗棕红色，粗糙。

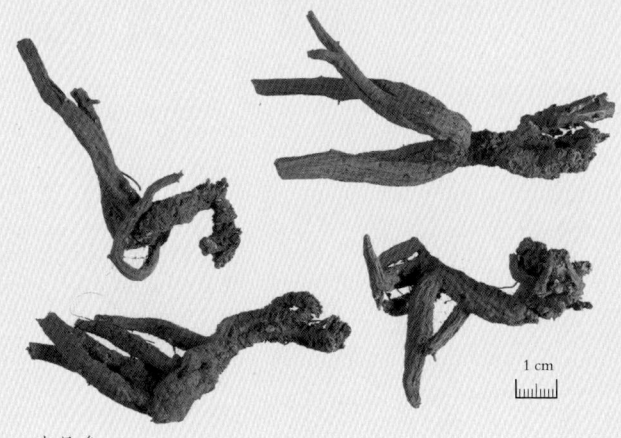

1 cm

▲ 滇丹参

拟丹参

为唇形科植物拟丹参 *Salvia sinica* Migo 的干燥根。

本品呈圆柱形，常弯曲，长5～20 cm，直径0.2 cm～1.2 cm。表面棕褐色，具皱缩。质坚，易折断，断面皮部与木部分离，木部淡黄白色。气微，味微苦、涩。

毛地黄鼠尾

为唇形科植物毛地黄鼠尾 *Salvia digitaloides* Diels 的干燥根。

本品细长，根常数条相互缠绕，长15 cm，直径0.5 cm。表面淡红褐色。质柔软，易断，木部黄白色。气微，味微苦、涩。

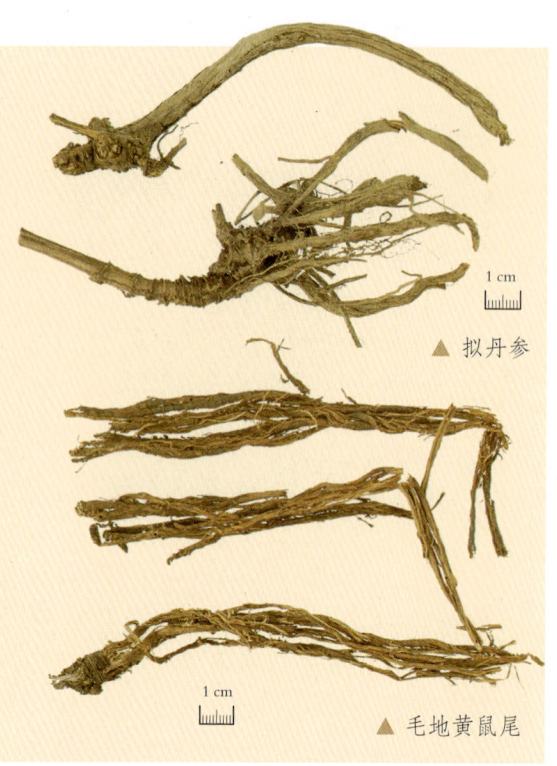

▲ 拟丹参

▲ 毛地黄鼠尾

伪制品

牛蒡子根

为菊科植物牛蒡 *Arctium lappa* L. 的干燥根加工品。

本品多加工成短圆柱形。未染色者中部多类白色，呈裂隙状，放射状纹理明显，边缘略呈皱波样；染色者多暗红色，呈整体状。

▲ 染色的牛蒡子根放大

▲ 牛蒡子根放大

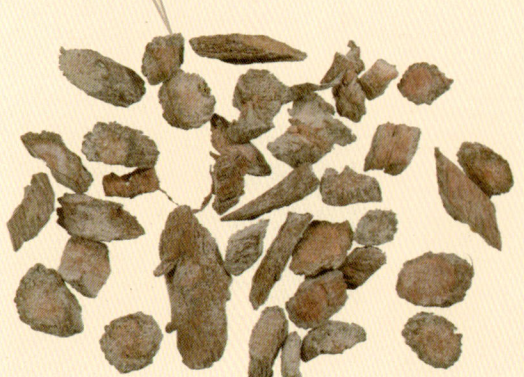

▲ 染色的牛蒡子根

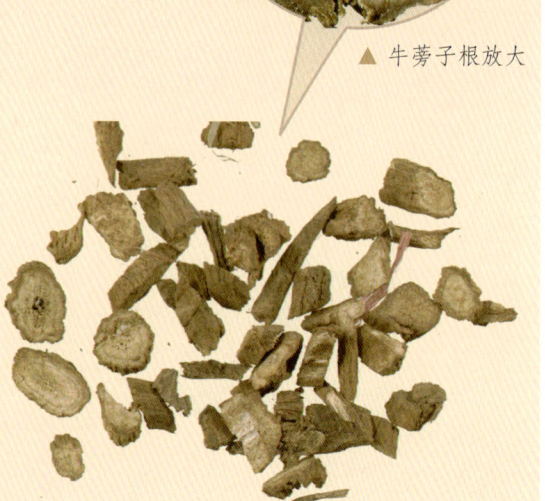

▲ 牛蒡子根段块

巴 戟 天 /Bajitian

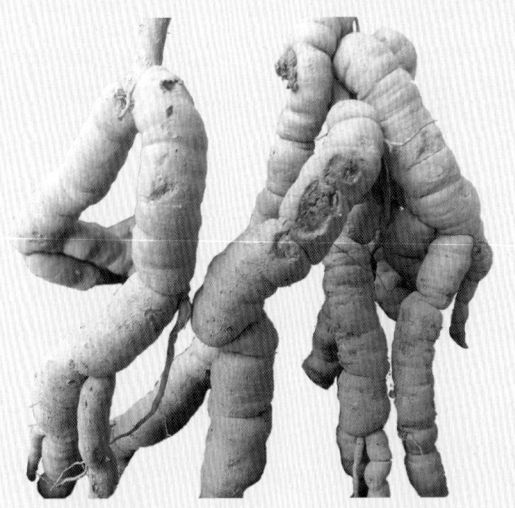

▲ 巴戟天鲜品

巴戟天（药典品种）

药材为茜草科植物巴戟天 *Morinda officinalis* How 的干燥根。

本品呈扁圆柱形，略弯曲，长短不等，直径 0.5～2 cm。表面灰黄色或浅灰色，具纵纹和横裂纹，有的皮部横向断离而露出沟纹明显、螺旋状扭曲的木部，形成长短不等的节状。质韧，断面皮部厚，淡紫色或紫色，易与木部剥离；木部略呈齿轮状，坚硬，黄棕色或黄白色，直径 0.1～0.5 cm。气微，味甘而微涩。

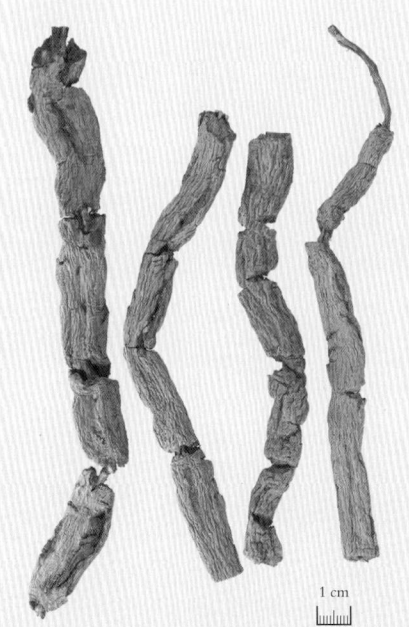

1 cm

▲ 巴戟天

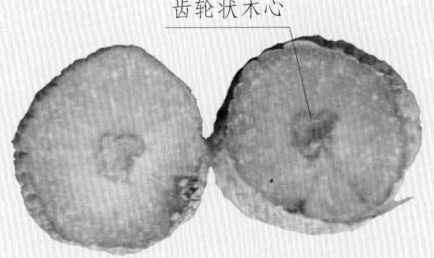

齿轮状木心

▲ 巴戟天鲜品横切面

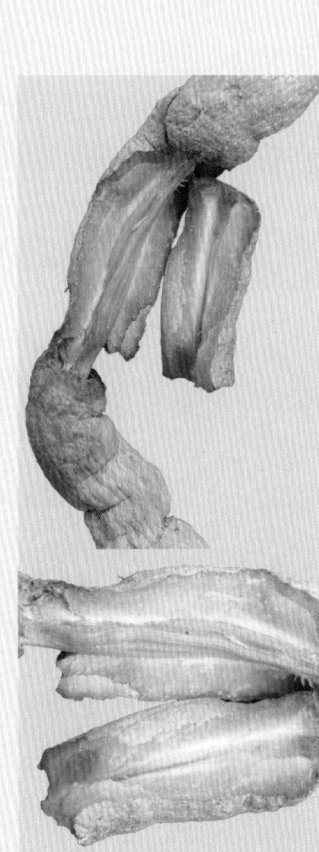

▲ 巴戟天鲜品剖面

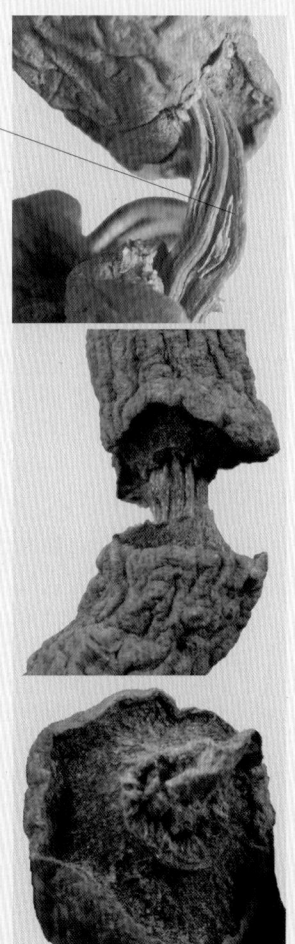

齿轮状木心

▲ 巴戟天断离部

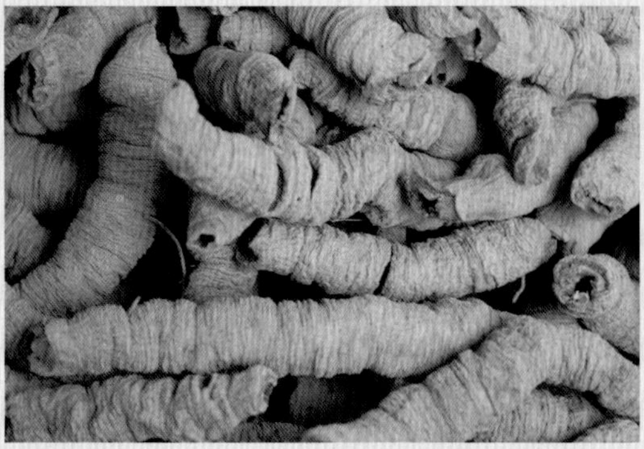

▲ 巴戟天抽芯段

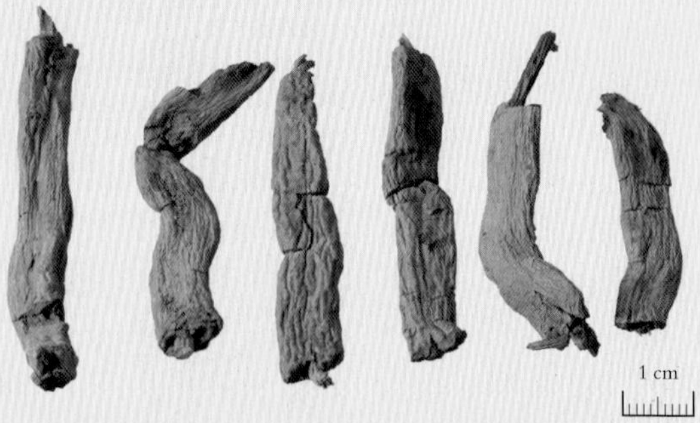

1 cm

▲ 巴戟天未抽芯段

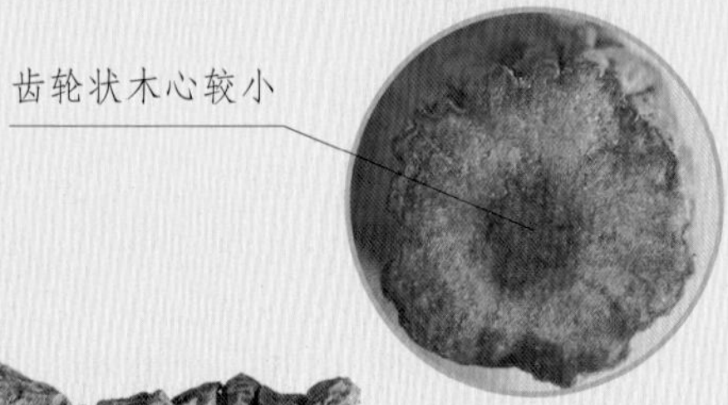

齿轮状木心较小

▲ 巴戟天横切面

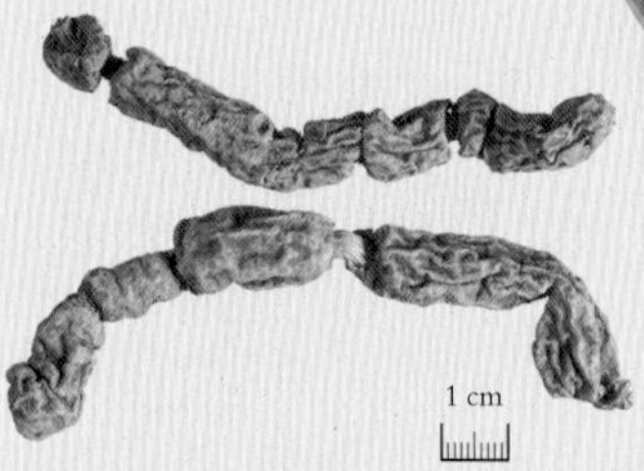

1 cm

▲ 巴戟天（越南产）

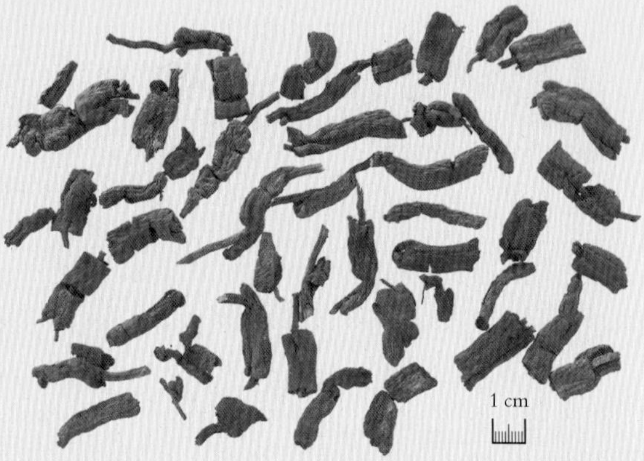

1 cm

▲ 巴戟天饮片

非正品

羊角藤

为茜草科植物羊角藤 *Morinda umbellata* L. 的干燥根。

本品呈圆柱形，略弯曲，长短不等，直径1～2 cm。表面灰黄色或灰黄棕色，有的微带紫红色，具不规则皱纹或较粗的纵皱纹，并有深陷的横纹，有的皮部断裂而露出木部，形成长短不等的节状。质坚硬，折断面皮部薄，厚0.1～0.4 cm，淡紫色；木部宽广，呈齿轮状或星状，直径0.6～1.8 cm，黄棕色。气微，味淡、微甜。

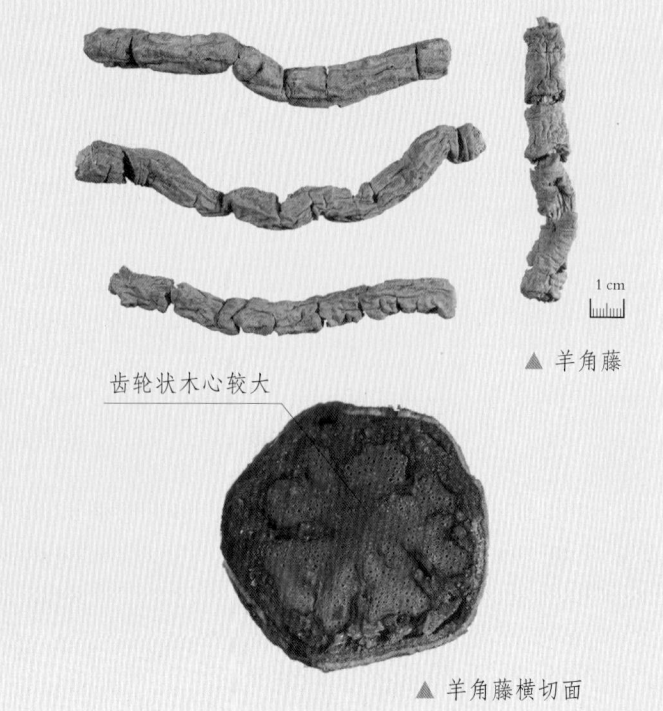

1 cm

▲ 羊角藤

齿轮状木心较大

▲ 羊角藤横切面

假巴戟

为茜草科植物假巴戟 *Morinda shunghuaensis* C. Y. Chen et M. S. Huang 的干燥根。

本品呈圆柱形，略弯曲，长短不等，直径0.5～1.5 cm。表面灰黄棕色，较粗糙，具不规则的深纵皱纹和明显的横裂纹，皮部偶有断裂而露出木部。质坚韧，断面皮部极薄，紫黑色；木部呈齿轮状或星状，黄白色，直径0.3～0.7 cm。气微，味淡、微甘。

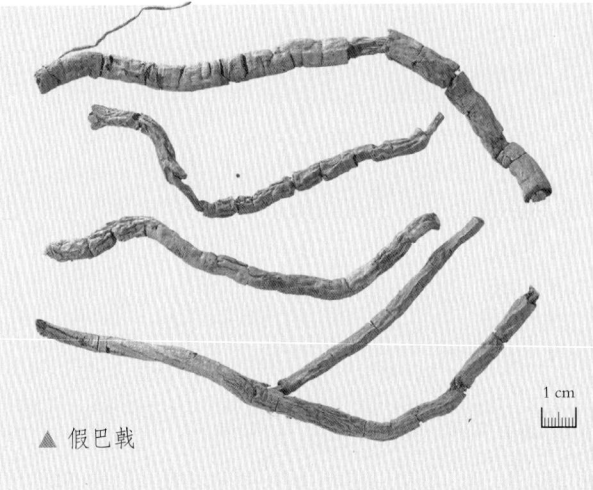

▲ 假巴戟

大果巴戟

为茜草科植物大果巴戟 *Morinda cochinchinensis* DC. 的干燥根。

本品呈圆柱形，弯曲，直径0.3～1.2 cm。表面灰黄色，具不规则纵皱纹、纵沟和疣状突起，粗糙，横裂纹少。皮部偶有断裂而露出木部，木部表面有明显的深纵沟。质坚韧，断面不整齐，皮部薄，淡紫色；木部宽广，直径0.2～1.1 cm，呈齿轮状或星状，黄色。气微，味淡。

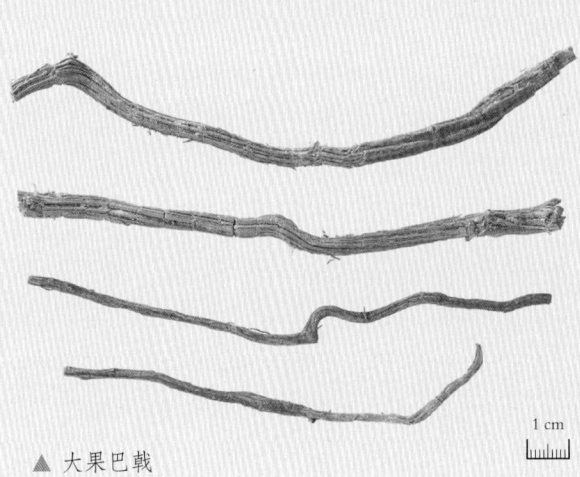

▲ 大果巴戟

百眼藤

为茜草科植物小叶羊角藤 *Morinda parvifolia* Bartl ex DC. 的干燥根和藤茎。

本品根呈圆柱形，略弯曲，直径0.3～0.9 cm。表面土黄色，有不规则纵皱纹、纵沟和疣状突起，横裂纹少而浅。藤茎圆柱形，可见稍膨大的节。除去皮部后，木部表面具纵沟。质坚韧，断面皮部薄，黄白色；木部宽广，直径0.2～0.8 cm，呈齿轮状。气微，味淡。

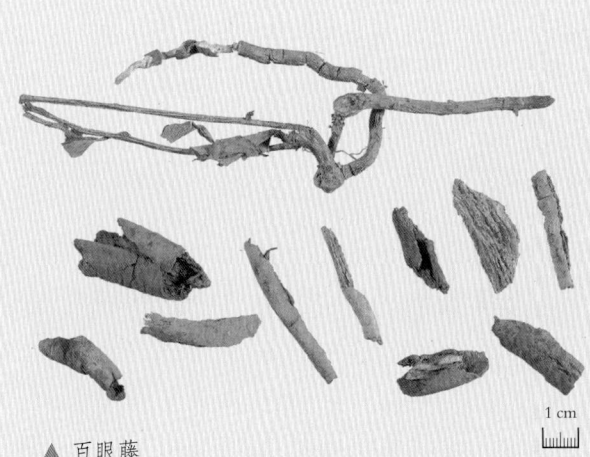

▲ 百眼藤

虎刺

为茜草科植物虎刺 *Damnacanthus indicus* (L.) Gaertn. 的干燥根。

本品呈圆柱形或连珠状，除去木部者为短圆筒状，略弯曲，长短不一，直径0.4～0.6 cm。表面棕色或棕褐色，具纵皱纹和横裂纹，皮部断裂露出木部。质坚韧，不易折断，断面皮部厚而易剥落，黄白色；木部类圆形，直径0.1～0.2 cm。气微，味淡、微甜。

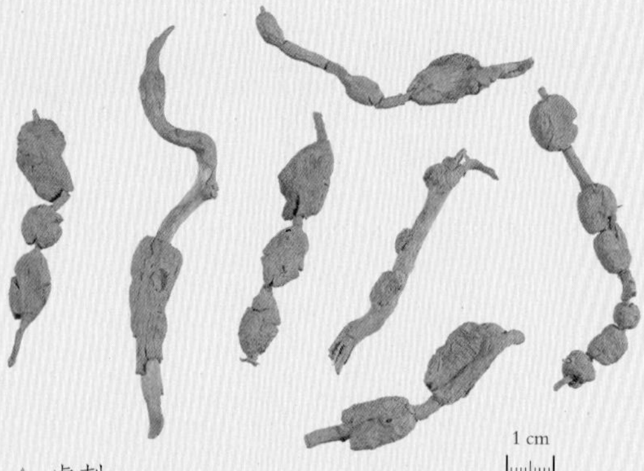

▲ 虎刺

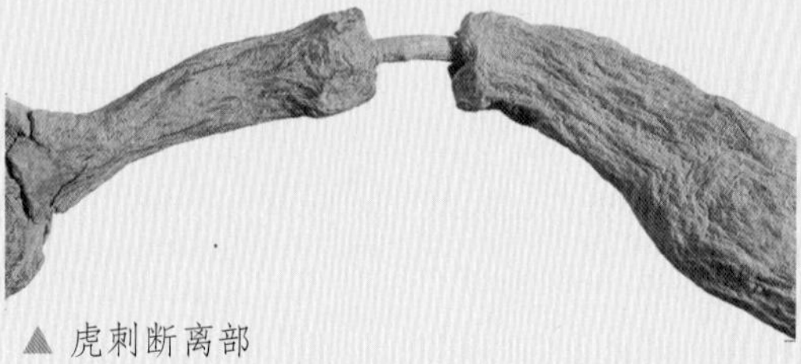

1 cm

▲ 虎刺断离部

短刺虎刺

为茜草科植物短刺虎刺 *Damnacanthus subspinosus* Hand. -Mazz. 的干燥根。

本品呈圆柱状或连珠状，略弯曲，直径0.4～0.7 cm。表面棕褐色。有不规则的纵皱纹。质坚而脆，易折断，断面皮部厚，淡紫色；木部类圆形，窄小，黄白色，直径约0.2 cm。气微，味微甘。

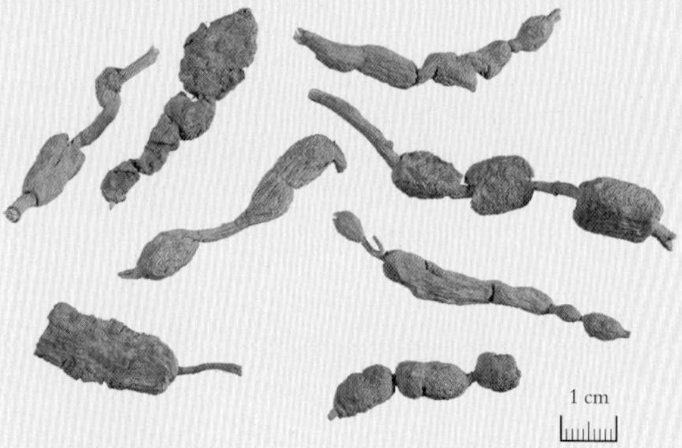

▲ 短刺虎刺

1 cm

四川虎刺

为茜草科植物四川虎刺 *Damnacanthus officinarum* Huang 的干燥根。

本品呈短圆柱状、扁圆柱状或连珠状，长短不等，直径0.5～1.4 cm。表面土棕黄色至棕黑褐色，具不规则的纵皱纹和横裂纹，皮部断裂处常有表皮包裹而不露出木部。质坚硬，易折断，断面皮部厚，紫色或黄白色；木部窄小，直径0.1～0.3 cm。气微，味微甘，嚼之稍发黏。

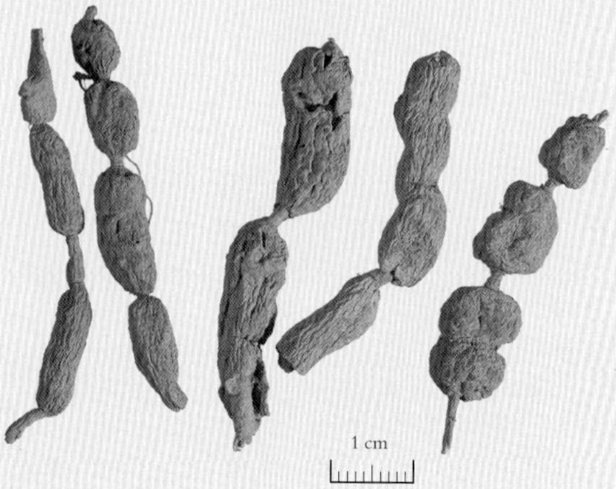

▲ 四川虎刺

1 cm

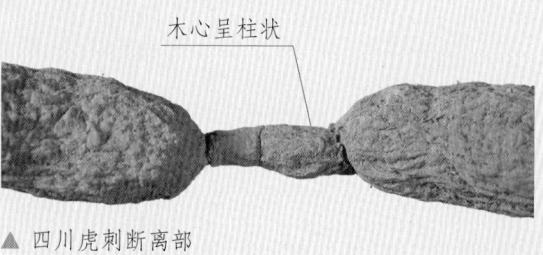

木心呈柱状

▲ 四川虎刺断离部

鸡筋参

为茜草科植物长叶数珠根
Damnacanthus macrophyllus
Sieb. ex Miq. var. *giganteus*
(Makino) Koidz. 的干燥根。

本品多呈不规则连珠状，多压
扁，长5~20 cm，直径0.1~
1 cm。表面灰黄色，具细纵皱
纹及多数横裂纹，皮部断裂
露出木部。折断面皮部宽广，
木部窄小，灰棕色。气微，
味甜。

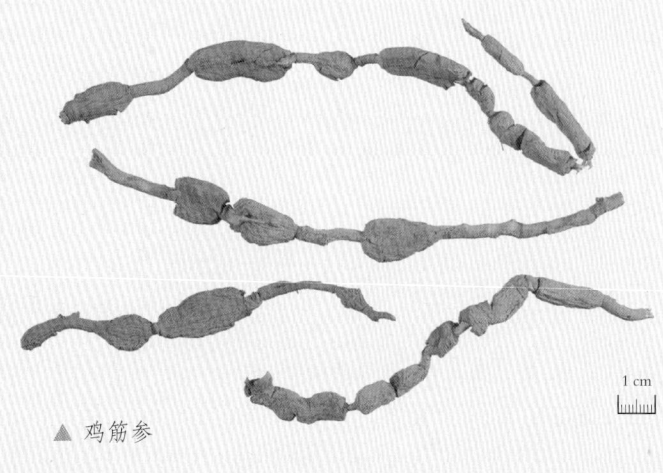

▲ 鸡筋参

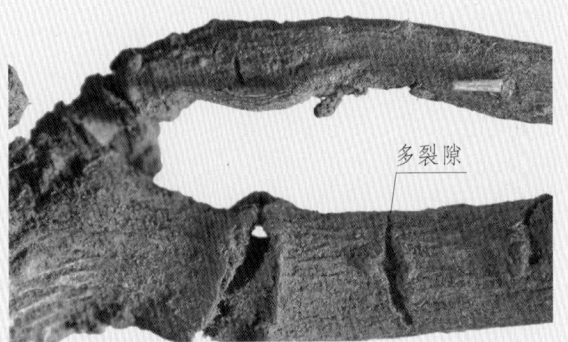

▲ 铁箍散

1 cm

▲ 铁箍散断面

▲ 铁箍散表面

多裂隙

铁箍散

为木兰科植物铁箍散 *Schisandra*
propinqus (Wall.) Baill. var. *sinensis*
Oliv. 的干燥根、根茎及茎。

本品根为长圆柱状，常弯曲，具分
枝，直径0.5~1.5 cm。表面褐色或
棕红色，具纵皱纹和环状裂缝，
多横向断裂呈节状。质坚韧，不
易折断，断面皮部厚，粉性，灰
白色，具放射状排列的棕红色斑
点。木部棕黄色，类圆形，直径
0.15~0.6 cm，皮部和木部交接处
呈紫棕色环。气香，味微苦、辛，
嚼之有黏性。

根茎呈圆柱形，略弯曲，直径
0.4~1.2 cm。表面棕红色或棕褐
色，有细长须根和须根痕。皮部
薄，木部宽广，髓部中空。

茎呈圆柱形，细长，有的弯曲，直
径0.2~0.5 cm。表面棕红色或棕褐
色。质坚韧，折断面不平坦，皮部
薄而脆，木部类白色，宽广，髓部
中空。气香，味微苦、辛。

黑老虎根

为木兰科植物绯红南五味子 *Kadsura caccinea* (Lem.) A. C. Smith 的干燥根。

本品呈圆柱形，连珠状，略弯曲，直径1~4 cm。表面深棕色至灰黑色，多具深纵皱纹，粗糙，皮部多于弯曲处横向断离，皮部与木部易剥离。质坚韧，不易折断，断面粗纤维性。栓皮深棕黑色；皮部厚，棕色；木部浅棕色，可见多数小孔。气微香，味微辛。

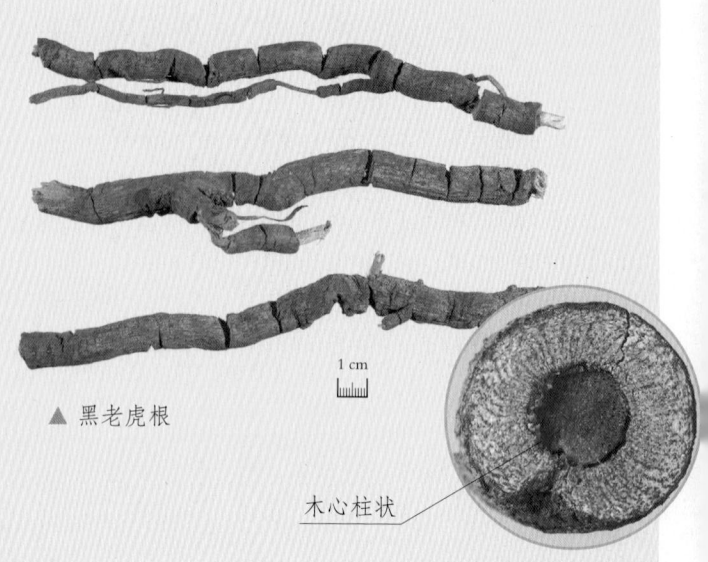

1 cm

▲ 黑老虎根

木心柱状

▲ 黑老虎根切面

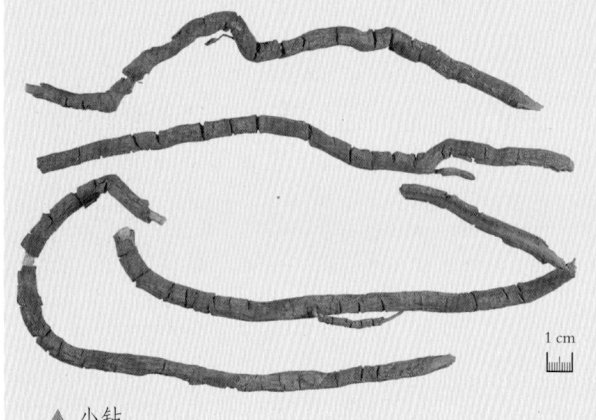

▲ 小钻

小钻

为木兰科植物小钻 *Kadsura longipedunculata* Finet et Gagnep. 的干燥根。

本品呈弯曲圆柱形，长短不一。表面淡褐色至黑紫褐色，有纵皱纹及横纹，有的皮部横向断裂露出木部。质坚脆，易折断，断面皮部较厚，紫褐色或紫红色，易与木部剥离；木部白色或粉白色。气微，味辛、微苦。

1 cm

白木通

为木通科植物白木通 *Akebia trifoliata* (Thunb.) Koidz. var. *australis* (Diels) Rehd. 的干燥根。

本品呈圆柱形，稍弯曲，有的具分枝，长10~30 cm，直径0.8~2 cm。表面灰黄色至棕褐色。粗糙有纵沟纹及横向裂纹。有的皮部已脱落，脱落的皮部内表面有纵沟纹。质坚硬，不易折断，断面不整齐，皮部薄，木部灰白色，宽广，可见众多明显的小孔。气微，味苦、涩。

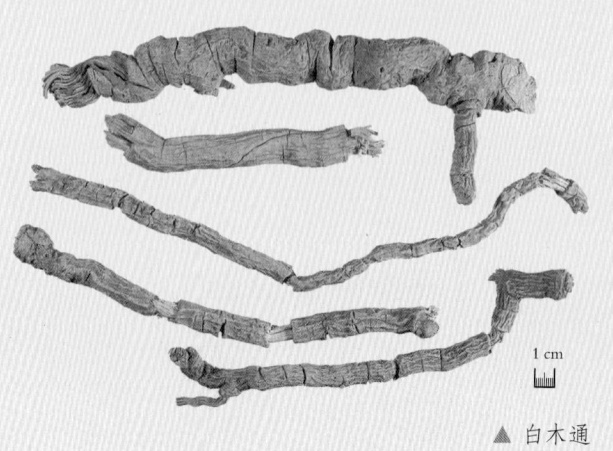

1 cm

▲ 白木通

水 半 夏 /Shuibanxia

正 品

水半夏（部颁品种）

药材为天南星科植物鞭檐犁头尖 *Typhonium flagelliforme* (Lodd.) Blume 的干燥块茎。本品形小，略呈椭圆形、圆锥形或半圆形，直径0.5～1.5 cm，高0.8～3 cm。表面类白色或浅黄色，具多轮隐约可见的点状根痕，顶端类圆形，有偏斜而稍突起的叶痕或芽痕，呈黄棕色。质坚实，断面白色，粉性。气微，味辛辣，麻舌而刺喉。

注：半夏的特征参见本册半夏项下。

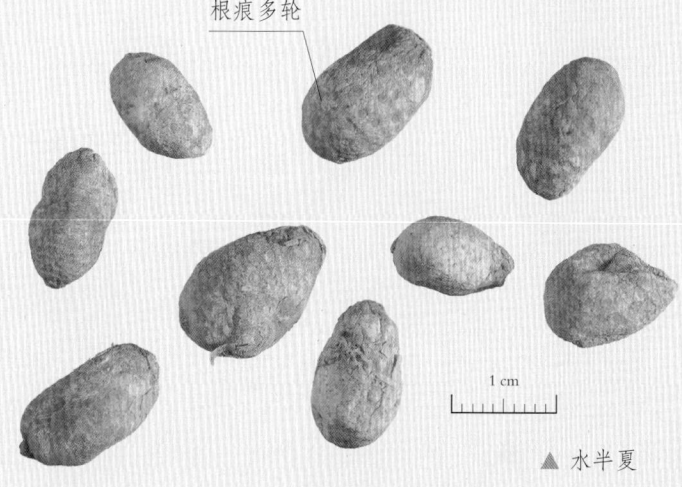

根痕多轮

1 cm

▲ 水半夏

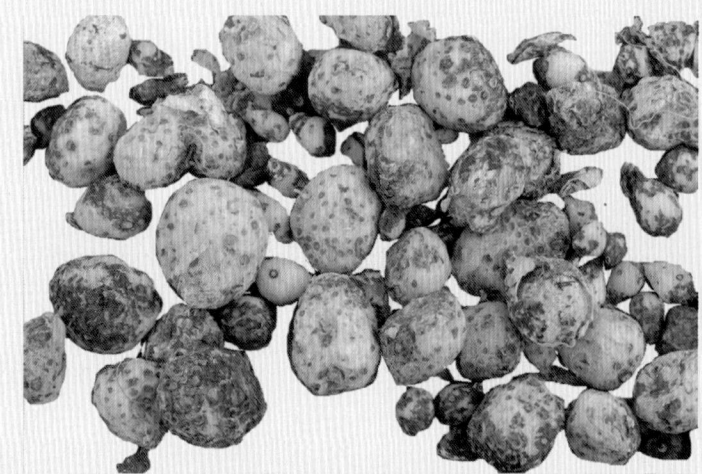

▲ 水半夏鲜品

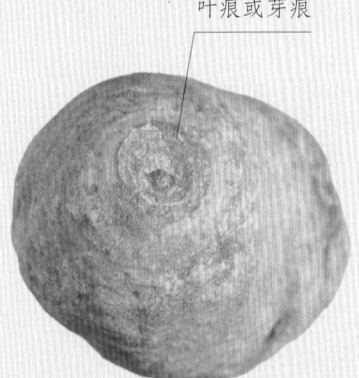

叶痕或芽痕

▲ 水半夏顶端表面

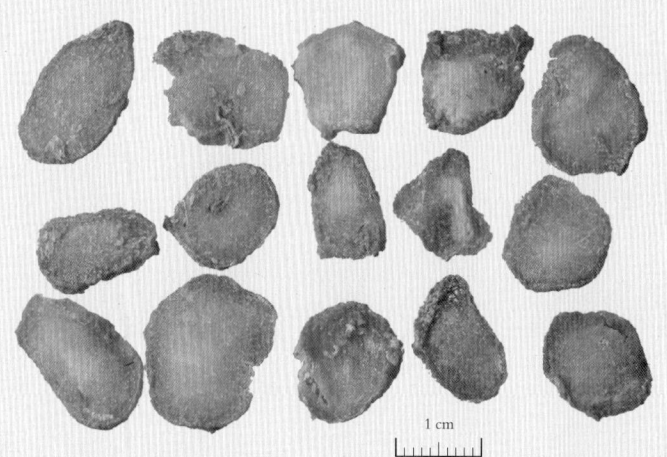

1 cm

▲ 水半夏饮片

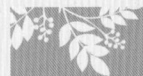

玉 竹 /Yuzhu

正 品

玉竹（药典品种）

药材为百合科植物玉竹 *Polygonatum odoratum* (Mill.) Druce的干燥根茎。本品呈长圆柱形，略扁，少有分枝，长4～18 cm，直径0.3～1.6 cm。表面黄白色或淡黄棕色，半透明，具纵皱纹及微隆起的环节，有白色圆点状的须根痕和圆盘状茎痕。干时质硬而脆，遇潮稍软，易折断，断面角质样或显颗粒性。气微，味甘，嚼之发黏。

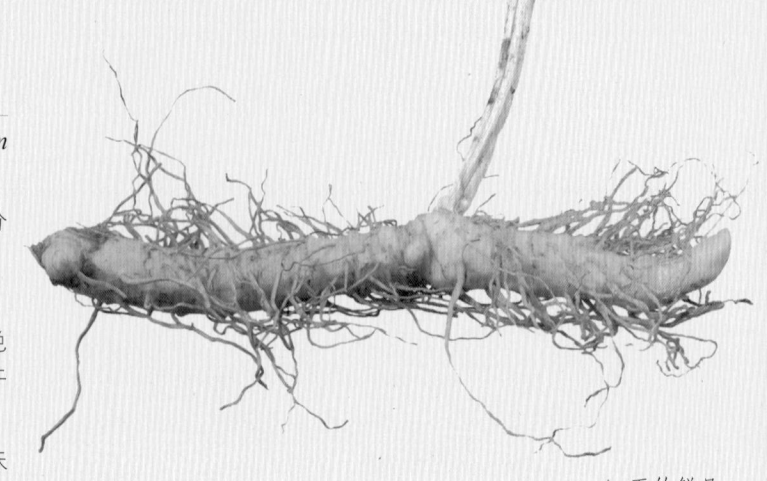

▲ 玉竹鲜品

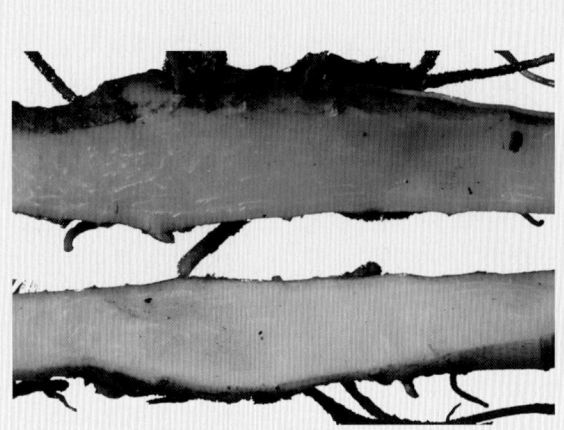

▲ 玉竹鲜品纵切面

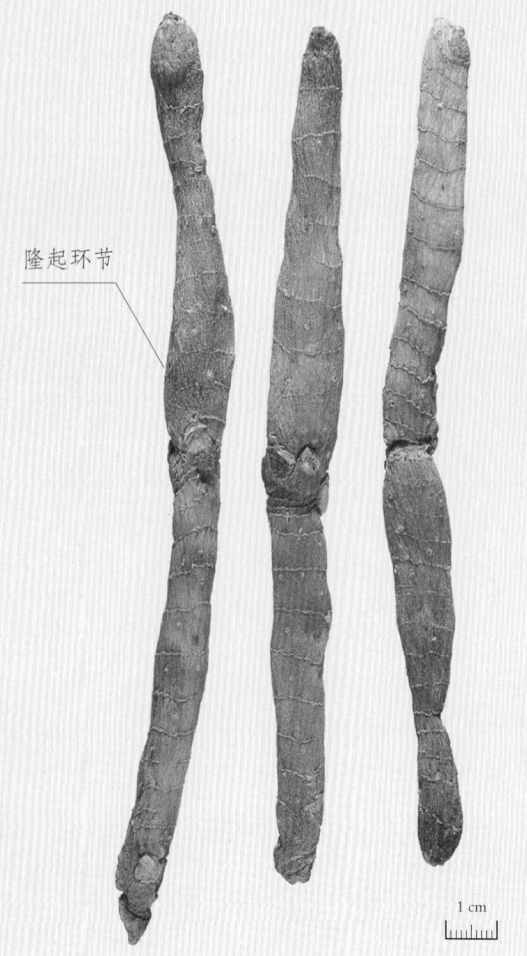

隆起环节

1 cm

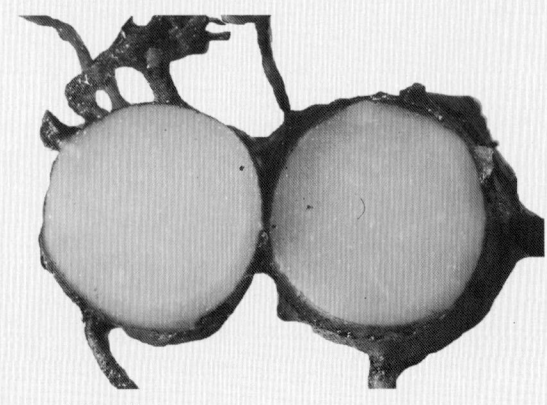

▲ 玉竹鲜品横切面

▲ 玉竹

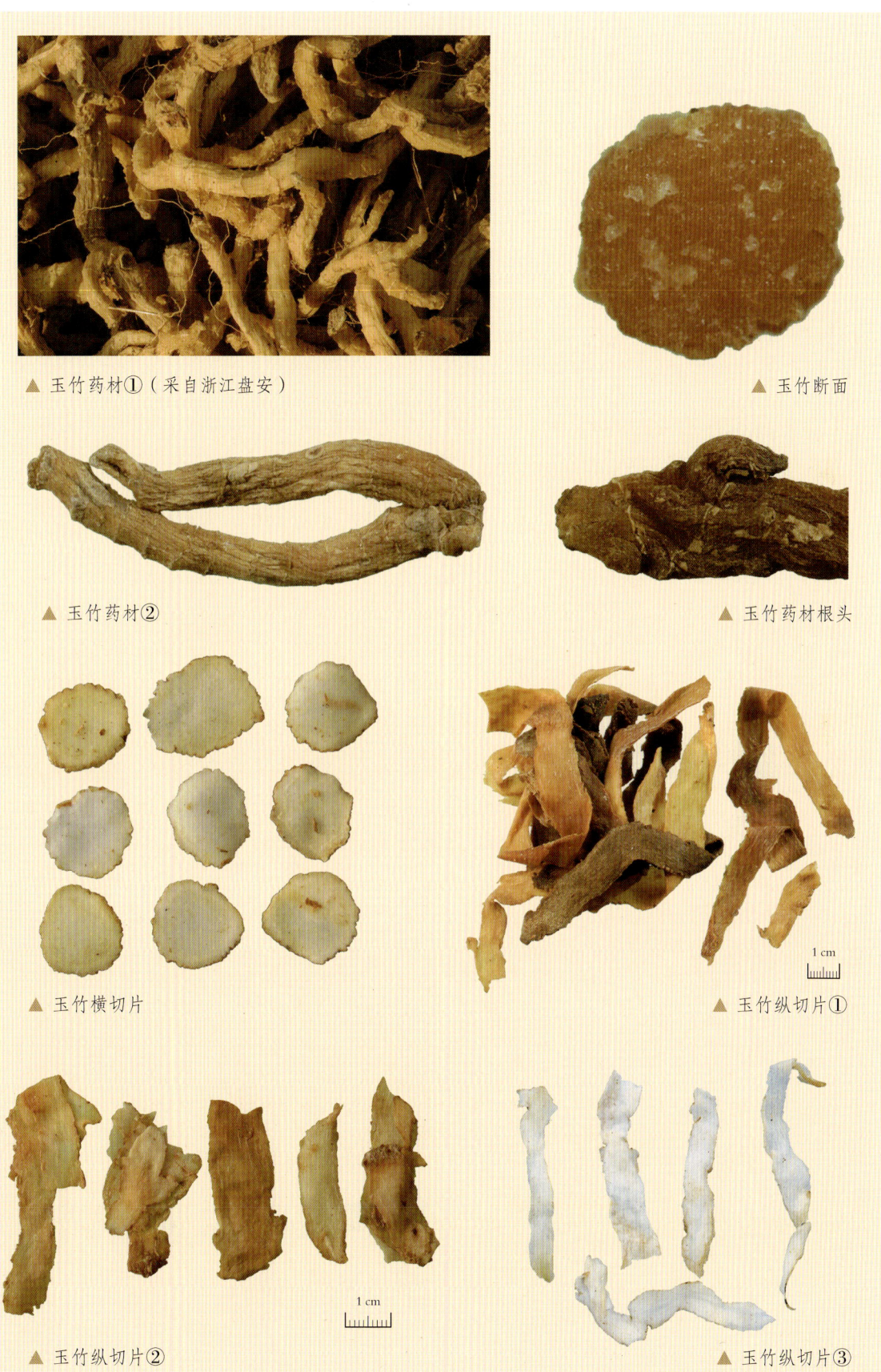

▲ 玉竹药材①（采自浙江盘安）

▲ 玉竹断面

▲ 玉竹药材②

▲ 玉竹药材根头

▲ 玉竹横切片

▲ 玉竹纵切片①

▲ 玉竹纵切片②

▲ 玉竹纵切片③

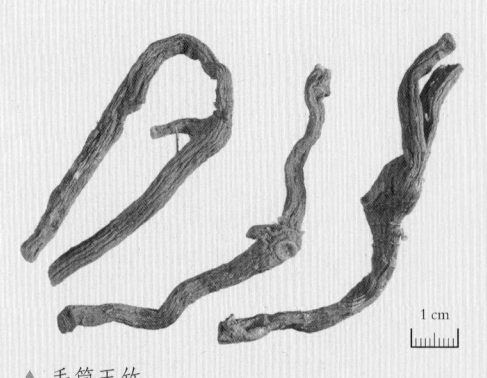

▲ 毛筒玉竹

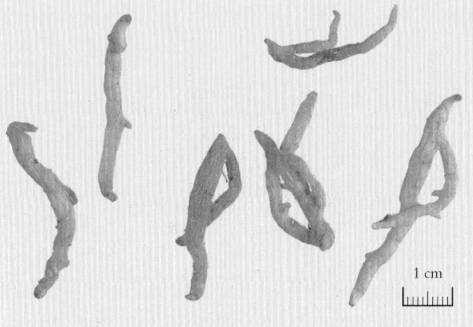

▲ 康定玉竹

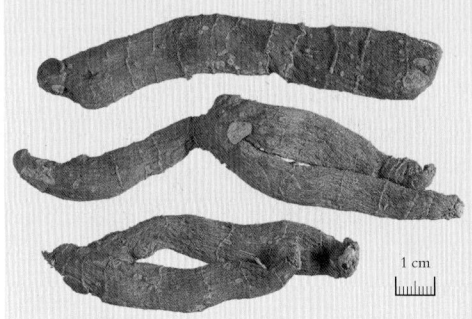

▲ 粗毛玉竹

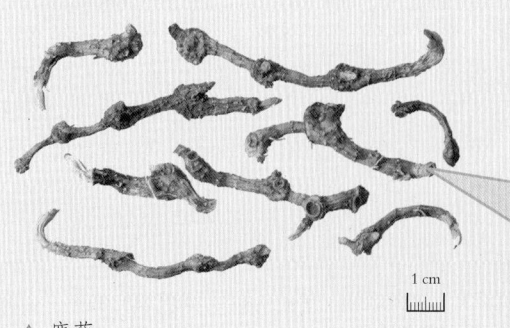

▲ 鹿药

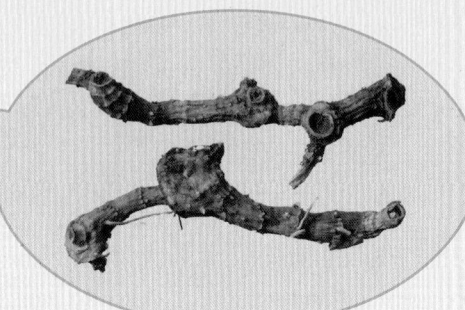

非正品

毛筒玉竹

为百合科植物毛筒玉竹 *Polygonatum inflatum* Kom. 的干燥根茎。

本品呈圆柱形，常弯曲，长5~10 cm，直径0.5~0.7 cm。表面黄棕色至深棕色，具深沟状的纵皱纹，节不明显，节间距在1 cm以上。须根多脱落，须根痕直径0.3~0.5 cm。

康定玉竹

为百合科植物康定玉竹 *Polygonatum pratii* Baker. 的干燥根茎。

本品呈细长圆柱形，长5~10 cm，直径0.3~0.5 cm。表面黄白色，隔2 cm左右有一个地上茎痕，节呈环状，节间0.2~0.3 cm。

粗毛玉竹

为百合科植物粗毛玉竹 *Polygonatum hirtellum* Hand. -Mazz. 的干燥根茎。

本品呈长圆柱形，略扁，具分枝，长4~15 cm，直径1~1.5 cm。表面黄白色或黄棕色，具纵皱纹及微隆起的环节，可见类圆形茎痕。质硬，易折断，断面角质样。气微，味淡。

鹿药

为百合科植物鹿药 *Smilacina japonica* A. Gray的干燥根茎。

本品略呈结节状，稍扁，长6~15 cm，直径0.5~1 cm。表面棕色至棕褐色，具皱纹，先端有一至数个茎基或芽基，周围密生多数须根。质较硬，断面白色，粉性。气微，味甜、微辛。

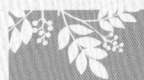

正品

甘松（药典品种）

药材为败酱科植物甘松 *Nardostachys chinensis* Bat. (Valerianaceae) 的干燥根及根茎。

本品略呈圆锥形，稍弯曲，长6～13cm。根茎短小，上端有茎、片状叶鞘残基。根单一或数条交结。质松脆，易折断。具特殊浓郁的香气，味苦而辛，有清凉感。

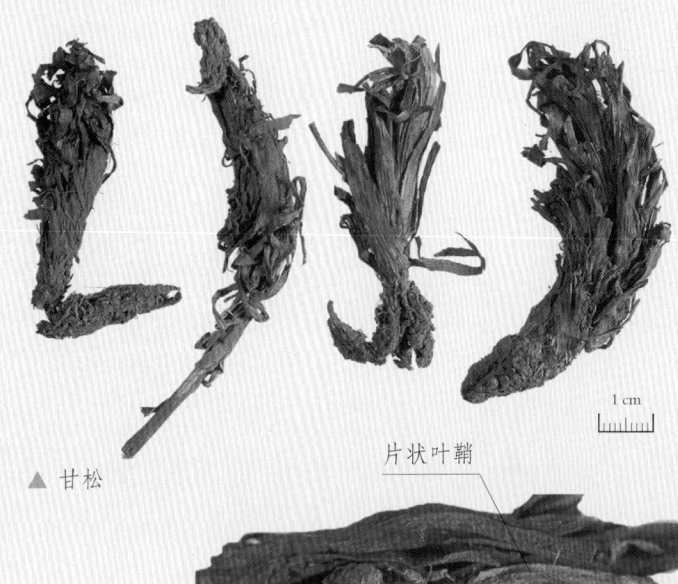

▲ 甘松

1 cm

片状叶鞘

▲ 甘松片状叶鞘

匙叶甘松（部颁品种）

药材为败酱科植物匙叶甘松 *Nardostachys jatamansi* DC. 的干燥根及根茎。

本品与甘松性状类似。唯残留的叶鞘纤维状。

纤维状

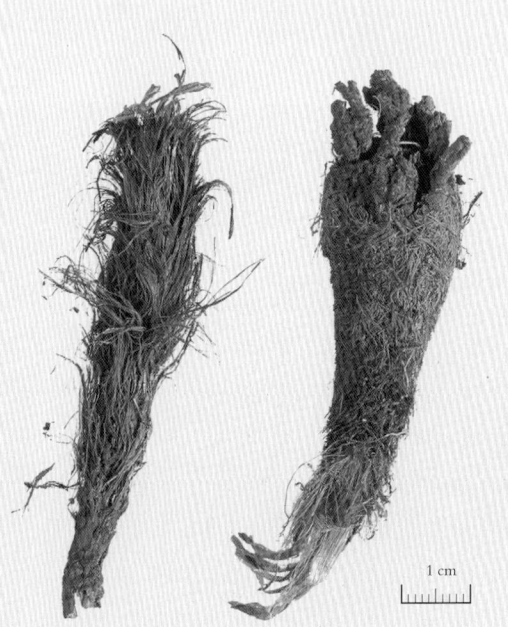

1 cm

▲ 匙叶甘松

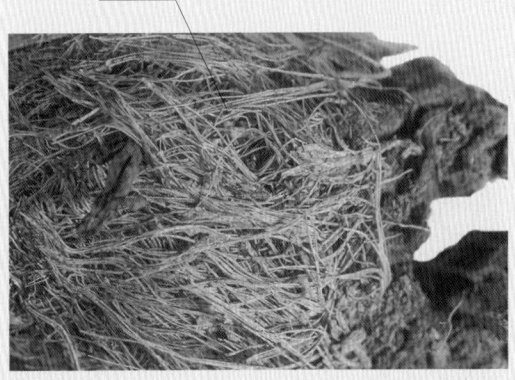

▲ 匙叶甘松纤维状叶鞘

甘 草 /Gancao

甘草（药典品种）

药材为豆科植物甘草 *Glycyrrhiza uralensis* Fisch. 的干燥根及根茎。根据加工的方法不同，商品分为甘草和除去外皮的粉甘草。

本品呈圆柱形，长25～100 cm，直径0.6～3.5 cm。外皮松紧不一，多紧实。表面红棕色或灰棕色，具显著的纵皱纹、沟纹、皮孔及稀疏的细根痕。质坚实，断面略显纤维性，黄白色，粉性，形成层环明显，射线放射状，有的具裂隙。根茎呈圆柱形，表面有芽痕，断面中部有髓。气微，味甜而特殊。

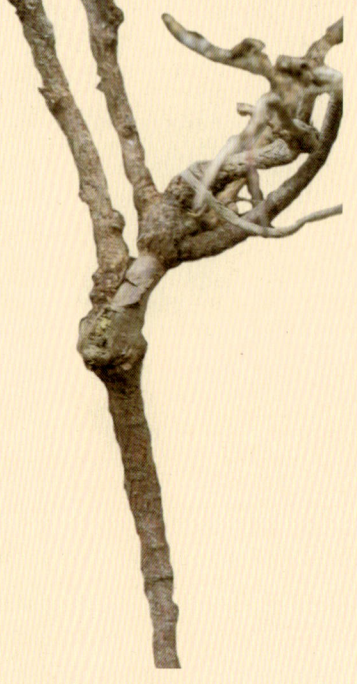

▲ 甘草（新疆吉木萨尔县产）

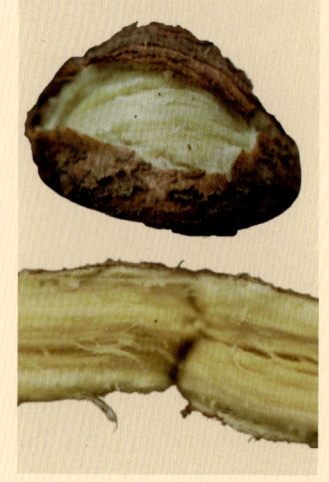

▲ 甘草鲜品纵剖面

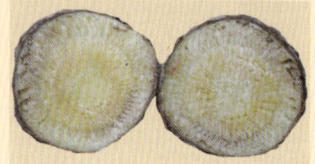

▲ 甘草鲜品横切面

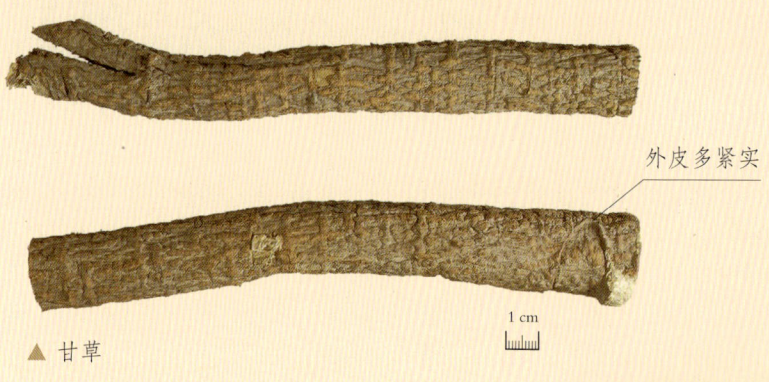

▲ 甘草

外皮多紧实

1 cm

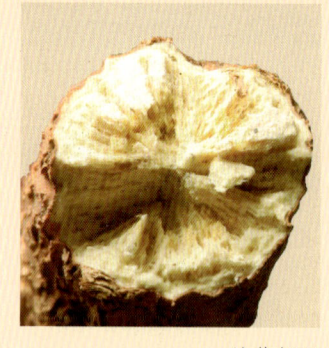

▲ 甘草断面

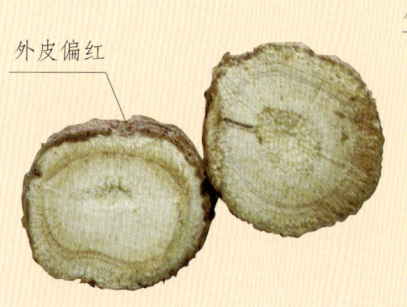

外皮偏红

▲ 甘草横切面（梁外甘草，内蒙古鄂尔多斯杭锦旗产）

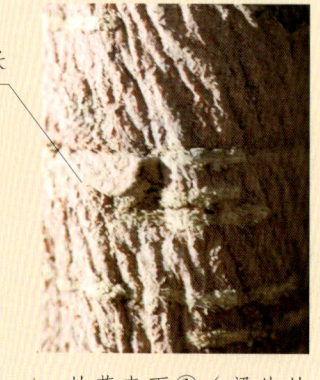

皮孔横长

▲ 甘草表面①（梁外甘草，野生）

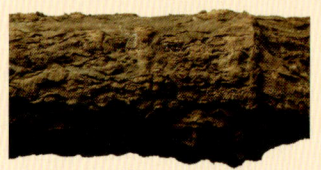

▲ 甘草表面②

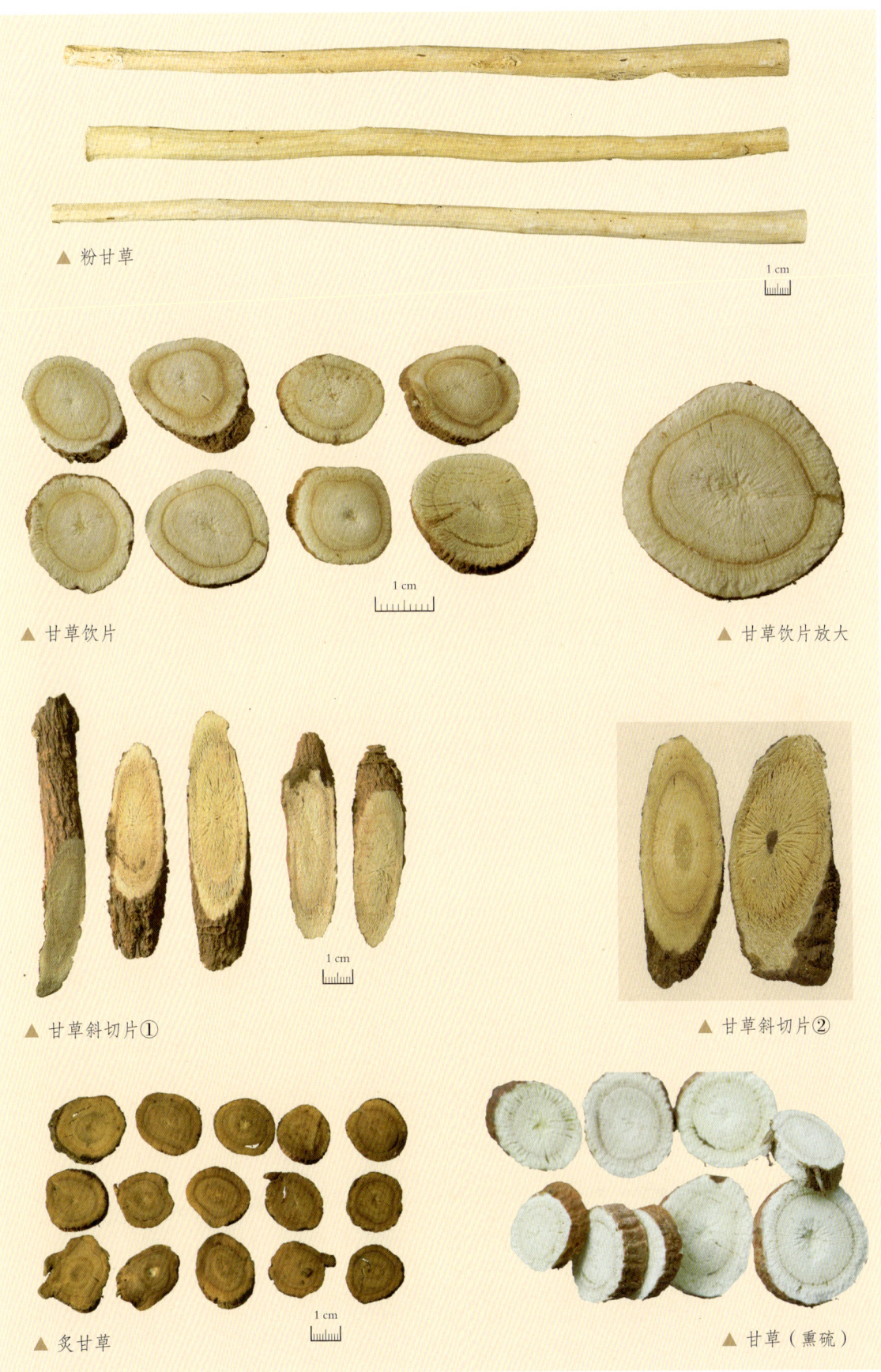

▲ 粉甘草

1 cm

▲ 甘草饮片

▲ 甘草饮片放大

▲ 甘草斜切片①

▲ 甘草斜切片②

▲ 炙甘草

▲ 甘草（熏硫）

胀果甘草（药典品种）

药材为豆科植物胀果甘草 *Glycyrrhiza inflata* Bat. 的干燥根及根茎。

本品根和根茎木质粗壮，有的有分枝，外皮粗糙，皱纹不规则，常具碱皮痕，表面多灰棕色或灰褐色。质坚硬，木质纤维多，粉性小。根茎不定芽多而粗大。

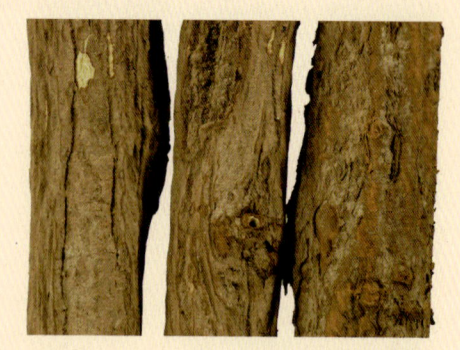

▲ 胀果甘草表面①

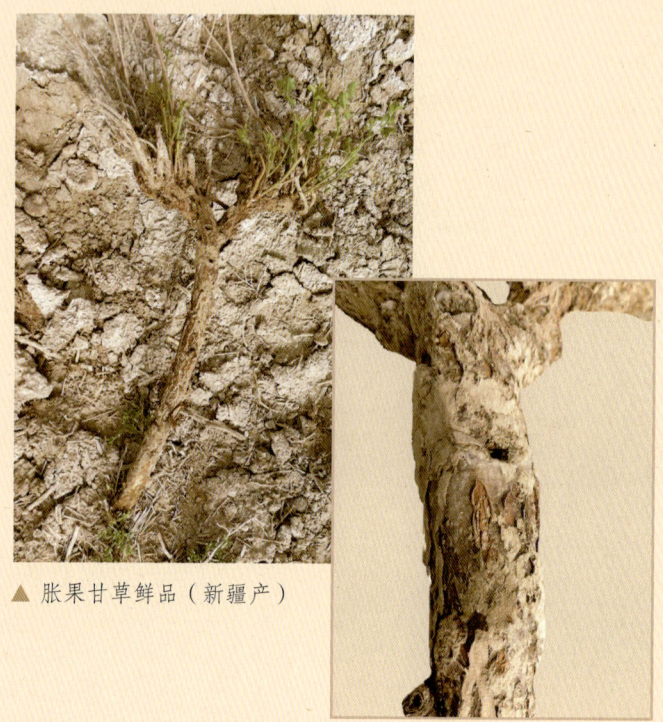

▲ 胀果甘草鲜品（新疆产）

常有碱皮痕

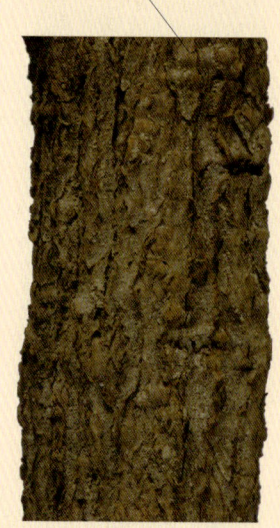

▲ 胀果甘草表面②
（甘肃敦煌产）

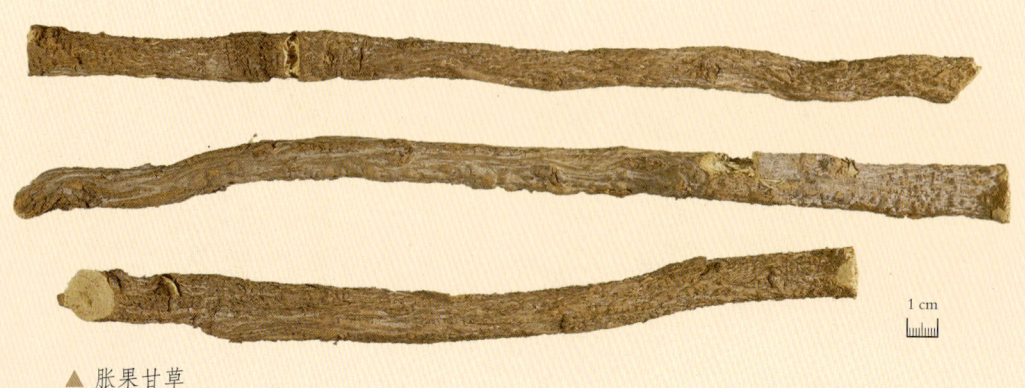

1 cm

▲ 胀果甘草

光果甘草（药典品种）

药材为豆科植物光果甘草 *Glycyrrhiza glabra* L. 的干燥根及根茎。

本品呈圆柱形，有的分枝，外皮略平整，多灰棕色，皮孔细而不明显。质地较坚实。气微，味甜。

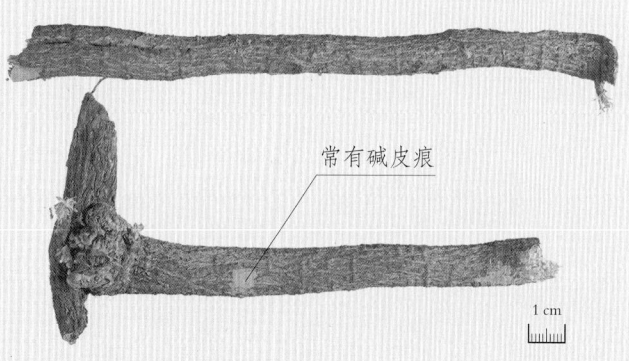

常有碱皮痕

1 cm

▲ 光果甘草

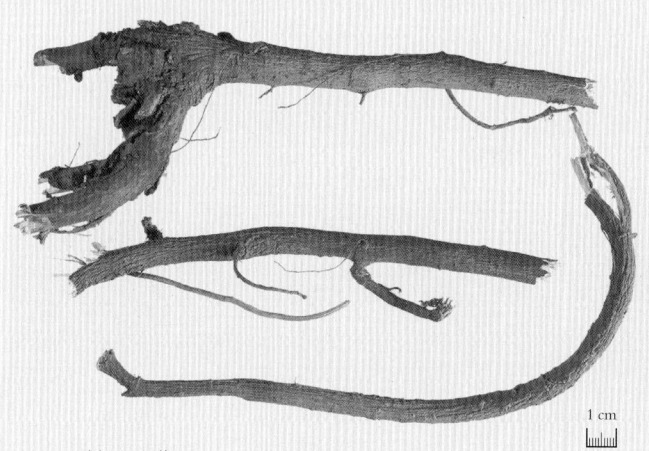

▲ 刺果甘草

1 cm

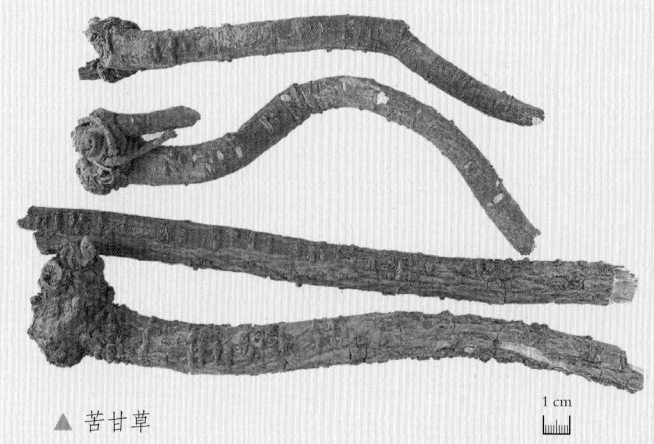

▲ 苦甘草

1 cm

非正品

刺果甘草

为豆科植物刺果甘草 *Glycyrrhiza pallidiflora* Maxim. 的干燥根及根茎。

本品根呈圆柱形，顶端有多数茎残基。表面灰棕色，有纵皱纹及横向皮孔。横断面灰白色，木部浅黄色，中央有小型的髓。质坚硬。根茎具芽痕和髓。气微，味苦、涩。

苦甘草

本品为豆科植物苦豆子 *Sophora alopecuroides* L. 的干燥根及根茎。

本品根呈圆柱形，长短不一，直径0.7～2 cm。外表棕黑色或土棕色，具明显的纵沟纹、皮孔及稀疏的细根痕。质坚实，断面略显纤维性，有的有裂隙。根茎表面有芽痕，断面中部有髓。气微，味极苦。

甘　遂 /Gansui

甘遂（药典品种）

药材为大戟科植物甘遂 *Euphorbia kansui* T. N. Liou ex T. P. Wang 的干燥块根。

本品呈椭圆形、长圆柱形或连珠形，长1～5 cm，直径0.5～2.5 cm。表面类白色，凹陷处常有棕色外皮残留。质脆，易折断，断面粉性，白色，木部微显放射状纹理，长圆柱状者纤维性较强。气微，味微甘而辣。

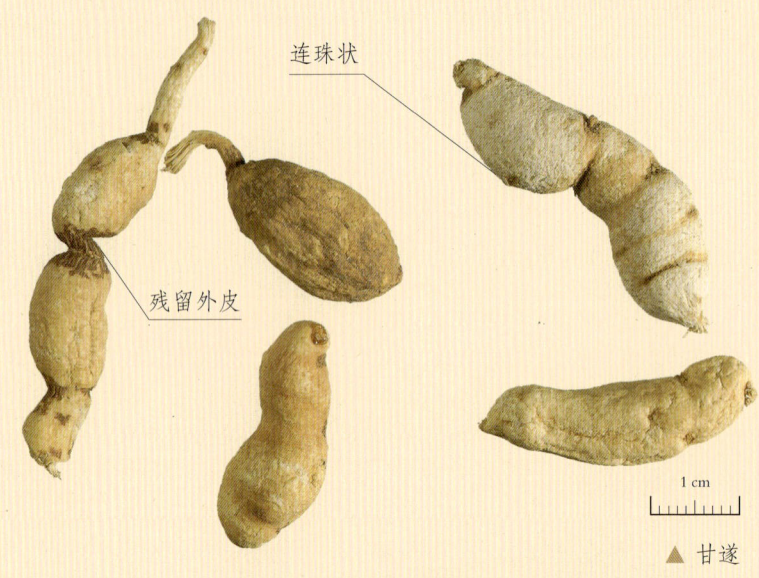

连珠状

残留外皮

1 cm

▲ 甘遂

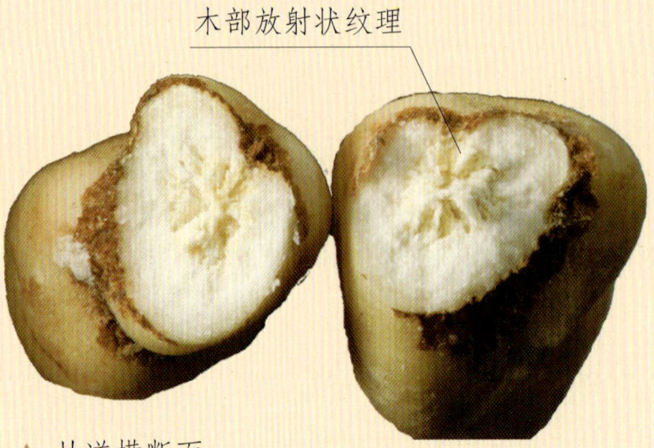

木部放射状纹理

▲ 甘遂横断面

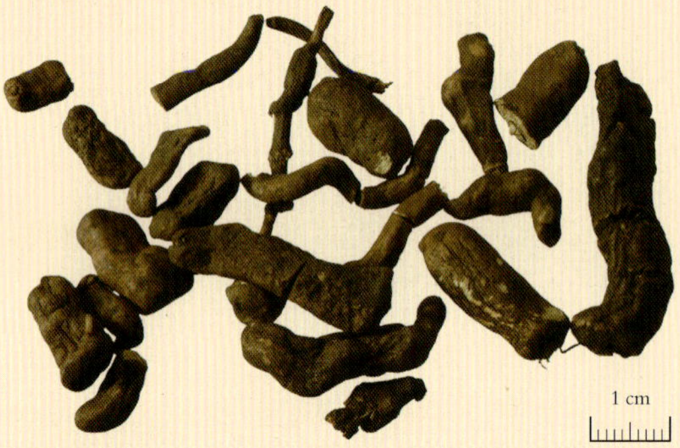

1 cm

▲ 炙甘遂

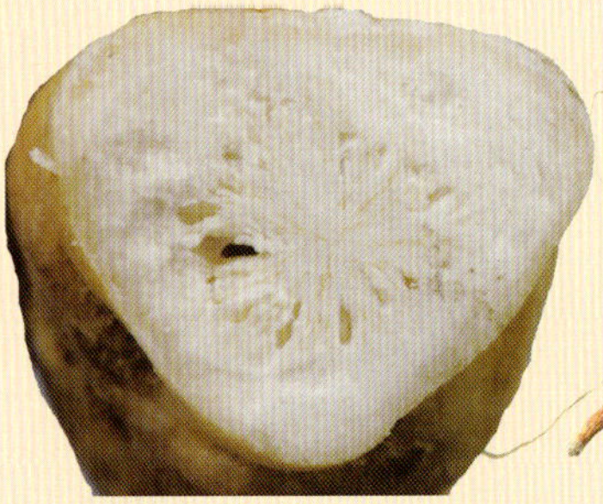

▲ 甘遂横切面

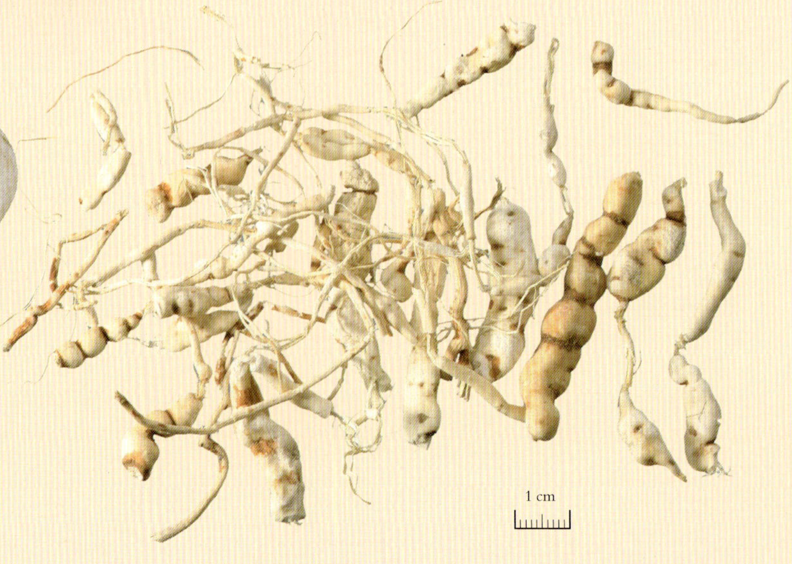

1 cm

▲ 甘遂（待加工品，采自河北安国）

石 菖 蒲 /Shichangpu

石菖蒲（药典品种）

药材为天南星科植物石菖蒲 *Acorus tatarinowii* Schott 的干燥根茎。

本品呈扁圆柱形，多弯曲，常有分枝，长3～20 cm，直径0.3～1 cm。根茎上表面棕褐色或灰棕色，粗糙，有疏密不匀的环节，节间长0.2～0.8 cm，具细纵皱纹。根茎下表面残留须根或圆点状根痕；叶痕呈三角形，左右交互排列，略紧密，有的具毛鳞状的叶基残余。质硬，断面纤维性，类白色或微红色，可见多数维管束小点及棕色油细胞。气芳香，味苦、微辛。

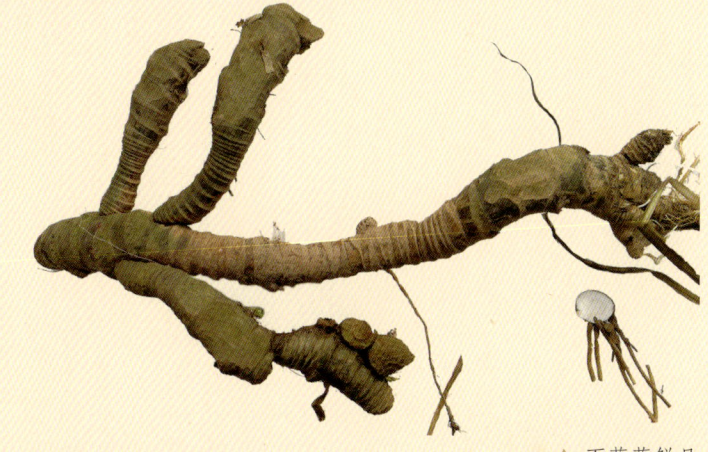

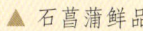
▲ 石菖蒲鲜品

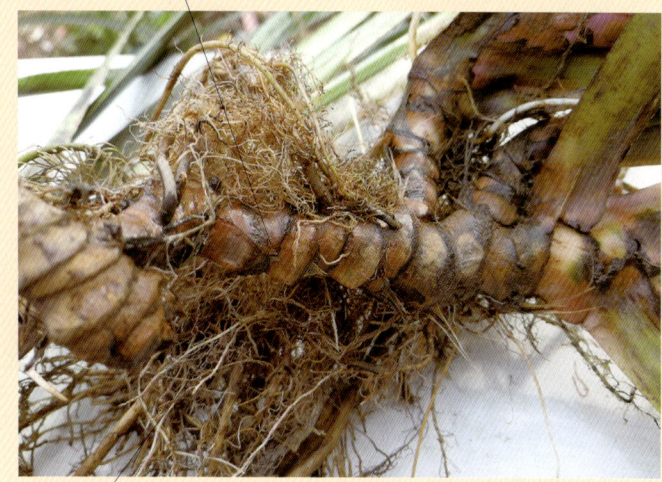
叶痕微呈交互排列

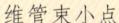
须根　▲ 石菖蒲鲜品根茎上表面（四川宜宾产）

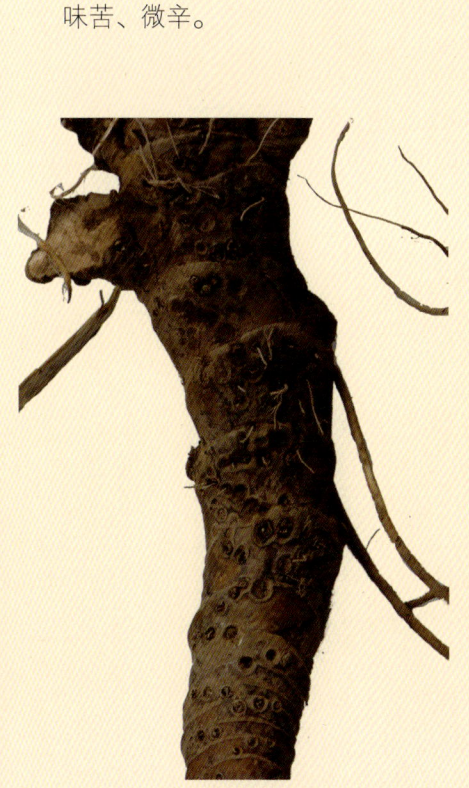
▲ 石菖蒲鲜品根茎下表面

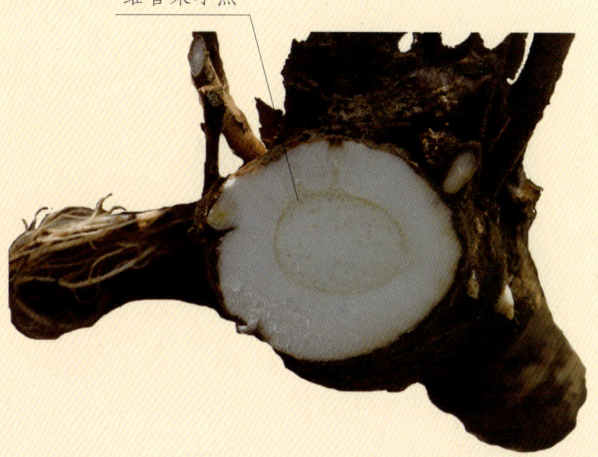
维管束小点

▲ 石菖蒲鲜品根茎切面

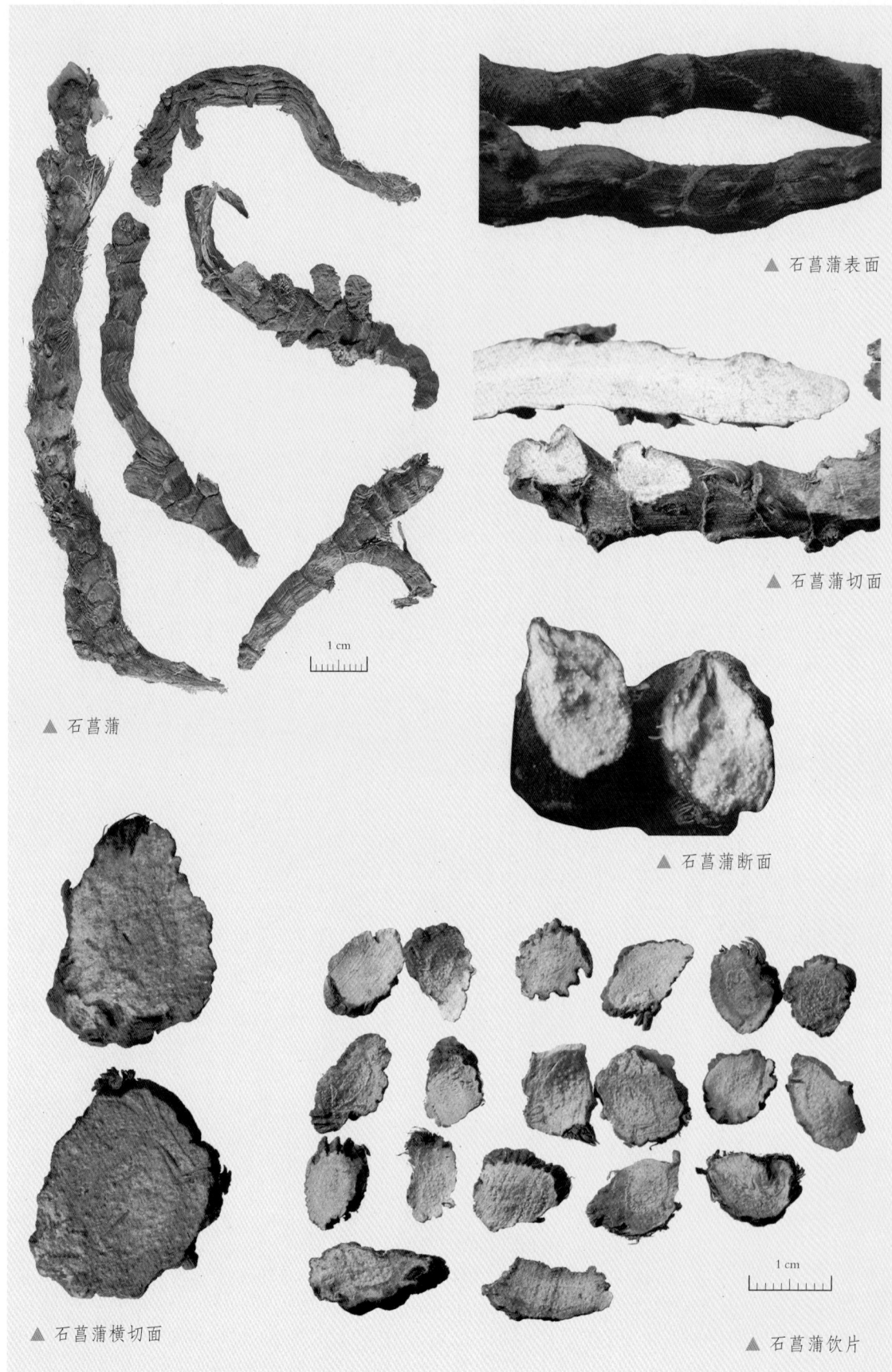

▲ 石菖蒲表面

▲ 石菖蒲切面

▲ 石菖蒲

▲ 石菖蒲断面

▲ 石菖蒲横切面

▲ 石菖蒲饮片

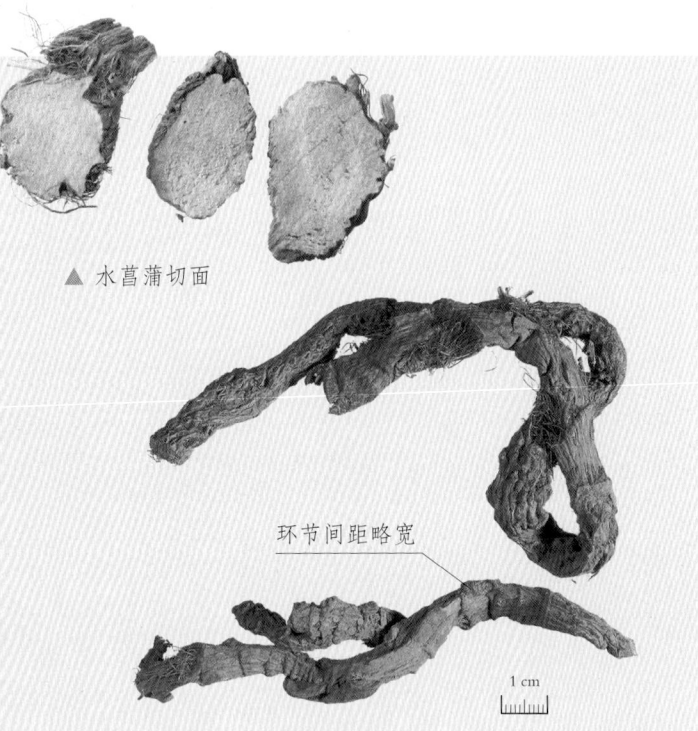

▲ 水菖蒲切面

非正品

水菖蒲

为天南星科植物水菖蒲 *Acorus calamus* L. 的干燥根茎。

本品根茎较粗大，少有分枝，长5～20 cm，直径1～1.5 cm。表面类白色至棕红色，节间长0.2～1.5 cm。上侧有较大的类三角形叶痕，下侧有凹陷的圆点状根痕。质硬，折断面海绵样，类白色或淡棕色，横切面可见一明显的环，有多数小空洞及维管束小点。气较浓烈而特异，味辛。

环节间距略宽

1 cm

▲ 水菖蒲

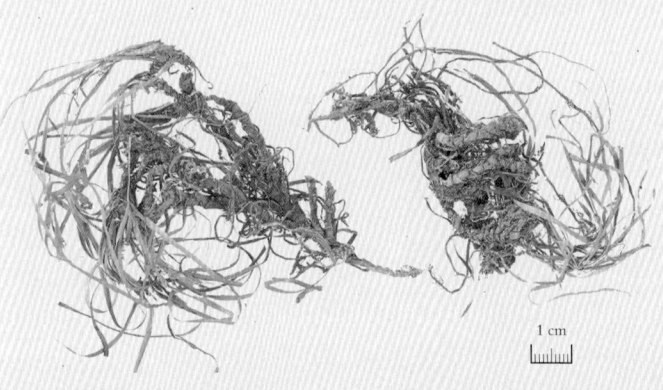

1 cm

▲ 金钱蒲

金钱蒲

为天南星科植物金钱蒲 *Acorus gramineus* Soland. 的干燥根茎。

本品根茎较细小，有分枝，长5～10 cm，直径约0.7 cm。表面类白色至棕红色，节间略短。气浓烈而特异，味辛。

岩白菜

为虎耳草科植物岩白菜 *Bergenia purpurascens* (Hook. f. Thoms.) Engl. 的干燥根茎。

本品呈类圆柱形而稍扁，略弯曲，长10～30 cm，直径1～2 cm。表面棕灰色至棕黑色，具密集而稍隆起的环节，节间长，节上有的有棕黑色叶基残存，并有皱缩条纹及凹点状或突起的根痕。质坚实而脆，易折断，断面类白色或粉红色，粉性。气微，味苦、涩。

注：九节菖蒲的特征参见本册九节菖蒲项下。

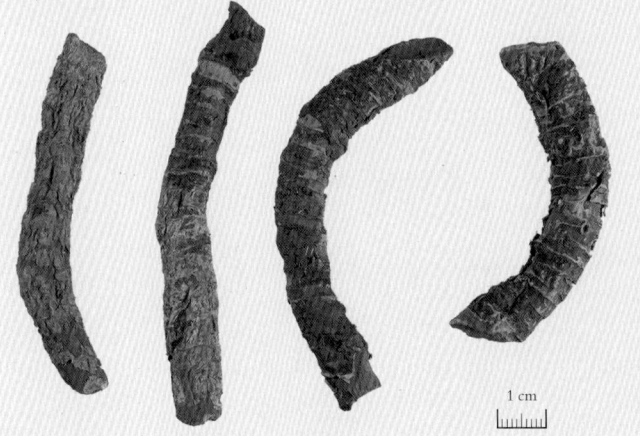

1 cm

▲ 岩白菜

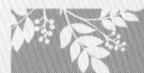

龙 胆 /Longdan

横皱纹明显

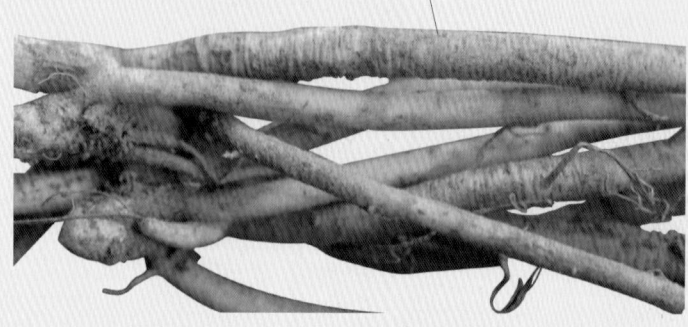

▲ 龙胆鲜品表面

正 品

龙胆（药典品种）

药材为龙胆科植物龙胆 *Gentiana scabra* Bge. 、条叶龙胆 *Gentiana manshurica* Kitag. 或三花龙胆 *Gentiana triflora* Pall. 的干燥根及根茎。

根茎呈不规则的块状，长1～3 cm，直径0.3～1 cm；表面暗灰色或深棕色，上端有茎痕或残留茎基，周围和下端着生多数细长的根。根圆柱形，略扭曲，长10～20 cm，直径0.2～0.5 cm；表面淡黄色或黄棕色，上部多有显著的横皱纹，下部较细，有纵皱纹及支根痕。质脆，易折断，断面略平坦，皮部黄白色或淡黄棕色，木部色较浅，呈点状环列。气微，味极苦。

茎基

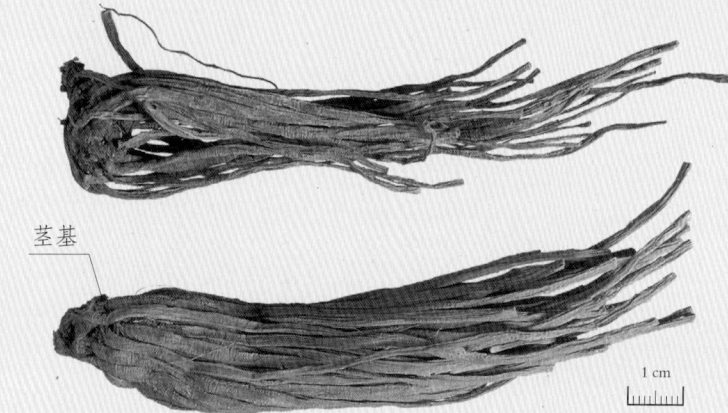

1 cm

▲ 龙胆

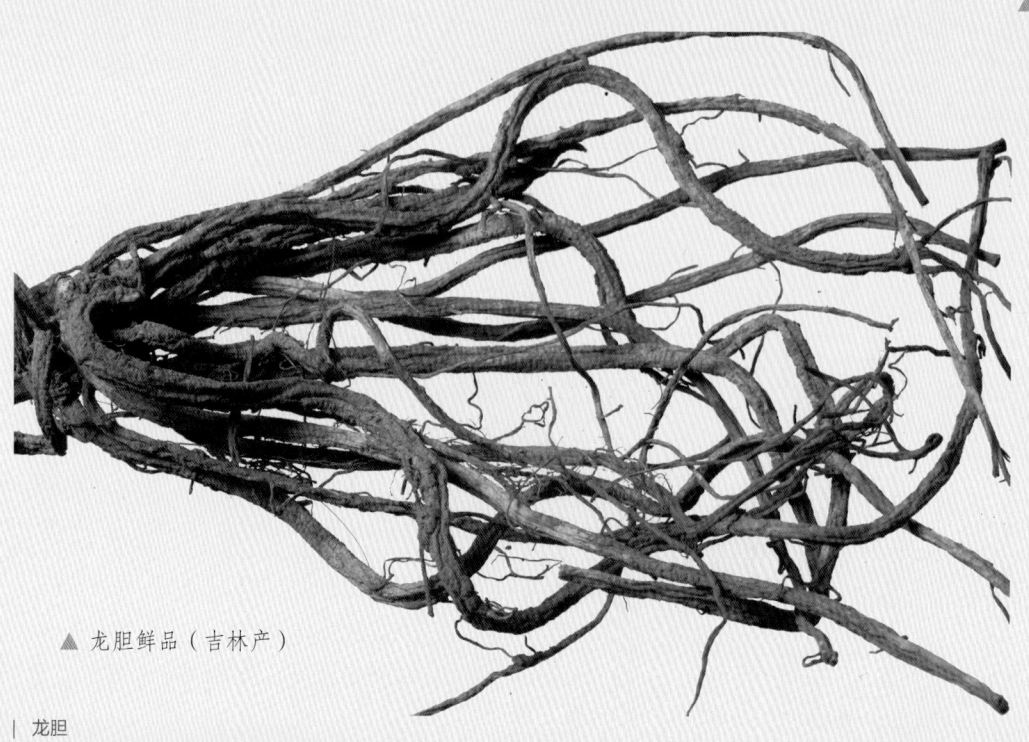

▲ 龙胆鲜品（吉林产）

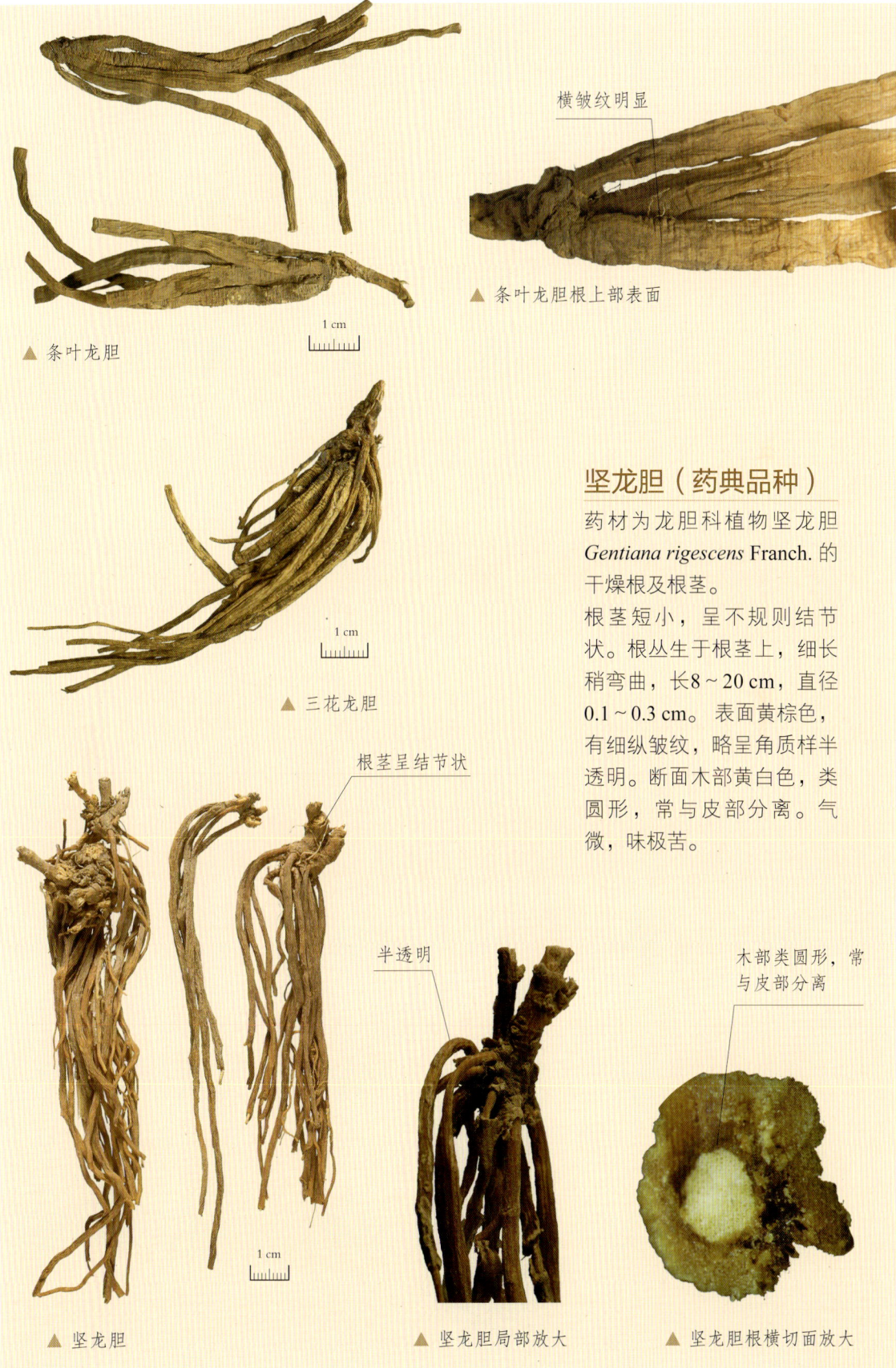

横皱纹明显

▲ 条叶龙胆根上部表面

▲ 条叶龙胆

1 cm

▲ 三花龙胆

1 cm

坚龙胆（药典品种）

药材为龙胆科植物坚龙胆 *Gentiana rigescens* Franch. 的干燥根及根茎。

根茎短小，呈不规则结节状。根丛生于根茎上，细长稍弯曲，长8~20 cm，直径0.1~0.3 cm。表面黄棕色，有细纵皱纹，略呈角质样半透明。断面木部黄白色，类圆形，常与皮部分离。气微，味极苦。

根茎呈结节状

半透明

木部类圆形，常与皮部分离

▲ 坚龙胆

1 cm

▲ 坚龙胆局部放大

▲ 坚龙胆根横切面放大

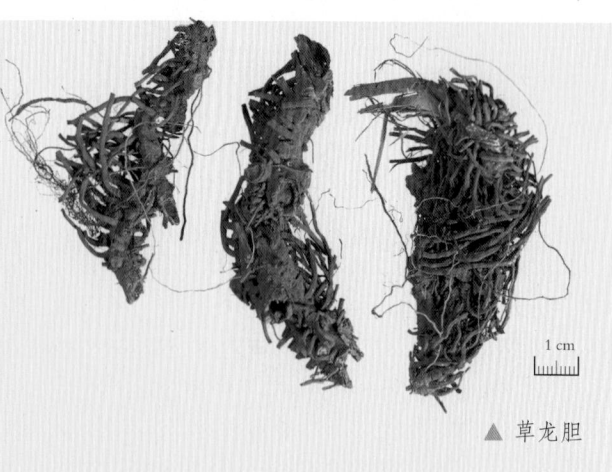

▲ 草龙胆

非正品

草龙胆

为玄参科植物草本威灵仙 *Veronicastrum sibiricum*（L.）Hara 的干燥根及根茎。

本品根茎呈不规则块状。上端可见凹陷的茎痕。根丛生于根茎上，圆柱形，长2～8 cm，直径0.1～0.2 cm。表面棕褐色，平坦或微显纵皱纹。断面皮部棕褐色，木部黄白色。气香，味苦、涩。

红花龙胆

为龙胆科植物红花龙胆 *Gentiana rhodantha* Franch. 的干燥全草。

全草长30～60 cm，根茎极短小，有数条根；茎挺直，具棱，分枝多；叶对生，革质，卵圆形或卵状三角形，长 1～2 cm，宽0.7～1.5 cm，边缘反卷，有细锯齿；花单生枝顶或叶腋，长约2.5 cm，花冠漏斗状，裂片间具流苏褶。气微，味微苦。

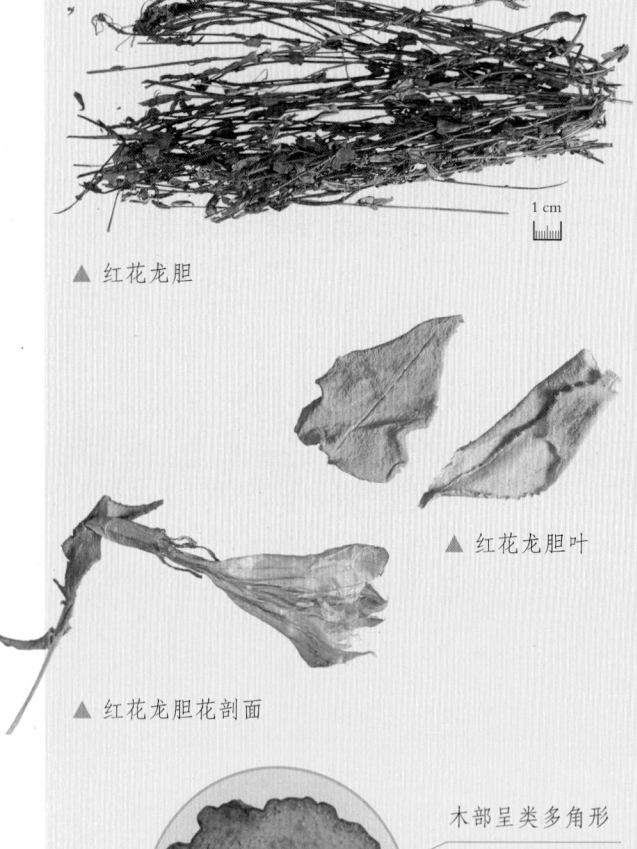

▲ 红花龙胆

▲ 红花龙胆叶

▲ 红花龙胆花剖面

鬼臼

为小檗科植物鬼臼 *Podophyllum emodii* Wall. var. *chinense* Sprague 的干燥根及根茎。

根茎呈不规则块状，上端可见凹陷的茎痕。根丛生于根茎上，圆柱形，长6～12 cm，直径0.2～0.3 cm。表面棕褐色，平坦或微显纵皱纹。断面显粉性，白色；木部黄色，呈类多角形。气微，味苦。有毒。

木部呈类多角形

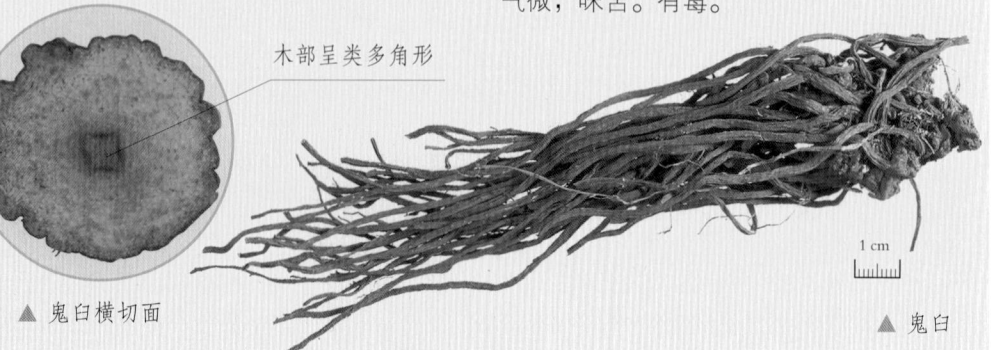

▲ 鬼臼横切面

▲ 鬼臼

正 品

北沙参（药典品种）

药材为伞形科植物珊瑚菜 *Glehnia littoralis* Fr. Schmidt ex Miq. 经沸水中烫后除去外皮后的干燥根。

本品呈细长圆柱形，野生品偶有分枝，长 10～30 cm，直径 0.4～1.2 cm。表面淡黄白色，略粗糙，偶有残存黄棕色的外皮。全体有细纵皱纹及纵沟，栽培品横皱纹多。有棕黄色点状皮孔和细根痕，上端稍细，常具有根茎残基。质硬脆，略角质样，易折断，断面不整齐，皮部浅黄白色，其内侧可见一深棕色环状纹理（野生品具裂隙），木部黄色。气微特异，味甘，嚼之不发黏。

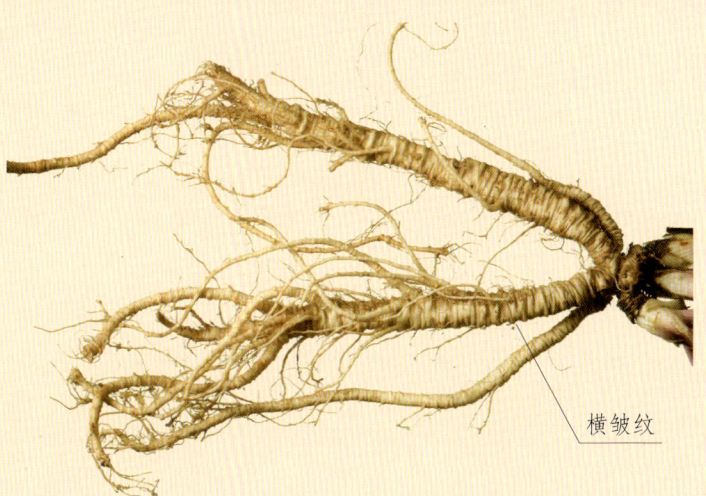

横皱纹

▲ 北沙参鲜品①（栽培品）

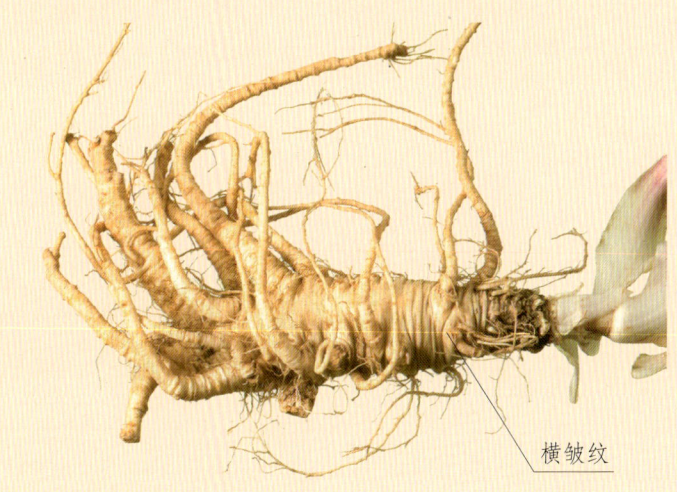

横皱纹

▲ 北沙参鲜品②（栽培品）

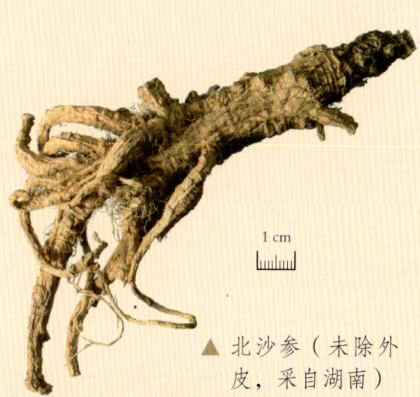

1 cm

▲ 北沙参（未除外皮，采自湖南）

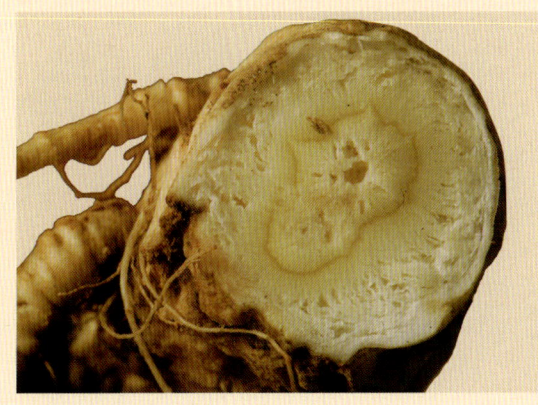

▲ 北沙参鲜品横切面（栽培品）

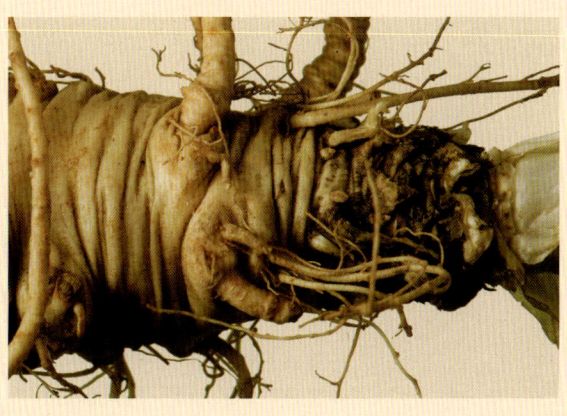

▲ 北沙参鲜品头部表面（栽培品）

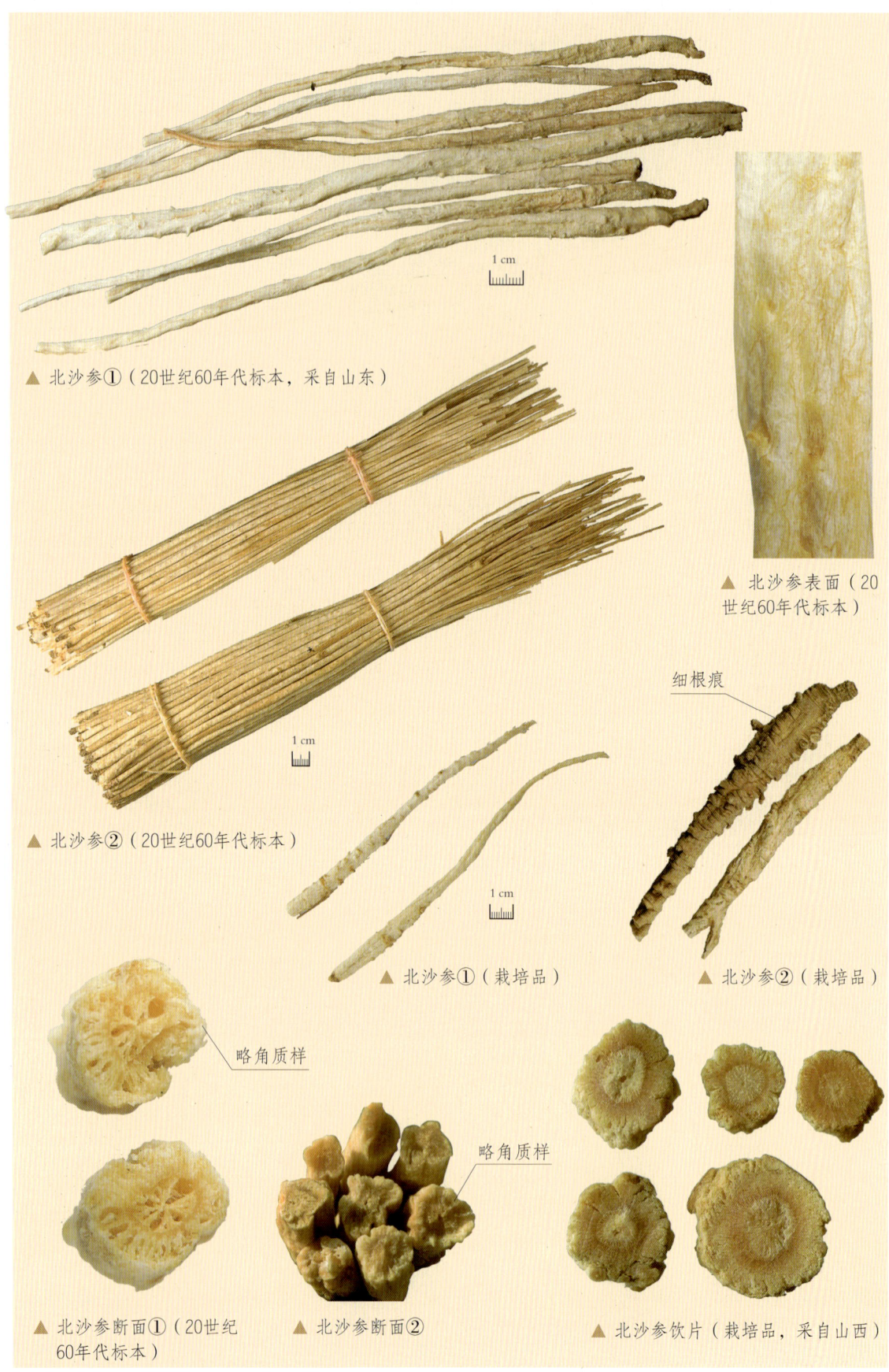

▲ 北沙参①（20世纪60年代标本，采自山东）

▲ 北沙参表面（20世纪60年代标本）

细根痕

▲ 北沙参②（20世纪60年代标本）

▲ 北沙参①（栽培品）

▲ 北沙参②（栽培品）

略角质样

略角质样

▲ 北沙参断面①（20世纪60年代标本）

▲ 北沙参断面②

▲ 北沙参饮片（栽培品，采自山西）

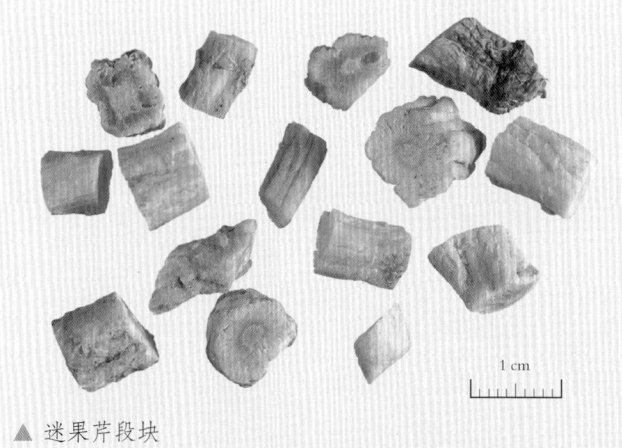

▲ 迷果芹段块

迷果芹

为伞形科植物迷果芹 *Sphallerocarpus gracilis* (Bess) K. -Pol. 的干燥根。

本品呈长圆柱形，长8～20 cm，直径0.5～2 cm。表面黄白色，可见残留的深黄棕色外皮，根顶端钝圆，可见茎残基，其四周有紫棕色鳞叶残基环绕，颈部具密集环纹，体部有明显纵皱纹和横长皮孔样突起。质硬，易折断，断面乳白色。气微，具胡萝卜样香气，味淡、微甜。

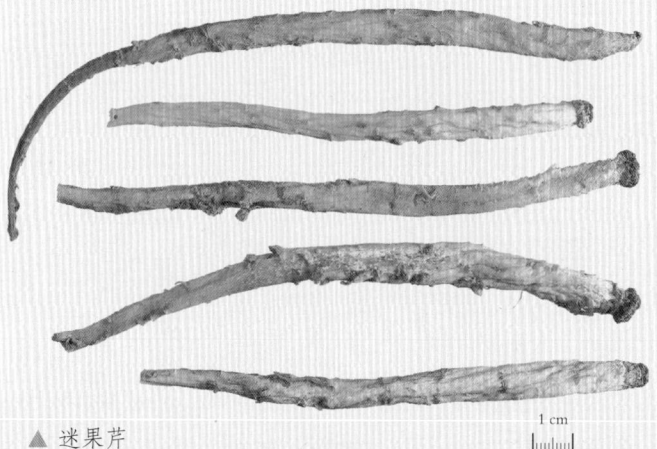

▲ 迷果芹

硬阿魏

为伞形科植物硬阿魏 *Ferula bungeana* Kitag. 的干燥根。

本品呈长圆柱形，长8～20 cm，直径0.5～2 cm。未除去外皮者表面淡黄棕色，除去外皮者表面黄白色，体部有细纵皱纹和横长皮孔样突起。体轻，质脆，易折断，断面乳白色。气微，味淡。

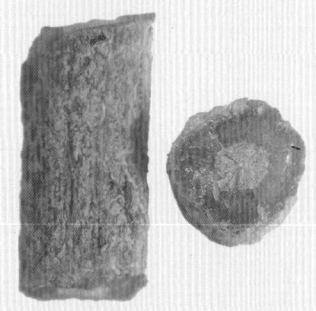

▲ 硬阿魏段块及断面

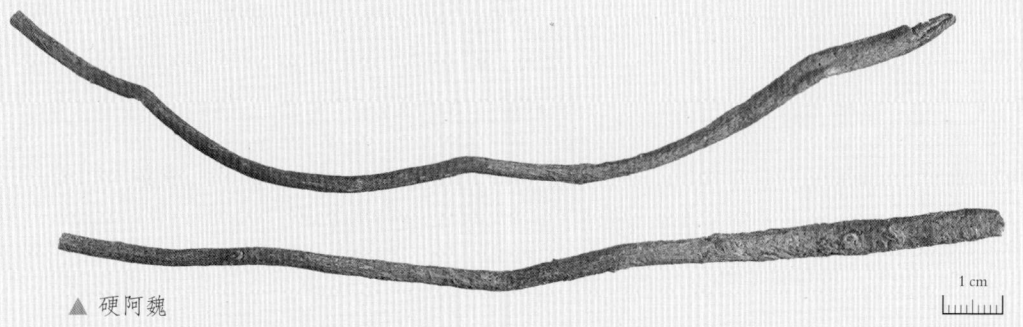

▲ 硬阿魏

石生蝇子草

为石竹科植物石生蝇子草 *Silene tatarinowii* Regel 的干燥根。

本品多数为细长圆柱形。根簇生在根茎上，有的根已与根茎分离，根茎顶端膨大，有数个茎基痕，长 10～15 cm，直径0.2～0.8 cm。未除去外皮者表面深棕色，除去外皮者表面类白色或淡黄白色，光洁细腻，有的有灰棕色栓皮残存。有点状皮孔样突起及纵沟。质硬而脆，易折断，断面类白色或淡黄白色，皮部薄，有的已与木部分离。气微，嚼之微有香味。

注： 南沙参的特征参见本册南沙参项下。

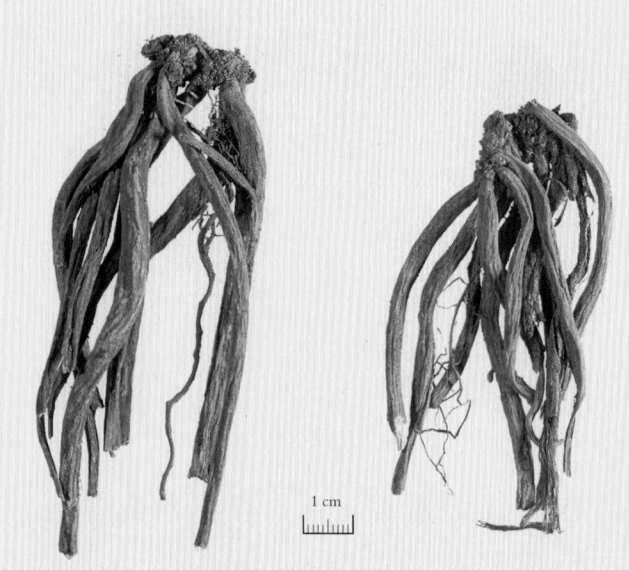

▲ 石生蝇子草①（未去外皮）

皮部与木部分离

▲ 石生蝇子草表面及
断面（已去外皮）

▲ 石生蝇子草切面

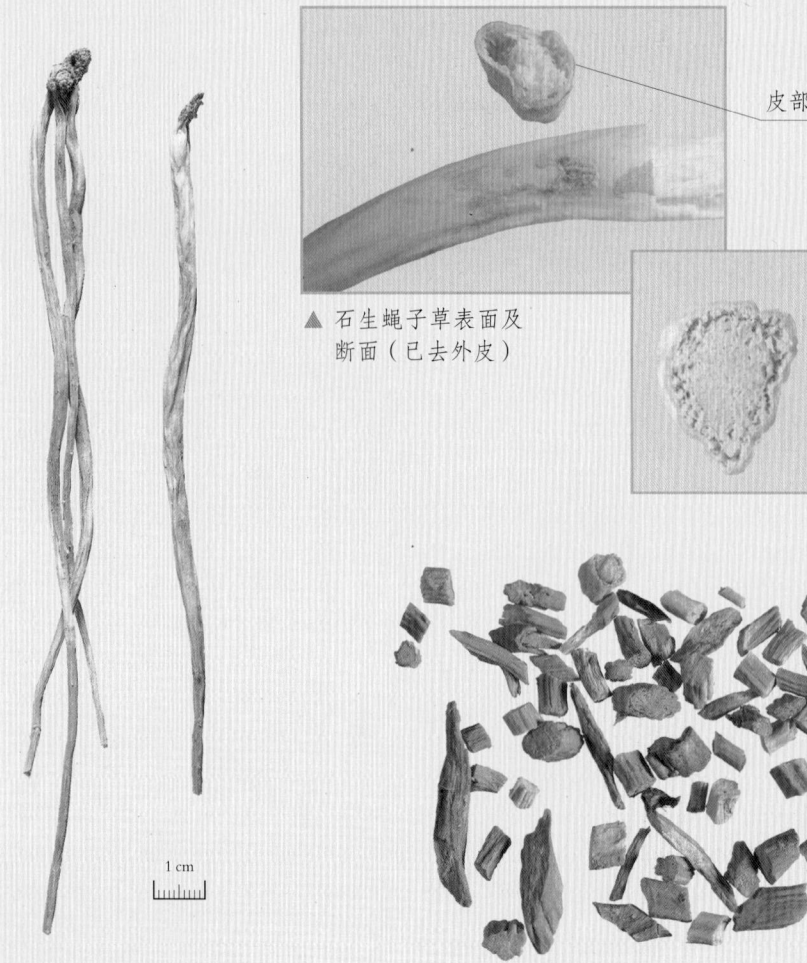

▲ 石生蝇子草②

▲ 石生蝇子草段块

仙 茅 /Xianmao

正 品

仙茅（药典品种）

药材为石蒜科植物仙茅 *Curculigo orchioides* Gaertn. 的干燥根茎。

本品呈圆柱形，略弯曲，长3~10 cm，直径0.4~0.8 cm。表面棕色至褐色，粗糙，有细孔状的须根痕及横皱纹。质硬而脆，易折断，断面不平坦，淡褐色或棕褐色，近中心处色较深，类圆形。气微香，味微苦、辛。

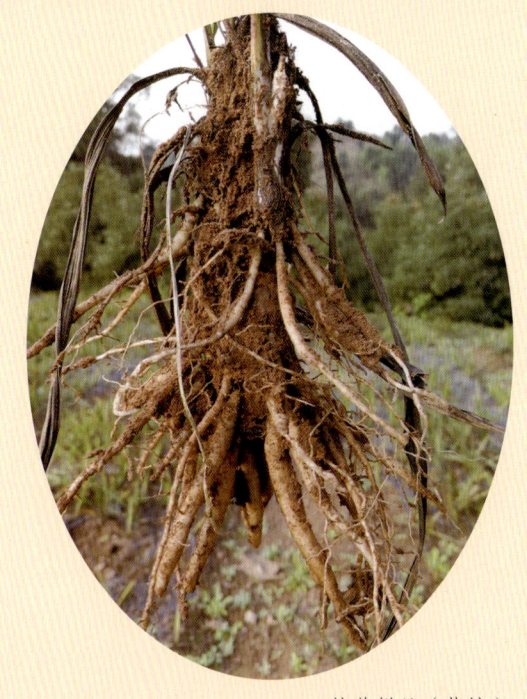

▲ 仙茅鲜品（栽培）

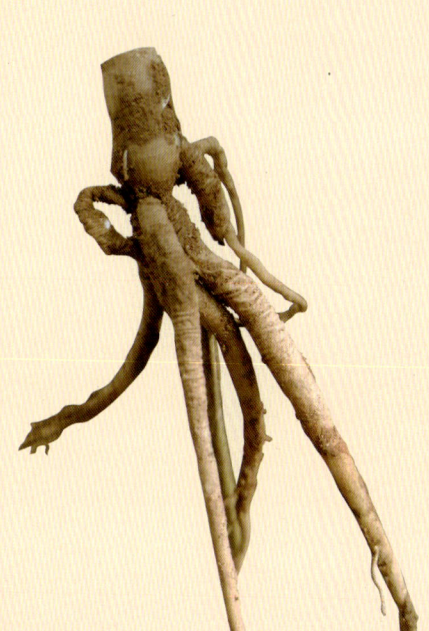

▲ 仙茅鲜品（野生，四川宜宾产）

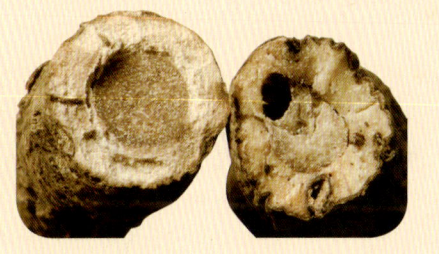

▲ 仙茅断面

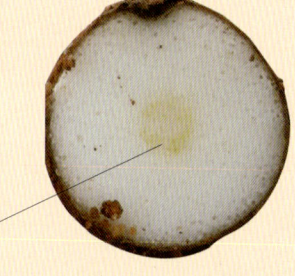

近中心处色较深

▲ 仙茅鲜品切面

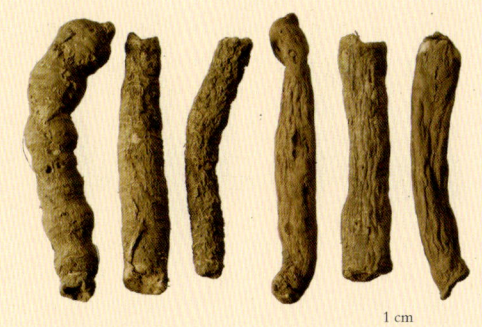

1 cm

▲ 仙茅①

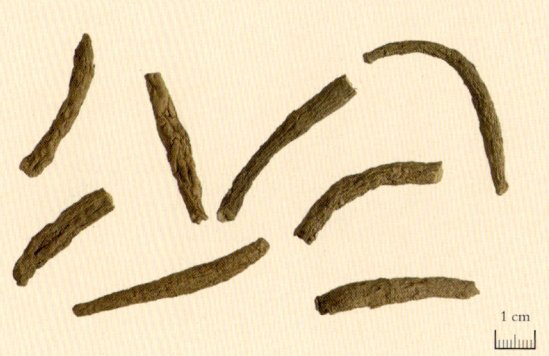

1 cm

▲ 仙茅②

仙茅 | 105

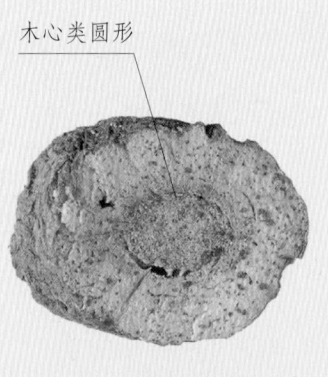

木心类圆形

▲ 仙茅横切面①

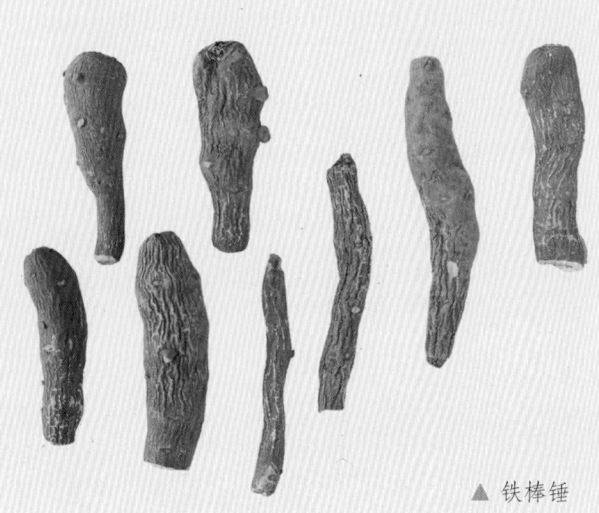

▲ 仙茅横切面②

1 cm

非正品

雪上一支蒿

为毛茛科植物铁棒锤 *Aconitum pednulum* Busch. 或伏毛铁棒锤 *Aconitum flavum* Hand. -Mazz. 的干燥根。

本品呈圆柱形或纺锤形，长3～6 cm，直径0.5～1 cm。亦有较大者。表面灰棕色或黑褐色，稍粗糙，有纵皱纹或细密纹理，先端有芽痕或茎基残痕，基部略尖，通体有粗细不等的似"钉角"的支根。质硬，不易折断，断面灰白色，形成层多角形。气微，味涩、略苦，且有持久的麻舌感。有毒。

▲ 铁棒锤

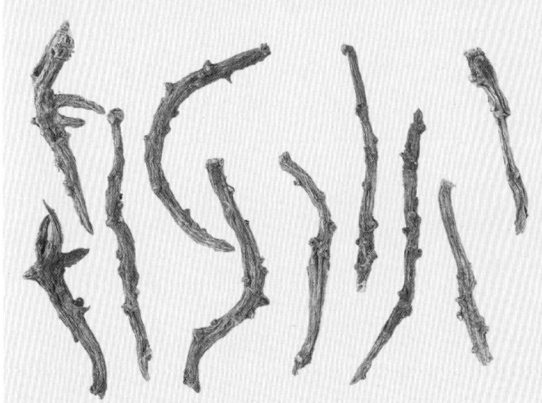

▲ 伏毛铁棒锤母根

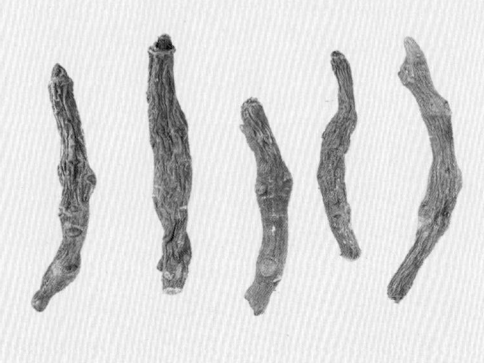

▲ 伏毛铁棒锤子根

白 及 /Baiji

正 品

白及（药典品种）

药材为兰科植物白及 *Bletilla striata* (Thunb.) Reichb. f. 的干燥块茎。

本品呈不规则扁圆形，多有2~3个爪状分枝，长1.5~5 cm，厚0.5~1.5 cm。表面灰白色或黄白色，有数圈同心环节和棕色点状须根痕，上面有突起的茎痕，下面有连接另一块茎的痕迹，呈瘢痕状。"爪"2~3个，其中一个较长，表面有纵皱纹，尖端具瘢痕。质坚硬，不易折断，断面类白色，角质样。气微，味苦，嚼之有黏性。

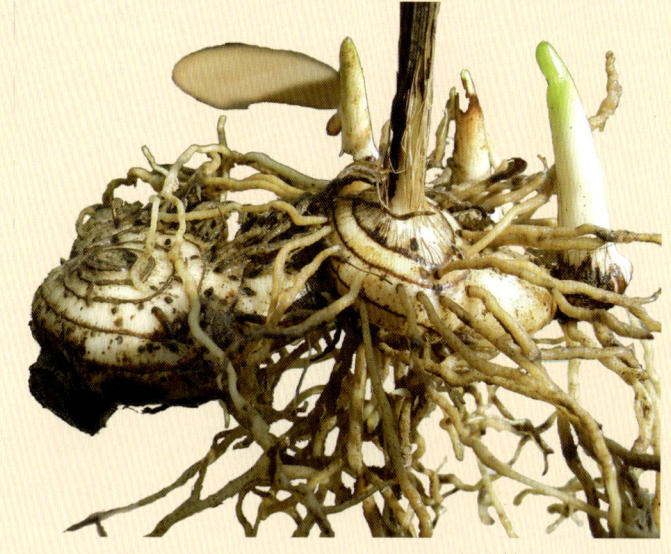

▲ 白及鲜品

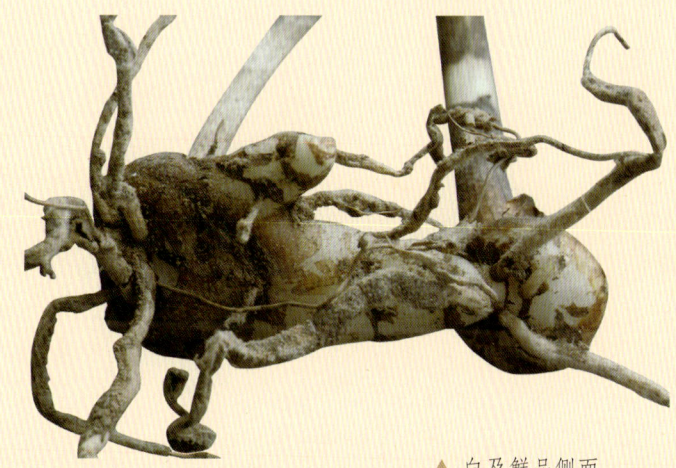

▲ 白及鲜品侧面

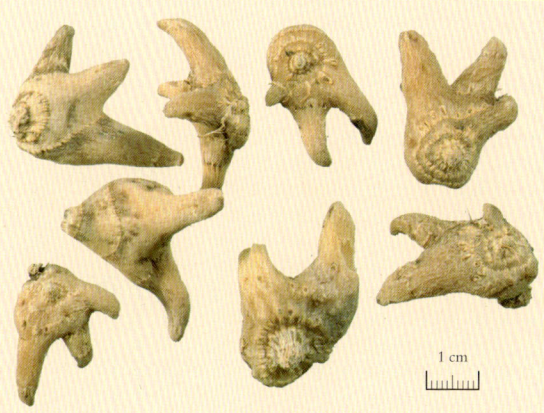

1 cm

▲ 白及

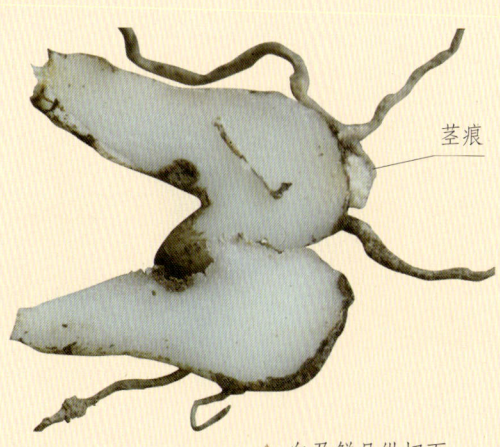

茎痕

▲ 白及鲜品纵切面

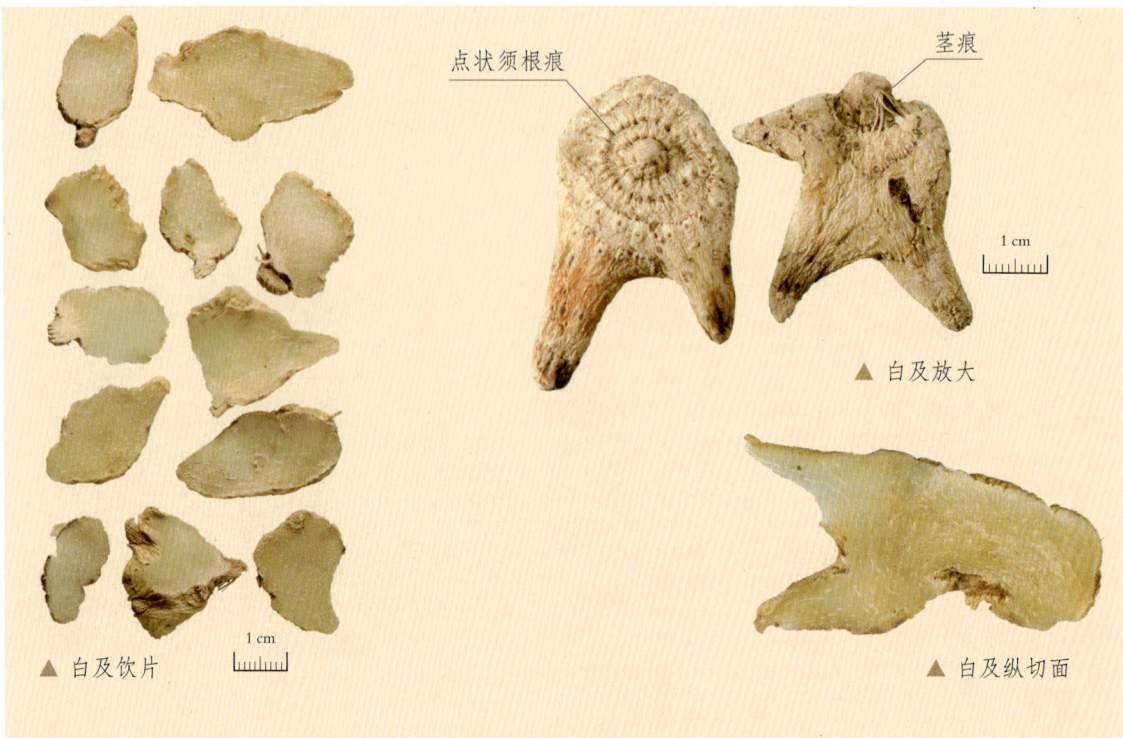

点状须根痕　　茎痕

▲ 白及放大

▲ 白及饮片

▲ 白及纵切面

非正品

百合科植物的根茎加工品

本品多见百合科知母或黄精的加工品。多呈块片状，可见节状环纹、凹陷及须根痕。稍粗糙，有纵皱纹或细密纹理的支根。质硬，不易折断，断面灰白色，形成层多角形。气微。

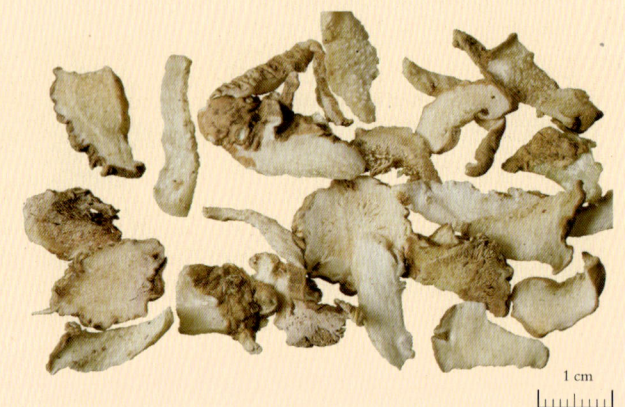

▲ 百合科植物的根茎加工品①

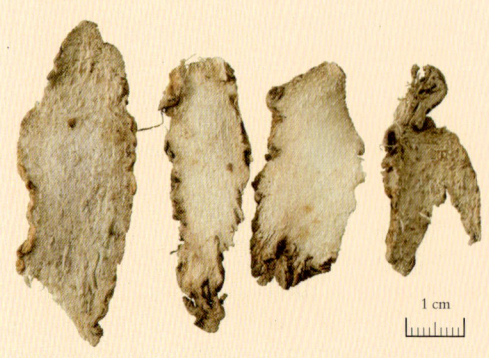

▲ 百合科植物的根茎加工品②

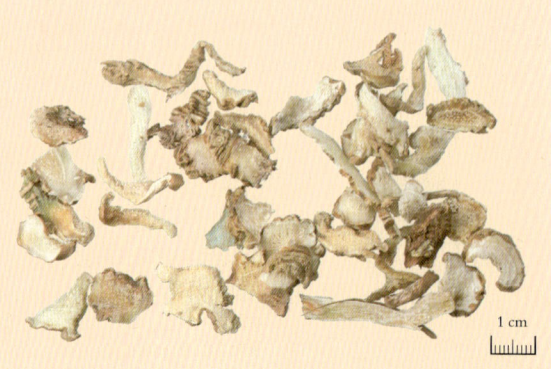

▲ 百合科植物的根茎加工品③

白　术 /Baizhu

正　品

白术（药典品种）

药材为菊科植物白术 *Atractylodes macrocephala* Koidz. 的干燥根茎。

本品呈不规则的团块，长3～13 cm，直径1.5～7 cm。表面灰黄色或灰棕色，有明显瘤状突起、断续的纵沟纹和须根痕。顶端有习称"白术腿"的茎基和不甚明显的芽痕，下端两侧膨大呈瘤状，习称"云头"。质坚实，不易折断，断面不平坦，类黄白色至淡棕色，有棕黄色小点散在。烘干者断面角质样，色较深或有裂隙。气清香，味甘、微辛，嚼之略带黏性。

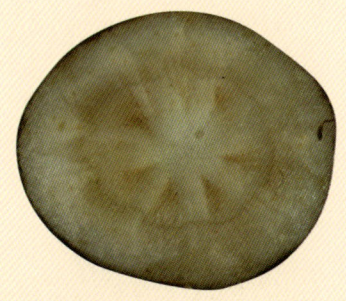

▲ 白术鲜品横切面（河北安国产）

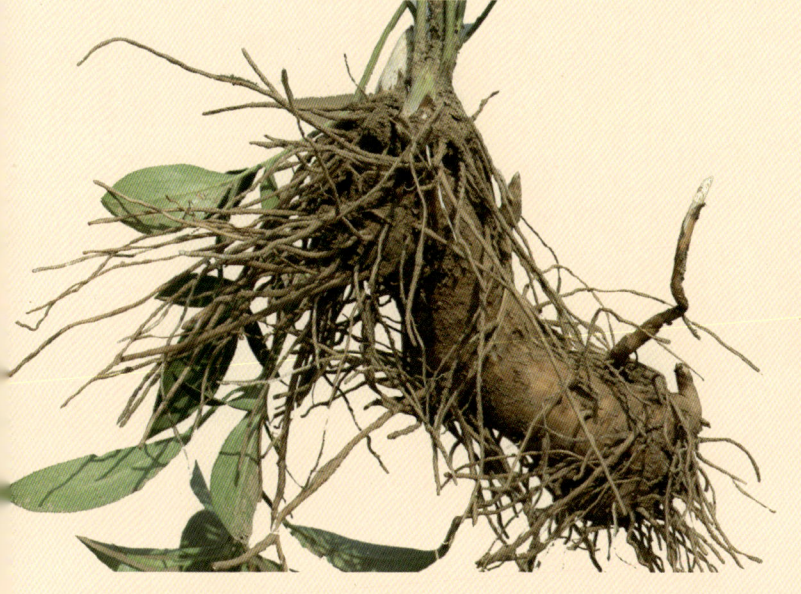

▲ 白术鲜品（河南禹州产）

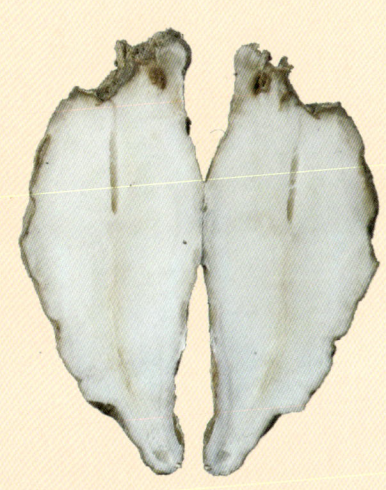

▲ 白术鲜品纵切面（安徽亳州产）

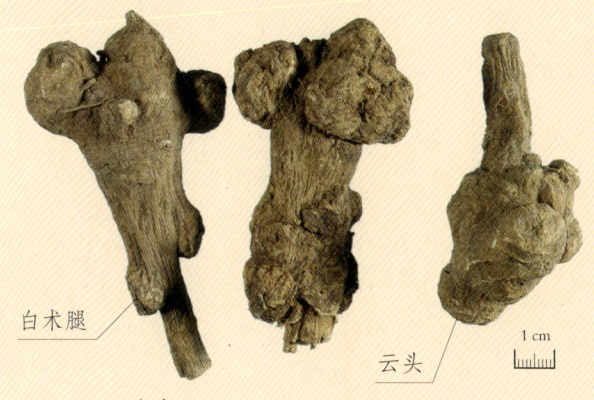

白术腿

云头

1 cm

▲ 白术

▲ 白术横切面（山西产）

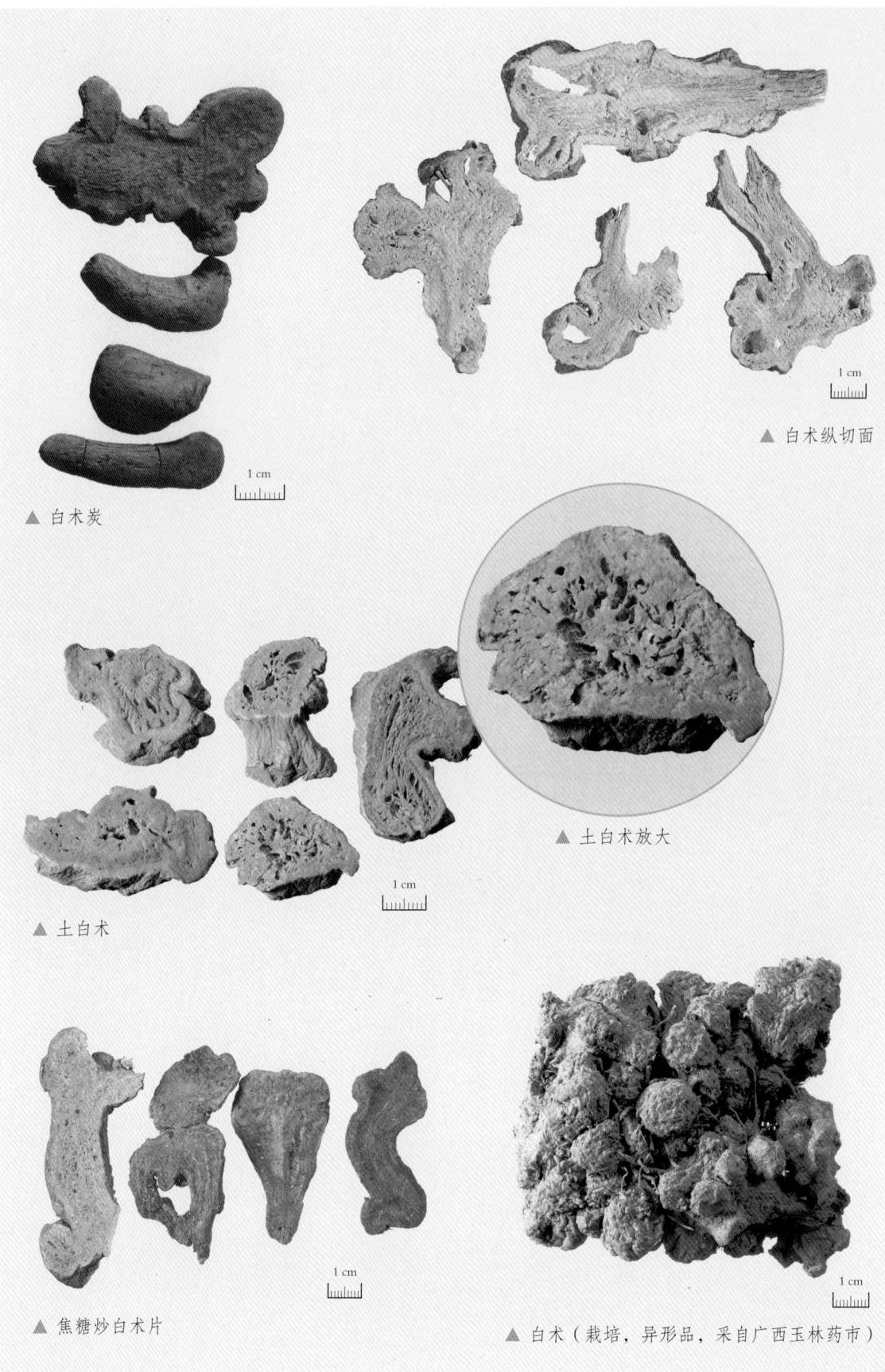

▲ 白术纵切面

▲ 白术炭

▲ 土白术放大

▲ 土白术

▲ 焦糖炒白术片

▲ 白术（栽培，异形品，采自广西玉林药市）

菊三七

为菊科植物菊三七 *Gynura segetum* (Lour.) Merr. 的干燥根茎。

本品呈团块状，长3～6 cm，直径 3cm。表面灰棕色或棕黄色，有多个瘤状突起和浅棕色的疣状突起及断续的沟纹。顶端有茎基或芽痕，下端有细根断痕。质坚实，不易折断，断面灰棕黄色。气微，味甘淡而微苦。

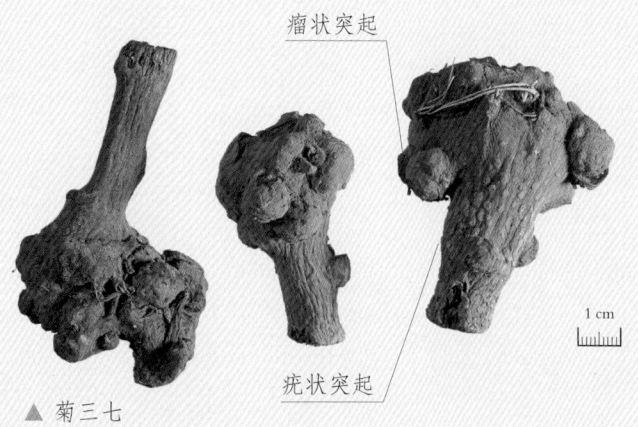

瘤状突起

疣状突起

▲ 菊三七

1 cm

白芍根头片

为毛茛科植物芍药 *Paeonia lactiflora* Pall. 的根头部的切片。

本品多呈纵切的不规则片状。大小不一，有的有分叉。表面黄棕色，常被有棕褐色的外皮，质坚实，不易折断，断面不平坦，类白色。气微，味微苦、酸。

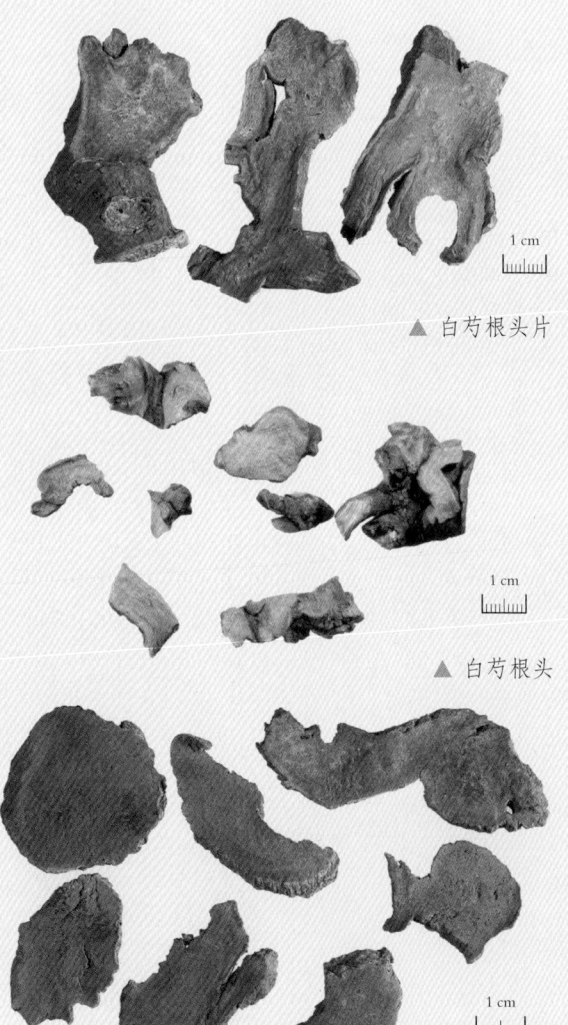

1 cm

▲ 白芍根头片

▲ 白芍根头

1 cm

土木香片

为菊科植物土木香 *Inula helenium* L. 根的切片。

本品为不规则的片状，直径1.5～2 cm。表面棕褐色。质脆，易折断，断面可见深褐色的油状斑点。气香，味苦而辣。

1 cm

▲ 土木香片

白 头 翁 /Baitouweng

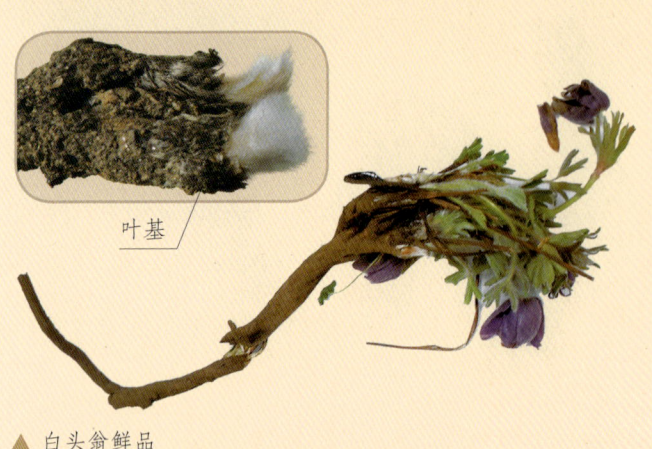

叶基

▲ 白头翁鲜品

白头翁（药典品种）

药材为毛茛科植物白头翁 *Pulsatilla chinensis* (Bge.) Regel 的干燥根。

本品呈长圆锥形或类圆柱形，顶端有鞘状叶基，外被白色绵毛，上端较粗，下端渐细，略扭曲，长5～15 cm，直径0.5～1 cm。表面黄棕色或黄褐色，有不规则的纵皱纹或纵沟，近根头处皮部常呈糟朽状，糟朽处可见网状裂纹。质坚脆，易折断，断面稍平坦，皮部类白色，木部淡黄色，有类似雪花状放射纹理。气微，味微苦、涩。

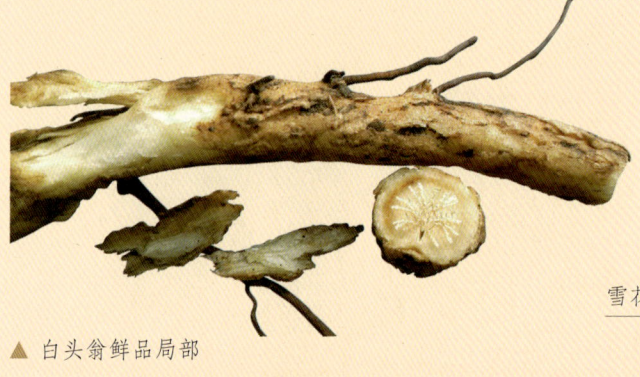

▲ 白头翁鲜品局部

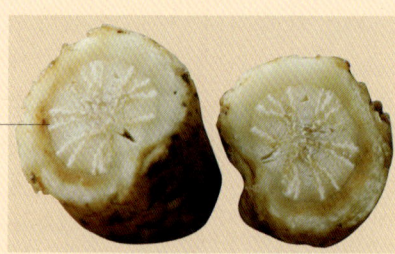

雪花状纹理

▲ 白头翁鲜品横切面

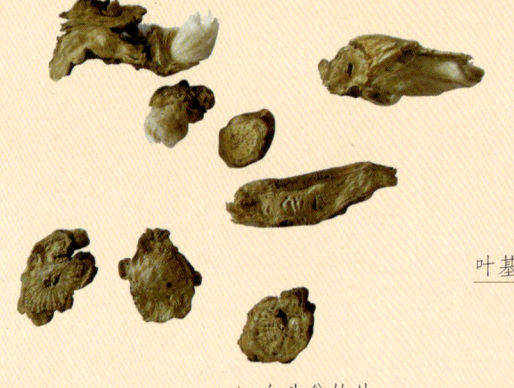

▲ 白头翁饮片

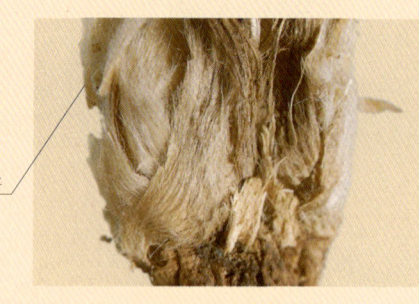

叶基

▲ 白头翁顶端

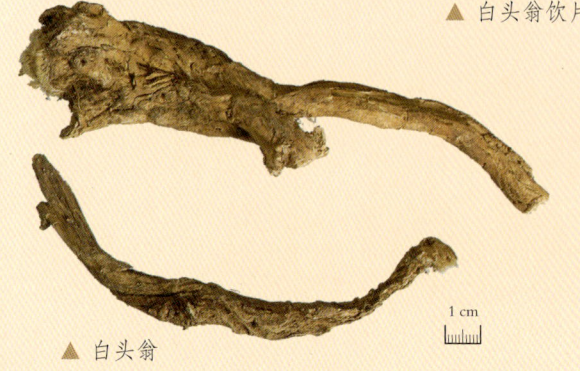

1 cm

▲ 白头翁

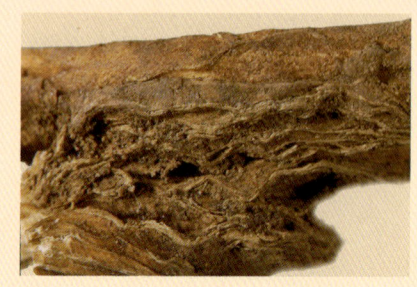

▲ 白头翁表面

朝鲜白头翁

为毛茛科植物朝鲜白头翁 *Pulsatilla koreana* Nakai 的干燥根。

本品与白头翁类似，长8~10 cm，上部直径0.5~0.7 cm。表面黄褐色，根头部有白毛。

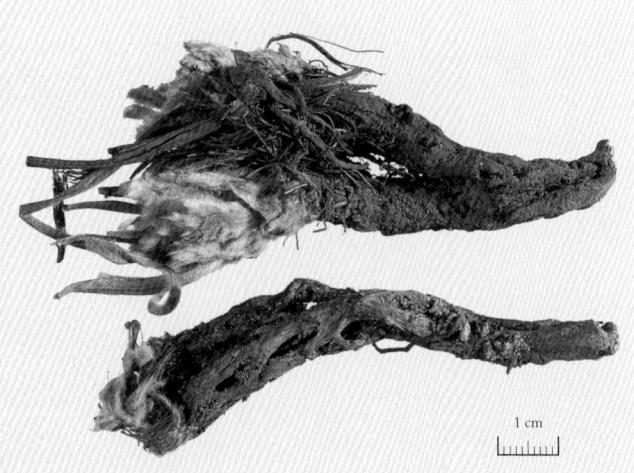

1 cm

▲ 朝鲜白头翁

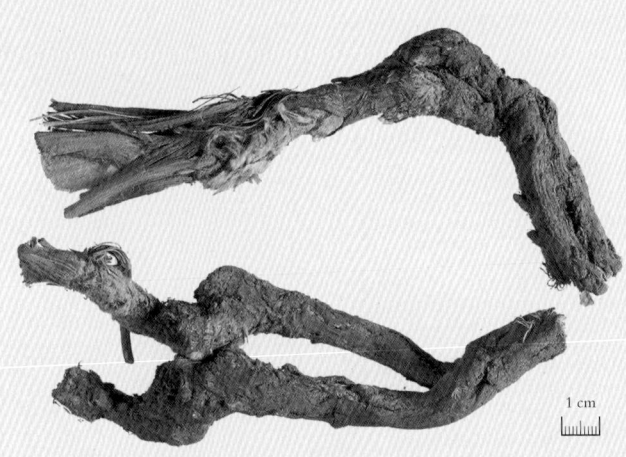

1 cm

▲ 野棉花

野棉花

为毛茛科植物野棉花 *Anemone vitifolia* Buch.-Ham. 的干燥根。

本品呈长圆柱形，多扭曲。根顶端有叶基和茎基残留，且有白色绵毛，长6~14 cm，直径0.5~3 cm。表面棕褐色，粗糙，有纵沟纹，质脆，易折断，断面不整齐，皮部淡紫褐色，木部黄色。气微，味微酸。

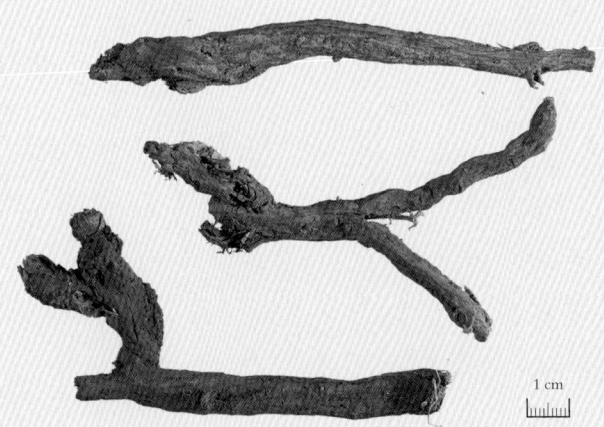

1 cm

▲ 秋牡丹

秋牡丹

为毛茛科植物秋牡丹 *Anemone japonica* (Thunb.) Sieb. et Zucc. 的干燥根。

本品呈圆柱形长条状，多弯曲不直。表面棕褐色或紫棕色，粗糙，有不规则的纵皱纹，根头部粗大，四周有黄白色的短柔毛，下端可见须根痕。质松脆，易折断，断面黄棕色，纤维性。气微，味苦。

祁州漏芦

为菊科植物祁州漏芦 *Rhaponticum uniflorum* (L.) DC. 的干燥根。

本品呈圆锥形，根头部膨大，上面有少数茎基和具白绵毛的叶柄残基，下端渐细，略扭曲，长10~20 cm，直径1~3 cm。表面黑褐色或暗棕褐色，粗糙，具有明显的纵沟及菱形网状裂隙。质松脆，糟朽状，易折断，断面不平坦，皮部深褐色，木质部黄色，略呈放射状排列，中央常呈星状裂隙，裂隙处显深褐色。气微，味微苦。

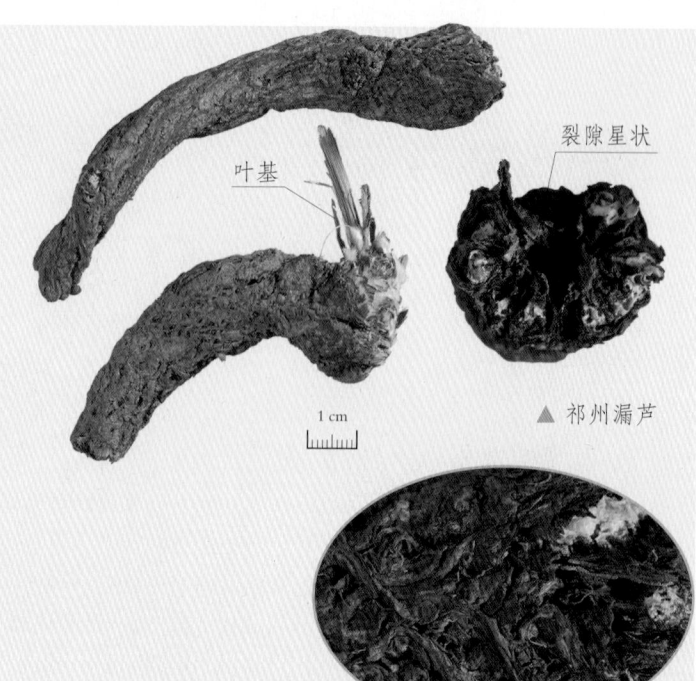

叶基

裂隙星状

1 cm

▲ 祁州漏芦

▲ 祁州漏芦表面

毛大丁草

为菊科植物毛大丁草 *Gerbera piloselloides* Cass. 的干燥根茎及根。

本品根茎部较粗大，具长而多的绵毛，须根长圆柱形，长2~8 cm，直径约0.1 cm。表面灰棕色，具细皱纹。质脆，易折断，断面不平坦，皮部类白色，木部棕色。气微，味稍苦。

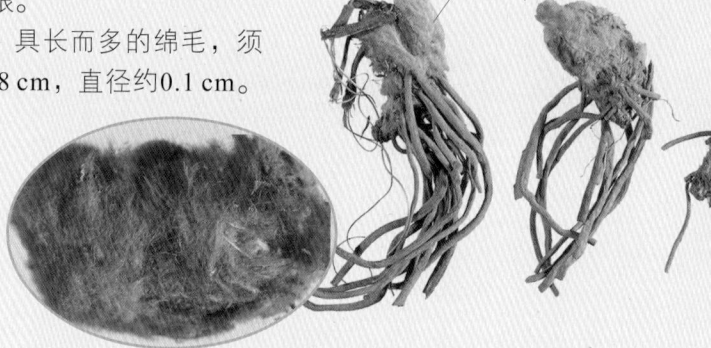

绵毛状

1 cm

▲ 毛大丁草根茎表面

▲ 毛大丁草

珠光香青

为菊科植物香青 *Anaphalis margaritacea* (L.) Benth. et Hook. f. 的干燥全草。

本品根较细小，长1~3 cm。茎长30~50 cm，直径达0.5 cm。茎及叶表面密生白色蛛丝状绒毛。叶多皱缩，灰棕褐色。花多无。气微，味淡。

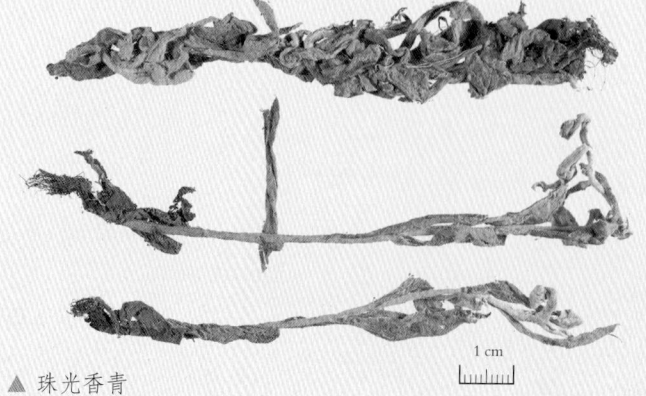

1 cm

▲ 珠光香青

火绒草

为菊科植物火绒草 *Leontopodium leontopodioides* (Willd.) Beauv. 的干燥全草。

本品全株密被白毛，茎通常丛生，不分枝。叶互生，无柄，披针形或条形，全缘，两面密生白绒毛。头状花序，无梗，3～5个簇生于茎顶，基部有3～5片三角披针形苞叶，总苞的苞片覆瓦状排列，外层苞片较小，内层较大，先端膜质。瘦果长圆形，有短毛，黄褐色。

▲ 火绒草

1 cm

▲ 火绒草头状花序

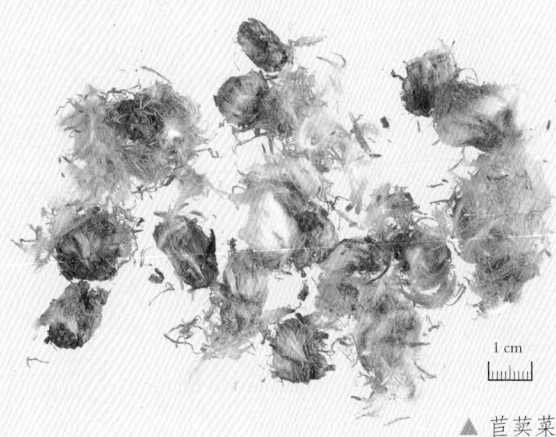

1 cm

▲ 苣荬菜

苣荬菜

为菊科植物苣荬菜 *Sonchus brachyotus* DC. 干燥带总苞的近成熟果实。

本品常呈棉团状。瘦果侧扁，有四棱，并有与棱平行的纵肋，冠毛银白色。

1 cm

▲ 鼠曲草

鼠曲草

为菊科植物鼠曲草 *Gnaphatium affine* D. Don.的干燥全草。

本品呈不规则团状，长5～10 cm，全体密被白色绵毛。茎自基部分枝或成丛。基部叶条状匙形，上部叶互生，叶片倒披针形或条状匙形，无柄，全缘，两面均有白色绵毛。头状花序多数，密集成伞房状，总苞片3层，干膜质，黄色，外层雌花，中央为两性花，花管细长，先端无齿裂，雄蕊5个，柱头2裂。瘦果椭圆形，具乳头状毛，冠毛黄白色。

秋鼠曲草

为菊科植物秋鼠曲草 *Ganphalium hypoleucum* DC. 的干燥全草。
本品与鼠曲草性状类似。唯全株较长，长20～40 cm，叶片狭条形，叶上面稍具柔毛。

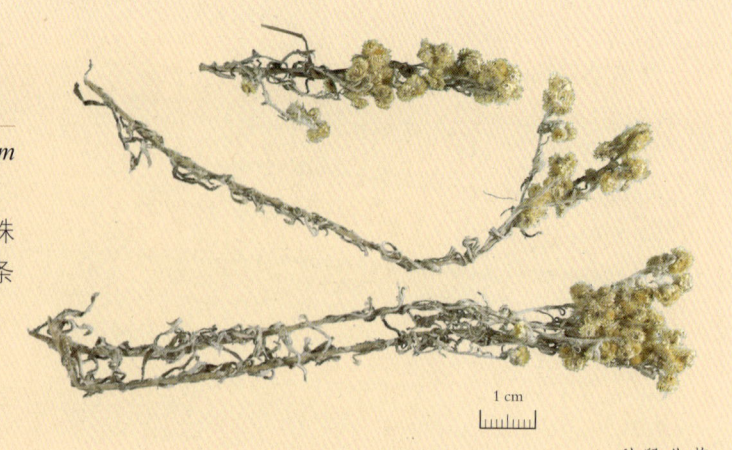

1 cm

▲ 秋鼠曲草

宽叶鼠曲草

为菊科植物宽叶鼠曲草 *Gnphalium adnatum* Wall. ex DC. 的干燥全草。
本品与秋鼠曲草性状类似。唯叶两面密被柔毛。头状花序为复伞房状。

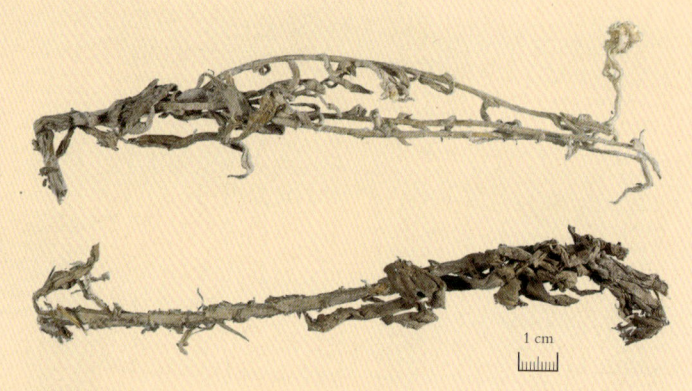

1 cm

▲ 宽叶鼠曲草

翻白草

为蔷薇科植物翻白草 *Potentilla discolor* Bunge 的干燥根或全草。
本品根呈纺锤形或圆锥形，有时具分枝，长5～8 cm。表面暗棕色，具扭曲的纵皱纹，质坚实，不易折断，断面不平坦，黄白色，粉性，皮部薄，木部宽广。全草无明显的茎，根生叶为单数羽状复叶，5～9枚，长椭圆形，具短柄，小叶长1～2.5 cm，宽约0.7 cm，边缘具粗锯齿，皱缩，多从中脉向内对折。叶上表面暗绿色，下表面灰白色，上下两面密布绒毛。气微，味甘、微涩。

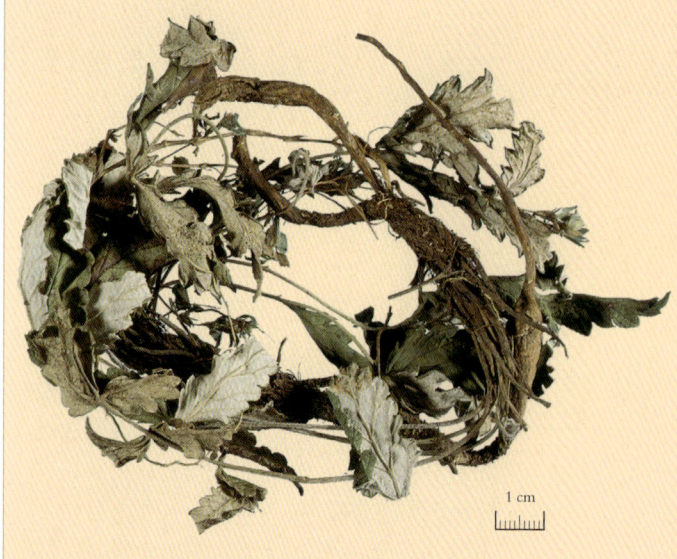

1 cm

▲ 翻白草

委陵菜

为蔷薇科植物委陵菜 *Potentilla chinensis* Ser. 的干燥根或全草。

本品根呈圆柱形，长5~8 cm，直径0.5~1.4 cm。表面棕褐色，具不规则的纵裂纹及少数横向的深裂纹。质硬，不易折断，断面不平坦，可见紫红色与白色相间而成的放射状纹理。全草根头部较粗，有叶柄残基，基生叶有长柄，单数羽状复叶，小叶狭长椭圆形，羽状深裂，15~29对。叶片背面及叶柄密生白绵毛。气微，味微苦而涩。

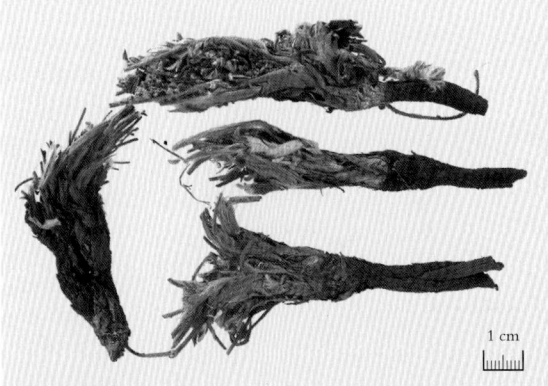

▲ 委陵菜

1 cm

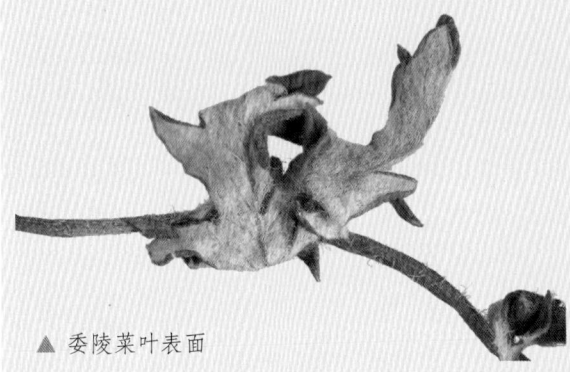

▲ 委陵菜叶表面

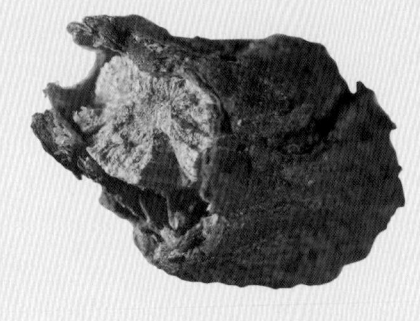

▲ 委陵菜根断面

声色草

为石竹科植物白鼓钉 *Polycarpaea corymbosa* Lam. 的干燥全草。

根为细长圆锥形，表面浅棕黄色。茎圆柱形，长10~30 cm，直径0.1~0.2 cm，近基部有密生的叶片和托叶，上部二歧分枝，表面被白色绒毛。叶对生或轮生，叶片狭线形，长1.2~2.5 cm，宽0.1 cm。顶端渐尖，基部圆形，棕色，两面近无毛，无柄。托叶白色，膜质，披针形。花多数，为密集顶生的聚伞花序。苞片和萼片白色，膜质，萼片、花瓣和雄蕊均5枚。果卵形，褐色，种子偏卵形。气微，味苦。

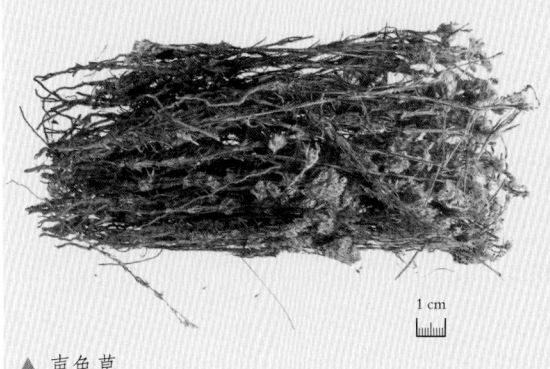

1 cm

▲ 声色草

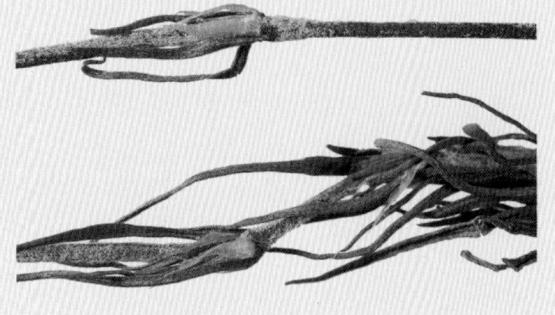

▲ 声色草节部表面

白 芍 /Baishao

白芍（药典品种）

药材为毛茛科植物芍药 *Paeonia lactiflora* Pall. 的干燥根。

本品呈圆柱形，多顺直，两端平截，长5~18 cm，直径1~2.5 cm。表面类白色至红棕色，有纵皱纹及细根痕，偶有残存的棕褐色外皮。质坚实，不易折断，断面较平坦，类白色或微带棕红色，形成层环明显，放射状纹理。气微，味微苦、酸。

商品主要分为杭白芍、亳白芍和川白芍等。

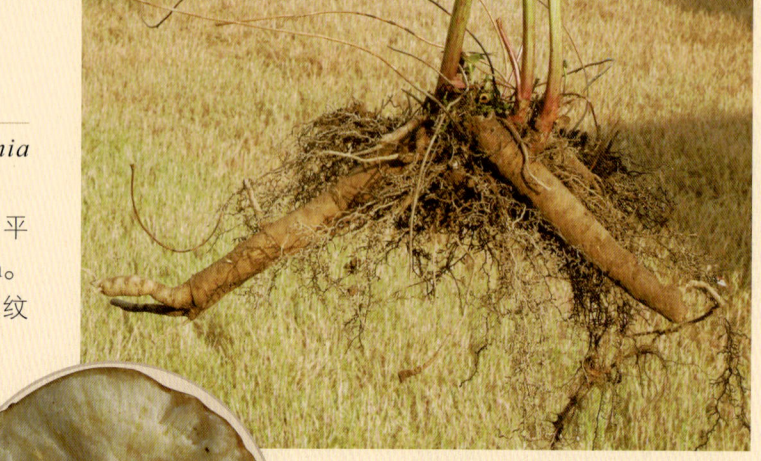

▲ 杭白芍鲜品（浙江东阳产）

放射状纹理

▲ 杭白芍鲜品断面

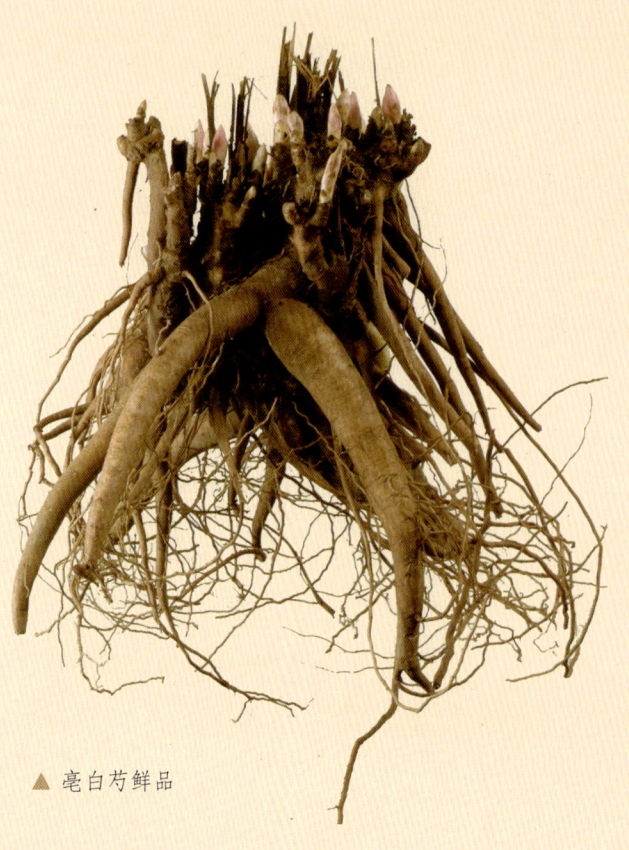

▲ 亳白芍鲜品

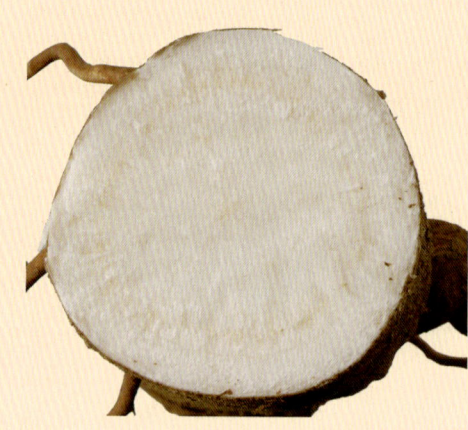

▲ 亳白芍鲜品横切面

▲ 亳白芍鲜品纵切面

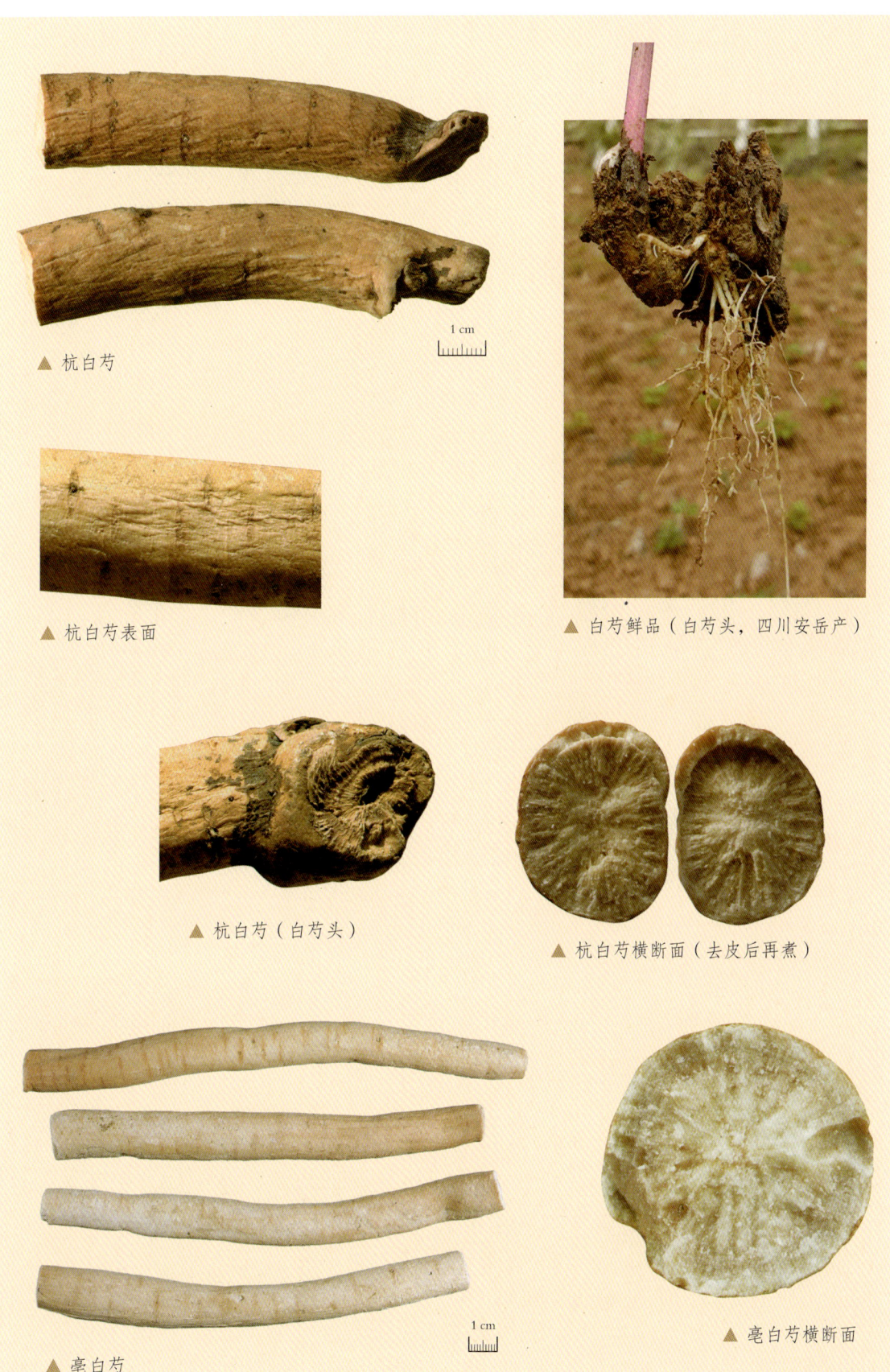

▲ 杭白芍

1 cm

▲ 杭白芍表面

▲ 白芍鲜品（白芍头，四川安岳产）

▲ 杭白芍（白芍头）

▲ 杭白芍横断面（去皮后再煮）

1 cm

▲ 亳白芍

▲ 亳白芍横断面

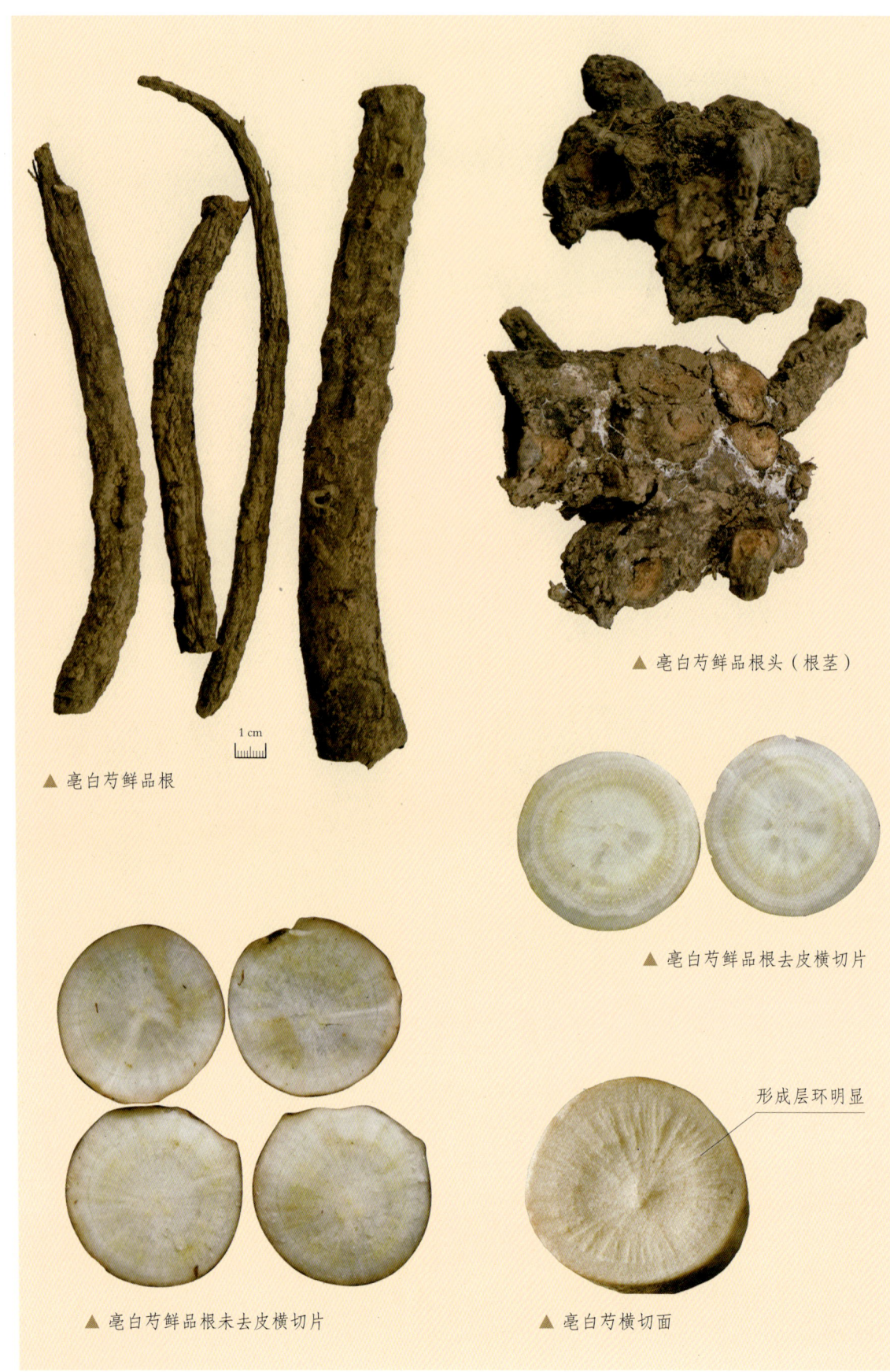

▲ 亳白芍鲜品根头（根茎）

1 cm

▲ 亳白芍鲜品根

▲ 亳白芍鲜品根去皮横切片

形成层环明显

▲ 亳白芍鲜品根未去皮横切片

▲ 亳白芍横切面

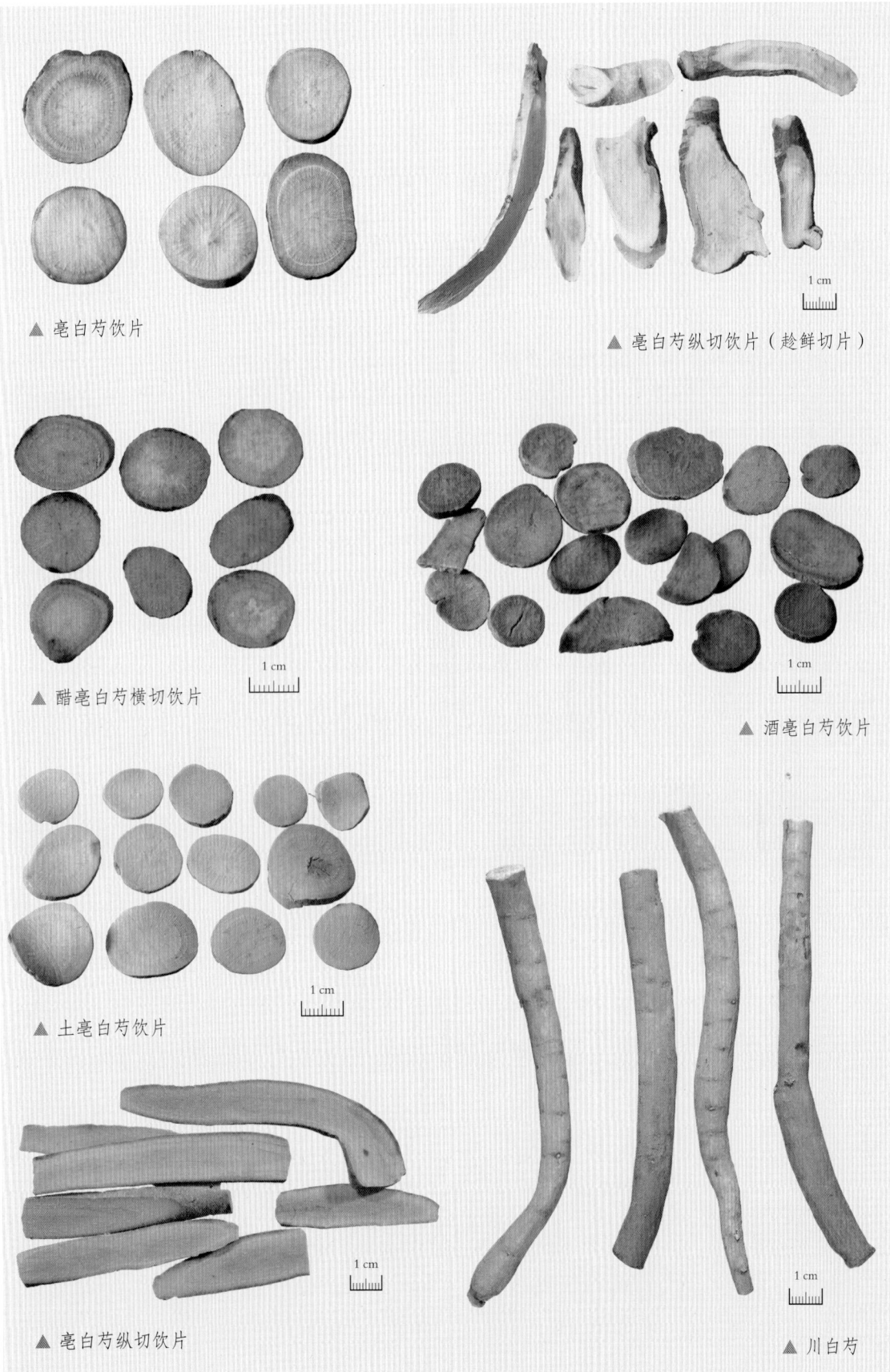

▲ 亳白芍饮片

▲ 亳白芍纵切饮片（趁鲜切片）

▲ 醋亳白芍横切饮片

▲ 酒亳白芍饮片

▲ 土亳白芍饮片

▲ 亳白芍纵切饮片

▲ 川白芍

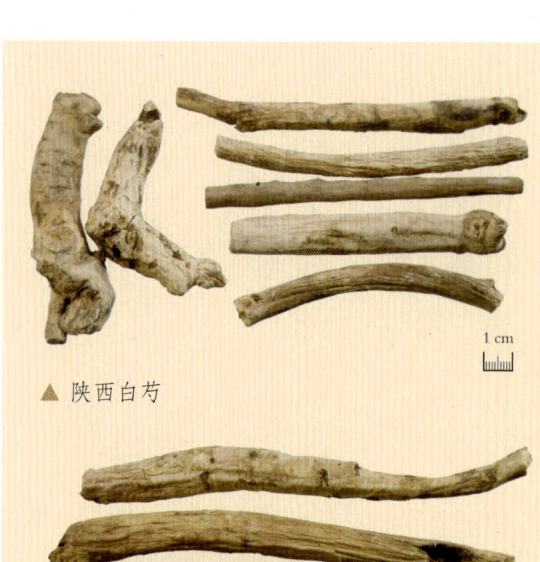

▲ 陕西白芍

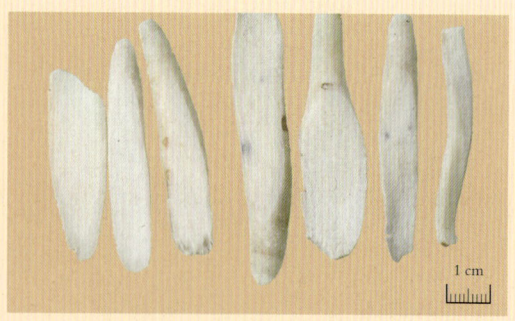

▲ 亳白芍①（过度熏硫）

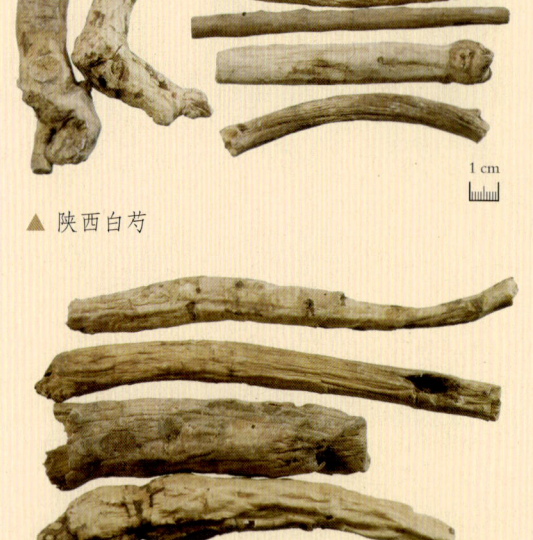

▲ 西白芍（甘肃产）

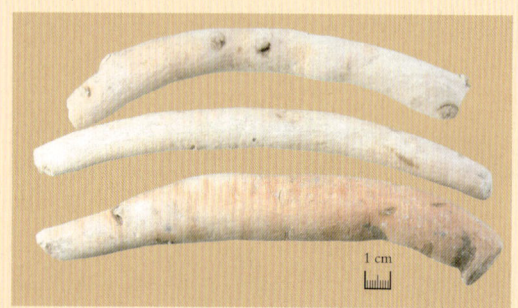

▲ 亳白芍②（过度熏硫）

非正品

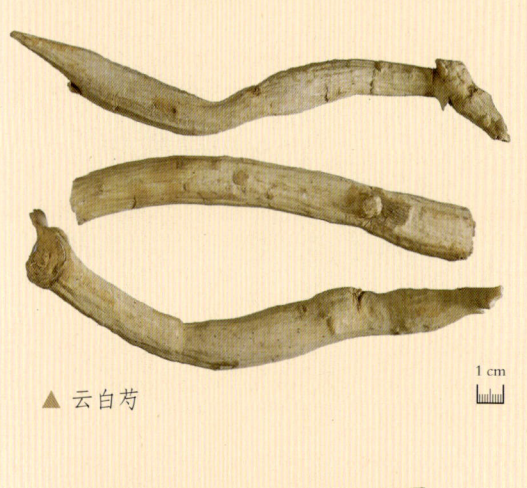

▲ 云白芍

云白芍

为毛茛科植物紫牡丹 *Paeonia delavayi* Franch.、黄牡丹 *Paeonia delavayi* Franch. var. *lutea* (Delavay ex Franch.) Finet et Gagnep. 或狭叶牡丹 *Paeonia delavayi* Franch. var. *angustiloba* Rehd. et Wils. 的干燥根。

本品呈圆柱形，长10～18 cm，直径1～2.5 cm。两端平齐，表面灰黄色至棕黄色，有明显纵皱纹及须根痕。质坚实，不易折断，断面不甚平坦，浅黄色，略角质，木部具放射状纹理。气微香，味微苦、酸。

毛果芍药

为毛茛科植物毛果芍药 *Paeonia lactiflora* Pall. var.*trichocarpa* (Bunge) Stern 的干燥根。

本品多呈长条形，上粗下细，两端不平整，长10～20 cm，直径1.5～2 cm。外皮棕色，深浅不等，栓皮未除尽处呈棕褐色斑痕。质坚硬，体重，不易折断，断面粉性足。气微，味微苦、甘。

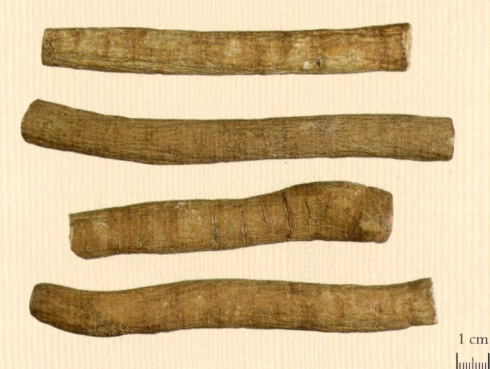

▲ 毛果芍药

白 芷 /Baizhi

白芷（药典品种）

药材为伞形科植物白芷 *Angelica dahurica* (Fisch.ex Hoffm.) Benth. et Hook. f. 的干燥根。

本品呈圆锥形，长10～24 cm，直径1.5～2 cm。表面灰黄色至黄棕色，光滑，有支根痕及横向皮孔样突起，顶端有凹陷的茎痕。质硬，断面灰白色，显粉性，皮部散有多数棕色油点，形成层环类圆形，棕色。气芳香，味辛、微苦。

商品按主要产地的不同，分为祁白芷和禹白芷。

▲ 祁白芷鲜品

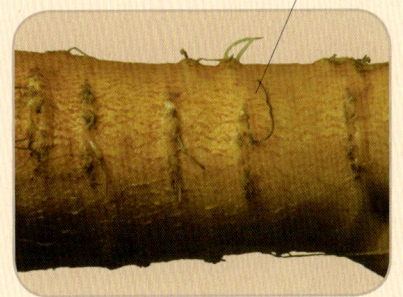

木部类圆形

▲ 祁白芷鲜品横切面

横向皮孔样突起

▲ 祁白芷鲜品表面

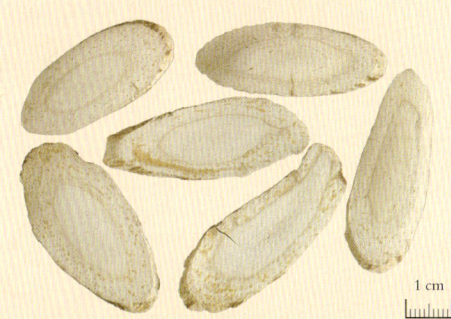

1 cm

▲ 祁白芷斜切片

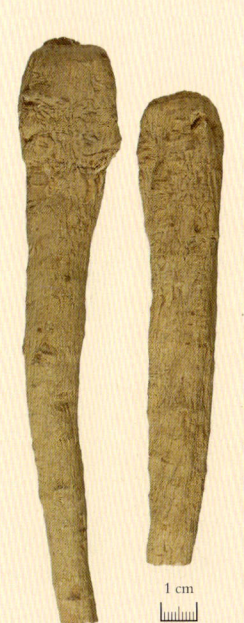

1 cm

▲ 禹白芷

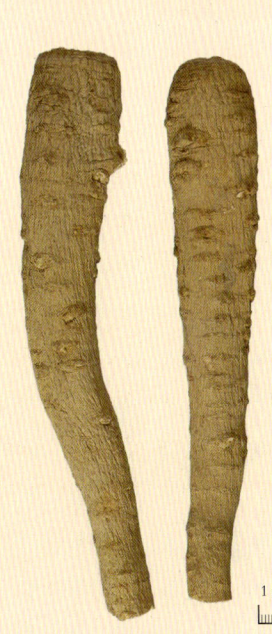

1 cm

▲ 祁白芷

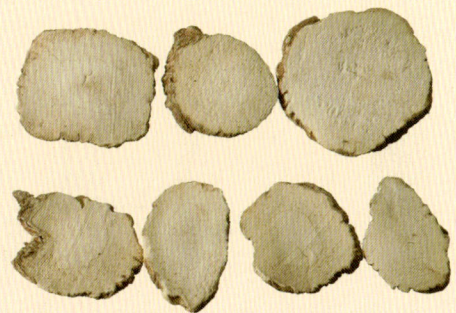

1 cm

▲ 祁白芷饮片

杭白芷（药典品种）

药材为伞形科植物杭白芷 *Angelica dahurica* (Fisch.ex Hoffm.) Benth. et Hook. f. var. *formosana* (Boiss.) Shan et Yuan 的干燥根。

本品呈圆锥形，长 10~20cm，直径 2~2.5 cm。上部近方形或类方形。表面灰棕色，有多数较大瘤状的横向皮孔样突起，长 0.5~1 cm，排列成近四纵行，顶端有凹陷的茎痕。质硬，较重，断面白色，粉性足，根上部的木部近方形，皮部密布棕色油点。气芳香，味辛、微苦。

商品按主要产地的不同，分为杭白芷和川白芷等。

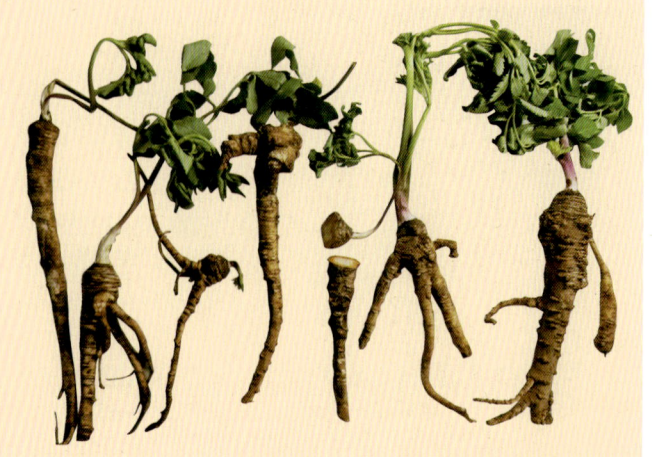

▲ 杭白芷鲜品①

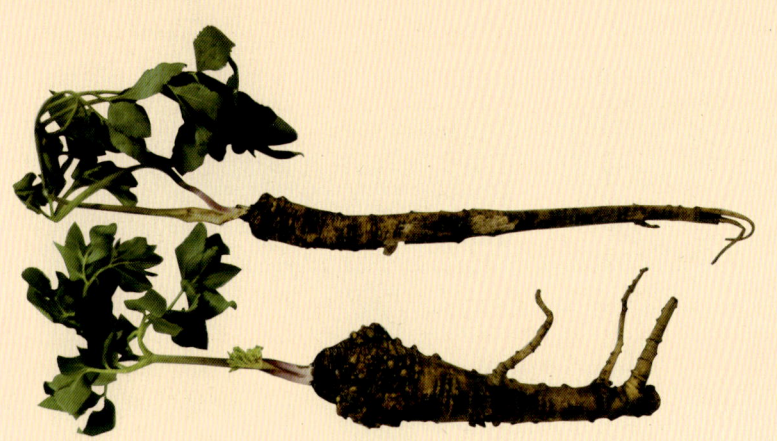

▲ 杭白芷鲜品②

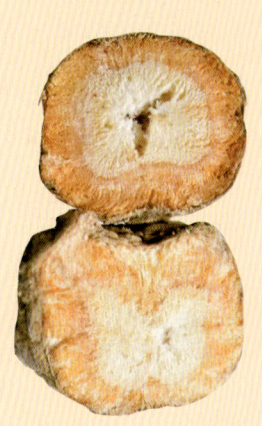

▲ 杭白芷鲜品横切面①

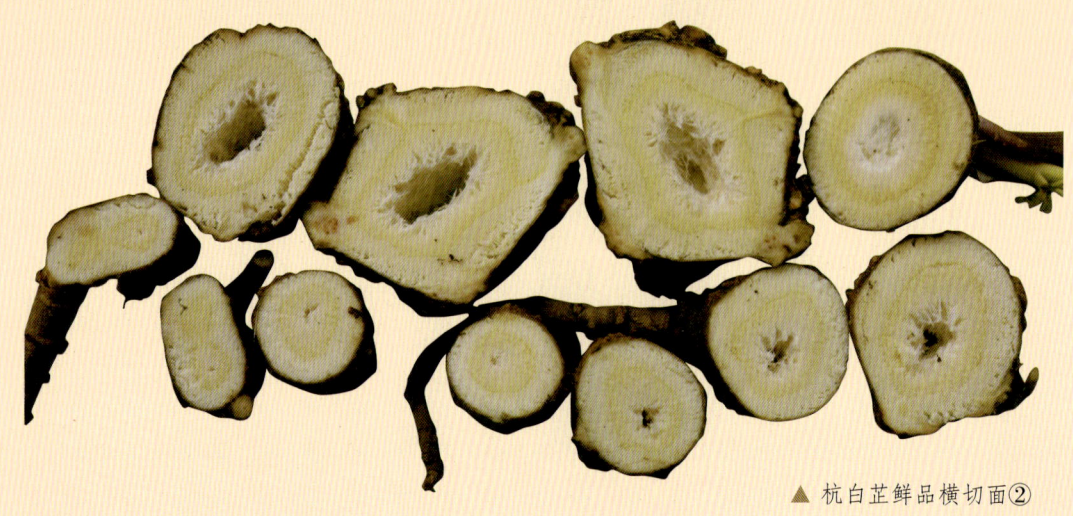

▲ 杭白芷鲜品横切面②

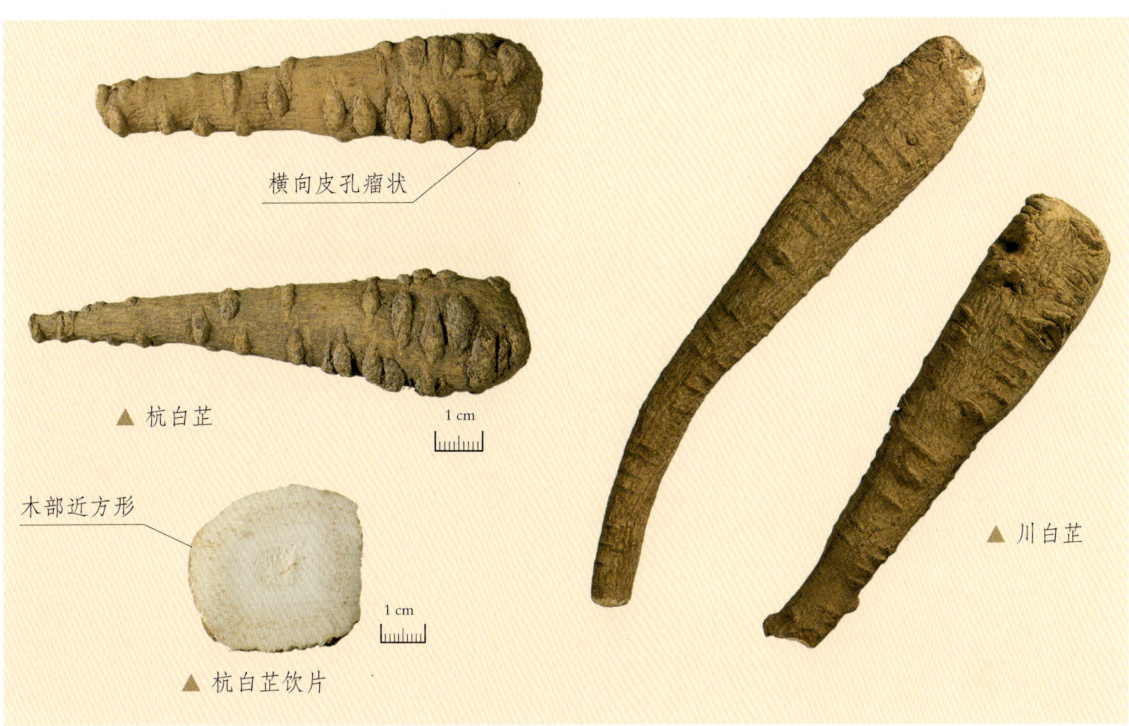

横向皮孔瘤状

▲ 杭白芷　　　　　1 cm

木部近方形

▲ 杭白芷饮片

▲ 川白芷

香白芷

为伞形科植物粗糙独活*Heracleum scabridum* Franch. 的干燥根。

本品呈类圆锥形，分枝或不分枝，长8～22 cm，直径1.5～4 cm。表面棕黄色，粗糙，具多数纵皱纹和横向皮孔样突起，有时有支根痕。质硬，断面皮部类白色，散有棕色油点及裂隙，木质部淡黄色。气芳香，味辣而苦。

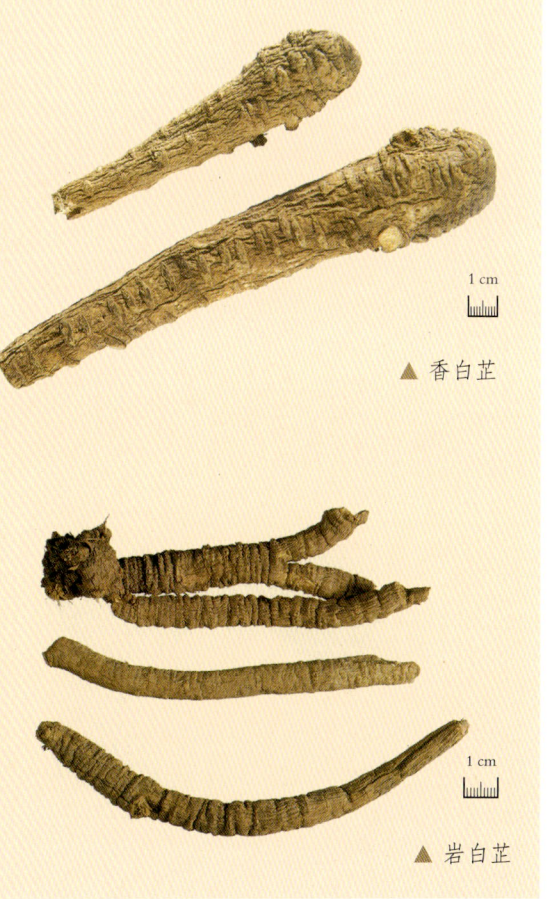

▲ 香白芷

岩白芷

为伞形科植物竹叶西风芹 *Seseli mairei* Wolff 的干燥根。

本品呈圆柱形或圆锥形，稍弯曲，长10～18 cm，直径 0.5～1 cm。表面黄棕色至红棕色，具纵皱纹及横向皮孔样突起。根头部有环纹，四周有少数呈毛状的基生叶柄残基，顶端中央有下凹的茎残基。质脆，易折断，断面皮部白色，木部黄白色，有少数裂隙。气微，味淡而后略甜。

▲ 岩白芷

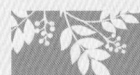

白　附　子 /Baifuzi

正　品

白附子（药典品种）

药材为天南星科植物独角莲 *Typhonium giganteum* Engl. 的干燥块茎。

本品呈长椭圆形或卵圆形，有时中部稍缢缩，长2～5 cm，直径1～3 cm。外皮多已除去，表面黄白色，略粗糙，有环纹及须根痕，顶端有茎痕或芽痕。质坚硬，不易折断，断面白色，粉性。气微，味淡，麻辣刺舌。本品在商品中习称"禹白附"。

注：关白附的特征参见本册关白附项下。

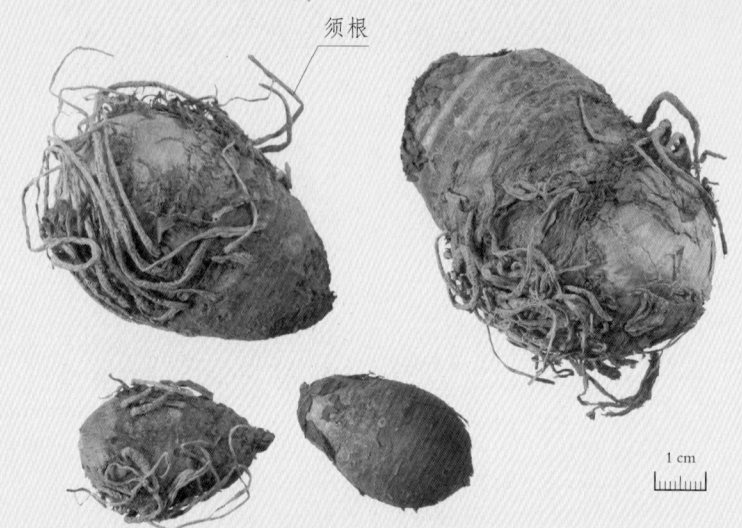

须根

1 cm

▲ 白附子鲜品（河北安国产）

须根痕

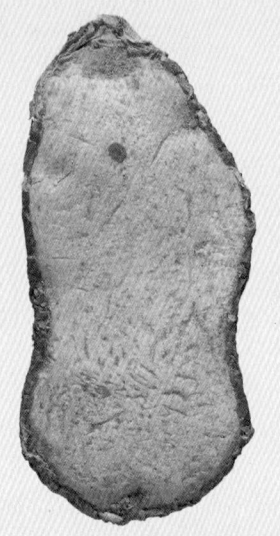

▲ 白附子片表面

1 cm

▲ 白附子

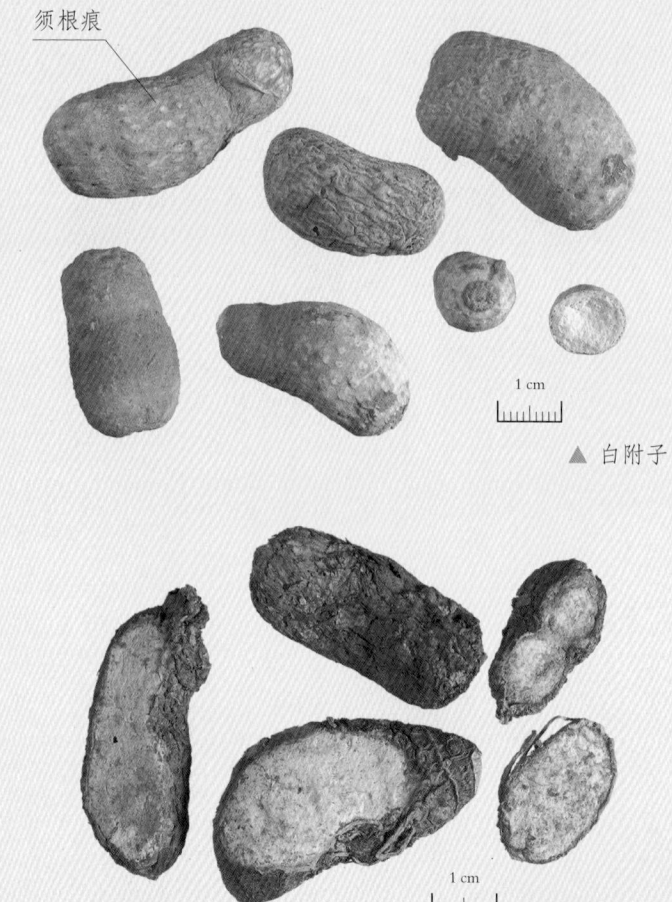

1 cm

▲ 白附子饮片

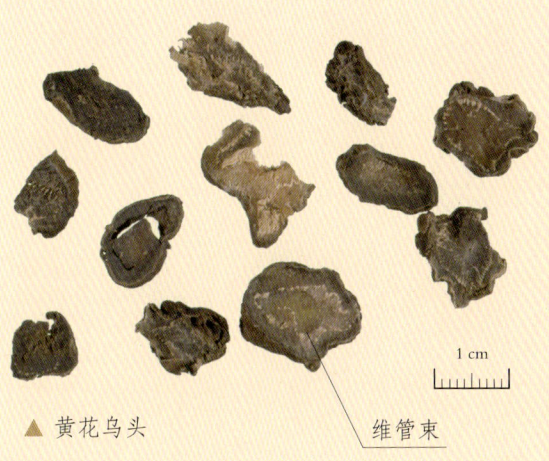

▲ 黄花乌头

维管束

1 cm

黄花乌头

为毛茛科黄花乌头 *Aconitum coreanum* (Levl.) Raipaics. 的干燥根。

本品块根分母根及子根。母根呈长圆锥形，略弯曲，顶端有地上茎残基，全长3~10 cm，直径1~2 cm。表面棕褐色，有明显纵皱纹及横向突起的根痕。子根呈卵形、椭圆形或长圆形，顶端有芽痕。长1.5~5 cm，直径1~2 cm。表面灰褐色，有细纵皱纹，常有锥形突起的芽或小细根。质坚硬，断面白色。母根有蜂窝状的空隙，子根充实，可见排列成环或多角形的点状维管束群，气微，味辛、辣麻刺舌，有剧毒。

木薯片

为大戟科植物木薯 *Manihot esculenta* Crantz 刮去外皮的块根。

本品断面中心具木心，可见浅黄色呈放射状排列的小点，边缘有筋脉环纹。

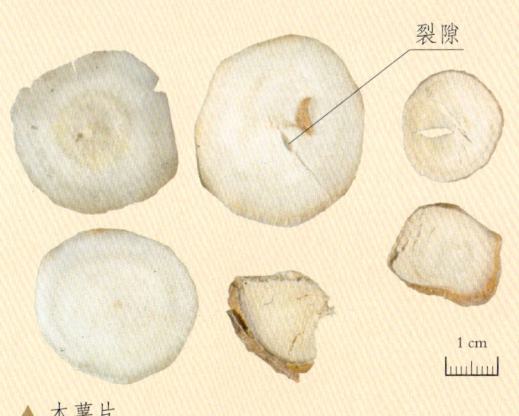

裂隙

1 cm

▲ 木薯片

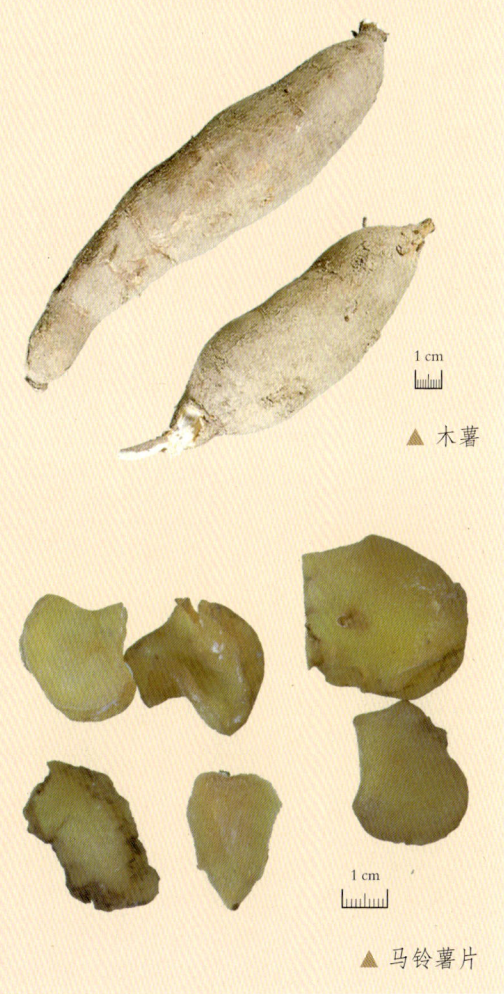

1 cm

▲ 木薯

1 cm

▲ 马铃薯片

马铃薯

为茄科植物马铃薯 *Solanum tuberosum* L. 的块茎。

本品呈压扁的椭圆形，表面有不规则纵皱纹及浅沟。味甜，嚼之有马铃薯味。

白茅根 /Baimaogen

正 品

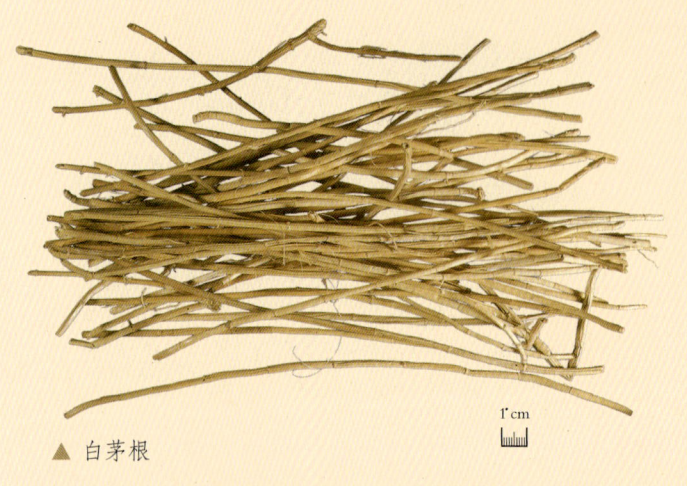

▲ 白茅根

白茅根（药典品种）

药材为禾本科植物白茅 *Imperata cylindrica* Beauv. var. *major* (Nees) C. E. Hubb. 的干燥根茎。

本品呈细长圆柱形，有时具分枝，长30～60 cm，直径0.2～0.4 cm。表面乳白色至黄白色，有纵沟及微隆起的节痕，节间1.5～3 cm。体轻，质略脆，不易折断，断面皮部白色，多有裂隙，放射状排列，如车轮状，中柱淡黄色。气微，味微甜。

1 cm

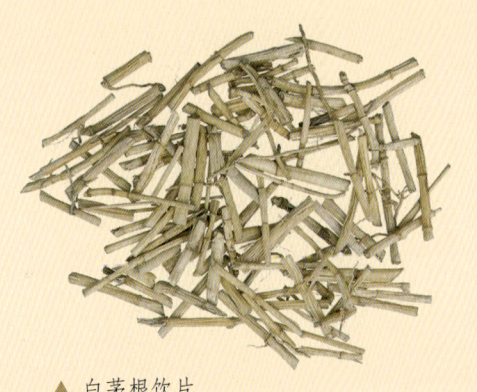

▲ 白茅根饮片

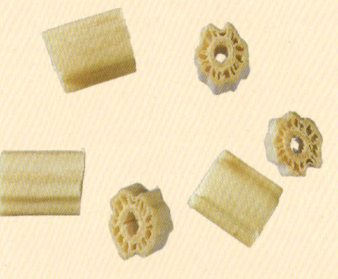

▲ 白茅根表面及断面

车轮状孔

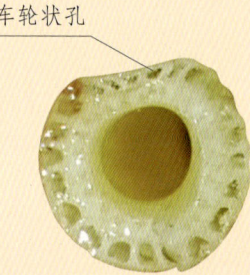

▲ 白茅根切面

非正品

白草

为禾本科植物白草 *Penniselum flaccidum* Griseb 的干燥根茎。

本品性状与白茅根类似。唯断面中央有白色髓，有时中空，皮部较窄，无车轮状裂隙。

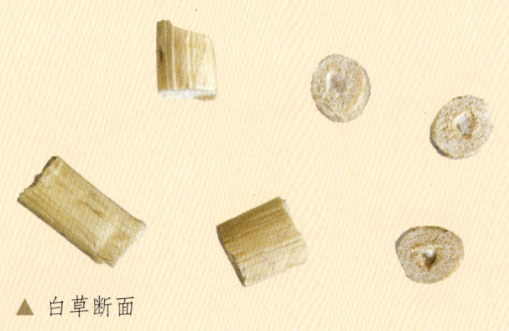

▲ 白草断面

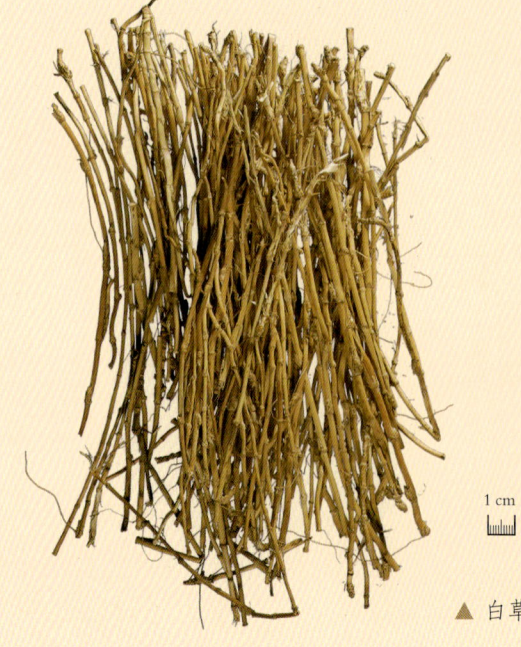

1 cm

▲ 白草

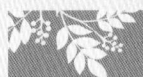

白　药　子 /Baiyaozi

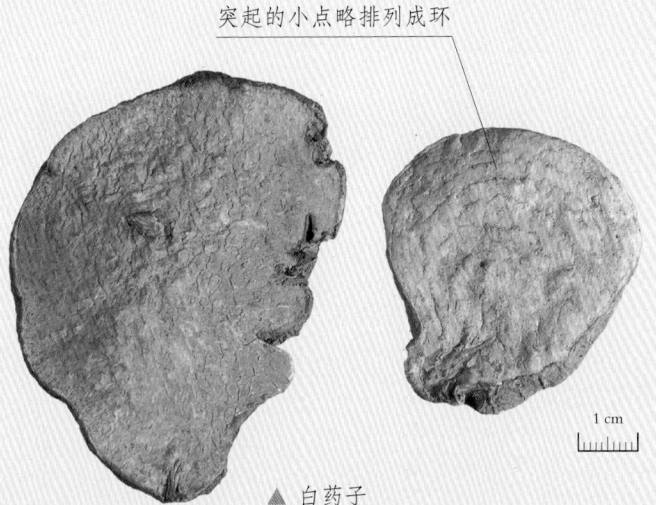

突起的小点略排列成环

▲ 白药子

1 cm

白药子

药材为防己科植物头花千金藤 *Stephania cepharantha* Hayata 的干燥块根。

本品多加工为不规则块片状，直径2～7 cm，厚0.2～1.5 cm。切面类白色或灰白色，有时可见放射状纹理或略排列成环的突起小点。外皮棕色或暗褐色，有皱纹及须根痕。质硬脆，断面粉性。气微，味苦。

千金藤

为防己科植物千金藤 *Stephania japonica* (Thunb.) Miers 的干燥块根。

本品性状与白药子类似。直径4～6 cm，厚1.5～2 cm。外皮为棕褐色，质坚实，粉性较大。

滇白药

为薯蓣科植物草黄滇白药 *Dioxcorea kamoonensis* Kunth 的干燥根茎。

本品多为不规则块片状，直径2～3 cm。切面类白色，有黄色小点散在。外皮黄棕色，具纵皱纹及须根痕。气微，味微甜。

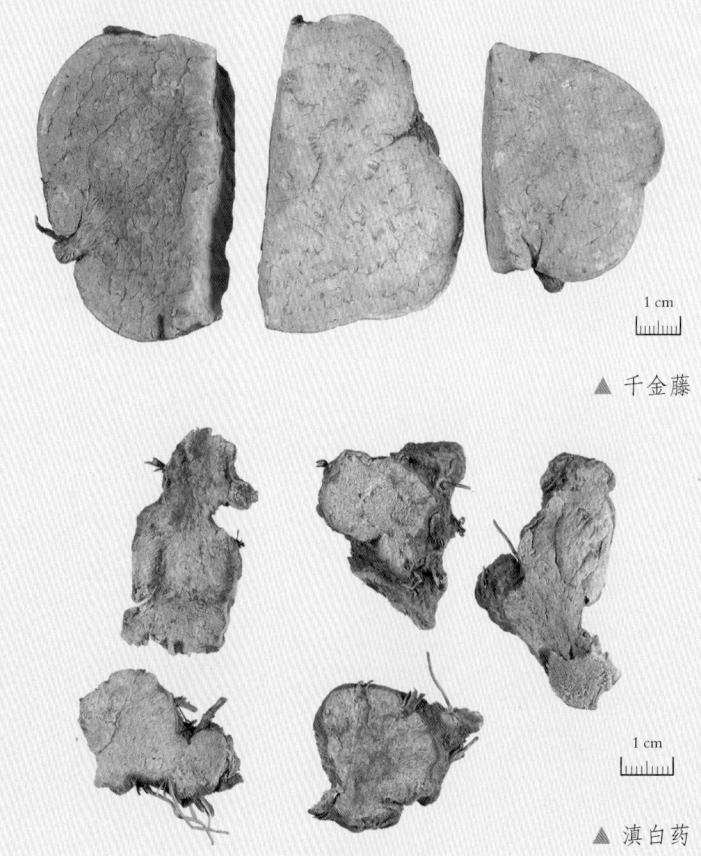

▲ 千金藤

1 cm

▲ 滇白药

1 cm

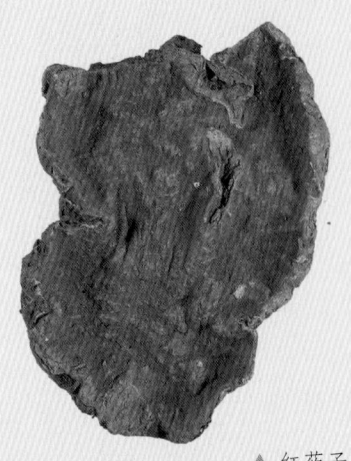
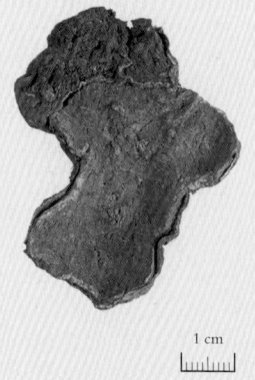

红药子

为薯蓣科植物翼蓼 *Pteroxygonum giraldii* Damm. et Diels. 的干燥块根。

本品多呈不规则块片状，大小不一，直径6～15 cm。切面紫棕色，凹凸不平。外皮紫褐色，粗糙，有多数须根痕。气微，味涩而苦。

▲ 红药子

掌叶栝楼

为葫芦科植物掌叶栝楼 *Trichosanthes palmata* Roxburgh 的干燥块根。

本品多呈不规则块片状，直径约5 cm。切面黄白色，粉性，有多数凹凸不平的圆点，外皮灰棕色。质坚脆。气微，味微苦。

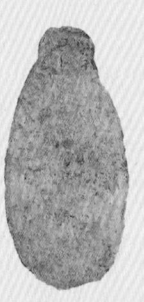
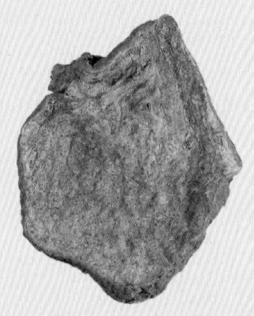
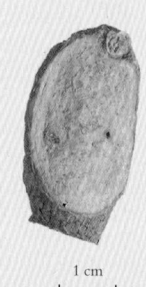

▲ 掌叶栝楼

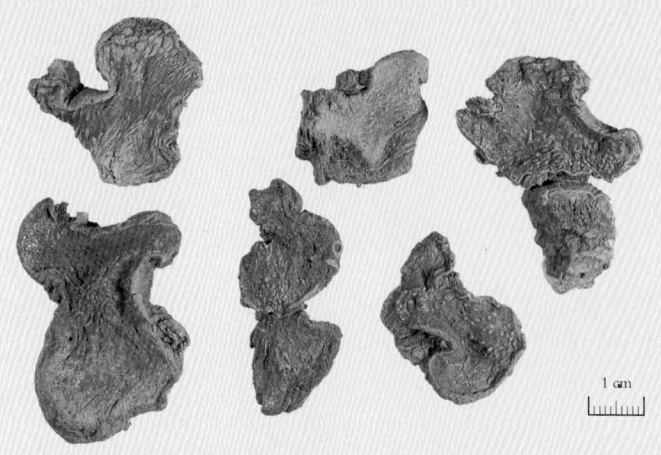

卷叶黄精

为百合科植物卷叶黄精 *Polygonatum cirrhifolium* Royle 的干燥根茎。

本品为圆形或不规则的厚片，直径1.5～4.5 cm，厚1.5～6 cm。表面黄棕色，有浅棕色小点，外皮具环形节痕及细皱纹。质硬，易折断。气微，味甜而苦。

▲ 卷叶黄精

白　前 /Baiqian

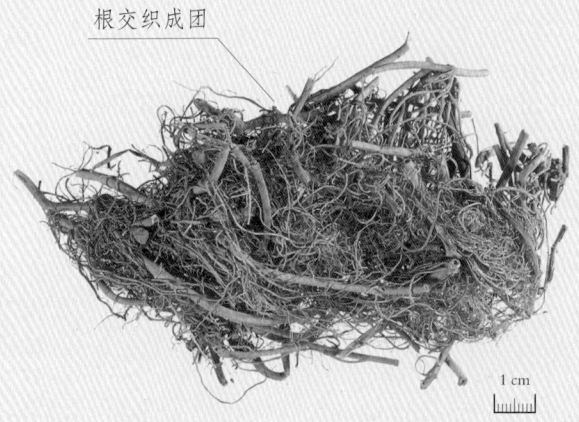

▲ 鹅管白前（柳叶白前）

根交织成团

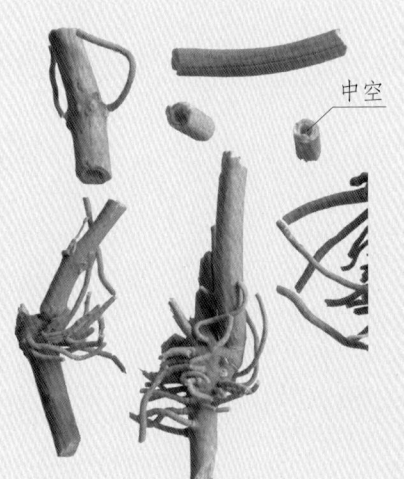

▲ 白前（柳叶白前）

白前（药典品种）

药材为萝藦科植物柳叶白前 *Cynanchum stauntonii* (Decne.) Schltr. ex Lévl. 的干燥根茎及根。

本品根茎呈细长圆柱形，有分枝，稍弯曲，长4～15 cm，直径0.15～0.4 cm。表面黄白色、棕黄色至深棕色，表面平滑或有纵皱纹，节明显，节间长1.5～4.5 cm。质脆，易折断，断面中空。节处簇生纤细弯曲的根，长可达10 cm，直径不及0.1 cm，有多次分枝呈毛须状，紊乱交织，常盘曲成团。顶端具残茎，节上具交互的对生叶痕。气微，味微甜。

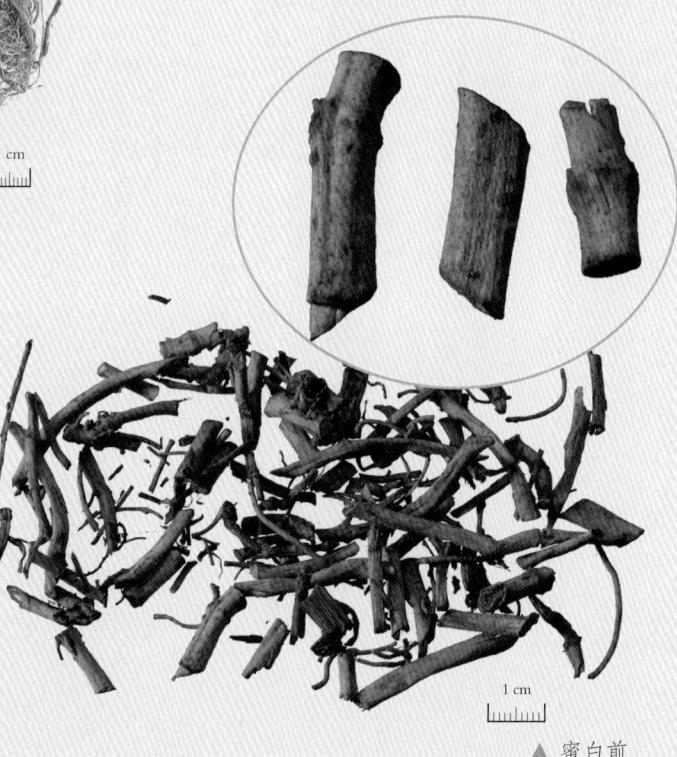

中空

▲ 蜜白前

▲ 白前（柳叶白前）局部放大

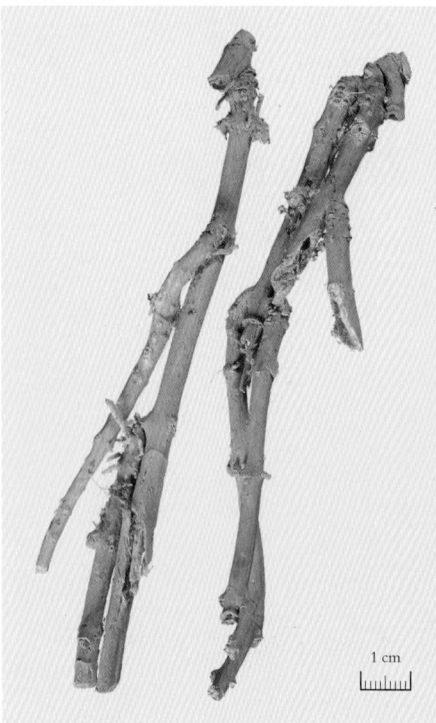

芫花叶白前（药典品种）

药材为萝藦科植物芫花叶白前 *Cynanchum glaucescens* (Decne.) Hand.-Mazz. 的干燥根茎及根。

与柳叶白前性状类似，唯须根弯曲但不相互紊乱交织，直径较粗，约0.1 cm，分枝少。

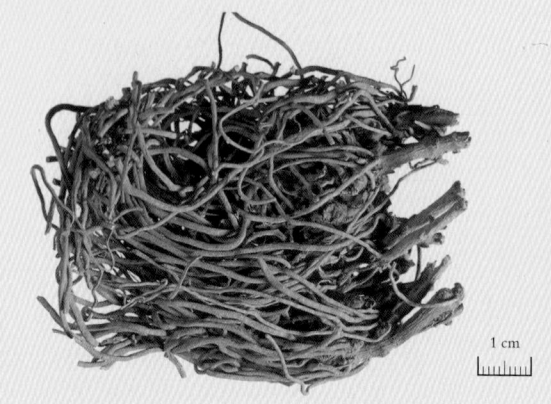

▲ 鹅管白前（芫花叶白前）

▲ 白前（芫花叶白前）

非正品

龙须菜

为百合科植物龙须菜 *Asparagus schoberioides* Kunth 的干燥根及根茎。

本品根茎横生，具多数圆形茎痕及芽。长1.5～5 cm，直径0.5～1 cm。表面灰褐色，具灰色膜质鳞片。须根长10～30 cm，直径0.1～0.2 cm，极密集，长圆柱形或扁圆柱形。质柔韧，不易折断，断面木部细小。气微，味微苦。

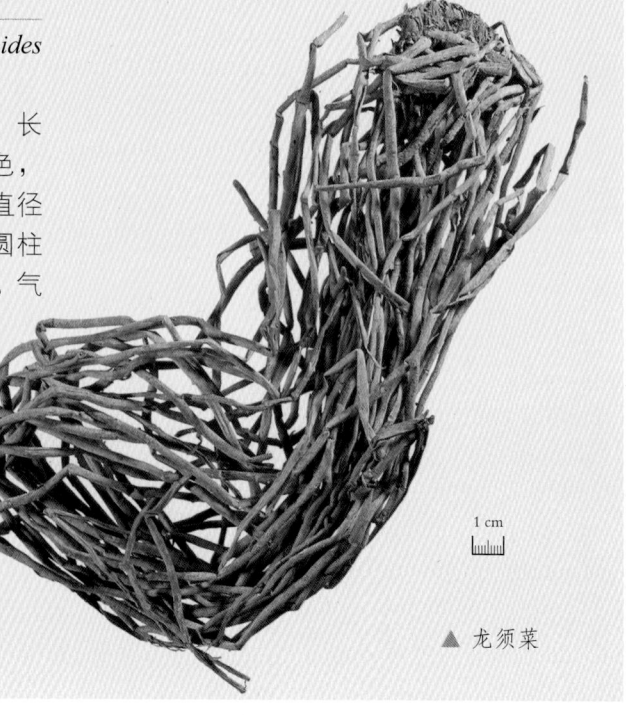

▲ 龙须菜

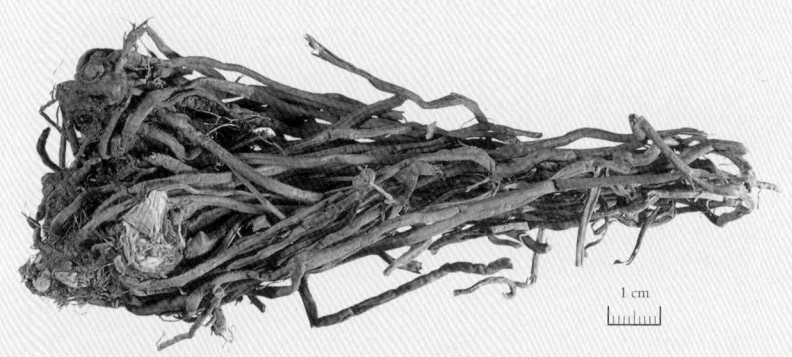

▲ 白射干

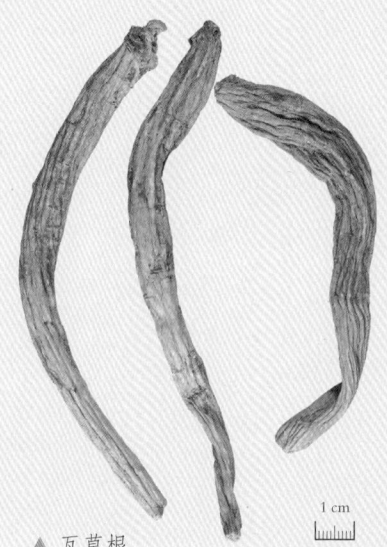

▲ 瓦草根

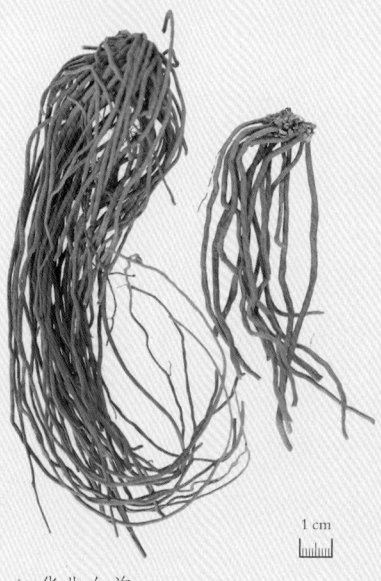

▲ 华北白前

白射干

为鸢尾科植物白花射干 *Iris dichotoma* Pall. 的干燥根及根茎。

本品根茎为不规则结节状，较小，其上可见茎及叶残基。须根多数，细长弯曲，长5～20 cm，直径0.15～0.4 cm。表面黄棕色，有明显纵皱纹。质柔韧，根横断面皮部与木部间多具裂隙，木部细小。气微，味微苦。

瓦草根

为石竹科植物瓦草 *Melandryum viscidlum* (Bur.et Fr.) Williams var. *szechuanense* (Williams) Hand.-Mazz. 的干燥根。

本品呈长圆锥形，有的具分枝，长10～30 cm，直径0.5～2 cm。表面黄白色或棕黄色，具纵沟纹及横向皮孔。质坚硬而脆，易折断，断面不整齐，角质样，皮部黄白色，木部淡黄色。气微，味辣。

华北白前

为萝藦科植物牛心朴 *Cynanchum hancockianum* (Maxim.) Al. Iljinski 的干燥根茎及根。

本品根茎横生或斜生，直径0.5～0.8 cm，结节状，上端残留茎基。根须状，长10～15 cm，直径0.15～0.2 cm。表面灰黄色或淡褐色，具细纵皱纹，质脆易断，断面皮部白色或微黄色，木部淡黄色。气微香，味略辛辣。

白　蔹 /Bailian

白蔹（药典品种）

药材为葡萄科植物白蔹 *Ampelopsis japonica*
（Thunb.）Makino 的干燥块根。

本品多切成纵瓣，呈长圆形或近纺锤形，
长4～10 cm，直径1～2 cm。表面红棕色或
红褐色，有纵皱纹、细横纹及横长皮孔，
外皮易层层脱落，脱落处呈淡红棕色。体
轻，质硬脆，易折断，断面呈粉性。纵切
面周边常向内卷曲，中部有1突起的棱线；
横切面类白色或浅红棕色，可见放射状裂
隙，周边较厚。气微，味甘。

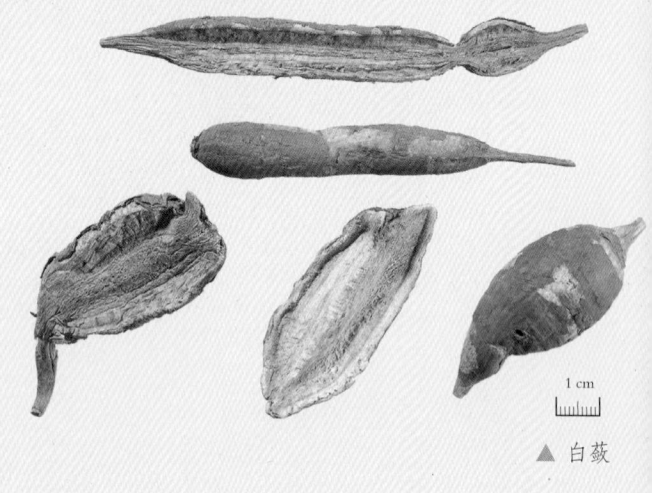

1 cm

▲ 白蔹

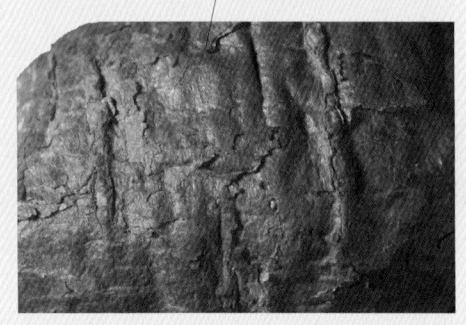

外皮脱落，表面红棕色

▲ 白蔹外表面

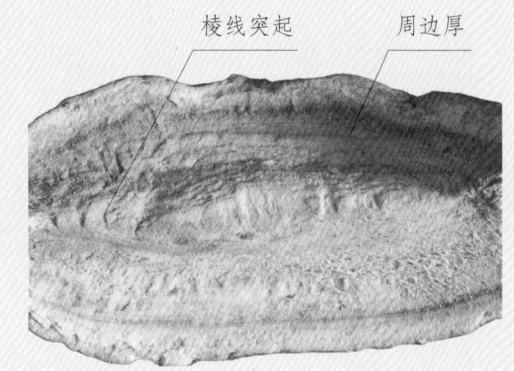

棱线突起　　　周边厚

▲ 白蔹纵切面

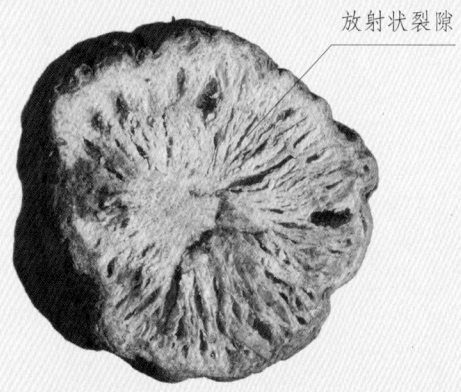

放射状裂隙

▲ 白蔹断面

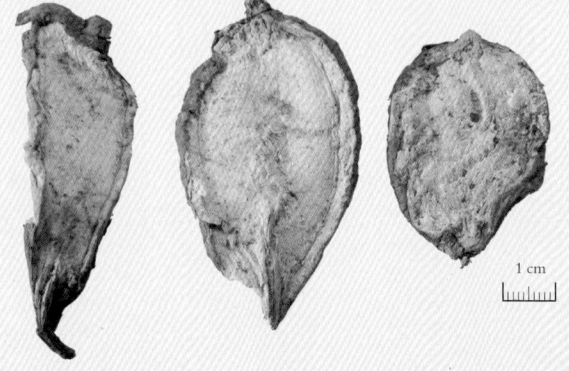

1 cm

▲ 白蔹饮片

隔山撬

为萝藦科植物耳叶牛皮消 *Cynanchum auriculatum* Royle ex Wight 的干燥根。本品呈椭圆形或圆柱形，有时纵切成两半，长3~10 cm，直径1.5~3 cm。表面淡黄色，皱缩，凹凸不平，残留的栓皮呈棕褐色，可见横向的皮孔状瘢痕；纵切片边缘常内卷。质坚硬，不易折断，断面白色，粉性。气微，味淡、微苦。

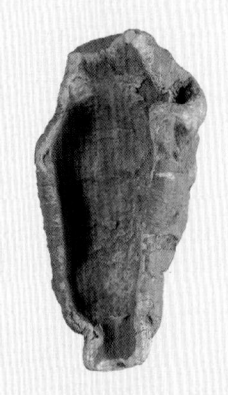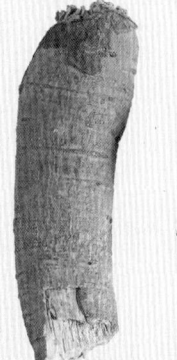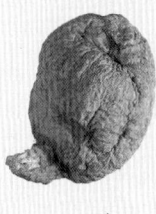

1 cm

▲ 隔山撬

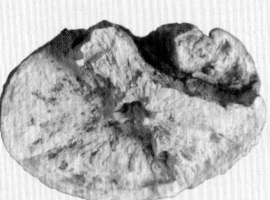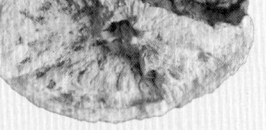

▲ 隔山撬断面　　　　　　▲ 隔山撬外表面

茅瓜

为葫芦科植物茅瓜 *Melothria heterophylla* (Lour.) Cogn. 的干燥根。

本品呈纺锤形，多切成纵片或斜片，长3~8 cm，直径1~2 cm。表面灰黄色，有不规则的皱纹。质坚硬，不易折断，断面白色，粉性；纵切片边缘常卷曲，可见黄色维管束。气微，味淡、微苦。

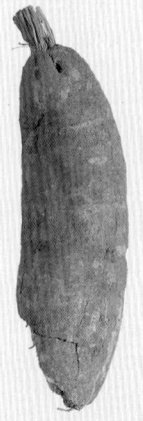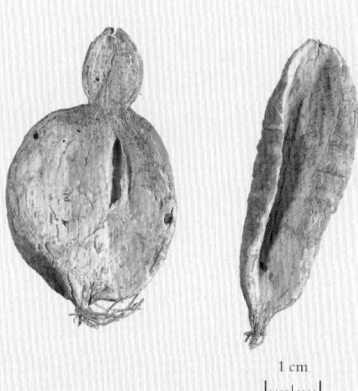

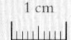
1 cm

▲ 茅瓜

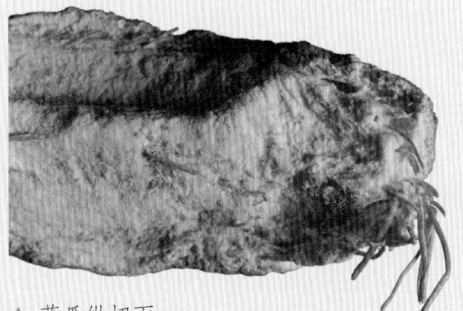

▲ 茅瓜纵切面

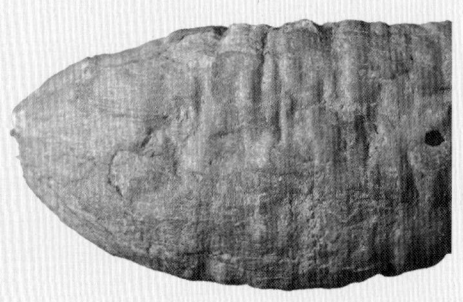

▲ 茅瓜外表面

青羊参

为萝藦科植物青羊参 *Cynanchum otophyllum* Schneid. 的干燥根。

本品呈圆柱形或为纵切片，长5～15 cm，直径1.5～2 cm。表面黄棕色至棕褐色，具纵皱纹。根茎较粗壮，长约2.5 cm，可见茎残基。质硬而轻，不易折断，断面有略呈环状或散在的淡黄色小孔。气略香。有毒。

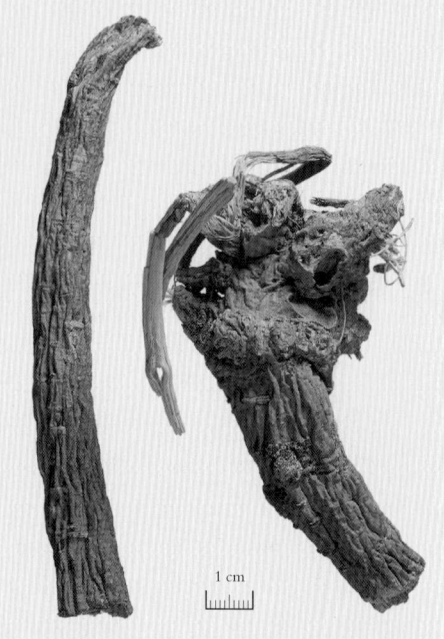

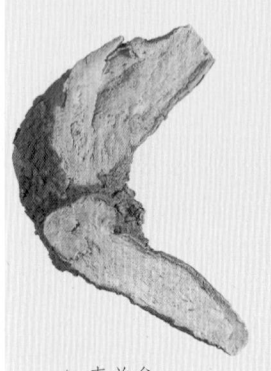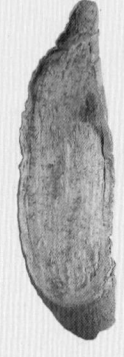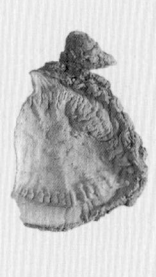

▲ 青羊参

▲ 青羊参根

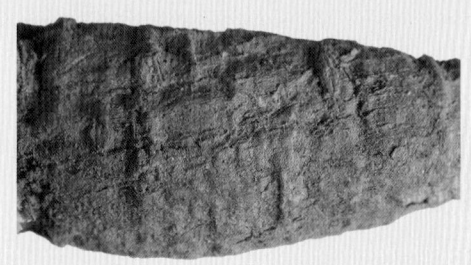

▲ 青羊参表面

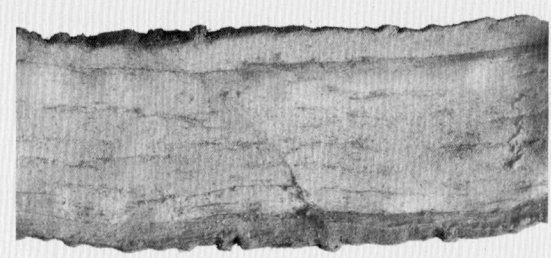

▲ 青羊参纵切面①

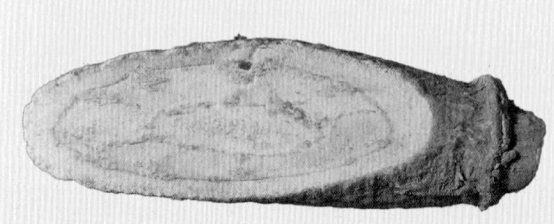

▲ 青羊参斜切面

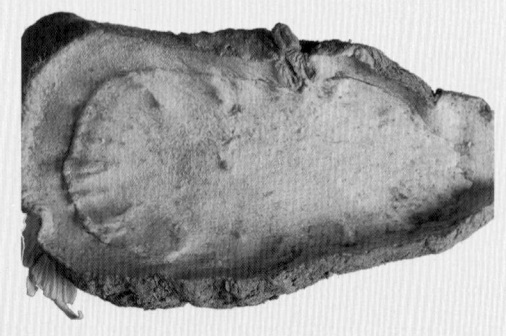

▲ 青羊参纵切面②

白　薇 /Baiwei

白薇（药典品种）

药材为萝藦科植物白薇 Cynanchum atratum Bge. 的干燥根及根茎。

本品根茎呈类圆柱形，结节状，长1.5～5 cm，直径0.5～1.2 cm。可见数个圆形凹陷的茎痕，直径0.2～0.8 cm，有的具茎基，直径在0.5 cm以上；下端簇生多数细长的根，似马尾状。根呈圆柱形，略弯曲，长5～20 cm，直径0.1～0.2 cm，表面黄棕色至棕色，平滑或具细皱纹。质脆，易折断，折断面平坦，皮部黄白色，木部黄色且较小。气微，味微苦。

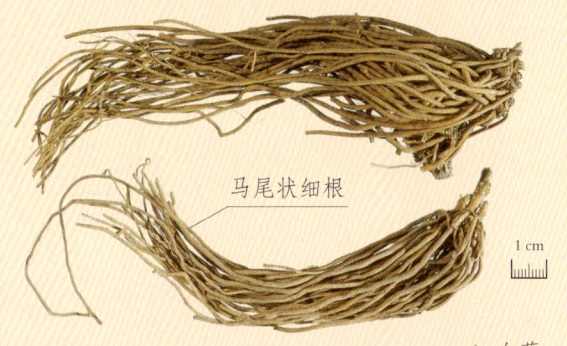

马尾状细根

▲ 白薇

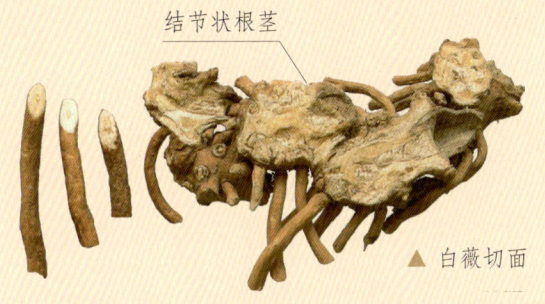

结节状根茎

▲ 白薇切面

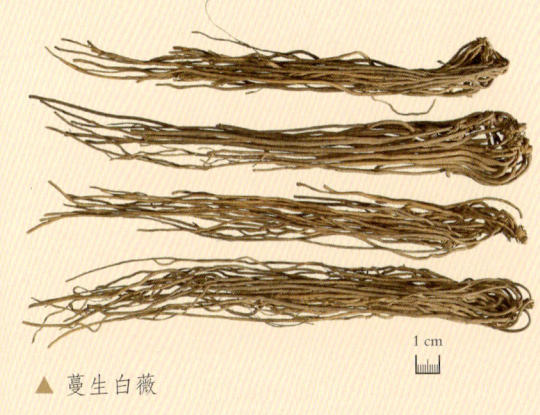

▲ 蔓生白薇

蔓生白薇（药典品种）

药材为萝藦科植物蔓生白薇 Cynanchum versicolor Bge. 的干燥根及根茎。

本品根茎较细，长2～6 cm，直径0.4～0.8 cm。残存的茎基也较细，直径0.5 cm以下；根多弯曲。

竹灵消

为萝藦科植物竹灵消 Cynanchum inamoenum (Maxim.) Loes. 的干燥根及根茎。

本品根茎粗短，长1.5～3 cm，直径0.5～1 cm。可见密集的圆点状茎痕及残留茎基，节间极短，下端密生须根，有的残留有茎，茎上具交互对生的叶痕；根细长圆柱形，多弯曲，长10～15 cm，直径0.1～1.5 cm。表面黄棕色。质脆，易折断，断面略平坦，黄白色，木部细小。气微，味淡。

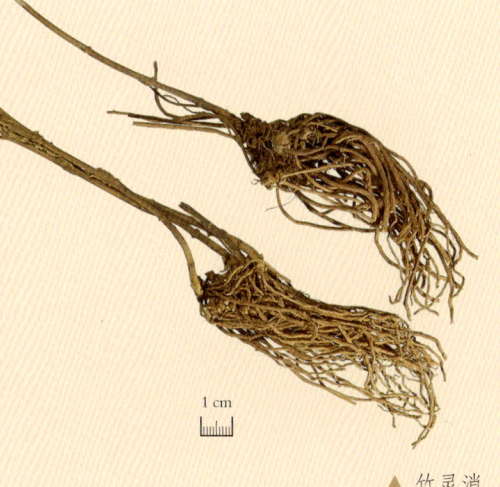

▲ 竹灵消

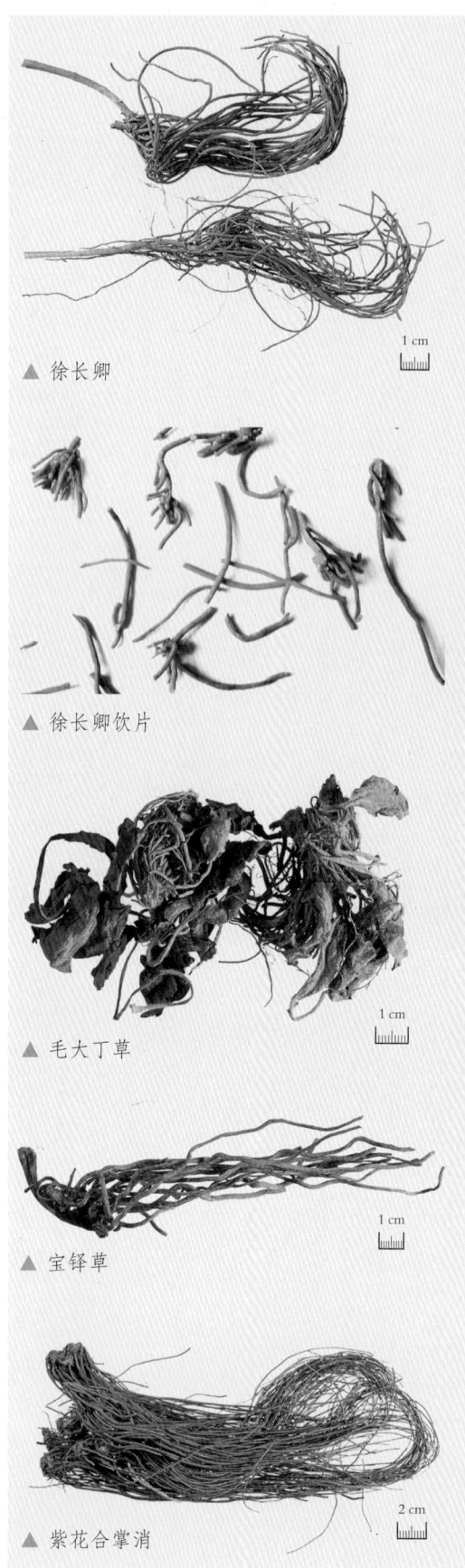

▲ 徐长卿

▲ 徐长卿饮片

▲ 毛大丁草

1 cm

▲ 宝铎草

1 cm

▲ 紫花合掌消

2 cm

徐长卿

为萝藦科植物徐长卿 *Cynanchum paniculatum* (Bge.) Kitag. 的干燥根及根茎。

本品根茎较细而长，斜生或横生，长1～6 cm，直径0.15～0.4 cm。 节间短至3 cm以下，节膨大，上端具茎痕或残茎，密生须根；根呈细长圆柱形而较直，长5～15 cm，直径约0.1 cm。表面灰黄色至灰褐色，具细纵皱纹。质轻而脆，易折断，断面平坦，粉性，皮部黄白色，木部黄色，细小，其周围具淡棕色环。有浓厚的丹皮香气，味辛、麻。

毛大丁草

为菊科植物毛大丁草 *Gerbera piloselloides* Cass. 的干燥全草。

本品叶基生，具柄，叶片倒卵圆形，上面毛较少，呈暗棕色，下面具长绵毛，灰棕色。根簇生，根头部亦具淡棕色长绵毛；根圆柱形，长2～8 cm，直径0.5～1.8 cm。表面灰棕色，有细皱纹。根质脆，易折断，断面不平坦，木部棕色，皮部类白色。气微，味稍苦。

宝铎草

为百合科植物宝铎草 *Disporum sessile* D. Don var. *flavens* (Kitag.) Y. C. Tang 的干燥根及根茎。

本品根茎横生，呈结节状，上端可见圆盘状的茎痕或残留茎基，具有明显的环节，残存棕褐色鳞片；须根丛生，如马尾状，细长圆柱形，多弯曲，长6～20 cm，直径0.1～0.4 cm。表面灰黄色，有明显的纵皱纹。质脆，易折断，断面皮部黄白色，木部淡黄色且细小。气微，味淡，有黏性。

紫花合掌消

为萝藦科植物紫花合掌消 *Cynanchum amplexicaule* (Sieb. et Zucc.) Hemsl. var. *castaneum* Makino. 的干燥根及根茎。

本品根茎结节状，粗短。根细长，密集而较直，长22～26 cm，直径达0.8 cm。表面棕褐色，具细纵皱纹。质脆，易折断，断面平坦。有羊膻气，味微苦。

玄　参 /Xuanshen

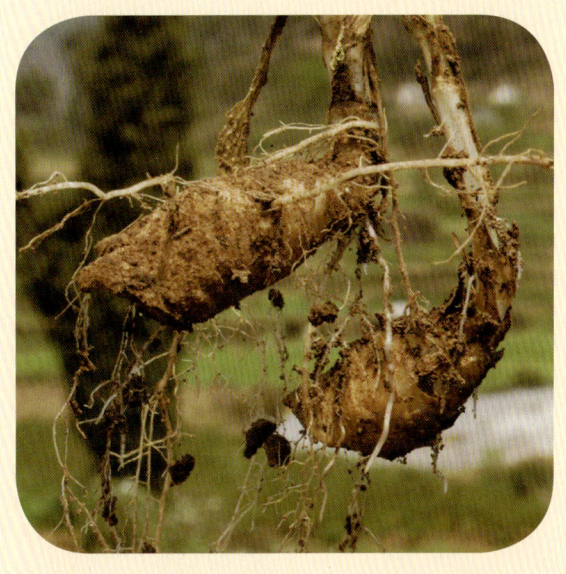

▲ 玄参鲜品（浙江东阳产）

正　品

玄参（药典品种）

药材为玄参科植物玄参 *Scrophularia ningpoensis* Hemsl. 的干燥根。

本品呈类圆柱形，中间略粗或上粗下细，有的微弯曲成类羊角形，长6～20 cm，直径1～3 cm。表面灰黄色或灰褐色，有不规则的纵沟、横长皮孔样突起、稀疏的横裂纹和须根痕。质坚实，不易折断，断面黑褐色，微有光泽。气特异似焦糖，味甘、微苦。

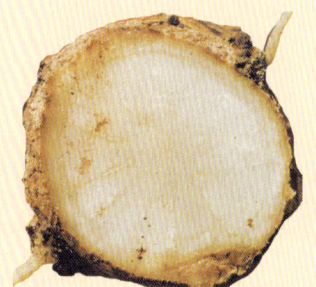

▲ 玄参鲜品横切面

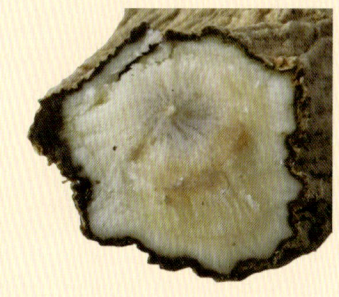

▲ 玄参半干品横切面（安徽亳州产）

类羊角形

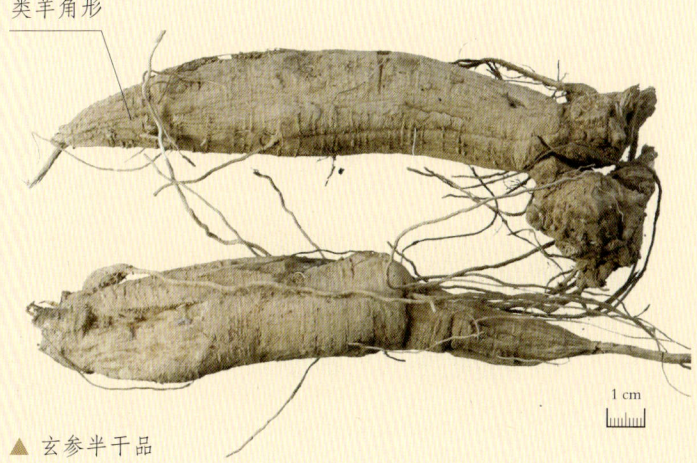

1 cm

▲ 玄参半干品

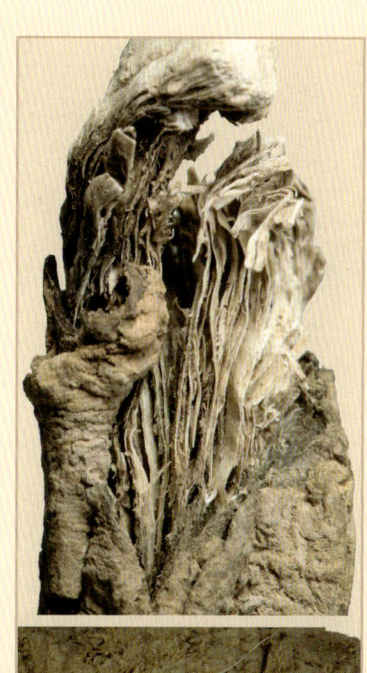

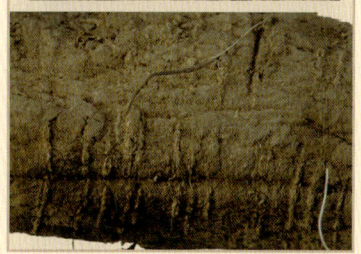

▲ 玄参半干品表面

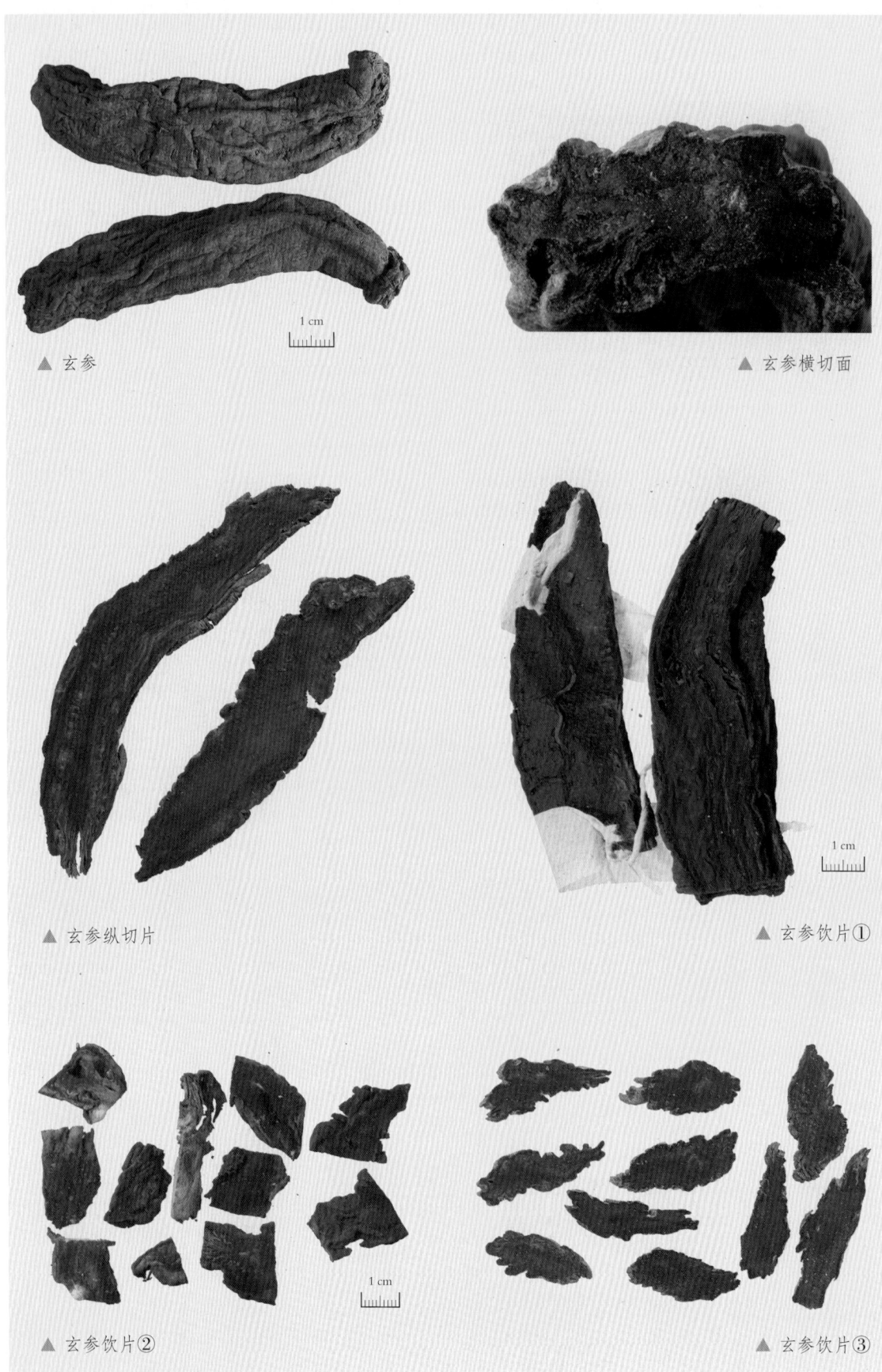

▲ 玄参

▲ 玄参横切面

▲ 玄参纵切片

▲ 玄参饮片①

▲ 玄参饮片②

▲ 玄参饮片③

半　夏 /Banxia

正　品

半夏（药典品种）

药材为天南星科植物半夏 *Pinellia ternata* (Thunb.) Breit. 的干燥块茎。本品呈类球形，有的稍偏斜，直径 1 ~ 1.5 cm。表面白色或浅黄色，顶端有凹陷的茎痕，周围密布麻点状根痕；下端钝圆，较光滑。质坚实，断面洁白，富粉性。气微，味辛辣、麻舌而刺喉。

注：水半夏的特征参见本册水半夏项下。

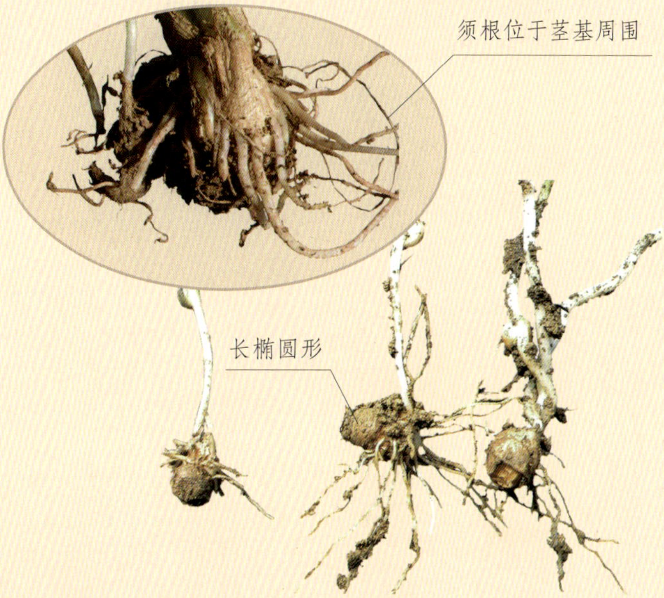

须根位于茎基周围
长椭圆形

▲ 半夏野生鲜品（云南产）

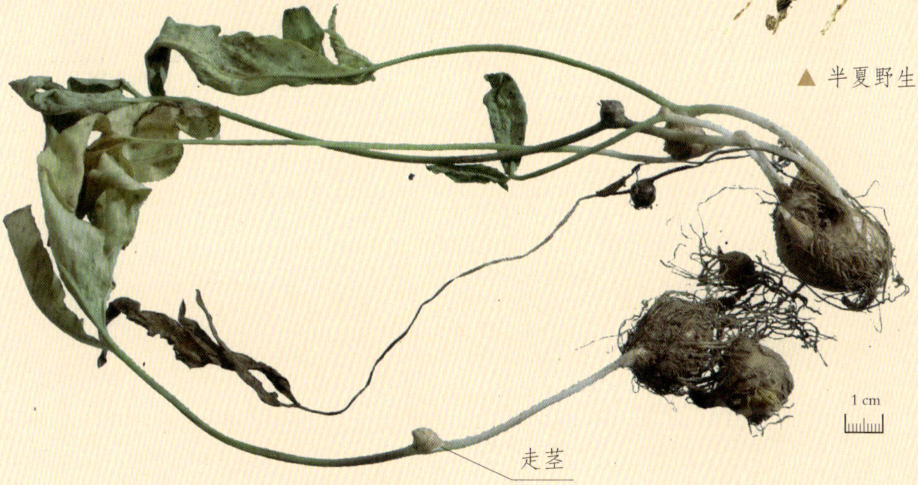

1 cm
走茎

▲ 半夏栽培鲜品①（甘肃天水产）

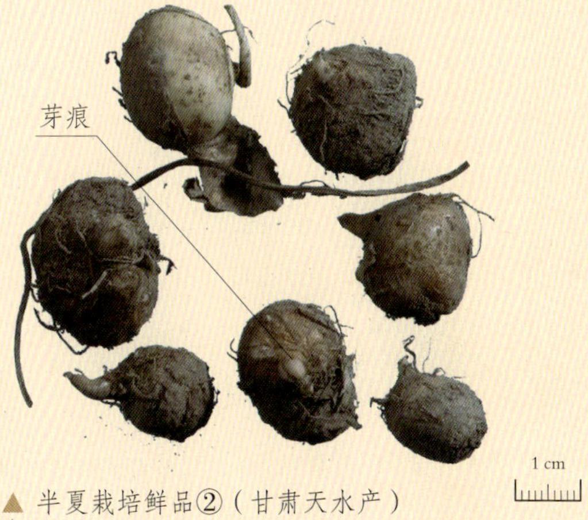

芽痕
1 cm

▲ 半夏栽培鲜品②（甘肃天水产）

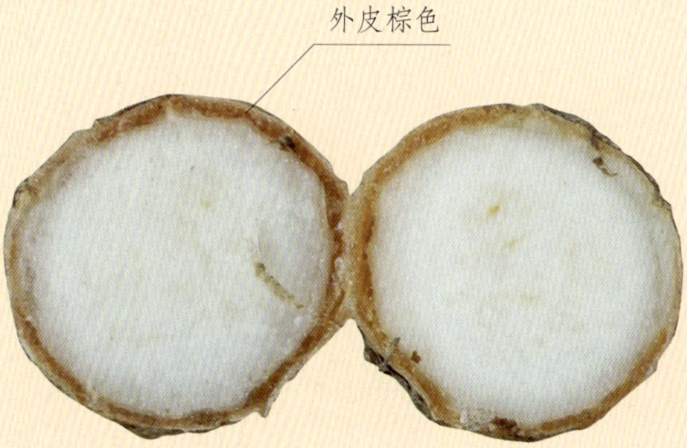

外皮棕色

▲ 半夏栽培鲜品横切面①

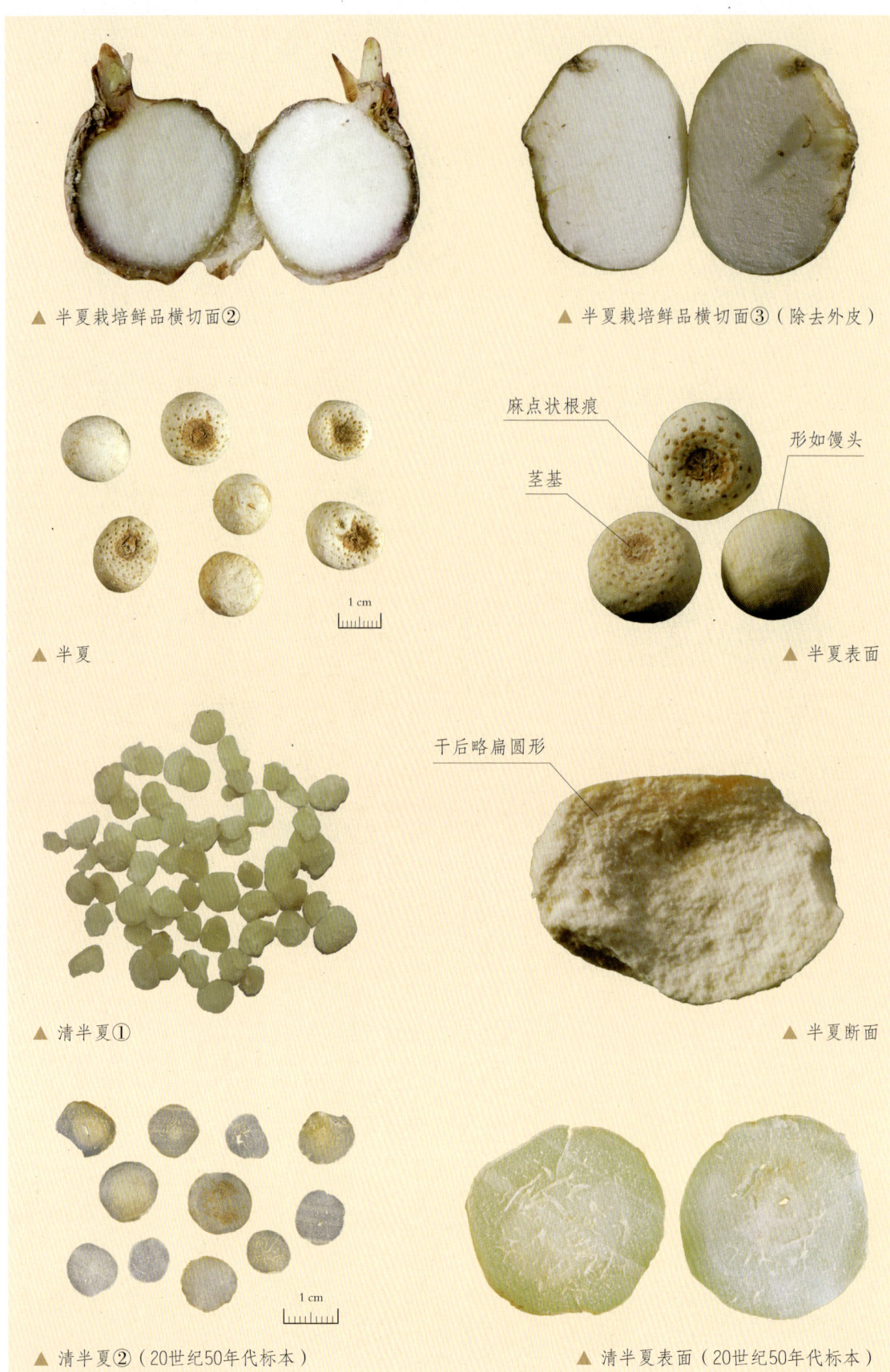

▲ 半夏栽培鲜品横切面②

▲ 半夏栽培鲜品横切面③（除去外皮）

麻点状根痕

茎基

形如馒头

▲ 半夏

1 cm

▲ 半夏表面

干后略扁圆形

▲ 清半夏①

▲ 半夏断面

1 cm

▲ 清半夏②（20世纪50年代标本）

▲ 清半夏表面（20世纪50年代标本）

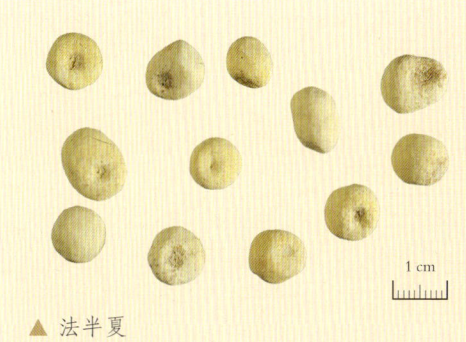

▲ 法半夏

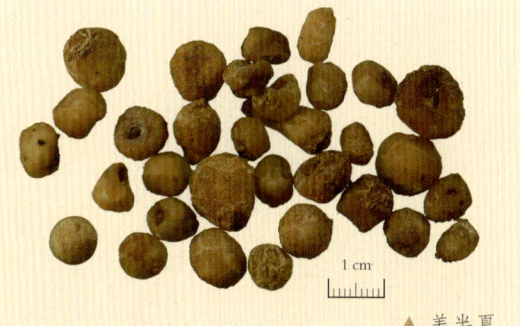

▲ 姜半夏

非正品

虎掌南星

为天南星科植物虎掌 *Pinellia pedatisecta* Schott 的干燥块茎。

本品呈不规则饼状，由主块茎及多数附着的小块茎组成，似虎类脚掌，直径1～2 cm。每个块茎中心有一茎痕，周围有麻点状根痕。

注：虎掌的小块茎作半夏时，习称"掌叶半夏"或"狗爪半夏"，性状可参见本册天南星项下。

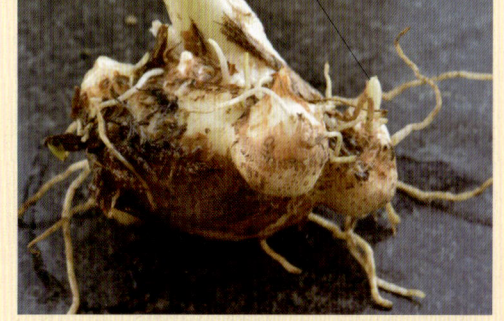

芽痕

▲ 虎掌南星鲜品

水半夏

为天南星科植物鞭檐犁头尖 *Typhonium flagelliforme* (Lodd.) Blume 的干燥块茎。

本品形小，略呈椭圆形、圆锥形或半圆形，直径0.5～1.5 cm，高0.8～3 cm。表面类白色或浅黄色，从上至下可见多轮点状根痕，顶端类圆形，有偏斜而稍突起的叶痕或芽痕，呈黄棕色。质坚实，断面白色，粉性。气微，味辛辣，麻舌而刺喉。

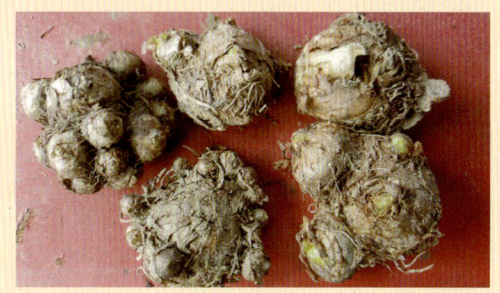

▲ 虎掌南星

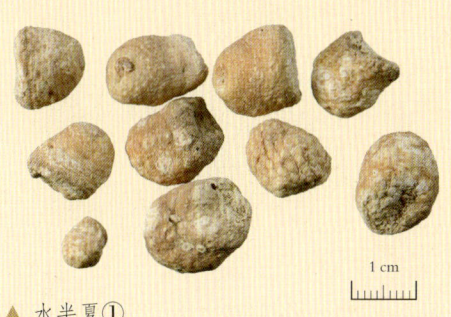

▲ 水半夏①

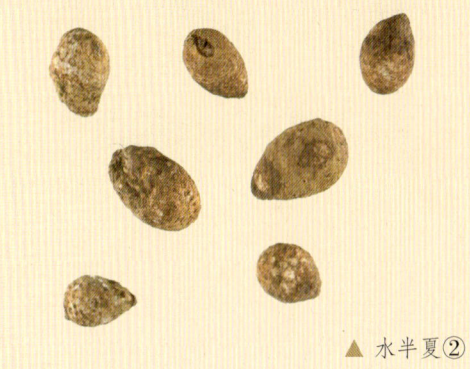

▲ 水半夏②

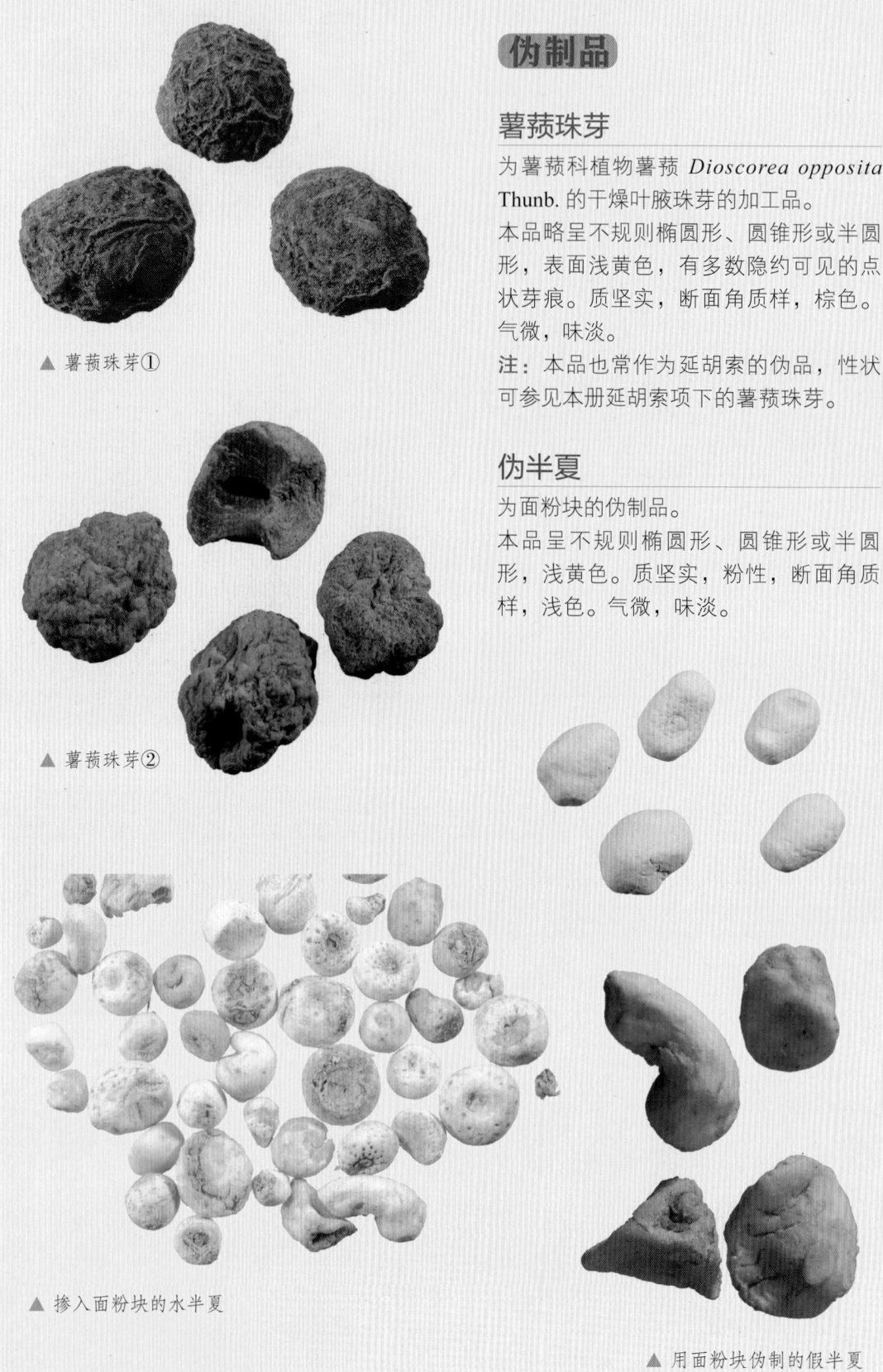

▲ 薯蓣珠芽①

▲ 薯蓣珠芽②

▲ 掺入面粉块的水半夏

伪制品

薯蓣珠芽

为薯蓣科植物薯蓣 *Dioscorea opposita* Thunb. 的干燥叶腋珠芽的加工品。

本品略呈不规则椭圆形、圆锥形或半圆形，表面浅黄色，有多数隐约可见的点状芽痕。质坚实，断面角质样，棕色。气微，味淡。

注：本品也常作为延胡索的伪品，性状可参见本册延胡索项下的薯蓣珠芽。

伪半夏

为面粉块的伪制品。

本品呈不规则椭圆形、圆锥形或半圆形，浅黄色。质坚实，粉性，断面角质样，浅色。气微，味淡。

▲ 用面粉块伪制的假半夏

地 黄 /Dihuang

地黄（药典品种）

药材为玄参科植物地黄 *Rehmannia glutinosa* Libosch. 的新鲜或干燥块根。商品分鲜地黄、烘干的生地黄和蒸制过的熟地黄。野生的地黄细小，略呈连珠状，栽培的地黄肥大。

鲜地黄　呈纺锤形或圆条状，长8～24 cm，直径2～9 cm，外皮薄，表面浅红黄色，具弯曲的纵皱纹、芽痕、横长皮孔样突起及不规则疤痕。肉质，易断，断面皮部淡黄白色，可见放射状排列的纹理，似大"雪花"状。气微，味微甜。

生地黄　多呈不规则的团块状或长圆形，中间膨大，两端稍细，有的细小，长条状，稍扁而扭曲，长6～12 cm，直径3～6 cm。表面棕黑色或棕灰色，极皱缩，具不规则的横曲纹。体重，质较软而韧，不易折断，断面棕黑色或乌黑色，有光泽，具黏性。气微，味微甜。

熟地黄　性状与生地黄类似，但表面及内部均为乌黑色，有光泽，黏性大，质柔软。味微甜。

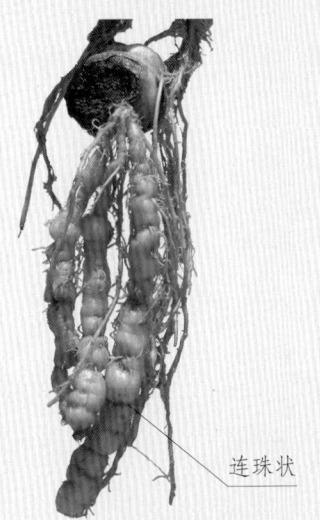

▲ 地黄栽培鲜品（河南禹州产）

连珠状

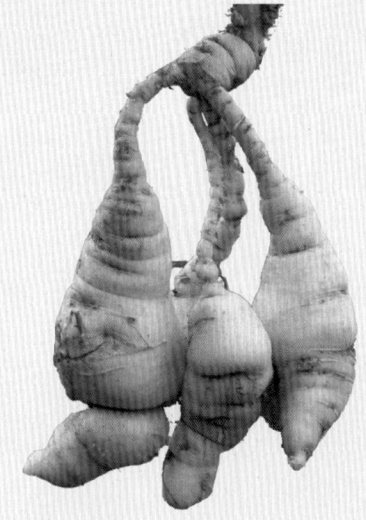

▲ 地黄栽培鲜品（河南武陟产）

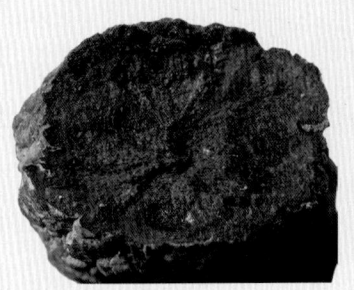

▲ 生地黄切面

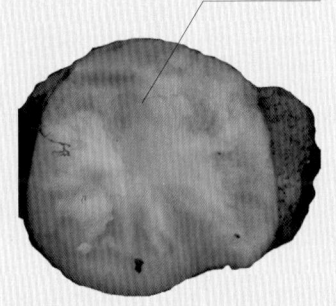

雪花状纹理

▲ 地黄栽培鲜品切面

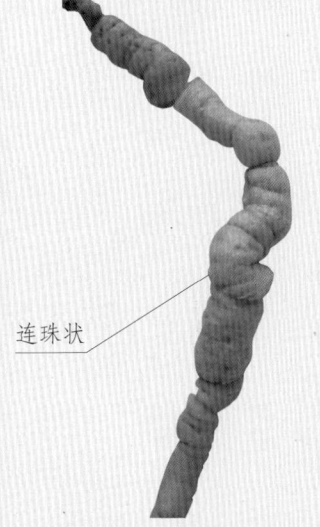

连珠状

▲ 野生鲜地黄（山西产）

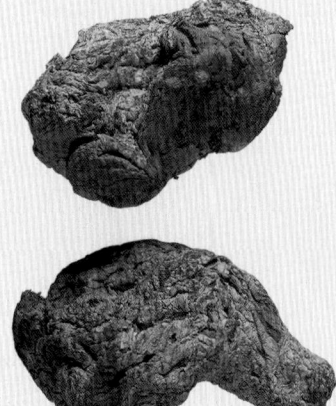

1cm

▲ 生地黄

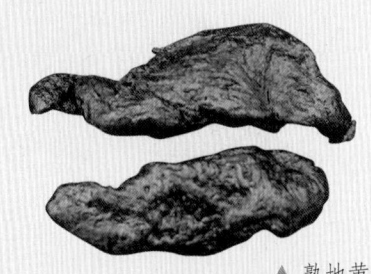

▲ 熟地黄

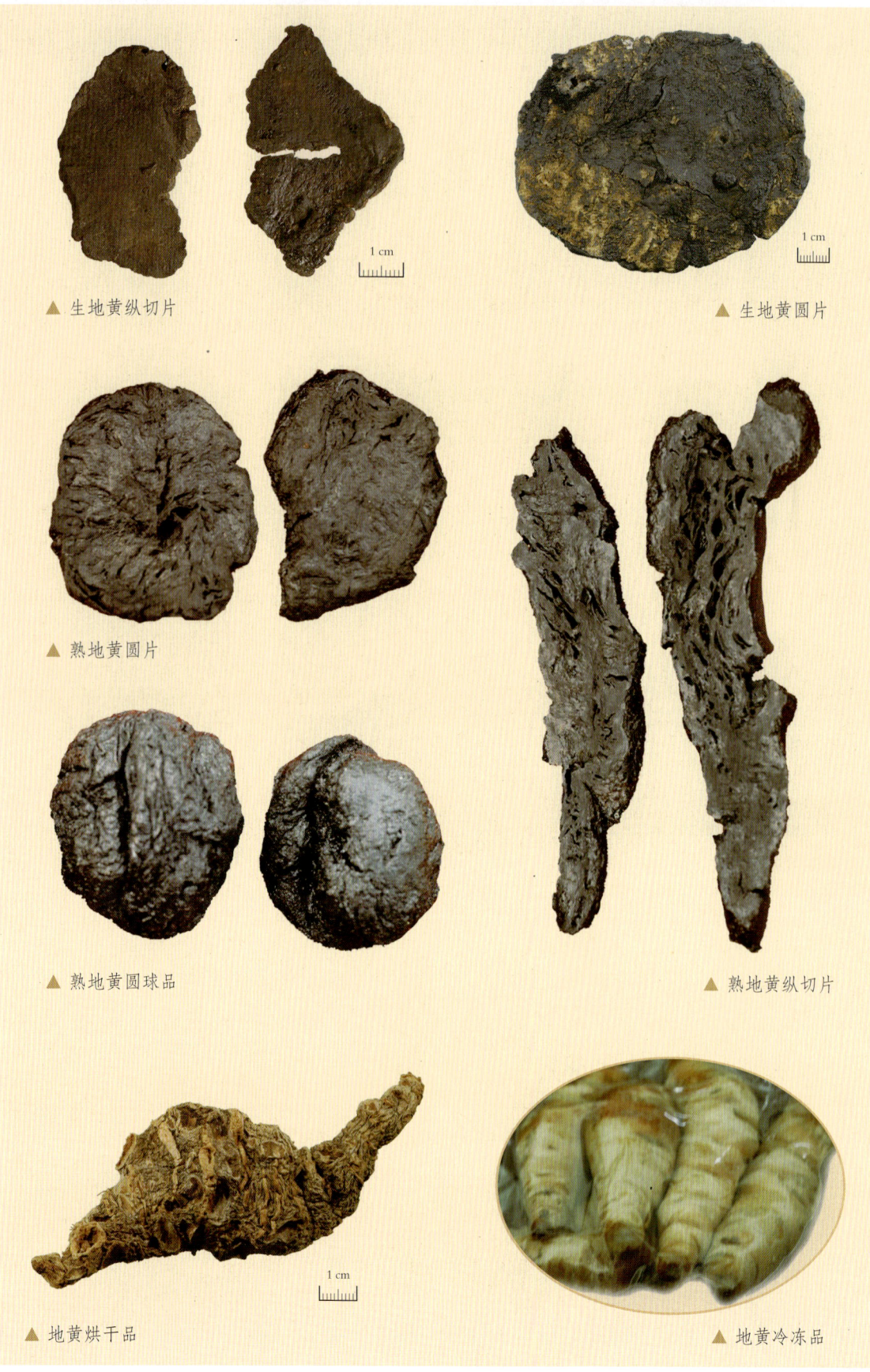

▲ 生地黄纵切片

▲ 生地黄圆片

▲ 熟地黄圆片

▲ 熟地黄圆球品

▲ 熟地黄纵切片

▲ 地黄烘干品

▲ 地黄冷冻品

地 榆 /Diyu

正 品

地榆（药典品种）

药材为蔷薇科植物地榆 *Sanguisorba officinalis* L. 的干燥根。

本品多呈不规则纺锤形或圆柱形，稍弯曲，长5～25 cm，直径0.3～2 cm。表面棕褐色至暗棕紫色，粗糙，有多数纵皱纹，有时带少数支根痕。质硬脆，断面较平坦，皮部浅黄棕色，木部色稍淡，木部略呈放射状排列。气微，味微苦、涩。

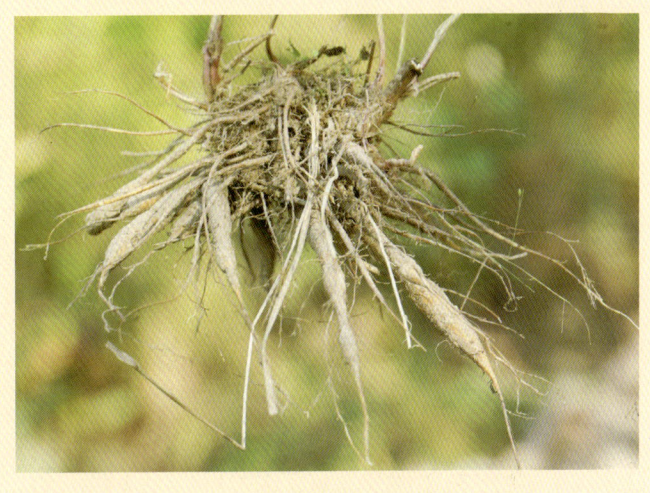

▲ 地榆鲜品（吉林长春产）

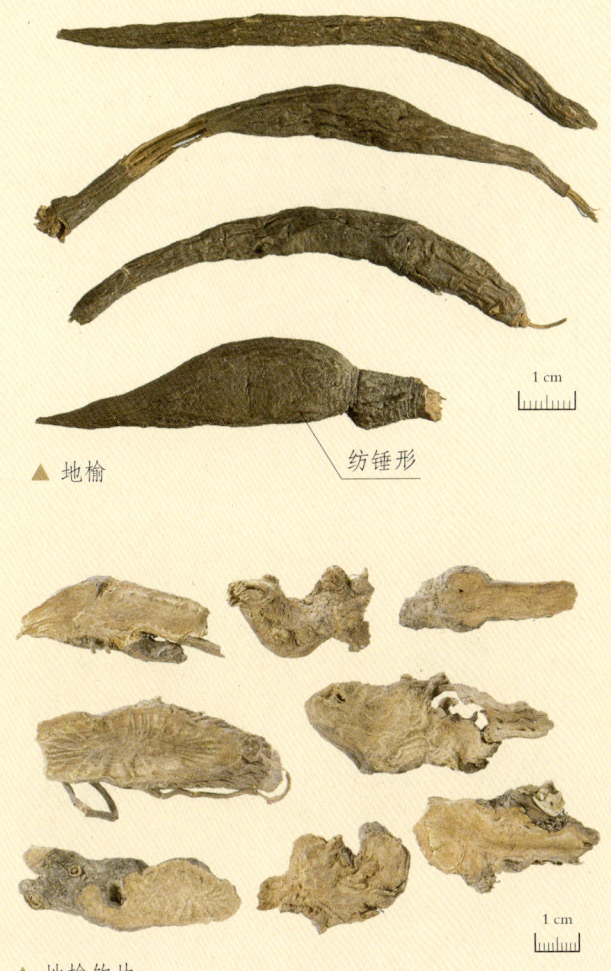

▲ 地榆

纺锤形

1 cm

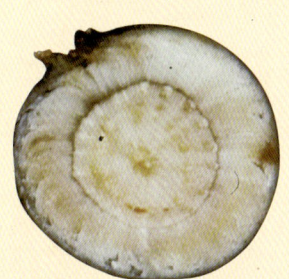

▲ 地榆鲜品断面（内蒙古呼伦贝尔产）

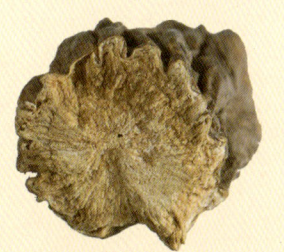

▲ 地榆断面

放射状纹理

▲ 地榆饮片

1 cm

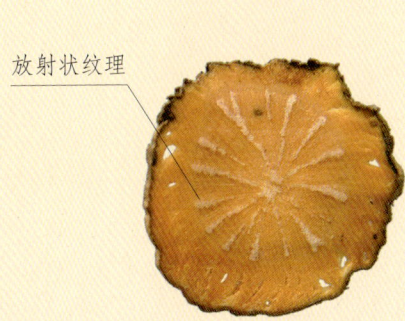

▲ 地榆横切面

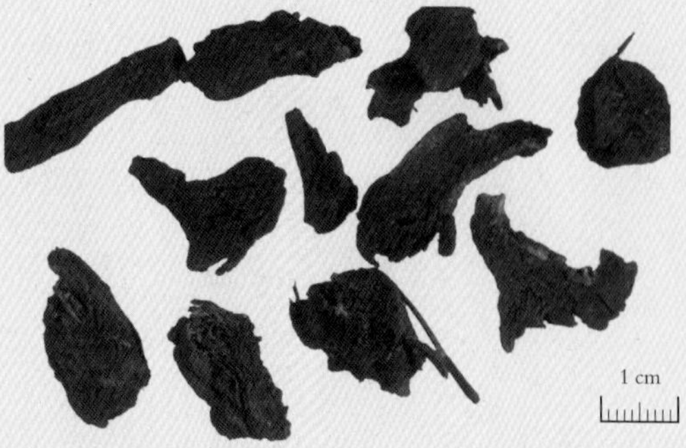

▲ 地榆炭

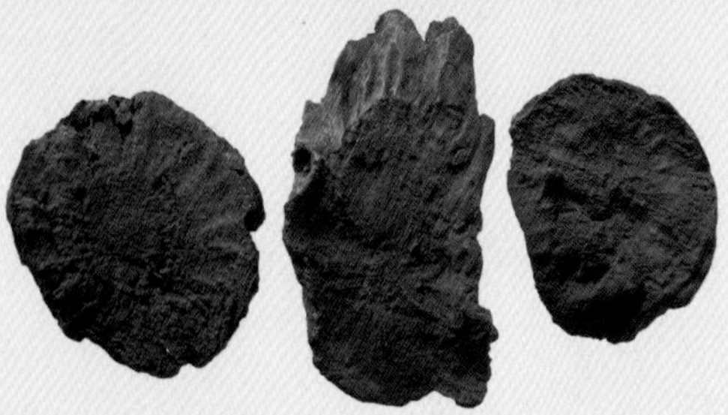

▲ 地榆炭放大

长叶地榆（药典品种）

药材为蔷薇科植物长叶地榆 *Sanguisorba officinalis* L. var. *longifolia* (Bert.) Yü et Li 的干燥根。

本品呈长圆柱形，稍弯曲，长 10～20 cm，直径0.5～2 cm。表面红棕色或棕紫色，有细纵皱纹及横裂纹。质坚韧，断面黄棕色或红棕色，皮部有多数黄色或棕色绵状纤维外露，习称"绵地榆"。气味同地榆。

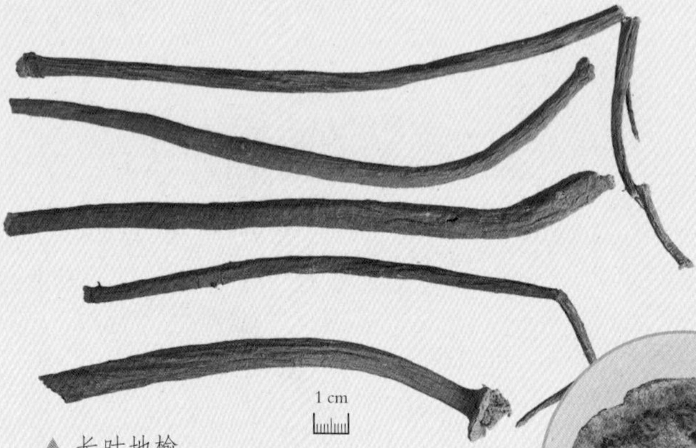

▲ 长叶地榆

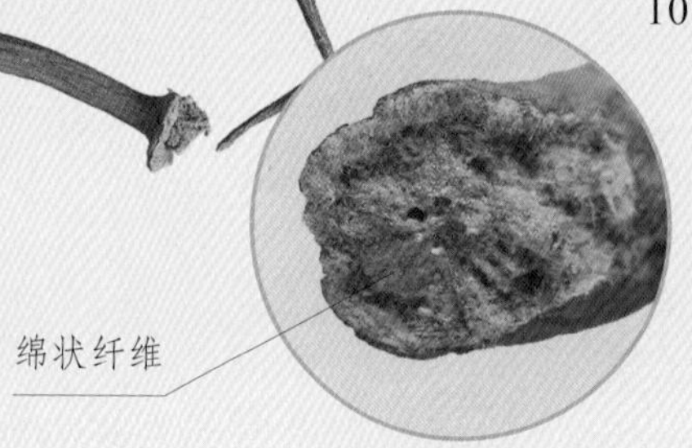

绵状纤维

▲ 长叶地榆断面

非正品

紫地榆

为牛儿苗科植物紫地榆 *Geranioum strictipes* R. Knuth 的干燥根。

本品多为不规则切片。切片长2～5 cm，宽1～1.5 cm，厚0.2～0.5 cm。表皮暗褐色，内皮紫色，多皱缩纹理，可见须根痕。切片的上下表面黄棕色，木部与皮部常分离，木部色较深。易折断，断面不整齐，粉质。气微，味苦。

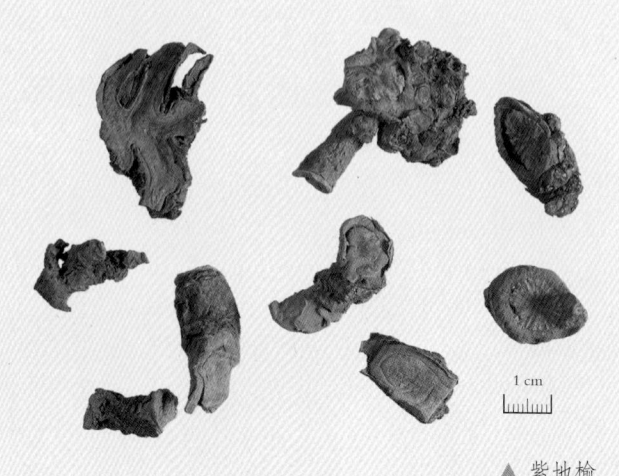

▲ 紫地榆

虎杖

为蓼科植物虎杖 *Polygonum cuspidatum* Sieb. et Zucc. 的干燥根。

根多数呈弯曲的圆锥状或呈块状，长1~7 cm，直径0.6~1.5 cm。表面棕褐色，有明显的纵皱纹及紫色斑块，并有除去须根后的瘢痕。质坚硬，不易折断，断面纤维性，木质部呈放射状排列。气微，味微苦。

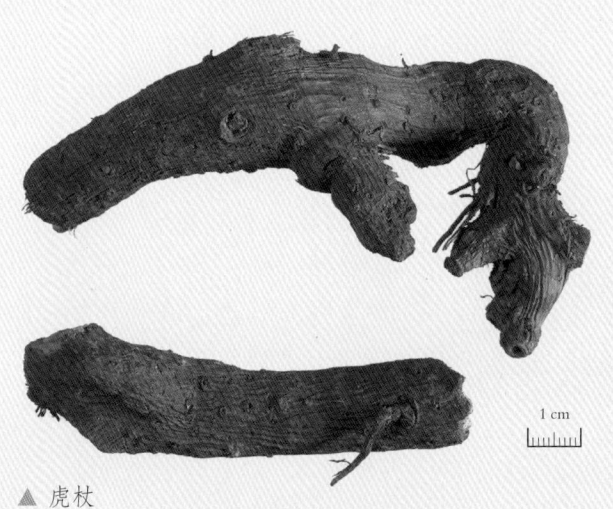

▲ 虎杖

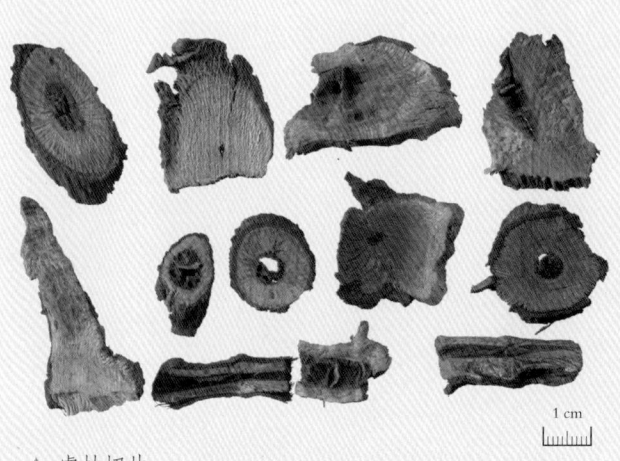

▲ 虎杖切片

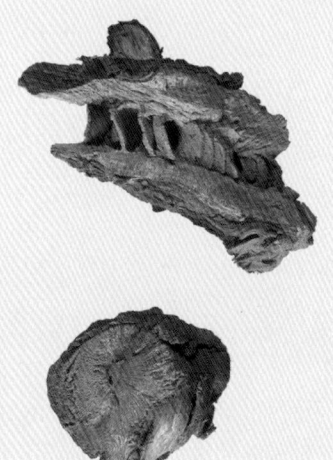
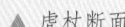

▲ 虎杖断面

拳参

为蓼科植物拳参 *Polygonum bistorta* L. 的干燥根茎。

本品呈扁圆柱形，常弯曲成"虾"状，长6~15 cm，直径1~2.5 cm。两端圆钝或稍细。表面紫褐色或紫黑色，稍粗糙，有较密环节及根痕，一面隆起，另一面较平坦或略具凹槽。质硬，断面近肾形，浅棕红色至棕红色，35~50个黄白色维管束细点断续排成环状。气微，味苦、涩。

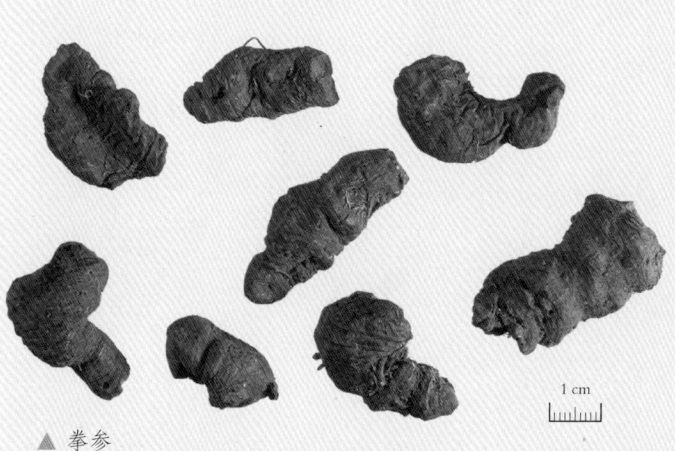

▲ 拳参

百 合 /Baihe

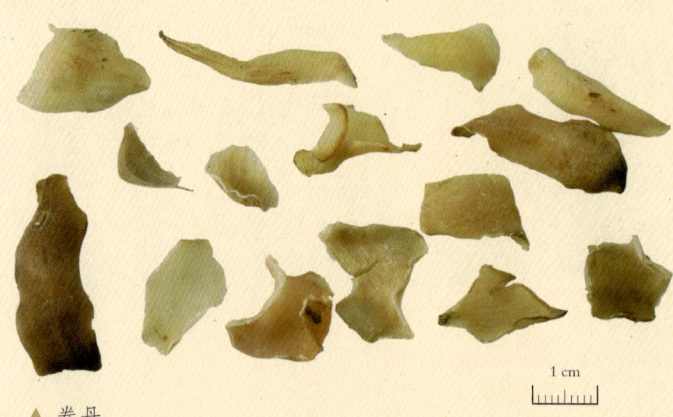

▲ 卷丹

正 品

百合（药典品种）

药材为百合科植物卷丹 *Lilium lancifolium* Thunb. 、百合 *Lilium brownii* F. E. Brown var. *viridulum* Baker 或细叶百合 *Lilium pumilum* DC. 的干燥肉质鳞叶。

本品鳞叶呈长椭圆形，顶端渐尖，基部较宽，边缘薄，微波状，常向内卷曲，长2～3.5 cm，宽1～1.5 cm，厚0.1～0.3 cm。表面乳白色或淡黄棕色，光滑，半透明，有纵直的脉纹3～8条。质硬而脆，易折断，断面较平坦，角质样。气微，味微苦。

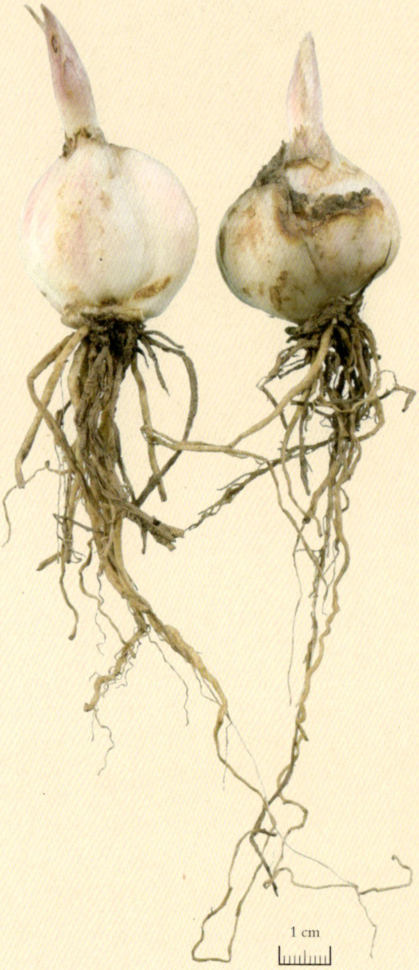

1 cm

▲ 百合

▲ 栽培百合

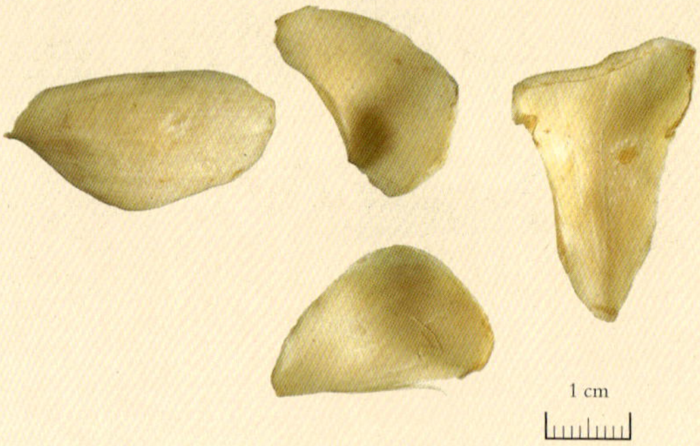

1 cm

1 cm

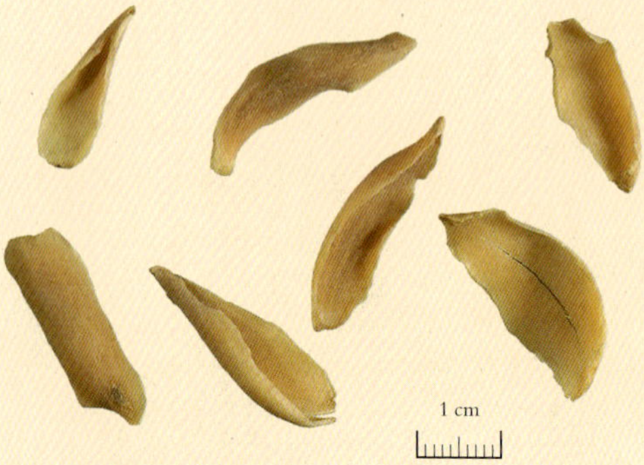

▲ 细叶百合

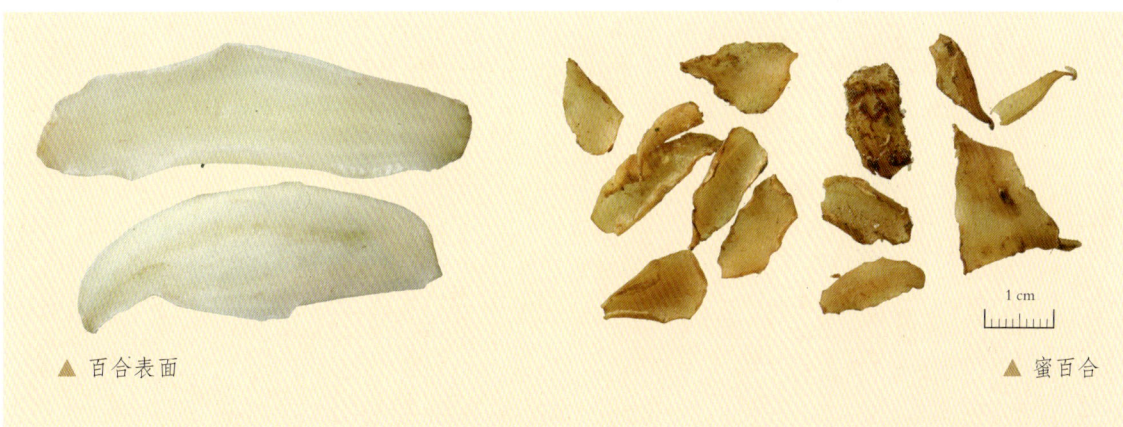

▲ 百合表面

▲ 蜜百合

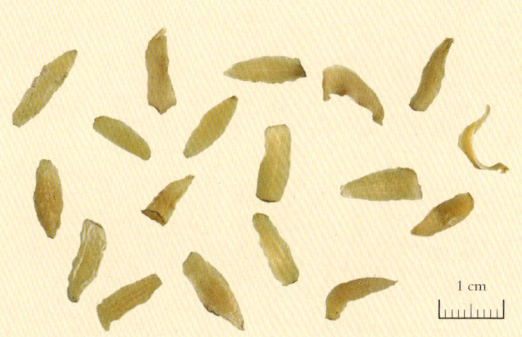

▲ 东北百合

非正品

东北百合

为百合科植物东北百合 *Lilium distichum* Nakai 的干燥肉质鳞叶。

本品呈长椭圆形，长0.5～1.2 cm，宽0.3～0.5 cm，厚约0.2 cm，有脉纹3条，有的不明显。

淡黄花百合

为百合科植物淡黄花百合 *Lilium sulphureum* Baker 的干燥肉质鳞叶。

本品呈不规则椭圆形，长1.5～4.5 cm，宽0.8～2.2 cm，厚0.2～0.5 cm。表面淡黄棕色至棕色，光滑，半透明，脉纹一般不明显。

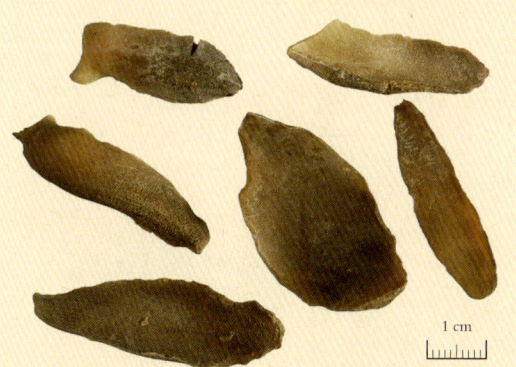

▲ 淡黄花百合

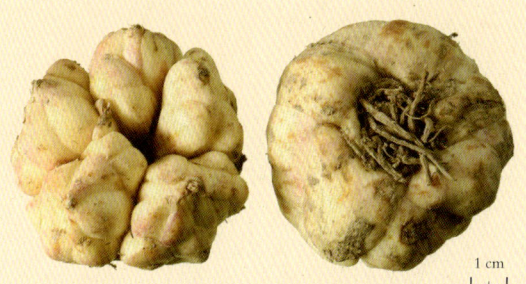

▲ 菜百合

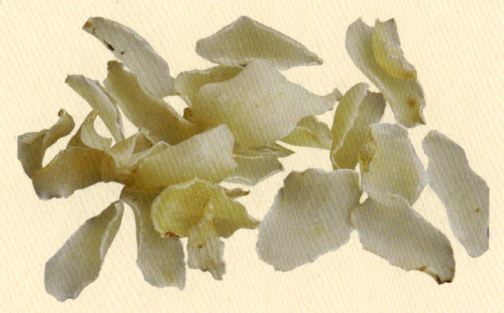

▲ 硫黄熏蒸的百合

百　部 /Baibu

块根较大

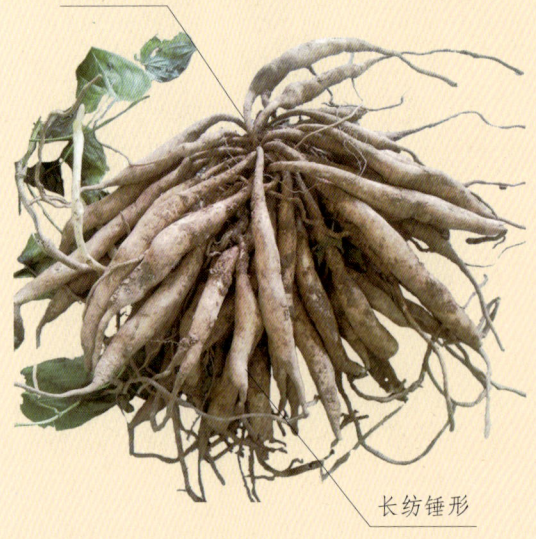

长纺锤形

▲ 对叶百部鲜品（安徽产）

正　品

对叶百部（药典品种）

药材为百部科植物对叶百部 *Stemona tuberosa* Lour. 的干燥块根。

本品呈长纺锤形或长条形，较大，习称"大百部"，长 8～24 cm，直径 0.8～2 cm。表面淡黄棕色至灰棕色，具浅纵皱纹或不规则纵槽。质坚实，断面黄白色至暗棕色，中柱较大，髓部类白色。

不规则纵槽

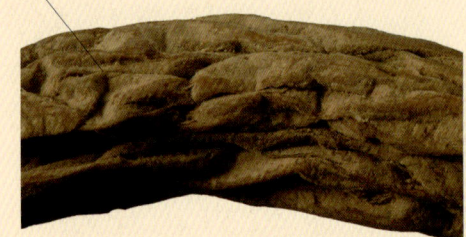

▲ 对叶百部表面

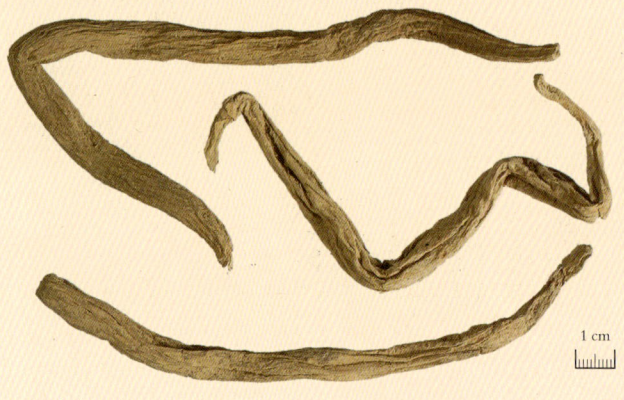

1 cm

▲ 对叶百部

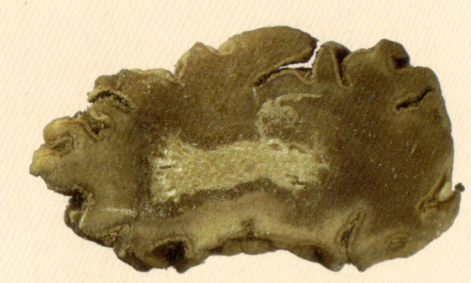

▲ 对叶百部横切面①

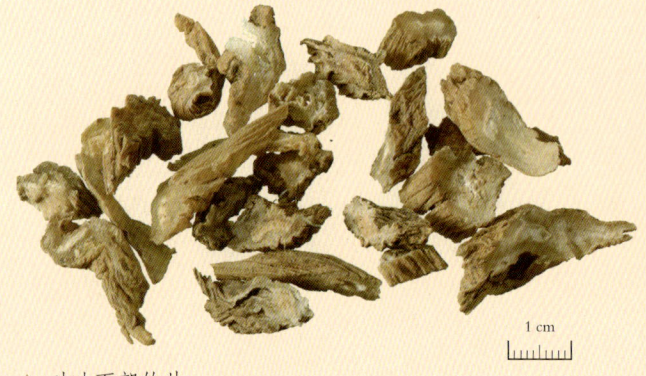

1 cm

▲ 对叶百部饮片

髓部类白色，色浅

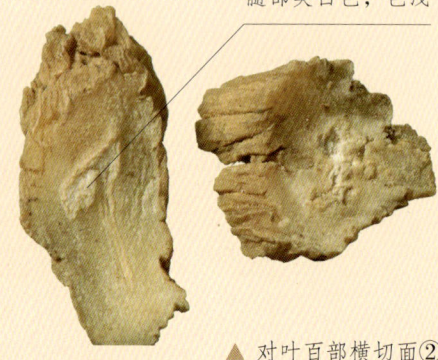

▲ 对叶百部横切面②

直立百部（药典品种）

药材为百部科植物直立百部 *Stemona sessilifolia*（Miq.）Miq. 的干燥块根。

本品呈纺锤形，弯曲，上端较细长，长5～12 cm，直径0.5～1 cm。表面黄白色或淡棕黄色，有不规则深纵沟，偶尔有横皱纹。质脆，易折断，断面平坦，角质样，淡黄棕色或黄白色，皮部较宽，中柱扁缩。气微，味甘、苦。

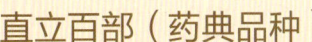

▲ 直立百部鲜品

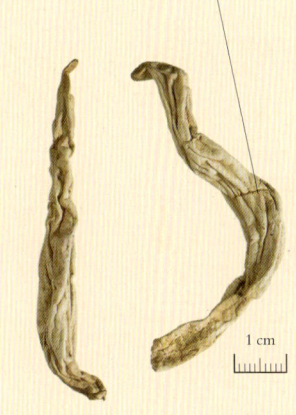

不规则纵沟明显

1 cm

▲ 直立百部

▲ 直立百部鲜品横切面

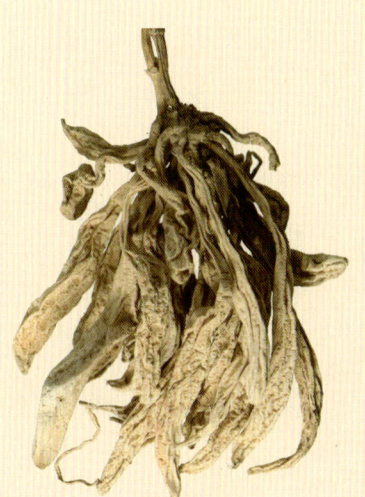

▲ 直立百部干品

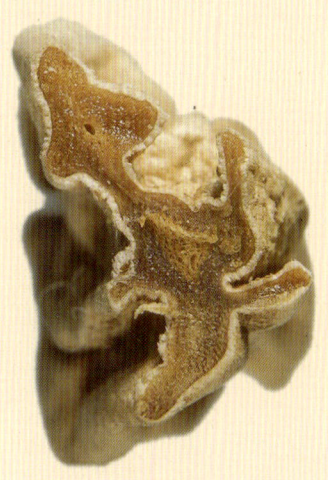

▲ 直立百部断面

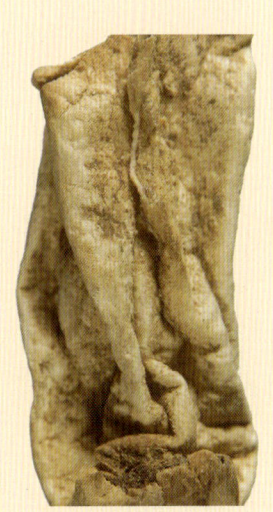

▲ 直立百部表面

蔓生百部（药典品种）

药材为百部科植物蔓生百部 *Stemona japonica* (Bl.) Miq. 的干燥块根。

本品性状与直立百部类似。主要区别为块根两端稍狭细，表面多不规则褶皱及横皱纹。

不规则纵沟明显

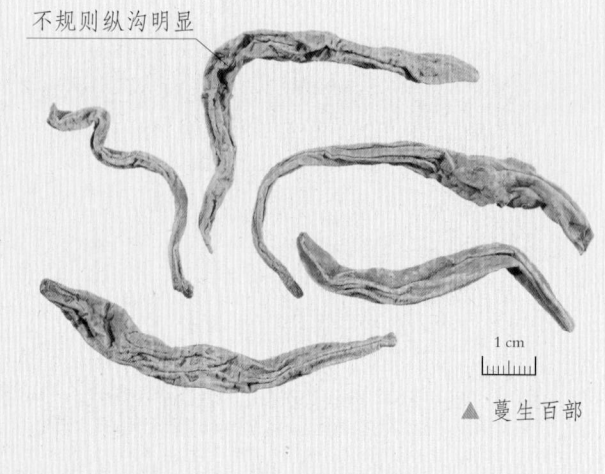

▲ 蔓生百部

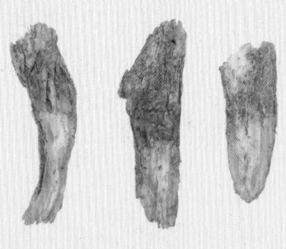

▲ 蔓生百部饮片

非正品

羊齿天门冬

为百合科植物羊齿天门冬 *Asparagus filicinus* Ham. ex D. Don. 的干燥块根。

本品根多丛生，上部有根茎及较短的干燥残茎。根呈纺锤形，两端尖，长3～7 cm，直径0.7～1.2 cm。表面皱缩，呈灰棕色或棕褐色，有时呈空壳状。质坚韧而脆，易折断。气微酸，味略麻。

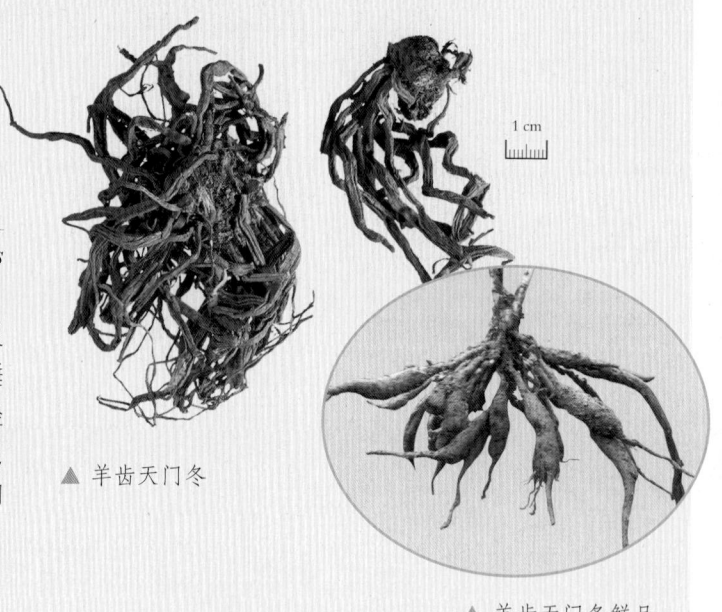

▲ 羊齿天门冬

▲ 羊齿天门冬鲜品

肥厚石刁柏

为百合科植物肥厚石刁柏 *Aspargus officinalis* L. var. *altilis* L. 的干燥块根。

本品呈细长圆锥形或长柱形，多扭曲，长10～20 cm，上部直径约0.8 cm。表面黄棕色，有纵皱纹。质硬脆，断面淡棕色，角质样，中柱类白色。味微甘、苦。

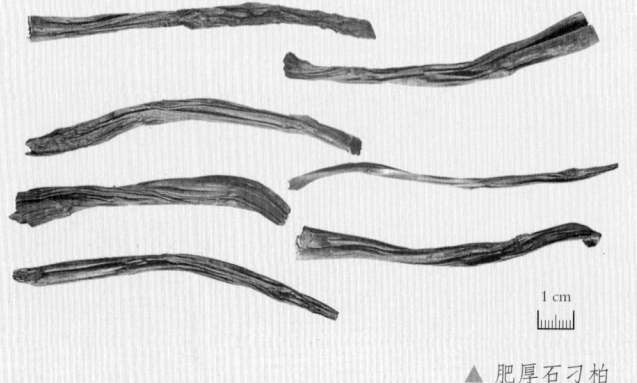

▲ 肥厚石刁柏

光　慈　菇 /Guangcigu

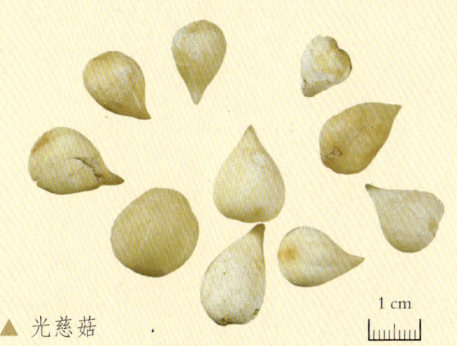

▲ 光慈菇

1 cm

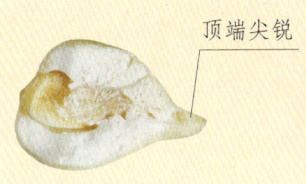

顶端尖锐

基部中央凹入

▲ 光慈菇纵剖面　　　▲ 光慈菇表面

光慈菇（部颁品种）

药材为百合科植物老鸦瓣 *Tulipa edulis* (Miq.) Baker 的干燥鳞茎。

本品呈卵状圆锥形，顶端尖锐，基部圆平，中央凹入，高1～2 cm。表面类白色至棕黄色，光滑，一侧有一条自基部伸向顶端的浅纵沟。质硬而脆，断面白色，粉质，内有一圆锥形心芽。气微，味淡。

非正品

丽江山慈菇

为百合科植物丽江山慈菇 *Iphigenia indica* Kunth et Benth. 的干燥鳞茎。

本品呈不规则类圆锥形，顶端渐尖，基部圆，中央凹入，高1～1.5 cm，直径0.6～1 cm。表面黄白色或灰黄棕色，光滑，一侧有一条自基部伸向顶端的纵沟。质坚硬，难折断，断面角质或粉质，类白色或黄白色。气微，味苦而麻。

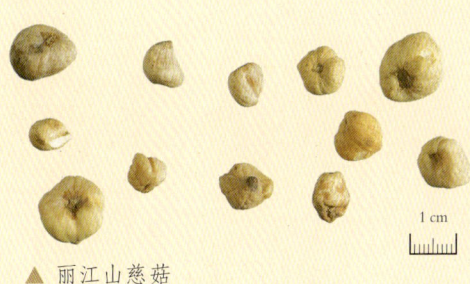

▲ 丽江山慈菇

1 cm

金果榄

为防己科植物青牛胆 *Tinospora sagittata* (Oliv.) Gagnep. 和毛柄青牛胆 *Tinospora capillipes* Gagnep. 的干燥块根。

本品呈不规则圆块状，长5～10 cm，直径3～5 cm，表面棕褐色或淡棕色。凹凸不平，具明显的皱纹，有时可见横长的皮孔。质坚硬，不易击碎，横断面淡黄白色，粉性，具淡棕色断续的放射状纹理。气无，味苦。

注：山慈菇的性状参见本册山慈菇项下。

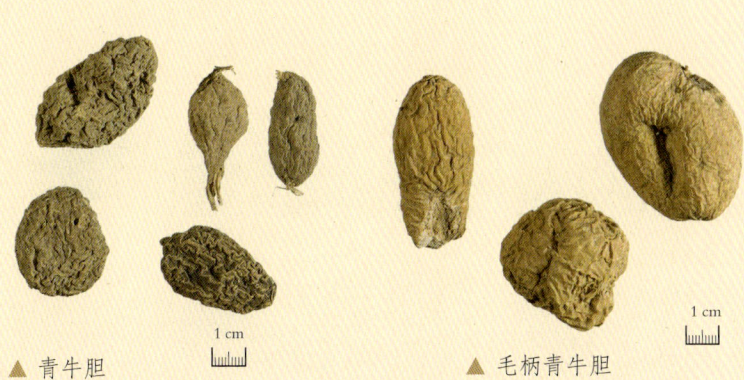

▲ 青牛胆

1 cm

▲ 毛柄青牛胆

1 cm

当 归 /Danggui

当归（药典品种）

药材为伞形科植物当归 *Angelica sinensis* (Oliv.)
Diels 的干燥根。

本品长15～25 cm，表面黄棕色至棕褐色。主根
粗短，呈不整齐的圆柱形，长2～4.5 cm，直径
2～3.5 cm；根头部略膨大，有细密横环纹，顶
端平或有叶鞘及茎的残基。支根数条或更多，
直径0.3～1 cm，上粗下细，多扭曲，有横长
0.2～0.3 cm的皮孔样突起，有少数须根痕。质
韧，断面黄白色或淡黄棕色，皮部厚，有裂隙及
多数棕色点状分泌腔，木部色较浅，形成层环黄
棕色。气清香浓厚，味甘、辛、微苦。

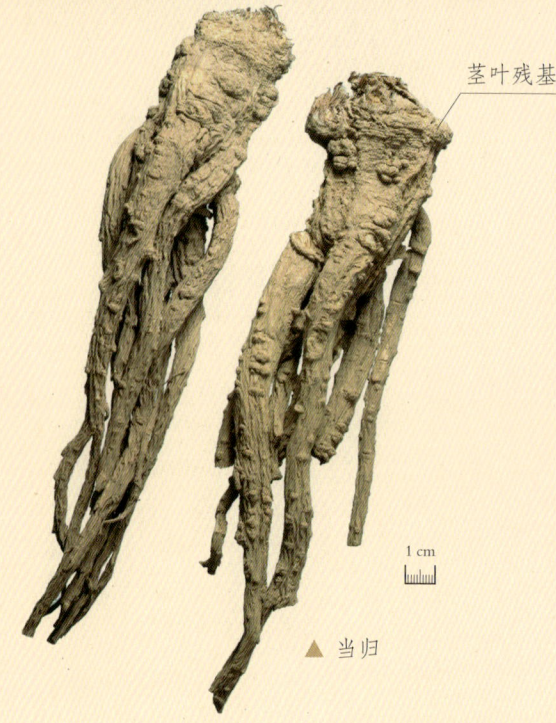

茎叶残基

1 cm

▲ 当归

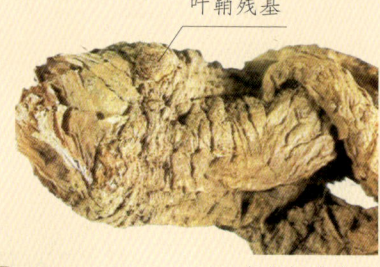

叶鞘残基

▲ 当归根头表面

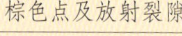

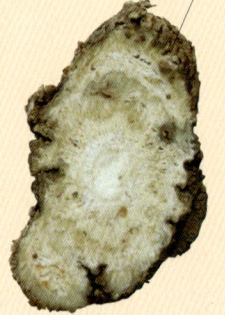

1 cm

▲ 当归头

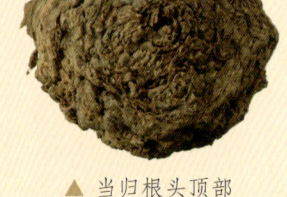

▲ 当归根头顶部

棕色点及放射裂隙

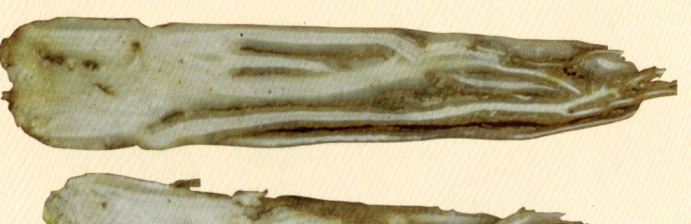

▲ 当归根上部横切面
（甘肃岷县产）

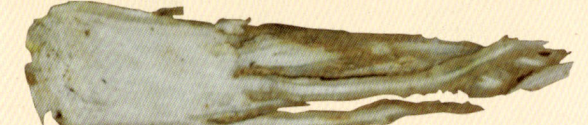

▲ 全当归纵切片

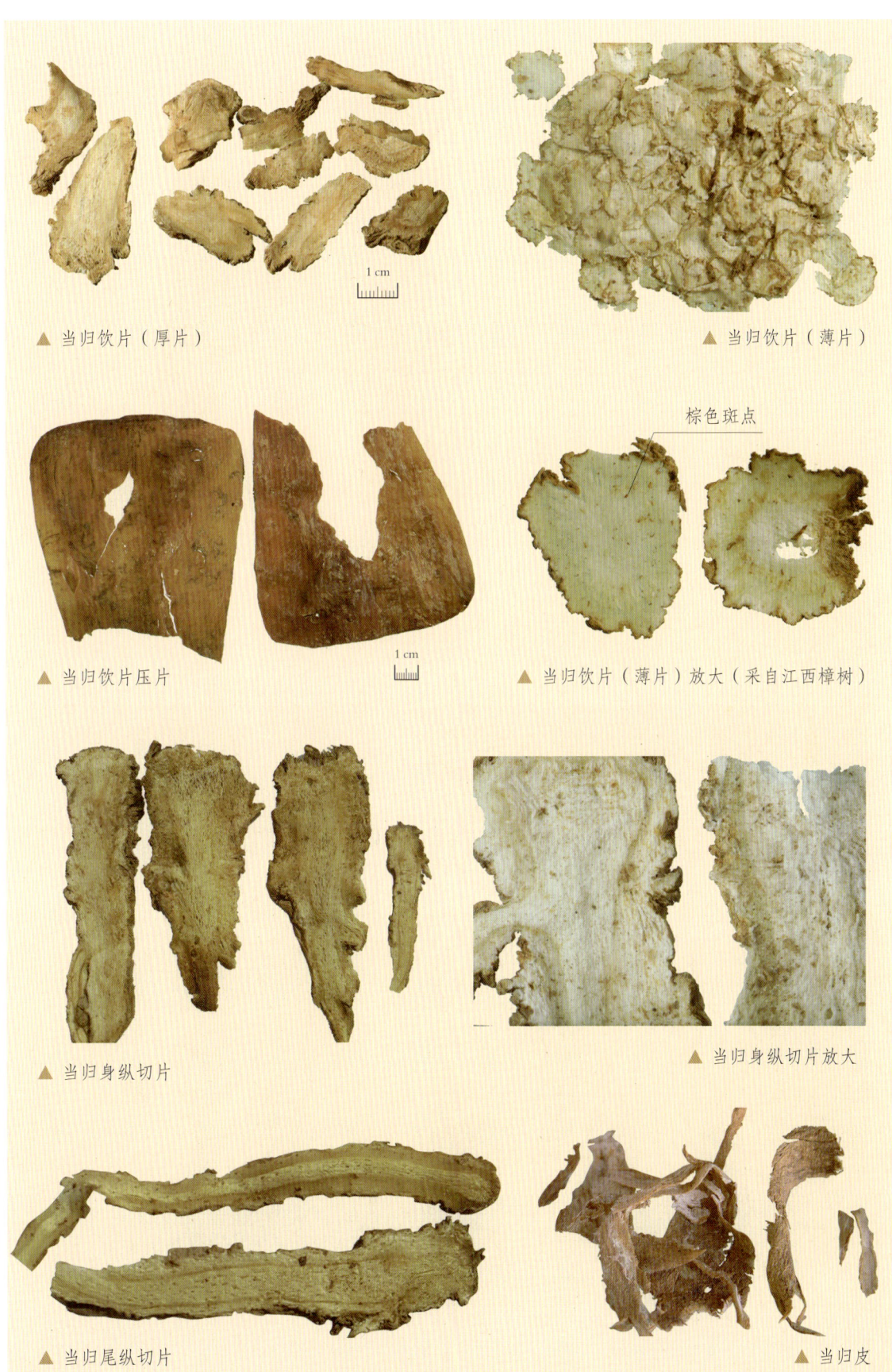

▲ 当归饮片（厚片）

1 cm

▲ 当归饮片（薄片）

▲ 当归饮片压片

1 cm

棕色斑点

▲ 当归饮片（薄片）放大（采自江西樟树）

▲ 当归身纵切片

▲ 当归身纵切片放大

▲ 当归尾纵切片

▲ 当归皮

非正品

东当归

为伞形科植物东当归 *Ligusticum acutilobum* Sieb. et Zucc. 的干燥根。本品全长10～18 cm，主根粗短，有细密环纹，直径1.5～3 cm，顶端有叶鞘及茎基痕，中央凹陷，有的已切齐。支根十余条，直径0.2～1 cm。表面土黄色、棕黄色或棕褐色，有细纵皱纹及横向突起的皮孔状瘢痕。断面皮部类白色，木部黄白色或黄棕色。气芳香，味甜而后稍苦。

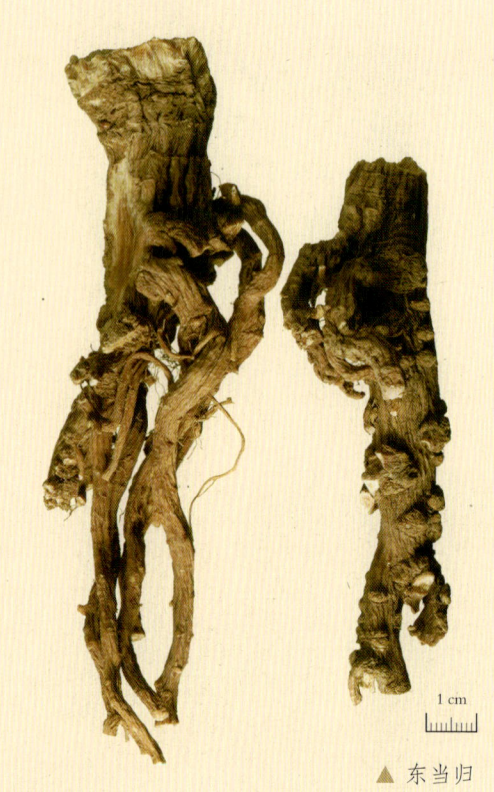

1 cm

▲ 东当归

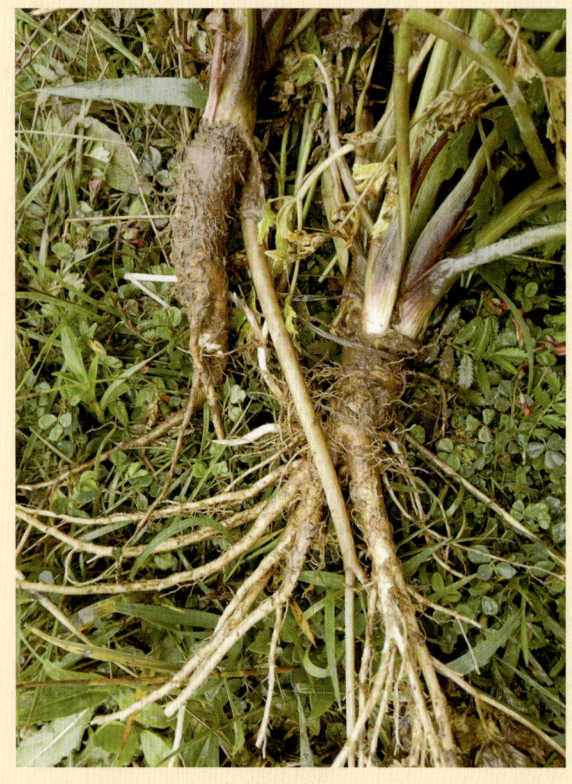

▲ 东当归鲜品①

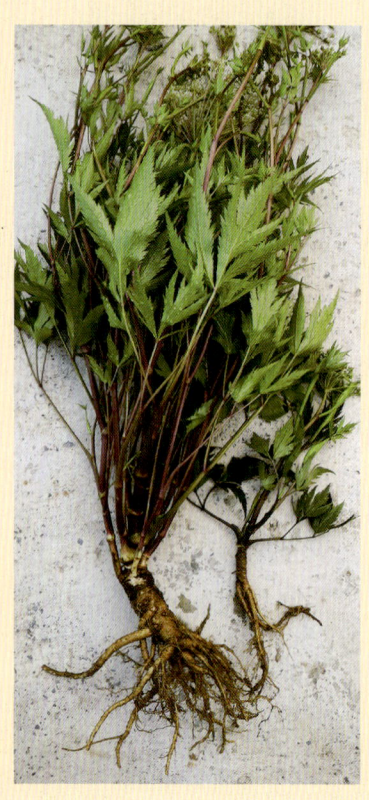

▲ 东当归鲜品②

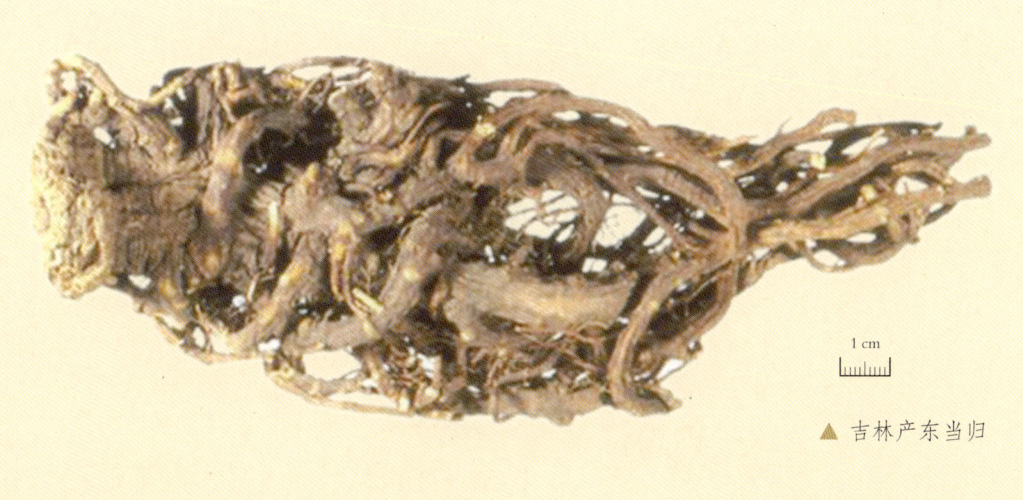

1 cm

▲ 吉林产东当归

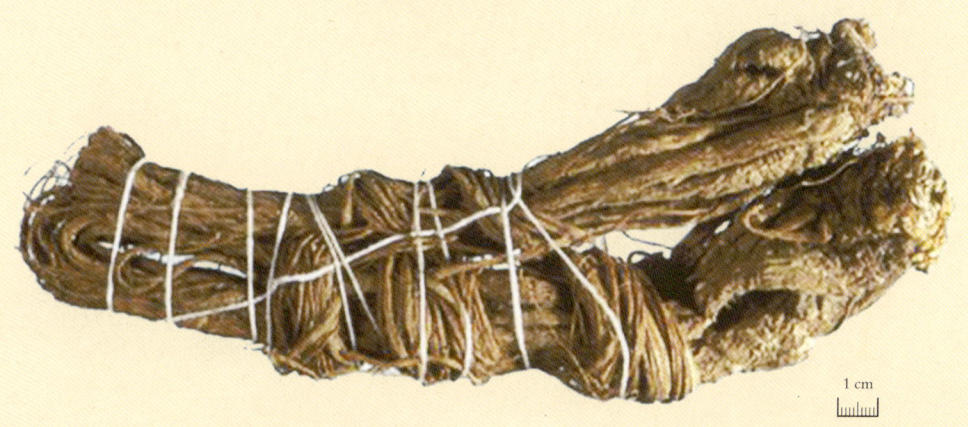

1 cm

▲ 朝鲜产东当归

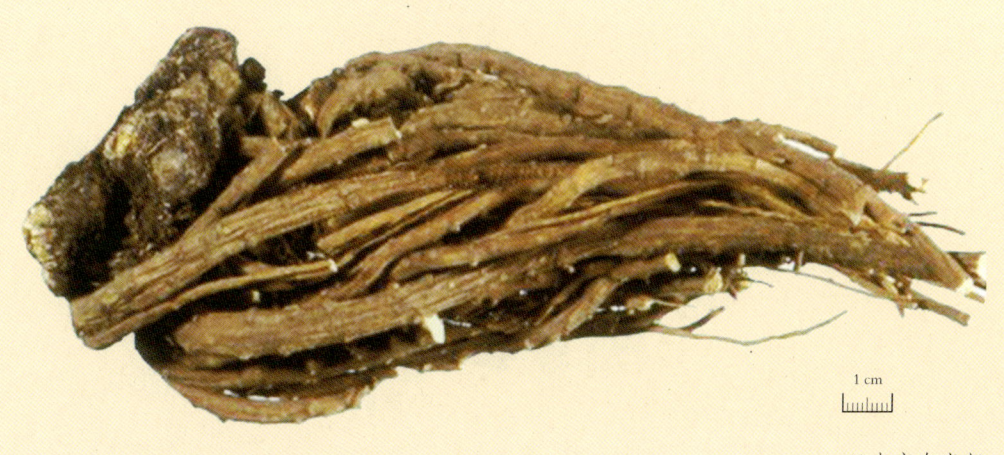

1 cm

▲ 日本产东当归

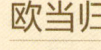

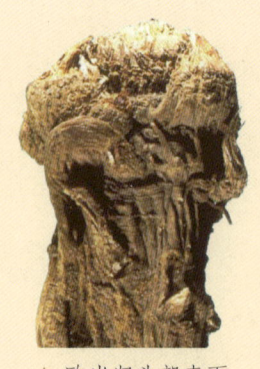

▲ 欧当归头部表面

欧当归

为伞形科植物欧当归 *Levisticum officinale* Koch 的干燥根。

本品根呈圆柱形，根头部膨大，顶端有2个以上的茎痕及叶柄残基。有的有分支，长短不等，直径0.7～2 cm。表面灰棕色或棕色，有纵皱纹及横长皮孔状瘢痕。断面黄白色或棕黄色。气微，味微甜而麻舌。

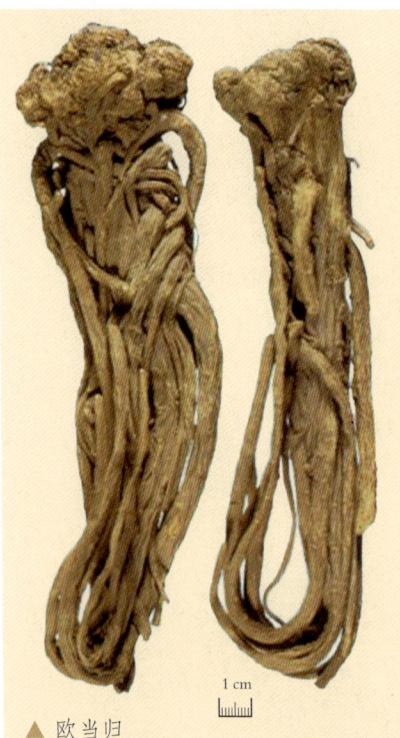

1 cm

▲ 欧当归

棕色点较大

▲ 欧当归横切片

独活片

为伞形科植物重齿毛当归 *Angelica pubescens* Maxim. f. *biserrata* Shan et Yuan 的干燥根。

本品多为片形，下皮部表面灰褐色或棕褐色，内部色略浅，灰黄色至黄棕色，其外侧有一棕色环纹。有特异香气，味苦、辛而微麻舌。

注：独活的性状参见本册独活项下。

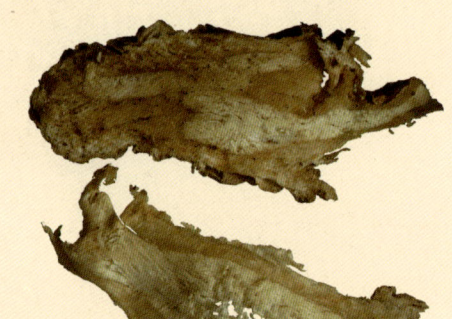

▲ 独活片

云南野当归

为伞形科植物云南野当归 *Angelica* sp. 的干燥根。

本品呈圆锥形，常有1或数个分枝，以二歧呈"人"字形的为常见。长5～10 cm，表面棕色或黑褐色。根头部直径1～2 cm，具横纹和纵皱纹，顶端被深褐色片状叶鞘及茎残基，细根多已除去。质坚硬，断面黄白色，明显可见棕色斑点。略有当归香气，味微苦而辛。

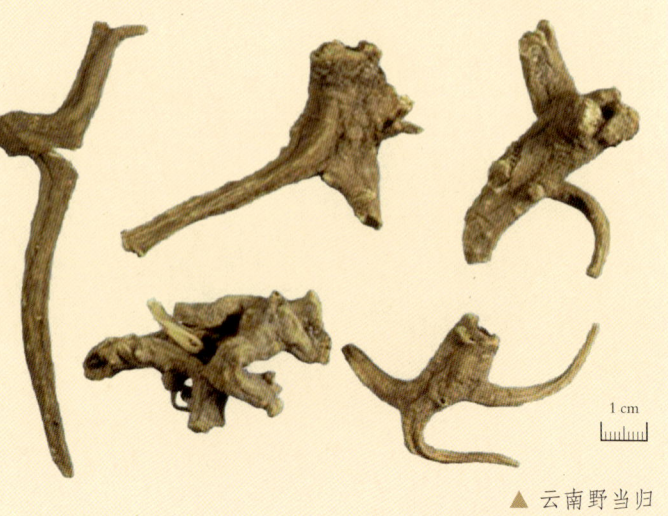

1 cm

▲ 云南野当归

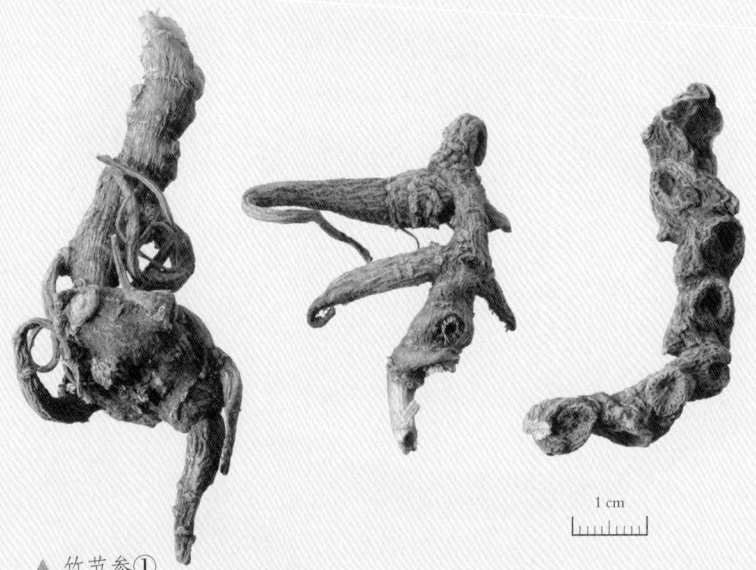

1 cm

▲ 竹节参①

竹节参（药典品种）

为五加科植物竹节参 *Panax japonicus* C. A. Mey. 的干燥根茎。

本品为竹节状的扁圆柱形，稍弯曲，有的具肉质侧根，长5～22 cm，直径0.8～2.5 cm。节密集，节间不等距，长0.8～2 cm，每节上有一圆形凹陷的茎痕。表面黄色或黄褐色，粗糙，有致密的纵皱纹和根痕。质硬脆，易折断，断面黄白色至淡黄棕色，黄色点状维管束排列成环。气微香，味苦、微甜。

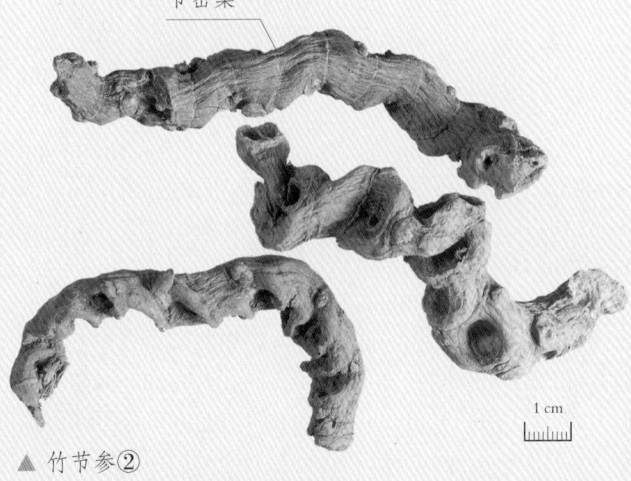

节密集

1 cm

▲ 竹节参②

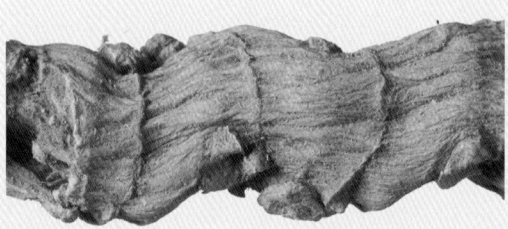

▲ 竹节参下表面

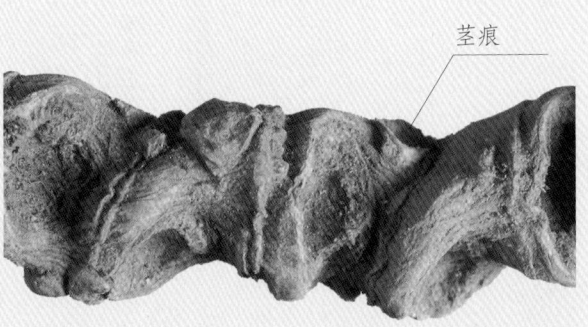

茎痕

▲ 竹节参上表面①

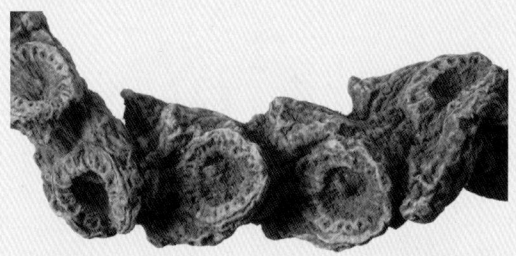

▲ 竹节参上表面②

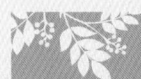

华 山 参 /Huashanshen

正 品

华山参（药典品种）

药材为茄科植物漏斗泡囊草 *Physochlaina infundibularis* Kuang 的干燥根。

本品呈长圆锥形或圆柱形，略弯曲，有的有分枝，长 10~20 cm，直径1~3.5 cm。表面棕褐色，有黄白色横长皮孔样突起、须根痕及纵皱纹，上部有环纹。顶端常有1至数个根茎，其上有茎痕及疣状突起。质硬，断面类白色或黄白色，皮部狭窄，木部宽广，可见细密的放射状纹理。具烟草气，味微苦，稍麻舌。

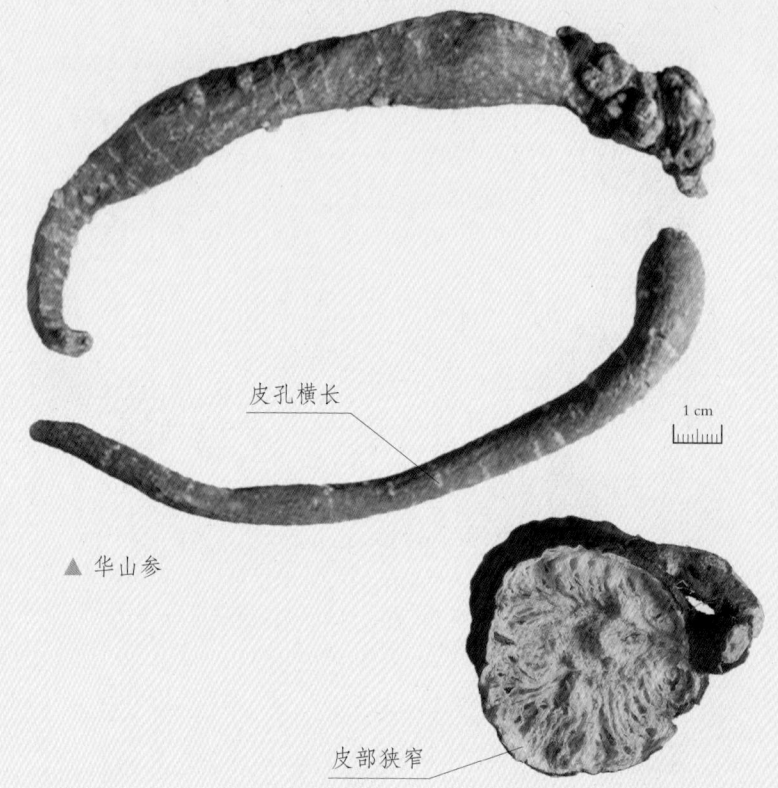

皮孔横长

1 cm

▲ 华山参

皮部狭窄

▲ 华山参断面

非正品

青羊参

为萝藦科植物青羊参 *Cynanchum otophyllum* Schneid. 的干燥根。

本品呈圆柱形或为纵斜切片，长5~15 cm，直径1.5~2 cm。表面黄棕色至棕褐色，具纵皱纹；根茎较粗壮，长约2.5 cm，可见茎残基。质硬而轻，不易折断，断面有略呈环状或散在的淡黄色小孔。气略香。有毒。

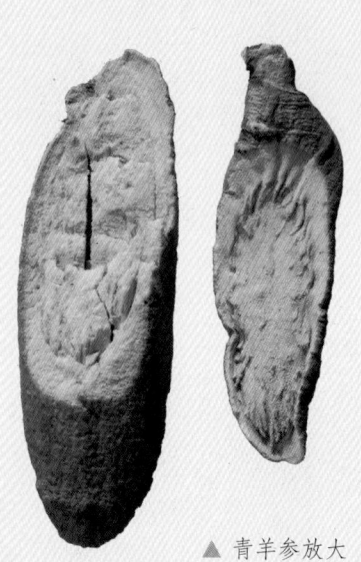

▲ 青羊参放大

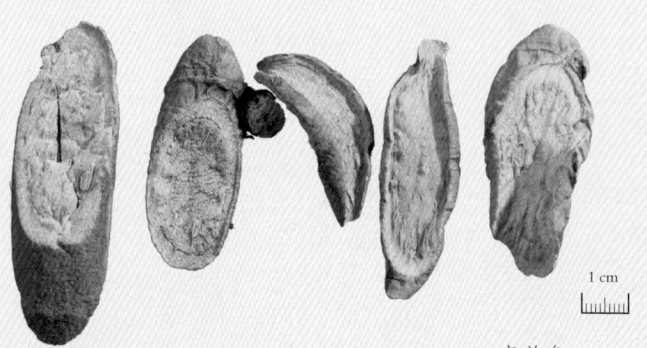

1 cm

▲ 青羊参

延 胡 索 /Yanhusuo

正品

延胡索（药典品种）

药材为罂粟科植物延胡索 *Corydalis yanhusuo* W. T. Wang 的干燥块茎。

本品呈不规则的扁球形，直径0.5～1.5 cm。表面黄色或黄褐色，有不规则网状皱纹，顶端有略凹陷的茎痕，底部常有疙瘩状突起和节痕。质硬而脆，断面黄色，角质样，有蜡样光泽。横切面见"木心"，饮片"木心"常脱落，其周可见裂隙。气微，味苦。

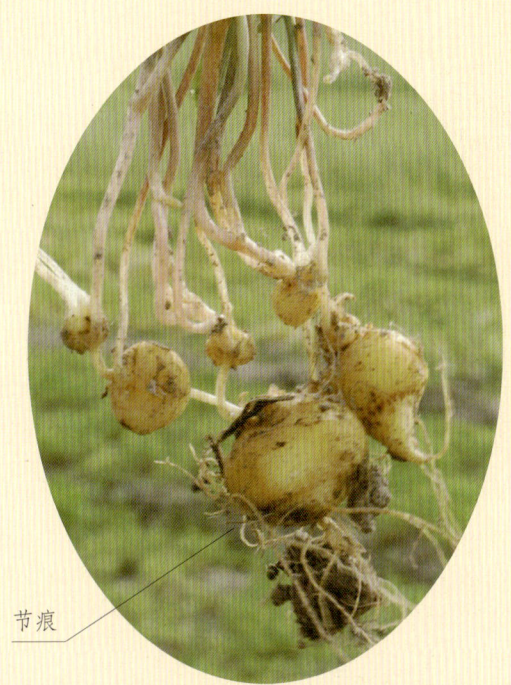

节痕

▲ 延胡索鲜品（浙江磐安产）

突起

1 cm

▲ 延胡索鲜品

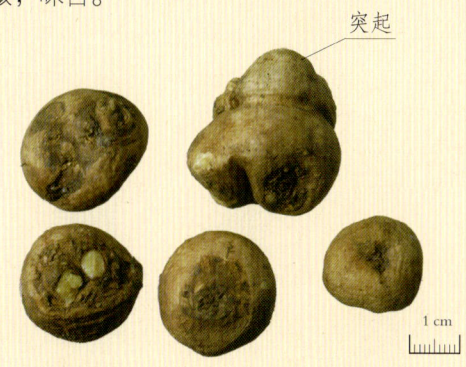

节痕

茎痕

1 cm

▲ 延胡索

木心脱落痕

▲ 延胡索饮片

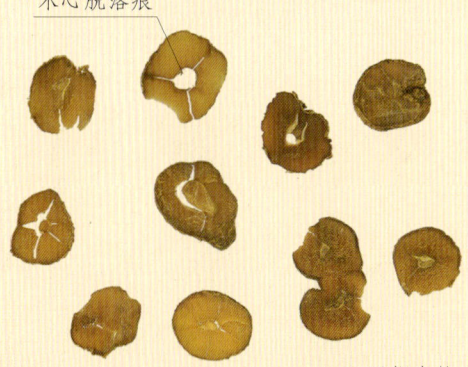

木心

▲ 延胡索鲜品横切面
　（浙江东阳产）

▲ 延胡索放大

金黄色，角质样

▲ 延胡索断面

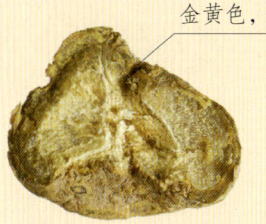

非正品

齿瓣元胡

为罂粟科植物齿瓣延胡索 *Corydalis turtschaninovii* Bess. 的干燥块茎。

本品呈不规则球形，直径0.3～1.5 cm。表面黄棕色，皱缩，表皮脱落后显细皱纹，多数顶端有凹陷的茎痕，底部稍有突起。质硬，断面黄色或淡黄色，边缘角质样。气微，味极苦。

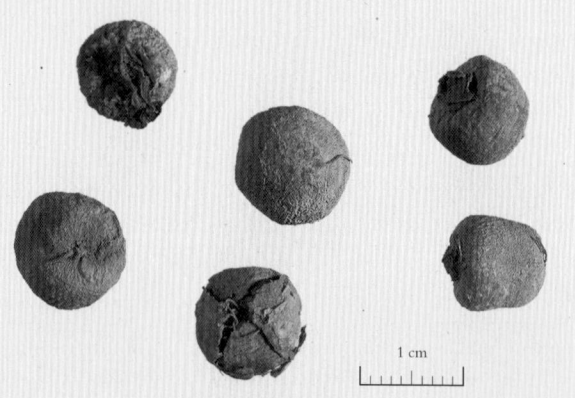

▲ 齿瓣延胡索

东北延胡索

为罂粟科植物东北延胡索 *Corydalis ambigua* Cham. et Schltd. var. *amurensis* Maxim. 的干燥块茎。

本品呈不规则球形或椭圆球形，直径0.8～1.2 cm。表面黄棕色，具不规则的皱纹，顶端有凹陷的茎痕，底部稍有突起。质硬，断面色稍浅，白色至黄白色，边缘角质样。气微，味苦。

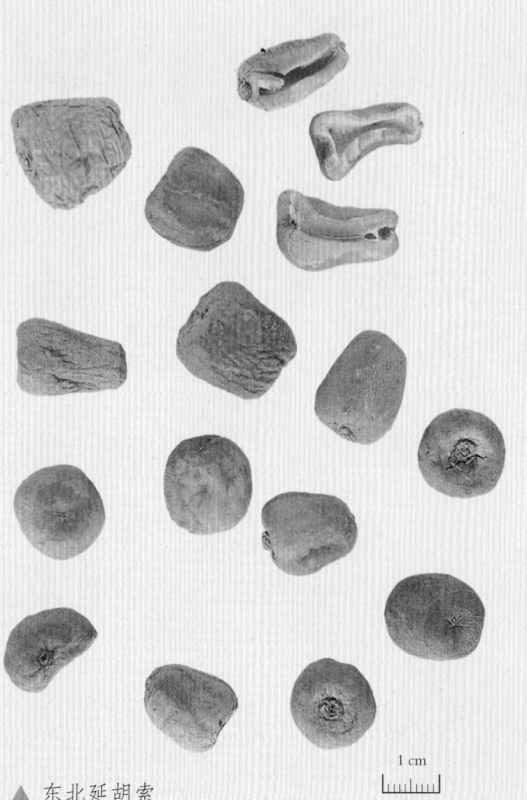

▲ 东北延胡索

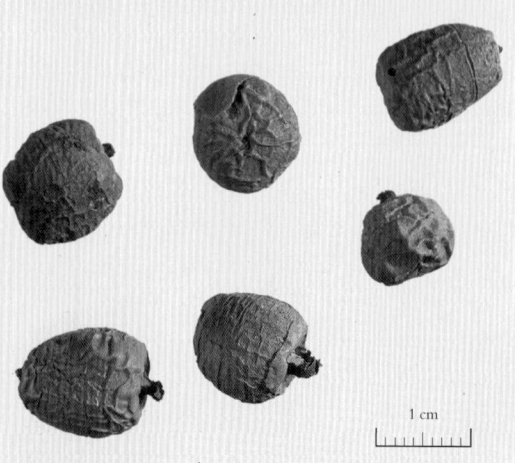

▲ 东北延胡索（生品）

土元胡

为罂粟科植物土元胡 *Corydalis humosa* Migo. 的干燥块茎。

本品呈不规则球形、扁球形或长球形，单一或少分瓣状，直径 0.8～1.5 cm。表面黄棕色至棕褐色，有不规则的网状皱纹。质坚硬，断面黄色或黄棕色，有蜡样光泽。气微，味苦。

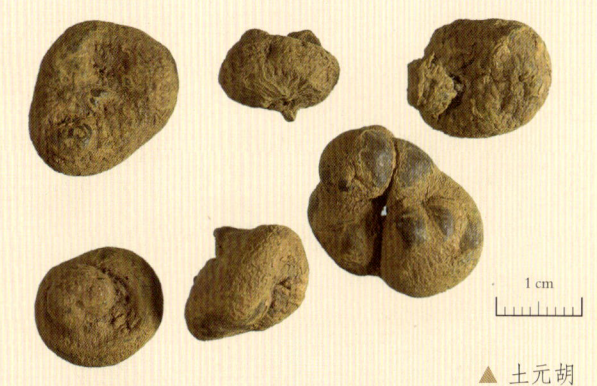

▲ 土元胡

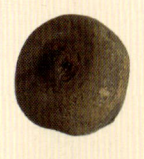
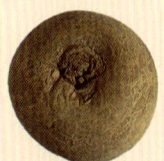
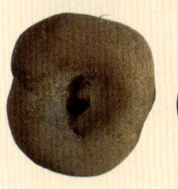
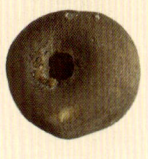

▲ 新疆延胡索

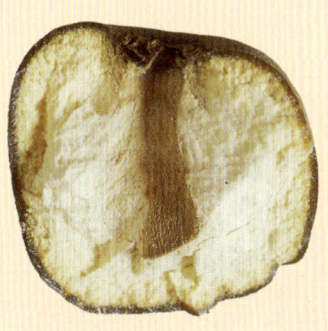

▲ 新疆延胡索断面

新疆延胡索

为罂粟科植物新疆延胡索 *Corydalis glaucescens* Rgl. 的干燥块茎。

本品呈圆球形，直径1.2～1.8 cm。表面黄色，有不规则皱纹。质坚硬，断面黄白色。气微，味苦。

伪制品

姜黄块

为姜科植物姜黄 *Curcuma longa* L. 的根茎加工的伪制品。

本品呈不规则块状。表面棕黄色。质坚硬，不易折断，断面棕黄色，角质样，皮层内侧有一明显的环纹。气香特异，味苦、辛。

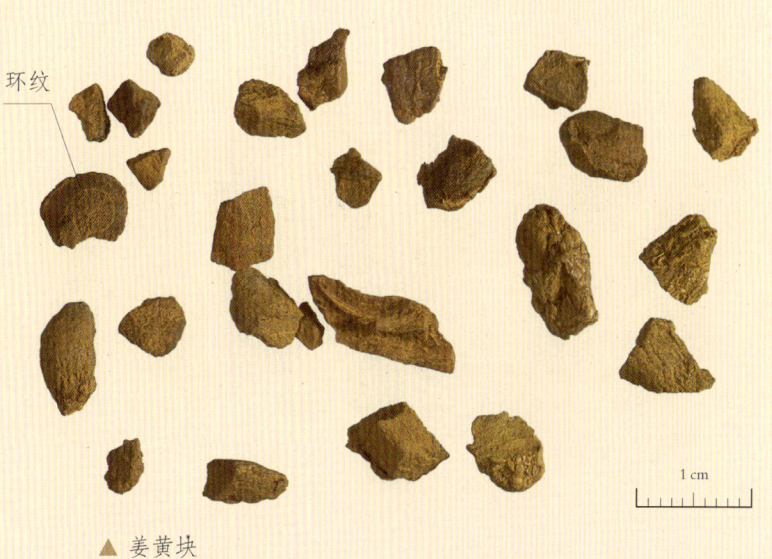

环纹

▲ 姜黄块

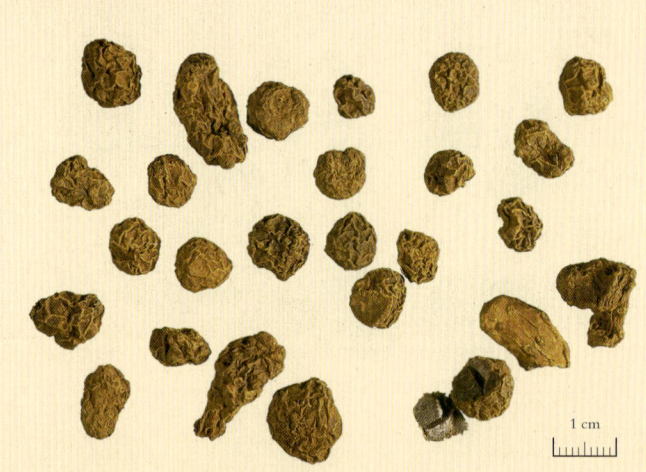

▲ 薯蓣珠芽

薯蓣珠芽

为薯蓣科植物薯蓣 *Dioscorea opposita* Thunb. 的珠芽加工后的伪制品。

本品呈不规则球形，直径0.8～1.4 cm。表面棕色至棕褐色，具明显的不规则网状皱纹。质坚硬，不易折断，断面黑褐色，角质样。气微香，味淡。

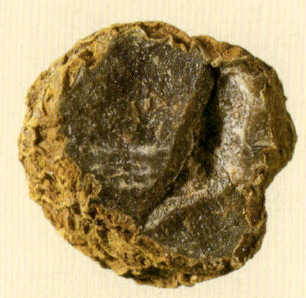

▲ 薯蓣珠芽断面

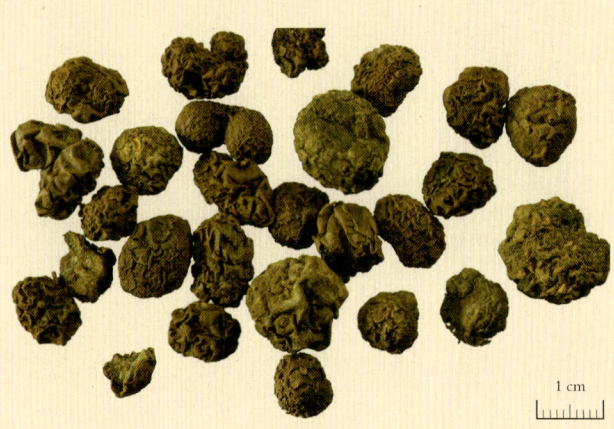

▲ 薯蓣珠芽染色

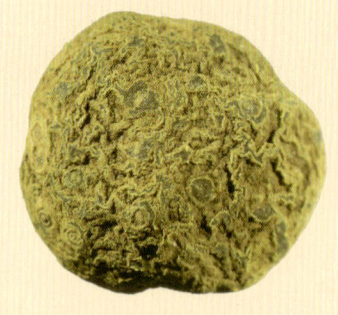

▲ 薯蓣珠芽表面

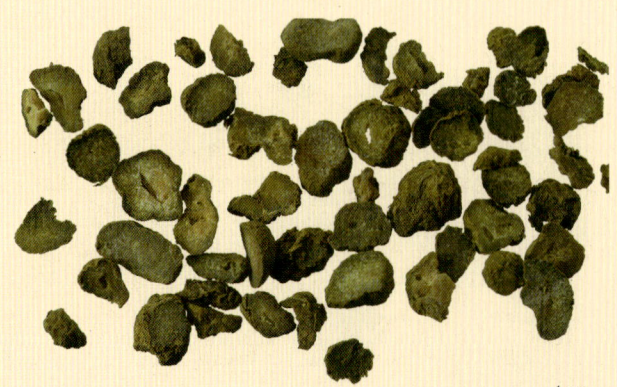

▲ 薯蓣珠芽片

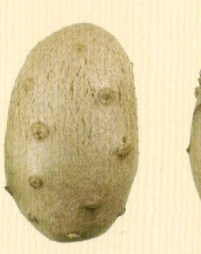

▲ 薯蓣珠芽鲜品

关 白 附 /Guanbaifu

正 品

关白附（部颁品种）

药材为毛茛科植物黄花乌头 *Aconitum coreanum* (Levl.) Raipaics. 的干燥块根。本品块根分为母根及子根。母根呈长圆锥形，略弯曲，顶端具茎残基，长3～10 cm，直径0.5～1.5 cm。表面棕褐色，有明显的纵皱纹及横向突起的根痕。子根呈卵形、椭圆形或长圆形，顶端有芽痕，长1.5～5 cm，直径1～2 cm，表面灰褐色，有细纵皱纹，常有锥形突起的芽或小侧根。质坚硬，断面白色，母根有蜂窝状的空隙，子根充实，可见断续排列成环的斑点。气微，味辛辣而麻舌。

注：白附子的特征参见本册白附子项下。

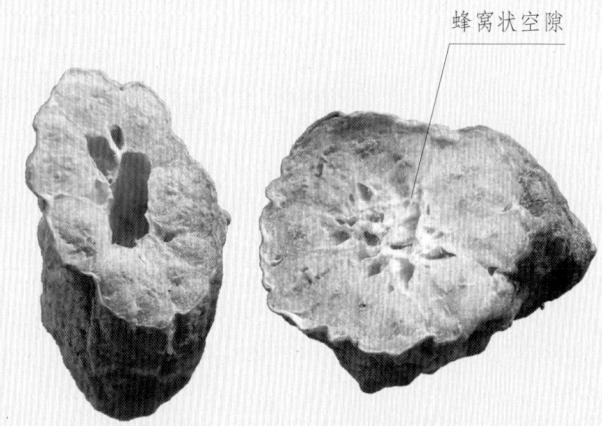

蜂窝状空隙

▲ 关白附母根横切面（采自山西）

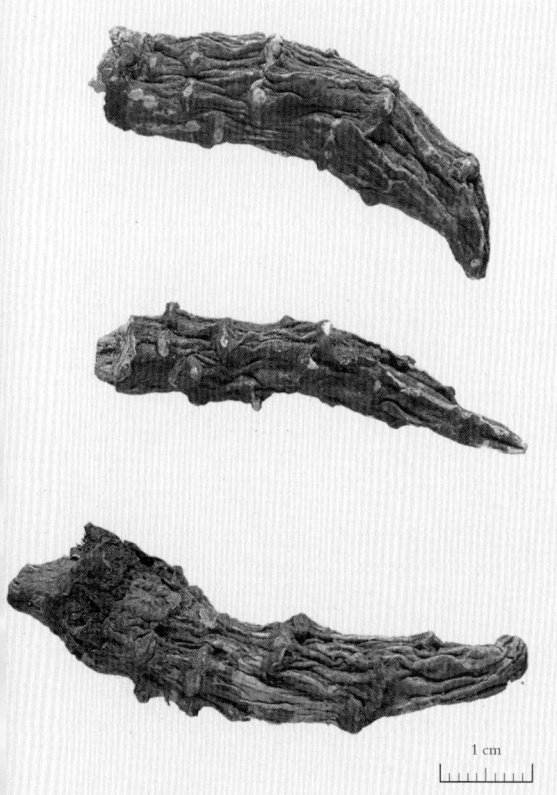

1 cm

▲ 关白附母根

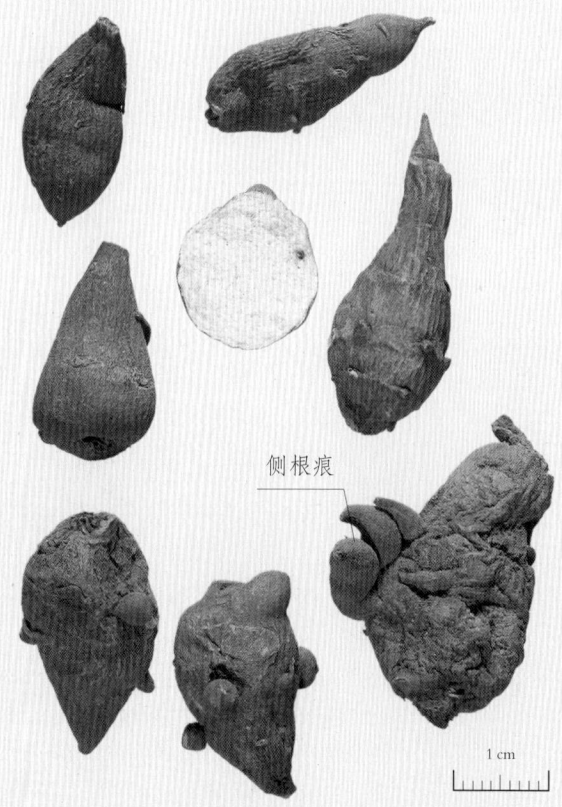

侧根痕

1 cm

▲ 关白附子根

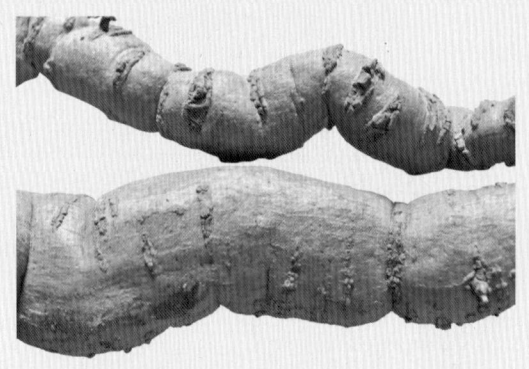

节状痕

▲ 粉防己鲜品（江西产）

正 品

粉防己（药典品种）

药材为防己科植物粉防己 *Stephania tetrandra* S. Moore 的干燥根。

本品呈不规则圆柱状肠形、半圆柱形或块片状，多弯曲，可见节痕，呈结节状，长5～12 cm，直径1～5 cm。表面灰棕黄色，粗糙，具突起且横裂的横长皮孔。刮去外皮者，呈灰白色，可见深色横沟及不规则弯曲的条纹状"筋脉"。体重，质坚实，断面平坦，灰白色，富粉性，有排列断续且较稀疏的浅棕色放射状纹理，多为二歧，偶有三歧，习称"蜘蛛网纹"。气微，味苦。

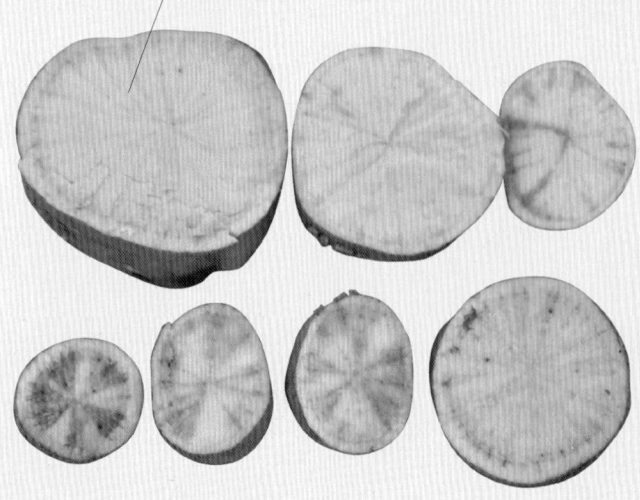

▲ 粉防己鲜品表面①（江西产）

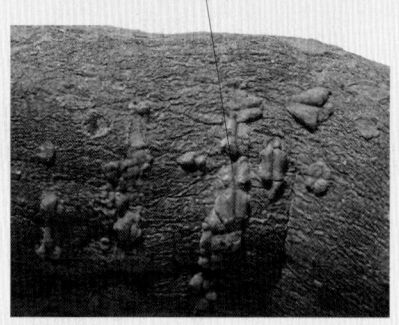

皮孔横长，具中裂线

▲ 粉防己鲜品表面②（江西修水产）

放射状纹理多二歧分枝

▲ 粉防己鲜品横切面（江西产）

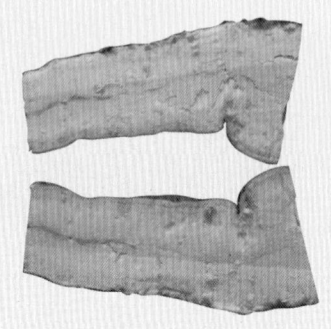

▲ 粉防己鲜品纵切面

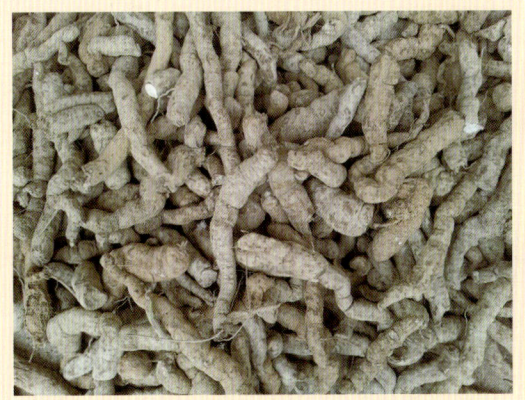

▲ 粉防己近干品（采自江西樟树药市）

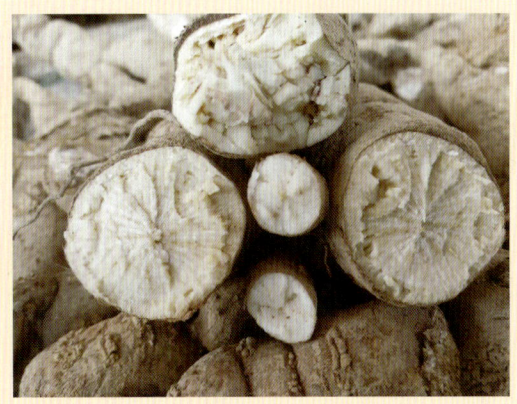

▲ 粉防己近干品断面（采自江西樟树药市）

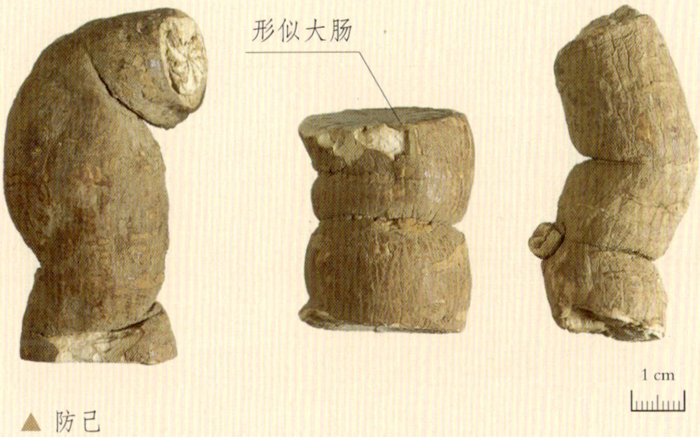

形似大肠

蜘蛛网纹

▲ 防己

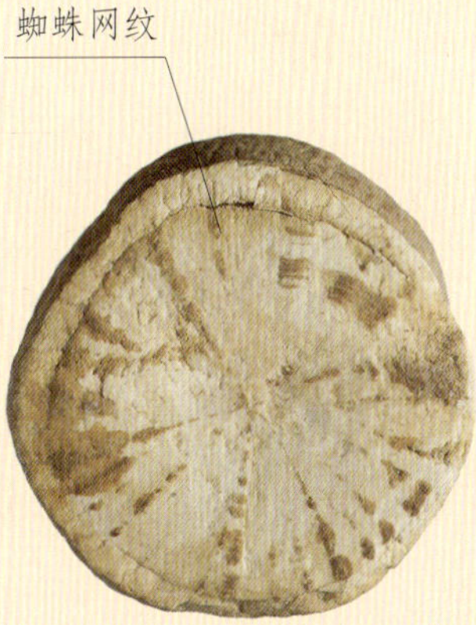

1 cm

▲ 防己横切面

节状痕

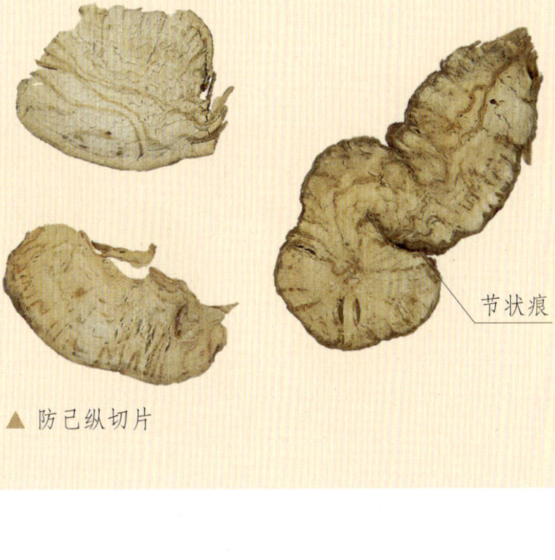

▲ 防己纵切片

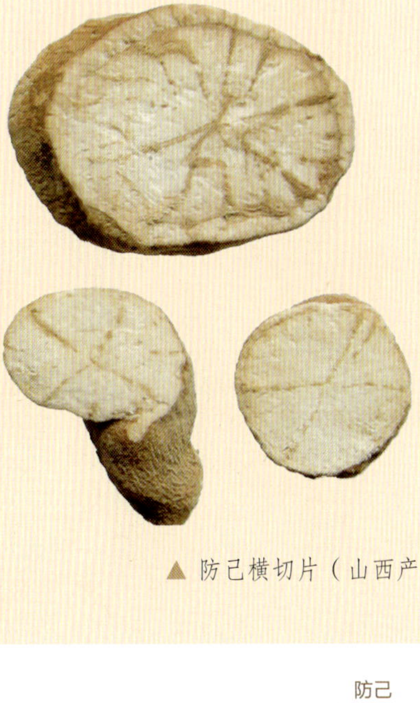

▲ 防己横切片（山西产）

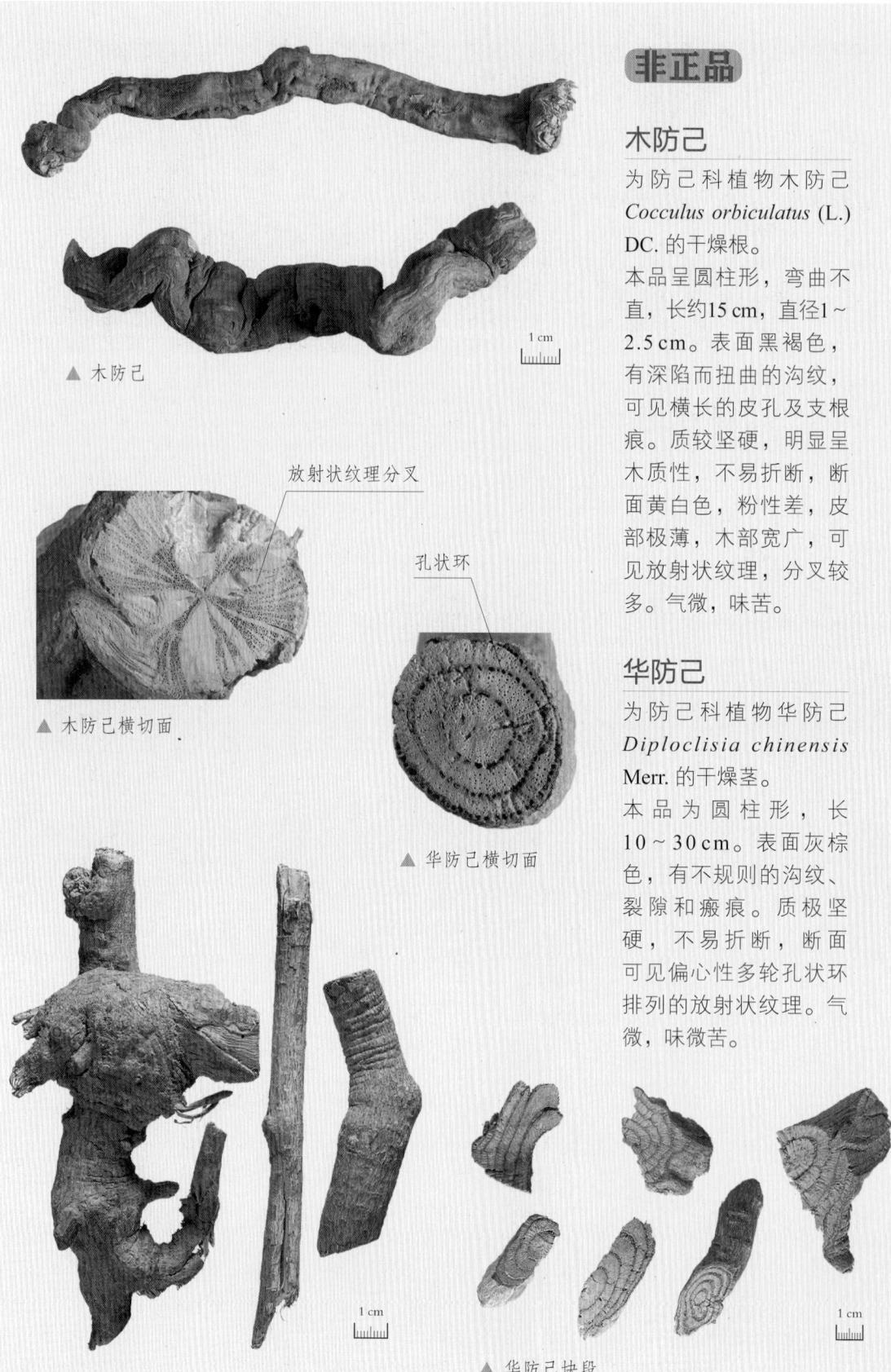

▲ 木防己

1 cm

放射状纹理分叉

▲ 木防己横切面

孔状环

▲ 华防己横切面

▲ 华防己

1 cm

▲ 华防己块段

1 cm

非正品

木防己

为防己科植物木防己 *Cocculus orbiculatus* (L.) DC. 的干燥根。

本品呈圆柱形，弯曲不直，长约15 cm，直径1~2.5 cm。表面黑褐色，有深陷而扭曲的沟纹，可见横长的皮孔及支根痕。质较坚硬，明显呈木质性，不易折断，断面黄白色，粉性差，皮部极薄，木部宽广，可见放射状纹理，分叉较多。气微，味苦。

华防己

为防己科植物华防己 *Diploclisia chinensis* Merr. 的干燥茎。

本品为圆柱形，长10~30 cm。表面灰棕色，有不规则的沟纹、裂隙和瘢痕。质极坚硬，不易折断，断面可见偏心性多轮孔状环排列的放射状纹理。气微，味微苦。

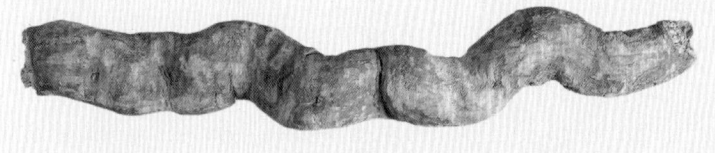

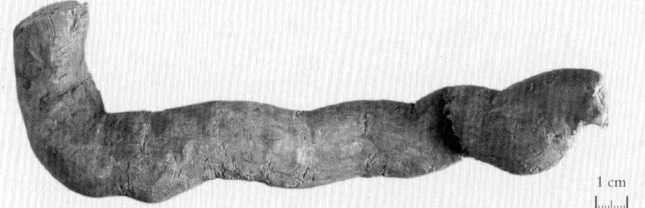

1 cm

▲ 汉中防己

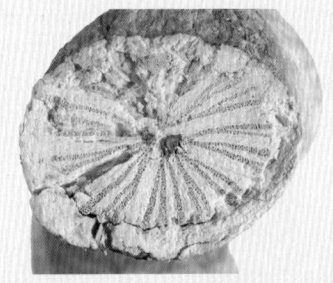

▲ 汉中防己横切面

汉中防己

为马兜铃科植物汉中防己 *Aristolochia heterophylla* Hemsl. 的干燥根。

本品呈圆柱形而弯曲，长 8～15 cm，直径2～3 cm。通常均已除去外皮而呈棕黄色，残留的栓皮呈灰褐色，较平坦。质坚实，不易折断，断面黄白色，粉性，皮部较厚，木部可见放射状纹理，向外二歧或多歧分叉。气微，味苦。

大叶马兜铃

为马兜铃科植物大叶马兜铃 *Aristolochia kaempferi* Willd. 的干燥茎。

本品呈圆柱形，稍弯曲，长约20 cm，直径1.5～2 cm。表面已除去外皮，呈灰黄色，可见纵向而稍扭曲的条纹，并隐约可见互生的叶柄痕。体轻，质硬，木质性，难于折断，断面棕黄色，不平坦，皮部薄，木部宽广，可见放射状纹理，其射线狭窄，射线间密布导管。中央有小形的髓。气微，味苦。

射线

导管

髓心

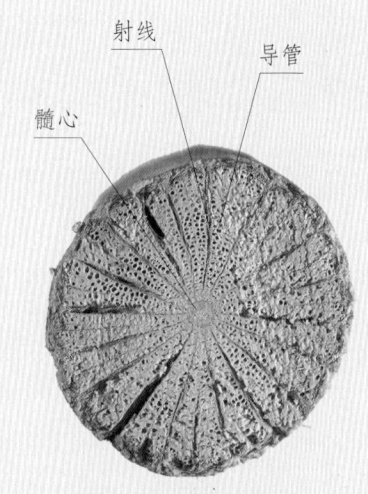

▲ 大叶马兜铃横切面

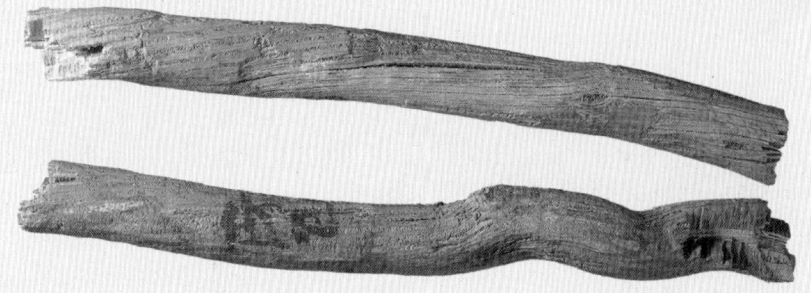

1 cm

▲ 大叶马兜铃

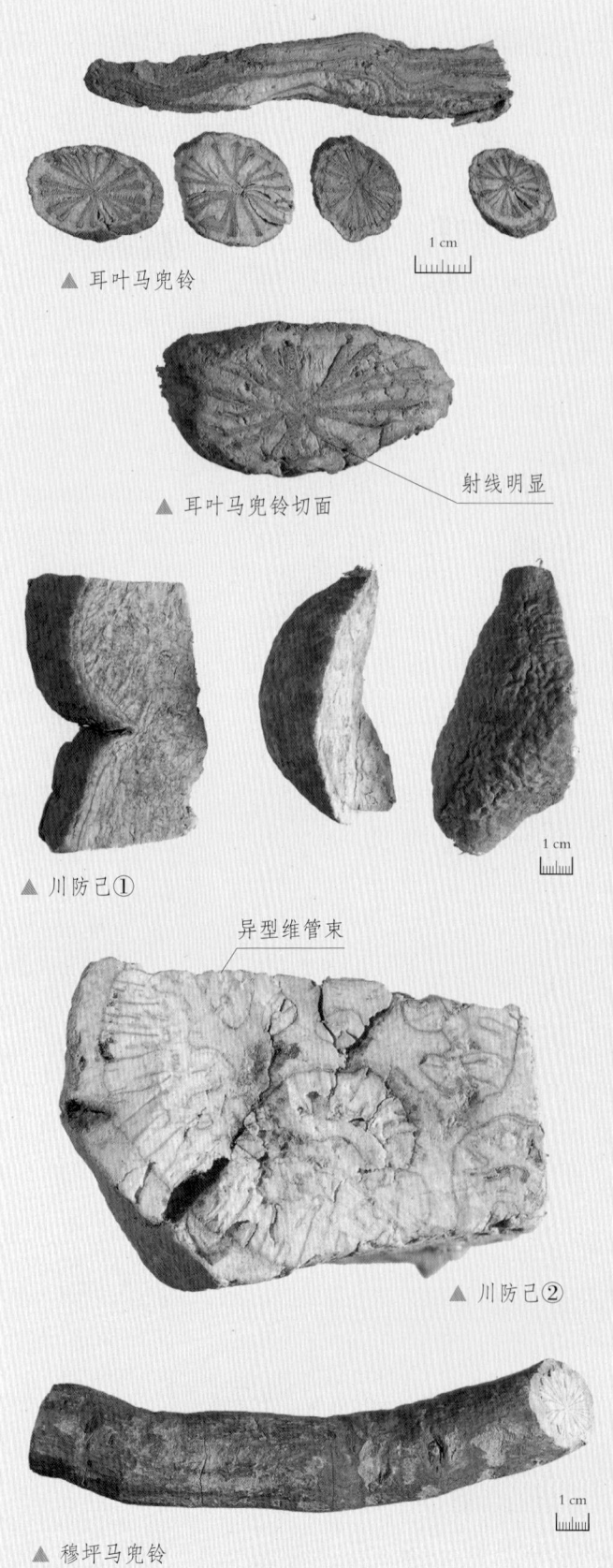

▲ 耳叶马兜铃

1 cm

▲ 耳叶马兜铃切面

射线明显

▲ 川防己①

异型维管束

▲ 川防己②

1 cm

▲ 穆坪马兜铃

1 cm

耳叶马兜铃

为马兜铃科植物耳叶马兜铃 *Aristolochia tagala* Cham. 的干燥根。

本品根呈圆柱形而弯曲，长2～10 cm，直径1～4 cm。表面棕褐色，有不规则的纵皱纹和横长皮孔。商品常切成椭圆形片块状，直径1～4 cm，厚0.5～1 cm。质较坚硬，不易折断，断面黄白色，略粉性，皮部较厚，易剥落，木部有明显放射状纹理，中央偶见有髓。气微香，味微苦。

川防己

为马兜铃科植物川南马兜铃 *Aristolochia austroszechuanica* C. P. Chien et C. Y. Cheng ex C. Y. Cheng et J. L. Wu 的干燥块根。本品呈纵剖的不规则块状，常有缢缩。表面棕褐色，剖面灰白色。质坚实，不易折断，断面粉质，灰白色，皮部略厚，有类圆形或三角形的异型维管束，类"云锦花纹"状纹理。有香气。

穆坪马兜铃

为马兜铃科植物穆坪马兜铃 *Aristolochia moupinensis* Franch. 的干燥块根。

本品呈圆柱形，长5～20 cm，直径1～5 cm。表面灰棕色至棕褐色，有纵向沟纹。体轻，质坚实，不易折断，断面粉性差，灰白色至灰黄棕色，皮部厚，近木部波纹样，木部可见放射状纹理。味微苦。

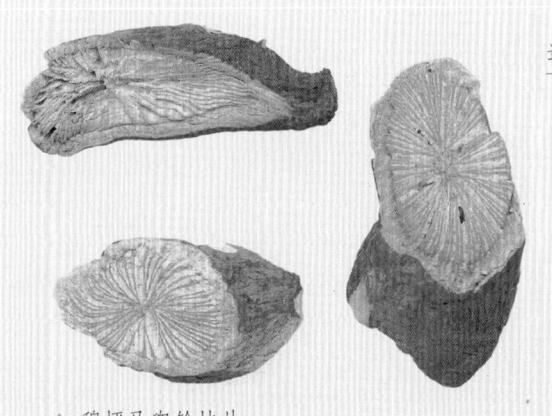

▲ 穆坪马兜铃块片

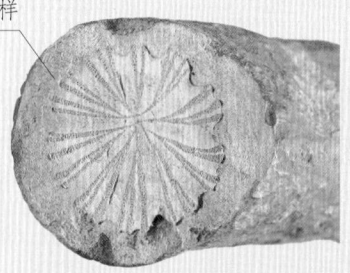

近木部波纹样

▲ 穆坪马兜铃切面

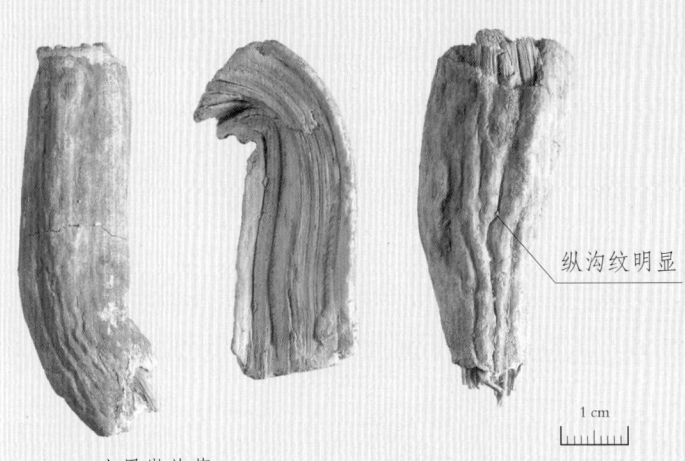

纵沟纹明显

▲ 小果微花藤

1 cm

小果微花藤

为茶茱萸科植物小果微花藤 *Iodes ovalis* Bl. var. *vitiginea* (Hance) Gagnep. 的干燥根。

本品呈纵剖的半圆柱形或块片状。直径2.2~5 cm，长4.5~5.5 cm。表面棕褐色，具纵皱纹，除去外皮者可见黄棕色斑点。质坚硬，不易折断，断面粉性，浅黄白色，皮部外侧的黄棕色斑点呈颗粒状，皮部内侧偶见，略显粉性，木部可见明显的放射状纹理，孔洞众多且明显。味淡。

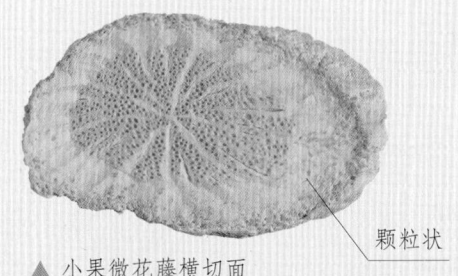

颗粒状

▲ 小果微花藤横切面

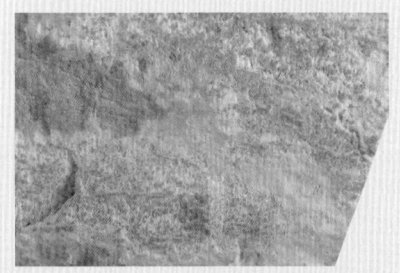

▲ 小果微花藤表面

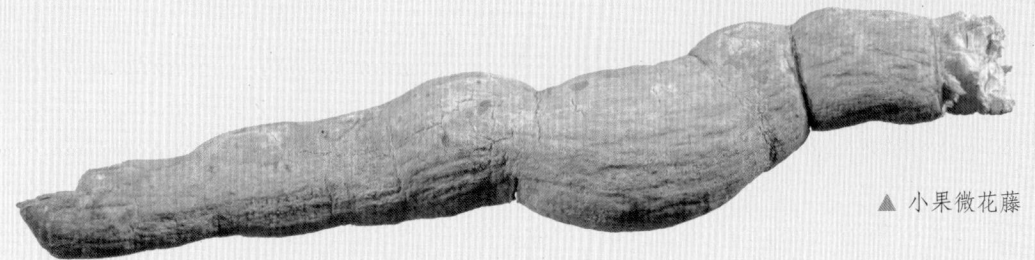

▲ 小果微花藤

银袋

为马兜铃科植物银袋 *Aristolochia westlandii* Hemsl. 的干燥块根。

本品呈长圆形或长椭圆形，或纵剖的不规则块状。表面灰棕色或暗灰黄色，粗糙。质坚硬，不易折断，断面粉性，灰白色。气微，味微苦。

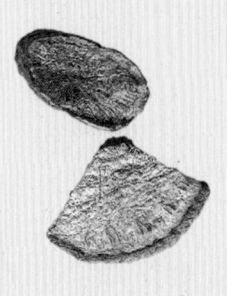
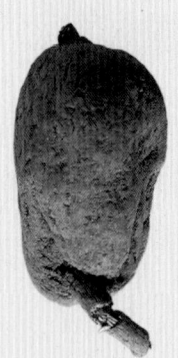
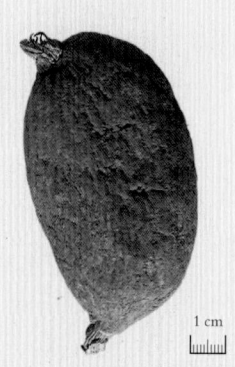

▲ 银袋

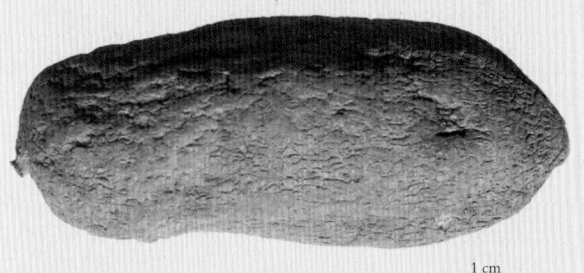

▲ 树岗马兜铃

树岗马兜铃

为马兜铃科植物广西马兜铃 *Aristolochia kwangsiensis* Chun et how 的干燥块根。

本品呈长椭圆形，长15~20 cm，直径6~8 cm。表面灰褐色，有不规则细纵皱纹。质坚实，不易折断，断面可见放射状纹理。气微，味苦。

瘤枝微花藤

为茶茱萸科植物瘤枝微花藤 *Iodes sequinii* (Hevl.) Rehder 的干燥根。

本品呈纵剖的半圆柱形或块片状，直径2.2~5 cm，长4.5~5.5 cm。表面棕褐色，具纵皱纹，除去外皮者可见黄棕色斑点。质坚硬，不易折断，断面粉性差，黄棕色，皮部窄，密布黄棕色斑点，木部可见明显的放射状纹理，射线间孔洞众多且明显。味淡，不苦。

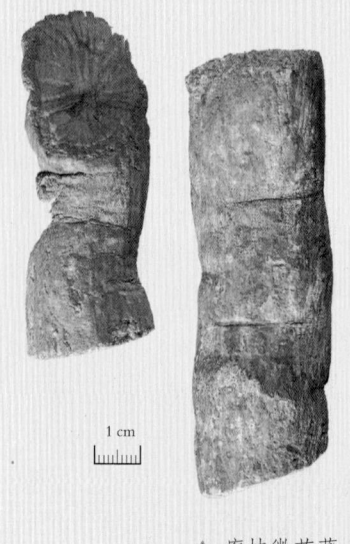

▲ 瘤枝微花藤

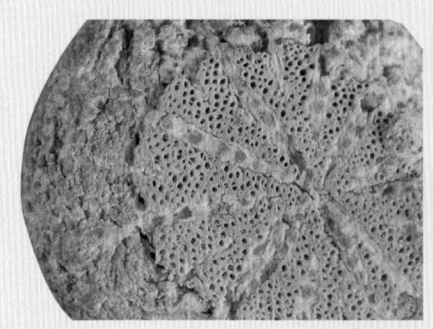

▲ 瘤枝微花藤横切面

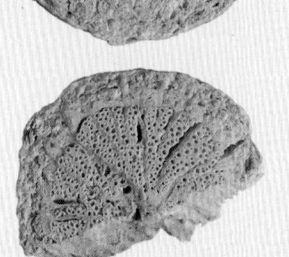

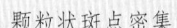
颗粒状斑点密集

▲ 瘤枝微花藤块片

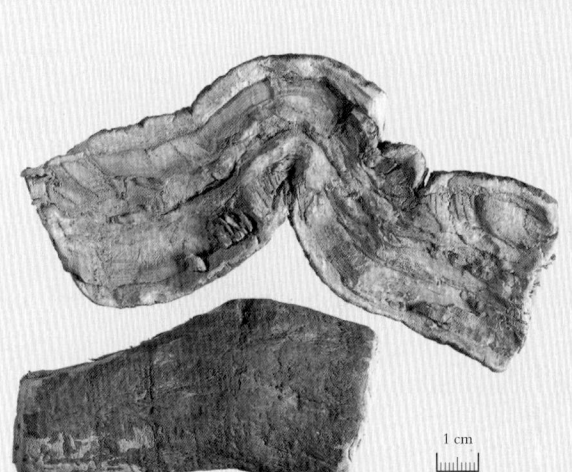

广防己

为马兜铃科植物广防己 *Aristolochia fangchi* Y. C. Wu ex L. D. Chou et S. M. Wang 的干燥根。

本品圆柱形或半圆柱形，略弯曲，长6～16 cm，直径1.5～6 cm。表面灰棕色，粗糙，有纵沟纹。刮去外皮者呈灰黄色，可见刀刮的痕迹。纵剖成半圆柱者，剖面可见不规则的纵向筋脉，易纵向片状剥落。体重，质坚实，不易折断，断面粉性，有排列密集的灰棕色放射状纹理，中心髓部具一类圆形的异型维管束。气微，味苦。

注： 本品因含马兜铃酸，已被取消药用标准。

1 cm

▲ 广防己

异型维管束

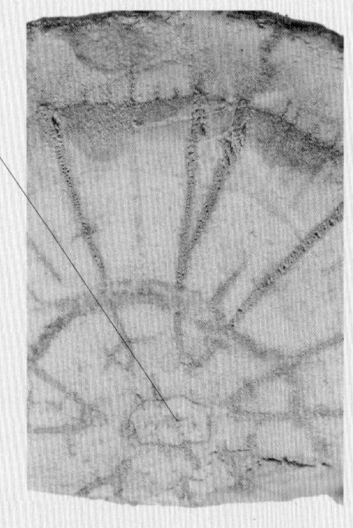

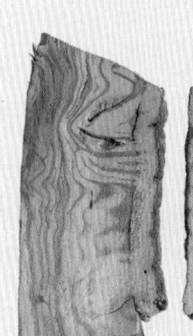

1 cm

▲ 广防己纵切面

▲ 广防己横切面

防 风 /Fangfeng

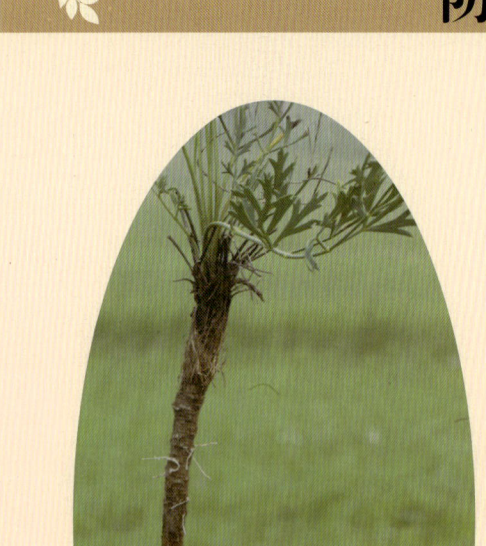

正 品

防风（药典品种）

药材为伞形科植物防风 *Saposhnikovia divaricata* (Turcz.) Schischk 的干燥根。

本品呈长圆锥形或长圆柱形，稍弯曲，长15～30 cm，直径0.5～2 cm。表面灰棕色，粗糙，有多数横长皮孔样突起、纵皱纹及点状突起的细根痕。根头部有明显密集的环纹（习称"蚯蚓头"），环纹上残存棕褐色"毛笔头"状叶鞘残基。体轻，质松脆，易折断，断面不平坦，皮部棕黄色，疏松，裂隙较多，木部浅黄色，有放射状纹理（习称"凤眼圈"）。气特异，味微甘。

▲ 防风野生鲜品（黑龙江大庆产）

放射状裂隙
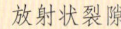

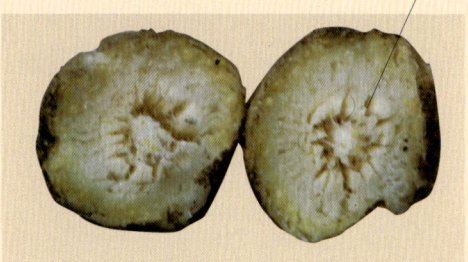

▲ 防风野生鲜品横切面（黑龙江大庆产）

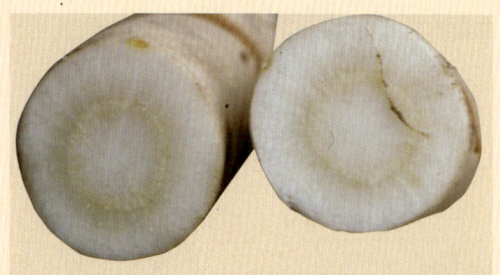

▲ 防风栽培鲜品横切面（河北安国产）

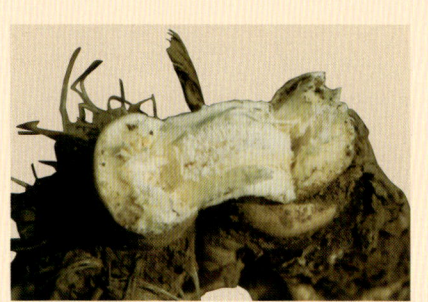

▲ 防风栽培鲜品断面（河南禹州产）

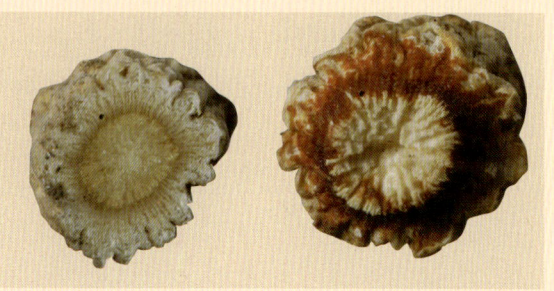

▲ 防风栽培近干燥品横切面

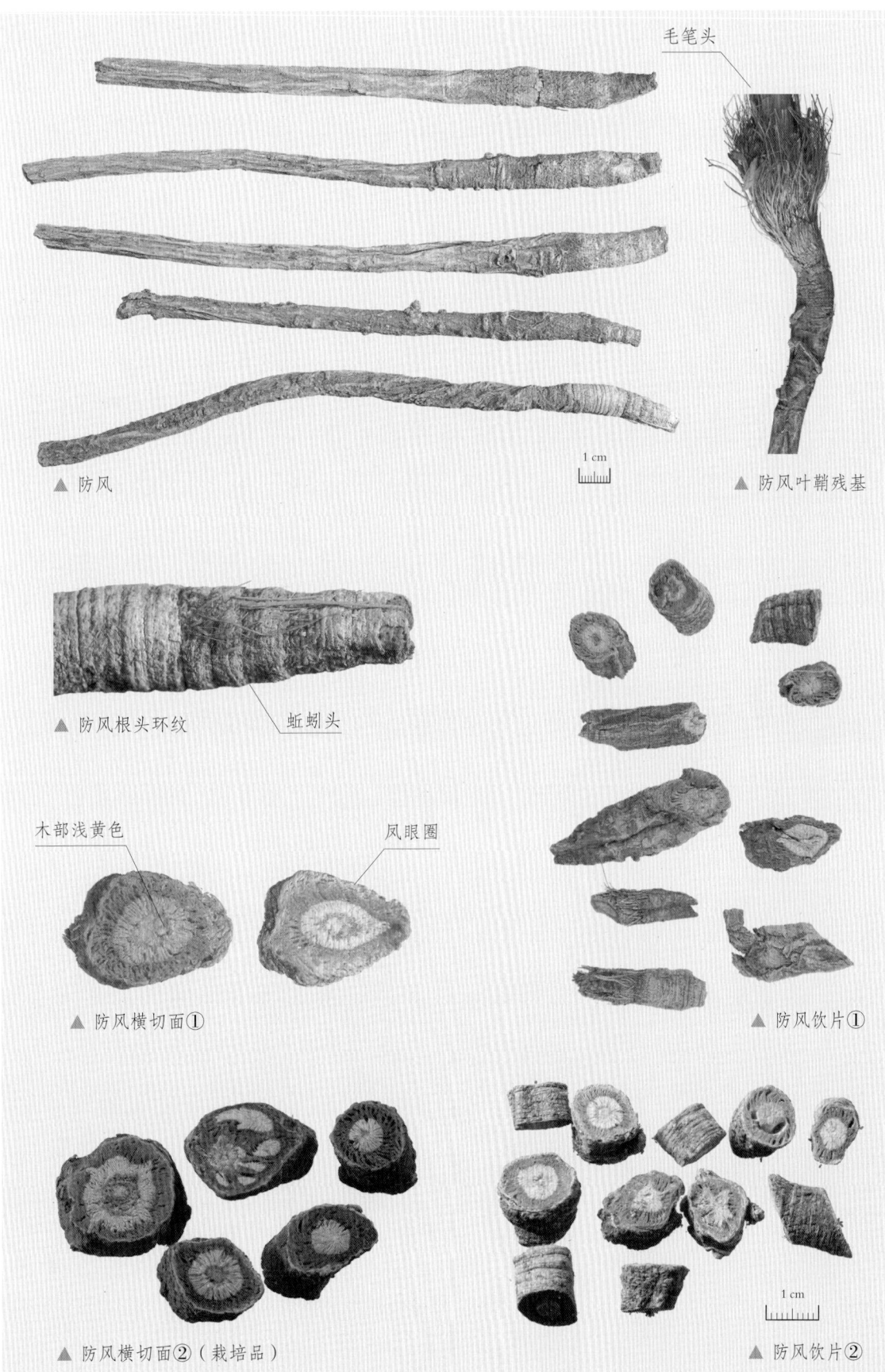

毛笔头

▲ 防风

1 cm

▲ 防风叶鞘残基

▲ 防风根头环纹

蚯蚓头

木部浅黄色　　　　凤眼圈

▲ 防风横切面①

▲ 防风饮片①

▲ 防风横切面②（栽培品）

1 cm

▲ 防风饮片②

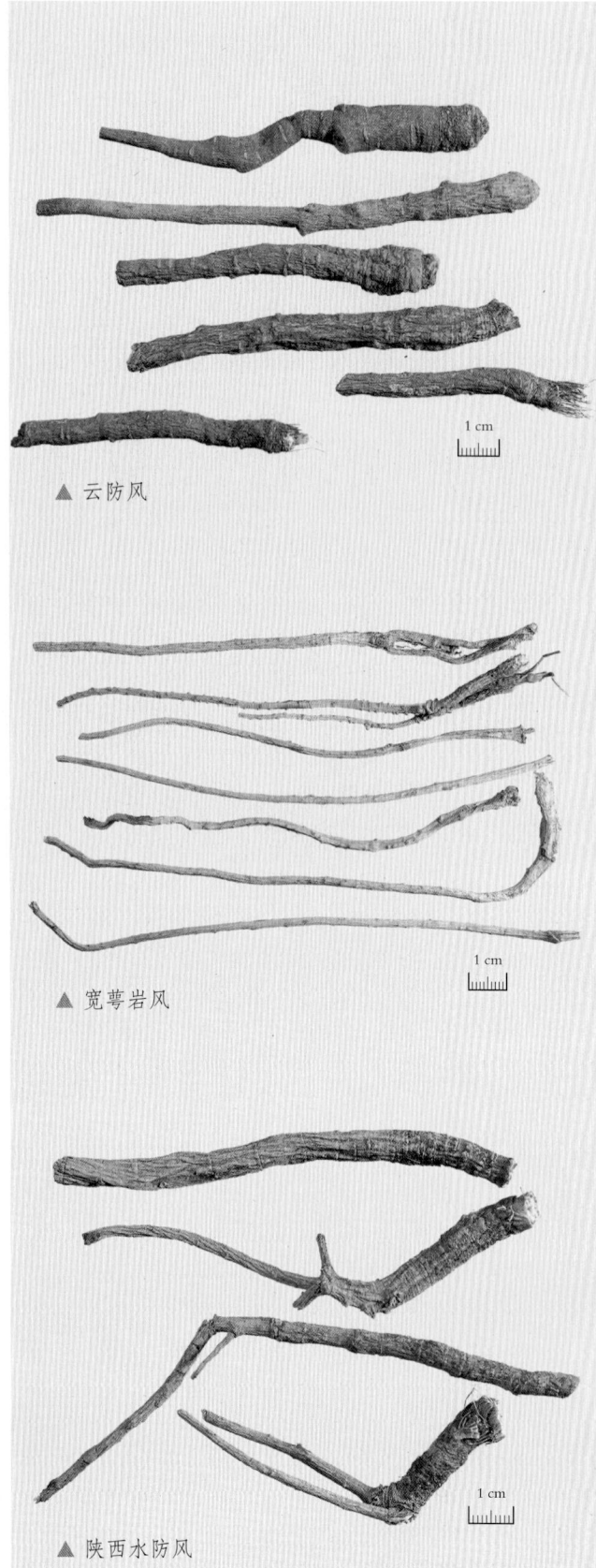

▲ 云防风

▲ 宽萼岩风

▲ 陕西水防风

云防风

为伞形科植物竹叶防风 *Seseli mairei* Wolff. 的干燥根。

本品呈圆柱形或圆锥形，稍弯曲，长 10 ~ 18 cm，直径 0.5 ~ 1 cm。表面呈红棕色，具纵向皱纹及皮孔样突起。有的根头部具少数环纹及少数基生叶柄残基，顶端中央有下凹的茎残基。质软，易折断，断面平坦，皮部浅棕色，木质部黄白色。气微，味淡而后略甜。

宽萼岩风

为伞形科植物宽萼岩风 *Libanotis laticalycina* Shan et Shen 的干燥根及根茎。

本品呈长圆柱形或圆锥形，细长，略弯曲，下部有时分枝，长 5 ~ 15 cm，直径 0.3 ~ 0.8 cm。表面浅黄棕色至灰褐色，粗糙，具纵皱纹、疣状皮孔及横长的皮孔。根头部少数有分枝，多不具根茎，顶端残留根茎处稍膨大，具有根茎者可见茎残基、环纹及叶鞘残基。体轻，质脆，易折断，断面平坦，皮部有棕色油点，木质部浅黄色，其外侧有一棕色环。气微，味淡。

陕西水防风

为伞形科植物华山前胡 *Peucedarum ledebourielloides* K.T. Fu 的干燥根及根茎。

本品细长圆柱形，常弯曲，下部多分枝，长 5 ~ 15 cm，直径 0.2 ~ 0.7 cm。表面皱缩，黄棕色，具纵向皱纹、皮孔样突起及侧根痕，顶端具少数毛状的基生叶柄残基。质硬而脆，易折断，皮部深棕色，木部黄色。气微，味淡。

竹节防风

为伞形科植物竹节前胡 *Peucedanum dielsianum* Fedde ex Wolff. 的干燥根及根茎。

本品呈圆柱形，稍弯曲，长10~30 cm，直径0.6~1.2 cm。表面粗糙，棕灰色，具纵向皱纹、多数疣状突起及竹节样叶痕，根头部有鳞片状基生叶柄残基。质坚硬，不易折断，断面纤维状，皮部棕色，木质部淡黄色。具特异香气，味苦。

马英子防风

为伞形科植物葛缕子 *Carum carvi* L. 或田葛缕子 *Carum buriaticum* Turcz. 的干燥根。

本品呈细长圆柱形，略弯曲，有时下部分叉，长5~10 cm，直径0.3~0.8 cm。表面黄棕色，具纵向皱纹及皮孔样突起。根头部有时可见细密环纹。质坚脆，易折断，断面略平坦。气特异，味微酸。

硬阿魏

为伞形科植物硬阿魏 *Ferula bungeana* Kitag. 的干燥根。

本品呈长条圆柱形，稍弯曲，长15~25 cm，直径0.8~1.2 cm。表面黄棕色至灰黄色，有纵皱纹。根头部有环纹，有的环纹上残存灰黄色毛状叶鞘残基。体轻，质松脆，断面不平坦，呈纤维性，有裂隙，皮部浅黄色，木部淡白色。气微，味淡。

党参片

党参的特征参见本册党参项下。

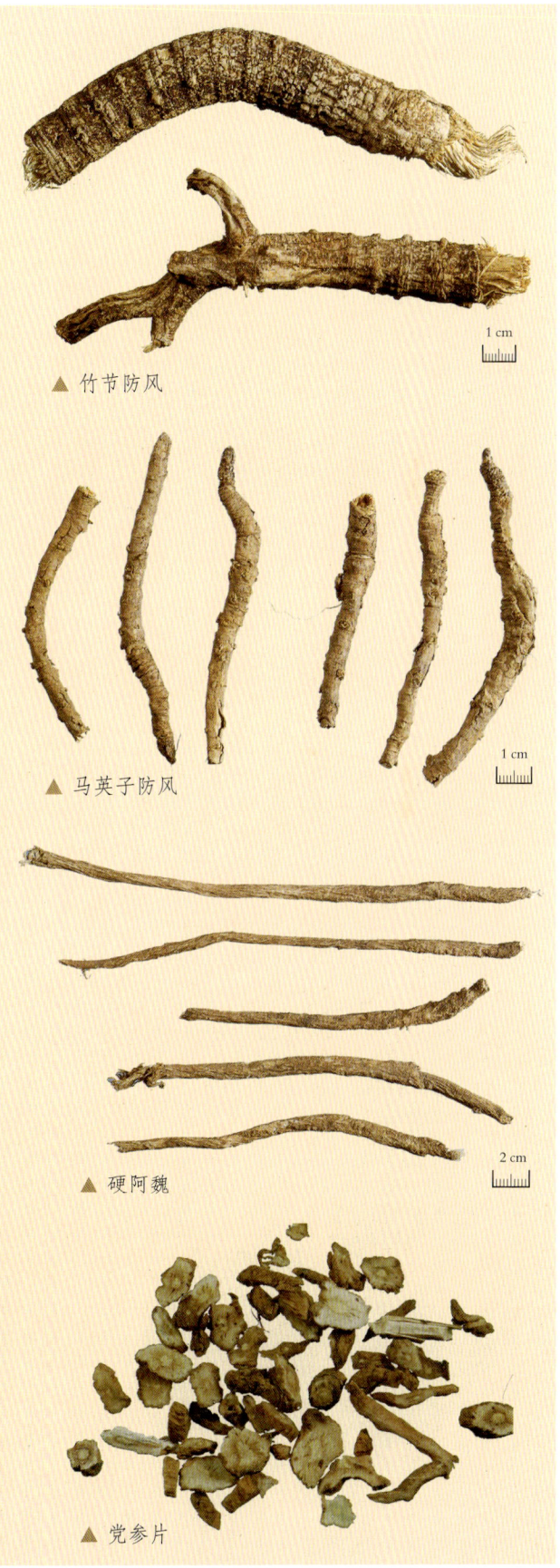

▲ 竹节防风

1 cm

▲ 马英子防风

1 cm

▲ 硬阿魏

2 cm

▲ 党参片

红 景 天 /Hongjingtian

正 品

大花红景天（药典品种）

本品为景天科植物大花红景天 *Rhodiola crenulata* (Hook. f. et Thoms.) H. Ohba 的干燥根和根茎。秋季花茎凋枯后采挖，除去粗皮，洗净，晒干。

本品根茎呈圆柱形，粗短，略弯曲，少数有分枝，长5~20 cm，直径2.9~4.5 cm。表面棕色或褐色，粗糙有褶皱，剥开外表皮有一层膜质黄色表皮且具粉红色花纹；宿存部分老花茎，花茎基部被三角形或卵形膜质鳞片；节间不规则，断面粉红色至紫红色，有一环纹，质轻，疏松。主根呈圆柱形，粗短，长约20 cm，上部直径约1.5 cm，侧根长10~30 cm；断面橙红色或紫红色，有时具裂隙。气芳香，味微苦涩、后甜。

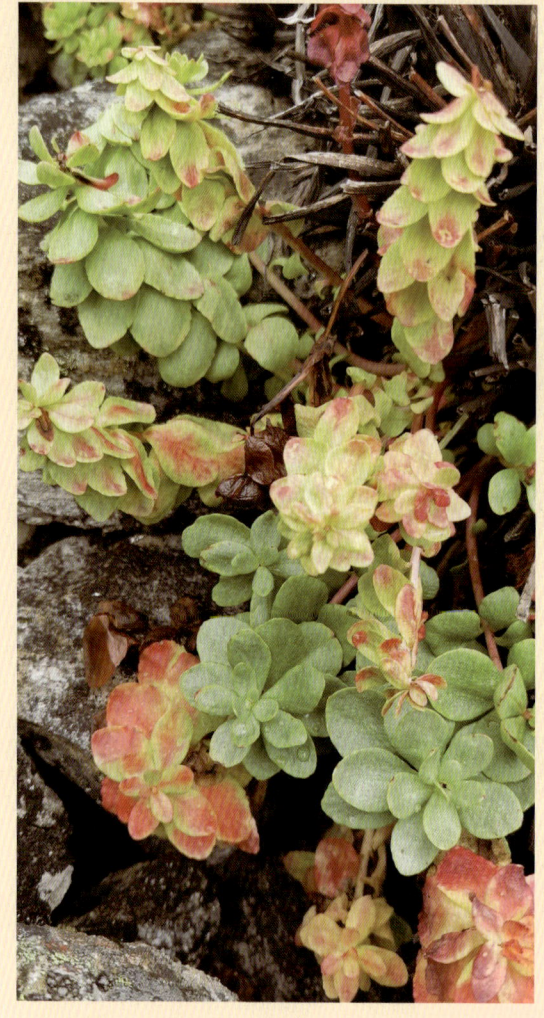

▲ 大花红景天生境

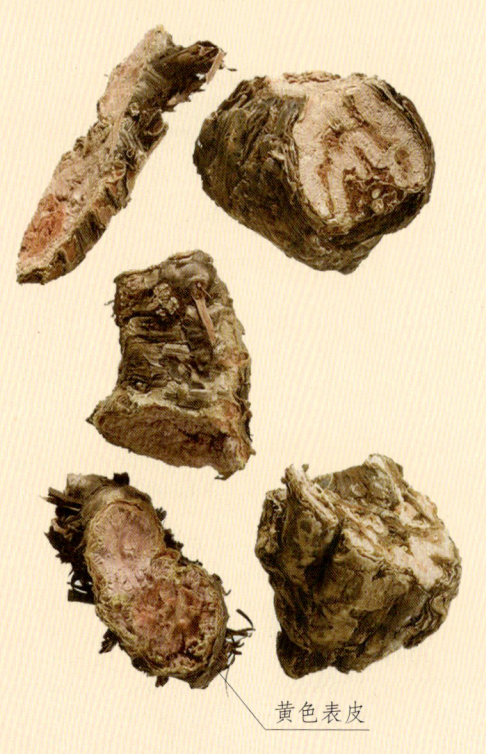

1 cm

黄色表皮

▲ 大花红景天段

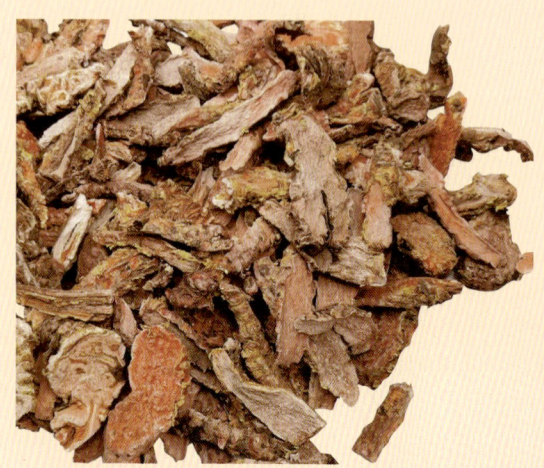

▲ 大花红景天饮片

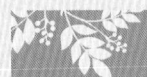

红 芪 /Hongqi

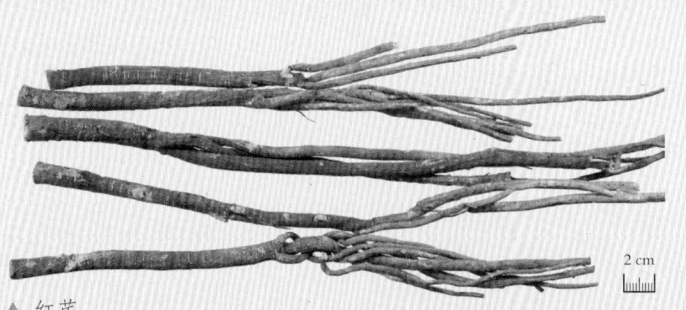

▲ 红芪

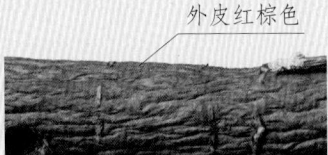

外皮红棕色

▲ 红芪表面（野生）

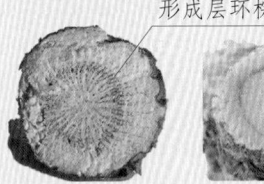

形成层环棕色

▲ 红芪横切面①

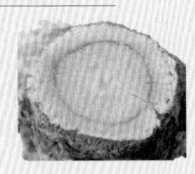

▲ 红芪横切面②
（甘肃岷县产）

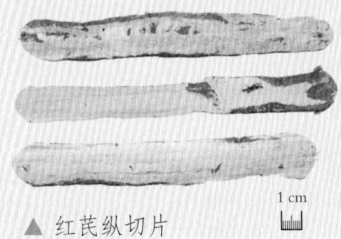

▲ 红芪纵切片

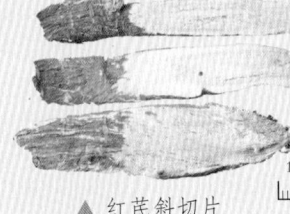

▲ 红芪斜切片

正 品

红芪（药典品种）

药材为豆科植物多序岩黄芪 *Hedysarum polybotrys* Hand.-Mazz. 的干燥根。

本品呈长圆柱形，条直，少有分枝，上端略粗，长20～90 cm，粗端直径1～3 cm。表面灰红棕色至红褐色，具明显的纵皱纹、横长皮孔样突起及少数支根痕。外皮易剥落而露出淡黄色的皮部及纤维。质硬而韧，不易折断，断面纤维性，并显粉性。切断面外皮红棕色，皮部黄白色，占半径的1/3～1/2，内侧可见一棕色形成层环，木部淡黄色，中央色较浅，可见放射状纹理。气微，味微甜，嚼之有豆腥味。

非正品

唐古特岩黄芪

为豆科植物唐古特岩黄芪 *Hedysarum tanguticum* Fedtsch 的干燥根。
本品与多序岩黄芪类似。唯表面为深棕褐色，具明显的纵向沟纹。

太白岩黄芪

为豆科植物太白岩黄芪 *Hedysarum vicioiides* Turcz. var. *taipeicum* (Hand.-Mazz.) Liu 的干燥根。
本品呈圆柱形，较粗大，扭曲。表面为深棕褐色，外皮易脱落，具明显的纵向沟纹。
注：黄芪的特征参见本册黄芪项下。

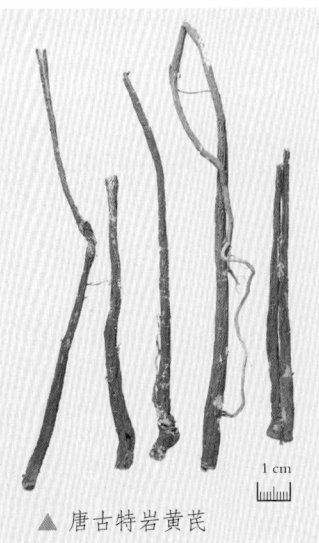

▲ 唐古特岩黄芪

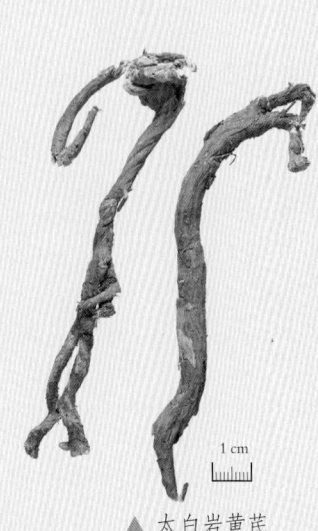

▲ 太白岩黄芪

麦 冬 /Maidong

麦冬（药典品种）

药材为百合科植物麦冬 *Ophiopogon japonicus* (L.f.) Ker-Gawl. 的干燥块根。本品呈纺锤形，两端略尖，长1.5～3 cm，直径0.3～0.6 cm。表面灰黄色或淡黄色，有不规则的细纵皱纹。质柔韧，断面黄白色，角质样，中央有一细小中柱。气微香，味甘、微苦。

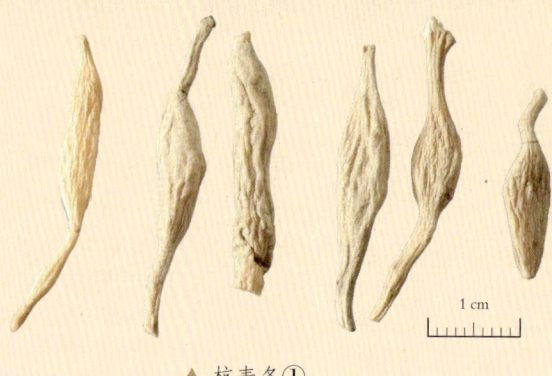

1 cm

▲ 杭麦冬①

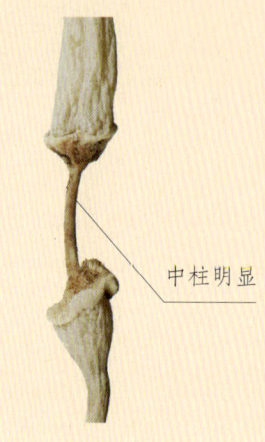

中柱

中柱明显

▲ 杭麦冬②　　▲ 杭麦冬③

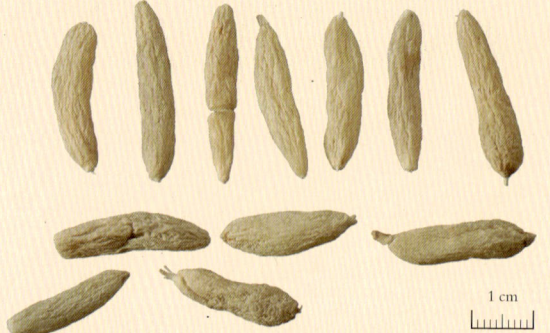

1 cm

▲ 川麦冬

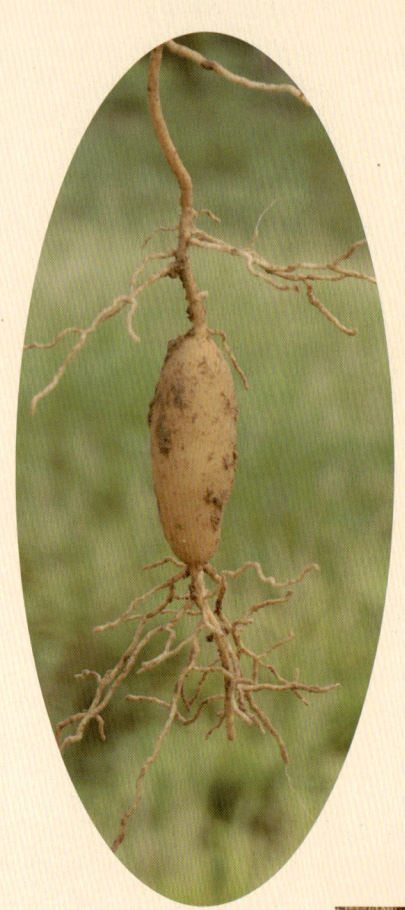

▲ 麦冬鲜品

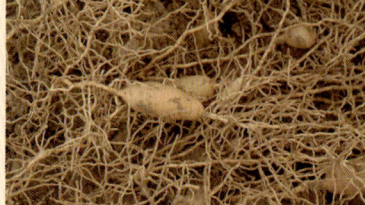

▲ 川麦冬鲜品

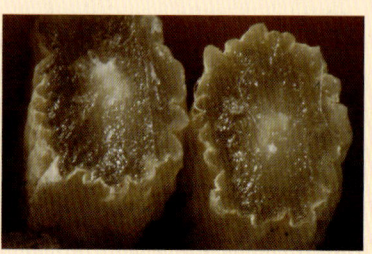

▲ 杭麦冬断面

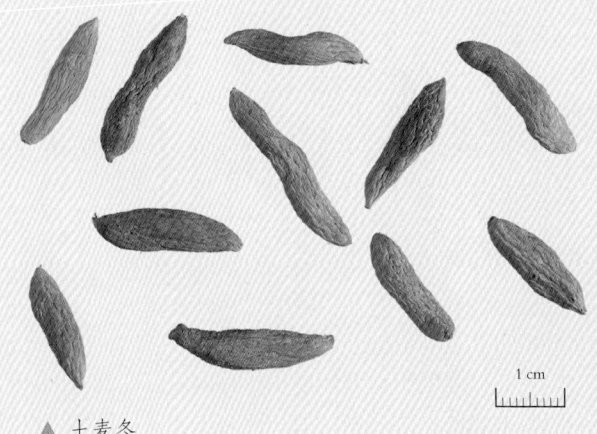

▲ 土麦冬

1 cm

土麦冬

为百合科植物山麦冬 *Liriope spicata* Lour. 的干燥块根。

本品呈纺锤形，略弯曲，两端狭尖，中部略粗，长1.5～3.5 cm，直径0.3～0.5 cm。表面淡黄色，有的显黄棕色，具粗糙的纵皱纹。质柔韧，纤维性强，断面黄白色，蜡质样。味较淡。

大麦冬

为百合科植物阔叶山麦冬 *Liriope platyphylla* Wang et Tang 的干燥块根。

本品通常较大，呈圆柱形，略弯曲，两端钝圆，有中柱露出，长2～5 cm，直径0.5～1.5 cm。表面土黄色至暗黄色，不透明，有多数纵沟纹及皱纹。质脆，易折断，断面平坦，黄白色，角质样，中央有一细小淡黄色中柱。气微，味甜。

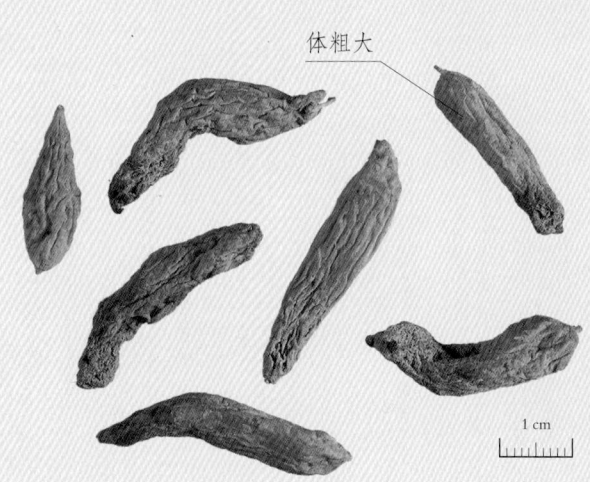

体粗大

1 cm

▲ 大麦冬（未去外皮）

体细小

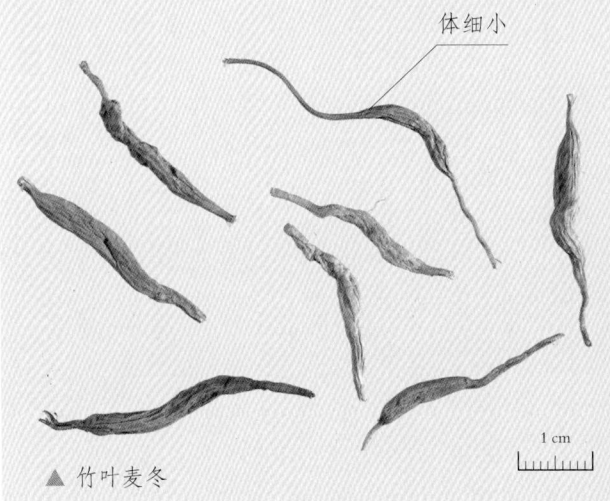

1 cm

▲ 竹叶麦冬

竹叶麦冬

为禾本科植物淡竹叶 *Lophatherum gracile* Brongn. 的干燥块根。

本品呈纺锤形，细长而瘦小，略弯曲，长2～4.5 cm，直径0.2～0.5 cm。表面黄白色，有沟纹及细密的纵皱纹。质坚硬，不易折断，断面平坦，角质样或粉性，中央无细木心。味淡。

注：山麦冬的特征参见本册山麦冬项下。

远 志 /Yuanzhi

远志（药典品种）

药材为远志科植物远志 *Polygala tenuifolia* Willd. 或卵叶远志 *Polygala sibirica* L. 的干燥根。

本品呈圆柱形，略弯曲，长3～15 cm，直径0.3～0.8 cm。表面灰黄色至灰棕色，有密集并深陷的横皱纹、纵皱纹及裂纹，有的略呈结节状。质硬而脆，易折断，断面皮部棕黄色，木部黄白色，皮部易与木部剥离。气微，味苦、微辛，嚼之有刺喉感。

商品中粗大者多抽芯，称"远志筒"，破开除芯者称"远志肉"，细小不抽芯者，称"远志棍"。

木心已除

▲ 远志筒横切面

环纹密集

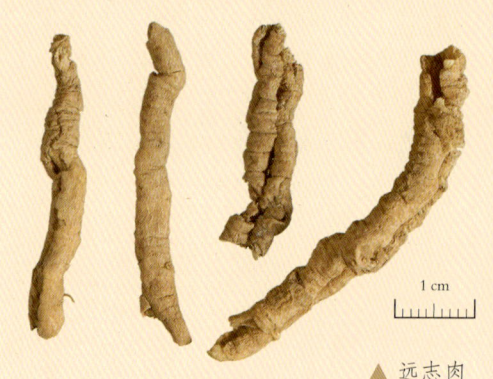

▲ 远志鲜品（河北涉县产）　　▲ 远志筒表面

▲ 远志肉

1 cm

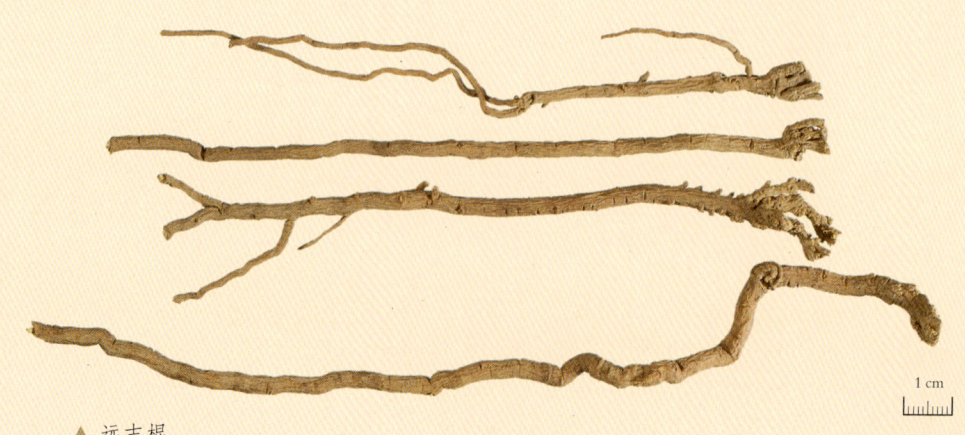

▲ 远志棍

1 cm

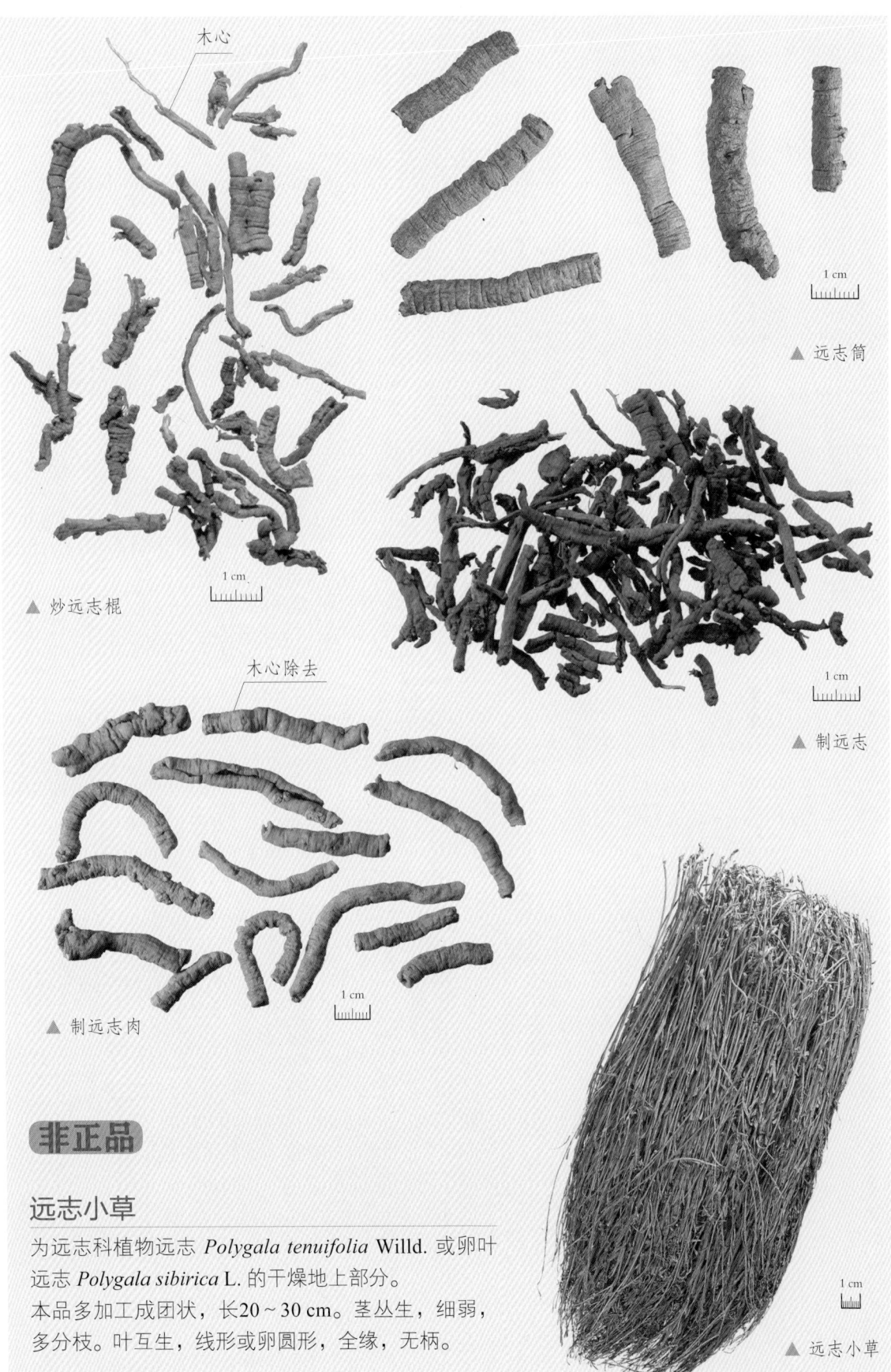

木心

▲ 远志筒

1 cm

▲ 炒远志棍

1 cm

木心除去

▲ 制远志

1 cm

▲ 制远志肉

1 cm

非正品

远志小草

为远志科植物远志 *Polygala tenuifolia* Willd. 或卵叶
远志 *Polygala sibirica* L. 的干燥地上部分。

本品多加工成团状，长20～30 cm。茎丛生，细弱，
多分枝。叶互生，线形或卵圆形，全缘，无柄。

1 cm

▲ 远志小草

苎 麻 根 /Zhumagen

苎麻根（部颁品种）

药材为荨麻科植物苎麻 *Boehmeria nivea* (L.) Gaud. 的干燥根及根茎。

本品根茎呈不规则圆柱形，略弯曲，长4～30 cm，直径0.4～5 cm；表面灰棕色，有纵皱纹及多数皮孔，并有疣状突起及残留须根；质坚硬，不易折断，断面纤维性，皮部棕色，易剥落，木部淡棕色或淡黄色，有时可见同心环纹，中央有髓或中空。根略呈纺锤形，稍膨大，长约10 cm，直径1～1.3 cm；表面灰棕色，有纵皱纹及横长皮孔，有时皮孔横向连接；断面粉性，无髓。气微，味淡，有黏性。

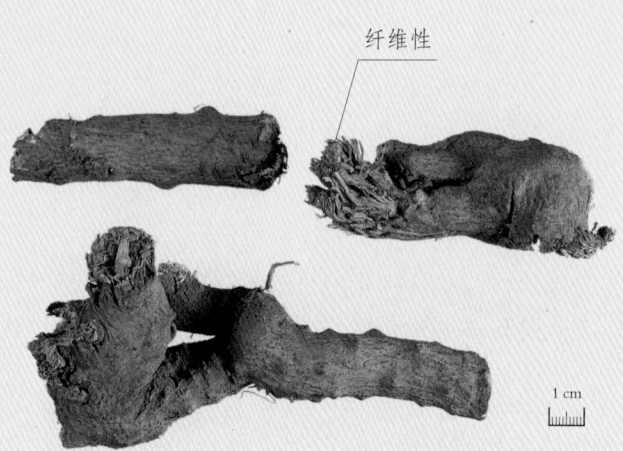

纤维性

▲ 苎麻根断面

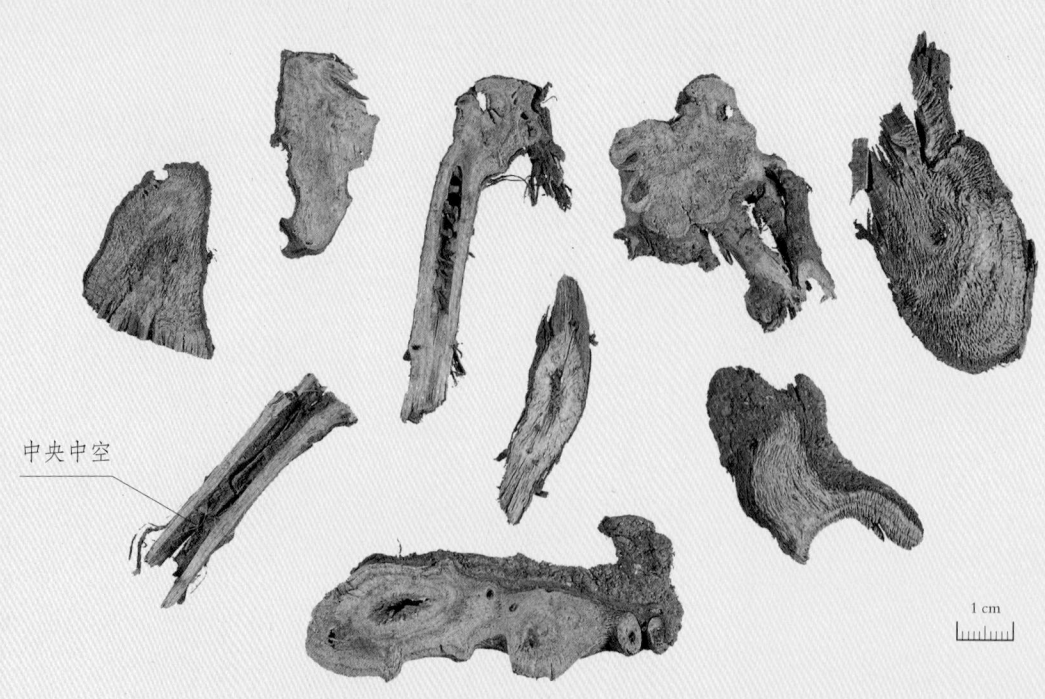

中央中空

▲ 苎麻根饮片

苍 术 /Cangzhu

正 品

茅苍术（药典品种）

药材为菊科植物茅苍术 *Atractylodes lancea* (Thunb.) DC. 的干燥根茎。

本品呈不规则连珠状或结节状，圆柱形，略弯曲，偶有分枝，长 3～10 cm，直径 1～2 cm。表面灰棕色，有皱纹、横曲纹及残留须根，顶端具茎痕或残留茎基。质硬，易折断，断面黄白色或灰白色，散有多数橙黄色或棕红色油室，密封稍久，可析出白色细针状结晶。气香特异，味微甜、辛、苦。

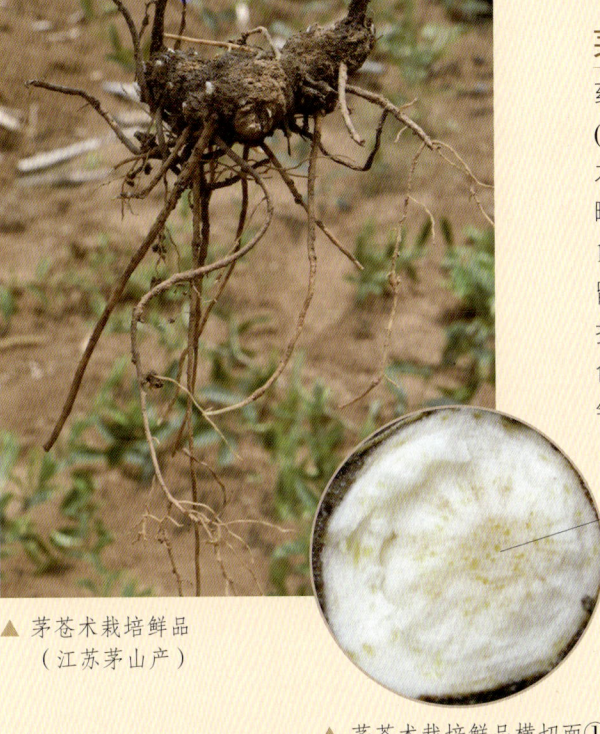

▲ 茅苍术栽培鲜品（江苏茅山产）

茅苍术栽培鲜品横切面①

深色斑点

▲ 茅苍术栽培鲜品横切面①

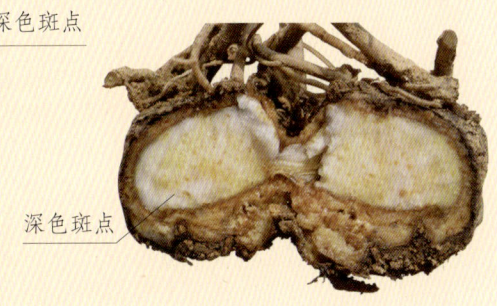

深色斑点

深色斑点

▲ 茅苍术栽培鲜品横切面②（江苏镇江产）

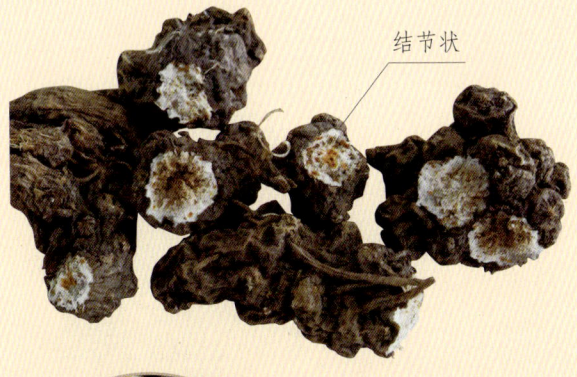

结节状

▲ 茅苍术栽培近干品（江苏茅山产）

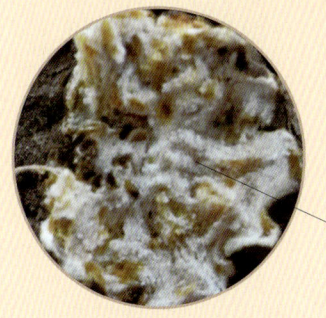

深色斑点

▲ 茅苍术栽培近干品局部放大（江苏镇江产）

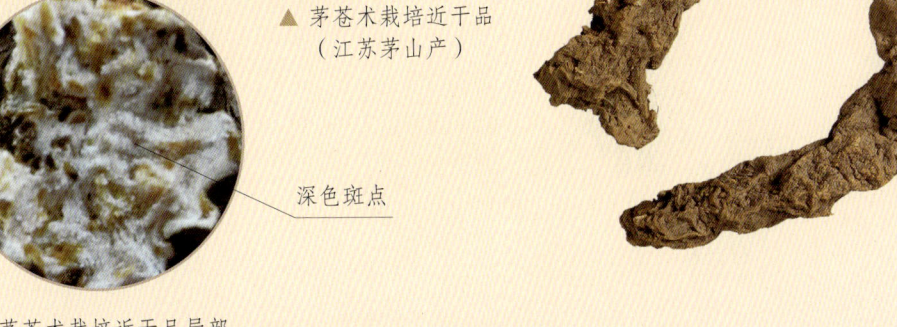

连珠状

1 cm

▲ 茅苍术

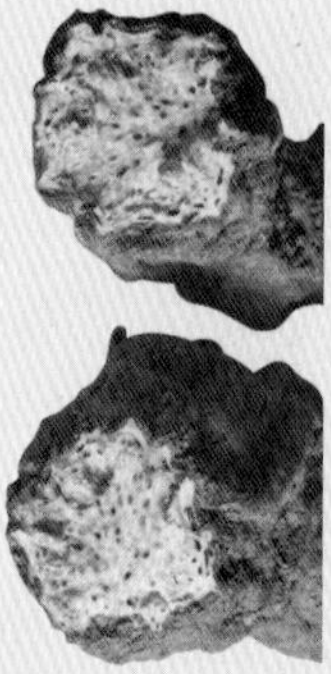

细针状结晶

▲ 茅苍术断面 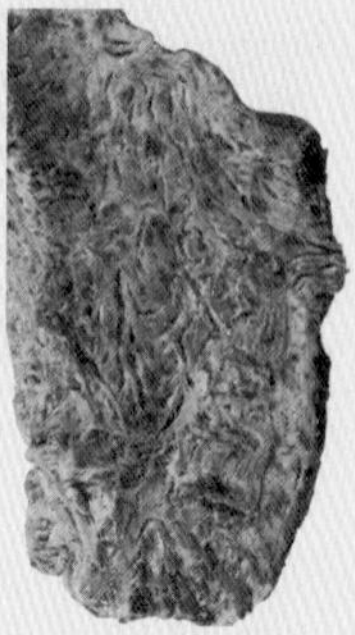　　▲ 茅苍术切面 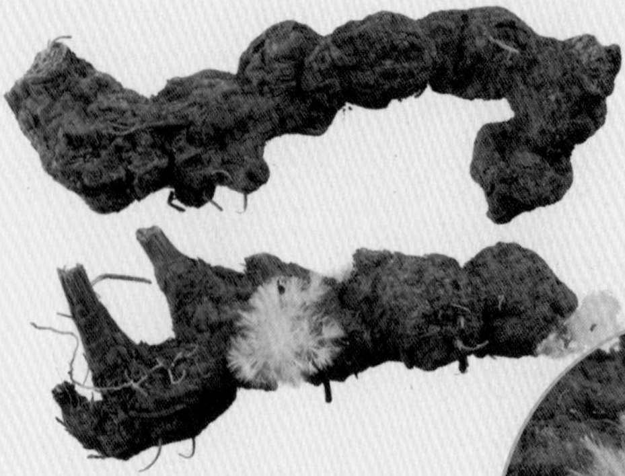　　▲ 茅苍术析出结晶（密封后）

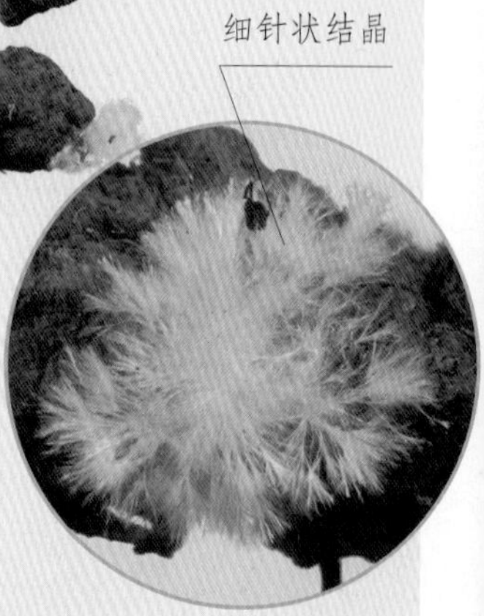

▲ 茅苍术析出结晶
放大（密封后）

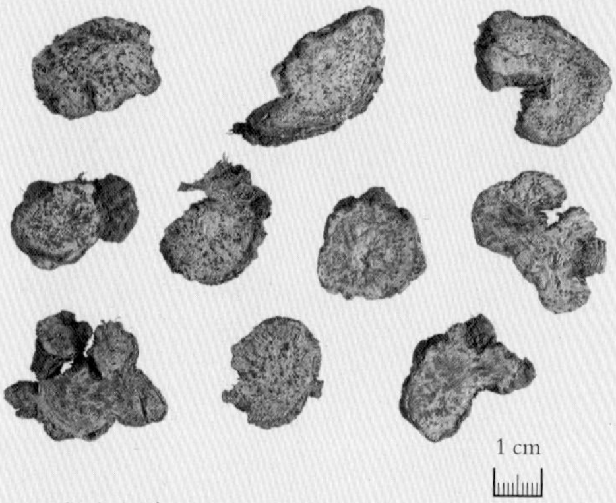

棕红色油室多

1 cm

▲ 茅苍术片

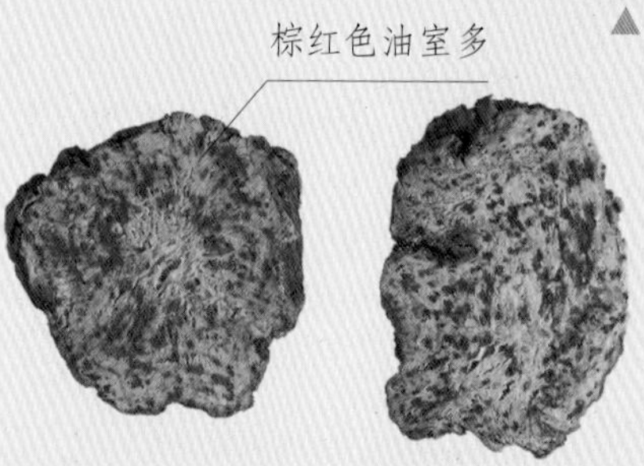

▲ 茅苍术片放大

北苍术（药典品种）

药材为菊科植物北苍术 *Atractylodes chinensis* (DC.)
Koidz. 的干燥根茎。

本品呈疙瘩块状或结节状，圆柱形，长4～9 cm，直径1～4 cm。表面黑棕色，除去外皮者黄棕色。质较疏松，易折断，断面散有黄棕色油室。香气淡，味辛、苦。

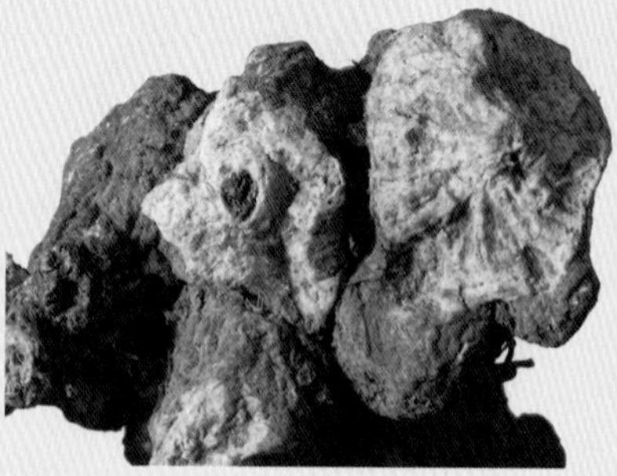

▲ 北苍术断面（河北安国栽培）

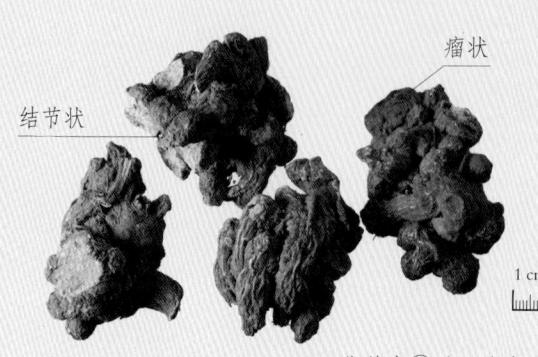

瘤状

结节状

1 cm

▲ 北苍术①（河北安国栽培）

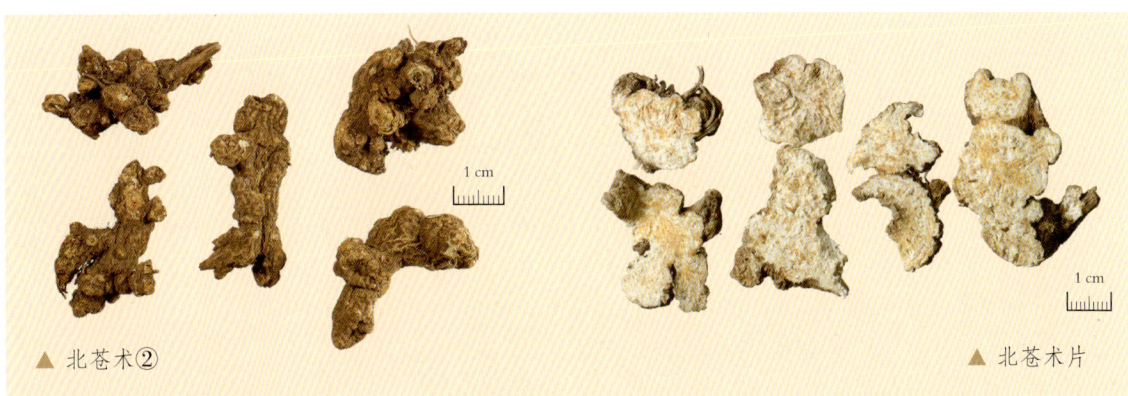

▲ 北苍术②

▲ 北苍术片

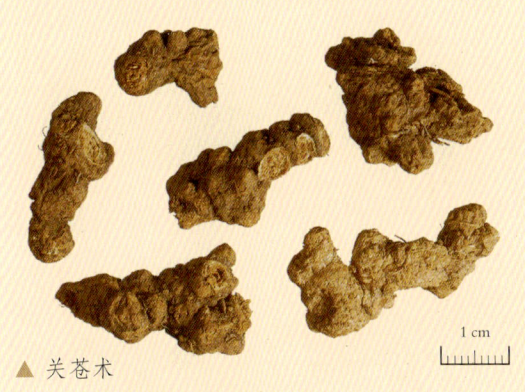

▲ 关苍术

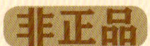

非正品

关苍术

为菊科植物关苍术 *Atractylodes japonica* Koidz. ex Kitam. 的干燥根茎。

本品呈结节状，圆柱形，长4~12 cm，直径1~2.5 cm。表面深棕色。质轻，折断面不平坦，纤维性。气特异，味辛、微苦。

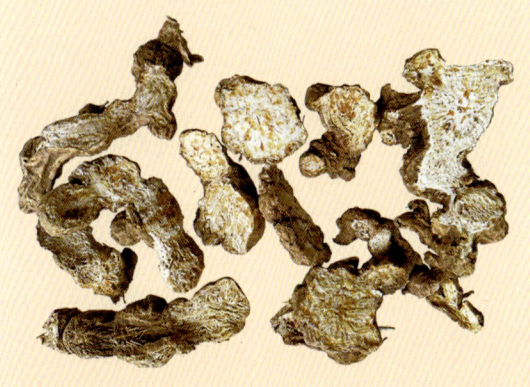

▲ 关苍术片

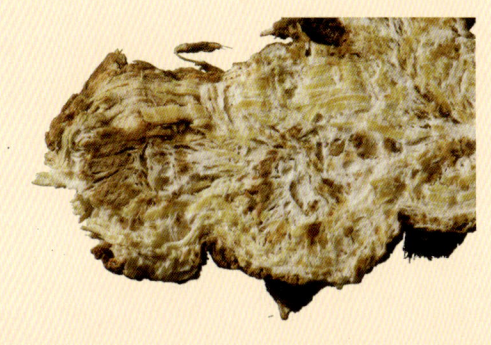

▲ 关苍术片放大

朝鲜苍术

为菊科植物朝鲜苍术 *Atractylodes koreana* (Nak.) Kitam. 的干燥根茎。

本品呈结节状，圆柱形，长4~13 cm，直径1~2.5 cm。表面深棕色。质轻，折断面不平坦，纤维性。气特异，味辛、微苦。

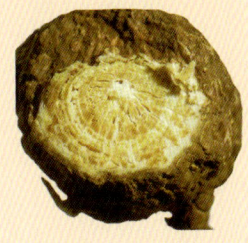

▲ 朝鲜苍术断面

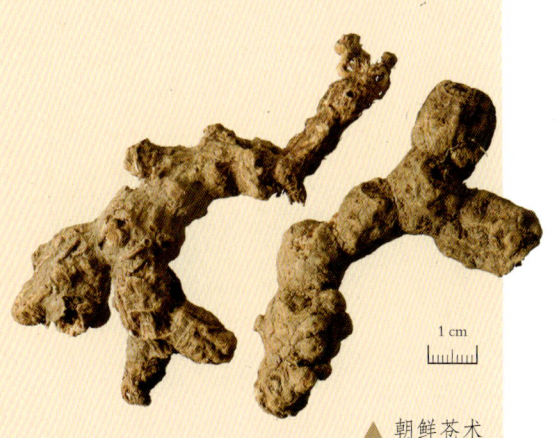

▲ 朝鲜苍术

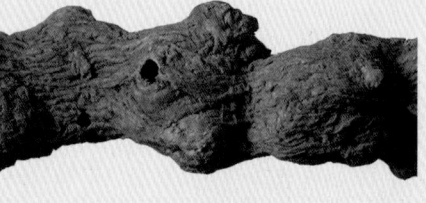

▲ 东莨菪①

伪制品

东莨菪

为茄科植物东莨菪 *Scopolia japonica* Maxim 的根茎。

本品略小，呈结节状，表面致密，断面略坚实，无油室。

连珠状

▲ 东莨菪②

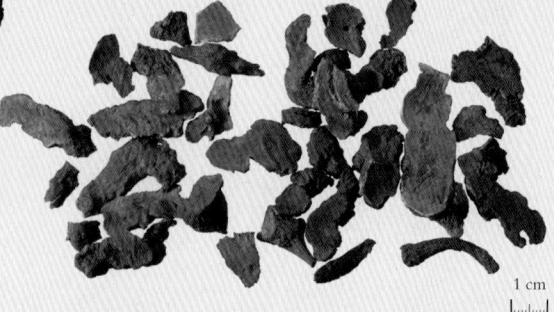

▲ 东莨菪表面

致密平坦

▲ 东莨菪纵切面

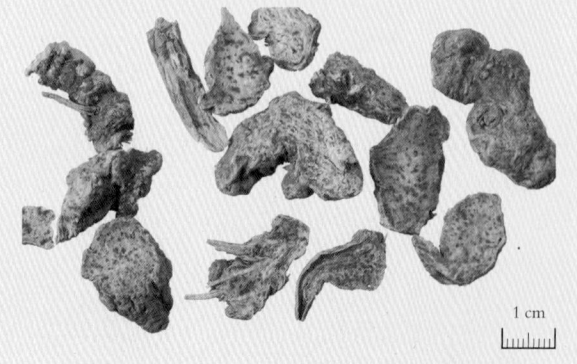

▲ 东莨菪片

苍术片增重品

为菊科各类苍术加入增重物的伪制品。本品表面多具粉样物。质重。

致密平坦

▲ 东莨菪片表面

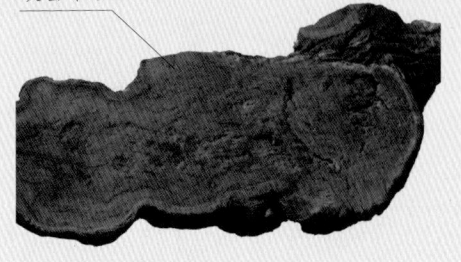

▲ 苍术片增重品

芦　根 /Lugen

芦根（药典品种）

药材为禾本科植物芦苇 *Phragmites communis* Trin. 的新鲜或干燥根茎。商品中分为鲜芦根和干芦根。

鲜芦根呈长圆柱形，有的略扁，长短不一，直径1～2 cm。表面黄白色，有光泽，外皮疏松可剥离。节呈环状，有残根及芽痕。体轻，质韧，不易折断。切断面黄白色，中空，壁厚0.1～0.2 cm，有小孔排列成环。气微，味甘。

干芦根呈扁圆柱形。节处突出而较硬，节间有纵皱纹。气微，味甘。

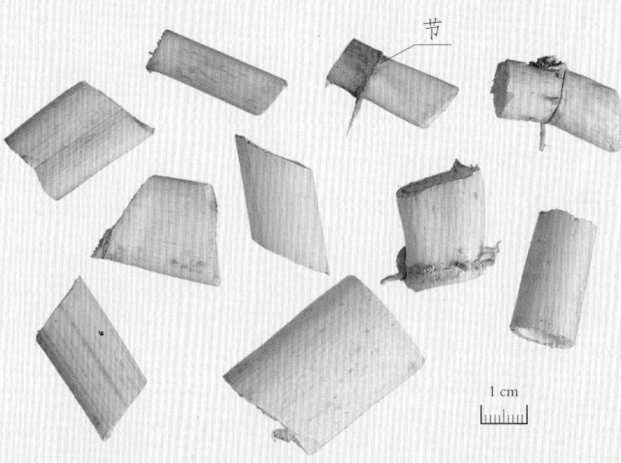

节

▲ 鲜芦根

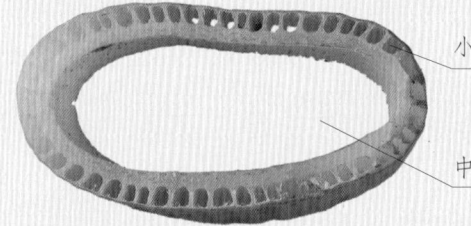

小孔排列成环

中空

▲ 鲜芦根切面

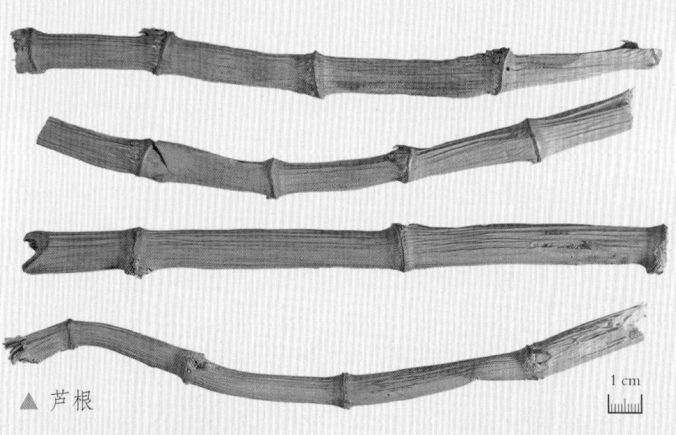

▲ 芦根

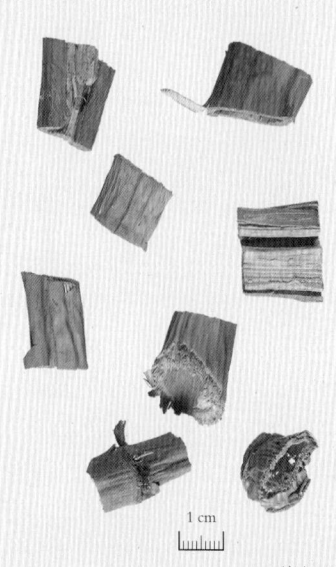

▲ 芦根段

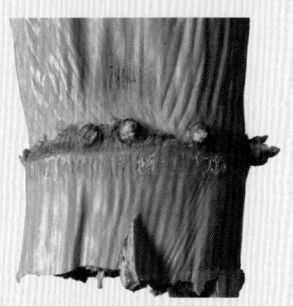

▲ 芦根节部①

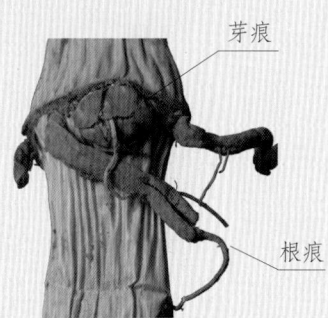

芽痕

根痕

▲ 芦根节部②

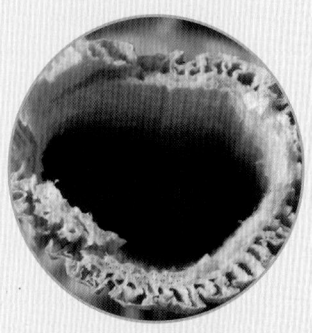

▲ 芦根横切面

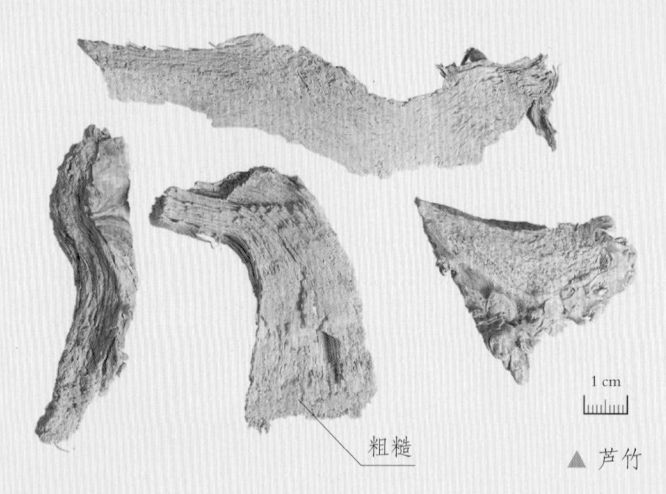

非正品

芦竹

为禾本科植物芦竹 *Arundo donax*
L. 的干燥根茎。

本品多切成不规则块状，大小
不等。表面黄白色，有光泽，
具纵皱纹或横环纹，有的有圆
形须根痕。体轻，质硬而韧，
粗糙，可折断。切断面灰黄色
或浅黄棕色，多呈纤维状，厚
0.2～0.5 cm。气微，味淡。

1 cm

▲ 芦竹

粗糙

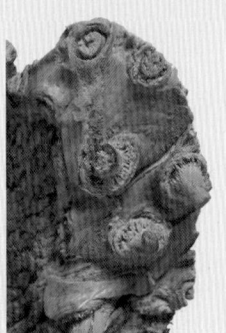

▲ 芦竹表面

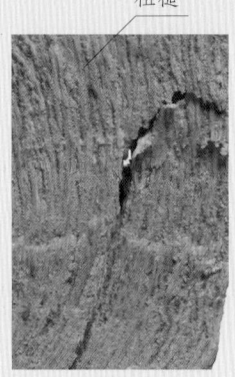

▲ 芦竹切面

菰

为禾本科植物菰 *Zizania caduciflora*
(Turcz.) Hand.-Mazz. 的干燥根茎。

本品呈压扁的圆柱形或已切成短
段，直径0.6～0.8 cm。表面棕黄色或
金黄色，有环状突起的节，节上有
根痕及芽痕，节间有细纵皱纹。体
轻，粗糙，质软而韧，断面中空，
周壁较薄，厚约0.1 cm，小孔无或不
显著。气微，味淡。

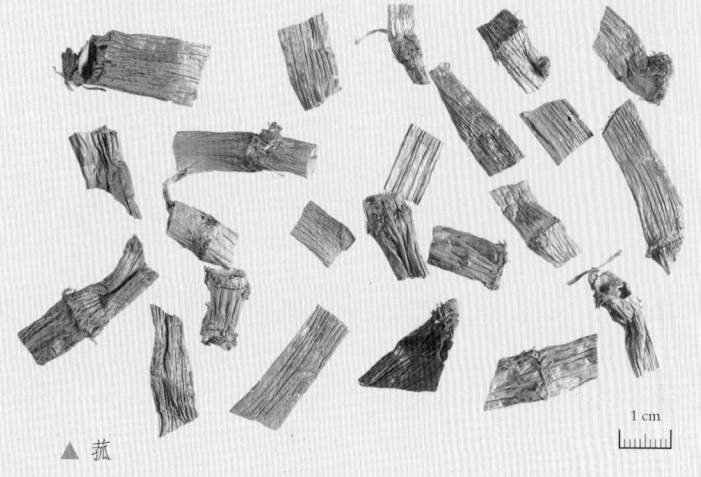

1 cm

▲ 菰

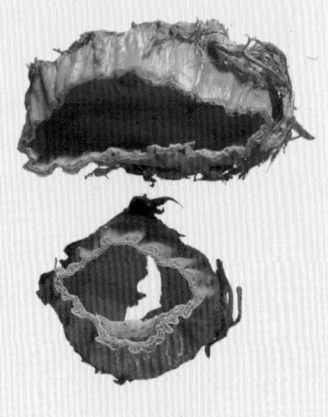

▲ 菰切面

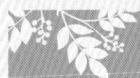

赤 芍 /Chishao

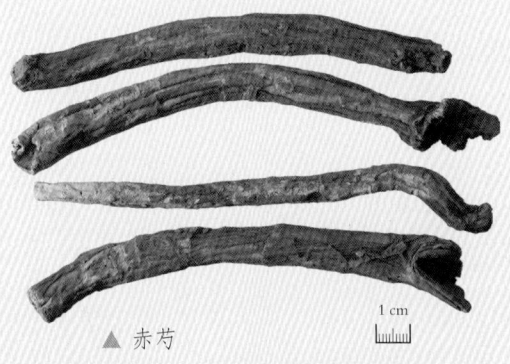

▲ 赤芍　　　　　　　　　　1 cm

赤芍（药典品种）

药材为毛茛科植物芍药 *Paeonia lactiflora* Pall. 的干燥根。

本品呈圆柱形，稍弯曲，长5～30 cm，直径 0.6～3 cm。表面暗棕色至黑棕色，粗糙，有横向皮孔样突起，具深而弯曲的纵沟纹，外皮易脱落，显出类白色或淡棕色的皮部（习称"糟皮"）。质硬而脆，易折断，断面平坦，显粉性（习称"粉碴"），皮部窄，淡粉红色；木部宽广，黄白色，可见放射状纹理，有时具裂隙。气微香，味微苦、酸涩。

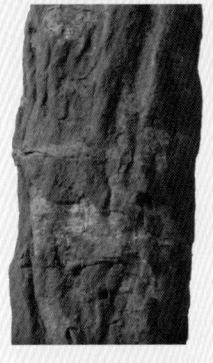

▲ 赤芍表面

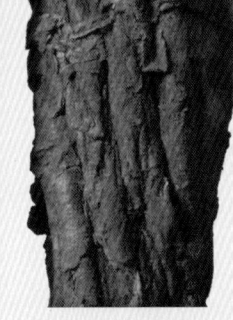

▲ 赤芍断面

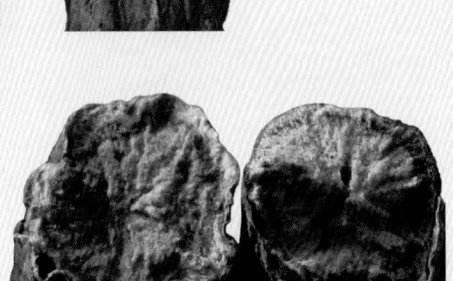

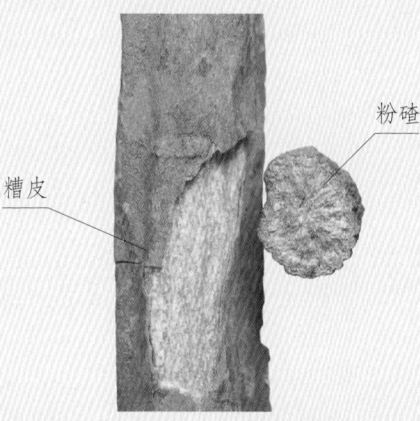

糟皮　　　　　　粉碴

▲ 赤芍表面及断面

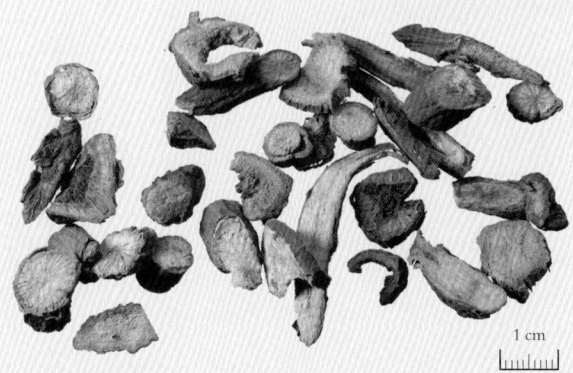

1 cm

▲ 赤芍饮片①

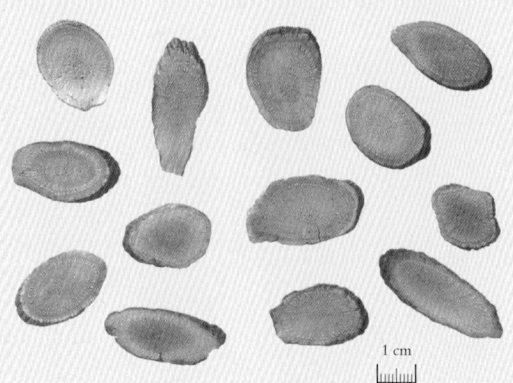

1 cm

▲ 赤芍饮片②

川赤芍（药典品种）

药材为毛茛科植物川赤芍 *Paeonia veitchii* Lynch 的干燥根。

本品呈圆柱形，长5～20 cm，直径0.7～2.5 cm。刮去外皮者表面类白色至淡紫红色，具纵皱；未刮去外皮者表面棕红色或暗棕色，有的具分叉，可见明显的纵皱纹。气浓香，味苦、甜。

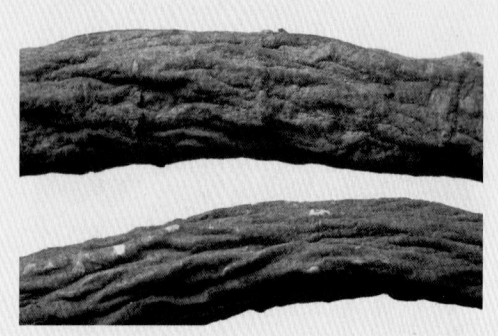

▲ 川赤芍表面（未去外皮者）

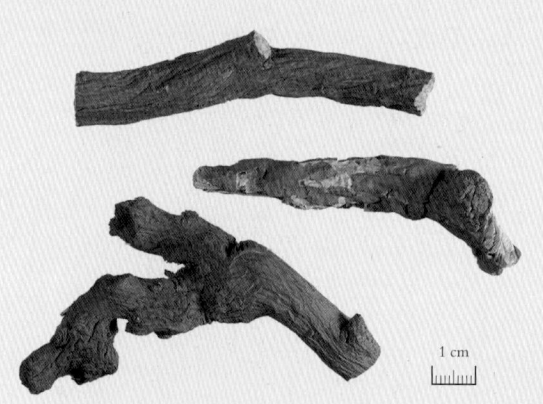

▲ 川赤芍①（未去外皮者）

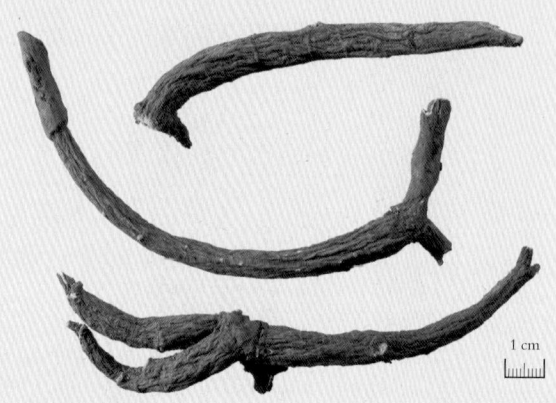

▲ 川赤芍②（未去外皮者）

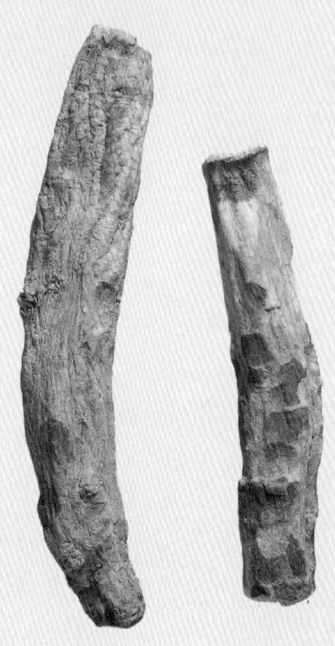

▲ 川赤芍③（去外皮者）

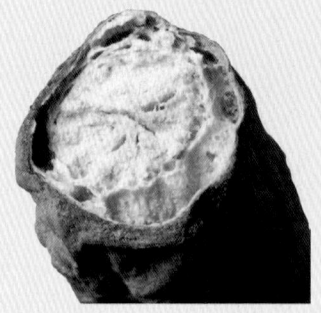

▲ 川赤芍断面（未去外皮者）

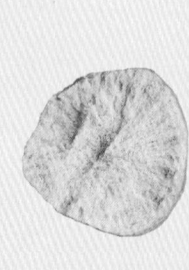
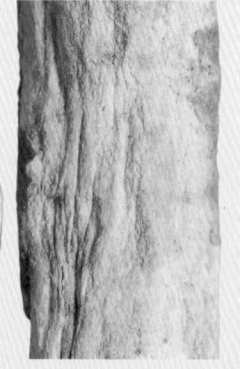

▲ 川赤芍表面及断面

草芍药

为毛茛科植物草芍药 *Paeonia obovata* Maxim. 的干燥根。
本品呈不规则块状或纺锤状，多弯曲，较短。表面黄褐色，有纵沟纹，未去外皮处呈紫褐色。质坚硬，不易折断，断面灰白色，有放射状纹理。

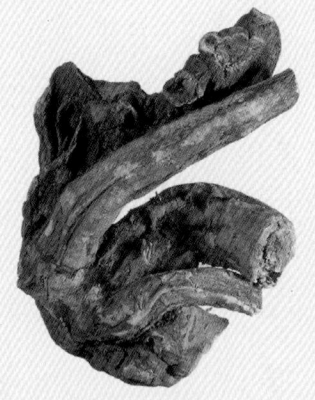
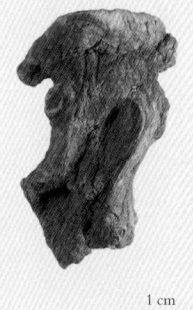

1 cm

▲ 草芍药

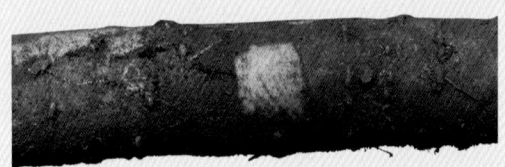

▲ 草芍药鲜品

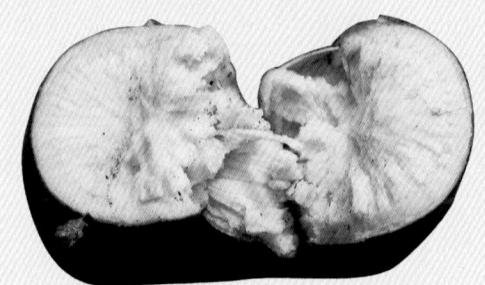

▲ 草芍药断面（鲜品）

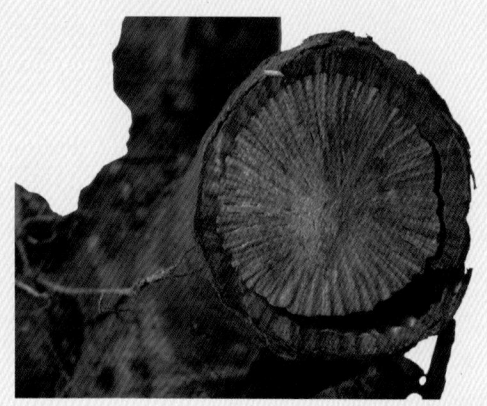

▲ 草芍药切面观

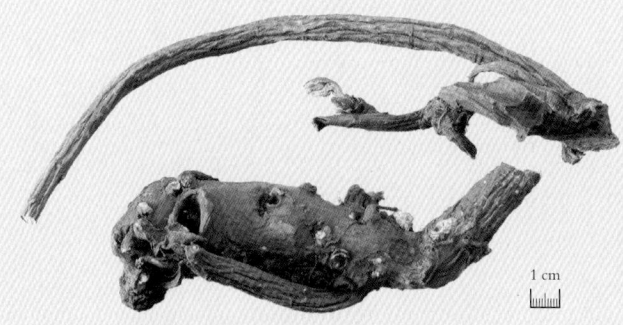

1 cm

▲ 新疆芍药

新疆芍药

为毛茛科植物新疆芍药 *Paeonia sinjiangensis* K. Y. Pan. 的干燥根。
本品呈不规则块状或条形，长10～20 cm，直径1～4 cm。表面棕褐色，粗糙，皮孔明显，有细皱纹，外皮易脱落。质硬而脆，断面淡紫色，可见放射状纹理，有时具裂隙，皮部窄。味苦、甜。

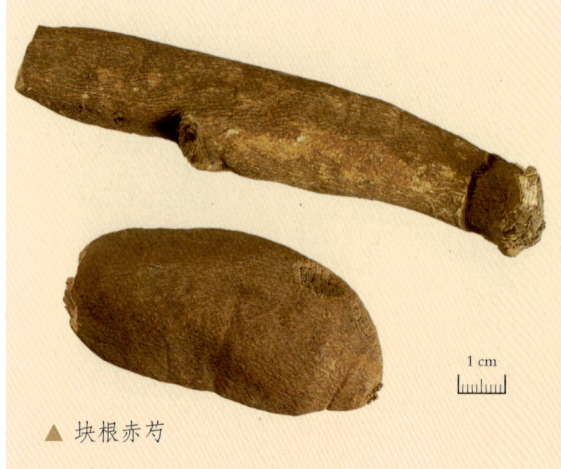

▲ 块根赤芍

块根赤芍

为毛茛科植物块根赤芍 *Paeonia anomala* L. var. *intermedia* (C. A. Mey.) O. et B. Fedtsch. 的干燥根。

本品呈纺锤形，块状，长2～3cm，直径1～1.5cm。表面棕褐色，粗糙，有细皱纹，外皮易脱落。质硬而脆，断面浅黄色至棕黄色，可见放射状纹理，有时具裂隙。味苦、微酸。

伪制品

地榆片

为蔷薇科植物地榆 *Sanguisorba officinalis* L. 的干燥根的加工品。本品呈不规则的片状或块状。表面棕褐色至紫褐色，外皮不易脱落。横切面呈黄棕色，有放射状纹理。气微，味微苦、涩。

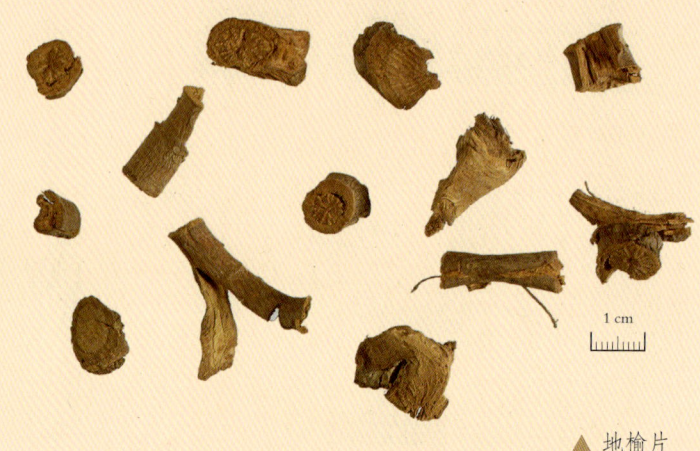

▲ 地榆片

白术片

为菊科植物白术 *Atractylodes macrocephala* Koidz. 的干燥根茎。

本品呈不规则的块片状，长3～5cm，直径1.5～3cm。表面灰黄色或灰棕色，有明显瘤状突起、断续的纵沟纹。气清香，味甘、微辛，嚼之略带黏性。

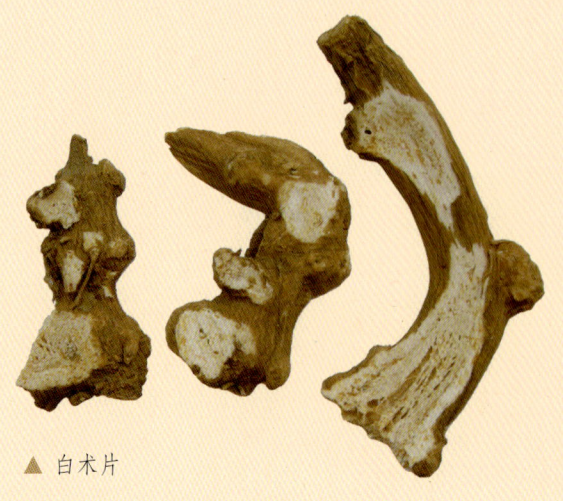

▲ 白术片

两 头 尖 /Liangtoujian

两头尖（药典品种）

药材为毛茛科植物多被银莲花 *Anemone raddeana* Regel 的干燥根茎。

本品呈长纺锤形，两端尖细，略弯曲，一般较细长，有的具短分枝，环节不明显，无毛状纤维。表面较光滑，棕色至暗棕色。质硬而脆，断面角质样，灰黑色。气微，味先淡后微苦而麻辣。

两头尖商品习称"竹节香附"。

注：香附的特征参见本册香附项下。

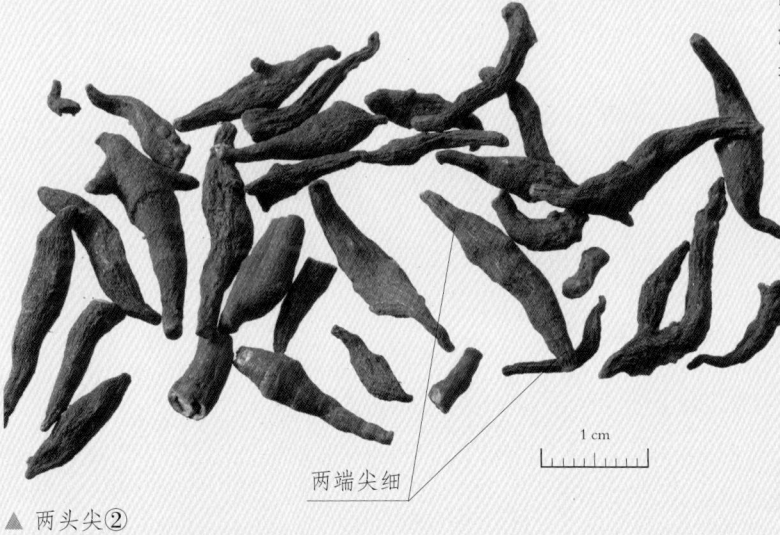

1 cm

▲ 两头尖①

两端尖细

1 cm

▲ 两头尖②

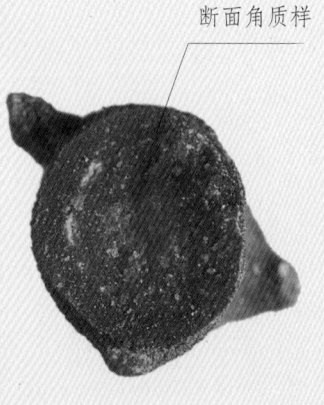

断面角质样

▲ 两头尖断面

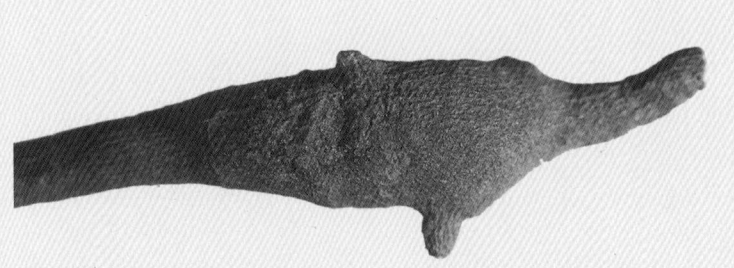

▲ 两头尖表面

两 面 针 /Liangmianzhen

正品

两面针（药典品种）

药材为芸香科植物两面针 *Zanthoxylum nitidum* (Roxb.) DC. 的干燥根。

本品为厚片或圆柱形短段，长5～20 cm，直径0.5～6 cm，少数可达10 cm。表面淡棕黄色或淡黄色，有鲜黄色或黄褐色类圆形皮孔样斑痕。切面较光滑，皮部淡棕色，木部淡黄色，可见同心性环纹和密集的小孔。质坚硬，不易折断。气微香，味辛辣麻舌而苦。

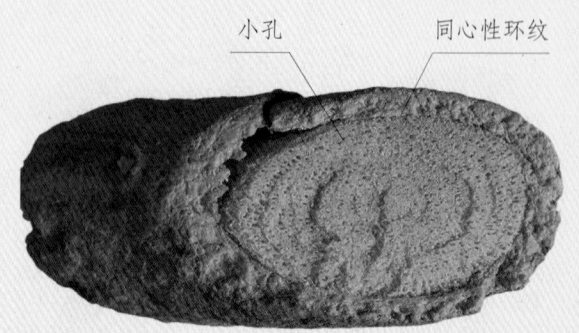

小孔　　同心性环纹

▲ 两面针切面

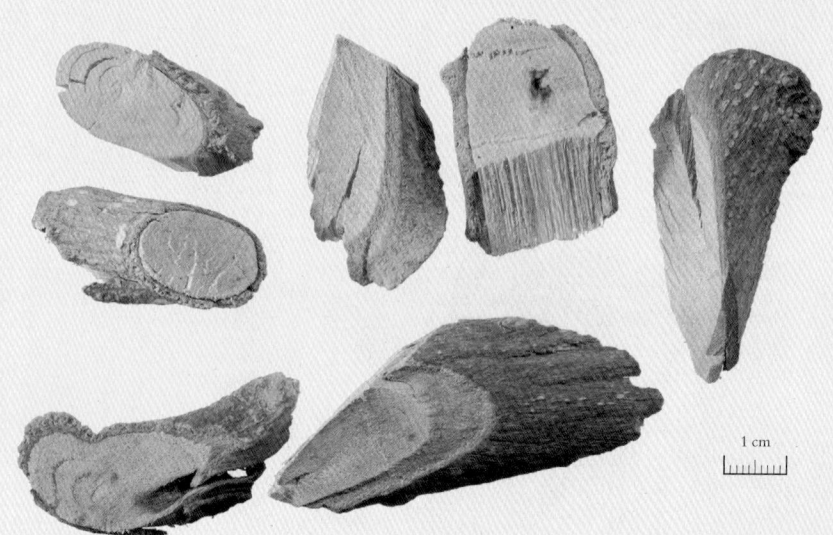

▲ 两面针①

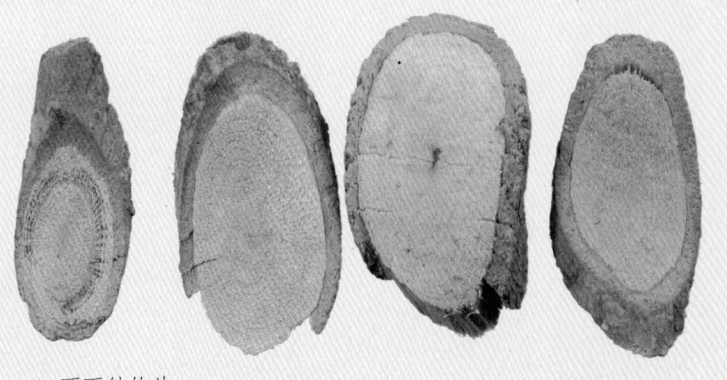

▲ 两面针饮片

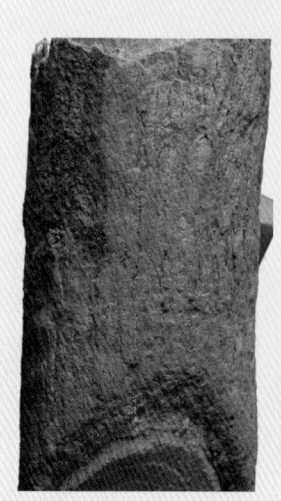

▲ 两面针②

何 首 乌 /Heshouwu

正 品

何首乌（药典品种）

药材为蓼科植物何首乌 *Polygonum multiflorum* Thunb. 的干燥块根。

本品呈不规则纺锤形、葫芦状或团块状，长5～15 cm，直径4～10 cm。表面红棕色或红褐色，皱缩不平，有不整齐的纵沟和细密的皱纹。顶端有根茎残基，另一端有根痕。药材多已切成横片，切片表面呈浅红棕色或浅粉红色，凹凸不平，可见由4～11个类圆形异型维管束环列，组成多环状纹理（习称"云锦花纹"），以栽培者多。气微，味苦、涩。

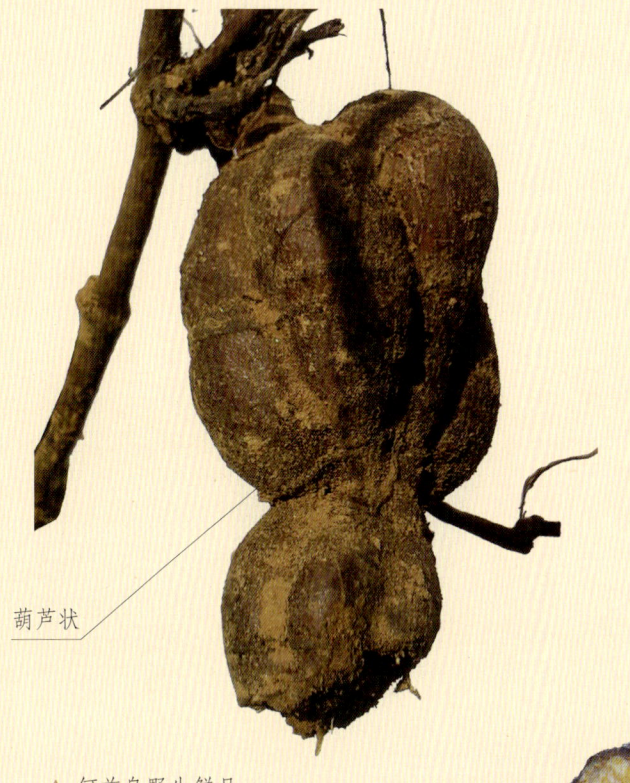

葫芦状

▲ 何首乌野生鲜品

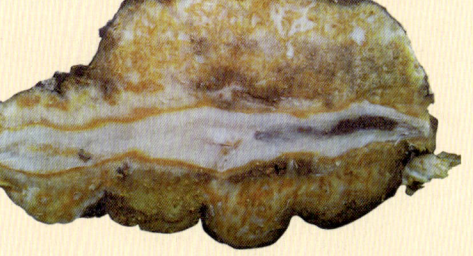

▲ 何首乌野生鲜品纵切面

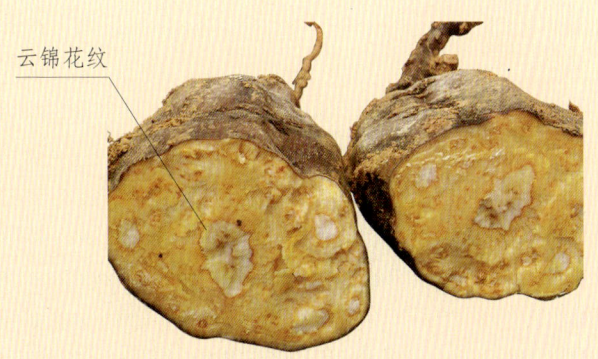

云锦花纹

▲ 何首乌野生鲜品横切面

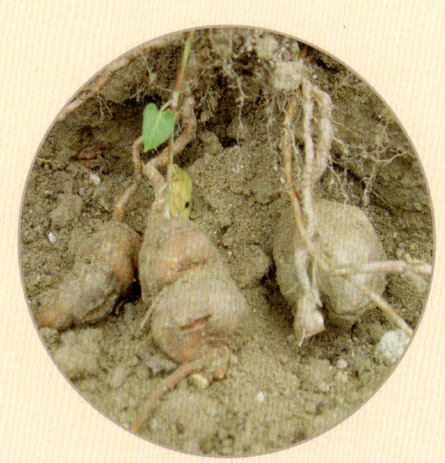

▲ 何首乌栽培鲜品（广东德庆产）

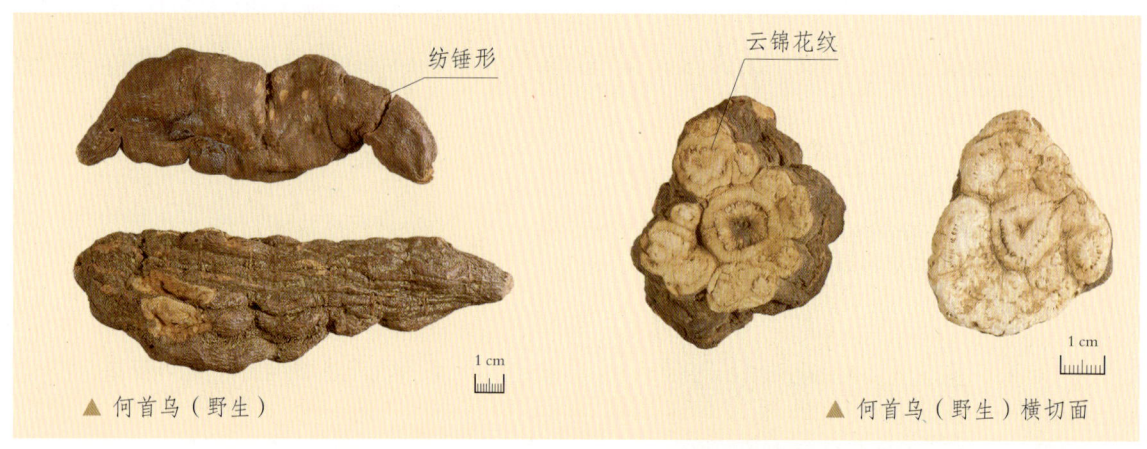

纺锤形

云锦花纹

▲ 何首乌（野生）

1 cm

▲ 何首乌（野生）横切面

1 cm

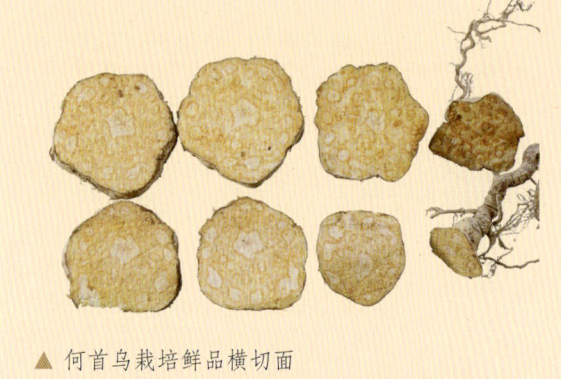

▲ 何首乌栽培鲜品横切面

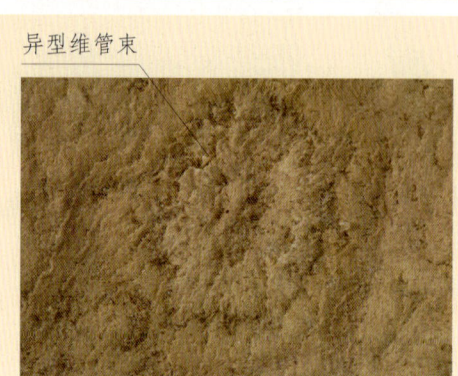

异型维管束

▲ 何首乌"云锦花纹"放大（河南登封产）

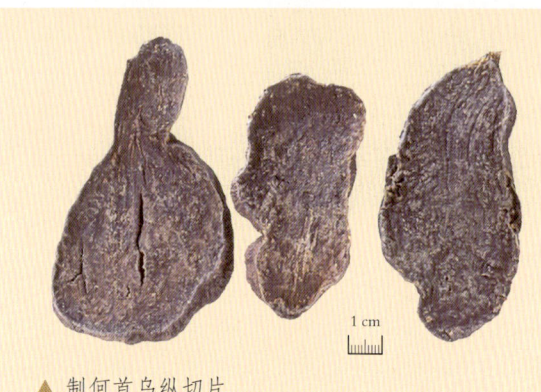

▲ 制何首乌纵切片

1 cm

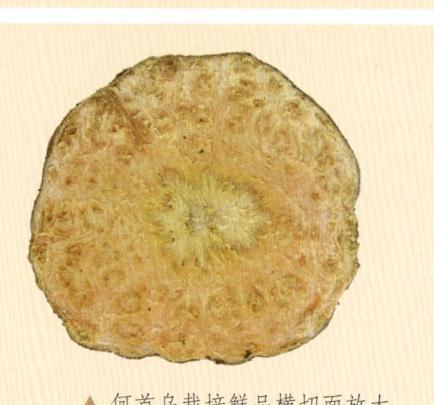

▲ 何首乌栽培鲜品横切面放大

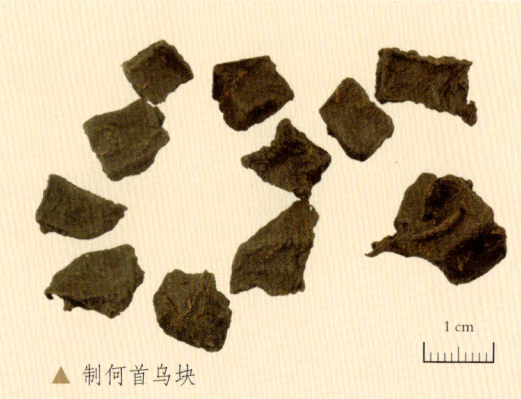

▲ 制何首乌块

1 cm

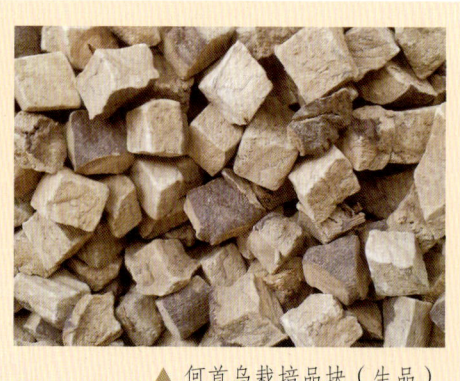

▲ 何首乌栽培品块（生品）

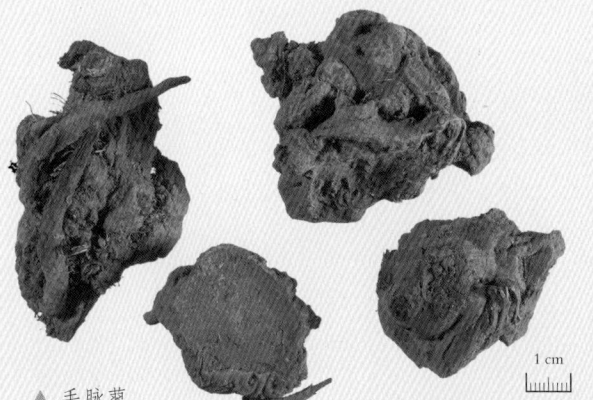

毛脉蓼

为蓼科植物毛脉蓼 *Polygonum multiflorum* Thunb. var. *cilinerve* Stew. 的干燥块根。

本品呈团块状，长8～15 cm，直径3～7 cm。根茎部有多数茎基，呈疙瘩状。表面棕褐色。质坚硬，断面不平坦，鲜品断面棕红色，干后断面棕黄色，带粉性，"筋脉"纵横交错。气微香，味微苦、涩。

翼蓼

为蓼科植物翼蓼 *Pteryoxygonum giraldii* Dammer et Diels. 的干燥块根。

本品呈不规则的团块状，长5～20 cm，直径4～10 cm。表面红棕色至棕褐色，有明显的深沟纹。质硬，不易折断，鲜品断面类白色，干后断面红棕色。气微，味苦、涩。

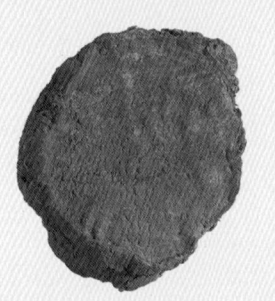

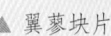

▲ 毛脉蓼

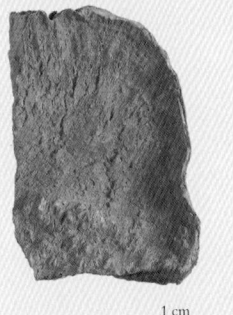

▲ 翼蓼块片

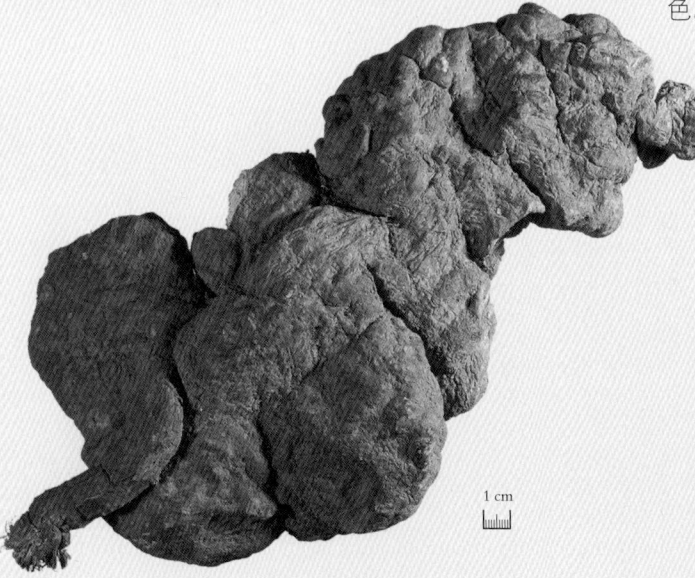

▲ 翼蓼

▲ 翼蓼块片断面

隔山撬

为萝藦科植物隔山撬 Cynanchum wilfordi (Maxim.) Hemsl. 的干燥块根。

本品呈类圆柱形，微弯曲，长 2~8 cm，直径1.5~2 cm。深棕褐色的外皮多已除去，除去外皮的表面呈棕褐色，可见纵向皱纹、沟纹及棕黄色横向皮孔状突起。质坚硬，不易折断，断面呈淡黄白色，粉性，可见鲜黄色放射状纹理。气微，味先苦而后甜。

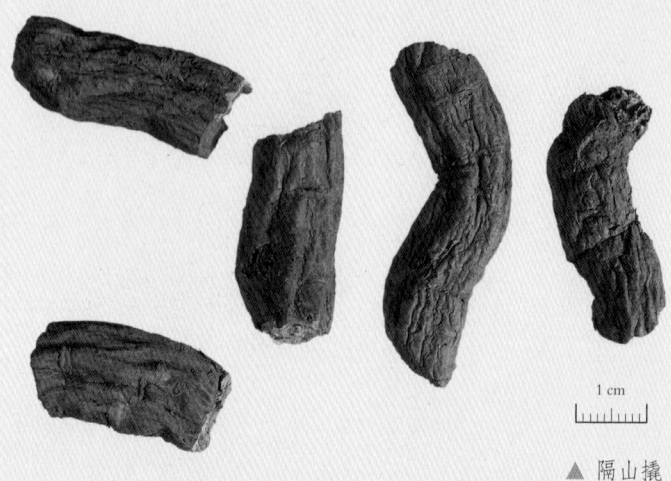

▲ 隔山撬

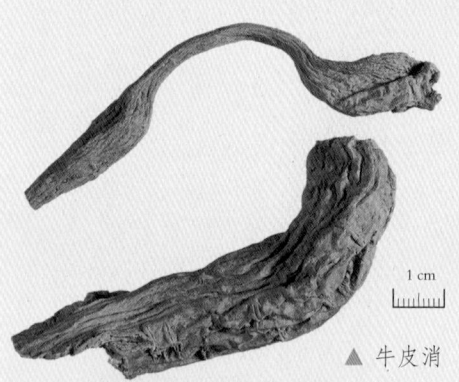

▲ 牛皮消

牛皮消

为萝藦科植物耳叶牛皮消 Cynanchum auriculatum Royle ex Wight 的干燥块根。

本品呈不规则圆柱形，长3~10 cm，直径1.5~4 cm。表面灰褐色，具不规则的皱纹、纵沟纹及横向皮孔状突起，外皮易剥落。质坚硬而脆，断面较平坦，类白色，粉性，可见鲜黄色放射状纹理。气微香，味先苦而后甜。

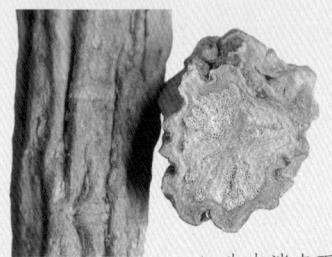

▲ 牛皮消表面及切面

黄独

为薯蓣科植物黄独 Dioscorea bulbifera L. 的干燥块茎。

本品多呈块片状，长4~7 cm，宽2.5~5 cm，厚0.5~1 cm。表面黄白色至黄棕色，边缘外皮棕黑色，可见众多残存须根或须根痕。质韧，易折断，断面不平坦，略呈颗粒状。气微，味苦。

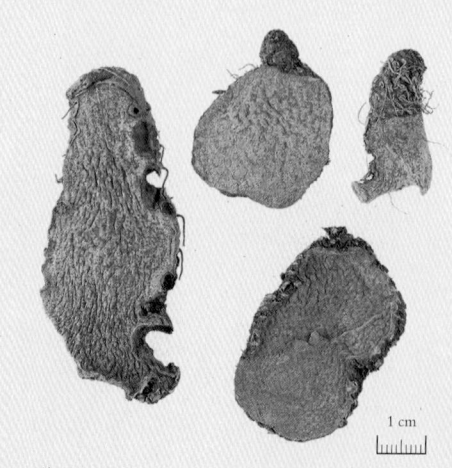

▲ 黄独

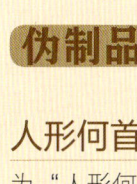
人形何首乌

为"人形何首乌"的仿制品。
本品略呈人体形状。多系用何首乌人
为定向模制培植而成或以芭蕉根等大
型块状根人为雕琢而成。

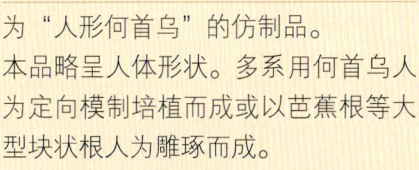

拼接

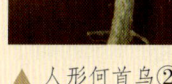

1 cm

▲ 人形何首乌②

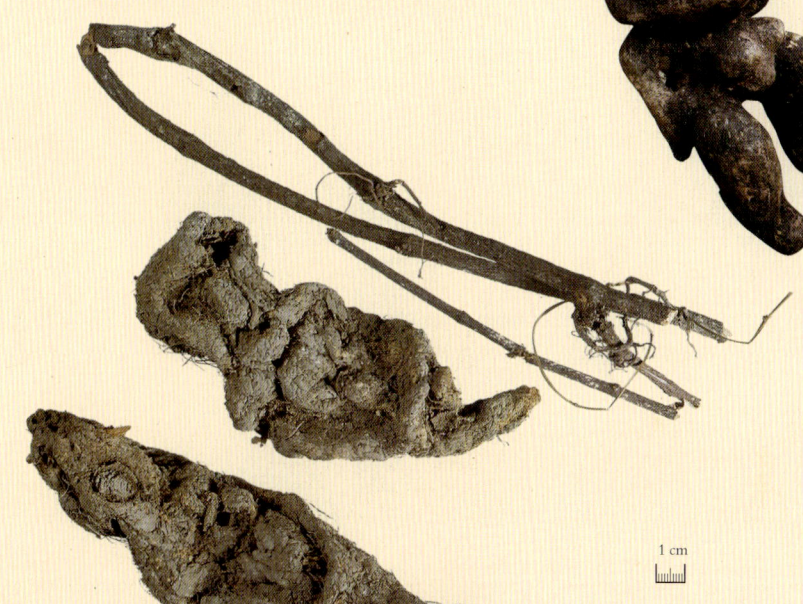

▲ 人形何首乌①

薯莨

为薯蓣科植物薯莨 *Dioscorea cirrhosa*
Lour. 的干燥块茎的加工品。
本品多呈块片状，长5～10 cm，宽4～
7 cm，厚约0.5 cm。表面呈黑褐色，
可见众多残存须根或须根痕。质韧，
易折断，断面不平坦，略呈颗粒状。
气微，味苦。

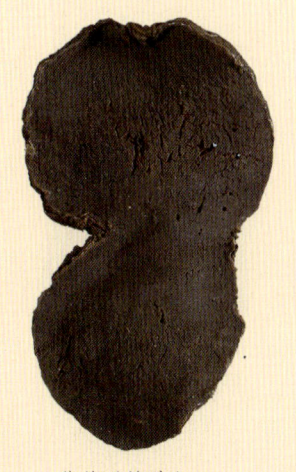
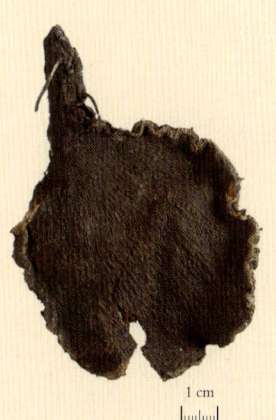

1 cm

▲ 薯莨（块片）

羌 活 /Qianghuo

羌活（药典品种）

药材为伞形科植物羌活 *Notopterygium incisum* Ting ex H. T. Chang 的干燥根茎和根。商品常分为蚕羌、竹节羌、条羌。

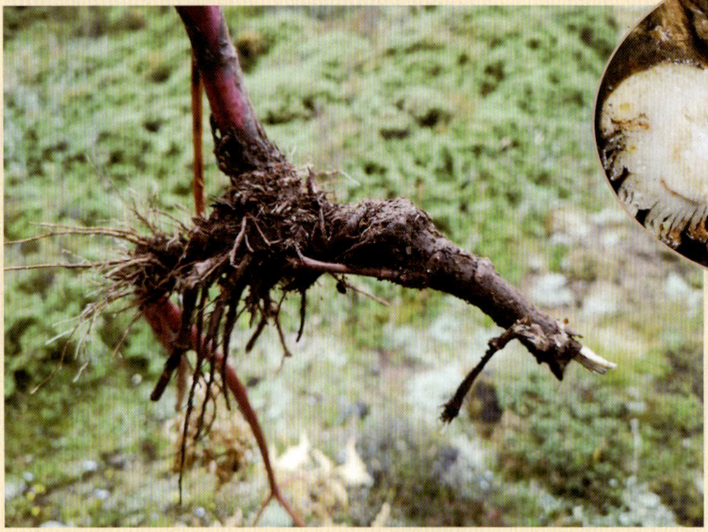

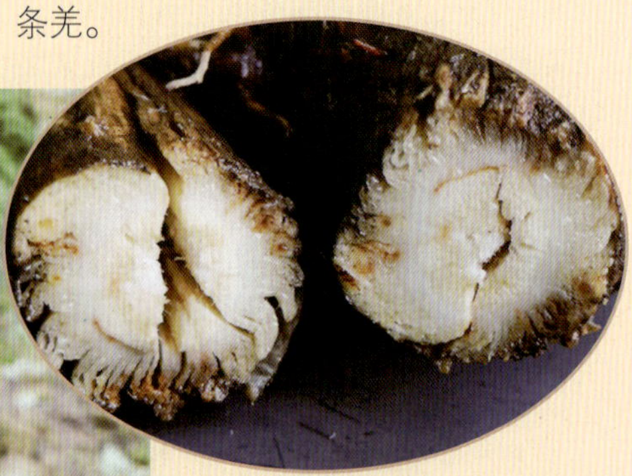

▲ 羌活根横切（四川康定产）

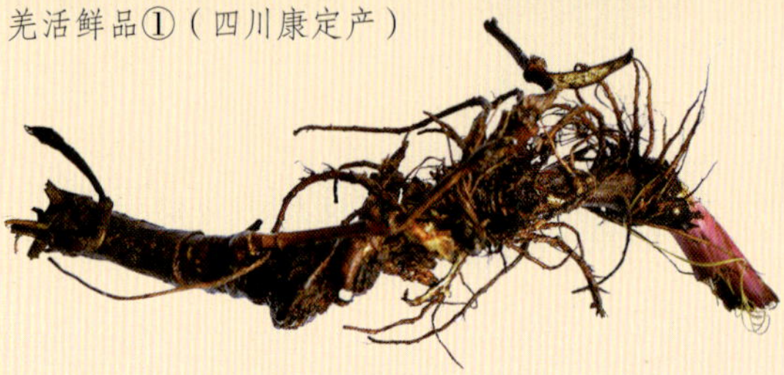

▲ 羌活鲜品①（四川康定产）

▲ 羌活鲜品②（四川康定产）

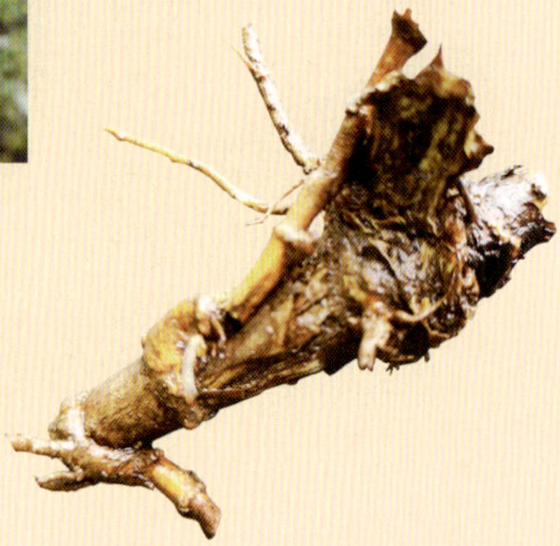

▲ 羌活根茎部位（四川康定产）

蚕羌　为羌活的根茎上端，节密集排列，几无节间部分。

药材呈圆柱形，形似蚕（习称"蚕羌"），长3～14 cm，直径0.5～2.8 cm。顶端残留茎痕，少数分枝。表面棕褐色至黑褐色，外皮脱落处呈黄棕色，具密集而隆起的环节，节上有多数瘤状突起的芽痕或根痕。体轻，质脆，易折断，断面具环圈状放射纹理及裂隙，皮部黄棕色至暗棕色，木部黄白色，髓部红棕色至黄棕色。气香，味微苦而辛。

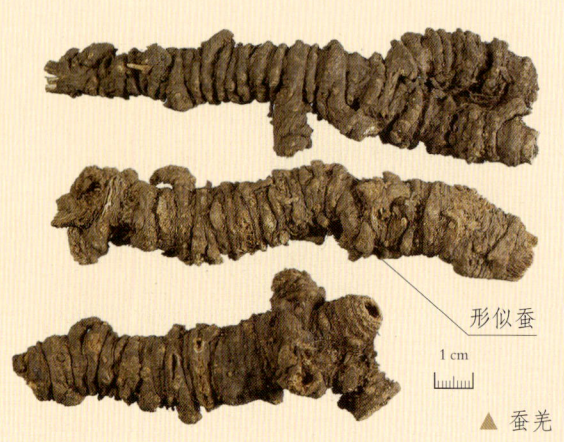

形似蚕

1 cm

▲ 蚕羌

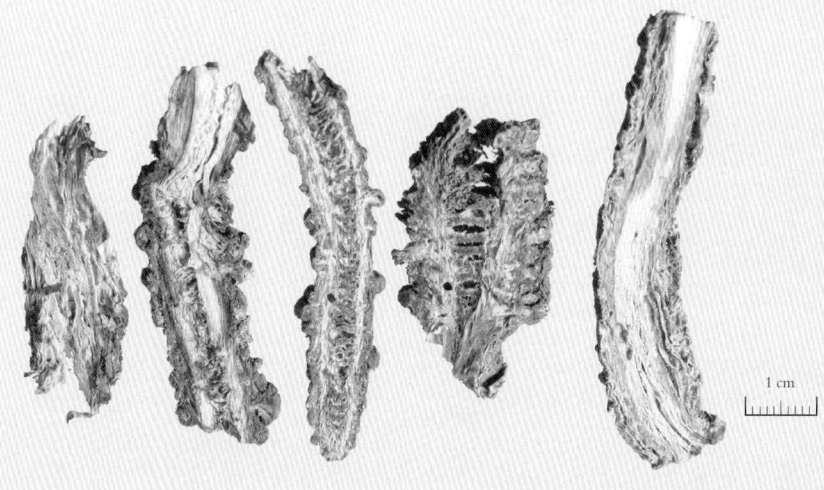

▲ 蚕羌纵切片

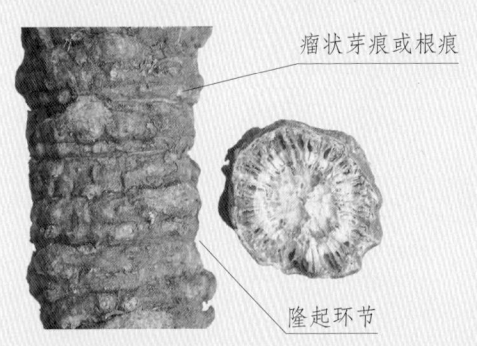

瘤状芽痕或根痕

隆起环节

▲ 蚕羌表面及断面

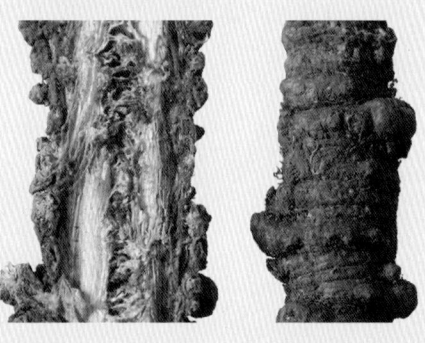

▲ 蚕羌纵切

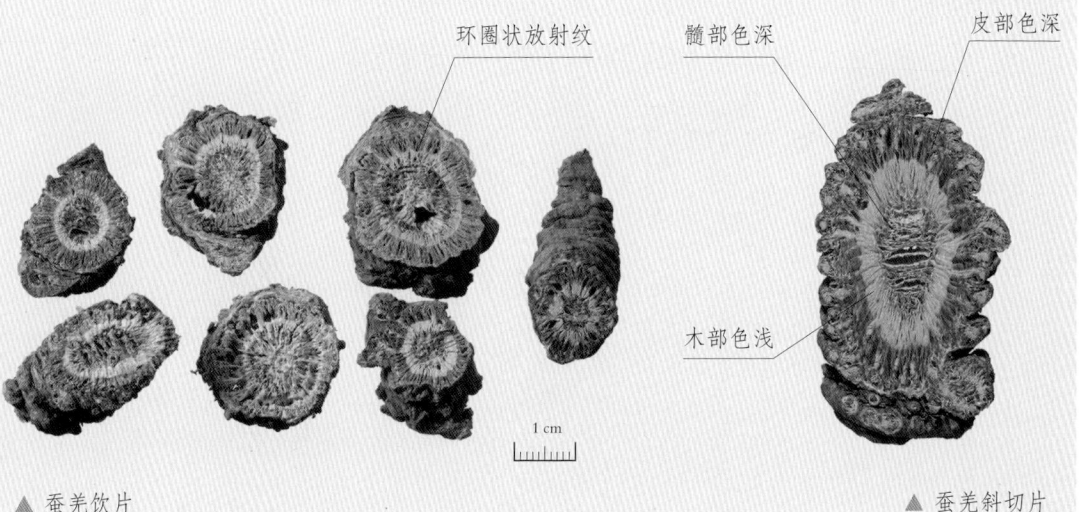

环圈状放射纹

髓部色深

皮部色深

木部色浅

▲ 蚕羌饮片

▲ 蚕羌斜切片

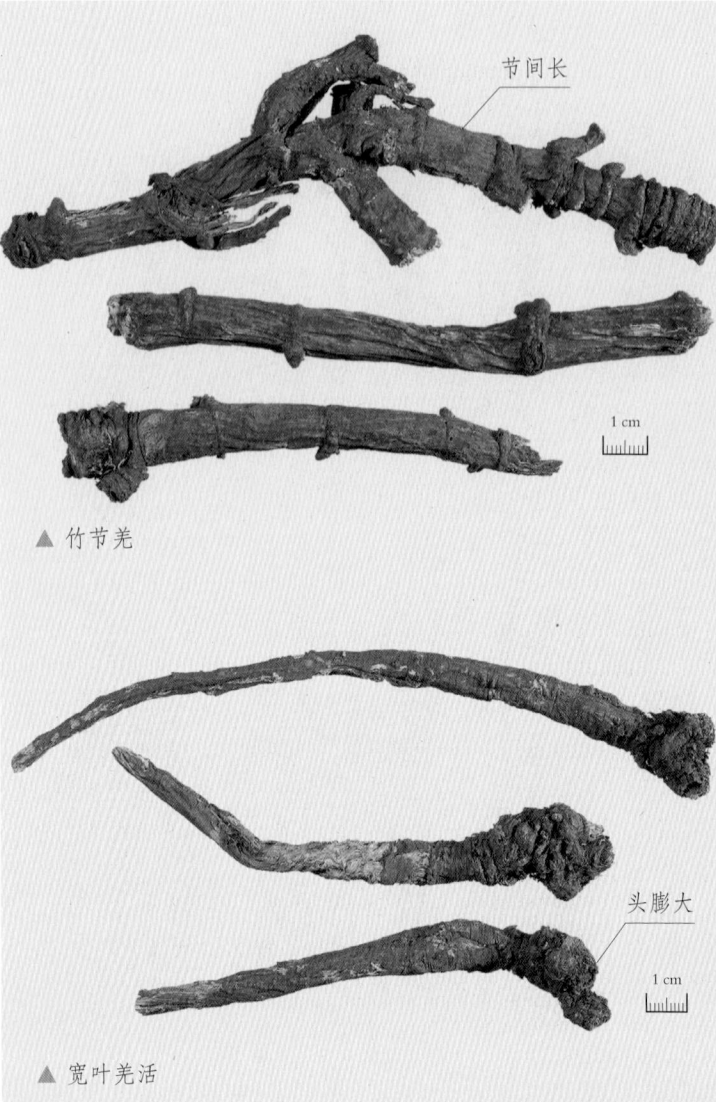

竹节羌　为羌活的根茎下端，具较长的节间部分。

本品呈圆柱形，形似竹节，长8～24 cm，直径0.8～2 cm。表面有纵皱、纵沟纹，节间长，节上有点状或瘤状突起的根痕。

▲ 竹节羌

宽叶羌活

药材为伞形科植物宽叶羌活 *Notopterygium franchetii* H. de Boiss. 的干燥根茎和根。

本品呈长圆锥形或圆柱形，有的稍弯曲或扭曲，长4～17 cm，直径0.5～1.6 cm。表面棕褐色至深褐色。根茎头部多略膨大，顶端有茎基痕及疣状突起的叶鞘残基；根上端有细横环纹、纵沟、纵皱纹、疣状和横向突起，栓皮脱落处呈黄白色。质松脆，易折断，断面略平坦，有放射状纹理及裂隙，皮部淡棕黄色，木部黄色。气味较淡，香气特殊，味微苦。

▲ 宽叶羌活

非正品

云南羌活

为伞形科植物心叶棱子芹 *Pleurospermum rivulorum* K. T. Fu et Y. C. Ho 的根和根茎。此品种常分为龙头羌与蛇头羌。

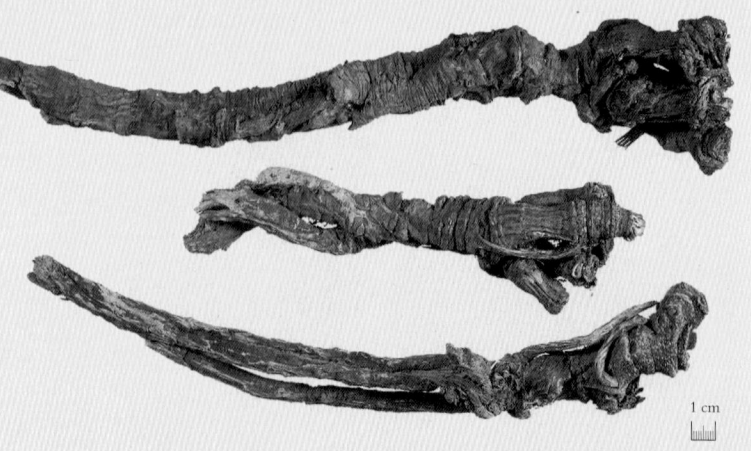

▲ 云南羌活（龙头羌）

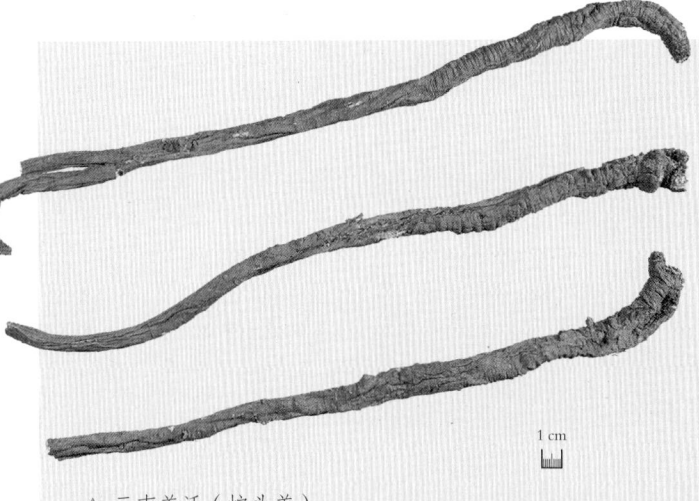

▲ 云南羌活（蛇头羌）

龙头羌 本品呈类圆锥形或圆柱形，长15~80 cm，直径1~5 cm。表面灰褐色至黑褐色。根茎上端常有分枝，其顶端有残留茎基，根茎具密集的环节；根有纵沟、疣状突起的根痕及横长皮孔。质松脆，易折断，断面具放射状纹理，皮部类白色，木部淡黄色，其外侧有淡棕色的环状纹理。气香，特异，味微甜而辛。

蛇头羌 本品性状与龙头羌类似，唯根茎分枝少而小。

根茎分枝多

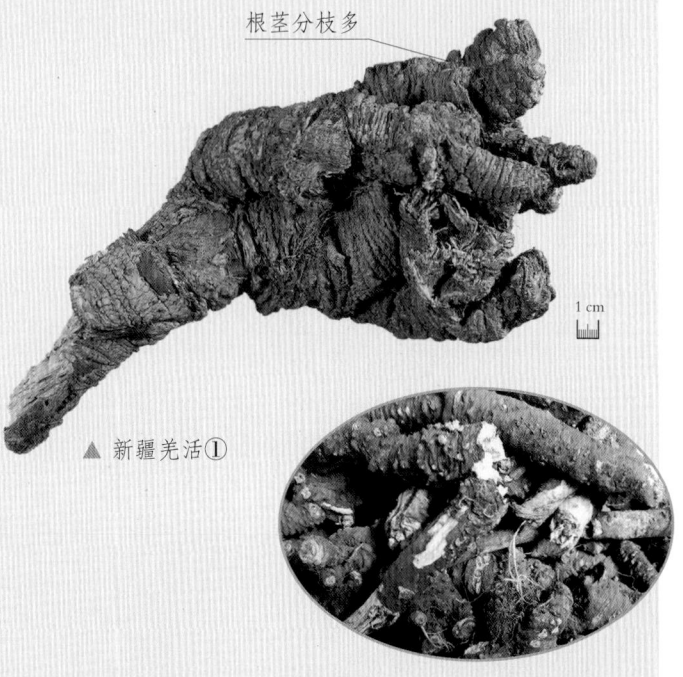

▲ 新疆羌活①

新疆羌活

为伞形科植物新疆羌活 *Angelica silvestris* L. 的根和根茎。

本品呈圆柱形或圆锥形，长15~47 cm，直径2.2~8 cm。表面黑褐色至棕褐色。根茎有分枝，每一分枝顶部有数个类圆形或新月形凹陷的茎痕，并有密集而隆起的环节，节上有疣状突起及须根痕；根部有稀疏的环纹及纵沟。体轻，质脆，断面有放射状纹理及裂隙，皮部窄，木部呈淡黄白色。气特异，味微甜而苦、辛。

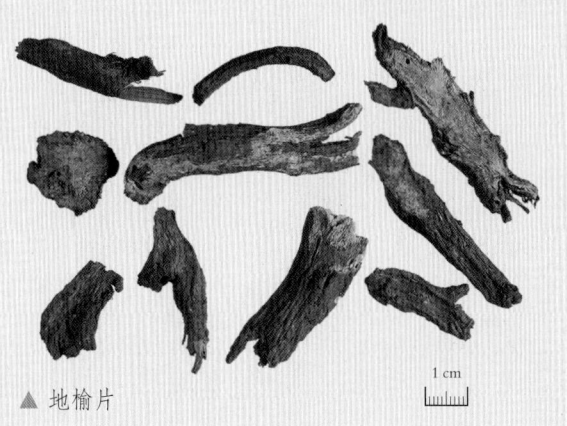

▲ 新疆羌活②

地榆片

为蔷薇科植物地榆 *Sanguisorba officinalis* L. 的根的切片。常掺入或伪充羌活饮片。

本品呈不规则片状。切片外皮深褐色，有支根痕，切面呈灰棕色，横切面可见细密放射状纹理，纵切面可见"筋脉"样条纹。质坚硬，不易折断。气微，味微苦涩。

注：地榆的性状参见本册地榆项下。

▲ 地榆片

附　子 /Fuzi

正 品

附子（药典品种）

药材为毛茛科植物乌头 *Aconitum carmichaelii* Debx. 的子根的加工品。根据加工方法不同，商品分为盐附子、黑顺片、白附片等。

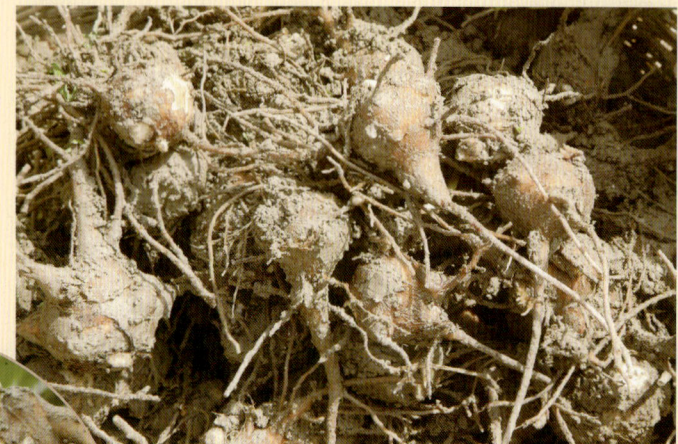

▲ 附子鲜品②（四川江油产）

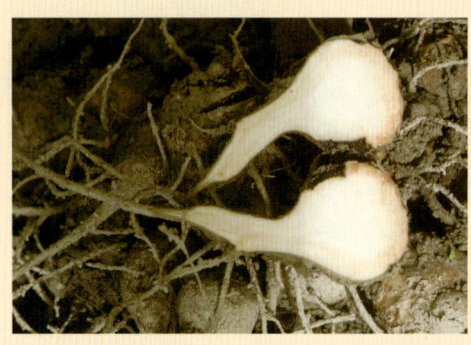

▲ 附子鲜品①（四川江油产）

钉角

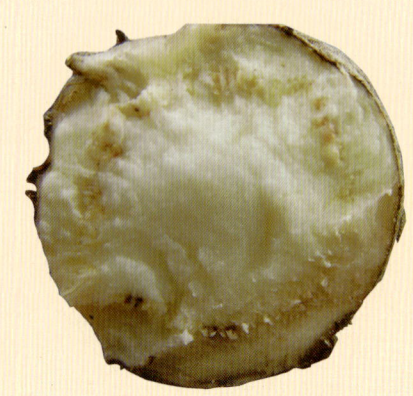

▲ 附子鲜品③

▲ 附子鲜品纵切面

▲ 附子鲜品横切面

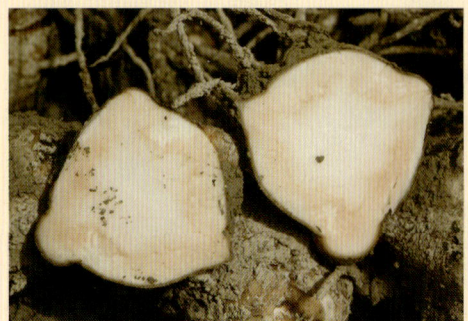

▲ 附子鲜品断面

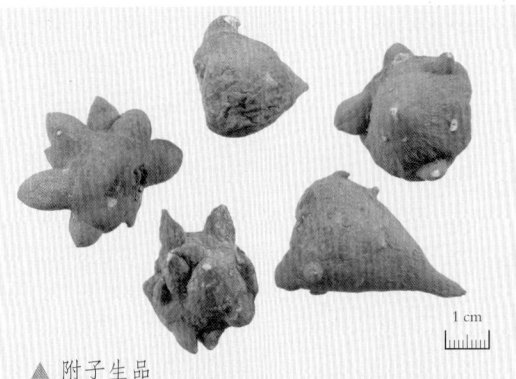

▲ 附子生品

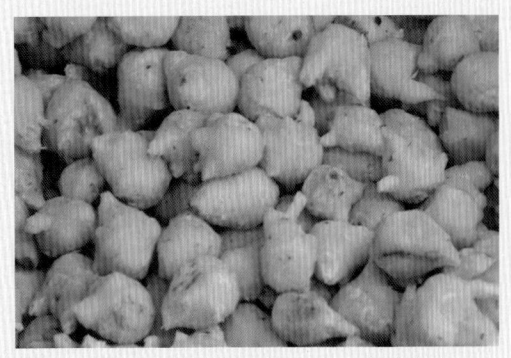

▲ 去皮的附子

盐附子　药材为乌头的子根经食用胆巴水溶液浸泡过夜后再加入食盐继续浸泡后的加工品。

本品呈不规则圆锥形，长4～7 cm，直径3～5 cm。表面灰黑色，被盐霜，顶端有凹陷的芽痕，周围有瘤状突起的支根（习称"钉角"）或支根痕。体重，难折断，切面灰褐色，可见白色结晶颗粒，中部横切面木部呈多角形环纹。气微，味咸而麻，刺舌。

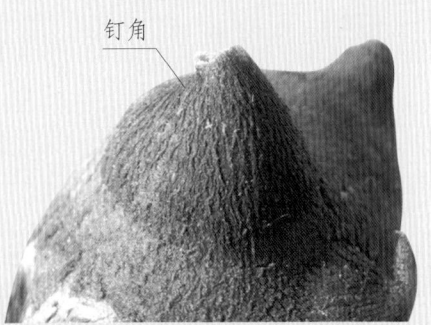

钉角

▲ 盐附子钉角

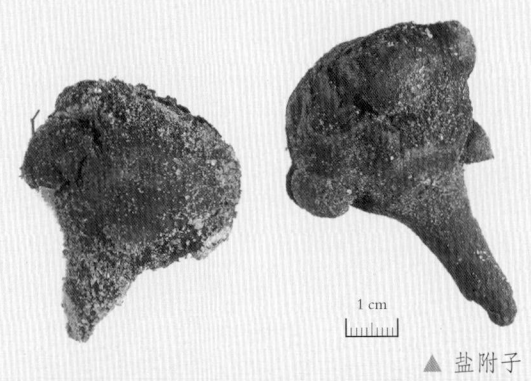

▲ 盐附子

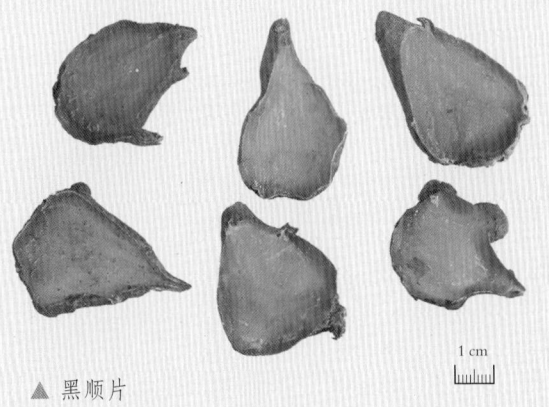

▲ 黑顺片

黑顺片　药材为乌头的子根经食用胆巴水溶液浸制、煮、水漂、切成纵片、染色、蒸、烘干的加工品。

本品呈纵切不规则三角形片状，上宽下窄，长1.7～5 cm，厚0.2～0.5 cm。外皮黑褐色，切面暗黄色，油润，具光泽，半透明，木部呈类三角形环纹，并可见纵向"筋脉"样纹理。质硬而脆，断面角质样。气微，味淡。

白附片　药材为乌头的子根经食用胆巴水溶液浸制、煮、去外皮、纵切、水漂、蒸、烘干的加工品。本品形状、气味与黑顺片相同。唯外皮已除去，全体均为黄白色半透明状，片较薄，厚约0.3 cm。木部呈多角形环纹。

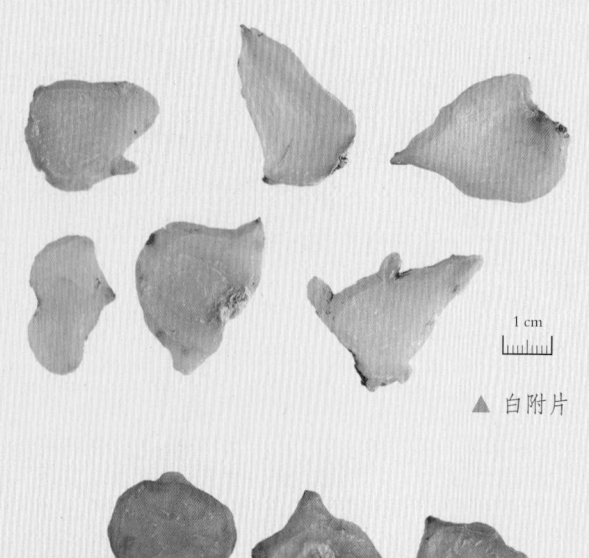

▲ 白附片

熟附片　药材为乌头的子根经食用胆巴水溶液浸制、煮、水漂、除去外皮及根下端部分、切成横片、蒸、烘或晒干的加工品。
本品呈横切的类圆形片状。切片类圆形，厚0.3~0.5 cm。表面浅黄棕色，具光泽，略透明。

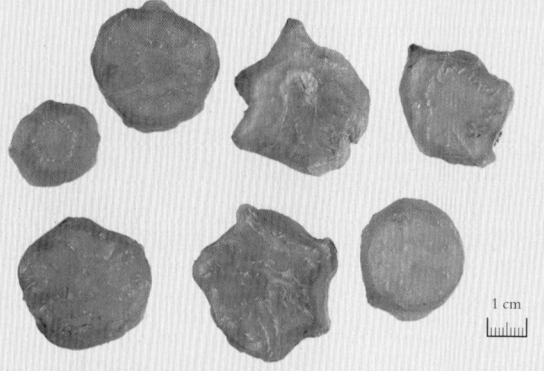

▲ 熟附片

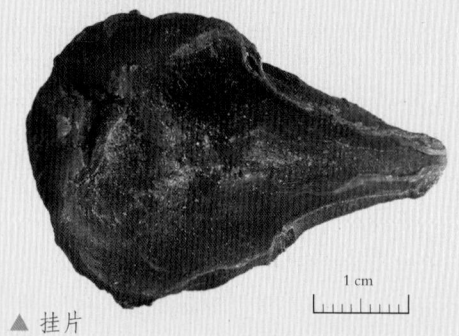

▲ 挂片

挂片　药材为乌头的子根经食用胆巴水溶液浸制、煮、水漂、去外皮、切成纵片、浸糖汁、蒸、晒干的加工品。
本品呈纵切对开的剖片状。表面褐色，剖面呈黄棕色或棕褐色。具光泽，呈半透明状。味淡或微带麻辣。

黄附片　药材为乌头的子根经食用胆巴水溶液浸制、煮、水漂、除去外皮及根下端部分、切成横片，再用甘草、生姜、红花等药液浸、烘、晒干的加工品。
本品呈横切的类圆形块片状，厚0.3~0.5 cm。切面棕黄色，角质样，木部呈多角形环纹。味淡。

多角形环纹

▲ 黄附片

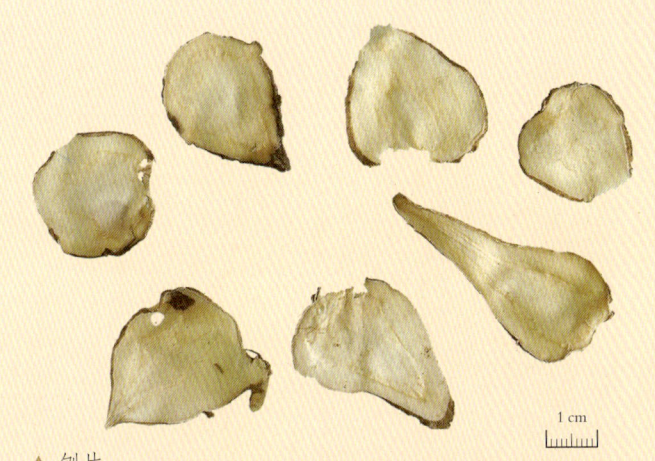

▲ 刨片

刨片 药材为乌头的子根经食用胆巴水溶液浸泡、煮、水漂、刨成薄片、染色、蒸、晒干的加工品。本品呈不规则的薄片状。表面边缘棕黑色，切面类黄白色。质柔韧。

淡附片 药材为乌头的子根经食用胆巴水溶液浸泡、漂去胆巴，然后与甘草、黑豆加水共煮透心、切薄片、晒干的加工品。本品呈纵切片，上宽下窄，长1.7～5 cm，宽0.9～3 cm。外皮褐色，切面褐色，半透明，断面角质样，不规则的薄片状，木部呈多角形环纹。气微，味淡，口尝无麻舌感。

1 cm

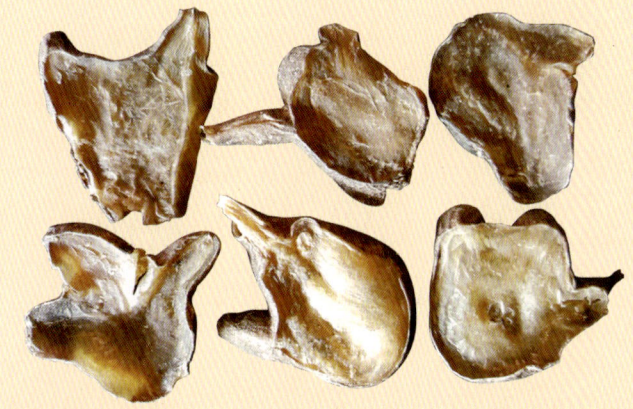

▲ 淡附片

伪制品

番薯经染色伪制

为旋花科植物番薯 *Ipomoea batatas* (L.) Lam. 的块根染色后的加工品。
本品质脆，易折断，显粉性，味淡，具明显的番薯味，无多角形环纹。

无多角形环纹

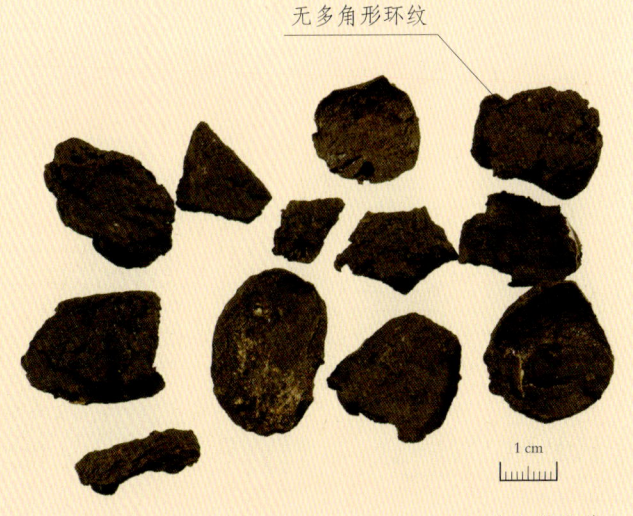

1 cm

▲ 染色的番薯

青木香 /Qingmuxiang

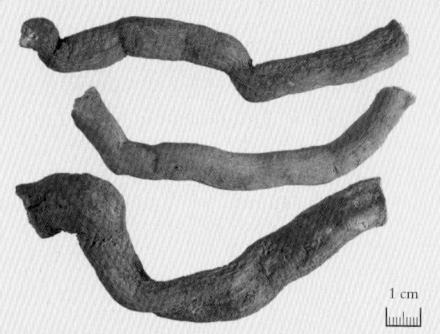

▲ 青木香

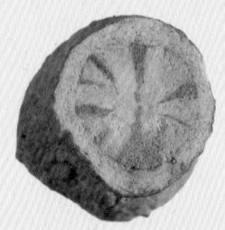

▲ 青木香切面

青木香

药材为马兜铃科植物马兜铃 *Aristolochia debilis* Sieb. et Zucc. 的干燥根。

本品呈圆柱形或扁圆柱形，略弯曲，长3～15 cm，直径0.5～1.5 cm。表面黄褐色或灰棕色，粗糙不平，有纵皱纹及须根痕。质脆，易折断，断面不平坦，皮部淡黄色，木部宽广，可见棕黄色的放射状纹理，木部与皮部之间有明显的环状纹理，类车轮状，习称"车轮纹"。气特异，味苦。

注：本品种已被取消药用标准，列出仅供参阅。

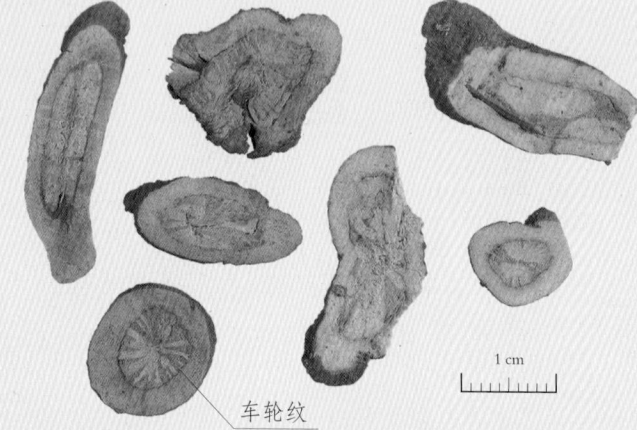

车轮纹

▲ 青木香饮片

毛木防己

为防己科植物毛木防己 *Cocculus sarmentosus* (Lour.) Diels 的干燥根。

本品呈不规则的长圆柱形，扭曲，长7～12 cm，直径1.5～3 cm。表面棕褐色，有明显的纵向弯曲的深沟纹及横裂纹。质硬，不易折断，断面类白色，不平坦，可见灰棕色放射状纹理。气微，味微苦。

注：土木香的性状参见本册土木香项下。

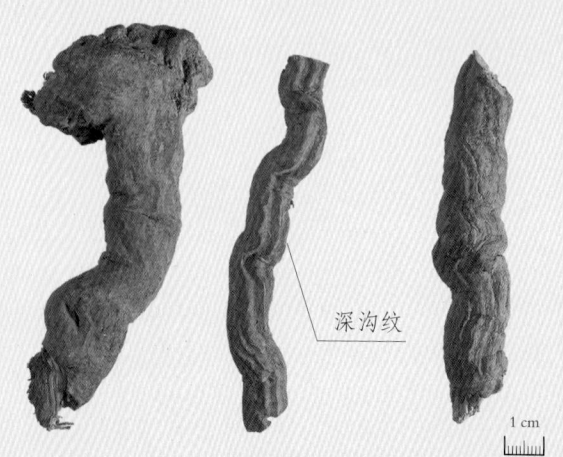

深沟纹

▲ 毛木防己

板 蓝 根 /Banlangen

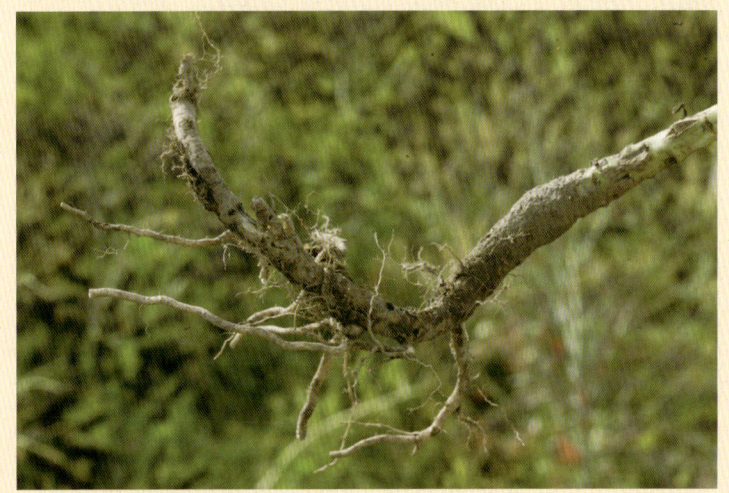

▲ 板蓝根栽培品（新疆阿勒泰产）

正品

板蓝根（药典品种）

药材为十字花科植物菘蓝 *Isatis indigotica* Fort. 的干燥根。

本品呈圆柱形，稍扭曲，长10～20 cm，直径0.5～1 cm。表面灰黄色至浅黄棕色，有纵皱纹和支根痕。根头部略膨大，可见暗绿色或暗棕色轮状排列的叶柄残基和密集的疣状突起。质略软，易折断，断面皮部黄白色，木部黄色，有"菊花心"样纹理。气微，味微甜后苦涩。

菊花心

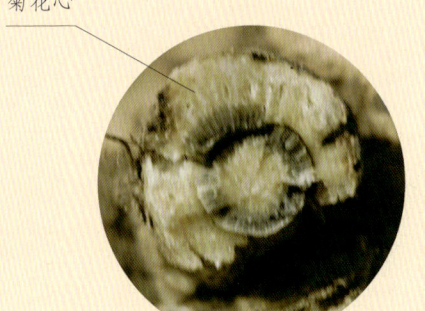

▲ 板蓝根栽培品断面

菊花心

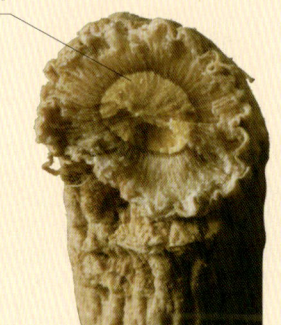

▲ 板蓝根断面

基生叶残基

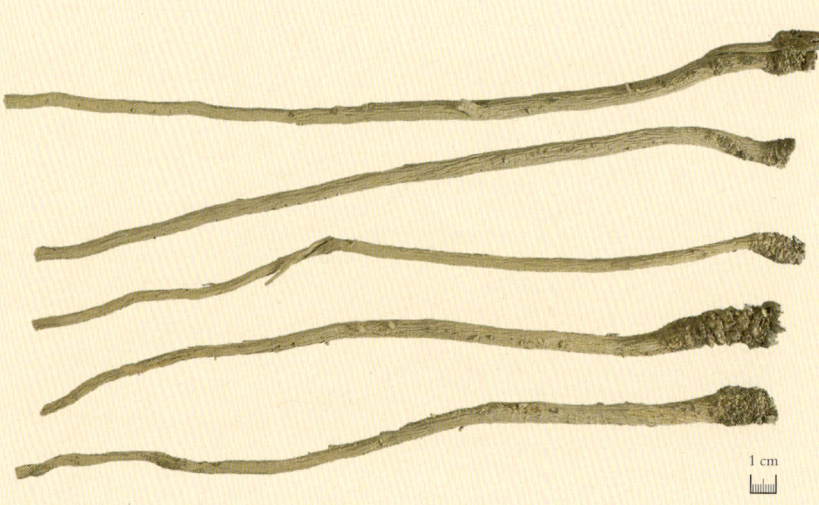

▲ 板蓝根

1 cm

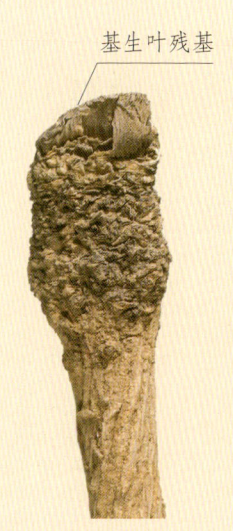

▲ 板蓝根头部表面

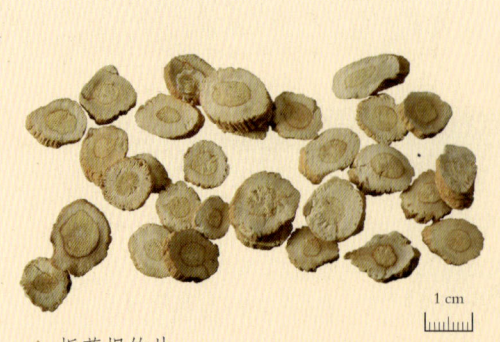

▲ 板蓝根饮片

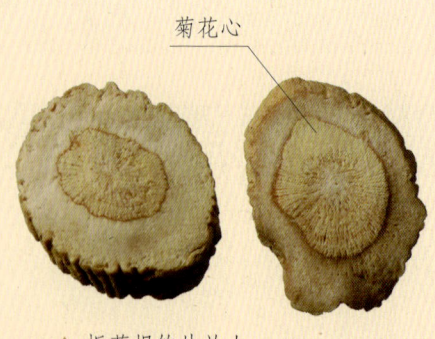

菊花心

▲ 板蓝根饮片放大

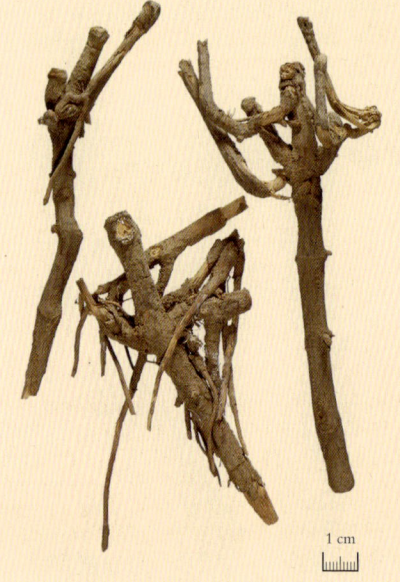

1 cm

▲ 南板蓝根

南板蓝根（药典品种、部颁品种）

药材为爵床科植物马蓝 *Baphicacanthus cusia*（Nees）Bremek. 的干燥根茎和根。

本品根茎呈圆柱形，多弯曲，有分枝，长10～20 cm，直径0.1～0.5 cm。表面灰棕色，节部膨大。质硬而脆，易折断，断面不平坦，木部外侧可见蓝色环纹，中央有一灰白色髓部或无髓。根粗细不一，弯曲有分枝。气微，味淡。

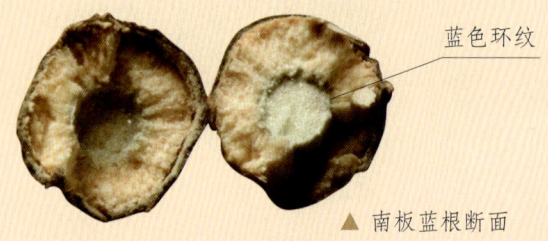

蓝色环纹

▲ 南板蓝根断面

非正品

路边青

为马鞭草科植物路边青 *Clerodendrum cyrtophyllum* Turcz. 的干燥根。

本品呈圆柱形，多弯曲，长8～20 cm，直径0.5～2 cm。表面土黄色至棕黄色，有纵皱纹。质硬而脆，断面淡黄白色，皮部薄，木部宽，呈放射状纹理。气微，味淡。

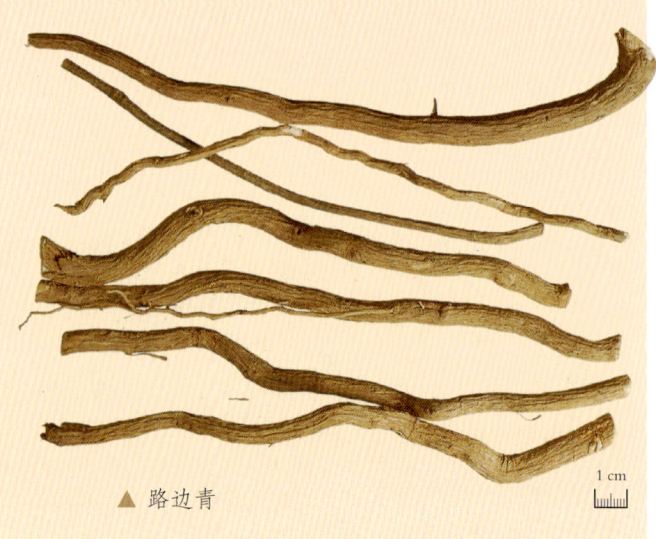

1 cm

▲ 路边青

刺 五 加 /Ciwujia

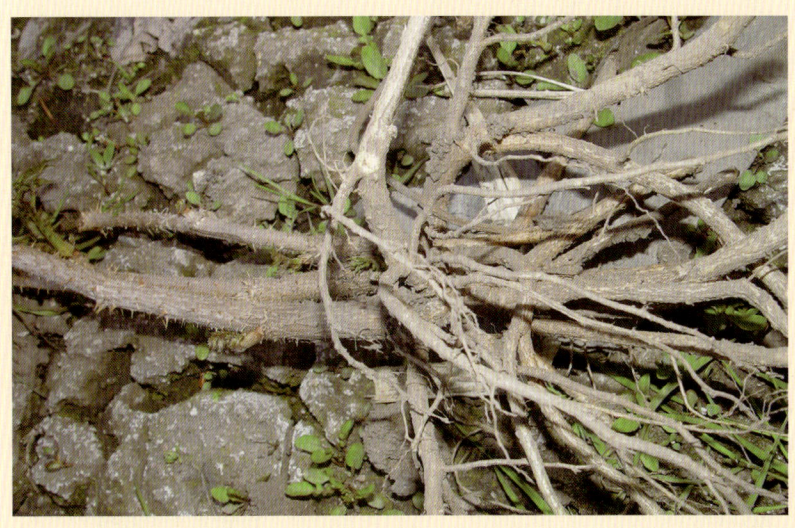

▲ 刺五加鲜品

刺五加（药典品种）

药材为五加科植物刺五加 *Acanthopanax senticosus* (Rupr. et Maxim.) Harms 的干燥根和根茎或茎。

本品根茎呈结节状不规则圆柱形，直径1.4～4.2 cm。根呈圆柱形，多扭曲，长3.5～12 cm。表面灰褐色或黑褐色，粗糙，有细纵沟及皱纹。外皮有的剥落，剥落处呈灰黄色。质硬，断面皮较薄，黄白色，纤维性。有特异香气，味微辛、稍苦。

本品茎呈长圆柱形，多分枝，长短不一，直径0.5～2 cm。表面浅灰色，老枝灰褐色，具纵裂沟，无刺；幼枝黄褐色，密生细刺。质坚硬，不易折断，断面皮部薄，黄白色，木部宽广，淡黄色，中间有髓。气微，味微辛。

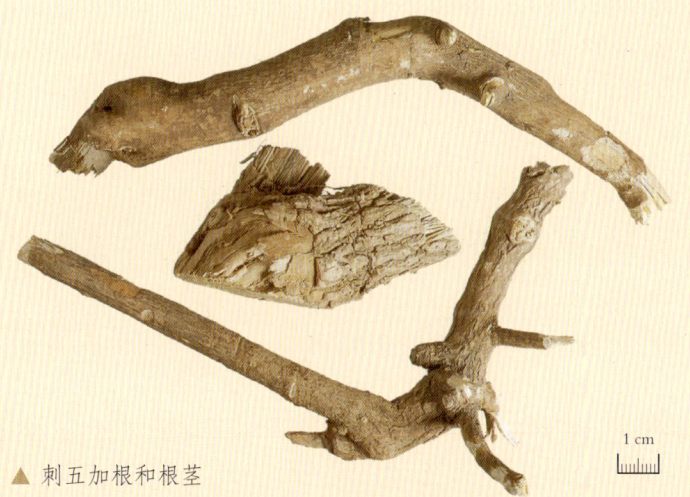

▲ 刺五加根和根茎

1 cm

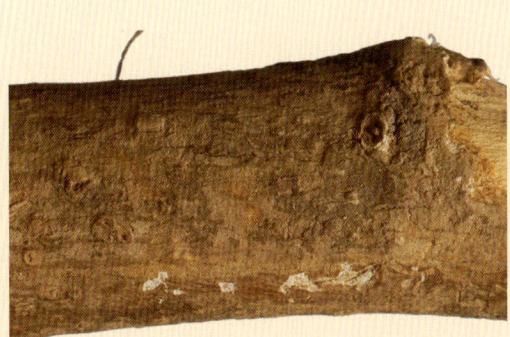

▲ 刺五加根表面

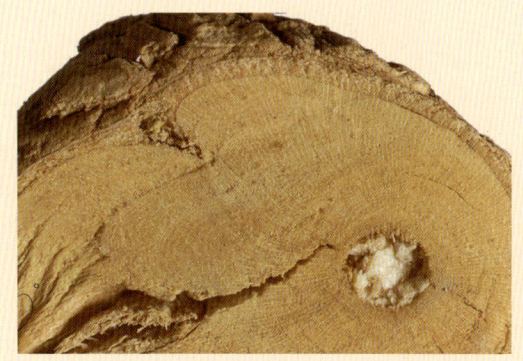

▲ 刺五加根切面

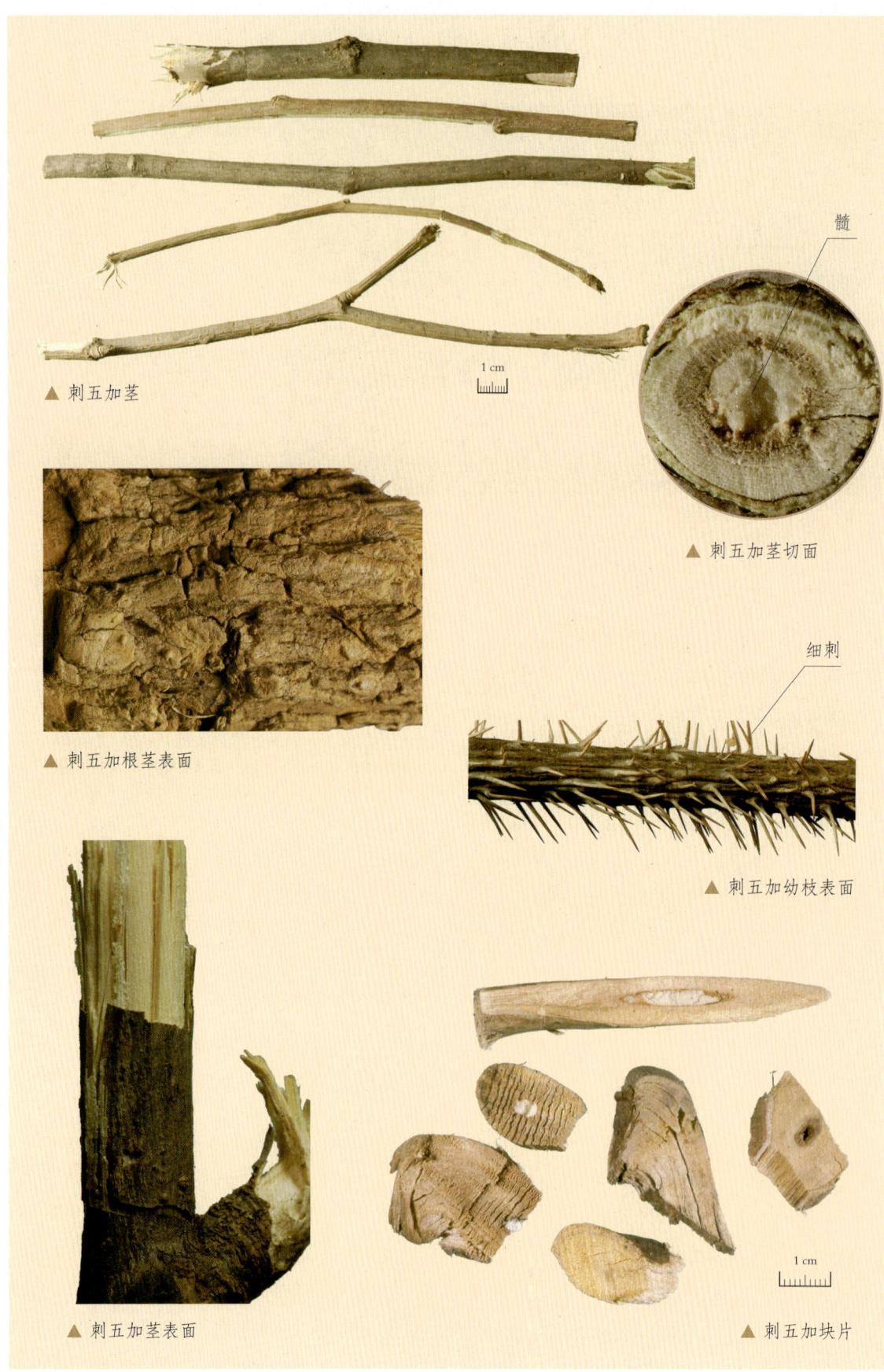

▲ 刺五加茎

髓

1 cm

▲ 刺五加茎切面

▲ 刺五加根茎表面

细刺

▲ 刺五加幼枝表面

▲ 刺五加茎表面

1 cm

▲ 刺五加块片

苦 参 /Kushen

苦参（药典品种）

药材为豆科植物苦参 *Sophora flavescens* Ait. 的干燥根。

本品呈长圆柱形，下部常有分枝，长 10~30 cm，直径1~2 cm。表面灰棕色或棕黄色，具纵皱纹及横长皮孔样突起。外皮薄，多破裂反卷，易剥落，剥落处显黄色，光滑。质硬，不易折断，断面纤维性，切面黄白色，具放射状纹理及裂隙，有的可见异型维管束呈同心性环列或不规则散在。气微，味极苦。

本品栽培品多粗大，异型维管束明显，且较多。

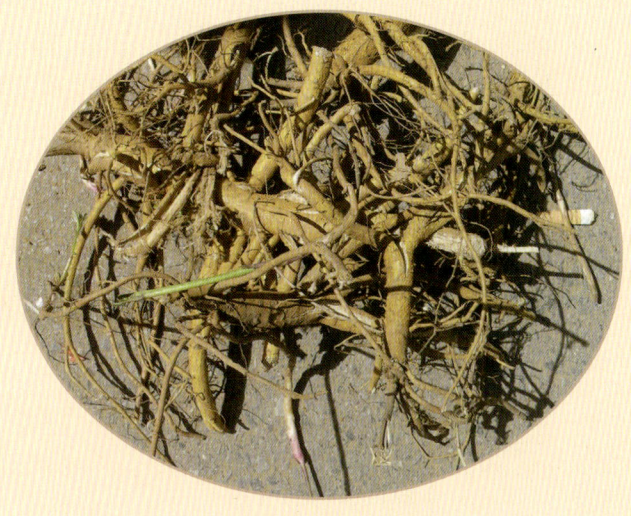

▲ 苦参鲜品（河北安国栽培）

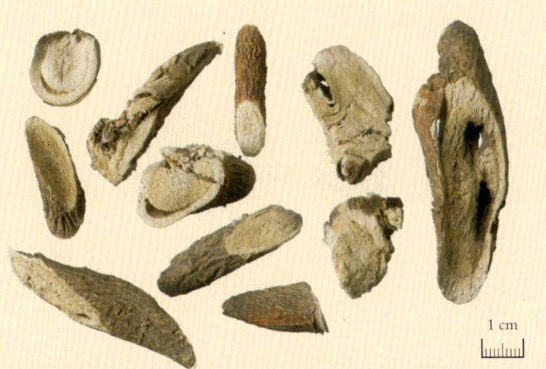

▲ 苦参饮片（野生，20世纪50年代标本）

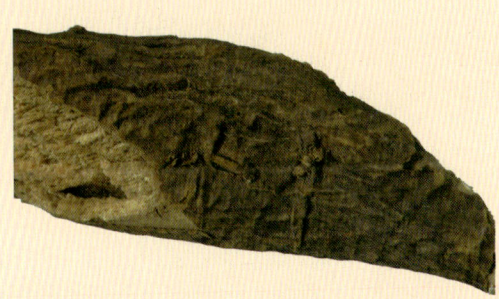

▲ 苦参饮片表面（野生，20世纪50年代标本）

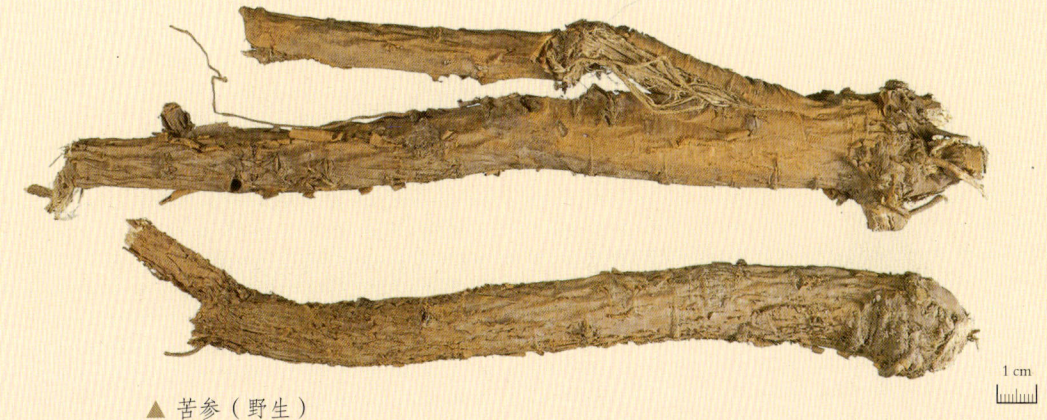

▲ 苦参（野生）

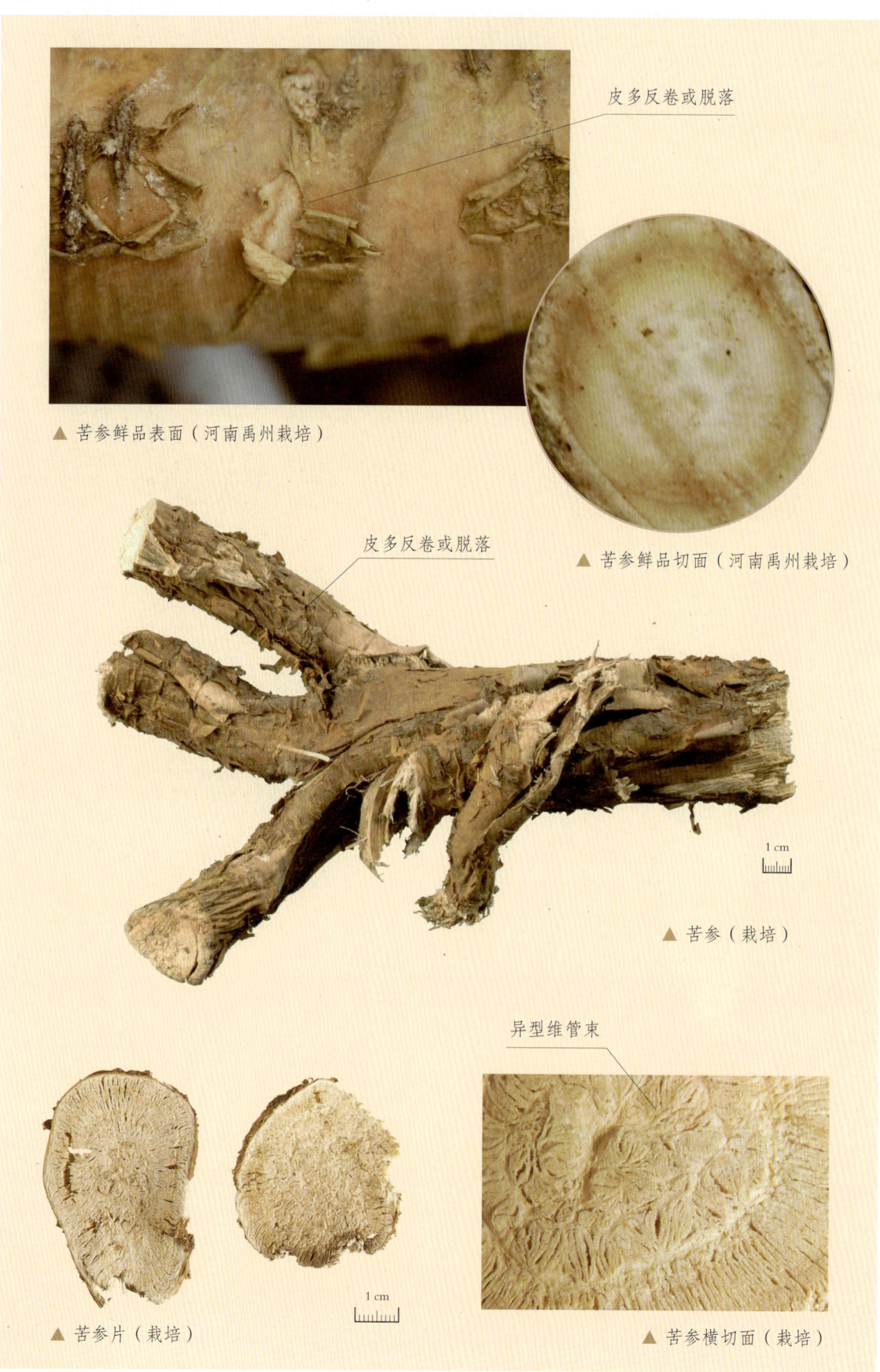

▲ 苦参鲜品表面（河南禹州栽培）

皮多反卷或脱落

▲ 苦参鲜品切面（河南禹州栽培）

皮多反卷或脱落

1 cm

▲ 苦参（栽培）

异型维管束

1 cm

▲ 苦参片（栽培）

▲ 苦参横切面（栽培）

郁　金 /Yujin

正　品

温郁金（药典品种）

药材为姜科植物温郁金 *Curcuma wenyujin* Y. H. Chen et C. Ling 的干燥块根。

本品呈长圆形或卵圆形，稍扁，有的稍弯曲，两端渐尖，长3.5～7 cm，直径1.2～2.5 cm。表面灰褐色或灰棕色，具不规则的纵皱纹，纵纹隆起处色较浅。质坚实，断面灰棕色，角质样，皮部内侧具一明显的环状纹理。气微香，味微苦。

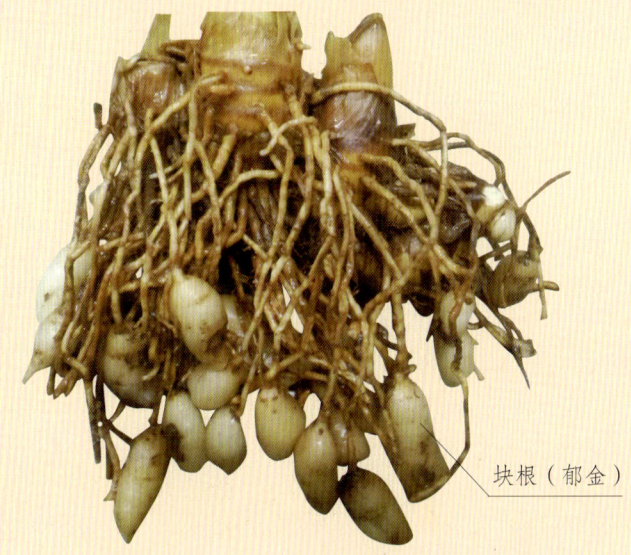

▲ 温郁金（黑郁金）鲜品

块根（郁金）

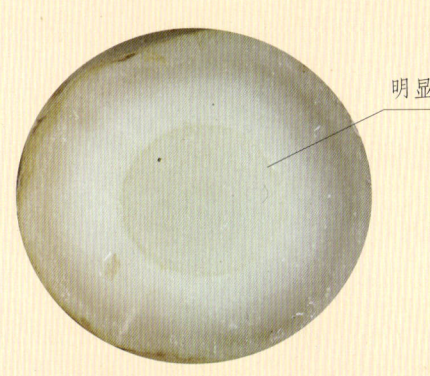

明显环

▲ 温郁金鲜品横切面（安徽亳州产）

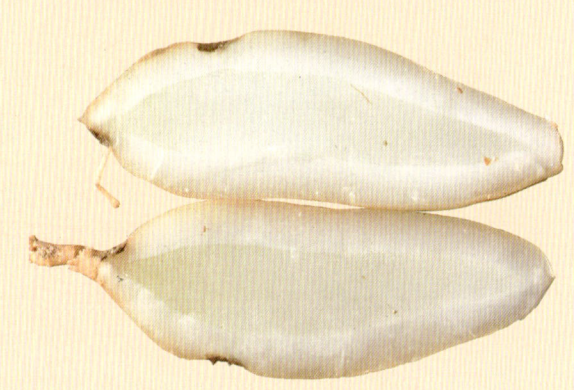

▲ 温郁金鲜品纵切面（浙江瑞安产）

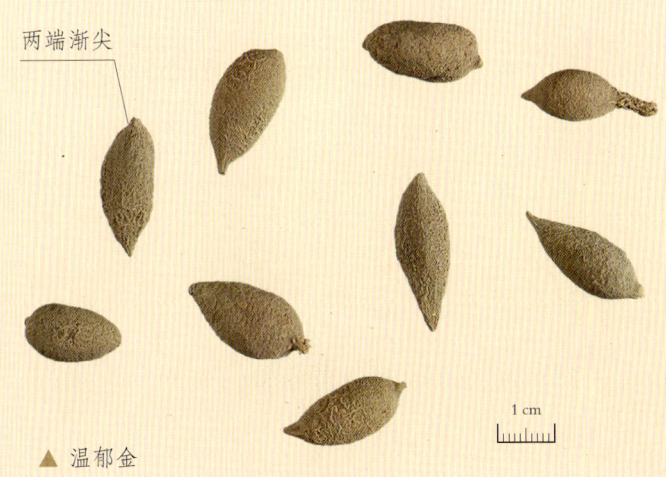

两端渐尖

1 cm

▲ 温郁金

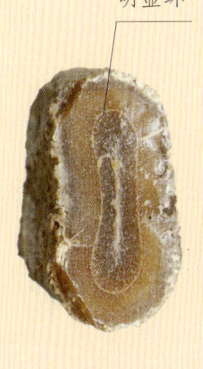

明显环

▲ 温郁金表面及断面

黄丝郁金（药典品种）

药材为姜科植物姜黄 *Curcuma longa* L. 的干燥块根。本品呈纺锤形，有的一端细长，2.5～4.5 cm，直径 1～1.5 cm。表面棕灰色或灰黄色，具细皱纹。质硬，断面角质，橙黄色，外周棕黄色至棕红色，形成明显黄棕色圈。气芳香，味辛辣。

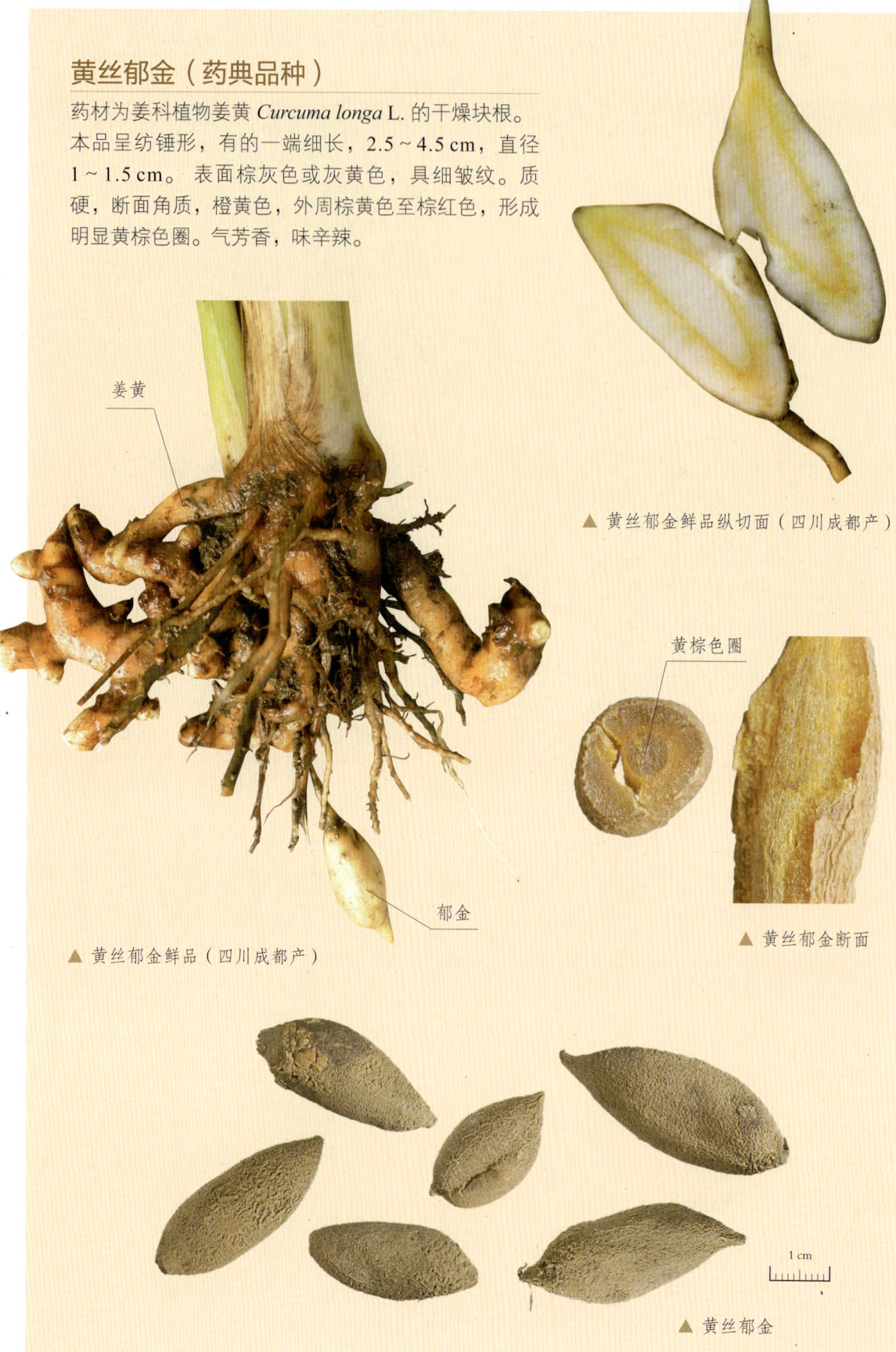

▲ 黄丝郁金鲜品纵切面（四川成都产）

姜黄

郁金

▲ 黄丝郁金鲜品（四川成都产）

黄棕色圈

▲ 黄丝郁金断面

1 cm

▲ 黄丝郁金

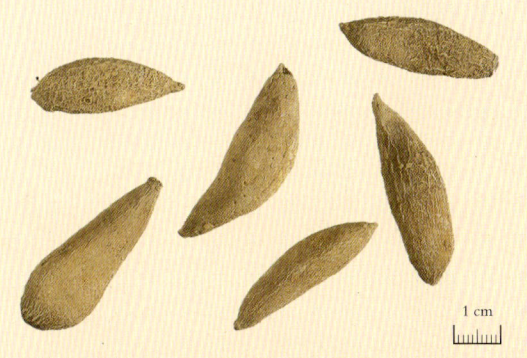

▲ 绿丝郁金

1 cm

绿丝郁金（药典品种）

药材为姜科植物蓬莪术 *Curcuma phaeocaulis* Val. 的干燥块根。

本品呈长椭圆形，较粗壮，长 1.5～3.5 cm，直径1～1.2 cm。表面浅灰棕色。质坚硬，断面半角质样，灰棕色。气微，味淡。

浅黄色环

▲ 绿丝郁金纵切面（四川成都产）

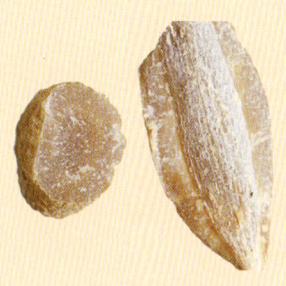

▲ 绿丝郁金断面

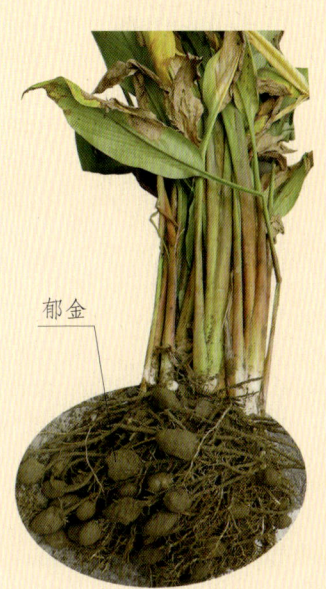

郁金

▲ 蓬莪术（四川都江堰产）

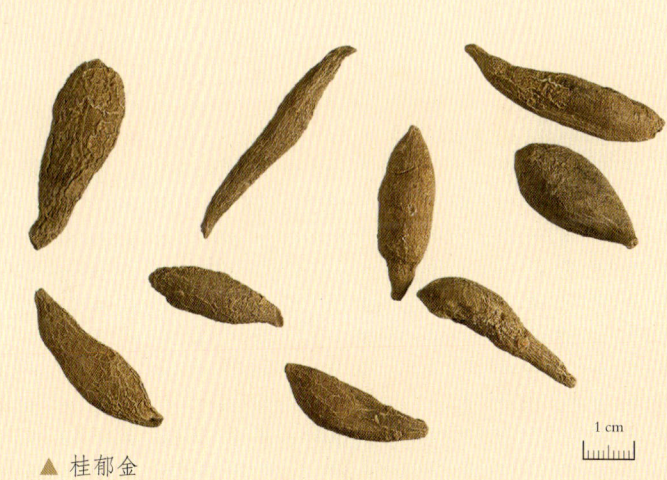

▲ 桂郁金

1 cm

桂郁金（药典品种）

药材为姜科植物广西莪术 *Curcuma kwangsiensis* S. G. Lee et C. F. Liang 的干燥块根。

本品呈长圆锥形或长圆形，长 2～6.5 cm，直径1～1.8 cm。表面具疏浅纵皱纹或较粗糙网状皱纹。质坚硬，断面角质样，灰棕色至棕色，皮部内侧浅色环状纹理明显。气微，味微辛、苦。

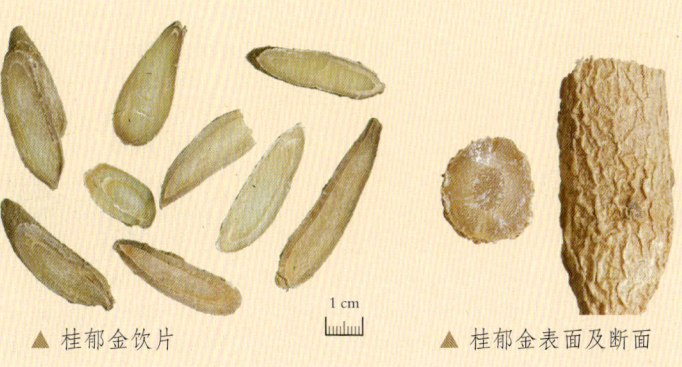

▲ 桂郁金饮片

1 cm

▲ 桂郁金表面及断面

正 品

虎杖（药典品种）

药材为蓼科植物虎杖 *Polygonum cuspidatum* Sieb. et Zucc. 的干燥根茎和根。本品多呈弯曲的圆柱形或块片状，长1～20 cm，直径0.6～2.5 cm。表面棕褐色，有明显的纵皱纹、须根及须根痕。根茎外面有节，节间长2～3 cm。质坚硬，不易折断，断面棕黄色，纤维性，皮部较薄，易剥落，木部宽广，具放射状纹理；根茎髓部可见明显的片状隔或空洞。气微，味微苦、涩。

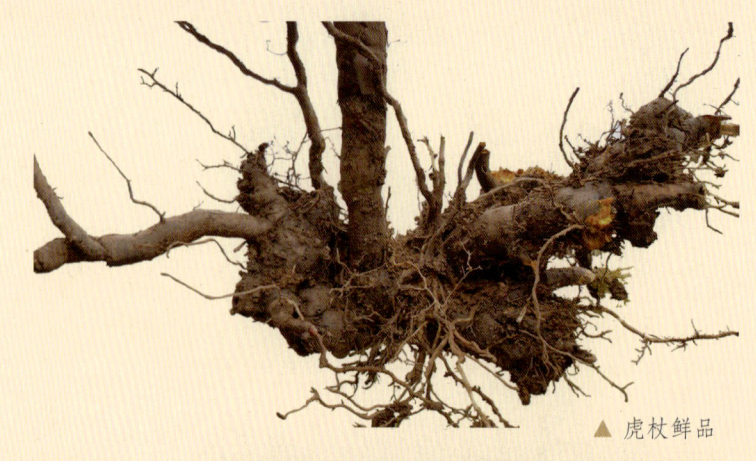

▲ 虎杖鲜品

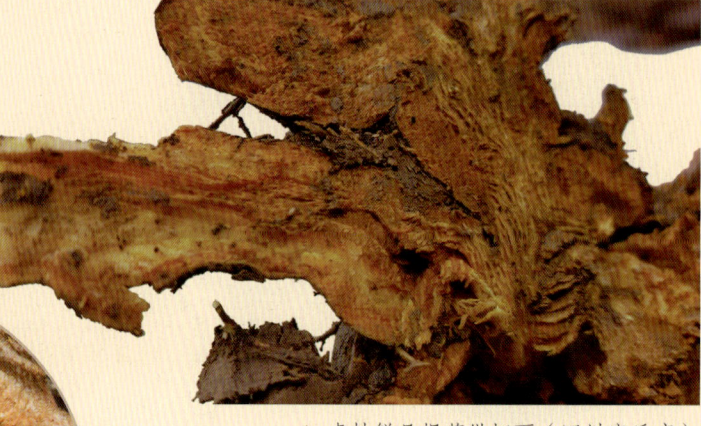

▲ 虎杖鲜品根茎纵切面（四川安岳产）

放射状纹理

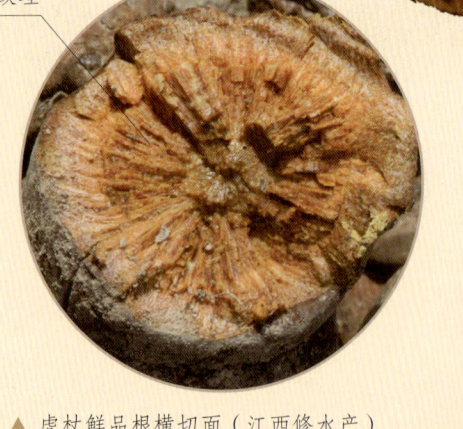

▲ 虎杖鲜品根横切面（江西修水产）

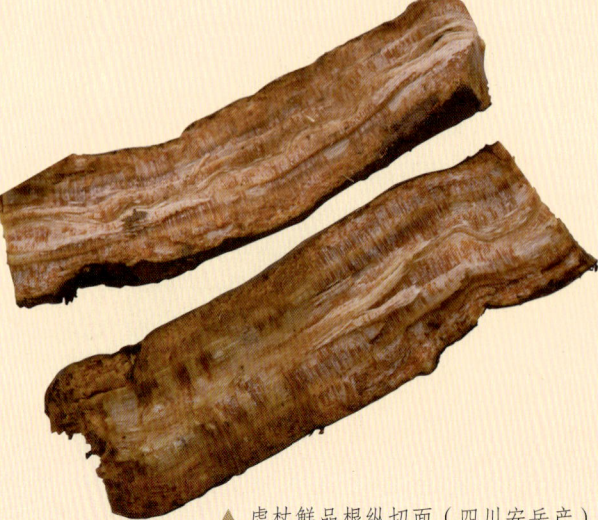

▲ 虎杖鲜品根纵切面（四川安岳产）

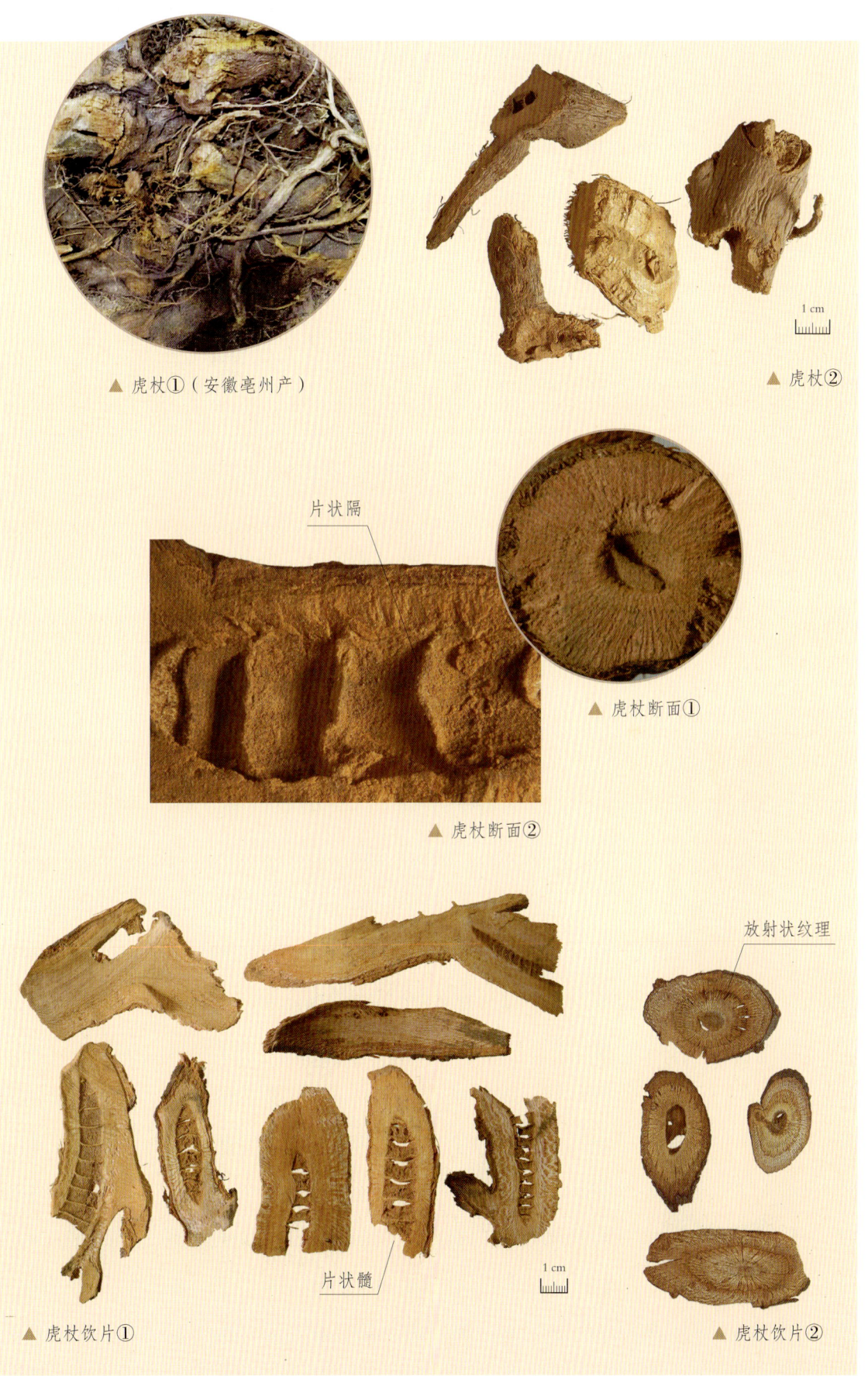

▲ 虎杖①（安徽亳州产）

▲ 虎杖②

1 cm

片状隔

▲ 虎杖断面①

▲ 虎杖断面②

放射状纹理

片状髓

1 cm

▲ 虎杖饮片①

▲ 虎杖饮片②

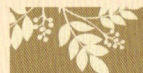

明 党 参 /Mingdangshen

明党参（药典品种）

药材为伞形科植物明党参 *Changium smyrnioides* Wolff 的干燥根。商品因加工方法的不同，分为明党参和粉沙参。

明党参　本品呈细长圆柱形、长纺锤形或不规则条块状，长6～20 cm，直径0.5～2 cm。表面黄白色至淡棕色，略光滑或有纵沟纹及须根痕，有的具红棕色斑点。质硬而脆，断面角质样，皮部较薄，黄白色，有的易与木部剥离，木部类白色。气微，味淡。

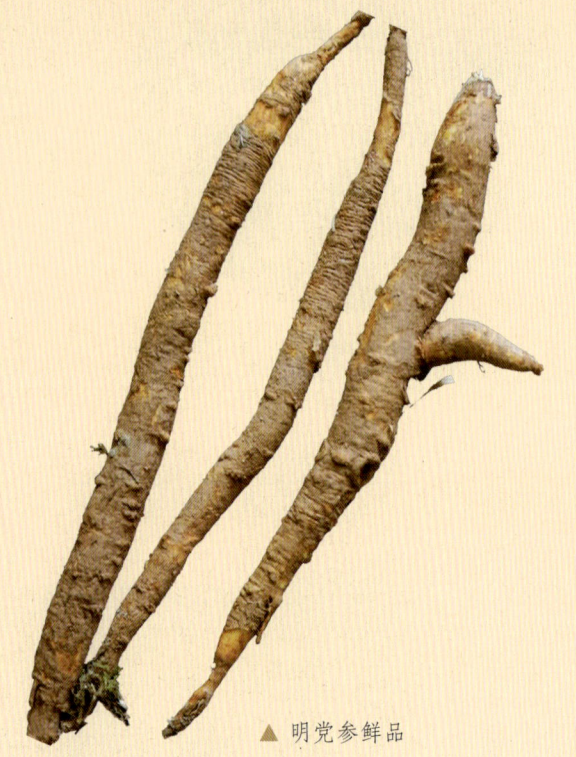

▲ 明党参鲜品

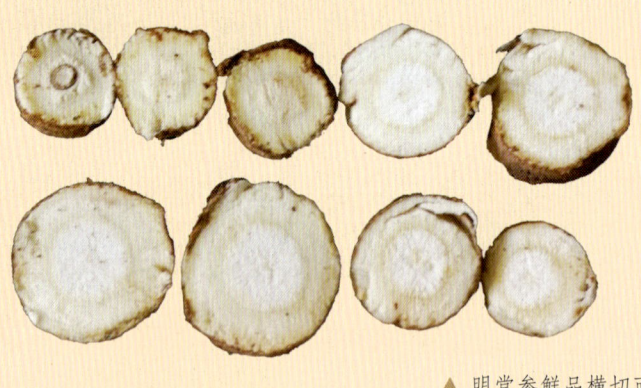

▲ 明党参鲜品横切面

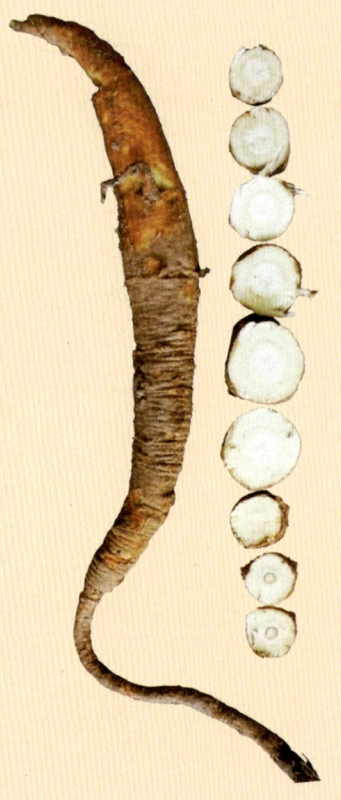

▲ 明党参鲜品根及根横切面

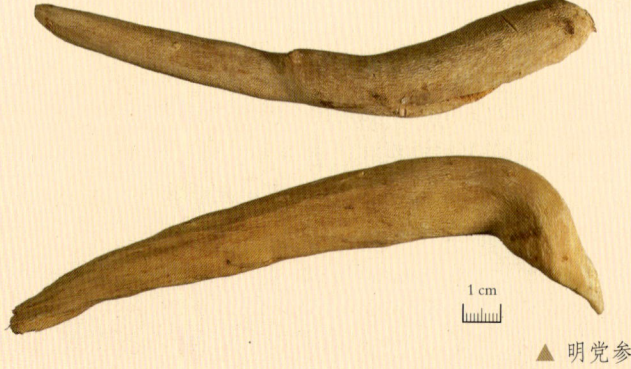

1 cm

▲ 明党参

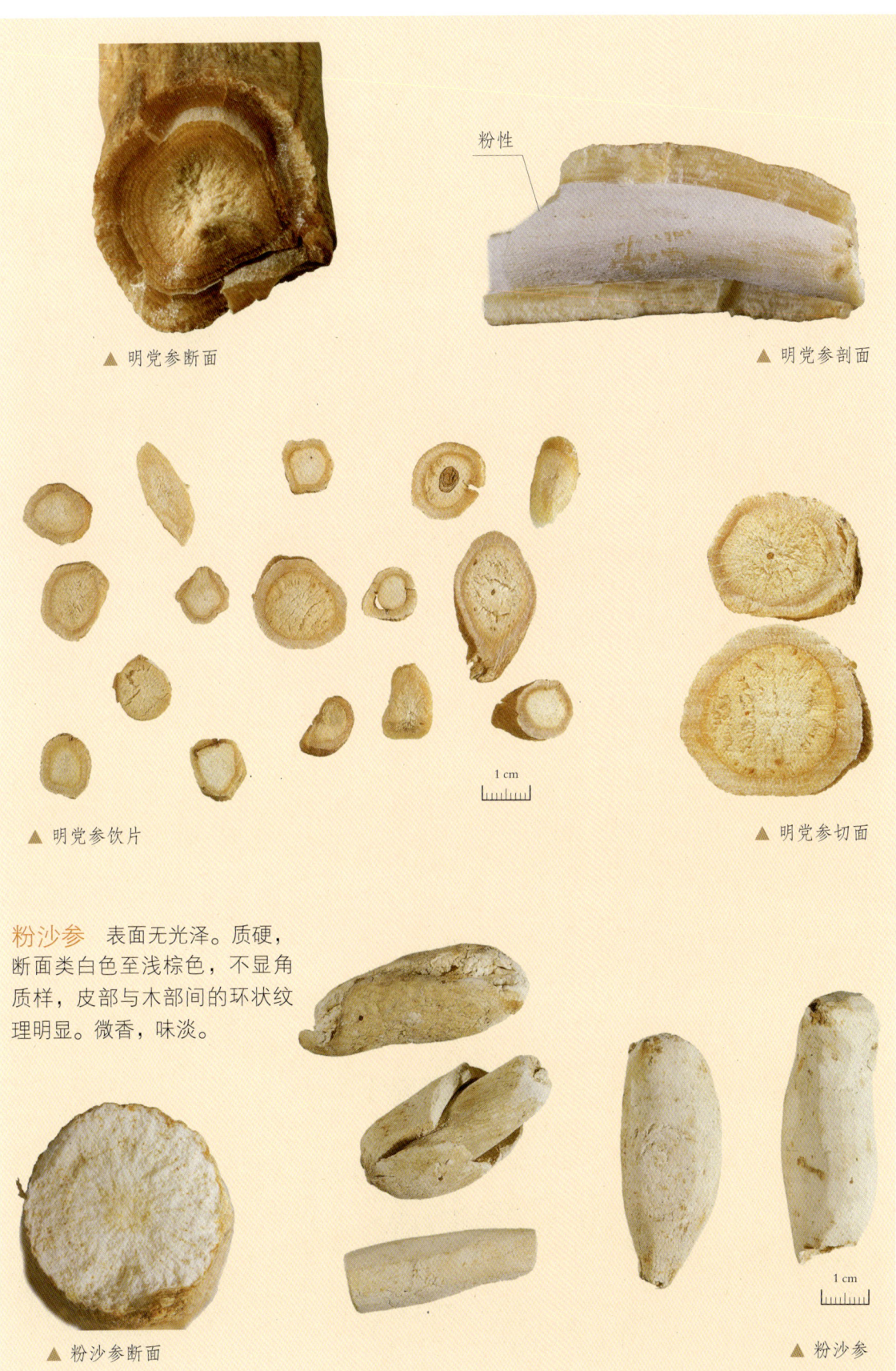

▲ 明党参断面

粉性

▲ 明党参剖面

▲ 明党参饮片

1 cm

▲ 明党参切面

粉沙参 表面无光泽。质硬，断面类白色至浅棕色，不显角质样，皮部与木部间的环状纹理明显。微香，味淡。

1 cm

▲ 粉沙参断面

▲ 粉沙参

非正品

川明参

药材为伞形科植物川明参 *Chuanminshen violaceum* Sheh et Shan 的干燥根。

本品呈长圆条形，下端略细，长7～30 cm，粗0.8～1.2 cm。全体呈黄棕色至淡棕黄色，略光滑，有极稀疏的环状纹理，环纹凹下处常附有未去净的粗皮。质硬，不易断，断面黄白色，内心有数圈白色透明的层状环纹，中央略呈白色。气微，嚼之有甜味。

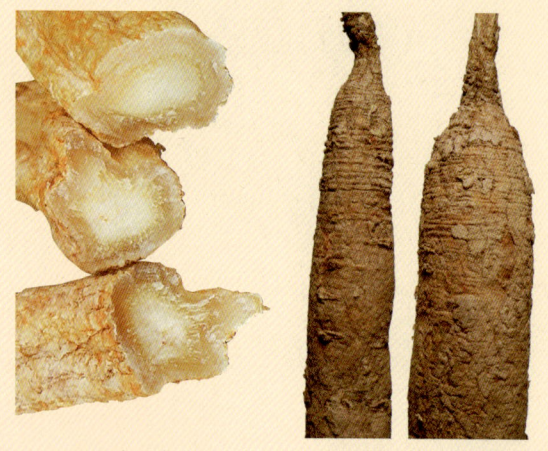

▲ 川明参断面　　　　▲ 川明参鲜品表面

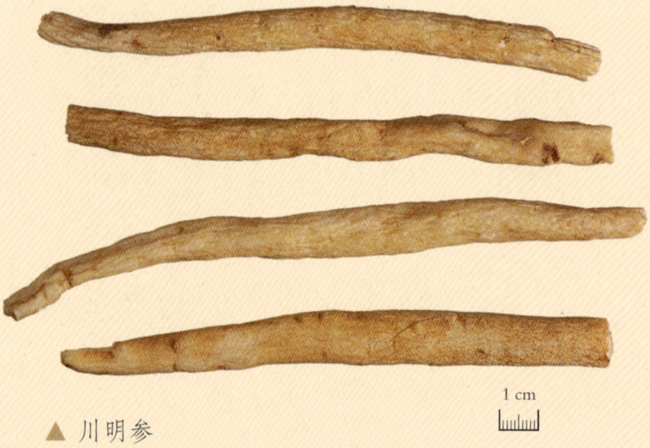

▲ 川明参

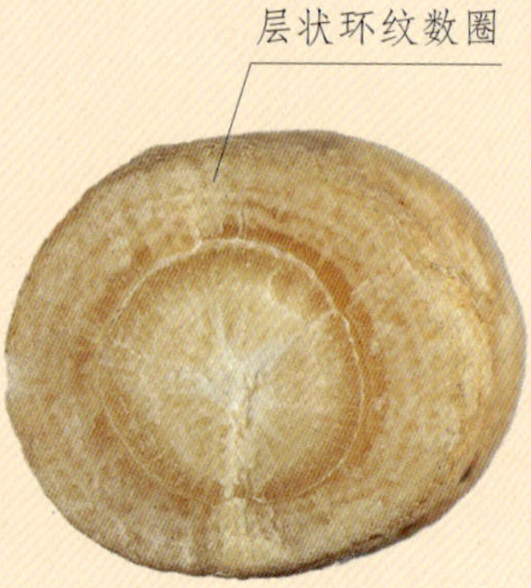

1 cm

层状环纹数圈

▲ 川明参切面

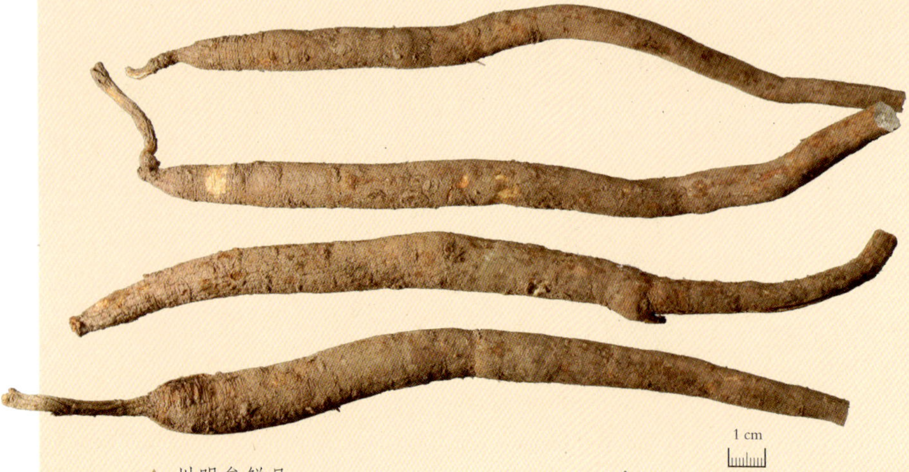

▲ 川明参鲜品

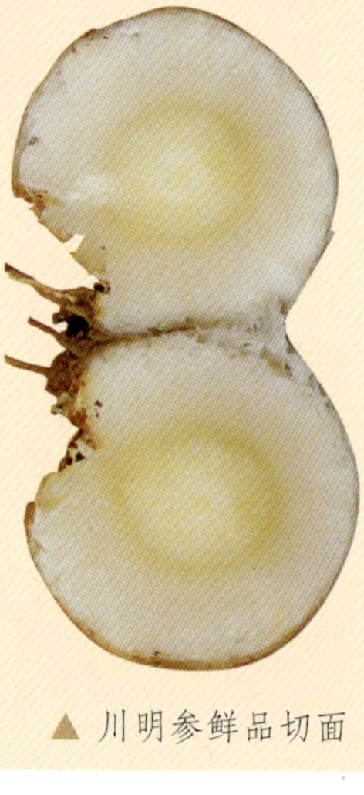

1 cm

▲ 川明参鲜品切面

知 母 /Zhimu

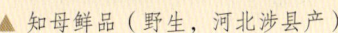

▲ 知母鲜品（野生，河北涉县产）

知母（药典品种）

药材为百合科植物知母 *Anemarrhena asphodeloides* Bge. 的干燥根茎。商品药材分为毛知母和加工除去外皮的知母肉。

▲ 知母鲜品断面

茎叶残基

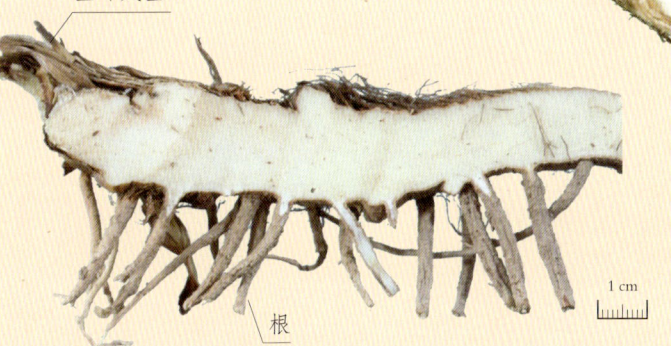

根

▲ 知母鲜品（栽培）纵切面

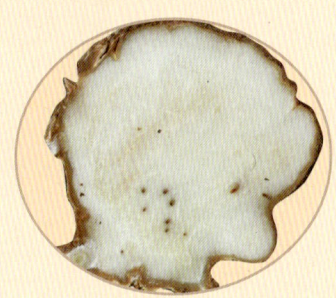

▲ 知母鲜品横切面
（安徽亳州产）

毛知母 本品呈长条状，微弯曲，略扁，偶有分枝，长3～15 cm，直径0.8～1.5 cm。表面黄棕色至棕色，一端有浅黄色的茎叶残基（习称"金包头"）。上面有一凹沟，具紧密排列的环状节，节上密生黄棕色的残存叶基，由两侧向根茎上方生长；下面隆起而略皱缩，并有凹陷或突起的点状根痕。质硬，易折断，断面黄白色。气微，味微甜、略苦，嚼之带黏性。

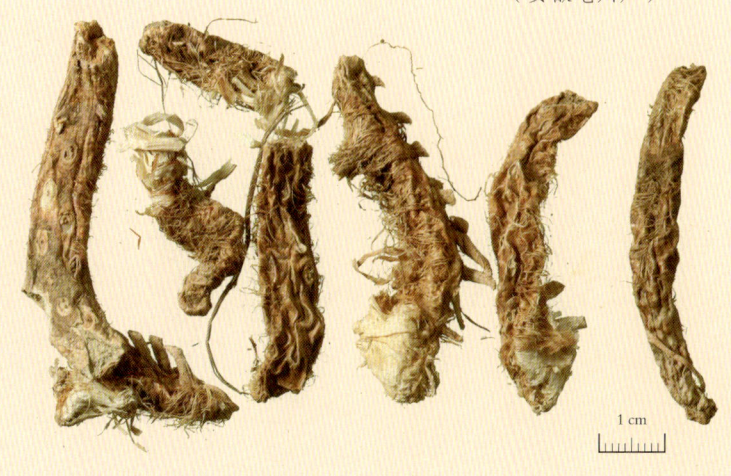

1 cm

▲ 毛知母（野生）

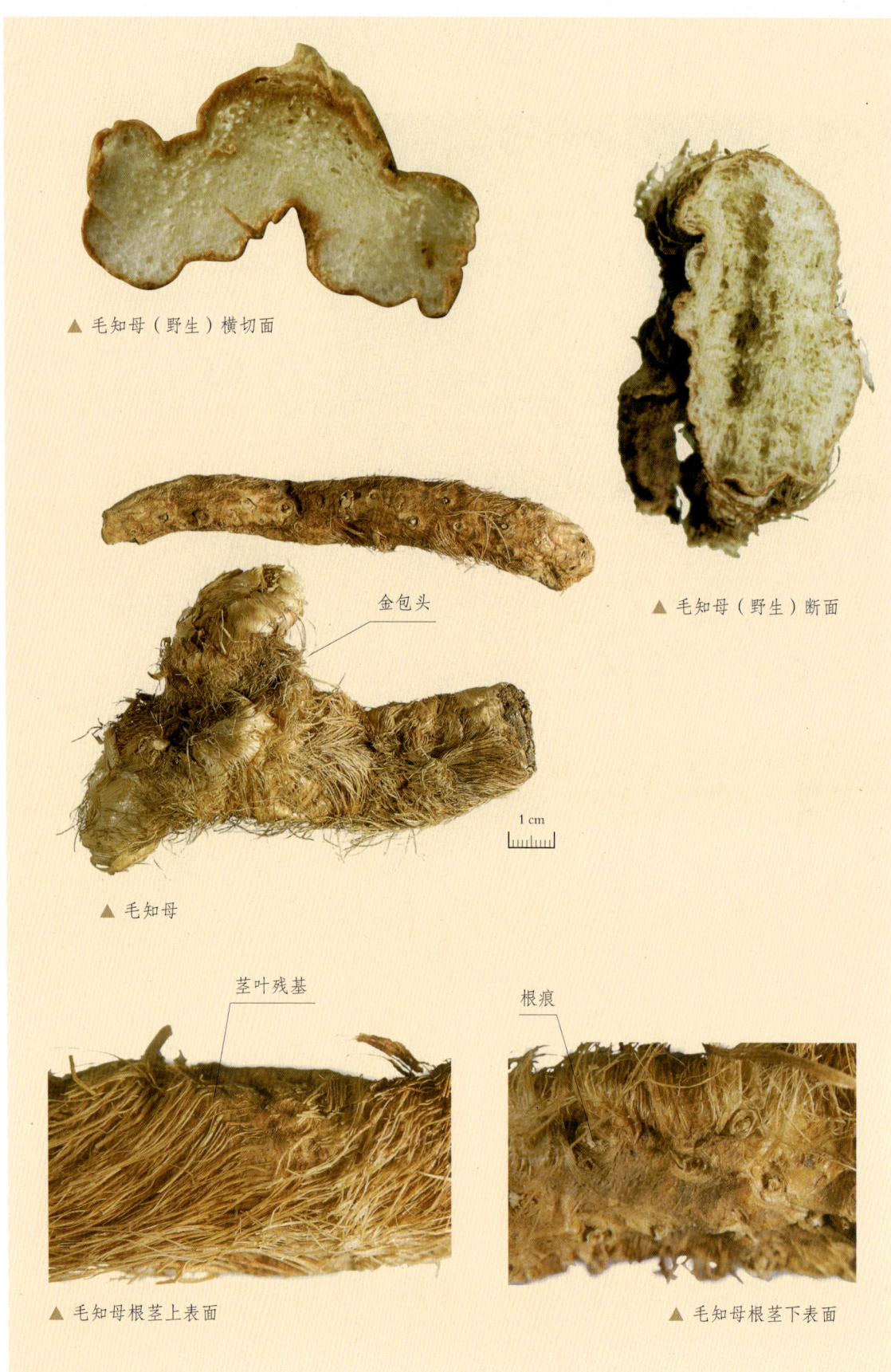

▲ 毛知母（野生）横切面

▲ 毛知母（野生）断面

金包头

▲ 毛知母

1 cm

茎叶残基

根痕

▲ 毛知母根茎上表面

▲ 毛知母根茎下表面

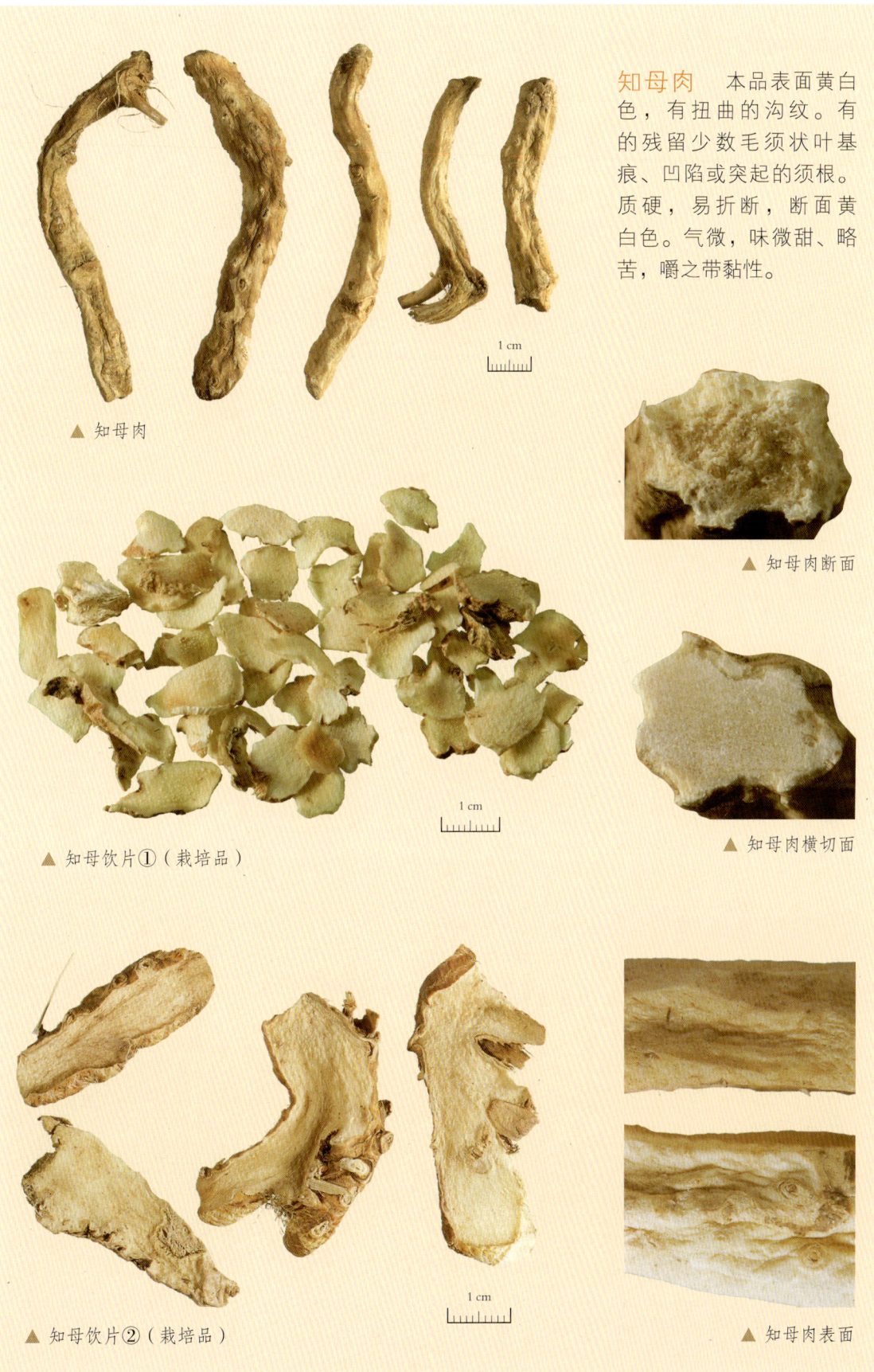

知母肉 本品表面黄白色，有扭曲的沟纹。有的残留少数毛须状叶基痕、凹陷或突起的须根。质硬，易折断，断面黄白色。气微，味微甜、略苦，嚼之带黏性。

1 cm

▲ 知母肉

▲ 知母肉断面

1 cm

▲ 知母饮片①（栽培品）

▲ 知母肉横切面

1 cm

▲ 知母饮片②（栽培品）

▲ 知母肉表面

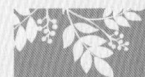

金 果 榄 /Jinguolan

金果榄（药典品种）

药材为防己科植物青牛胆 *Tinospora sagittata* (Oliv.) Gagnep. 或金果榄 *Tinospora capillipes* Gagnep. 的干燥块根。

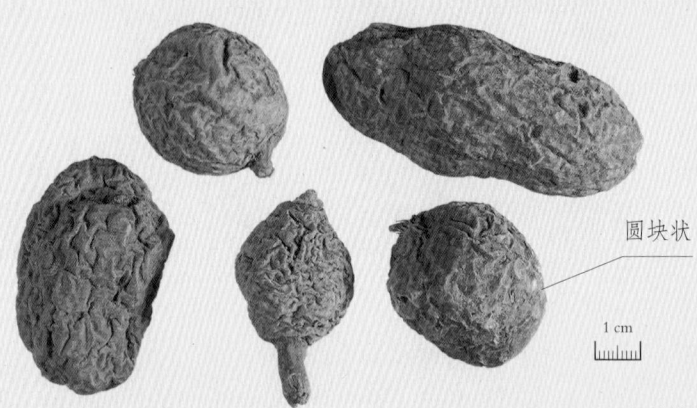

圆块状

▲ 金果榄

本品呈不规则圆块状，长5～10 cm，直径3～6 cm。表面黄棕色至棕褐色，粗糙不平，具深色不规则皱纹，有时可见横长的皮孔。质坚硬，不易碎断，横断面淡黄白色，木部可见断续排列的放射状纹理。气微，味苦。

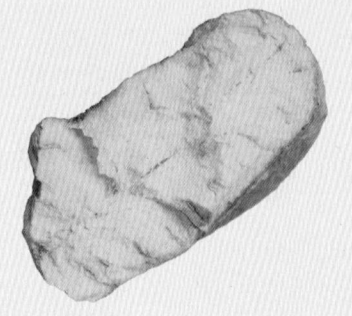

▲ 金果榄断面

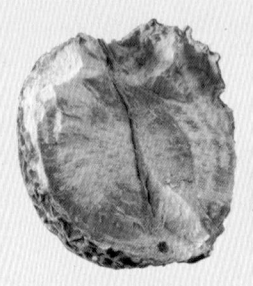 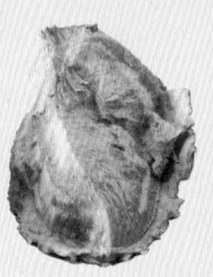 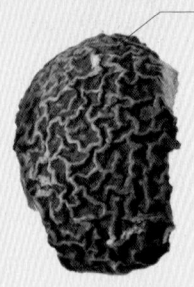

不规则皱纹

▲ 金果榄断面和表面

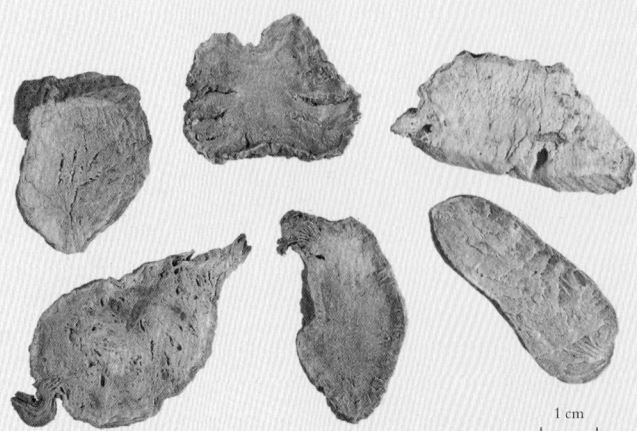

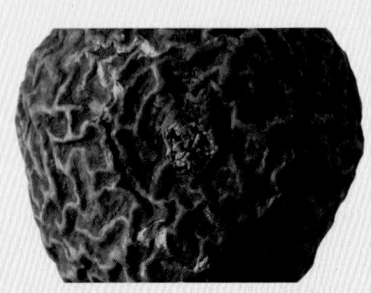

▲ 金果榄顶部表面

▲ 金果榄饮片

狗 脊 /Gouji

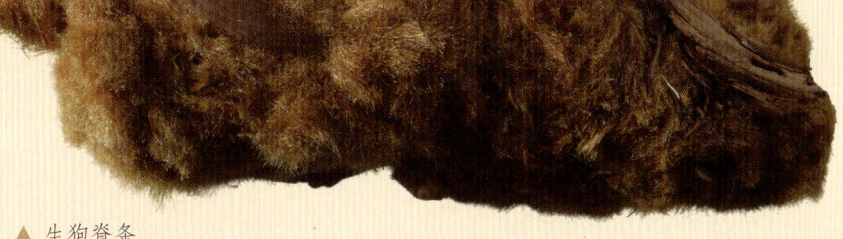

生狗脊条 — 叶柄

▲ 生狗脊条

正 品

狗脊（药典品种）

药材为蚌壳蕨科植物金毛狗脊 *Cibotium barometz* (L.) J. Sm.的干燥根茎。商品常分为生狗脊条，经切制加工的生狗脊片及熟狗脊片。

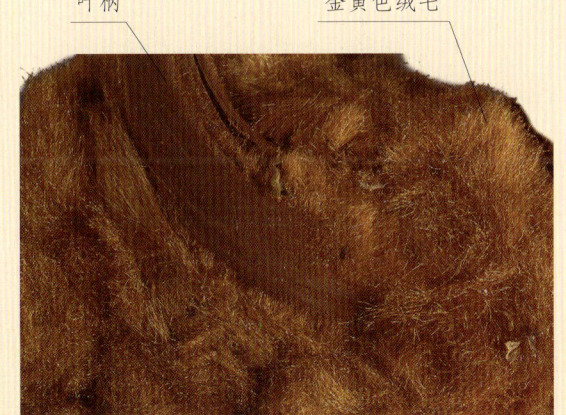

叶柄 — 金黄色绒毛

▲ 生狗脊条表面

生狗脊条 本品呈不规则长块状，长10～30 cm，直径2～10 cm。表面深棕色，残留金黄色长绒毛，具光泽，上面有数个红棕色的木质叶柄，下面残存黑褐色细根。除去叶柄者，略呈连锁状。质坚硬，不易折断。气微，味淡、微涩。

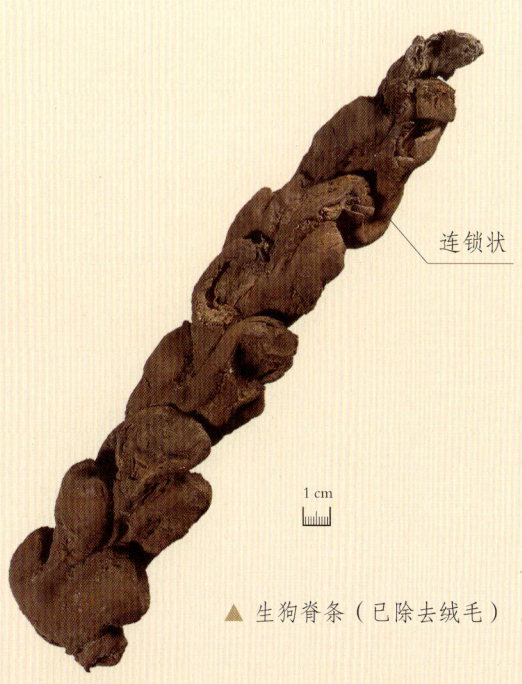

连锁状

▲ 生狗脊条（已除去绒毛）

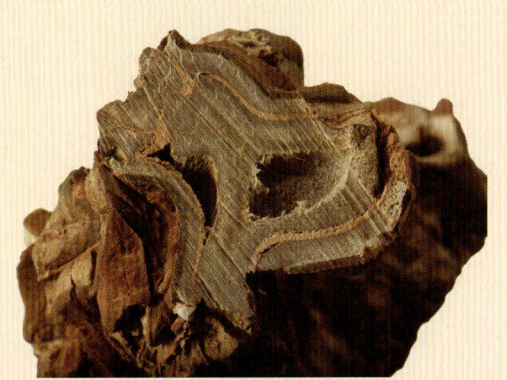

▲ 生狗脊条横切面

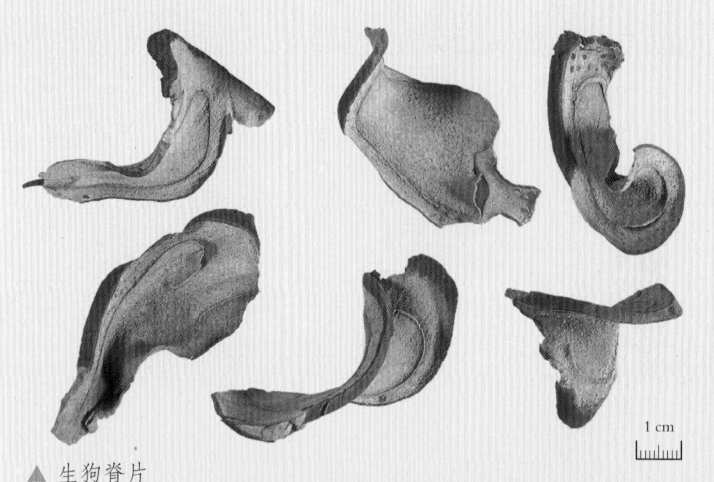

生狗脊片　本品呈不规则长条形或圆片形，长5～20 cm，直径2～10 cm，厚0.15～0.5 cm。切片表面浅棕色，较平滑，横切片近缘处有一棕黄色隆起的环状纹理；纵切片为略弯曲的条状，边缘不整齐，偶有金黄色绒毛残留。质脆，易折断，略有粉性。

1 cm

▲ 生狗脊片

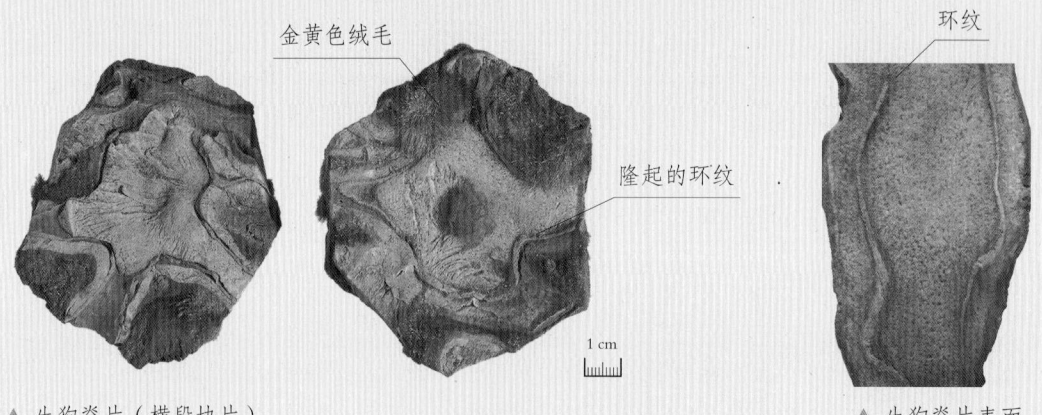

金黄色绒毛

隆起的环纹

环纹

1 cm

▲ 生狗脊片（横段块片）　　　　　　　　　　　　　　　▲ 生狗脊片表面

熟狗脊片　本品与生狗脊片类似，唯切片表面呈黑棕色，质略坚硬。

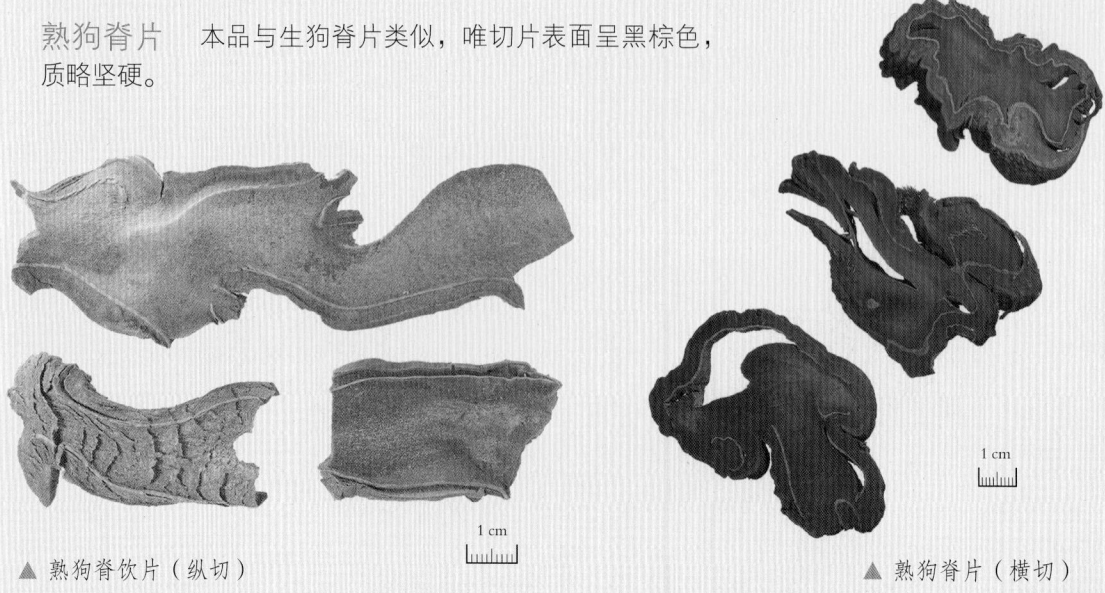

1 cm

1 cm

▲ 熟狗脊饮片（纵切）　　　　　　　　　　　　　▲ 熟狗脊片（横切）

狗脊蕨

为乌毛蕨科植物狗脊蕨 *Woodwardia japonica* (L. f.) Sm. 的干燥根茎。

本品呈不规则团块状，长2～5 cm，直径2～3 cm。表面深棕褐色，可见叶柄残基。体轻，质硬而脆。气微，味淡。

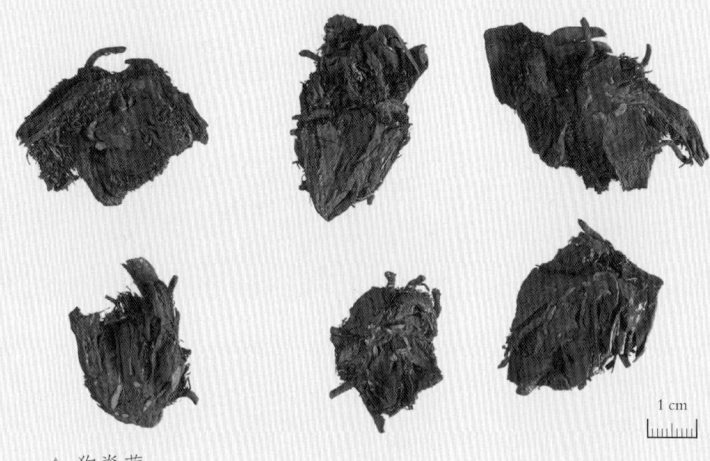

▲ 狗脊蕨

蜈蚣草

为凤尾蕨科植物蜈蚣草 *Pteris vittata* L. 的干燥根茎。

本品呈不规则的条状或块状，长4～10 cm，直径0.5～1.5 cm。表面棕色，密被棕色粗毛。根茎中上部有较长的叶柄残基，其叶柄残基圆柱形，棕色，具浅槽，横断面棕色，根茎中下部丛生多数细根。质坚硬。气微，味淡。

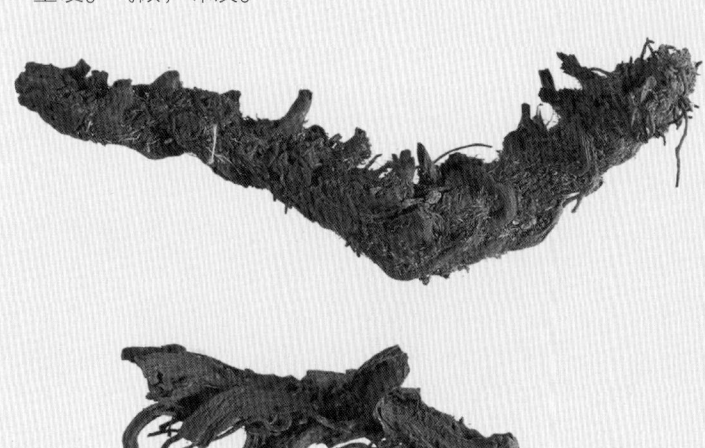

▲ 蜈蚣草

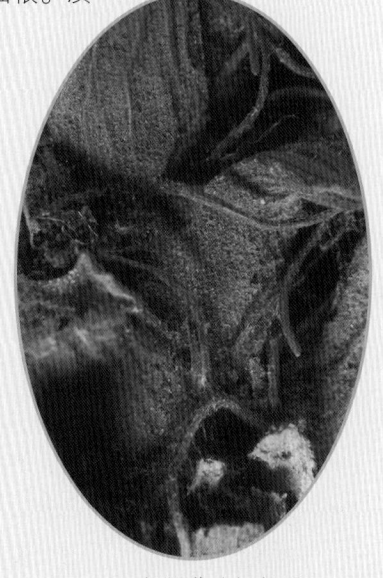

▲ 蜈蚣草叶柄断面

泽 泻 /Zexie

正品

泽泻（药典品种）

药材为泽泻科植物泽泻 *Alisma orientale* (Sam.) Juzep. 的干燥块茎。商品中常分为建泽泻、川泽泻等。

本品呈类球形、椭圆形或卵圆形，长 2～7 cm，直径2～6 cm。表面黄白色或淡黄棕色，有不规则的横向环状浅沟纹及多数细小突起的须根痕，底部有的有瘤状芽痕。质坚实，断面黄白色，粉性或颗粒性，有多数细孔。气微，味微苦。

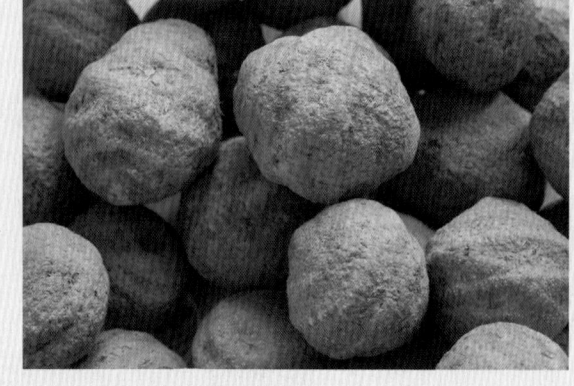

▲ 建泽泻①

鹅蛋形

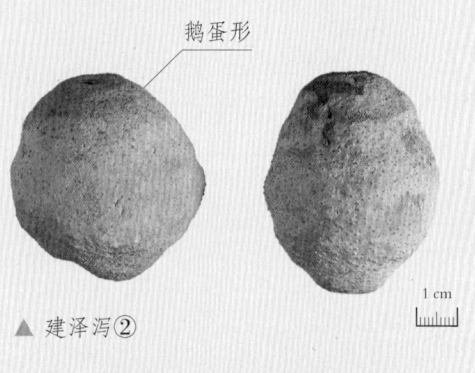

▲ 建泽泻②

1 cm

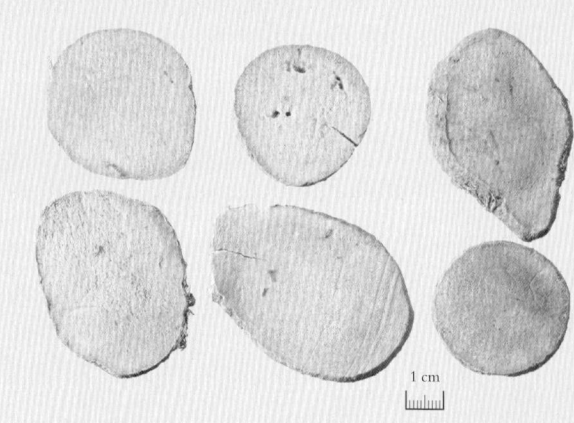

1 cm

▲ 建泽泻片

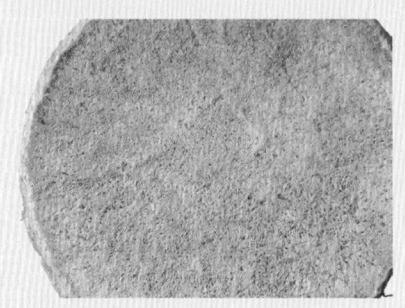

▲ 建泽泻片放大

突起

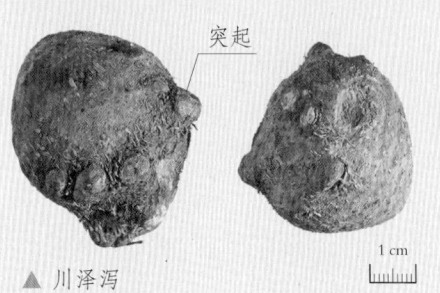

▲ 川泽泻

1 cm

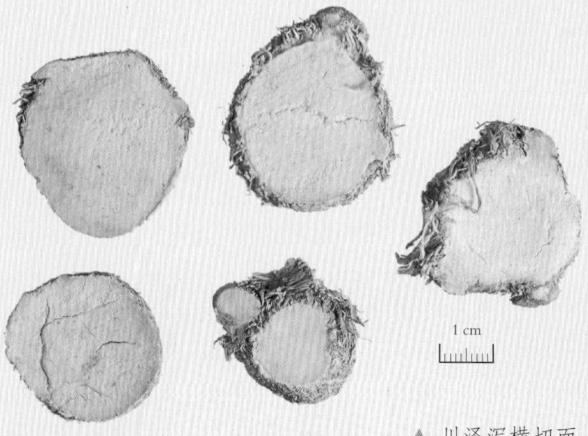

1 cm

▲ 川泽泻横切面

南 沙 参 /Nanshashen

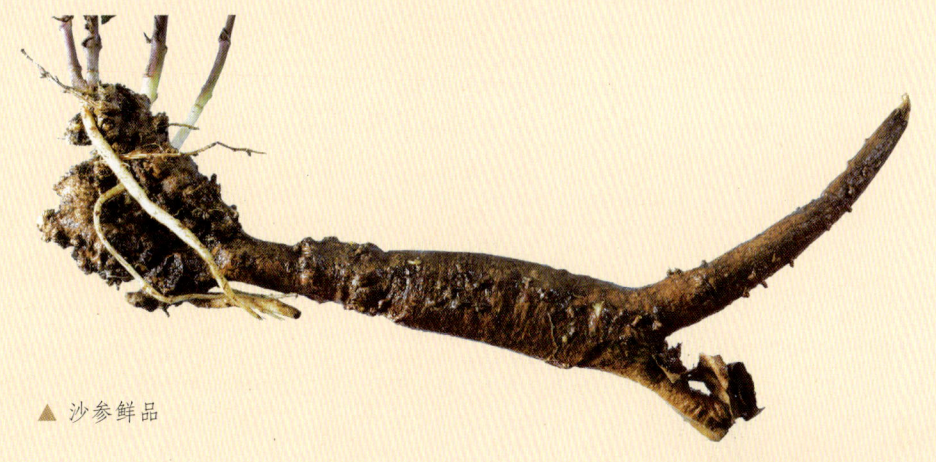

▲ 沙参鲜品

乳汁液

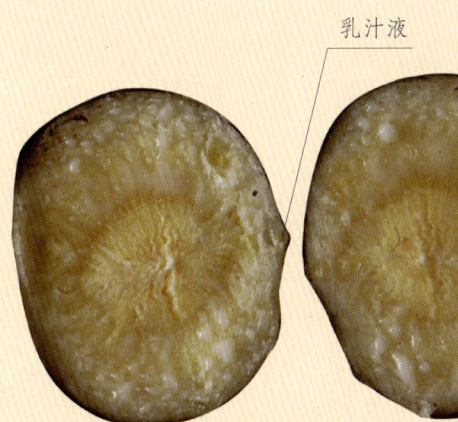

▲ 沙参鲜品横切面

南沙参（药典品种）

药材为桔梗科植物轮叶沙参 *Adenophora tetraphylla* (Thunb.) Fisch. 或沙参 *Adenophora stricta* Miq. 的干燥根。

本品呈圆锥形或圆柱形，略弯曲，顶端具1个或2个根茎残基。长7～27 cm，直径0.8～3 cm。表面黄白色至淡棕色，凹陷处常有残留外皮，上部多有深陷横纹，呈断续隆起的环状，下部有纵皱及纵沟。体轻，质松泡，易折断，断面不平坦，黄白色，具多数不规则裂隙。气微，味微甘。

注：北沙参的性状参见本册北沙参项下。

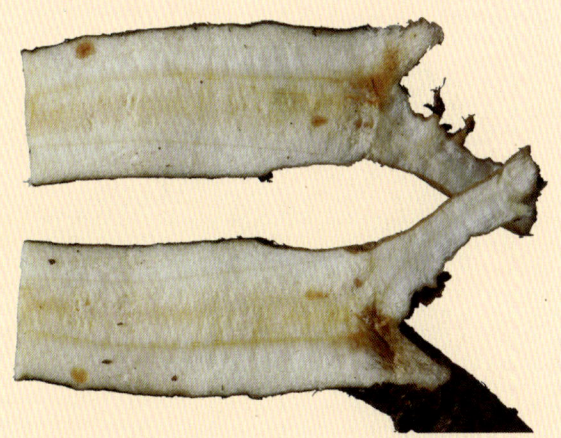

▲ 沙参鲜品纵切面

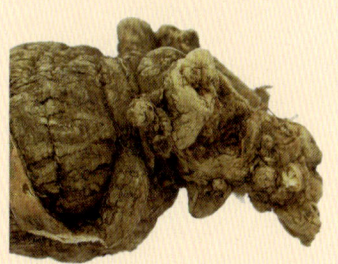

▲ 沙参根头

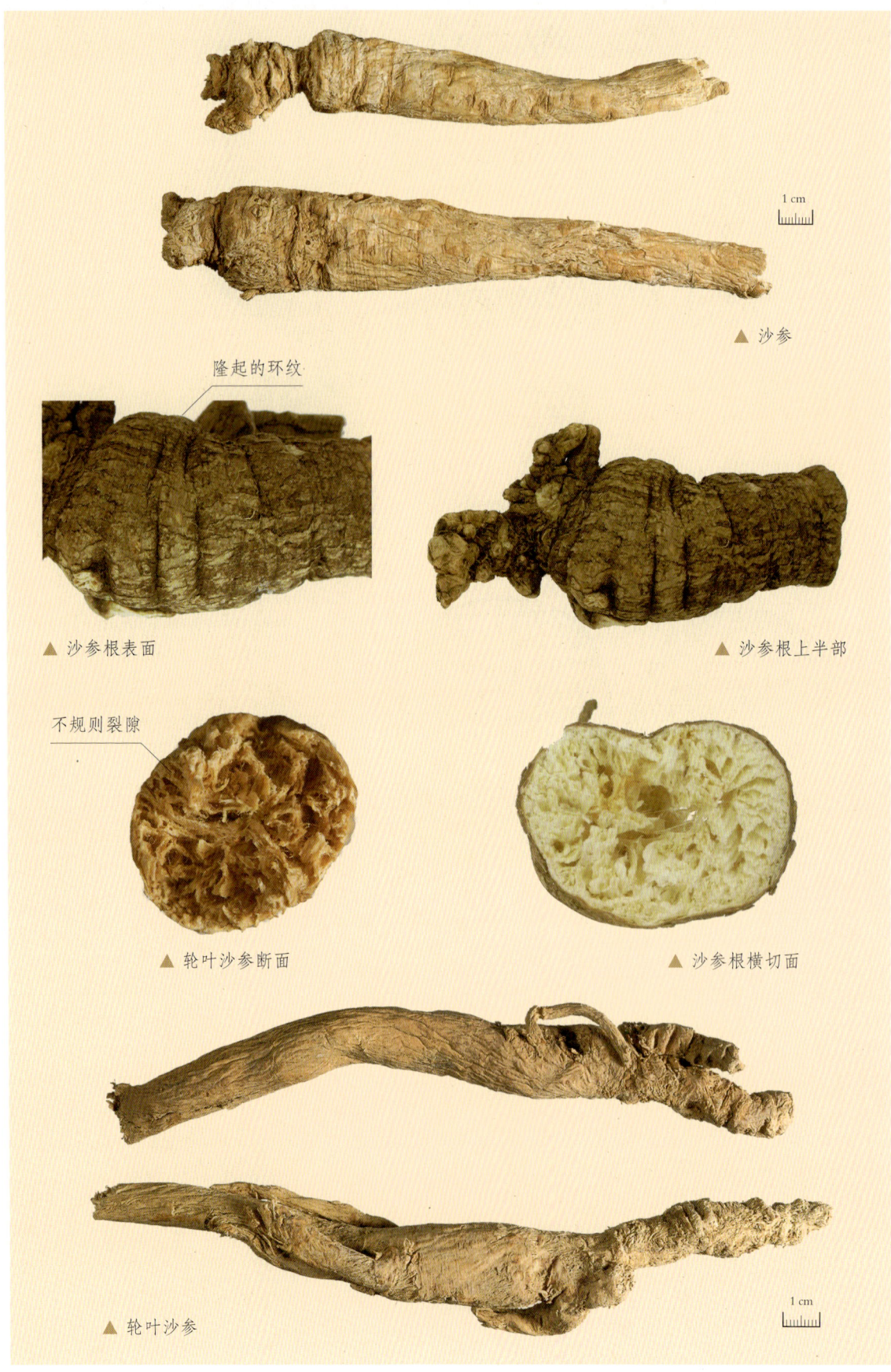

▲ 沙参

1 cm

隆起的环纹

▲ 沙参根表面

▲ 沙参根上半部

不规则裂隙

▲ 轮叶沙参断面

▲ 沙参根横切面

▲ 轮叶沙参

1 cm

茜 草 /Qiancao

正 品

茜草（药典品种）

药材为茜草科植物茜草 *Rubia cordifolia* L. 的干燥根和根茎。

本品根茎呈结节状。根呈圆柱形，粗细不等，略弯曲，丛生于根茎。长10～25 cm，直径0.2～1 cm。表面红棕色或暗棕色，具细纵皱纹及少数细根痕；皮部脱落处呈黄红色。质脆，易折断，断面平坦，皮部较窄，紫红色，木部宽广，浅黄红色，可见多数小孔。热水浸泡后，水呈淡红色。气微，味微苦，久嚼刺舌。

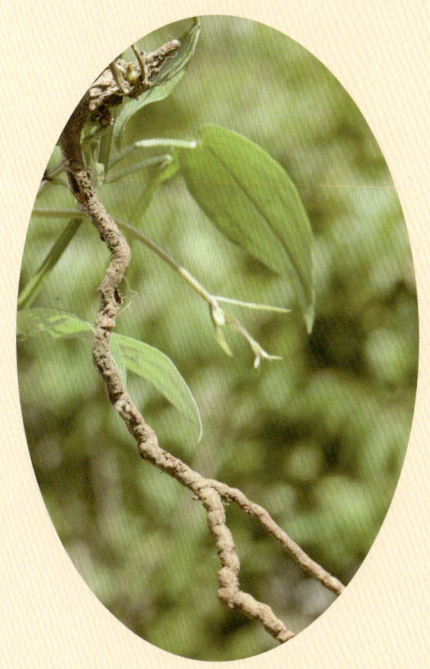

▲ 茜草鲜品

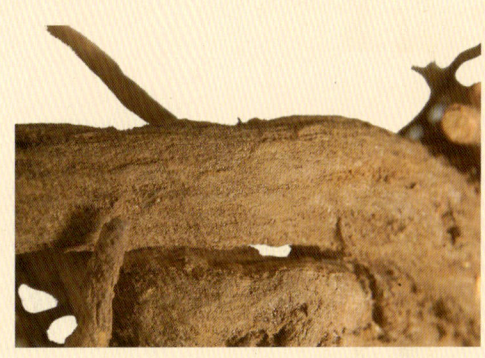

▲ 茜草表面

结节状

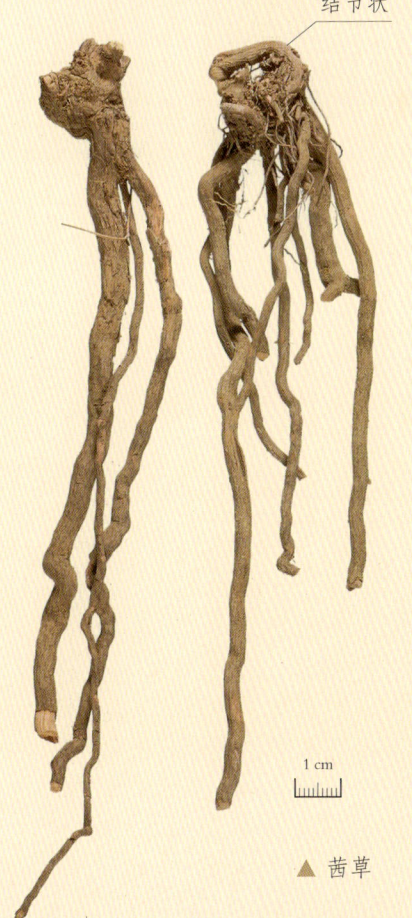

皮部紫红色

小孔密且多

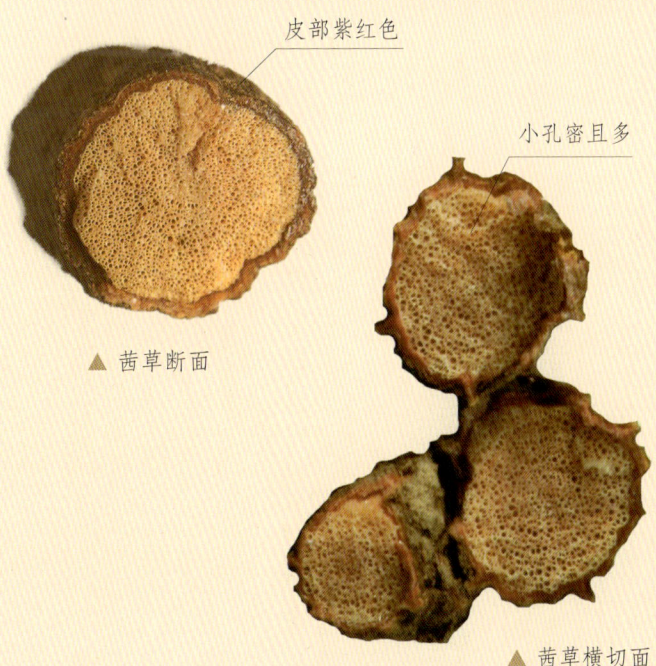

▲ 茜草断面

▲ 茜草横切面

1 cm

▲ 茜草

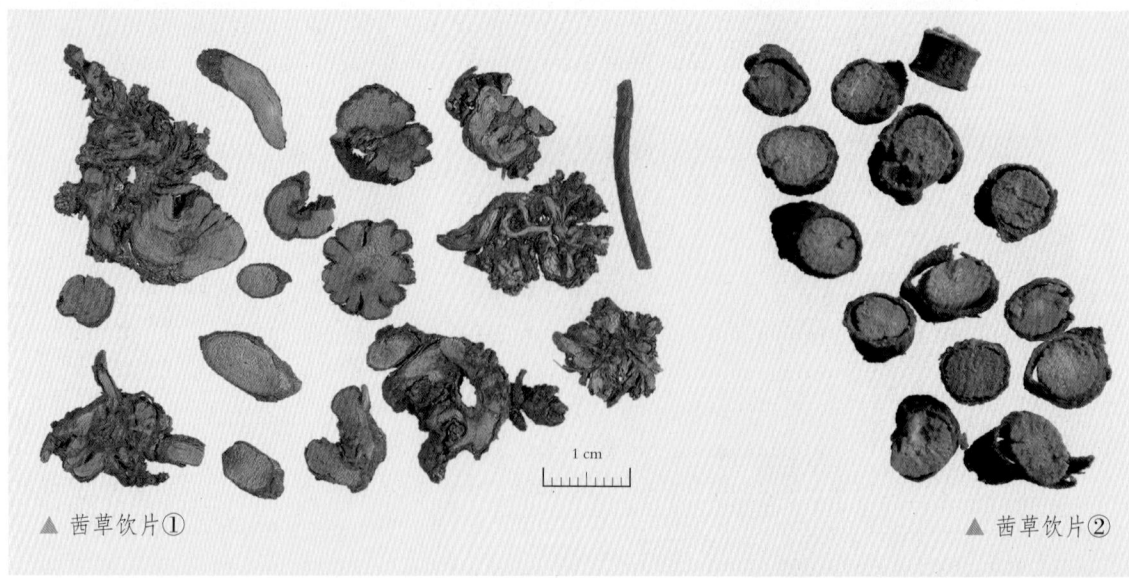

▲ 茜草饮片①

▲ 茜草饮片②

非正品

中华茜草

为茜草科植物中华茜草 *Rubia chinensis* Regel et Maack 的干燥根和根茎。

本品主根不明显，细根数十条，呈细圆柱形，丛生于根茎，长6～10 cm，直径约0.1 cm，表面棕褐色。质脆，易折断，断面可见白色木部。气微，味淡。

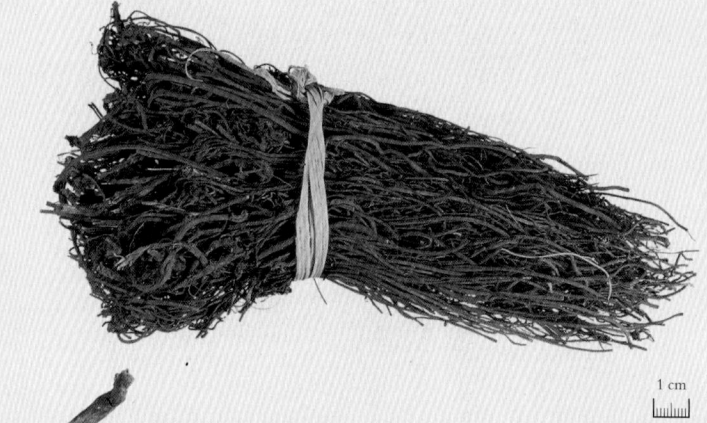

▲ 中华茜草

长叶茜草

为茜草科植物长叶茜草 *Rubia lanceolata* Hayata 的干燥根及根茎。

本品根数条或数十条，长圆柱形，丛生于根茎，长5～12 cm，直径 0.1～0.5 cm，表面深红褐色，有细纵皱纹及细小须根痕。质脆，易折断，断面可见粉红色木部。气微，味淡。

▲ 长叶茜草

欧茜草

为茜草科植物欧茜草 *Rubia tinctorum* L. 的干燥根和根茎。

本品主根明显，直径0.5～1.2 cm。根呈圆柱形，稍弯曲。红色或灰红色，稍具纵皱纹及少数须根痕，外皮易剥落。有的根茎明显，节间长2～4 cm，节上有对生的芽。质硬，体轻，易折断，断面平坦，皮部红棕色，木部黄棕色。气微，味淡。

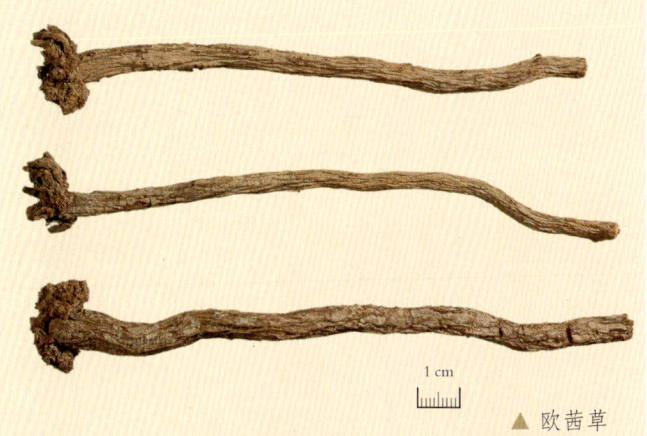

1 cm

▲ 欧茜草

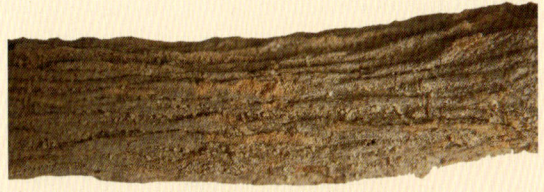

▲ 欧茜草表面

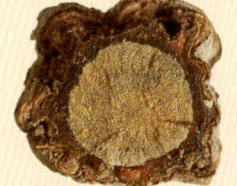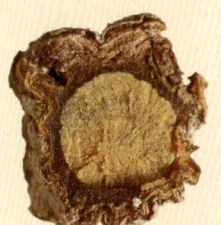

▲ 欧茜草断面

蓬子菜

为茜草科植物蓬子菜 *Galium verum* L. 的干燥根。

本品较细，外表灰褐色或浅棕褐色。质硬，断面类白色或灰黄色，有同心环状排列的棕黄色环纹。热水浸泡后，水呈淡黄色。气微，味淡。

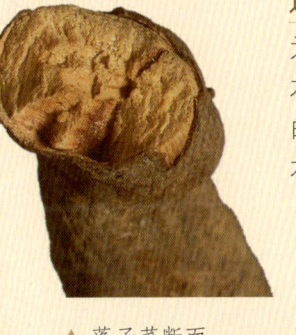

▲ 蓬子菜断面

▲ 蓬子菜表面

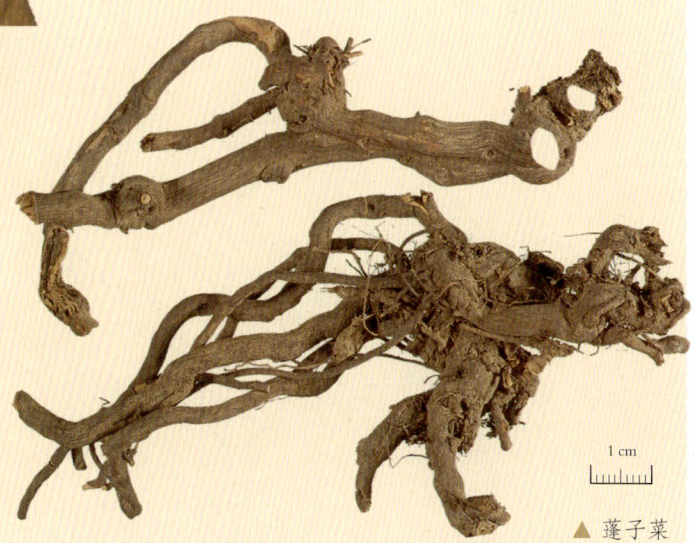

1 cm

▲ 蓬子菜

草　乌 /Caowu

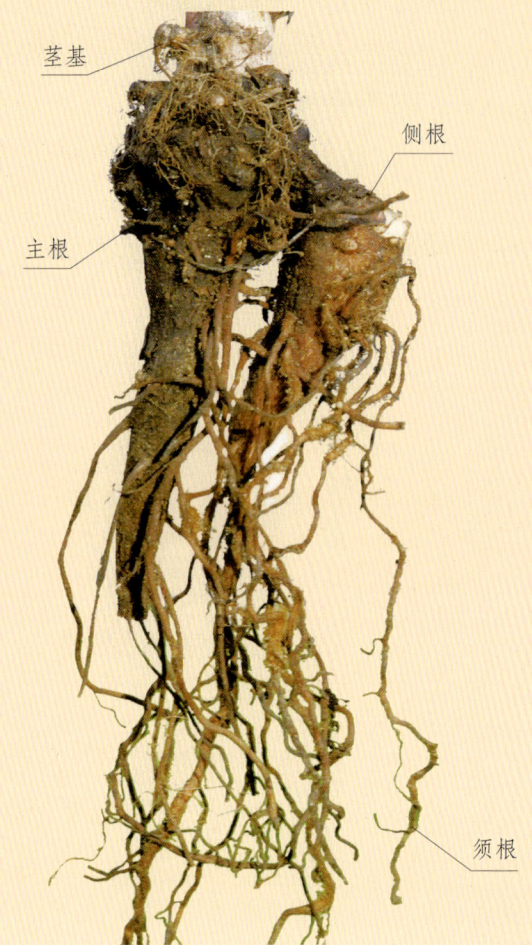

茎基

侧根

主根

须根

▲ 草乌鲜品

草乌（药典品种）

药材为毛茛科植物北乌头 *Aconitum kusnezoffii* Reichb. 的干燥块根。

本品呈不规则长圆锥形，略弯曲，长2～7 cm，直径 0.6～1.8 cm。顶端常有残茎和少数不定根残基，有的顶端一侧有一枯萎的芽，一侧有一圆形或扁圆形不定根残基。表面灰褐色或黑棕褐色，皱缩，有不规则纵皱纹、点状须根痕和数个瘤状侧根。质硬，断面灰白色或暗灰色，有裂隙，可见一多角形或类圆形环纹，髓部较大或中空。气微，味辛辣、麻舌。

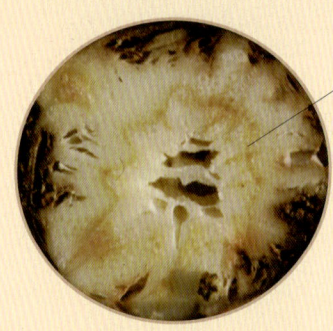

多角形环纹

▲ 草乌鲜品横切面

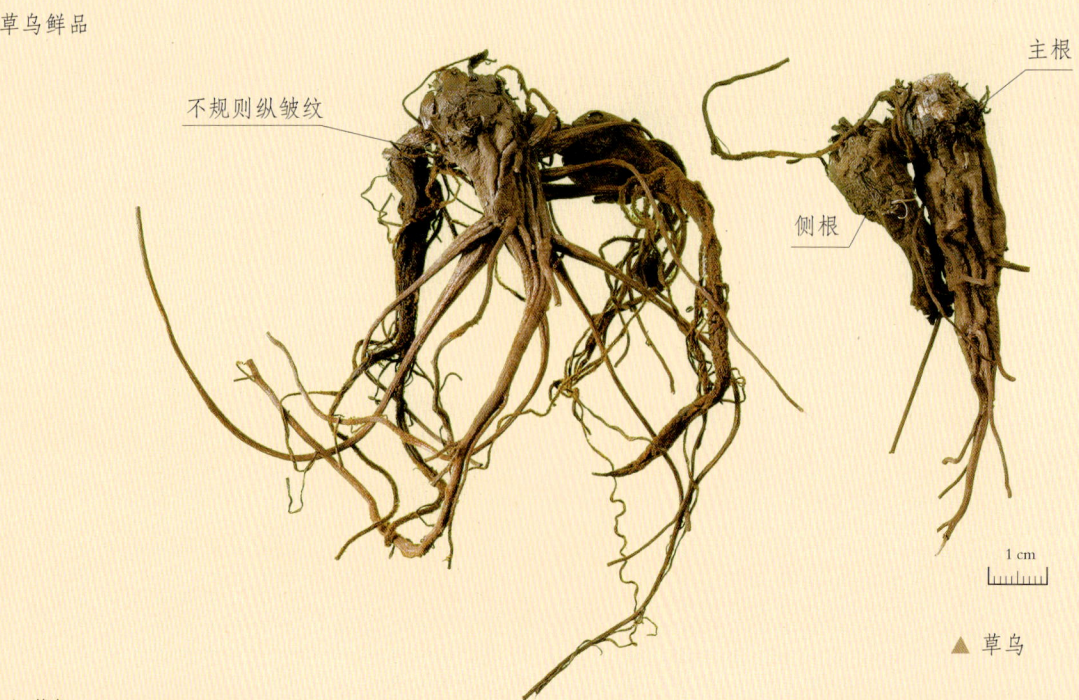

不规则纵皱纹

主根

侧根

1 cm

▲ 草乌

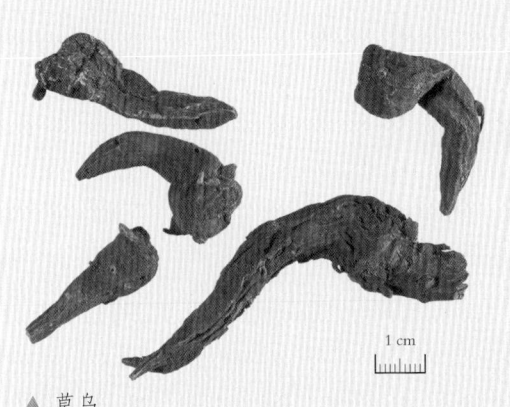

1 cm

▲ 草乌

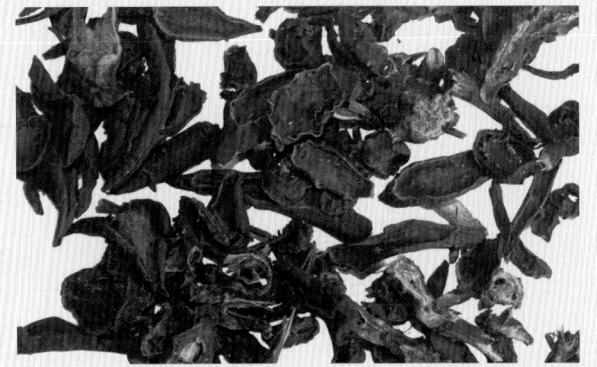

▲ 炙草乌

非正品

黄草乌

为毛茛科植物黄草乌 *Aconitum vilmorinianum* Kom. 的干燥块根。

本品呈长圆锥形，长5～15 cm，直径1～2.5 cm。表面黄褐色至黑褐色，有多数纵皱纹，顶端可见茎基残痕，末端细尖而稍弯曲。质坚硬，不易折断，断面粉白色至黄白色。气微，味苦、麻。

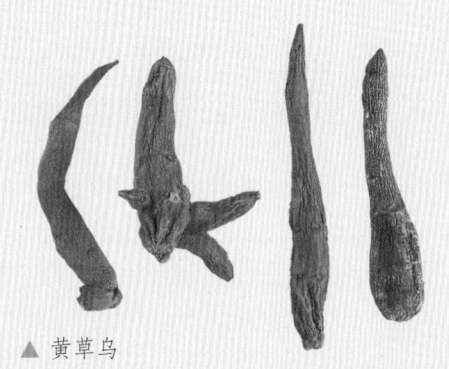

▲ 黄草乌

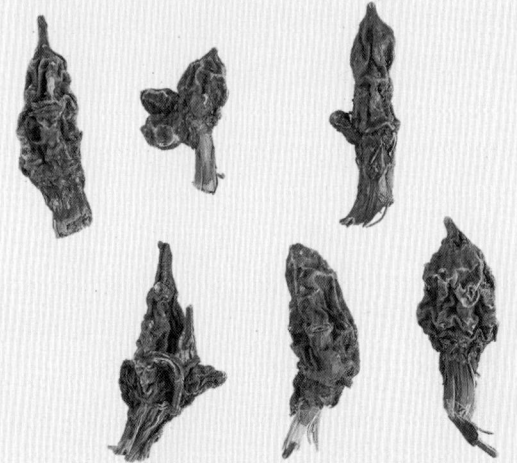

▲ 瓜叶乌头

瓜叶乌头

为毛茛科植物瓜叶乌头 *Aconitum hemsleyanum* Pritz. 的干燥块根。

本品呈椭圆形或圆锥形，长2～5 cm，直径1～1.5 cm。外皮褐棕色，明显皱缩，顶端常具茎残基，基部常急尖，四周有须根残留，有的呈短角刺状。质坚硬，难折断，断面棕黄色，可见五角星状环纹。

乌头主根

本品来源和特征参见本册川乌项下。

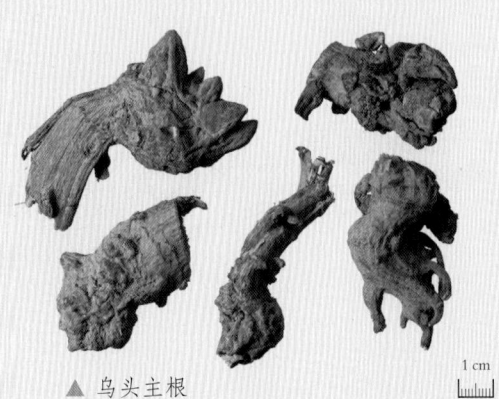

1 cm

▲ 乌头主根

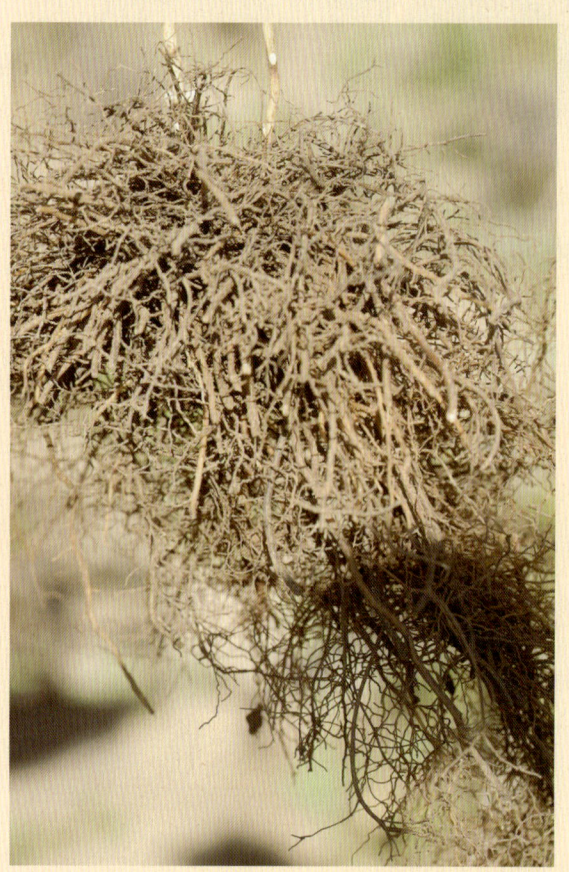

▲ 东北铁线莲鲜品

正 品

东北铁线莲（药典品种）

药材为毛茛科植物东北铁线莲 *Clematis manshurica* Rupr. 的干燥根和根茎。

本品根茎呈柱状，长6～12cm，直径0.6～2cm。根多弯曲不直。表面黄褐色，顶端残留茎残基，有纵皱纹。质硬，不易折断，断面白色，圆柱形，粉性，有稀疏的放射状纹理。气微，味辛辣。

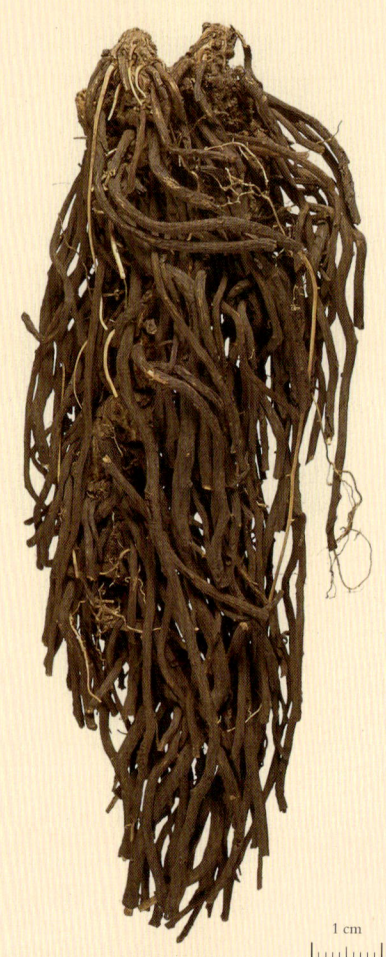

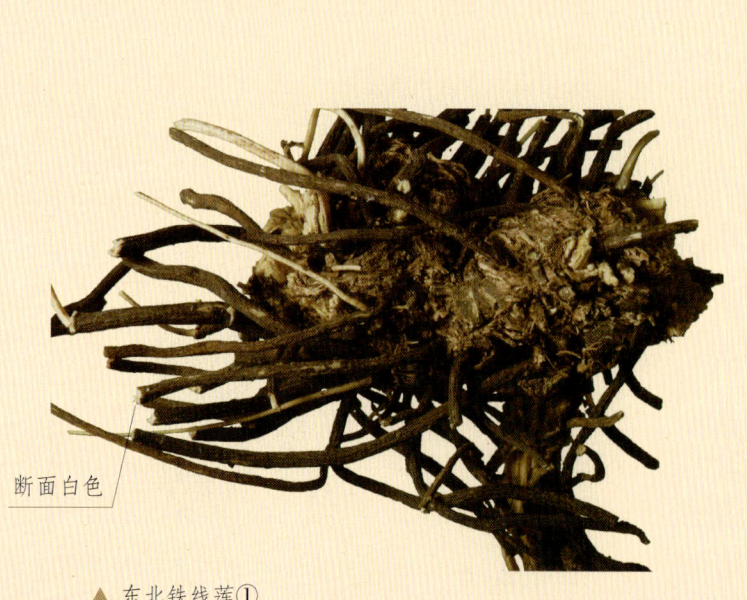

断面白色

▲ 东北铁线莲①

▲ 东北铁线莲②

1 cm

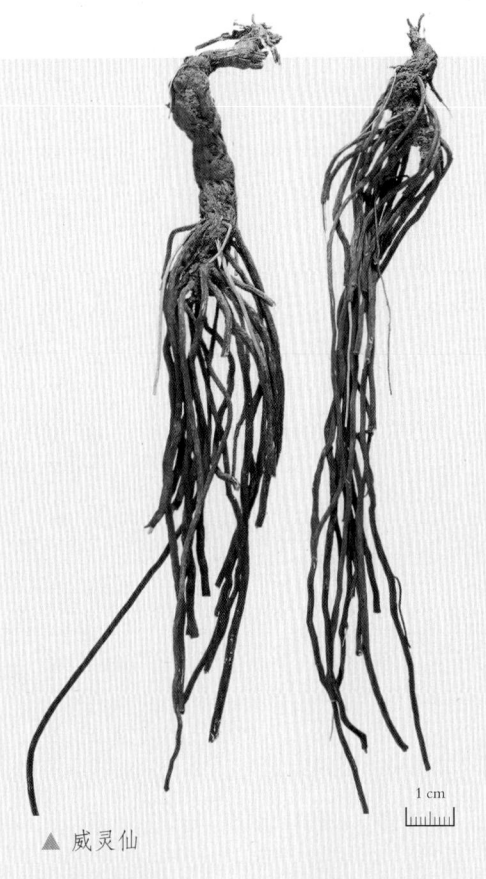

▲ 威灵仙

1 cm

威灵仙（药典品种）

药材为毛茛科植物威灵仙 Clematis chinensis Osbeck. 的干燥根和根茎。

本品根茎呈柱状，长1.5～10 cm，直径0.3～1.5 cm。表面淡棕黄色，顶端残留茎基。质较坚韧，断面纤维性；下端着生多数细根。根呈长圆柱形，稍弯曲，长7～15 cm，直径0.1～0.3 cm；表面黑褐色，有细纵纹，有的皮部脱落，露出黄白色木部；质硬脆，易折断，断面皮部较广，木部淡黄色，略呈方形，皮部与木部间常有裂隙。气微，味淡。

断面白色

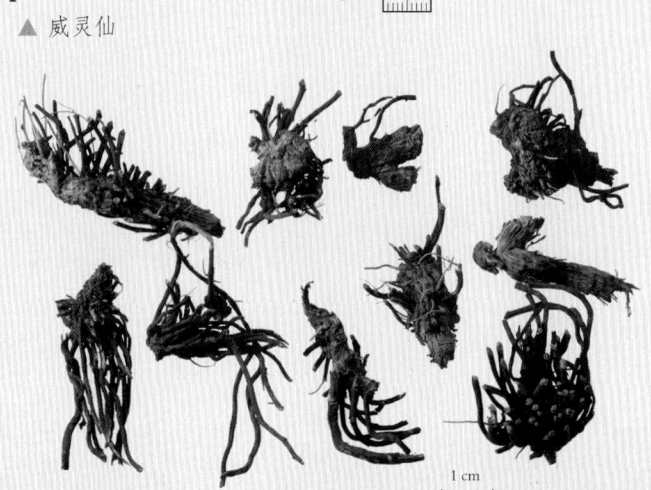

▲ 威灵仙根茎①

1 cm

▲ 威灵仙根茎②

棉团铁线莲（药典品种）

药材为毛茛科植物棉团铁线莲 Clematis hexapetala Pall. 的干燥根和根茎。

本品根茎呈短柱状，长1～4 cm，直径0.5～1 cm。根细长圆柱形，长4～20 cm，直径0.1～0.2 cm。表面棕褐色至棕黑色，断面木部圆形。气微，味咸。

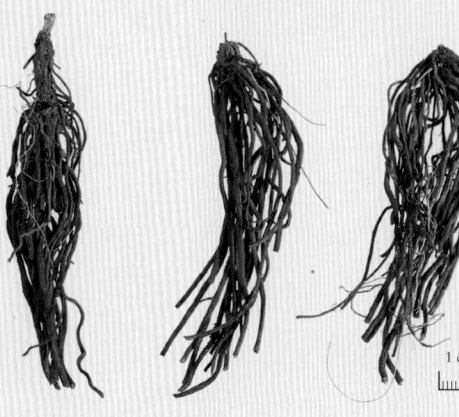

1 cm

▲ 棉团铁线莲

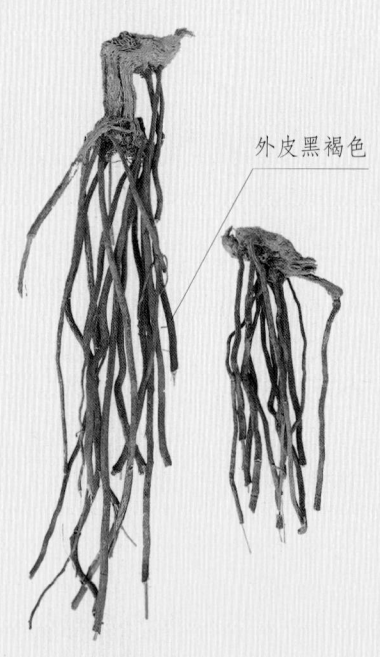

外皮黑褐色

▲ 铁皮威灵仙

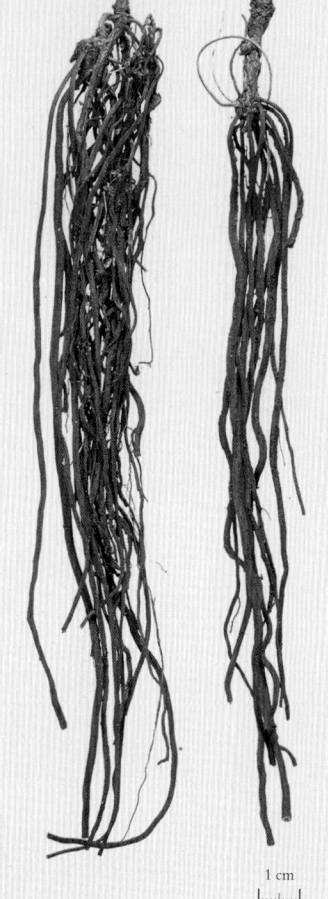

▲ 柱果铁线莲

非正品

铁皮威灵仙

为毛茛科植物铁皮威灵仙 *Clematis finetiana* Levl. et Vant. 的干燥根和根茎。

本品与威灵仙类似。根略粗而稀疏，长达20 cm，直径可达0.3 cm 以上。外皮黑褐色，断面富粉性。

柱果铁线莲

为毛茛科植物柱果铁线莲 *Clematis uncinata* Champ. 的干燥根和根茎。

本品根长10～15 cm，直径0.2～0.5 cm。表面淡棕色或棕褐色，纵皱纹较少但明显。断面略呈角质样。

单叶铁线莲

为毛茛科植物单叶铁线莲 *Clematis henryi* Oliv. 的干燥块根。

本品呈纺锤形，多弯曲不直。长6～12 cm，直径0.6～2 cm。表面黄褐色，有纵皱纹。质硬，不易折断，断面白色，粉性，有稀疏的放射状纹理。气微，味微甘。

断面白色，粉性

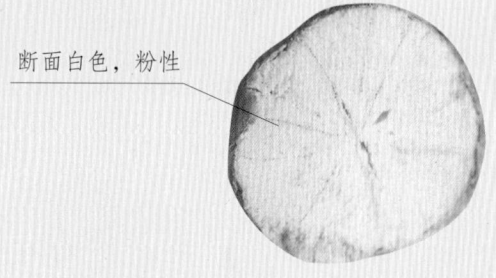

▲ 单叶铁线莲断面

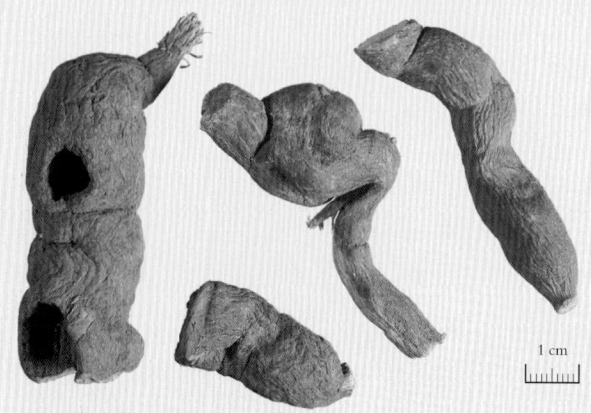

▲ 单叶铁线莲

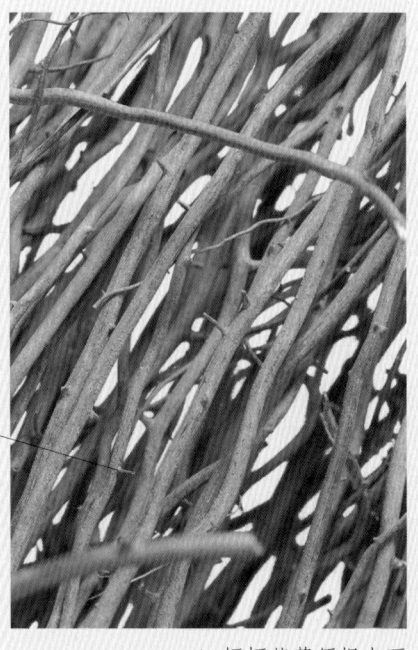

根茎有刺

刺状须根

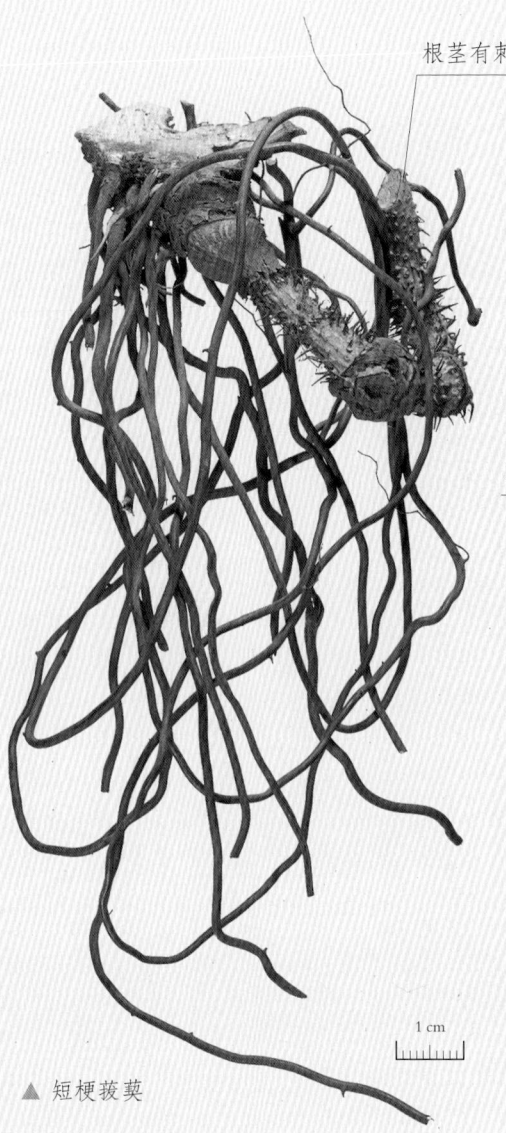

1 cm

▲ 短梗菝葜须根表面

▲ 短梗菝葜

短梗菝葜

为百合科植物短梗菝葜 *Smilax scobinicaulis* C. H. Wright 的干燥根和根茎。

根茎呈不规则块状，多横生，上端偶有残留茎基，茎上着生小刺，根茎下端丛生许多细长圆柱形的根，长20~80 cm，直径0.1~0.3 cm，多弯曲不直。表面棕褐色或灰褐色，光滑，并有稀疏的刺状须根痕。质坚韧，难折断，断面白色。气微，味淡。

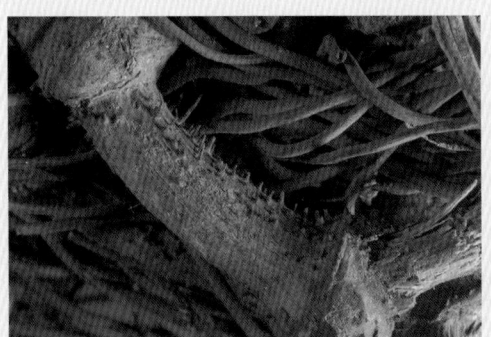

▲ 短梗菝葜根茎表面

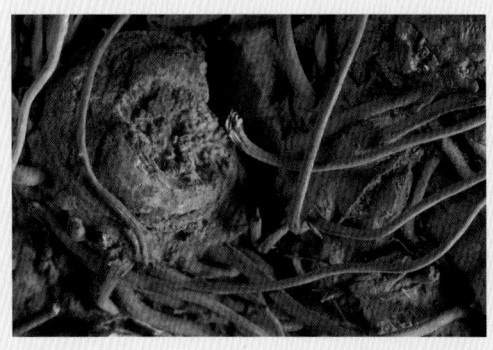

▲ 短梗菝葜茎基表面

粘鱼须

为百合科植物华东菝葜
Smilax sieboldii Miq. 的
干燥根和根茎。
本品根茎性状与短梗菝
葜类似。一般刺状须根
痕较少。

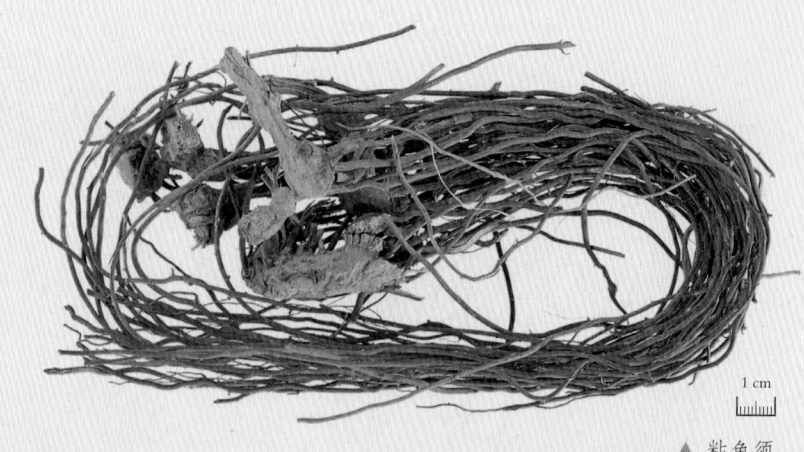

1 cm

▲ 粘鱼须

鞘柄菝葜

为百合科植物鞘柄菝葜
Smilax stans Maxim. 的
干燥根和根茎。
本品性状与短梗菝葜类
似。一般根细小，残茎
不具刺。

黑叶菝葜

为百合科植物黑叶菝葜
Smilax nigrescens Wang
et Tang 的干燥根和根
茎。
本品根茎性状与短梗菝
葜相似。根表面黑灰
色，略粗。

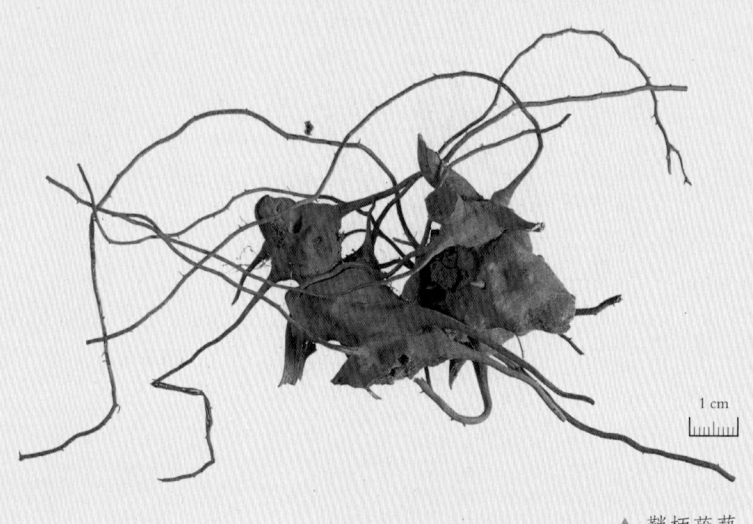

1 cm

▲ 鞘柄菝葜

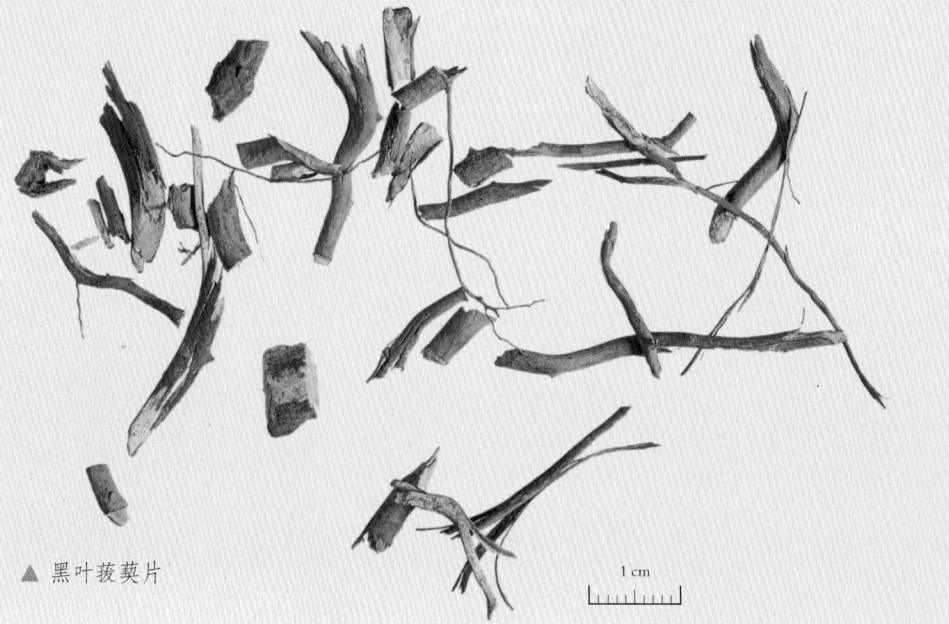

▲ 黑叶菝葜片

1 cm

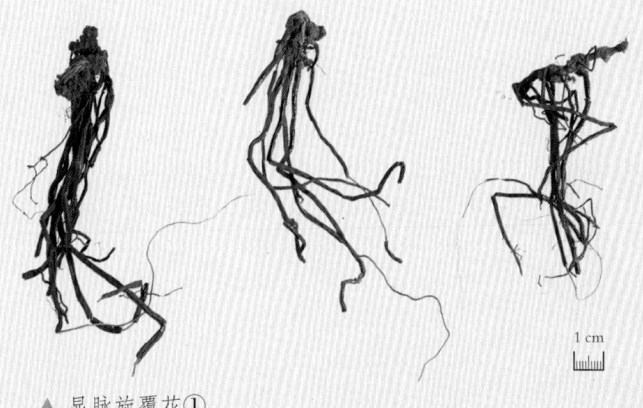

显脉旋覆花

为菊科植物显脉旋覆花 *Inula nervosa* Wall. 的干燥根。

本品根茎短，直径0.5～2 cm。其上多有茎的残痕，并着生众多黄棕色绒毛。须根十余条，常弯曲，长5～15 cm，直径0.1～0.5 cm。表面黑褐色或灰褐色，具皱纹。易折断，断面木部淡黄色，皮部与木部易分离。具特臭，味微涩。

▲ 显脉旋覆花①

根茎短，具绒毛

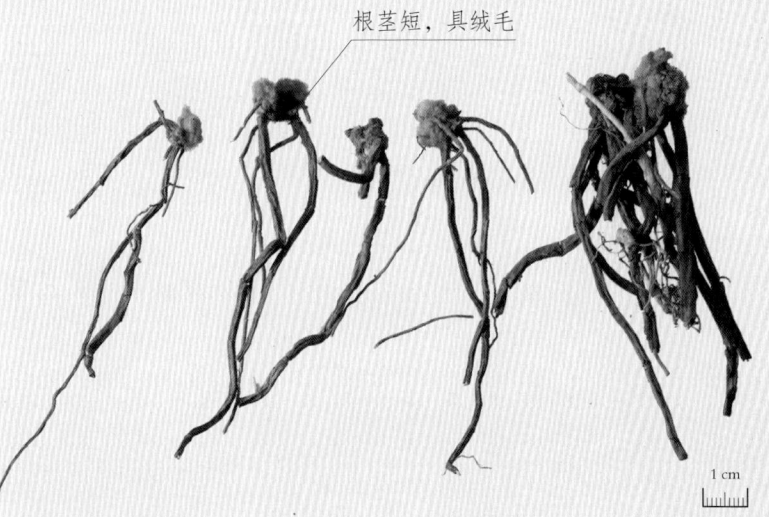

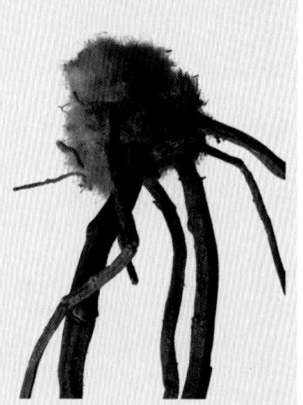

▲ 显脉旋覆花②

▲ 显脉旋覆花根头

肿节风

为金粟兰科植物草珊瑚 *Sarcandra glabra* (Thunb.) Nakai 的干燥全草或嫩枝、嫩叶。

本品茎枝有明显的节，圆柱形，棕色。叶对生，薄革质，卵状长圆形或披针状长圆形，棕色或绿褐色，边缘除近基部外有粗锯齿，齿端为硬骨质。气微，味淡。

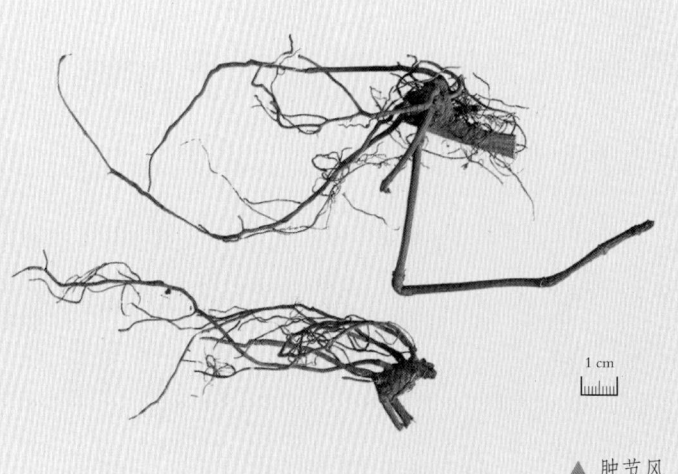

▲ 肿节风

白芍须根

为毛茛科植物芍药 *Paeonia lactiflora* Pall. 的干燥须根。本品呈细圆柱形，多顺直，两端平截。表面类白色至红棕色，有纵皱纹及细根痕，偶有残存的棕褐色外皮。质坚实，易折断，断面较平坦，类白色或微带棕红色，木部具放射状纹理。气微，味微苦、酸。

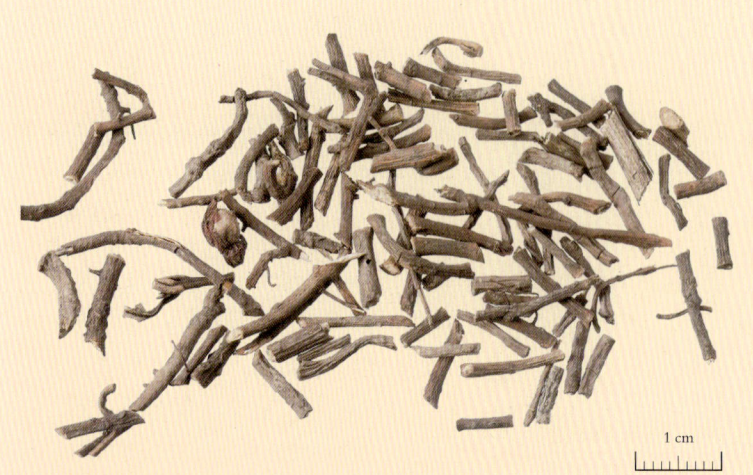

1 cm

▲ 白芍须根①

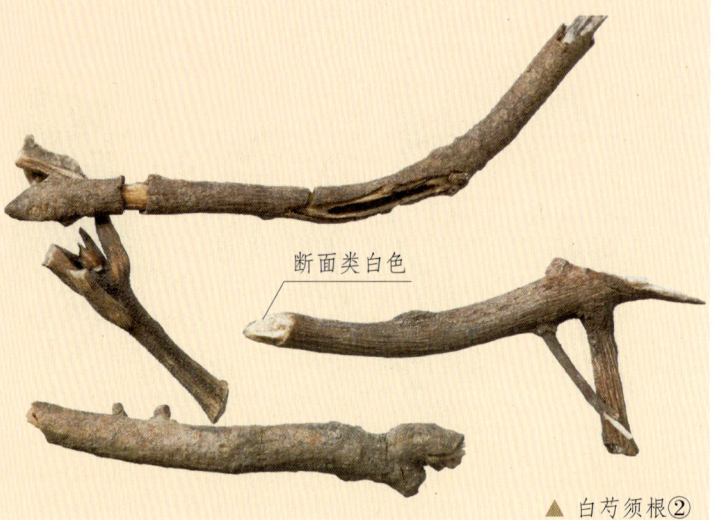

断面类白色

▲ 白芍须根②

升麻须根

为毛茛科植物升麻 *Cimicifuga foetida* L. 或兴安升麻 *Cimicifuga dahurica* (Turcz.) Maxim. 的干燥须根。

本品呈细圆柱形，常可见分枝残段。表面灰棕色至暗棕色。质坚实，不易折断，断面不平坦，纤维性，有裂隙，灰黄色。气微，味微苦。

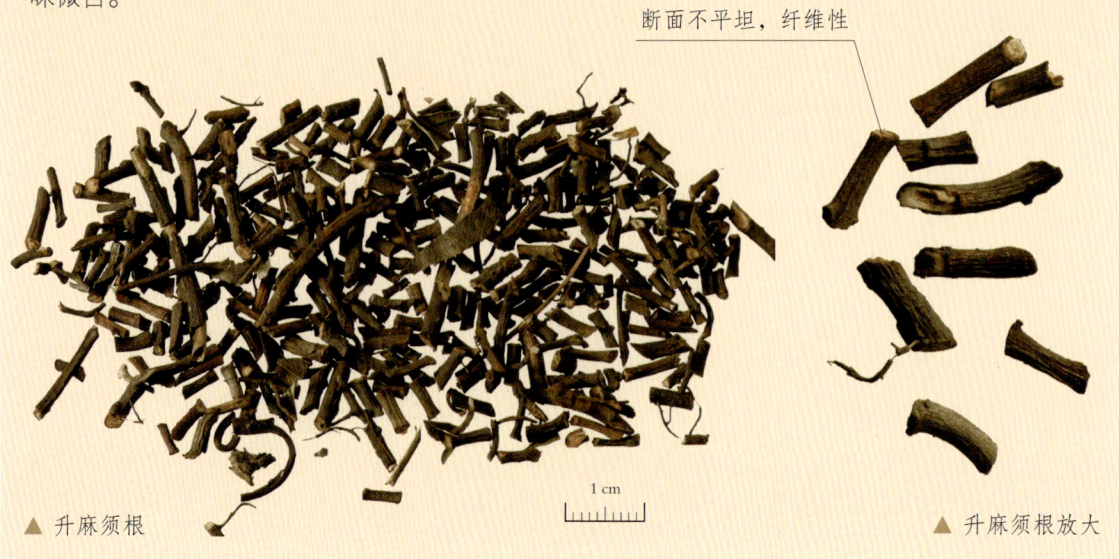

断面不平坦，纤维性

1 cm

▲ 升麻须根

▲ 升麻须根放大

绵马贯众 /Mianmaguanzhong

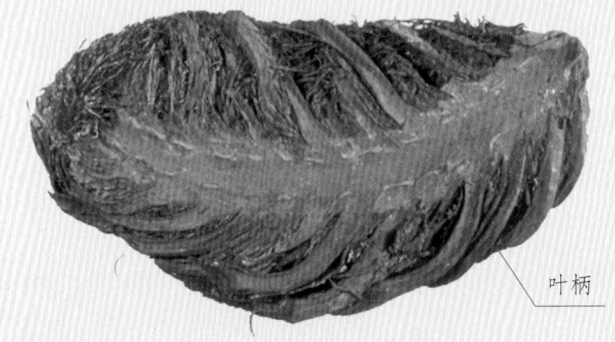

叶柄残基

▲ 绵马贯众

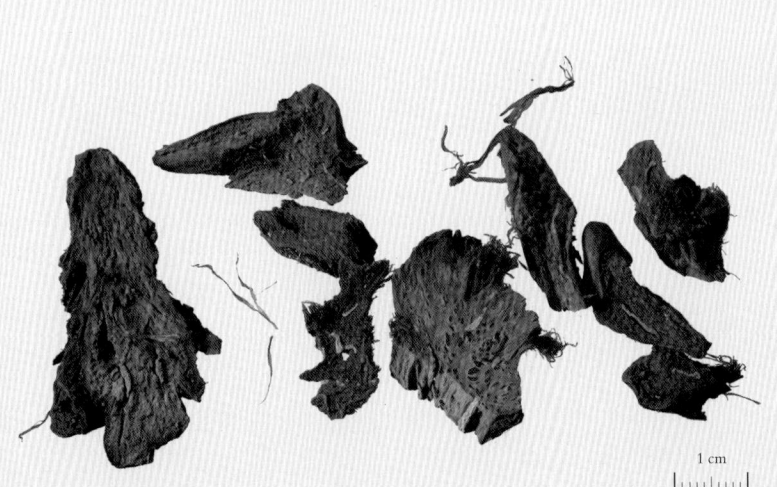

叶柄

▲ 绵马贯众纵切面

正 品

绵马贯众（药典品种）

药材为鳞毛蕨科植物粗茎鳞毛蕨 *Dryopteris crassirhizoma* Nakai 的干燥根茎和叶柄残基。

本品略呈长圆柱形，上端钝圆或截形，下端较尖，有的纵剖为两半，略弯曲，长7～20 cm，直径4～8 cm。表面黄棕色至黑褐色，密生排列紧密的叶柄残基及锈色或深褐色大鳞片，鳞片卵状披针形，并有弯曲的须根，叶柄残基呈扁圆柱形，向下渐呈圆柱形，断面可见5～13个黄色小点（分体中柱）。除去叶柄残基，根茎呈棱柱形，质坚硬，不易折断，折断面呈多角形，可见5～13个黄色小点（分体中柱）。气特异，味初淡而微涩，后渐苦、辛。

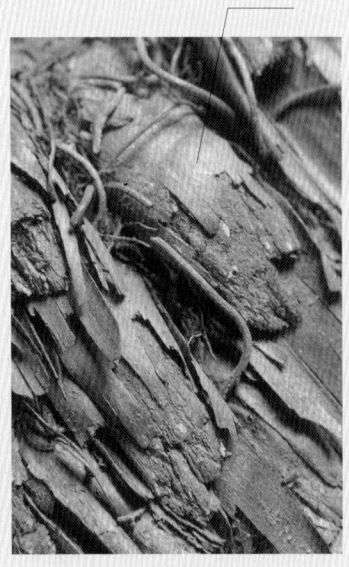

叶柄

▲ 绵马贯众叶柄残基表面

▲ 绵马贯众饮片

荚果蕨贯众

为球子蕨科植物荚果蕨 *Matteuccia struthiopteris* (L.) Todaro 的干燥根茎和叶柄残基。

本品略呈椭圆形、倒卵形或长卵形，上部钝圆，下部较尖，稍弯曲，长10～16 cm，直径4～8 cm。表面棕褐色，密被叶柄残基、须根及少数鳞片。叶柄残基上部扁平，下部较狭，背部微隆起，中央有一条纵棱，近上端有"V"形或"M"形皱纹，腹面稍向内凹。折断面可见呈"八"形排列的分体中柱。质坚硬，断面平坦。气微而特异，味微涩。

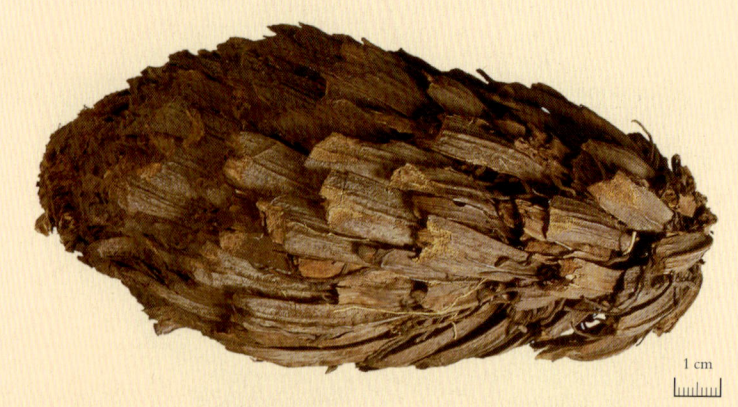

1 cm

▲ 荚果蕨贯众

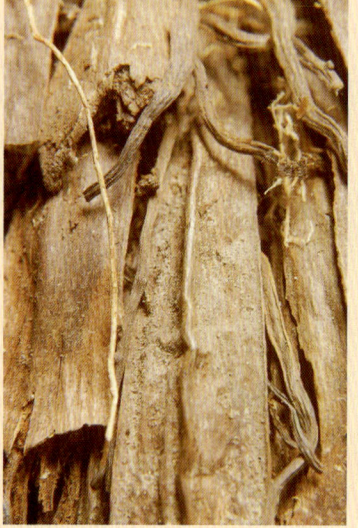

▲ 荚果蕨贯众叶柄残基表面

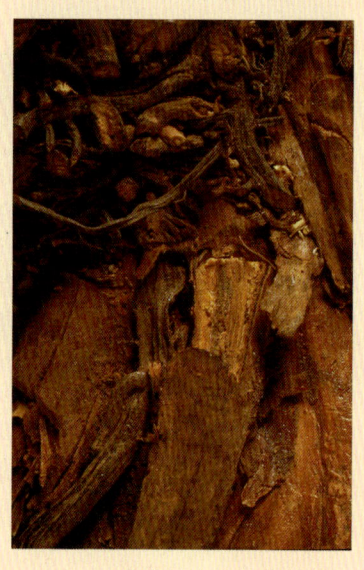

▲ 紫萁贯众叶柄残基表面

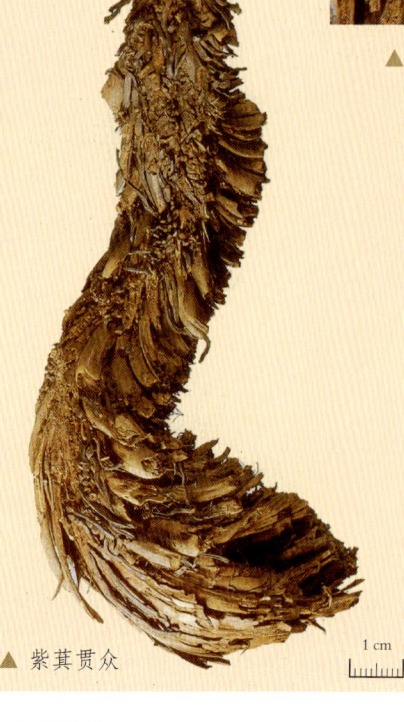

▲ 紫萁贯众

1 cm

紫萁贯众

为紫萁科植物紫萁 *Osmunda japonica* Thunb. 的干燥根茎和叶柄残基。

本品略呈圆锥形或纺锤形，稍弯曲，先端钝，有的具分枝，下端较尖，长5～20 cm，直径2～8 cm。表面棕褐色，密被斜生的叶柄残基及须根，无鳞片。叶柄残基呈扁圆柱形，具耳状翅，翅易脱落。质硬，折断面呈新月形，多中空，可见"U"形分体中柱。气微，味淡、微涩。

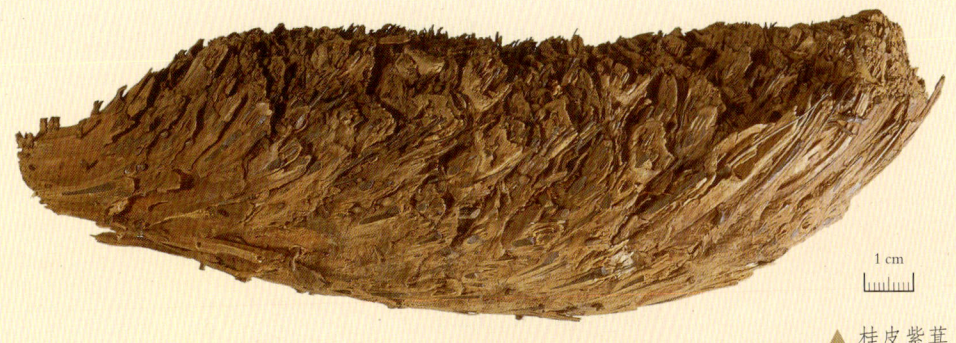

▲ 桂皮紫萁

桂皮紫萁

为紫萁科植物桂皮紫萁 *Osmunda cinnamomea* L. var. *asiatica* Fern. 的干燥根茎和叶柄残基。

与紫萁相似，但整体红棕色，叶柄残基断面中央具3个明显黑点。

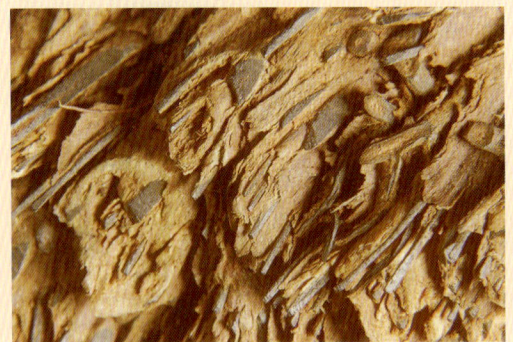

▲ 桂皮紫萁叶柄残基表面

华南紫萁

为紫萁科植物华南紫萁 *Osmunda vachellii* Hook. 的干燥根茎。

本品较粗大，略呈倒圆锥形，下部稍弯曲，长25～40 cm，直径7～14 cm。根茎细长，近于直立。叶柄残基的横断面无大的棕黑色点。气微弱而特异，味苦、涩。

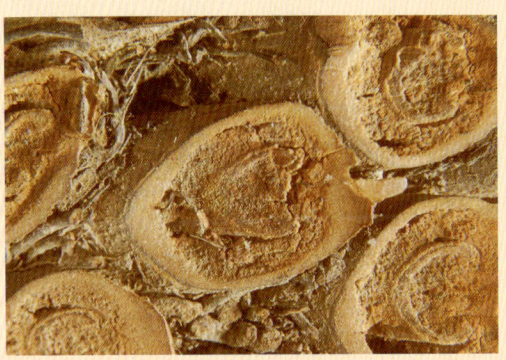

▲ 华南紫萁叶柄残基表面

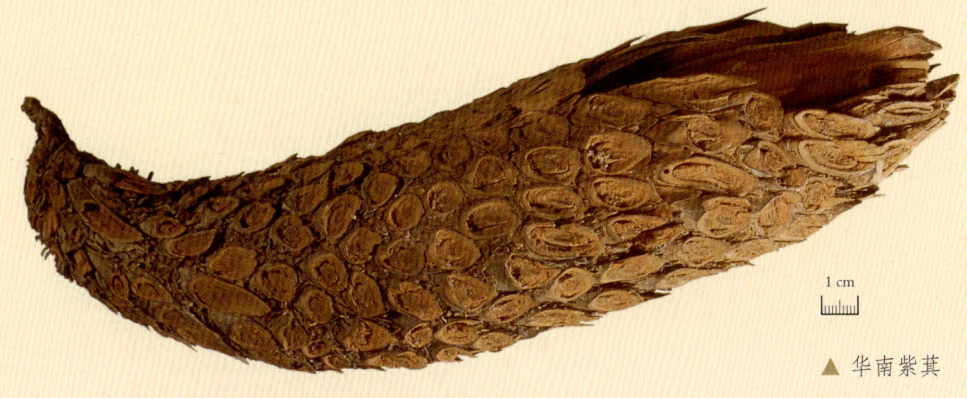

▲ 华南紫萁

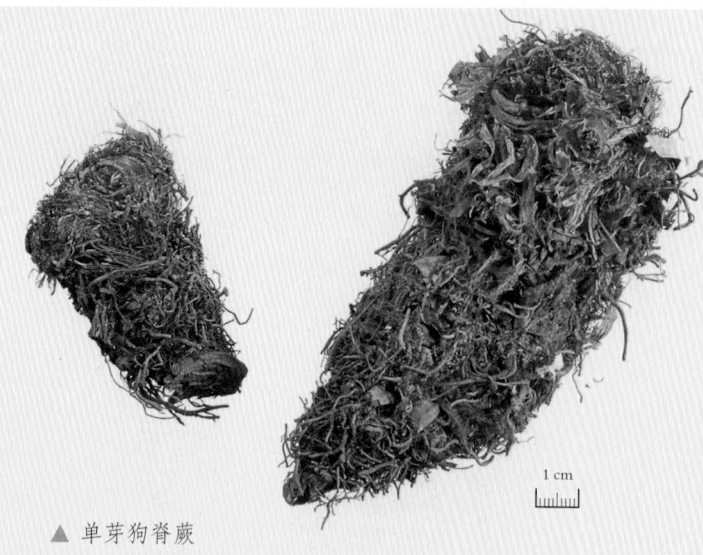

▲ 单芽狗脊蕨

单芽狗脊蕨

为乌毛蕨科植物单芽狗脊蕨 *Woodwardia unigemmata* (Makino）Nakai 的干燥根茎和叶柄残基。

本品略呈长圆柱形或类方柱状，挺直或稍弯曲，上端较钝，下端较尖，长6～30 cm，直径2～7 cm。表面红棕色至黑褐色。根茎粗壮，密被短粗的叶柄残基、鳞片及须根。鳞片棕红色，膜质，披针形。叶柄残基近半圆形，稍弯曲，背面呈螺旋状排列，腹面呈短柱状密集排列，质坚硬，断面半圆形，有5～8个分体中柱。

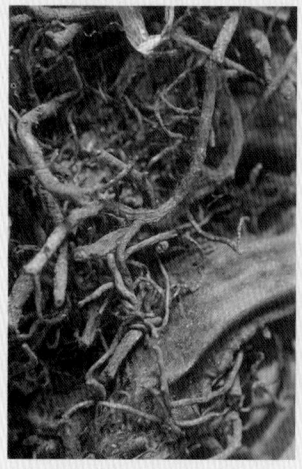

▲ 单芽狗脊蕨叶柄残基表面

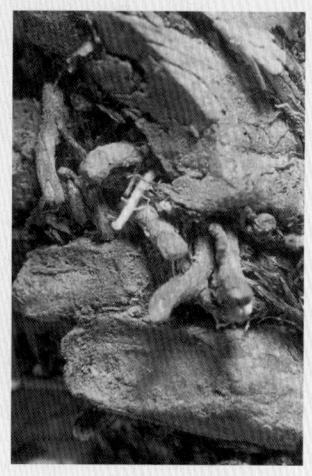

▲ 狗脊蕨叶柄残基表面

狗脊蕨

为乌毛蕨科植物狗脊蕨 *Woodwardia japonica* (L. f.) Sm. 的干燥根茎和叶柄残基。

本品与单芽狗脊蕨相似，仅叶柄残基断面的分体中柱为2～4个，内侧的一对较大，呈"八"形排列；叶柄基部常生出一条弯曲的须根。体轻，质硬而脆。气微，味淡。

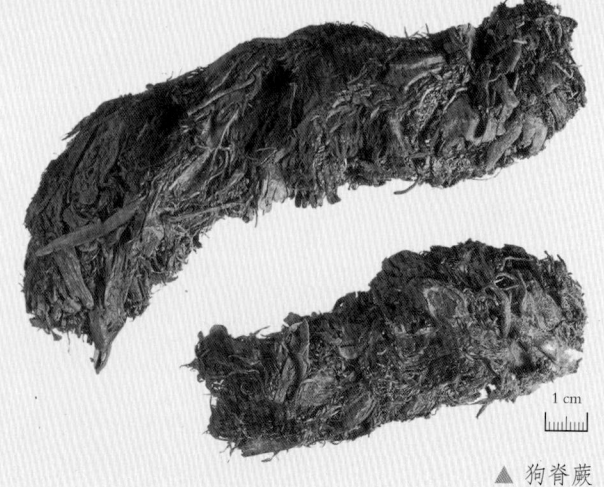

▲ 狗脊蕨

苏铁蕨

为乌毛蕨科植物苏铁蕨 *Brainea insignis* (Hook.) J. Sm. 的干燥根茎和叶柄残基。

本品略呈圆柱形，稍弯曲。直径3～5 cm，有的多纵切、横切或斜切成块片，密被短的叶柄残基、须根及少量鳞片，一般叶柄残基多被除去，仅剩根茎部分。其块片呈灰红色至红棕色，密布黑色小点，可见环列的黄色分体中柱10余个，多呈"U"形、"V"形或短线形。质坚硬，不易折断，断面不平坦。气微，味涩。

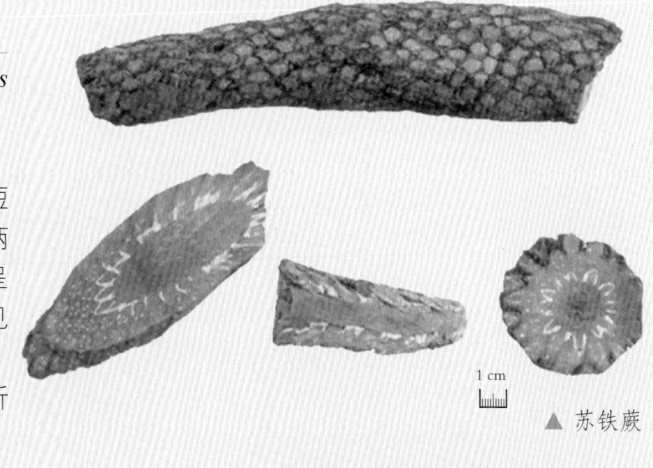

▲ 苏铁蕨

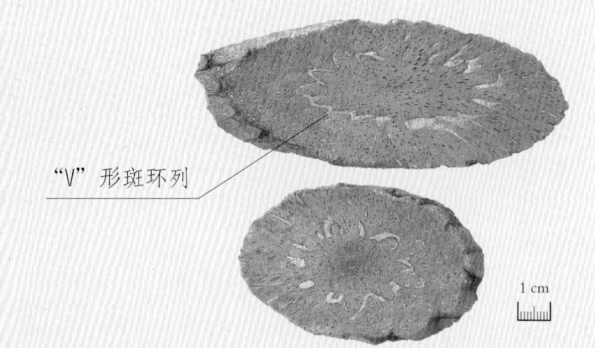

"V"形斑环列

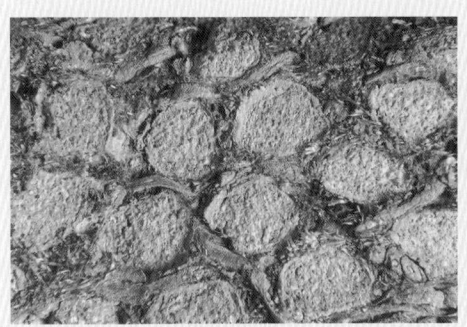

▲ 苏铁蕨叶柄残基表面

▲ 苏铁蕨横切片

乌毛蕨

为乌毛蕨科植物乌毛蕨 *Blechnum orientale* L. 的干燥根茎和叶柄残基。

本品略呈圆柱形，上端稍大，下端尖，长10～40 cm，直径4～8 cm。表面棕褐色至黑褐色，密被中空的叶柄残基、须根和黑色的鳞片。叶柄残基表面被黑褐色伏生鳞片，鳞片脱落处呈小突起状，粗糙；叶柄残基呈扁圆柱形。质硬，不易折断，折断面中央呈空洞状，可见分体中柱10余个，排列成环，内侧两个稍大；叶柄基部外侧有瘤状突起，其上簇生10余条须根。气微，特异，味微涩。

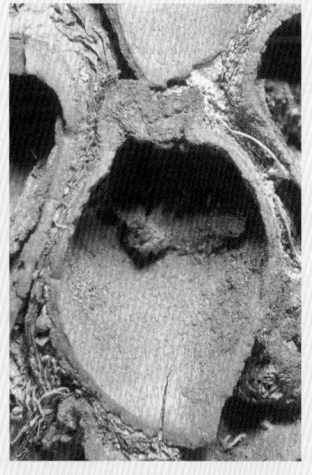

▲ 乌毛蕨叶柄残基表面

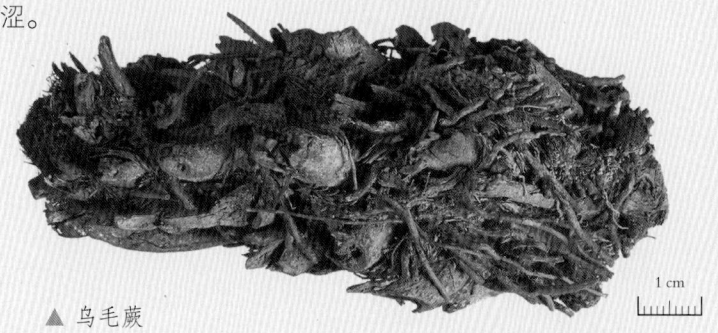

▲ 乌毛蕨

贯众

为鳞毛蕨科植物贯众 *Cyrtomium fortunei* J. Sm. 的干燥根茎和叶柄残基。

本品略呈倒卵形，多弯曲，长3～9 cm，直径3～5 cm。表面棕褐色，密被较长的叶柄残基、弯曲须根及红棕色的鳞片，鳞片边缘呈毛状。叶柄残基呈扁圆柱形，内面平坦，背面隆起。质坚硬，折断面可见黄白色分体中柱3～5个。气特异，味涩、微淡。

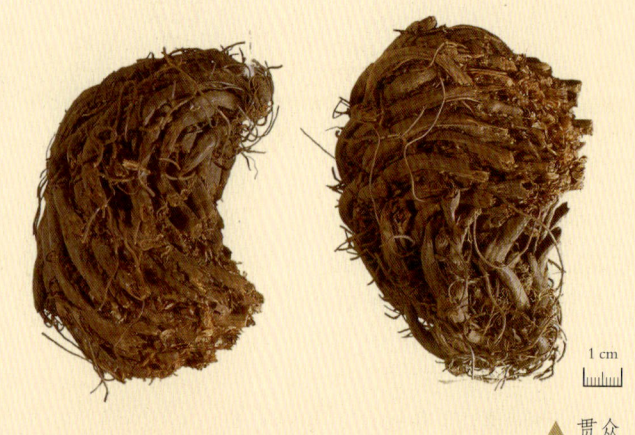

1 cm

▲ 贯众

布朗耳蕨

为鳞毛蕨科植物布朗耳蕨 *Polysticum braunii* Fee 的干燥根茎和叶柄残基。

本品略呈倒卵形，稍弯曲，长6～8 cm，宽4～6 cm。表面棕褐色，密被叶柄残基、弯曲须根及淡棕色的鳞片，鳞片仅存在于顶部，叶柄残基呈扁圆柱形，内面平坦，背面隆起。质坚硬，断面略呈半圆形，中部明显疏松，可见黄白色分体中柱2～3个。气微，味略涩。

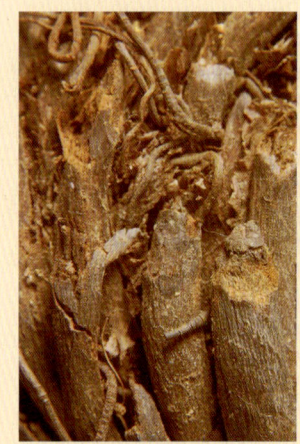

▲ 贯众叶柄断面

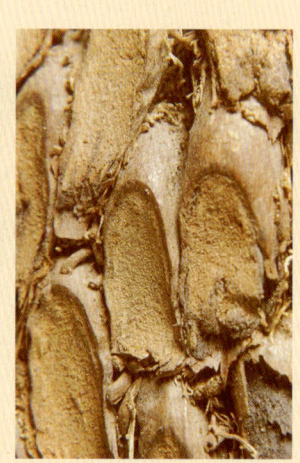

▲ 贯众叶柄残基表面

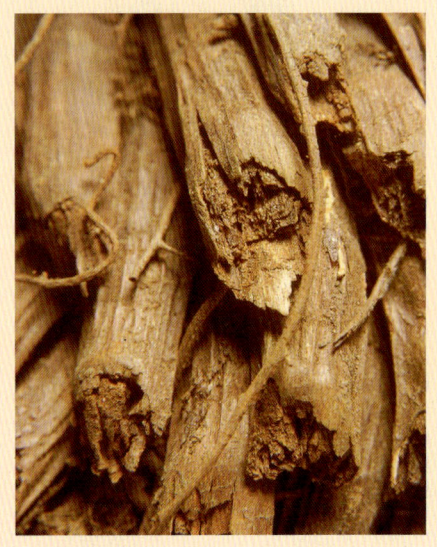

▲ 布朗耳蕨叶柄残基表面

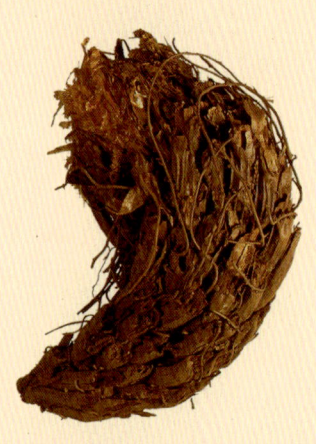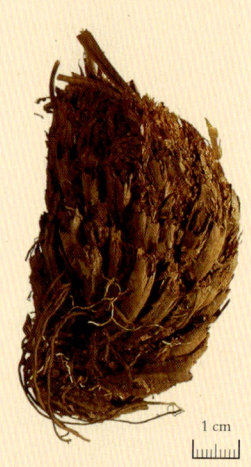

1 cm

▲ 布朗耳蕨

对马耳蕨

为鳞毛蕨科植物对马耳蕨 Polysticum tsussimense (Hook.) J.Sm. 的干燥根茎和叶柄残基。

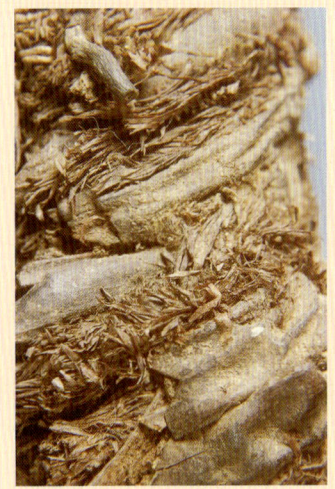

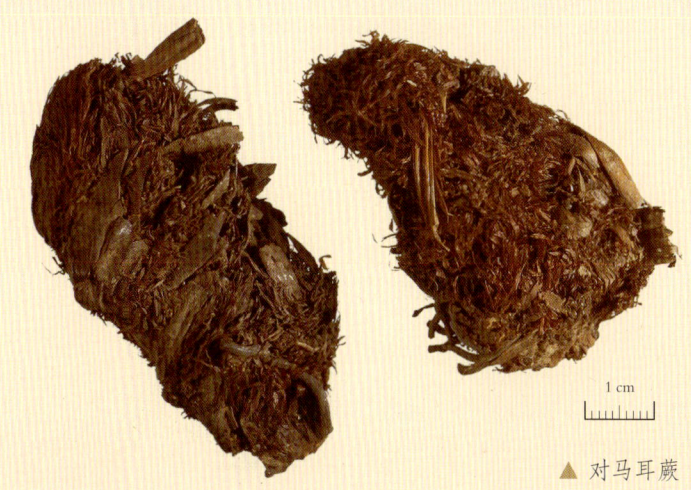

▲ 对马耳蕨

本品略呈卵形，稍弯曲，长5~7 cm，宽3~5 cm。表面棕褐色，密被叶柄残基、弯曲须根及淡棕色的鳞片，叶柄残基较粗大，呈扁圆柱形，内面平坦，背面不规则隆起。质坚硬，断面略呈不规则条形，中部疏松，分体中柱不明显。气微，味略涩。

▲ 对马耳蕨叶柄残基表面

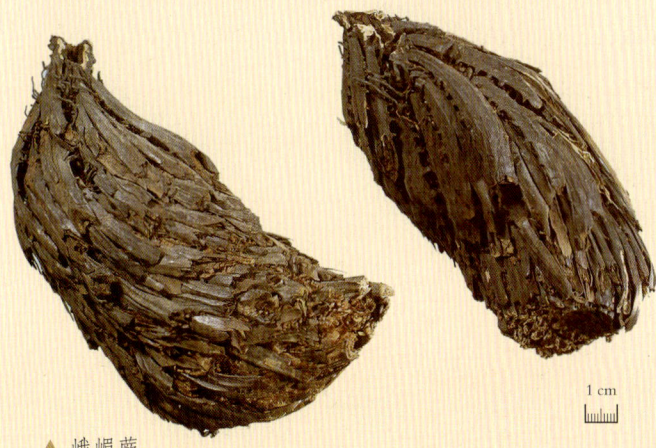

峨嵋蕨

为蹄盖蕨科植物峨嵋蕨 Lunathyrium acrostichoides (Sweet) Ching 的干燥根茎和叶柄残基。

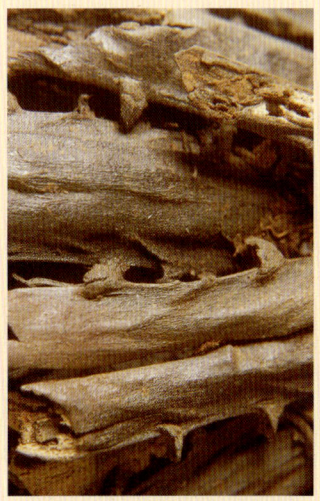

▲ 峨嵋蕨

本品略呈长卵圆形，上端钝圆，下端较尖，有的稍弯曲，长10~16 cm，直径6~10 cm。表面黑褐色或棕褐色。根茎细长，斜生，密被叶柄残基，并有细长弯曲的须根及少量的鳞片。叶柄残基上部较扁宽，向下渐细，两侧边缘具有明显的刺状突起，基部较窄，常呈菱方形，背面隆起，腹面稍向内凹，基部具棱脊。质硬而脆，断面具"八"形排列的分体中柱，其中常有一个暗色点或成空洞。叶柄基部外侧生有1条或3条须根。气微而特异，味涩或苦、辛。

▲ 峨嵋蕨叶柄残基表面

骨 碎 补 /Gusuibu

正 品

骨碎补（药典品种）

药材为水龙骨科植物槲蕨 *Drynaria fortunei* (Kunze.) J. Sm. 的干燥根茎。本品呈扁平长条形，多弯曲，有分枝，长5～15 cm，宽1～1.5 cm，厚0.2～0.5 cm。表面密被深棕色的小鳞片，柔软如毛，经火燎者呈棕褐色或暗褐色，两侧及上表面均具突起或凹下的圆形叶痕，少数有叶柄残基及须根痕。体轻，质脆，易折断，断面红棕色，可见黄色小点排列成环。气微，味淡、微涩。

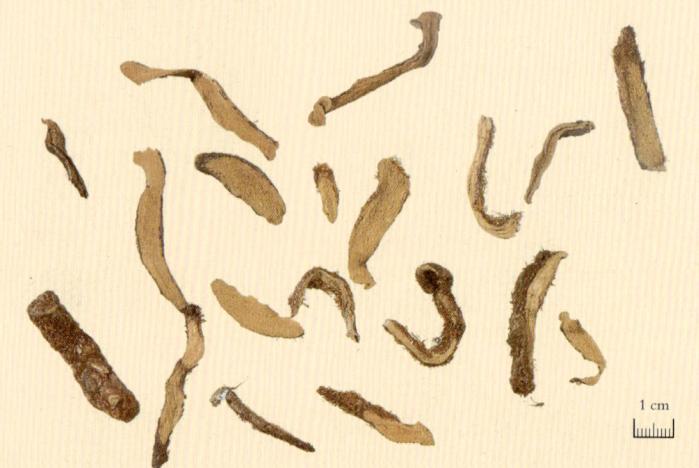

1 cm

▲ 骨碎补饮片

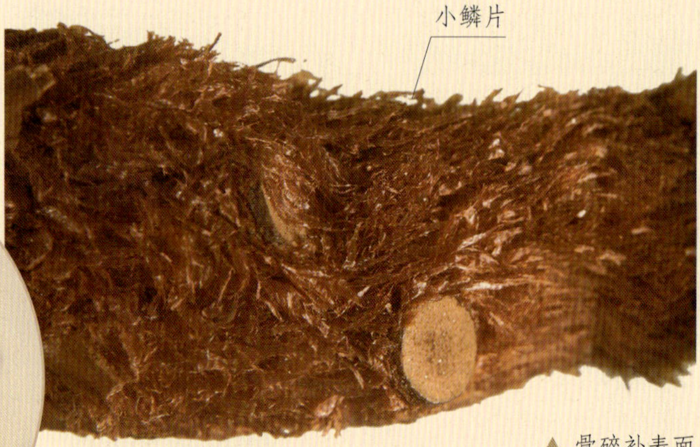

小鳞片

▲ 骨碎补表面

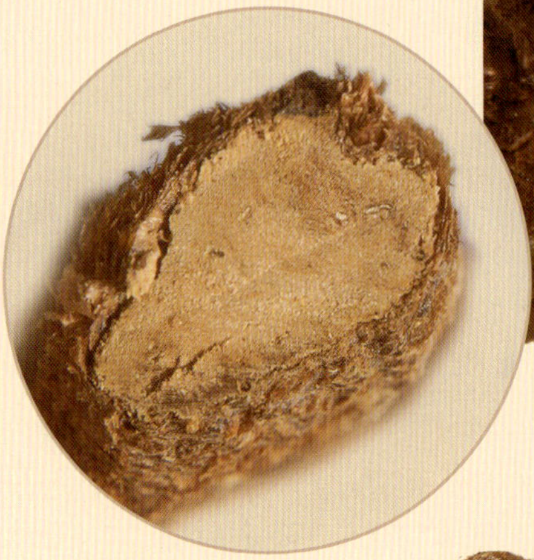

▲ 骨碎补断面

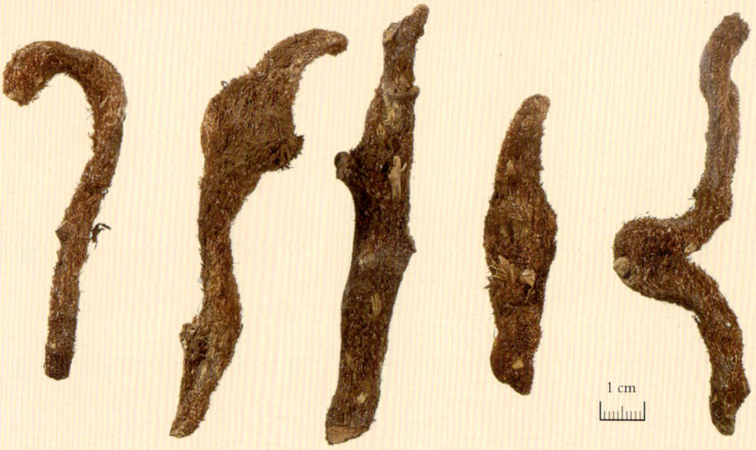

1 cm

▲ 骨碎补

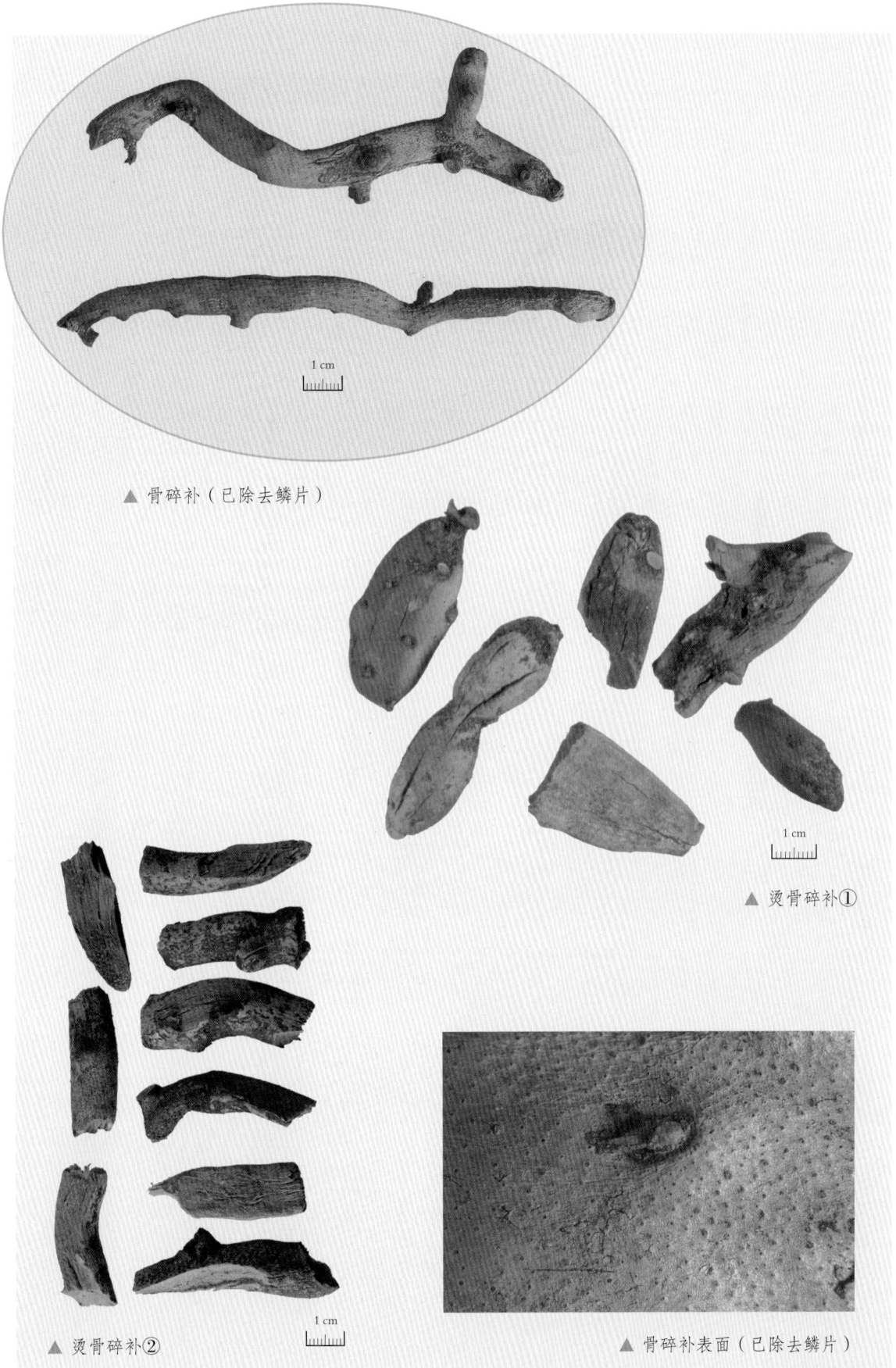

▲ 骨碎补（已除去鳞片）

1 cm

▲ 烫骨碎补①

1 cm

▲ 烫骨碎补②

1 cm

▲ 骨碎补表面（已除去鳞片）

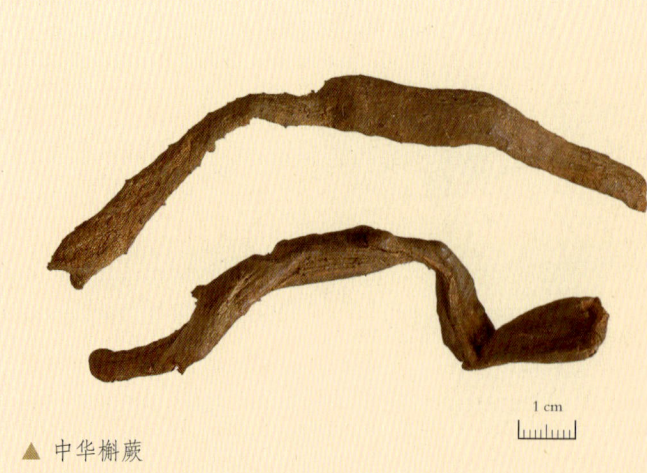

▲ 中华槲蕨

1 cm

中华槲蕨

为水龙骨科植物中华槲蕨 *Drynaria baronii* (Christ.) Diels 的干燥根茎。本品较直而细长，分枝少，长5~17 cm，宽0.6~1 cm。表面小鳞片黄棕色，易脱落，脱落后呈黄色至淡棕色。质较硬，断面黄色。

大叶骨碎补

为骨碎补科植物大叶骨碎补 *Davallia orientalis* C. Chr. 的干燥根茎。

本品呈扭曲的圆柱形，或略扁，长4~13 cm，直径0.7~0.9 cm。表面棕褐色，有纵沟纹、皱纹和突起的圆形叶痕及少量黄棕色鳞片，鳞片直径0.5~0.7 cm。质坚硬，易折断，断面略平坦，红棕色，有多数黄色小点排列成环，中央两个较大，呈新月形。气微，味微涩。

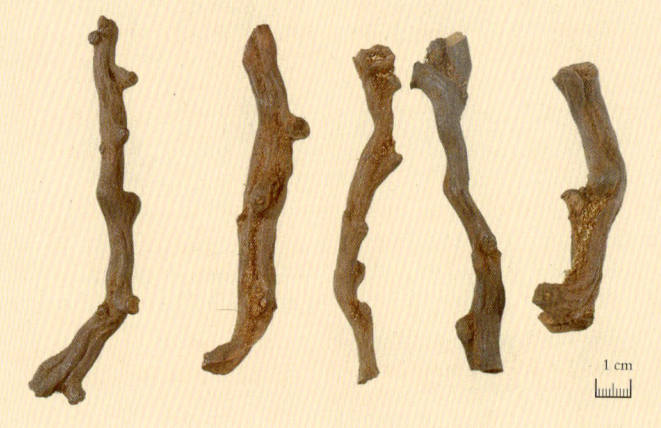

1 cm

▲ 大叶骨碎补

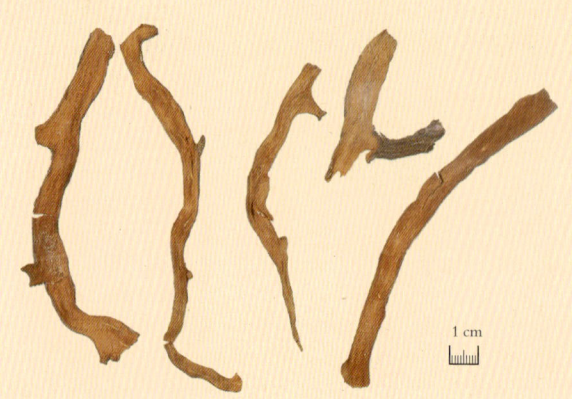

1 cm

▲ 大叶骨碎补纵切片

黄色小点

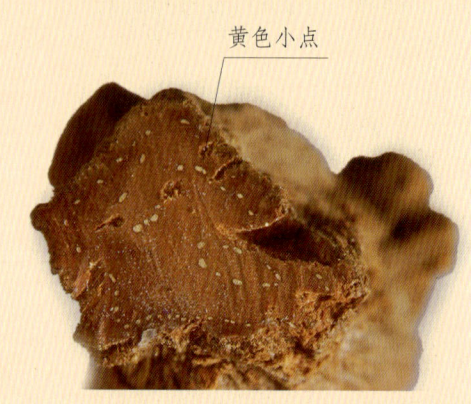

▲ 大叶骨碎补断面

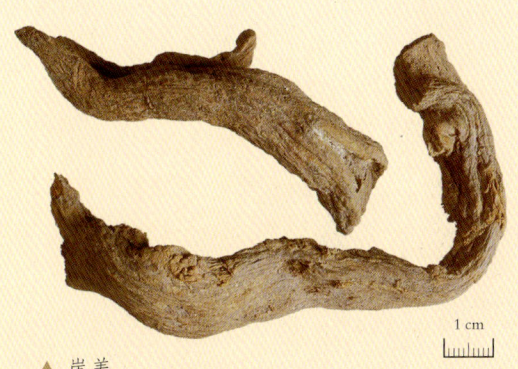

▲ 崖姜

1 cm

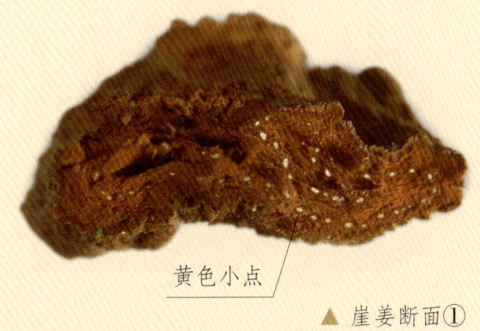

黄色小点

▲ 崖姜断面①

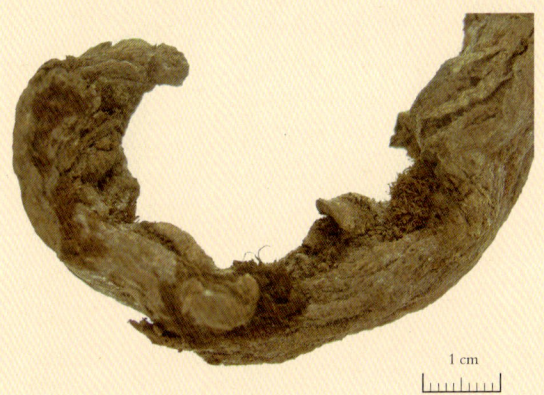

1 cm

▲ 崖姜断面②

崖姜

为水龙骨科植物崖姜 *Pseudodrynaria coronans* (Wall.) Ching 的干燥根茎。
本品呈圆柱形或扁条状，粗大，略弯曲而扭曲，不分枝，长7～15 cm，直径1～2 cm。表面棕黑色或灰褐色，有不规则的纵沟纹、皱纹、突起的圆形叶痕及黄棕色细密的鳞片，鳞片直径约1 cm。质坚硬，不易折断，断面不平坦，呈红棕色，有众多的黄色小点。气微，味微涩。

石蚕

为骨碎补科植物圆盖阴石蕨 *Humata tyermanni* Moore 的干燥根茎。
本品呈扁条形，略弯曲，长3～9 cm，直径0.3～0.5 cm。表面棕褐色至深褐色。气香，味咸、涩。

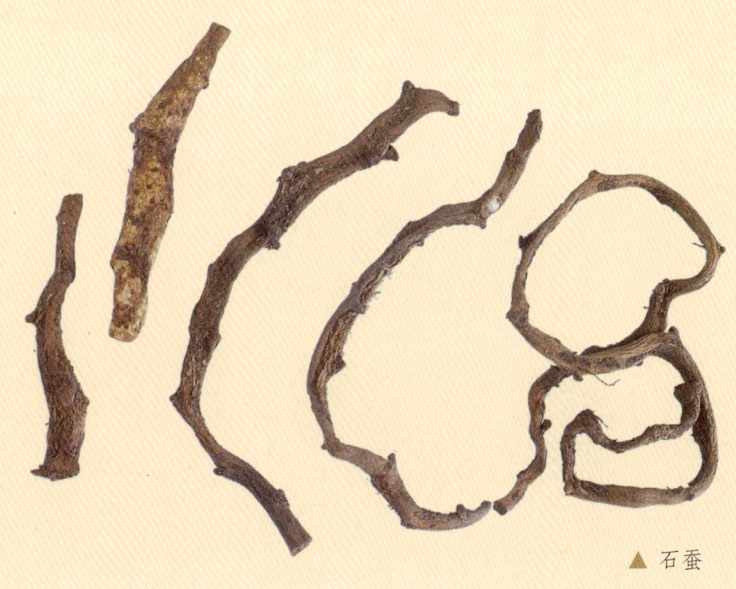

▲ 石蚕

正品

香附（药典品种）

药材为莎草科植物莎草 *Cyperus rotundus* L. 的干燥根茎。

本品呈纺锤形，有的略弯曲，长 2～3.5 cm，直径0.5～1 cm。表面棕褐色，有纵皱纹，并有6～10个略隆起的环节，节上有棕色的毛须和须根痕；去除毛须者较光滑，环节不明显（香附米）。质硬，经蒸煮者断面黄棕色或红棕色，角质样；生晒者断面色白而显粉性，皮部内侧环纹明显，中柱色较深。气香，味微苦。

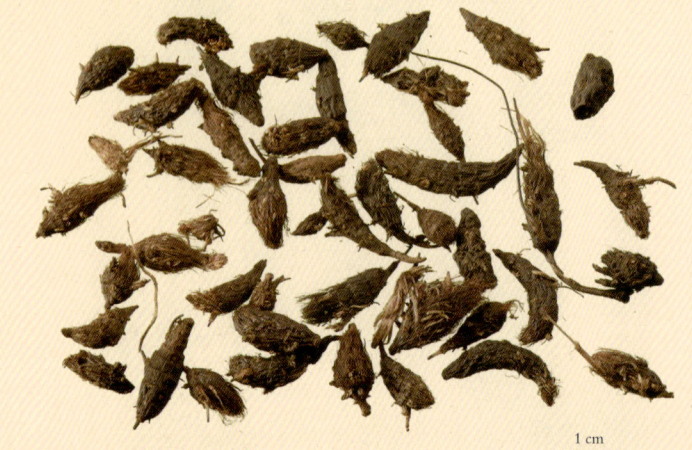

1 cm

▲ 毛香附①

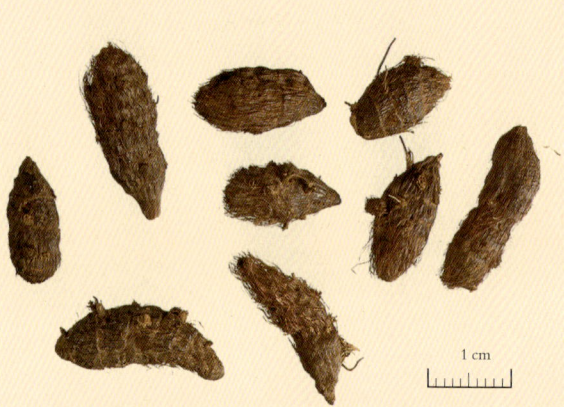

1 cm

▲ 毛香附②

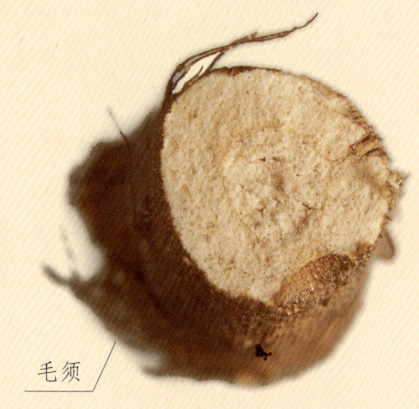

毛须

▲ 毛香附切面（生晒品）

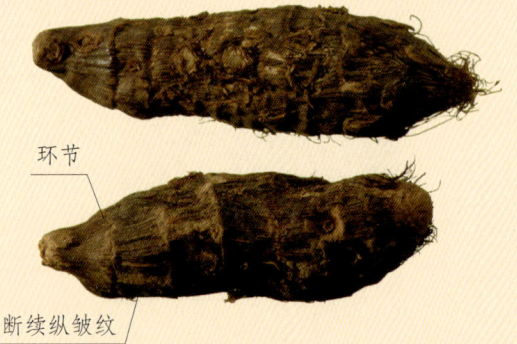

环节

断续纵皱纹

▲ 毛香附③

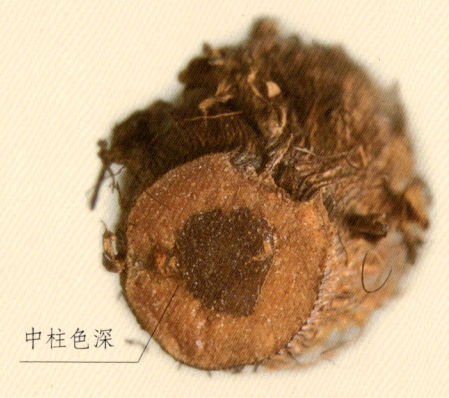

中柱色深

▲ 毛香附切面（经蒸煮后）

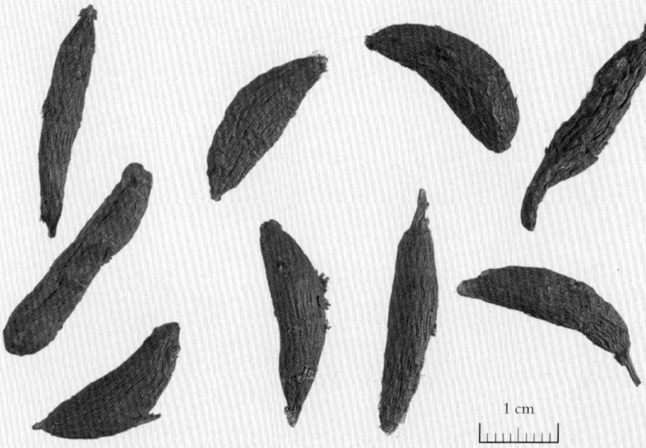

角质样

▲ 香附米

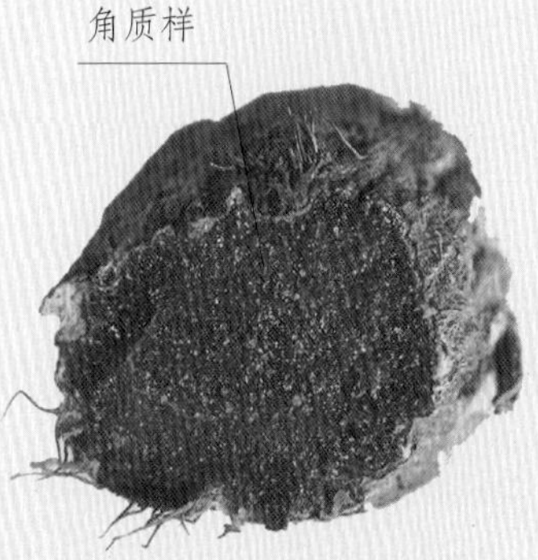

▲ 香附米切面

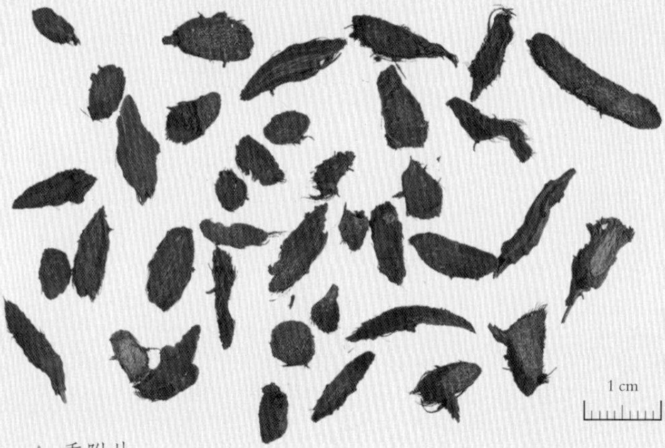

▲ 香附片

粗根茎莎草

为莎草科植物粗根茎莎草 *Cyperus stoloniferus* Retz. 的干燥根茎。

本品与香附类似，主要区别：粗根茎莎草长2～5 cm，直径0.5～1.5 cm。表面棕褐色或深褐色。环节明显，节间密集，尤其在两端，环节多，6～12个，少数可达35个。质稍轻而硬，断面浅棕色或红棕色。气香，味苦而辛。

注：竹节香附的性状参见本册两头尖项下。

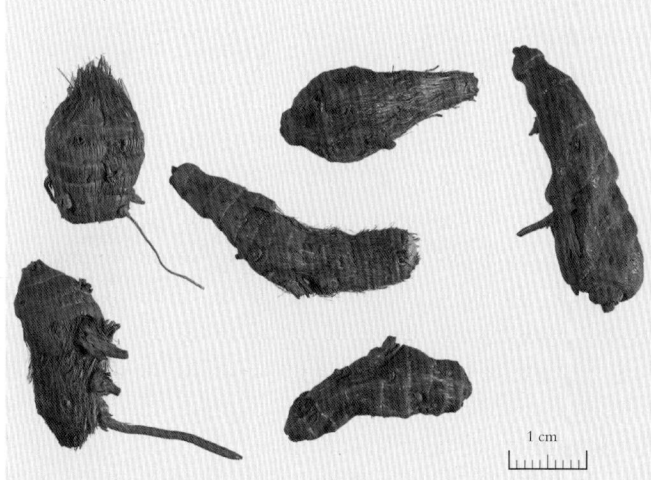

▲ 粗根茎莎草

重　楼 /Chonglou

正 品

七叶一枝花（药典品种）

药材为百合科植物七叶一枝花 *Paris polyphylla* Smith var. *chinensis* (Franch.) Hara 的干燥根茎。

本品呈类圆锥形，略扁，常弯曲，顶端及中部较膨大，末端渐细，直径1.3～3 cm，长3.7～10 cm。表面淡黄棕色或黄棕色，具斜向环节，环节突起不明显，节间长0.15～0.5 cm，顶端及中部较稀疏，末端较密，上侧有半圆形或椭圆形凹陷的茎痕，直径0.5～1.1 cm，略交错排列，其两侧稍缢缩成结节状，下侧有稀疏的须根痕及少数残留的淡黄色须根，膨大顶端具凹陷的茎残基，有的环节可见鳞叶。质坚实，易折断，断面平坦，粉性或角质。气微，味微苦、麻。

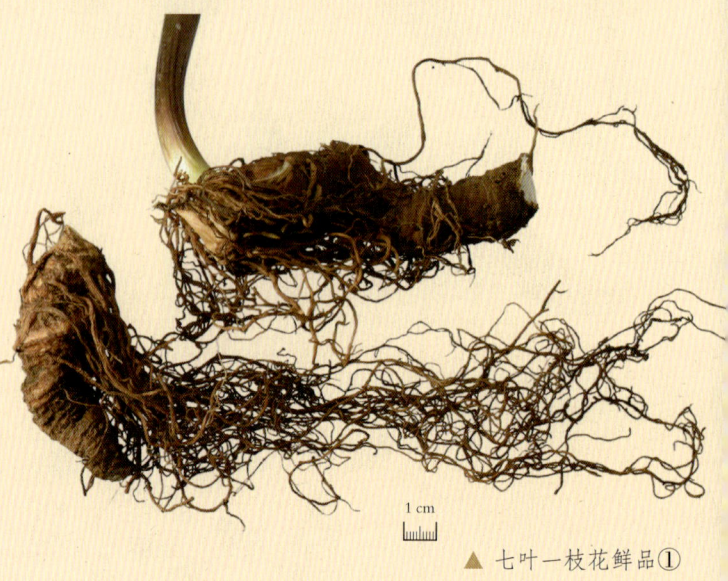

1 cm

▲ 七叶一枝花鲜品①

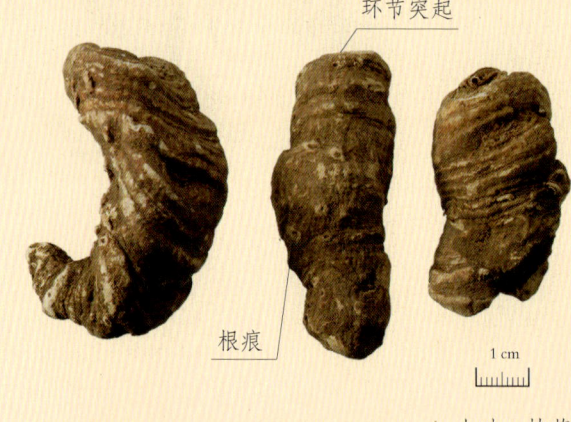

环节突起

根痕

1 cm

▲ 七叶一枝花鲜品②

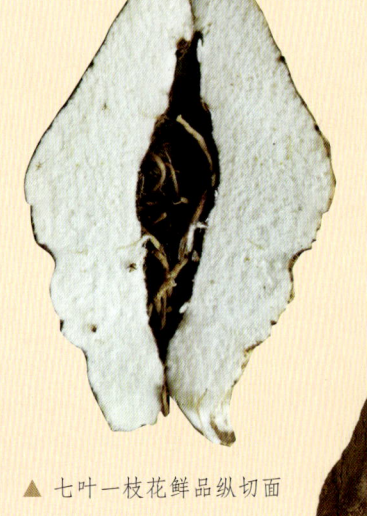

▲ 七叶一枝花鲜品纵切面

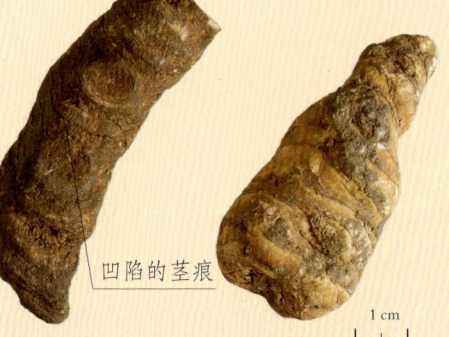

凹陷的茎痕

1 cm

▲ 七叶一枝花

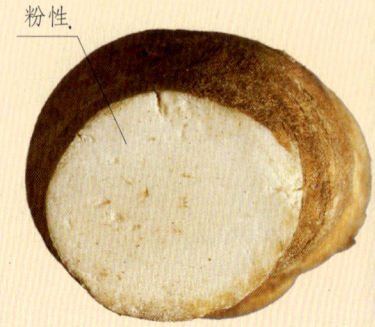

粉性

▲ 七叶一枝花断面

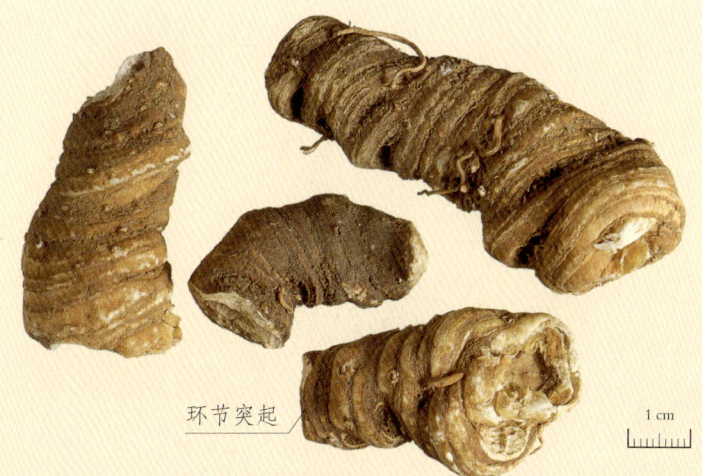

环节突起

1 cm

▲ 云南重楼（滇重楼）

滇重楼（药典品种）

药材为百合科植物云南重楼 *Paris polyphylla* Smith var. *yunnanensis* (Franch.) Hand.-Mazz. 的干燥根茎。

本品呈类圆柱形，多较平直，少数弯曲，直径1.2～6 cm，长4.5～12 cm。表面黄棕色，少数灰褐色，较平滑，环节较稀疏，突起不明显，节间长0.5～5 mm；茎痕半圆形或扁圆形，不规则排列，直径0.5～1.3 cm，表面较平或稍突起。质坚硬，不易折断，断面粉性或角质。气微，味苦。

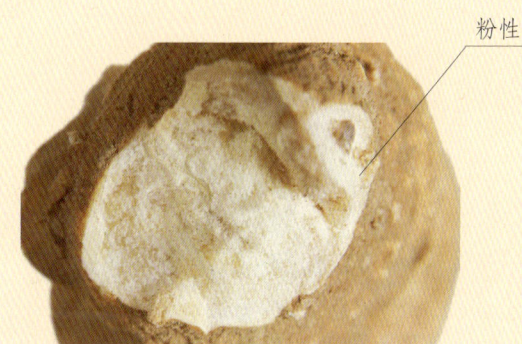

粉性

▲ 云南重楼断面

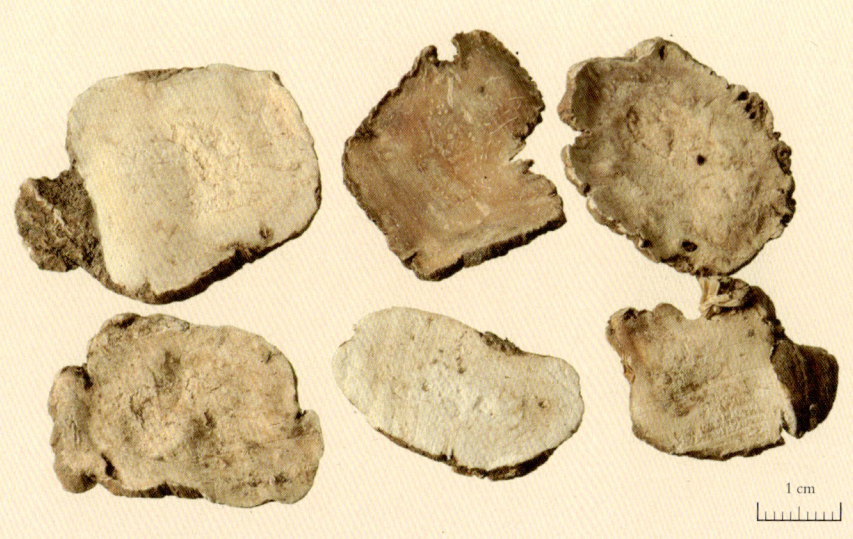

1 cm

▲ 云南重楼片

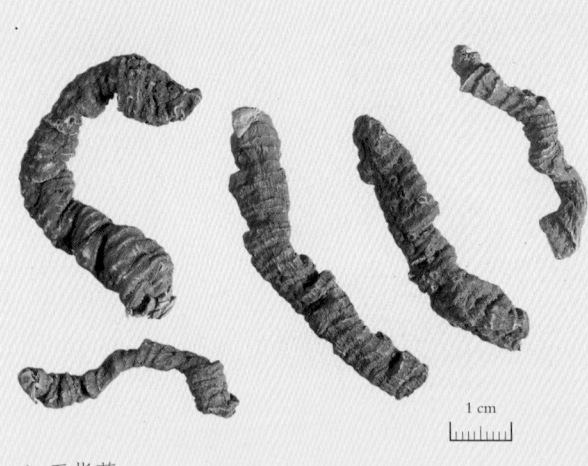

▲ 五指莲

非正品

五指莲

为百合科植物五指莲 *Paris axialis* H. Li 的干燥根茎。

本品呈扁圆柱形，略弯曲，少数具分枝，直径0.5～1.2 cm，长2.9～5.8 cm。表面黄棕色，常皱缩，具较密集的环节，节明显突起，节间长0.1～0.3 cm；茎痕较少，呈半圆形，直径0.4～0.7 cm。质脆，易折断，断面类黄白色，常角质。

万年青

为百合科植物万年青 *Rohdea japonica* (Thunb.) Roth. 的干燥根茎。

本品呈圆柱形，稍弯曲，很少有分枝，长5～15 cm，直径1～2 cm。上端有茎痕及叶痕，外表面新鲜时黄白色，有明显的红棕色节，呈圆环状。质脆，折断面浅棕色或近于白色，可见黄色小点。气微，味苦而辛。

注：拳参的性状参见本册拳参项下。

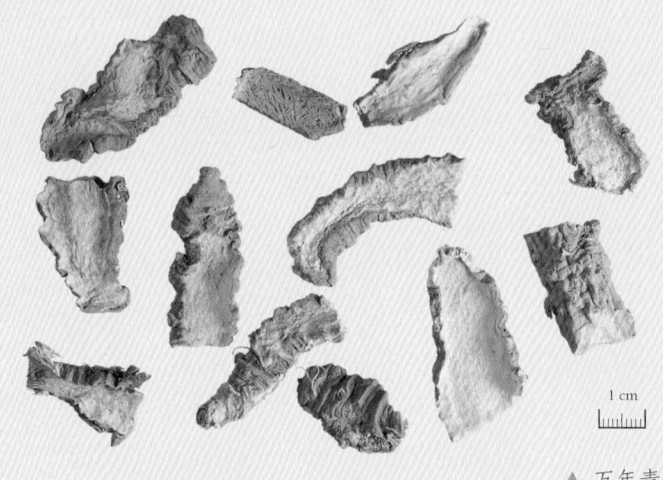

▲ 万年青

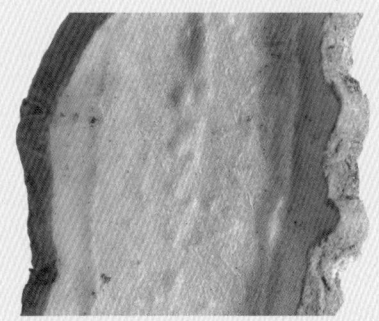

▲ 万年青纵切面

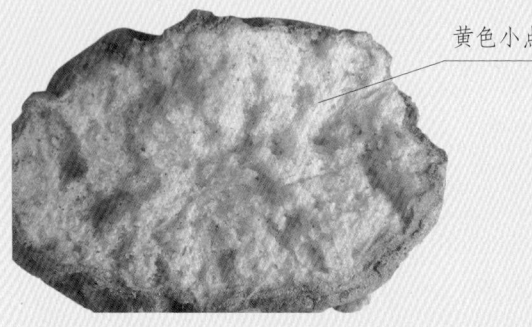

黄色小点

▲ 万年青横断面

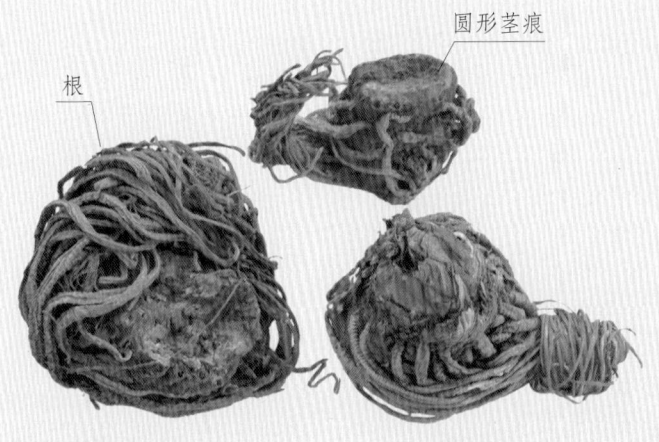

根

圆形茎痕

▲ 延陵草

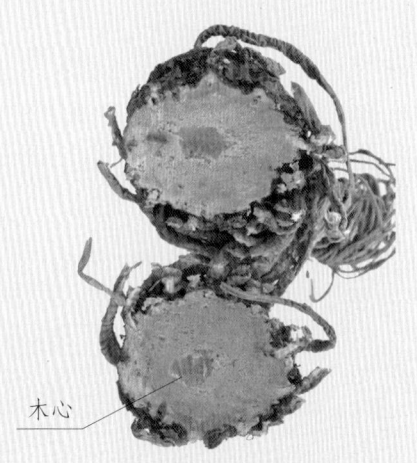

木心

▲ 延陵草横切面

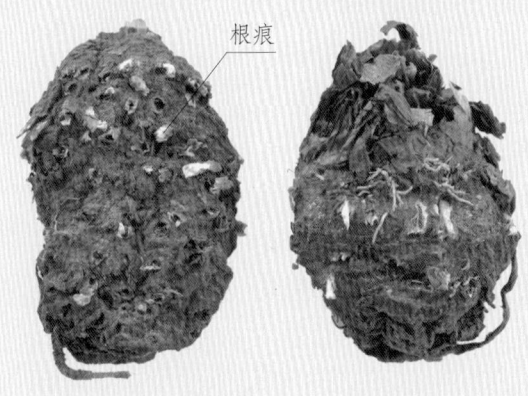

根痕

▲ 延陵草（剪除须根）

延陵草

为百合科植物白花延陵草 *Trillium camschatcense* ker Gawl. 的干燥根茎。

本品椭圆形或类圆锥形，直径 1.5～2.5 cm，长2～3 cm。表面黄棕色或深褐色，具明显圆形的茎痕及茎鞘残基，周围具多数明显横纹的须根。质脆，不易折断，断面类黄白色，略角质，木心深色。气微，味淡。

八角莲

为小檗科植物八角莲或六角莲的根及根茎。

本品节结状，直径1.5～3 cm，长3～5 cm。表面黄棕色，具明显圆形的茎痕，周围可见须根痕。质脆，易折断，断面类黄白色，略角质。气微，味苦。

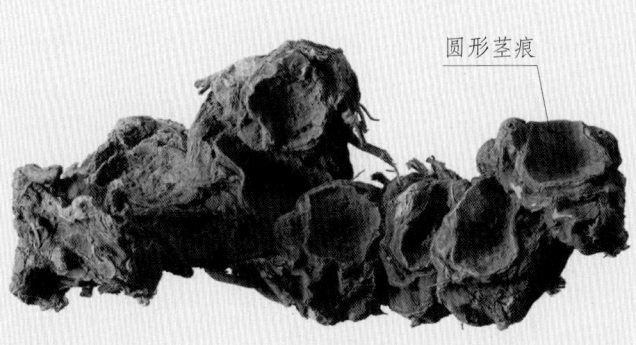

圆形茎痕

1 cm

▲ 八角莲

禹州漏芦 /Yuzhouloulu

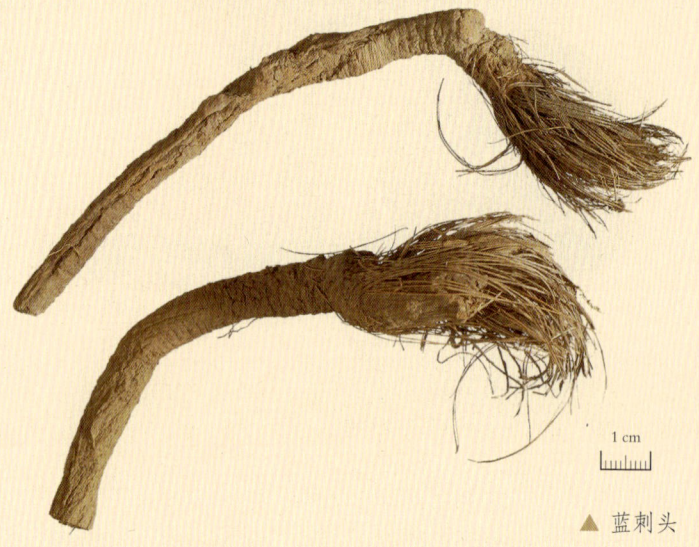

▲ 蓝刺头

正 品

蓝刺头（药典品种）

药材为菊科植物蓝刺头 *Echinops latifolius* Tausch. 的干燥根。

本品呈类圆柱形，稍扭曲，长10~25 cm，直径0.5~1.5 cm。表面灰黄色或灰褐色，具纵皱纹。根头部膨大，顶端有纤维状棕色硬毛。质硬，不易折断，断面皮部褐黄色，木部呈黄黑相间的放射状纹理。气微，味微涩。

1 cm

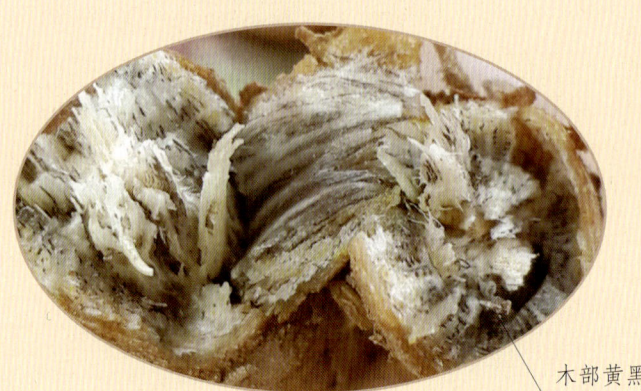

木部黄黑相间

▲ 蓝刺头鲜品断面

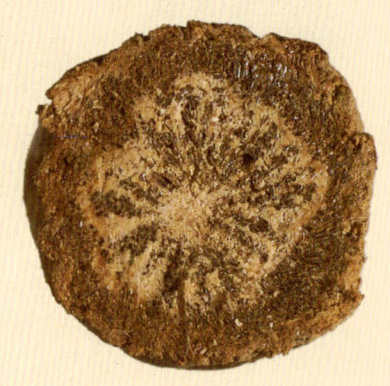

▲ 蓝刺头切面

稍扭曲

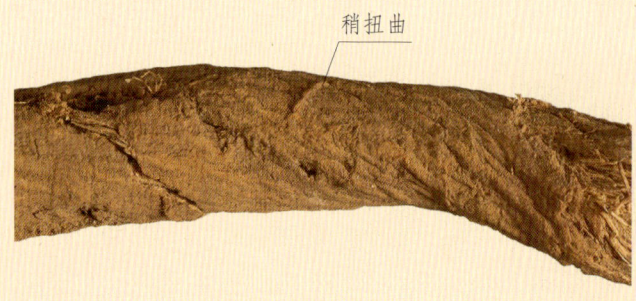

▲ 蓝刺头表面

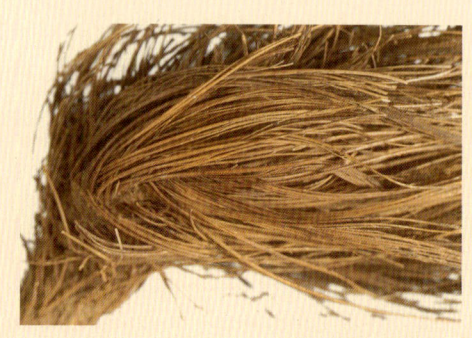

▲ 蓝刺头根头部

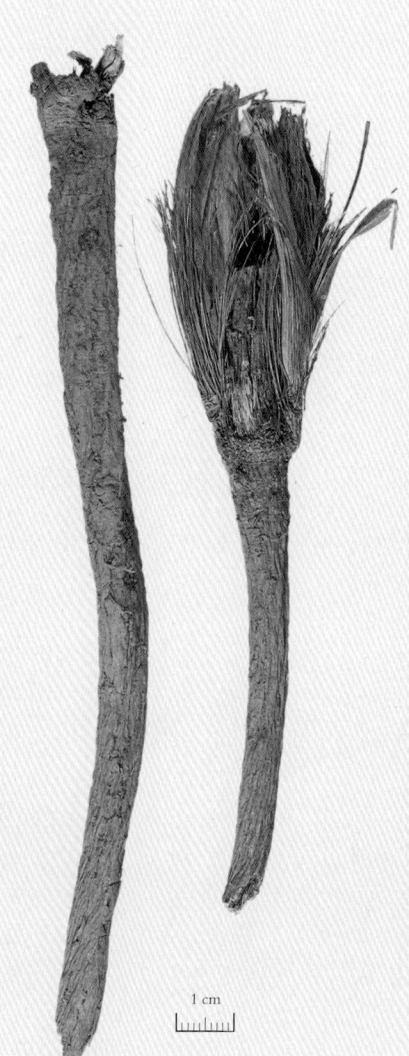

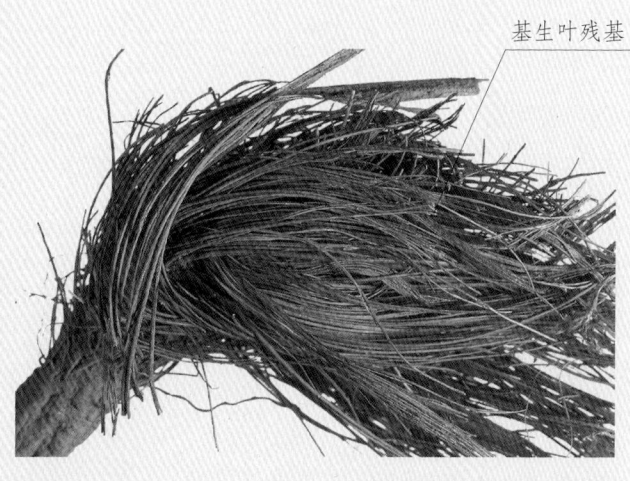

基生叶残基

▲ 华东蓝刺头表面

华东蓝刺头（药典品种）

药材为菊科植物华东蓝刺头 *Echinops grijisii* Hance 的干燥根。

本品呈圆柱形，扭曲，长10～30 cm，直径0.5～1.5 cm。表面棕色，根头部较膨大，具较长的茎、叶残基及纤维状棕色毛。质硬，易折断，断面纤维状，木部呈黄黑相间的放射状纹理。

注：祁州漏芦的特征参见本册漏芦项下。

1 cm

▲ 华东蓝刺头

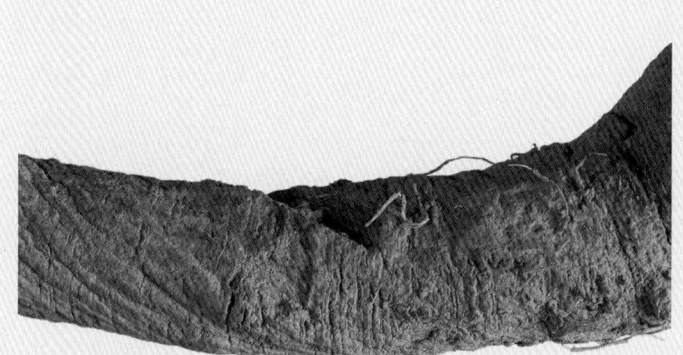

▲ 华东蓝刺头根头表面

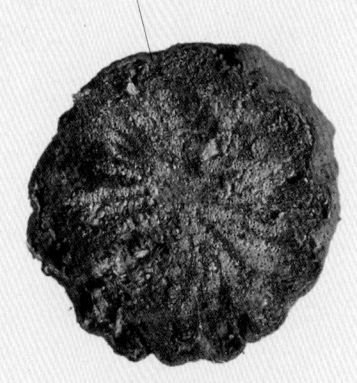

木部黄黑相间

▲ 华东蓝刺头断面

正　品

独活（药典品种）

药材为伞形科植物重齿毛当归 *Angelica pubescens* Maxim. f. *biserrata* Shan et Yuan 的干燥根。

本品略呈圆柱形，下部2~3分枝或更多，长10~30 cm。表面灰褐色或棕褐色，根头部膨大，具断续横皱纹，直径1.5~3 cm，顶端有茎、叶的残基或凹陷；根下部具纵皱纹、有横长皮孔样突起及稍突起的细根痕。质较硬，断面皮部灰白色，有多数散在的棕色点，木部灰黄色至黄棕色，其外侧有一棕色环纹。有特异香气，味苦、辛、微麻舌。

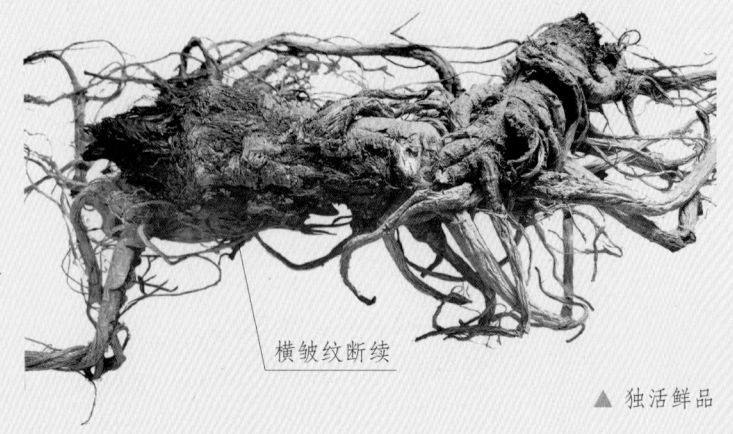

横皱纹断续

▲ 独活鲜品

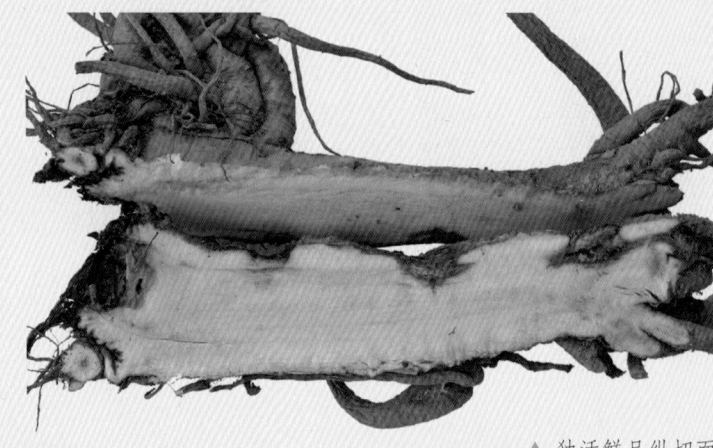

▲ 独活鲜品纵切面

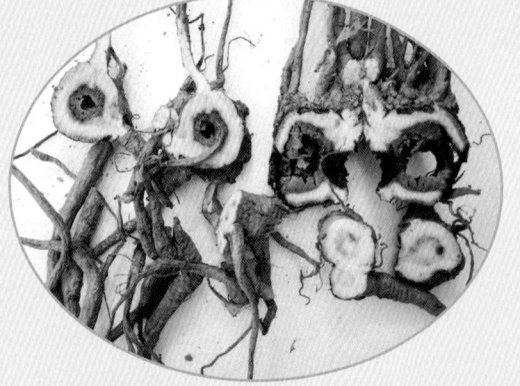

▲ 独活鲜品各部分横切面

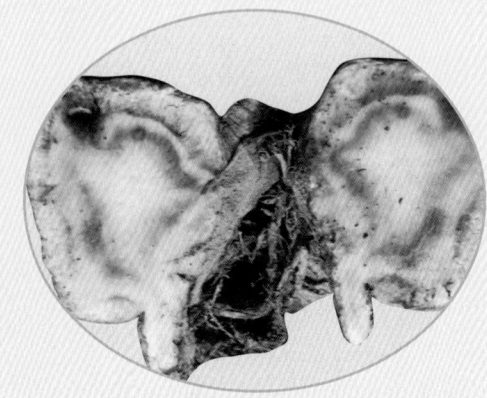

▲ 独活鲜品主根头部横切面

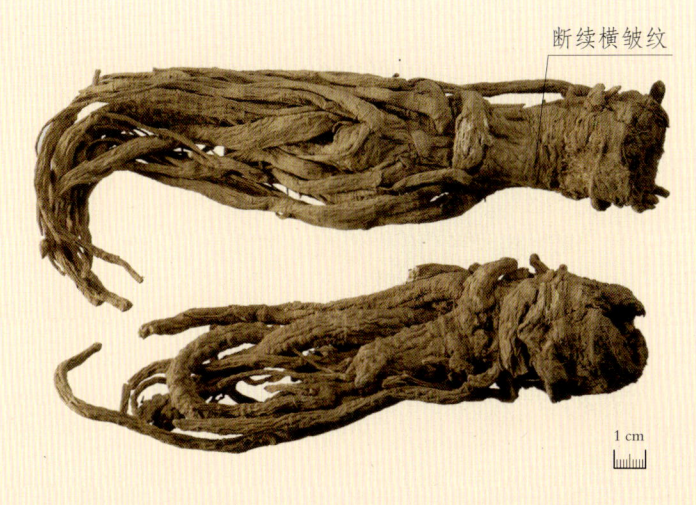

断续横皱纹

1 cm

▲ 独活近干品①

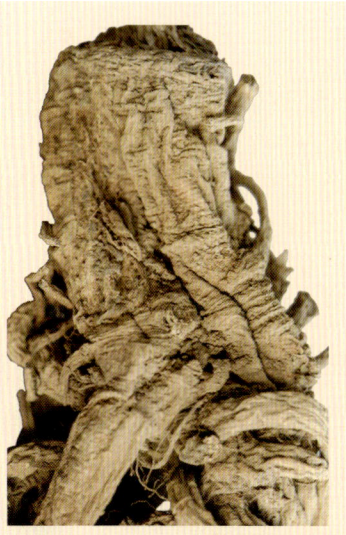

▲ 独活近干品头部

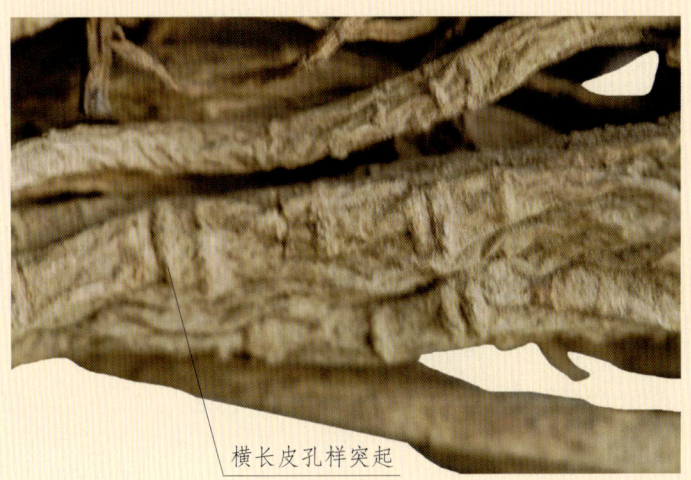

横长皮孔样突起

▲ 独活近干品②

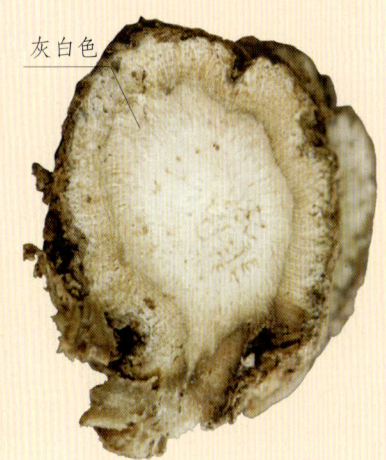

灰白色

▲ 独活近干品头部横切面

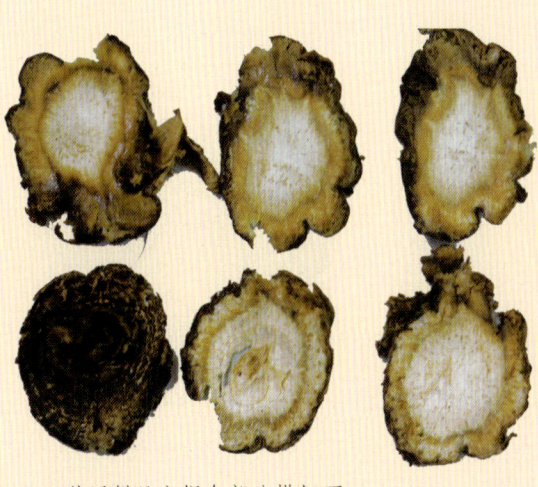

▲ 独活鲜品主根各部分横切面

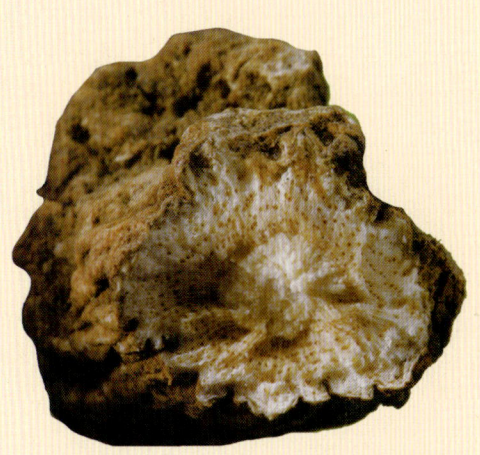

▲ 独活近干品头部断面

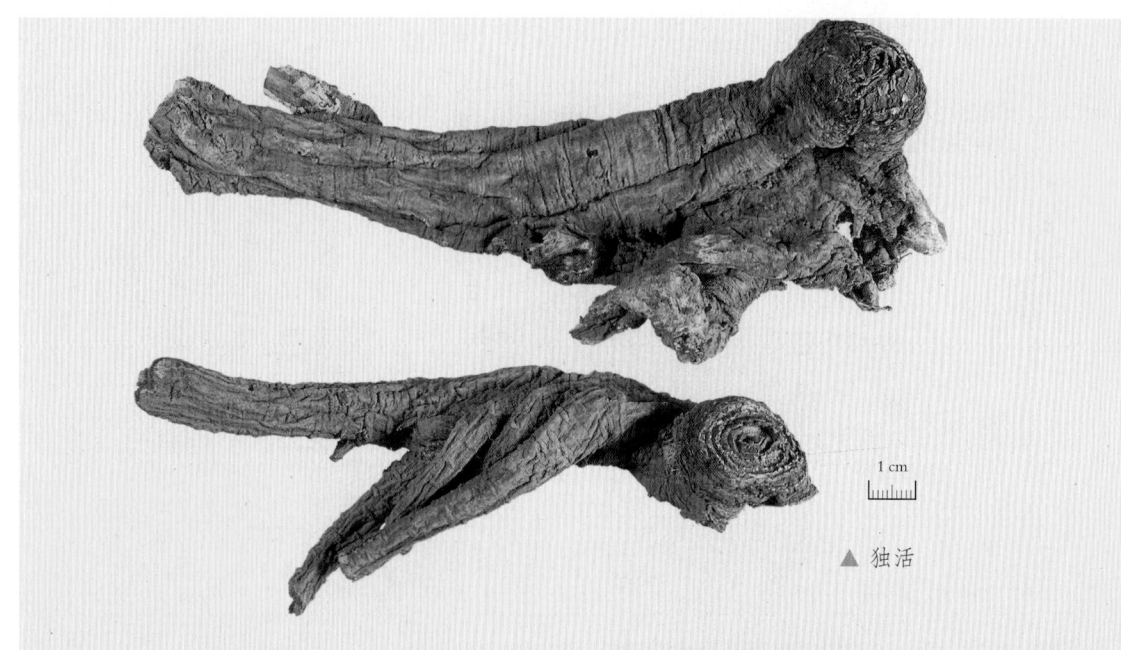

1 cm

▲ 独活

断续横皱纹

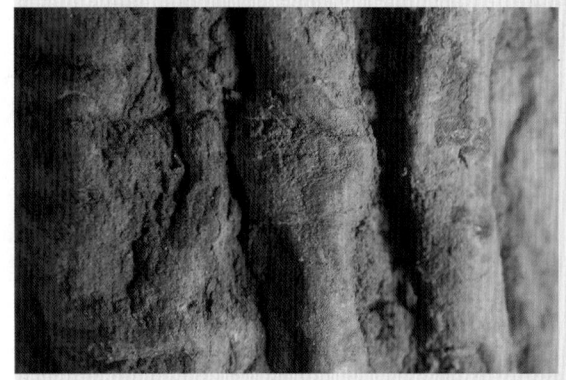

▲ 独活根表面

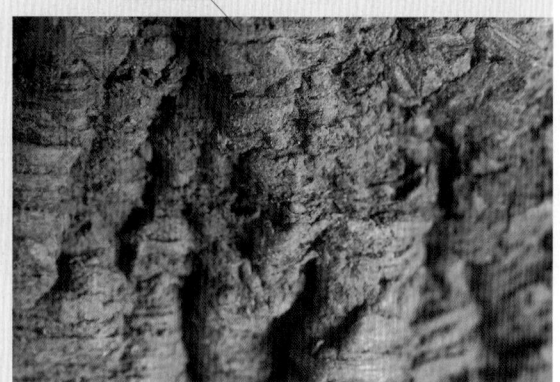

▲ 独活根头部表面

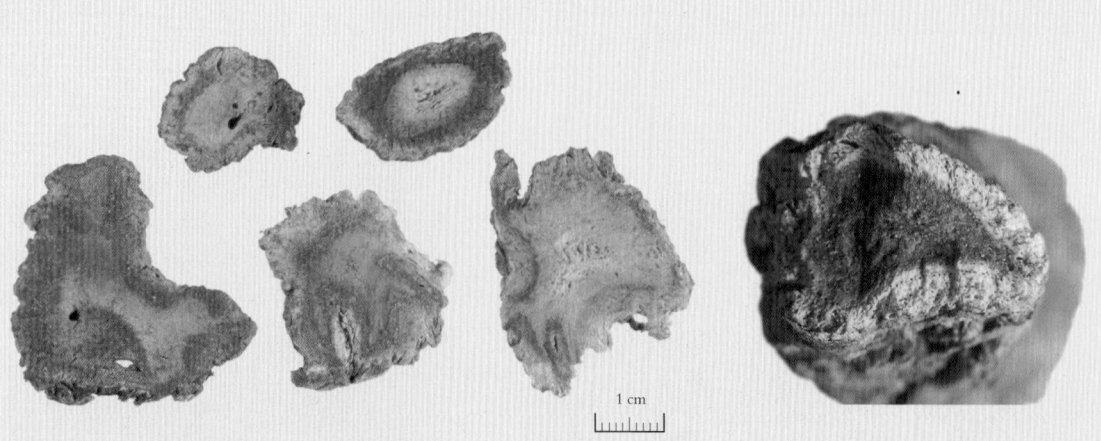

1 cm

▲ 独活饮片

▲ 独活断面

香独活

为伞形科植物毛当归 *Angelica pubescens* Maxim. 的干燥根。

本品呈类圆柱形，略弯曲，长5~12 cm，直径1.5~3 cm，多分枝。表面棕褐色或灰棕色，有不规则的纵沟纹、皮孔及细根痕。根头部膨大，圆锥状，顶端残留茎基及叶鞘。质柔韧，皮部灰白色，有裂隙，并有众多棕黄色点，木部暗紫色，其外侧有一棕色环纹。气芳香，味微甘、辛。

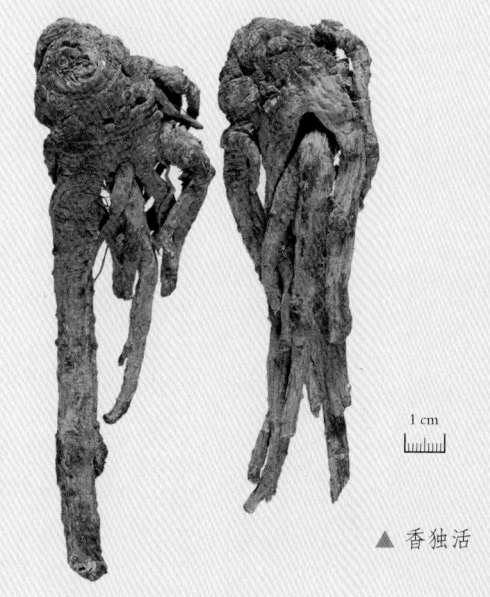

▲ 香独活

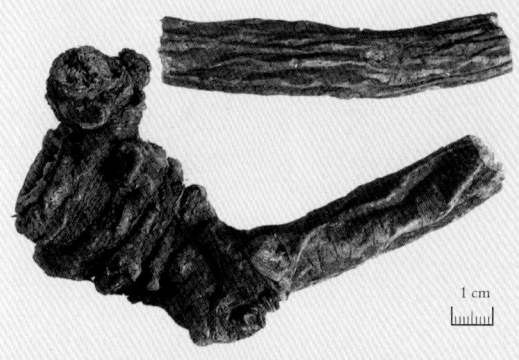

▲ 牛尾独活

牛尾独活

为伞形科植物独活 *Heracleum hemsleyanum* Diels 的干燥根。

本品呈长圆锥形，少有弯曲，长15~30 cm，直径0.6~3 cm。表面灰黄色，有不规则的纵沟纹，皮孔细小，稀疏排列。根头单一或有数个分叉，具残留茎基及黄色叶鞘。质坚，断面黄白色，多裂隙，并有众多橙黄色点，木部黄白色，其外侧有一棕色环纹。气微香，味微甘而辛辣。

九眼独活

为五加科植物柔毛龙眼独活 *Aralia henryi* Harms 的干燥根茎。

本品呈结节状，扭曲，长30~80 cm，直径3~9 cm。表面棕褐色至黄棕色，粗糙，有6~11个凹窝状茎痕，其直径为1.5~2.5 cm，深约1 cm；底部和侧面散生多数圆柱状的不定根，长2~15 cm，直径0.4~1 cm，有纵皱纹。质轻，坚脆，横断面灰黄色，有多数裂隙。气微香，味淡。

凹窝状茎痕

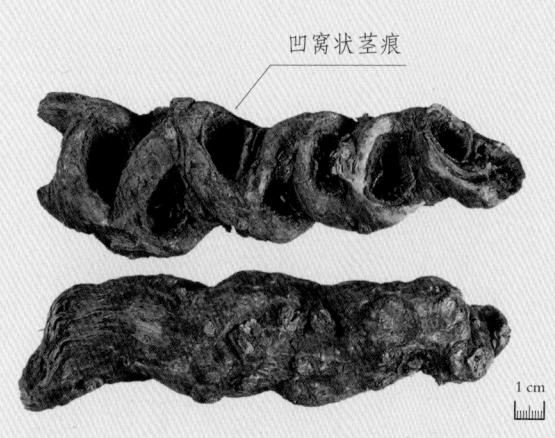

▲ 九眼独活

前　胡 /Qianhu

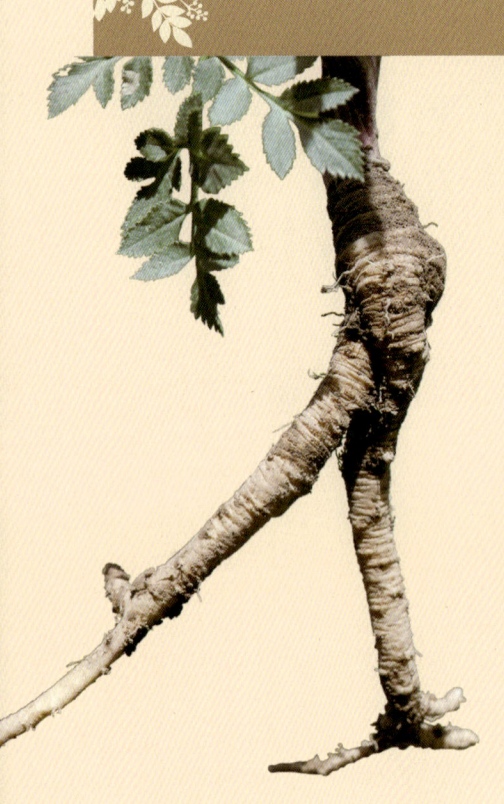

▲ 白花前胡鲜品

正　品

白花前胡（药典品种）

药材为伞形科植物白花前胡 *Peucedanum praeruptorum* Dunn 的干燥根。

本品呈不规则的圆柱形、圆锥形或纺锤形，稍扭曲，下端常有分枝，长3～15 cm，直径1～2 cm。表面灰黄色至棕褐色，根头部多有茎痕及纤维状叶鞘残基。上端有密集的细环纹，下部有纵沟、纵皱纹及横向皮孔样突起。质略柔软或硬脆，易折断，断面不整齐，淡黄白色，皮部散有多数棕黄色油点，皮部内侧具棕色形成层环纹，木部棕黄色，具放射状纹理。气芳香，味微苦、辛。

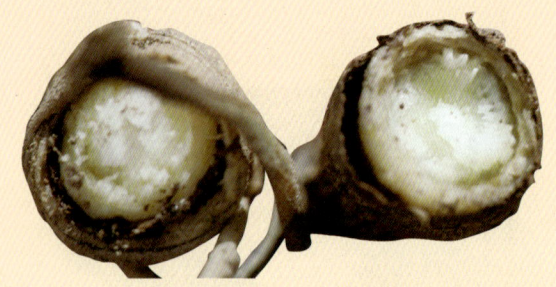

▲ 白花前胡鲜品横切面

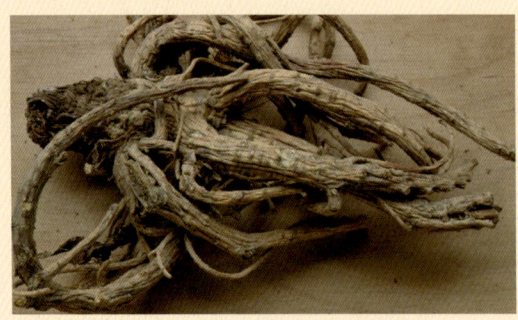

▲ 白花前胡栽培鲜品（浙江磐安产）

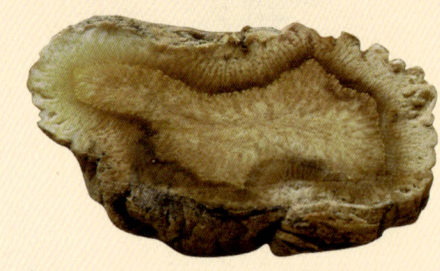

▲ 白花前胡栽培鲜品横切面（浙江磐安产）

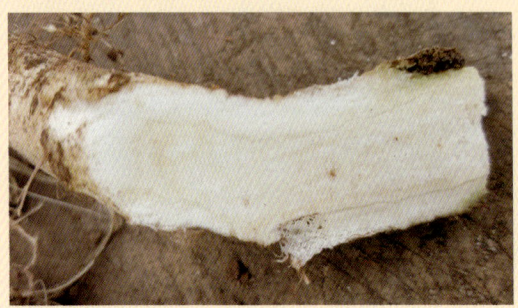

▲ 白花前胡栽培鲜品斜切面（重庆马武产）

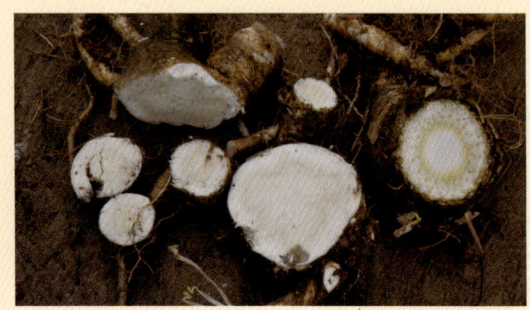

▲ 白花前胡栽培鲜品各部分横切面（重庆马武产）

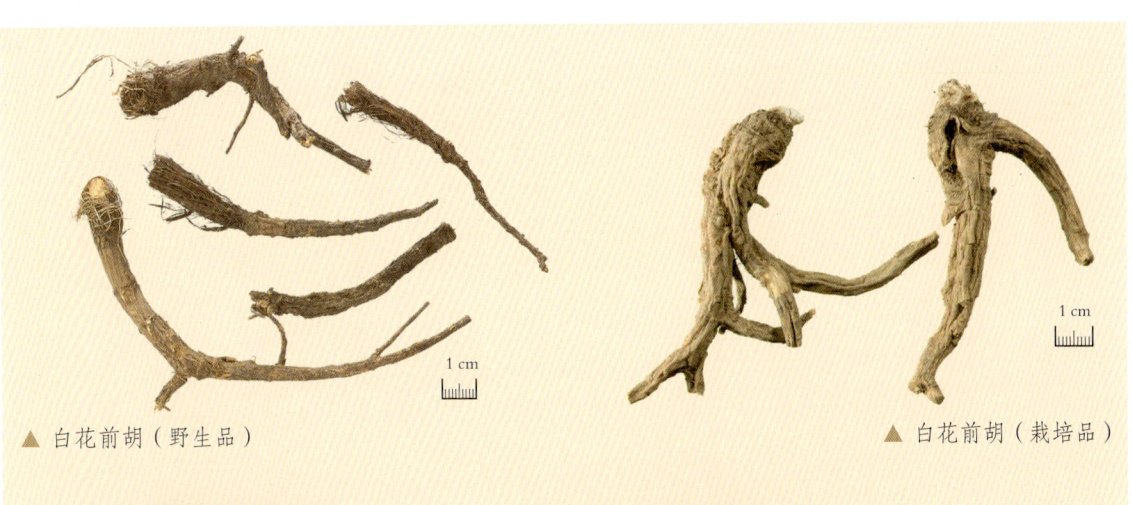

▲ 白花前胡（野生品）

▲ 白花前胡（栽培品）

棕黄色油点

▲ 白花前胡横切面（栽培品）

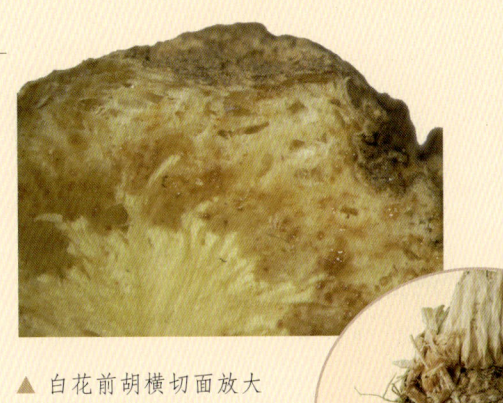

▲ 白花前胡横切面放大
20倍（栽培品）

叶鞘残基

▲ 白花前胡根头部（栽培品）

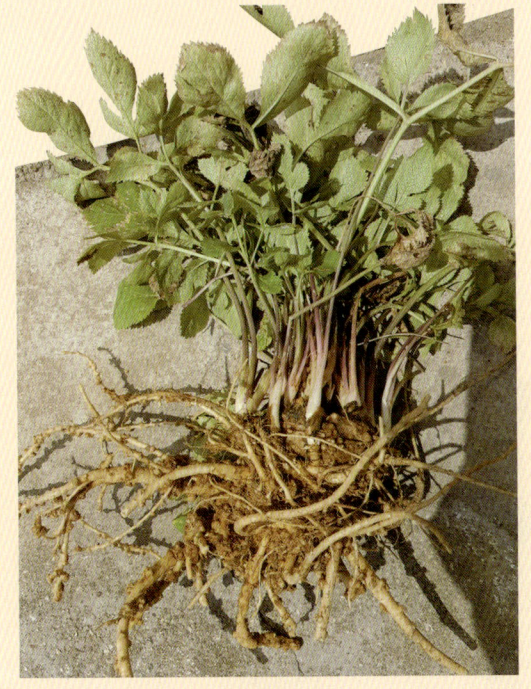

▲ 紫花前胡栽培品（湖南宁乡产）

紫花前胡（药典品种）

药材为伞形科植物紫花前胡 *Peucedanum decursivum* (Miq.) Maxim. 的干燥根。

本品呈圆柱形或圆锥形，有少数分枝，长3～15 cm，直径0.8～1.7 cm。表面棕黄色至深棕褐色，有浅直细纵皱纹，并有灰白色横向皮孔样突起及点状须根痕。质硬，不易折断，皮部与木部易分离，皮部较狭，散有黄色斑点，木部黄色。香气浓，味微苦、辛。

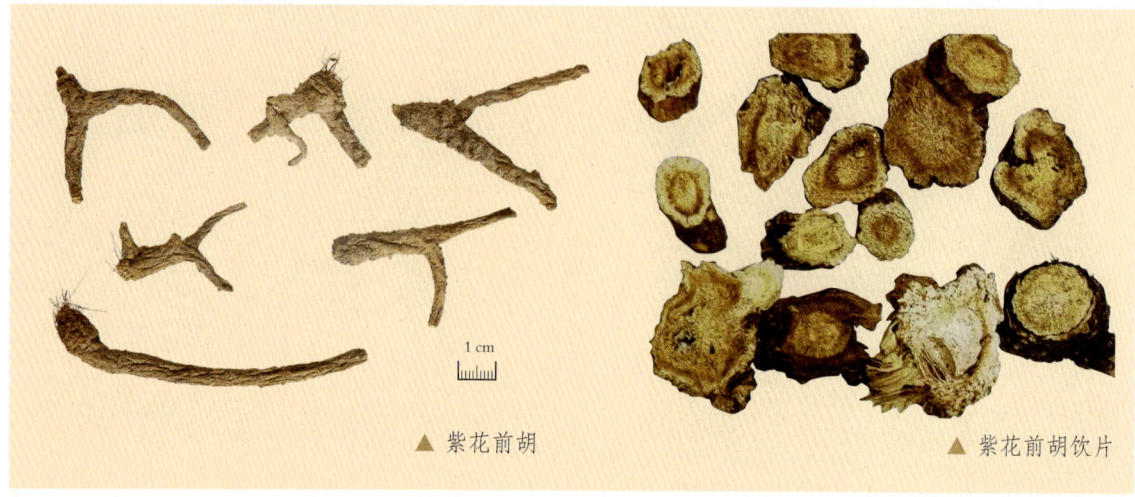

▲ 紫花前胡   ▲ 紫花前胡饮片

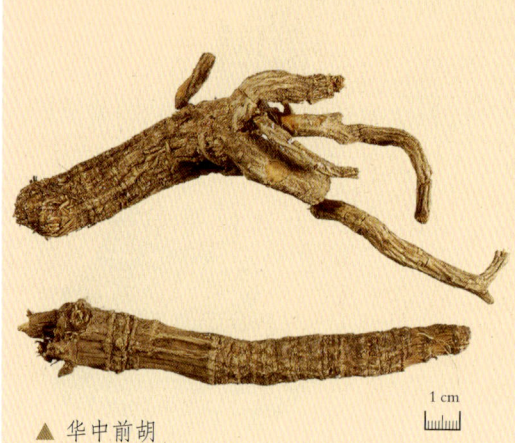

▲ 华中前胡

非正品

华中前胡

为伞形科植物华中前胡 *Peucedanum medium* Dunn 的干燥根。

本品呈圆柱形，粗大，下部有分枝，有时上端生有2个根头，长10～25 cm，直径1.5～3 cm。外表灰棕色或棕黑色，顶端偶残留叶鞘纤维，其下有细密环纹、深纵皱纹和横向皮孔样突起。质坚韧，不易折断，断面黄白色，有一棕色环纹。气香，味微辛。

云前胡

为伞形科植物红前胡 *Peucedanum rubricaudicum* Shan et Sheh. 的干燥根。

本品呈不规则的圆锥形或圆柱形，稍扭曲，下部常分枝，长5～25 cm，直径1～3 cm。表面棕褐色至棕色，顶端茎基常单一，具多数黄棕色至棕褐色纤维状叶鞘，下部具纵皱纹、横长皮孔及点状须根痕。质硬而脆；易折断，断面不整齐。气芳香，味辛、微苦。

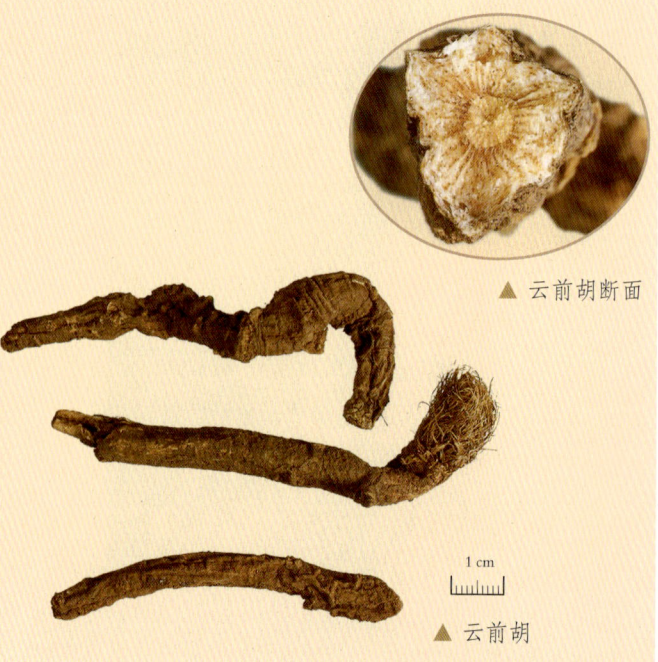

▲ 云前胡断面

▲ 云前胡

毛前胡

为伞形科植物竹节前胡 *Peucedanum dielsianum* Fedde ex Wolff 的干燥根。
本品呈长圆柱形，稍弯曲，少有分枝，长 10～30 cm，直径 0.5～1.5 cm。表面灰棕色，粗糙，有不规则的深皱纹、竹节样环节、瘤状突起和须根痕。体轻，质脆，易折断，断面不平坦，黄白色，皮部与木部间有一明显的棕色环状纹理。气特异，味麻、微苦、辛。

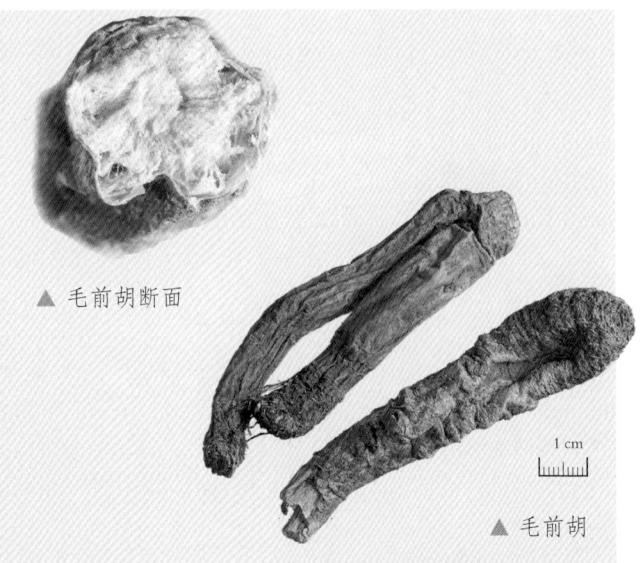

▲ 毛前胡断面

▲ 毛前胡

1 cm

石防风

为伞形科植物石防风 *Peucedanum terebiathareum* Fisch. ex Turcz. 的干燥根。
本品呈不规则圆柱形，长 12～20 cm，直径 0.5～1.2 cm。表面棕褐色，略粗糙，顶端有密集的环状纹理、茎残基、叶鞘及叶鞘纤维；下端具明显的疣状突起和不规则的纵皱纹。质坚硬，不易折断，断面黄白色，不平坦。气微，味淡。

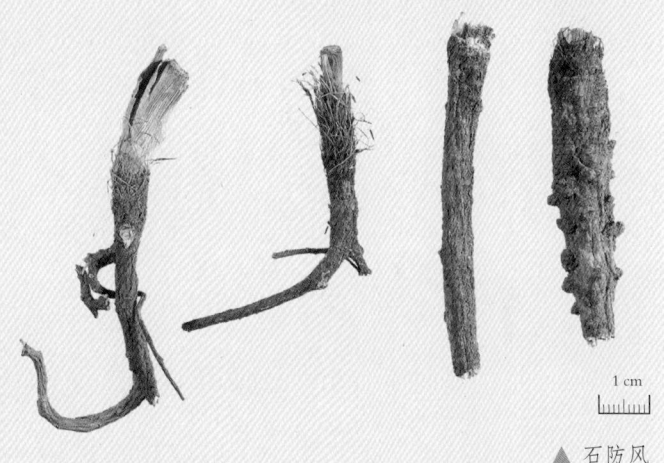

1 cm

▲ 石防风

华北前胡

为伞形科植物华北前胡 *Peucedanum harrysmithii* Fedde ex Wolff 的干燥根。
本品呈不规则圆柱形，长 10～15 cm，直径 0.5～1 cm。表面棕褐色，略粗糙，顶端有密集的环状纹理、茎残基、叶鞘及叶鞘纤维。质坚硬，不易折断。气微，味淡。

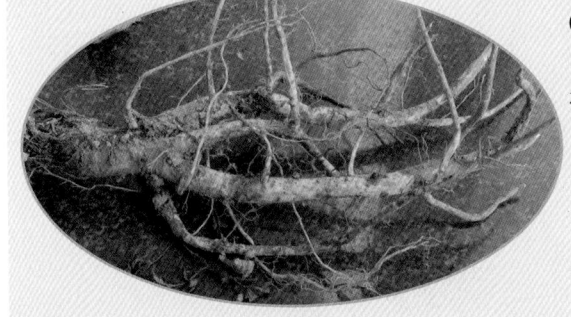

▲ 华北前胡

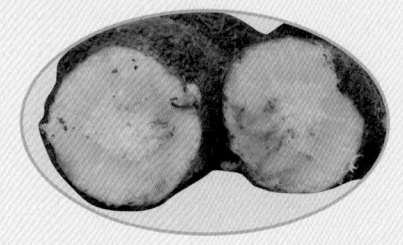

▲ 华北前胡横切面

姜 /Jiang

姜（药典品种）

药材为姜科植物姜 *Zingiber officinale* Rosc. 的干燥根茎。药材因加工方法的不同分为生姜、干姜和炮姜。

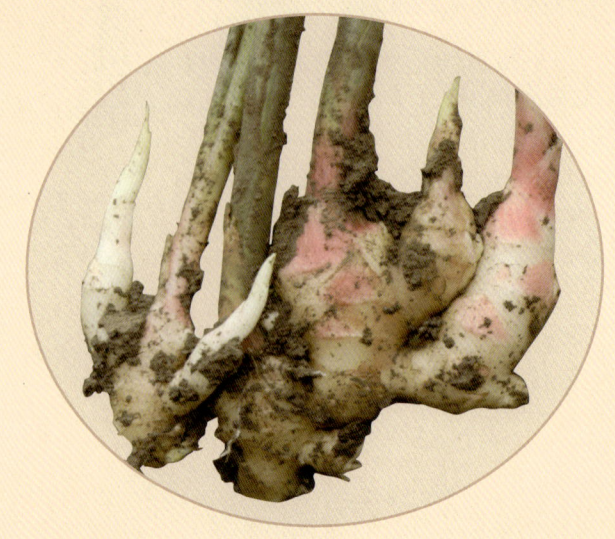

▲ 生姜鲜品

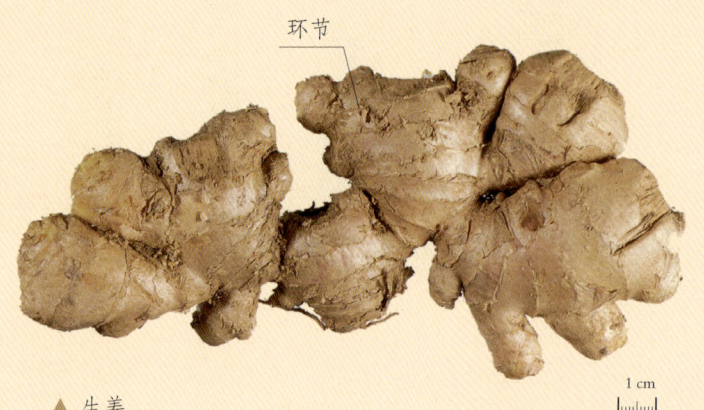

环节

▲ 生姜

生姜 本品呈不规则块状，略扁，具指状分枝，长4～18 cm，厚1～3 cm。表面棕黄色至黄棕色，有环节，分枝顶端有茎痕或芽。质脆，易折断，断面浅黄色，皮部内侧有一明显的环状纹理，"筋脉"散在。气香特异，味辛辣。

1 cm

干姜 本品呈扁平块状，略扁，具指状分枝，长3～7 cm，厚1～2 cm。表面灰黄色或浅灰棕色，粗糙，具纵皱纹及明显的环节，分枝处常有鳞叶痕，分枝顶端有茎痕或芽。质坚实，断面黄白色或灰白色，粉性或颗粒性，皮部内侧有一明显的环状纹理，"筋脉"散在。气香特异，味辛辣。

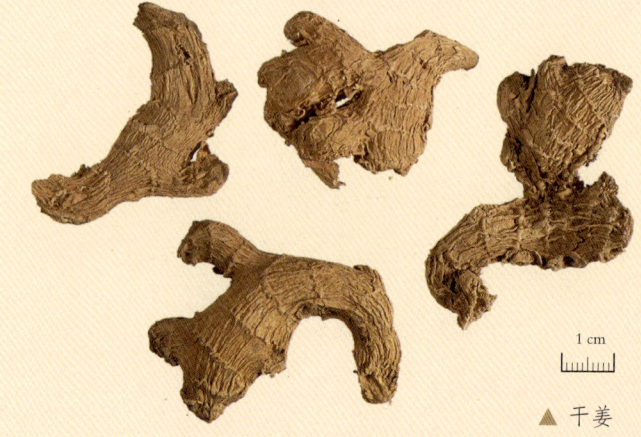

1 cm

▲ 干姜

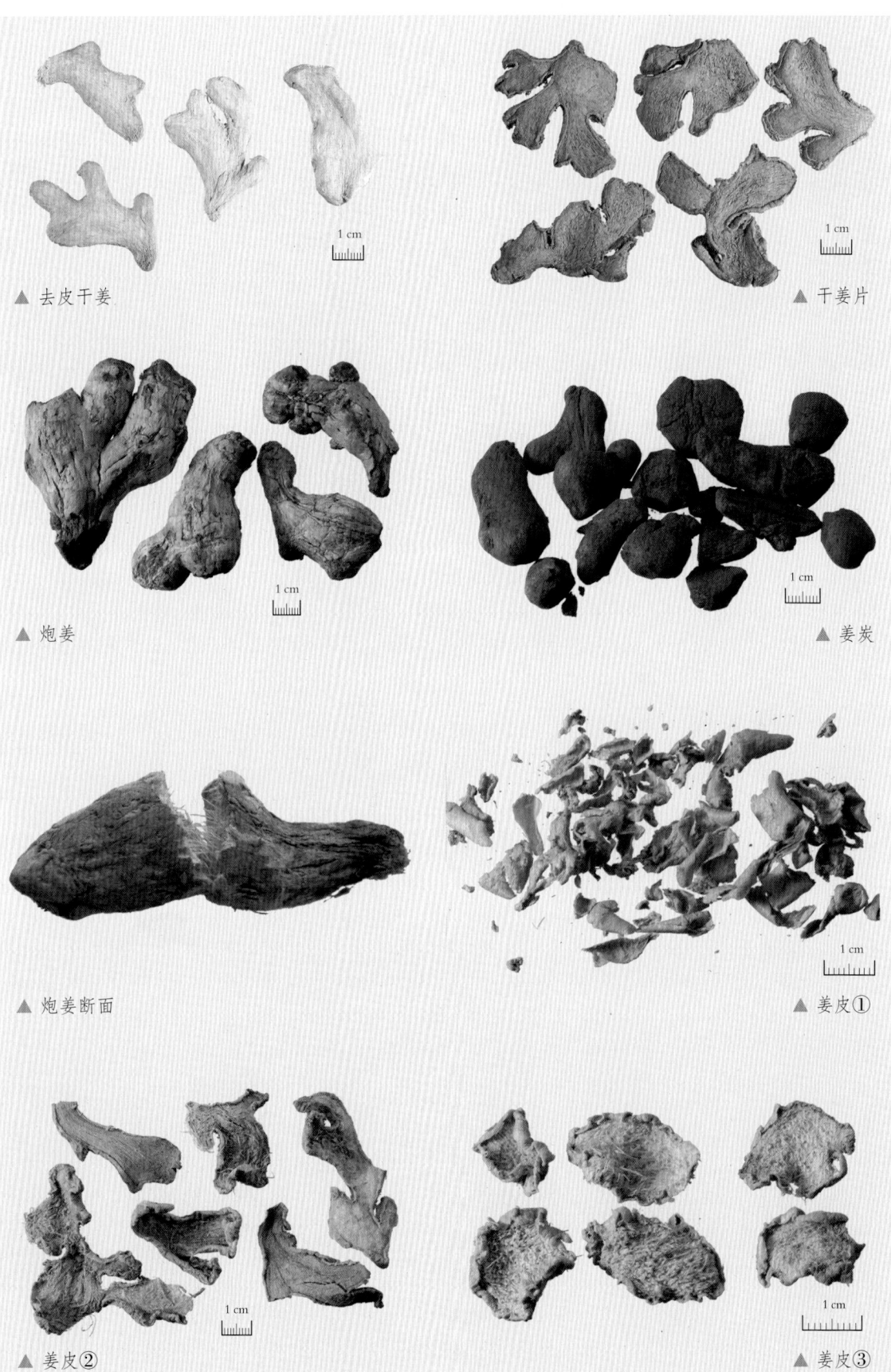

▲ 去皮干姜

▲ 干姜片

▲ 炮姜

▲ 姜炭

▲ 炮姜断面

▲ 姜皮①

▲ 姜皮②

▲ 姜皮③

姜　黄 /Jianghuang

正　品

姜黄（药典品种）

药材为姜科植物姜黄 *Curcuma longa* L. 的干燥根茎。

本品呈不规则卵圆形、圆柱形或纺锤形，常弯曲，有的具短叉状分枝，长2～5 cm，直径1～3 cm。表面深黄色，粗糙，有皱缩纹理和明显环节，并有圆形分枝痕及须根痕。质坚实，不易折断，断面酱红色、橘黄色或金黄色，角质样，有蜡样光泽。皮层内有一明显的环状纹理，点状"筋脉"散在。气香特异，味苦、辛。

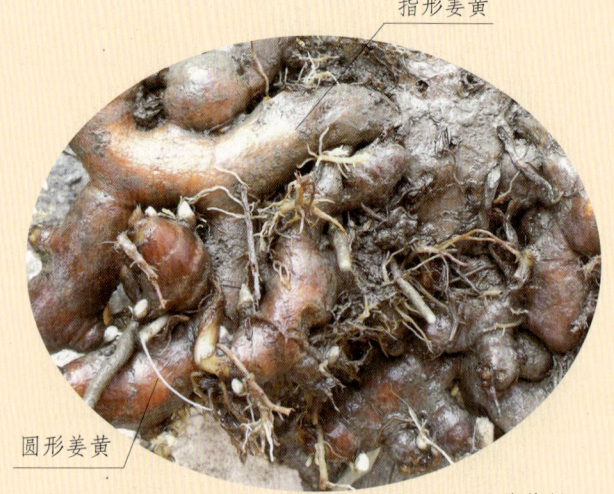

指形姜黄

圆形姜黄

▲ 姜黄鲜品

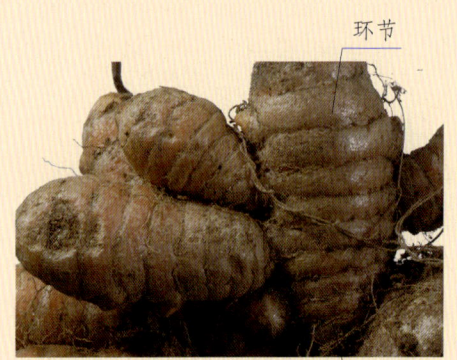

环节

▲ 姜黄鲜品放大　　　　　圆形姜黄

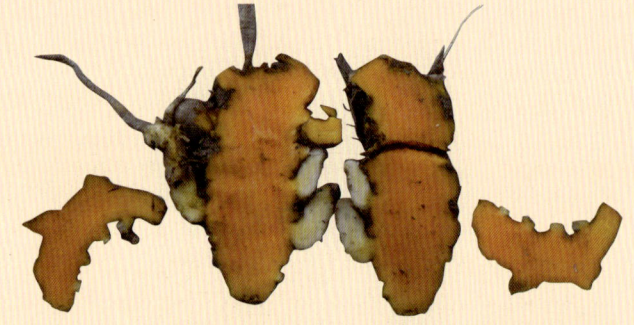

▲ 姜黄鲜品纵切面

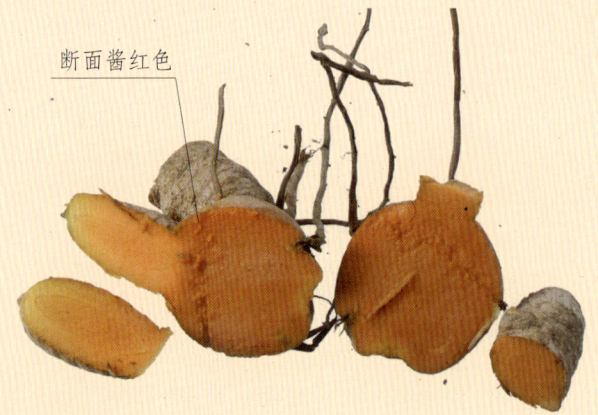

断面酱红色

▲ 姜黄鲜品横切面

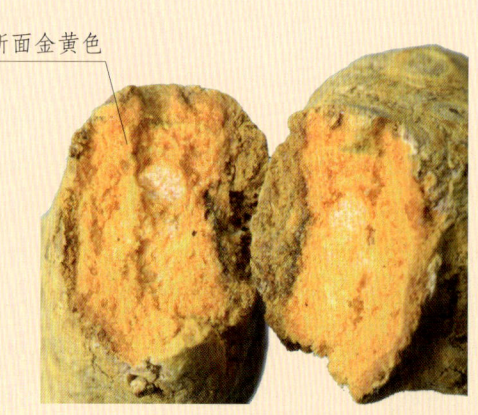

断面金黄色

▲ 姜黄生品断面

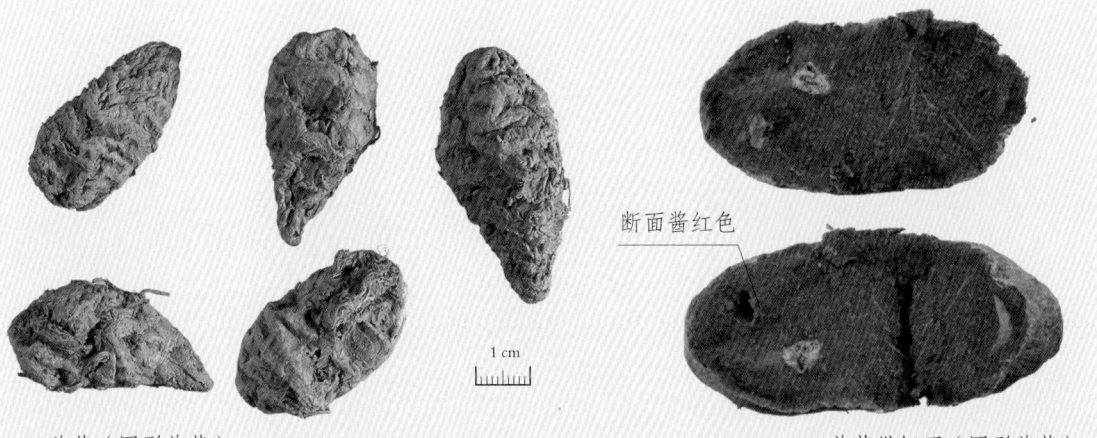

断面酱红色

▲ 姜黄（圆形姜黄）　　　　　　　　　　　　　　▲ 姜黄纵切面（圆形姜黄）

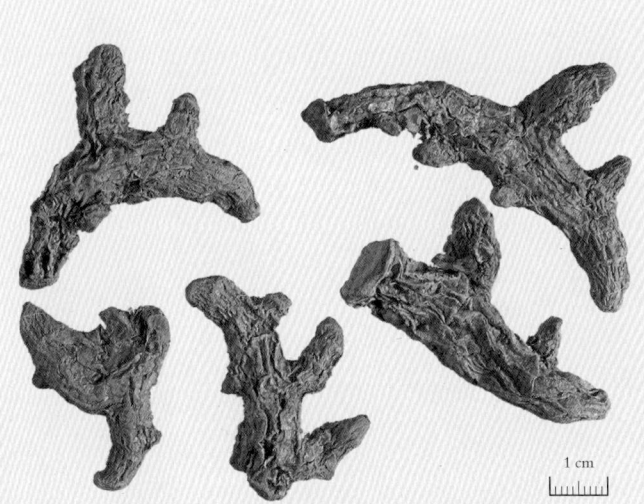

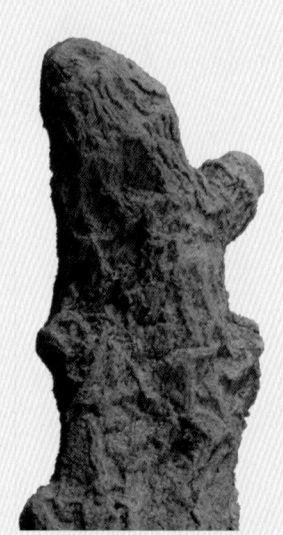

▲ 姜黄（指形姜黄）　　　　　　　　　　　　　　▲ 姜黄放大（指形姜黄）

断面橘黄色

断面酱红色

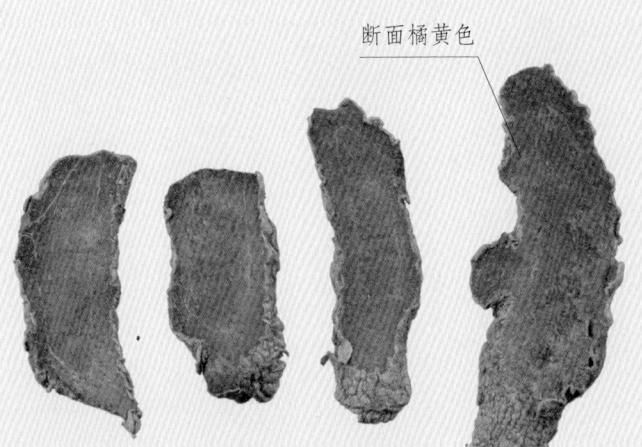

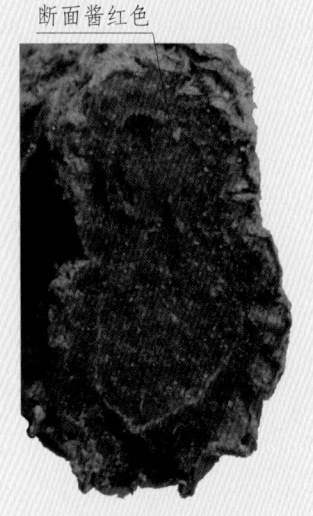

▲ 姜黄纵切面（指形姜黄）　　　　　　　　　　　▲ 姜黄横切面（指形姜黄）

伪制品

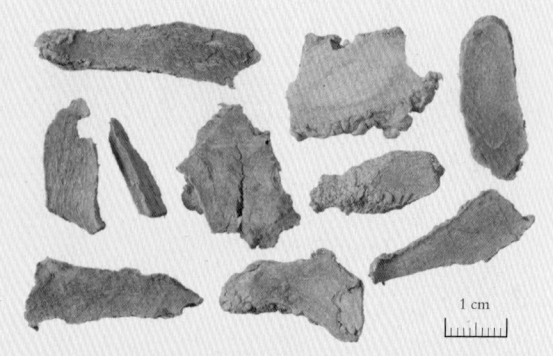

▲ 染色"莪术"①

莪术类根茎经染色伪制

为姜科植物莪术类 *Curcuma* sp. 的干燥根茎经染色的加工品。

本品多切成片状，长纺锤形或块片状，有的具叉状分枝。表面黄色或深黄色，粗糙。质坚实，不易折断，断面棕黄色至金黄色，角质样。气香特异，味苦。

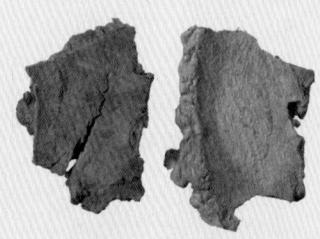

▲ 染色"莪术"放大①

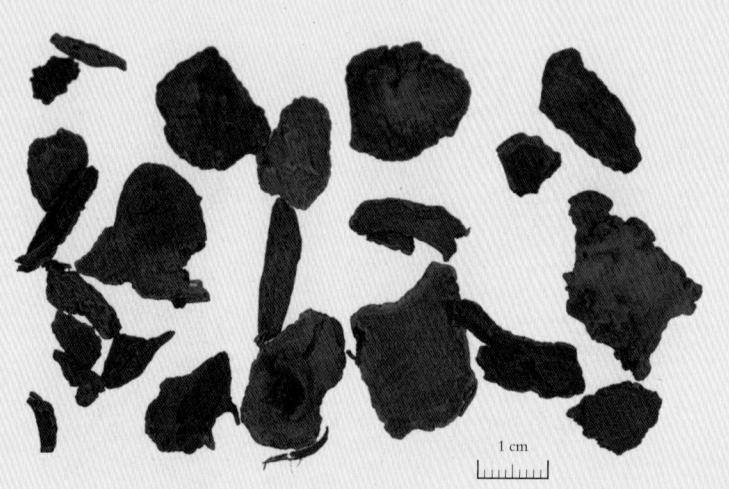

▲ 染色"莪术"②

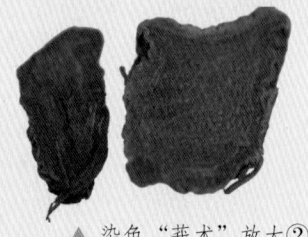

▲ 染色"莪术"放大②

射干经染色伪制

为鸢尾科植物射干 *Belamcanda chinensis* (L.) DC. 的干燥根茎经染色的加工品。

本品多为不规则片状，大小不一。表面黄褐色或黄绿色，皱缩，有排列较密的环纹。可见数个圆盘状凹陷的茎痕，偶有茎基残存。质硬，断面黄色，颗粒性。气微，味苦。

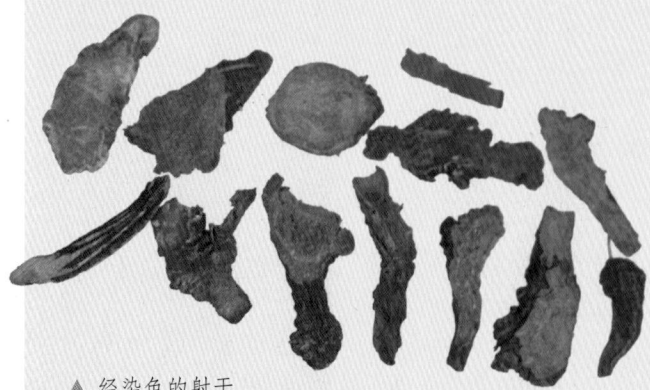

▲ 经染色的射干

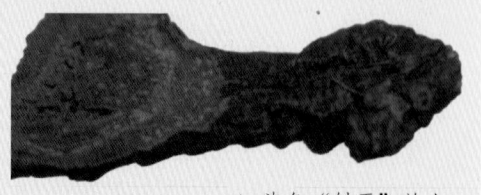

▲ 染色"射干"放大

珠 子 参 /Zhuzishen

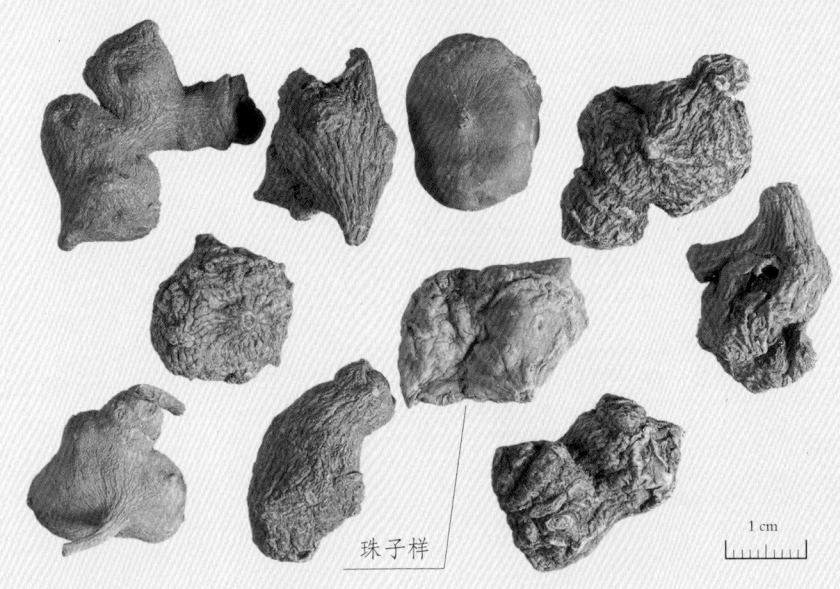

珠子样

1 cm

▲ 珠子参

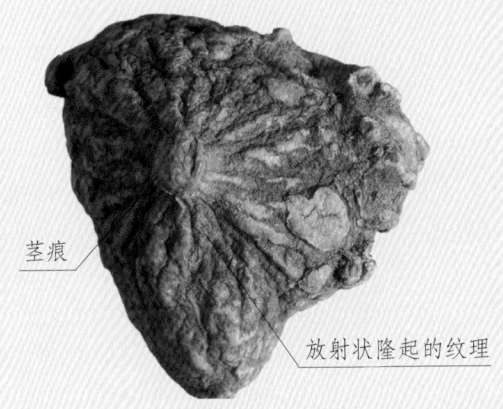

茎痕

放射状隆起的纹理

▲ 珠子参未去皮表面

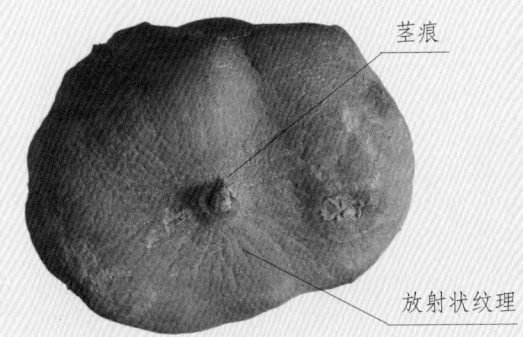

茎痕

放射状纹理

▲ 珠子参去皮表面

珠子参（药典品种）

药材为五加科植物珠子参 *Panax japonicus* C. A. Mey. var. *major* (Burk.) C. Y. Wu et K. M. Feng 或羽叶三七 *Panax japonicus* C. A. Mey. var. *bipinnatifidus* (Seem.) C. Y. Wu et K. M. Feng 的干燥根茎。

本品略呈扁球形、圆锥形或不规则菱角形，偶呈连珠状，直径0.5～2.8 cm。表面棕黄色或棕褐色，有明显的疣状突起及皱纹，偶有圆形凹陷的茎痕，并可见放射状隆起的纹理，有的一侧或两侧残存细的节间。质坚硬，断面不平坦，淡黄白色，粉性。气微，味苦、微甘，嚼之刺喉。蒸（煮）者断面黄白色或黄棕色，略呈角质样，味微苦、微甘，嚼之不刺喉。

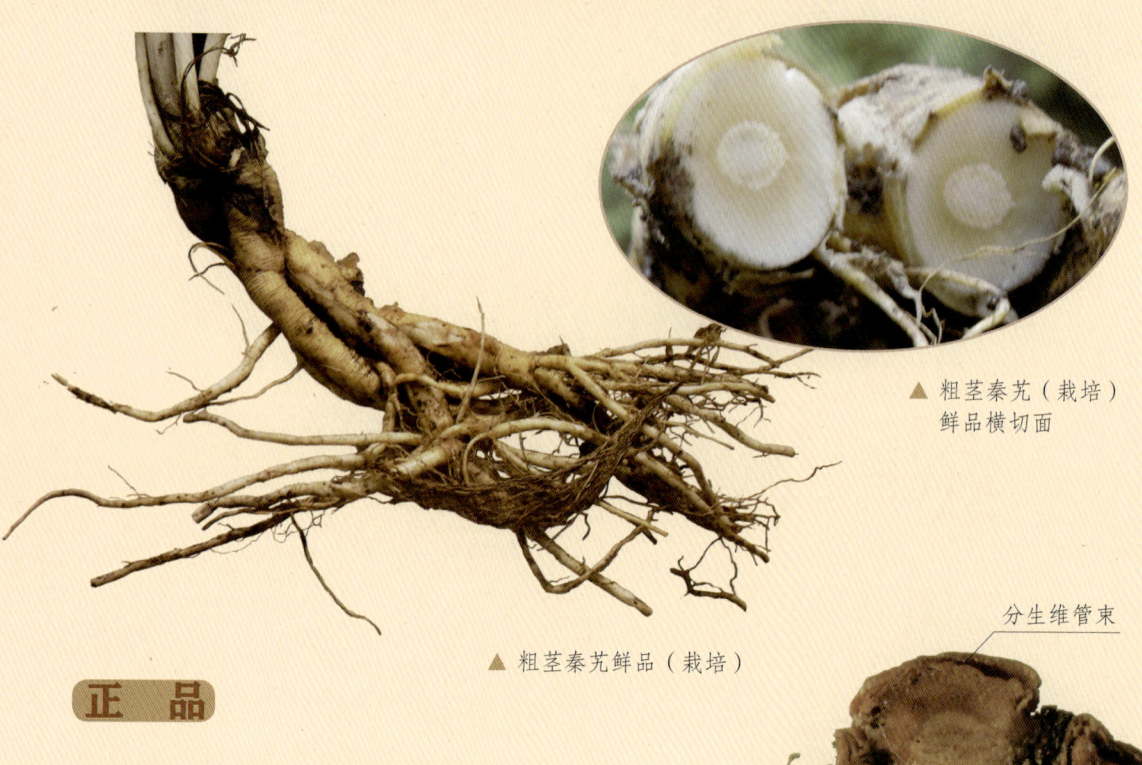

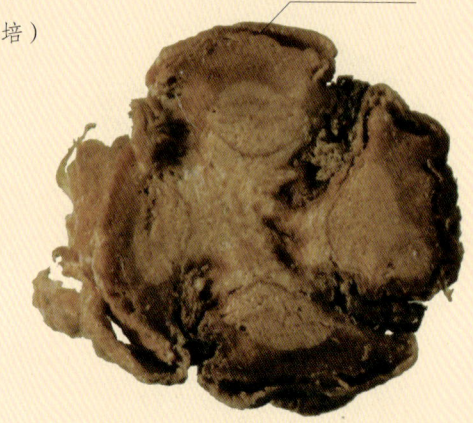

▲ 粗茎秦艽（栽培）
鲜品横切面

▲ 粗茎秦艽鲜品（栽培）

正 品

粗茎秦艽（药典品种）

药材为龙胆科植物粗茎秦艽 *Gentiana crassicaulis* Duthie ex Burk. 的干燥根。

本品呈类圆柱形，多不分枝，稍粗大，长8～12 cm，直径1～3.5 cm。表面黄棕色或暗棕色，有纵向扭转皱纹。顶端有较大的茎基，有黄色叶柄残基及纤维状的叶鞘残基。质硬而脆，易折断，断面皮部黄白色或棕色，木部黄白色，常可见分生维管束分布。气特异，味苦、微涩。

分生维管束

▲ 粗茎秦艽（栽培）鲜品横切面放大

叶鞘残基

1 cm

▲ 粗茎秦艽（栽培）

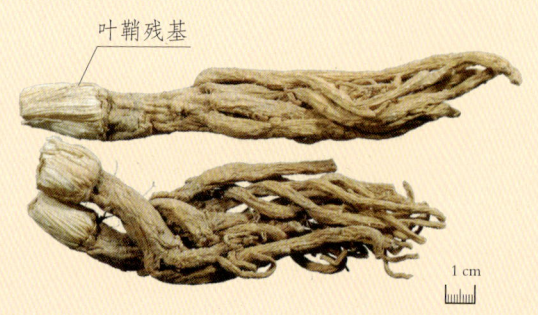

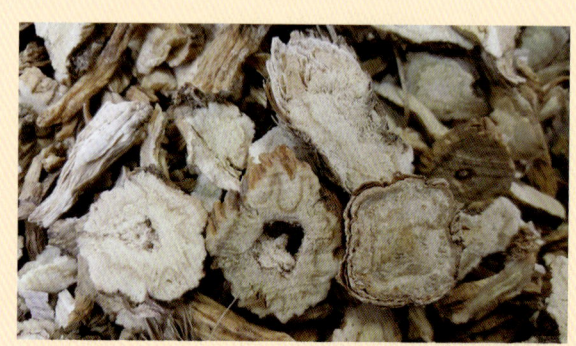

▲ 粗茎秦艽（栽培）横切面放大

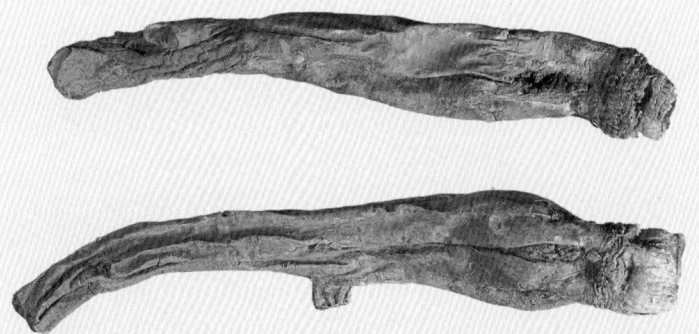

▲ 粗茎秦艽（野生）

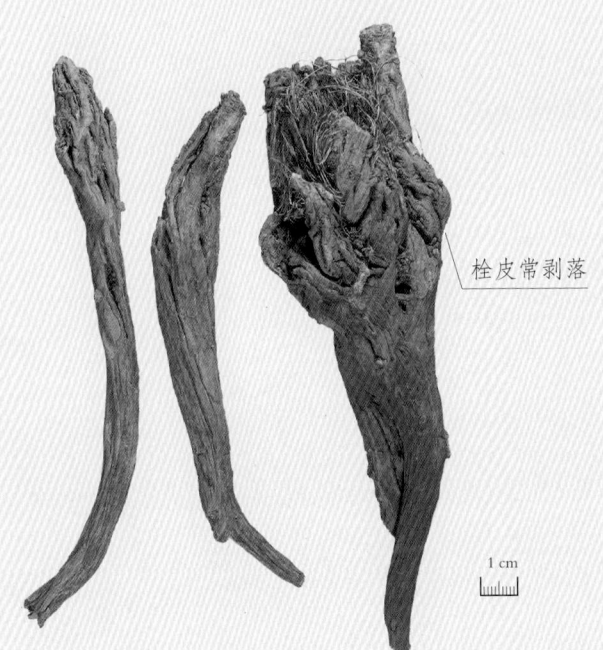

栓皮常剥落

▲ 秦艽（野生）

秦艽（药典品种）

药材为龙胆科植物秦艽 *Gentiana macrophylla* Pall. 的干燥根。

本品呈类圆锥形、圆柱形，扭曲，长10～30 cm，直径1～3 cm，有时根头有数个分生的维管束，呈根状合生样，直径可达6 cm。表面黄棕色或灰黄色，具纵向或稍扭曲的细皱纹。顶端有残存的茎基及纤维状的叶鞘残基。质硬而脆，易折断，断面皮部黄色或棕黄色，木部黄色。气特异，味苦、微涩。

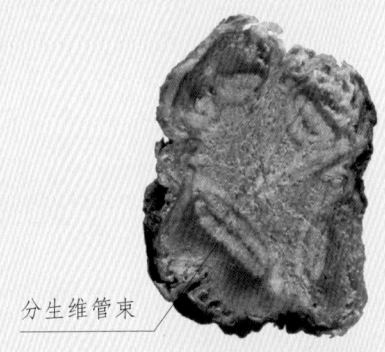

分生维管束

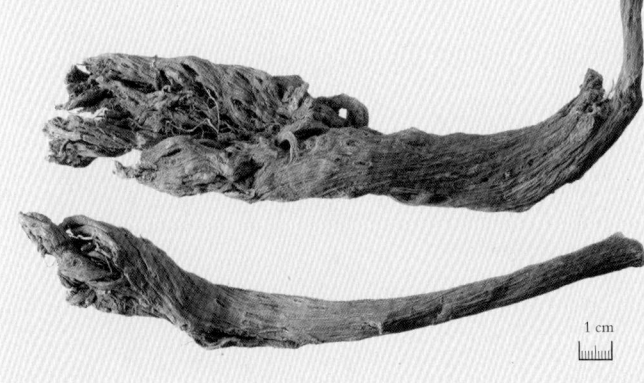

▲ 秦艽（栽培）

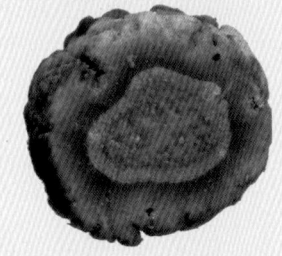

▲ 秦艽（栽培）切面

麻花秦艽（药典品种）

药材为龙胆科植物麻花秦艽 *Gentiana straminea* Maxim. 的干燥根。

本品呈类圆锥形，多由数个小根纠聚而膨大，主根下部多分枝或多数相互分离后又连合，略呈网状或麻花状，长8～18 cm，直径1～7 cm。表面棕褐色，粗糙，具多数旋转扭曲的纹理。质松脆，易折断，断面多裂隙。气微，味苦、微涩。

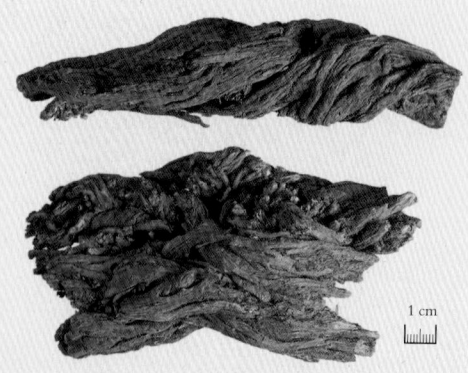

▲ 麻花秦艽（野生）

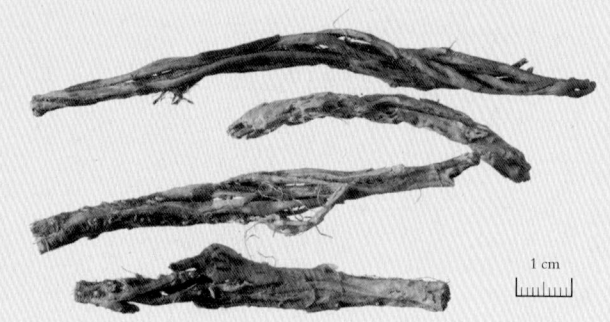

▲ 小秦艽（栽培）

小秦艽（药典品种）

药材为龙胆科植物小秦艽 *Gentiana dahurica* Fisch. 的干燥根。

本品呈细长圆柱形，长8～20 cm，直径0.3～0.6 cm。根头部为一个或数个分生维管束，残存的茎基上偶有纤维状叶鞘残基。栓皮多已剥落，表面黄棕色，有纵向沟纹，有时呈扭曲状，中部以下常有分枝。质轻而松，易折断。气微，味苦、微涩。

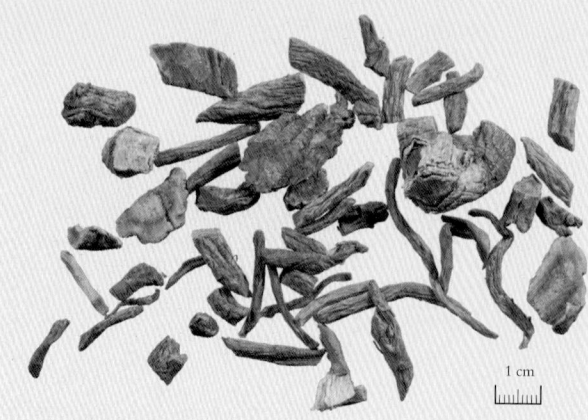

▲ 秦艽饮片（栽培）

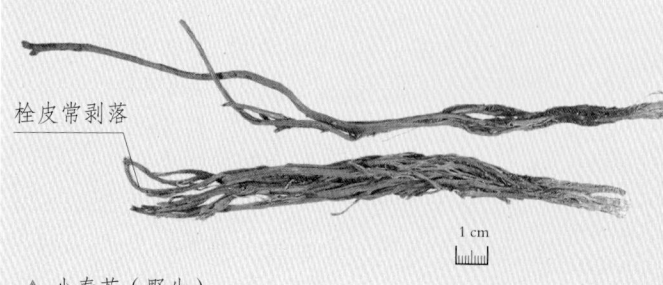

栓皮常剥落

▲ 小秦艽（野生）

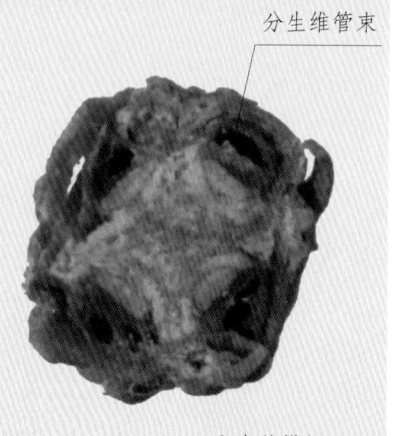

分生维管束

▲ 小秦艽横切面

西藏黑秦艽

为龙胆科植物长梗龙胆 *Gentiana waltonii* Burk. 的干燥根。

本品呈圆锥形或圆柱形，扭曲，绞合成麻花状，长4~15.7 cm，直径1~5 cm。表面黑色或棕黑色，外被棕黑色的胶质物，具沟纹和裂隙。根头部分枝，顶端具茎残基，外被黄棕色纤维状或扁片状叶柄残基，下部有的有分枝。质硬而脆，难折断，断面黑色或棕黑色，众多淡黄色至淡棕色类圆形细根散在。细根皮部棕黑色，木部淡黄色。气微而特异，味苦、微涩。

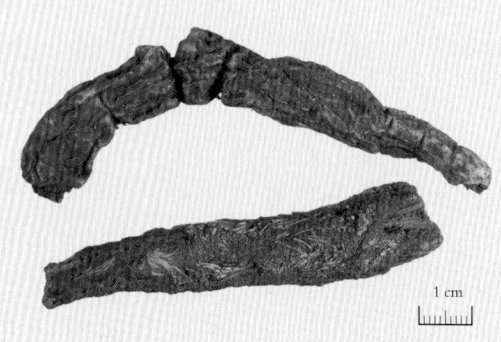

▲ 西藏黑秦艽

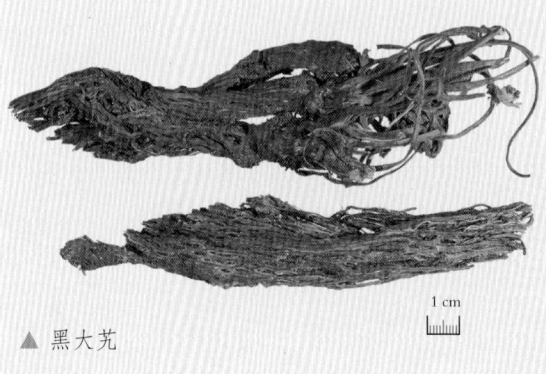

▲ 黑大艽

黑大艽

为毛茛科植物牛扁 *Aconitum ochranthum* C. A. Mey. 的干燥根。

本品呈类圆柱形或圆锥形，根头部短而单一，其下部分离成细根并绞合成麻花状，长4~15 cm，直径0.5~4 cm。根头顶端类圆柱形，黑色，四周被扁片状叶柄残基。表面棕黄色至黑褐色，有纵沟纹或裂隙。外皮易脱落，剥落处呈灰白色或黄白色。质松脆，易折断，断面黄褐色。气微，味苦。

红秦艽

为唇形科植物甘西鼠尾 *Salvia przewallskii* Maxim. 的干燥根。

本品呈圆锥形，主根明显，下部由数根纠聚而成，扭曲成麻花状，长15~25 cm，直径3~6 cm。顶端有单一或多个并列茎痕，其周围有片状叶柄残痕。表面棕红色至棕褐色，有纵沟纹。质松，易折断，断面疏松，极不整齐。气微，味苦、微涩。

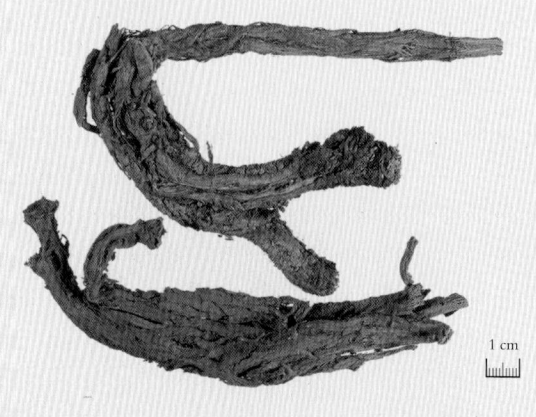

▲ 红秦艽

黄秦艽

为龙胆科植物黄秦艽 *Veratrilla baillonii* Franch. 的干燥根。

本品呈不规则类圆柱形，长5～15 cm，直径0.5～2 cm。根头部偶有分枝，具凹陷的茎基，四周有纤维状及片状叶柄残痕。表面灰褐色或棕红色，有纵沟纹，外皮脱落处呈淡黄色。质坚脆，易折断，断面鲜黄色。气微，味苦。

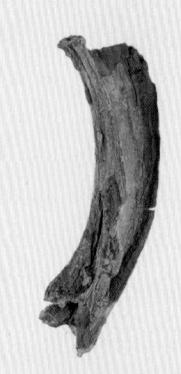
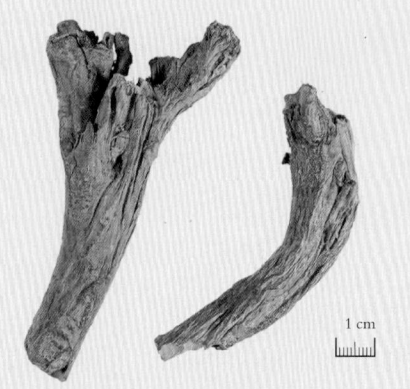

▲ 黄秦艽

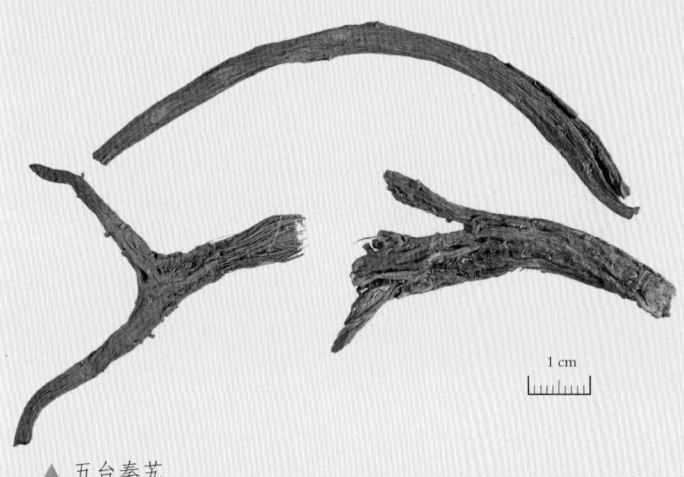

▲ 五台秦艽

五台秦艽

为龙胆科植物五台秦艽 *Gentiana wutaiensis* Marq. 的干燥根。

本品主根明显，一条或具二、三条分枝。表面黄棕色，有明显的纵皱纹或沟纹。气微，味苦。

独一味

为唇形科植物独一味 *Lamiophlomis rotate* (Benth.) Kudo 的干燥根。

本品呈不规则条形片块状，扭曲，长4～7 cm，直径1～2 cm。表面棕黄色或灰棕色，粗糙，有纵皱纹。质硬而脆，易折断。气腥，味苦。

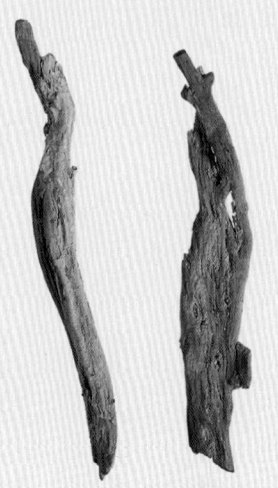
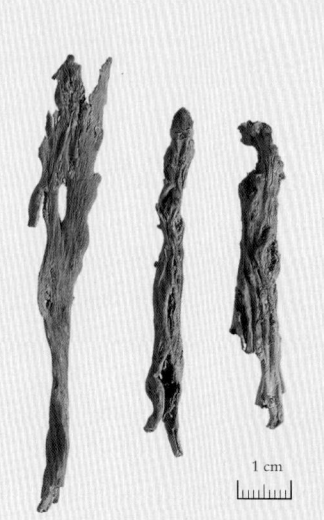

▲ 独一味

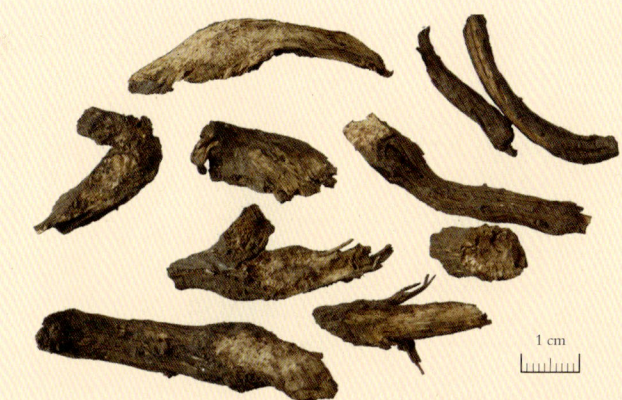

地榆

为蔷薇科植物地榆 *Sanguisorba officinalis* L. 的干燥根。

本品表面棕褐色至暗棕紫色，粗糙，有多数纵皱纹，有时带少数支根痕。质硬而脆，断面较平坦，皮部浅黄棕色，木部色稍淡，略呈放射状纹理。气微，味微苦、涩。

▲ 秦艽中掺入地榆片

九眼独活

为五加科植物柔毛龙眼独活 *Aralia henryi* Harms 的干燥根茎。

本品为块片状。表面粗糙，常有多数裂隙。气微香，味淡。

款冬花

为秦艽的断根中掺入菊科植物款冬花 *Tussilago farfara* L. 的干燥花梗。

本品呈细段状，断面中空，白色。偶见款冬花基生叶残迹。

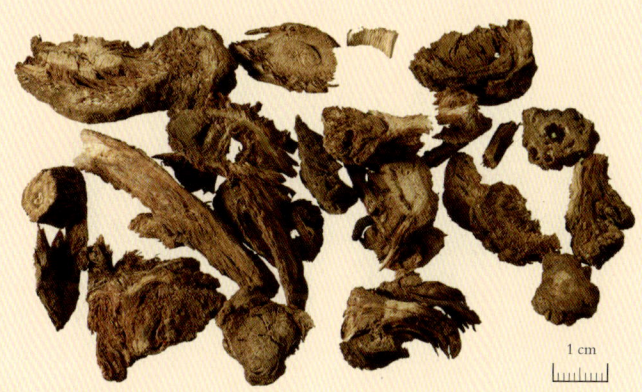

▲ 秦艽中掺入九眼独活根茎块片

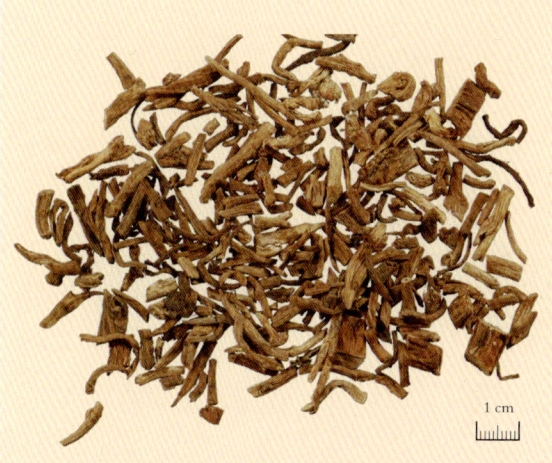

▲ 秦艽中掺入款冬花梗

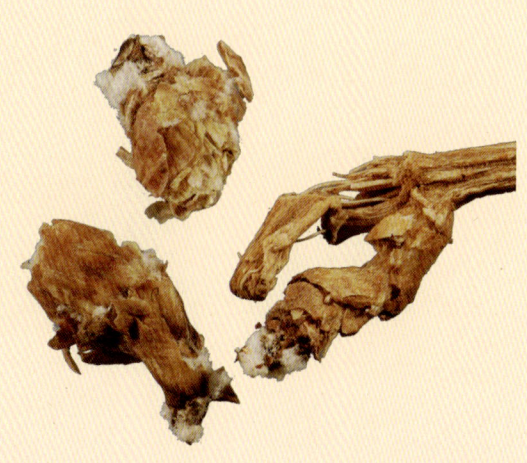

▲ 款冬花梗表面

桔　梗 /Jiegeng

桔梗（药典品种）

药材为桔梗科植物桔梗 *Platycodon grandiflorum* (Jacq.) A. DC. 的干燥根。本品呈圆柱形或略呈纺锤形，下部渐细，有的具分枝，略扭曲，长7～20 cm，直径0.7～2 cm。表面淡黄白色至黄色（未去外皮者表面黄棕色至灰棕色），具纵扭皱沟，并有横长的皮孔样斑痕，上部有横纹。有的顶端有较短的根茎，其上有数个半月形茎痕。质脆，易折断，断面不平坦，皮部类白色，有裂隙，木部淡黄色，其外侧可见一棕色环纹。气微，味微甜后苦。

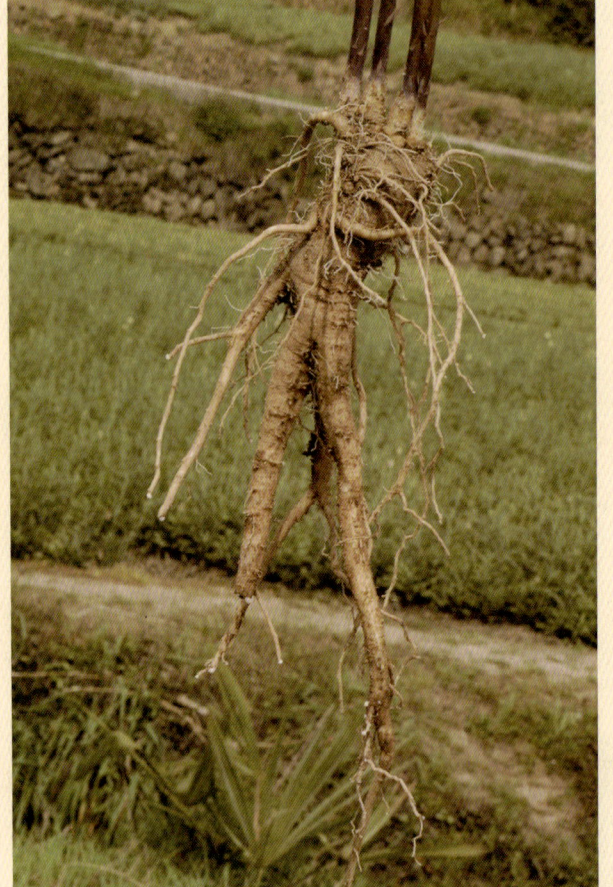

▲ 桔梗鲜品（浙江磐安产）

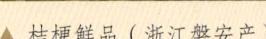

白色乳汁

▲ 桔梗鲜品横切面

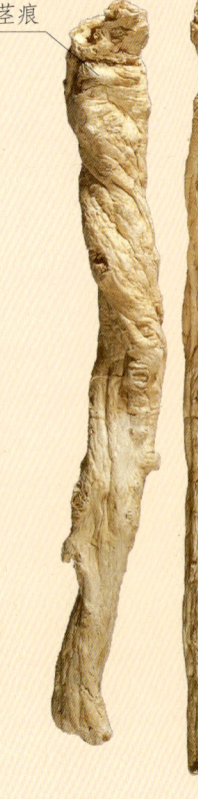

茎痕

1 cm

▲ 桔梗

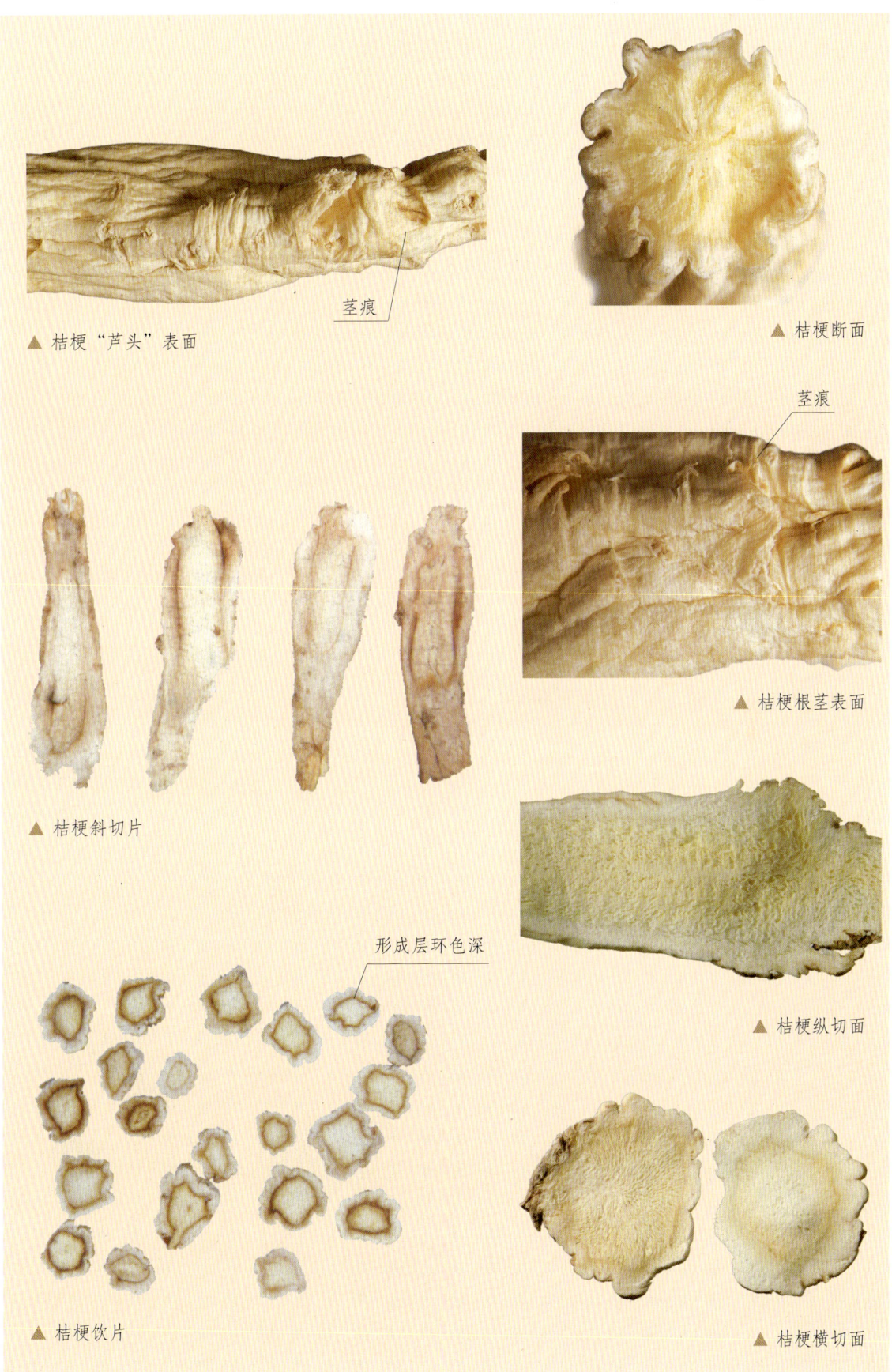

▲ 桔梗"芦头"表面

茎痕

▲ 桔梗断面

茎痕

▲ 桔梗根茎表面

▲ 桔梗斜切片

形成层环色深

▲ 桔梗纵切面

▲ 桔梗饮片

▲ 桔梗横切面

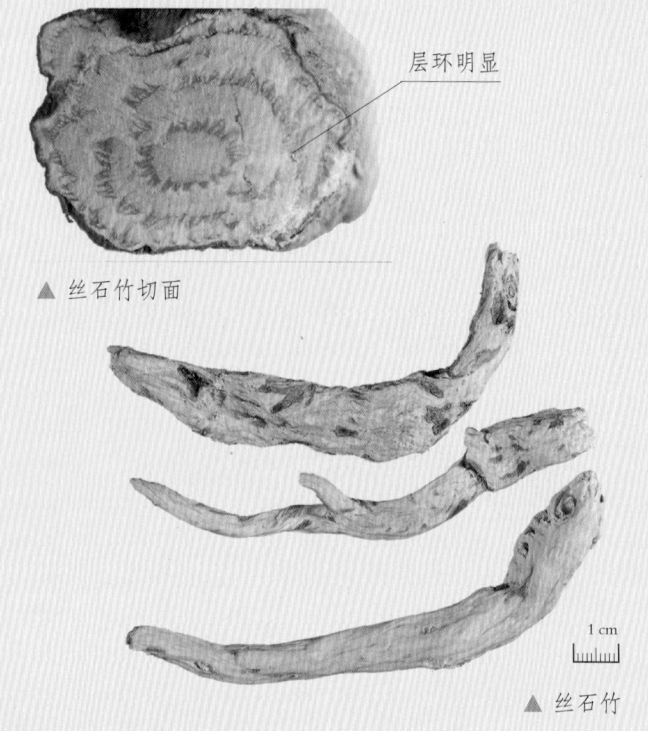

层环明显

▲ 丝石竹切面

非正品

丝石竹

为石竹科植物丝石竹 *Gypsophila oldhamiana* Miq. 的干燥根。

本品呈圆柱形或圆锥形，长短不一，直径0.5~3.5 cm。表面棕黄色或灰棕黄色（去栓皮者表面黄白色，可见残留的棕色栓皮），有扭曲的纵沟纹，有的顶端具茎基痕，近根头处有多数凸起的圆形支根痕及细环纹。体轻，质坚实，断面不平坦，有黄白相间纹理。气微，味苦而辣。

▲ 丝石竹

1 cm

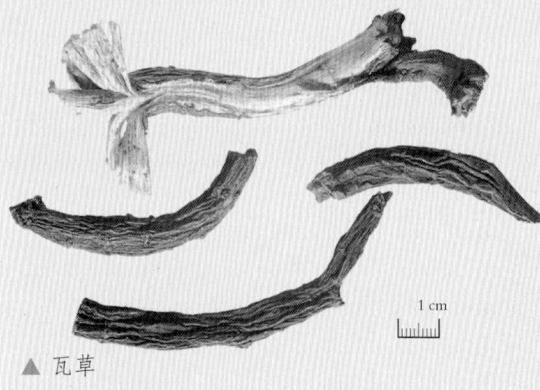

▲ 瓦草

1 cm

瓦草

为石竹科植物粘萼女娄菜 *Melandrium viscidulum* (Bur. et Fr.) Williams 的干燥根。

本品呈长圆锥形，有时具分枝，直径0.3~1 cm，长达30 cm。表面黄白色至棕黄色，具横长的皮孔及纵纹。质坚脆，断面不整齐，外轮皮层黄白色，木部淡黄色。气微，味苦、微麻。

伪制品

掺入其他药材的桔梗伪制品

为在桔梗药材中掺入其他药材的伪制品。

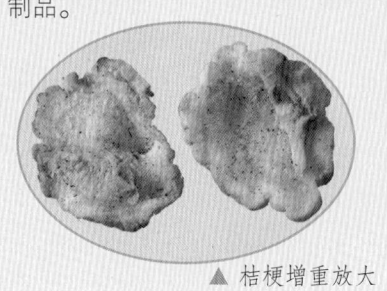

▲ 桔梗增重放大

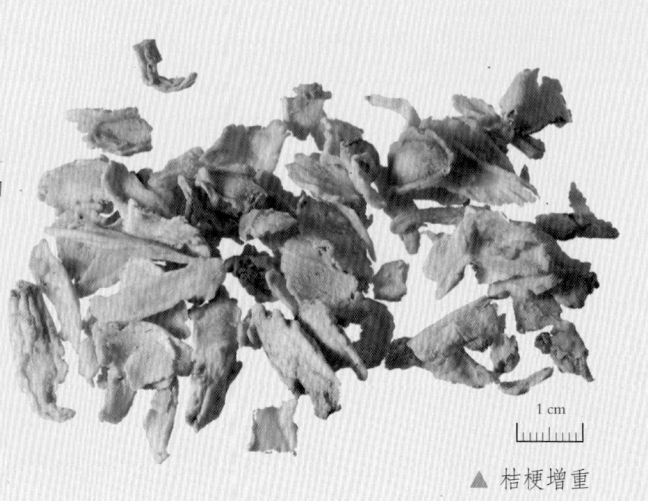

1 cm

▲ 桔梗增重

莪 术 /Ezhu

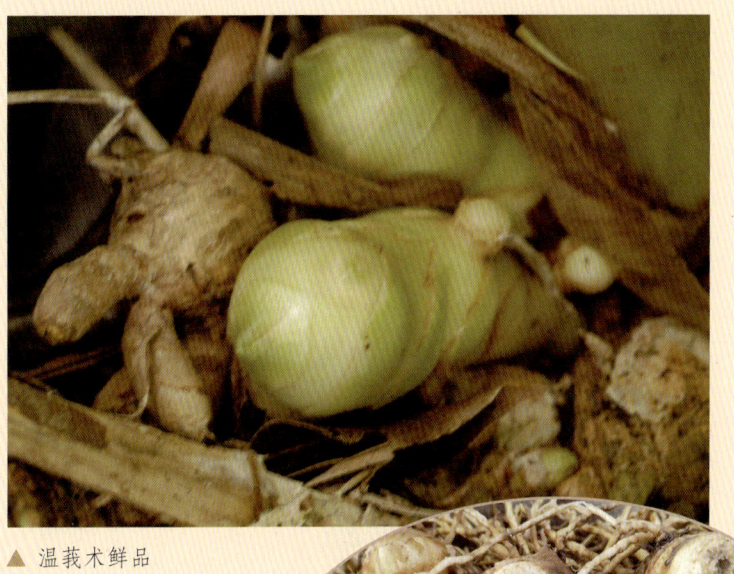

▲ 温莪术鲜品

主根茎

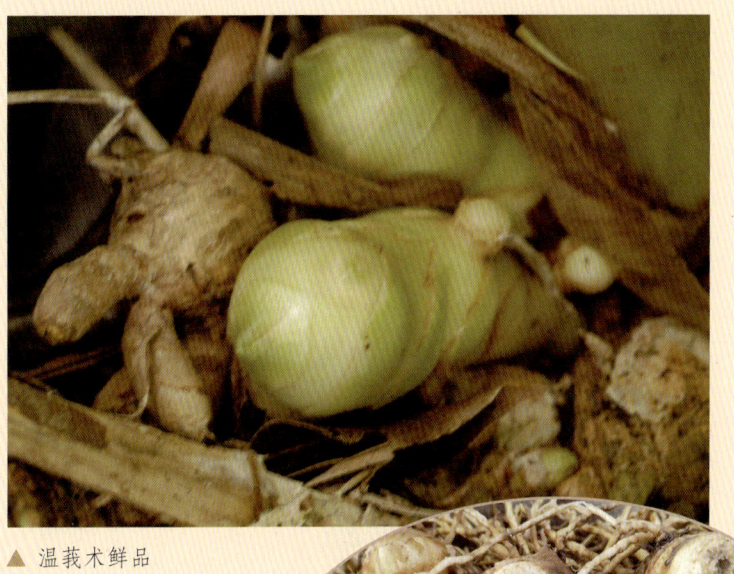

▲ 温莪术鲜品顶部（浙江瑞安产）

温莪术（药典品种）

药材为姜科植物温郁金 *Curcuma wenyujin* Y. H. Chen et C. Ling 的干燥根茎。

本品呈长卵形，卵形或纺锤形，长4~8cm，直径2.5~4.5cm。顶端尖或上部圆钝。表面深棕色至灰棕色，粗糙，上部环节凸起，基部有下陷的须根痕、芽痕及侧生根茎痕，有刀削痕。质坚重，不能折断，击破面黄棕色或黄灰色，角质样，有点状或条纹状"筋脉"。气香，味辛、苦。

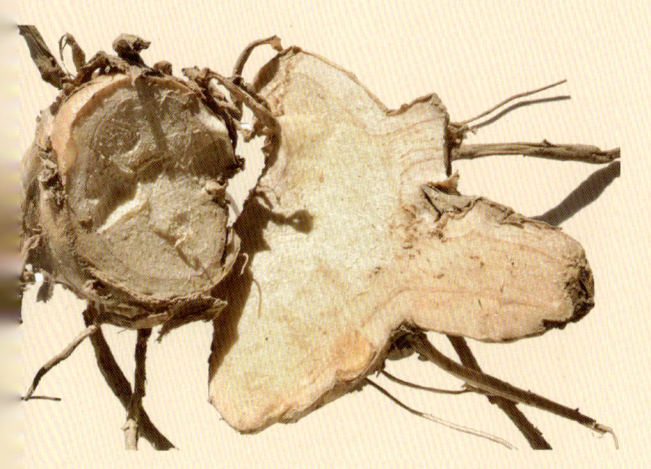

▲ 温莪术鲜品横断面和纵切面

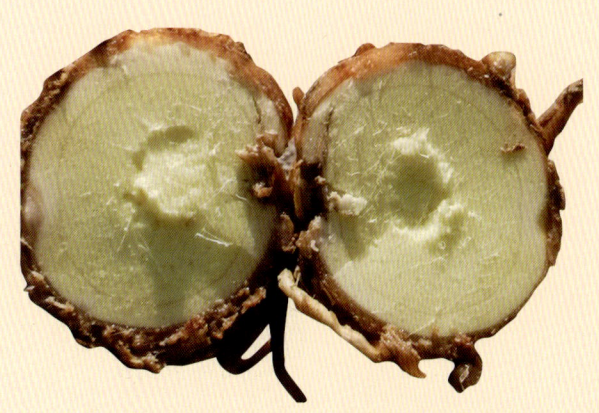

▲ 温莪术鲜品横切面

蓬莪术（药典品种）

药材为姜科植物蓬莪术 *Curcuma phaeocaulis* Val. 的干燥根茎。

本品呈卵圆形、长卵形、圆锥形或长纺锤形，顶端多钝尖，基部钝圆，长 2～8 cm，直径 1.5～4 cm。表面灰黄色至灰棕色，上部环节突起，有圆形微凹的须根痕或残留的须根，有的两侧各有一列下陷的芽痕和类圆形的侧生根茎痕，有的可见刀削痕。体重，质坚实，不易断，断面灰褐色至蓝褐色，蜡样，常附有灰棕色粉末，皮层与中柱易分离，内皮层环纹棕褐色。气微香，味微苦而辛。

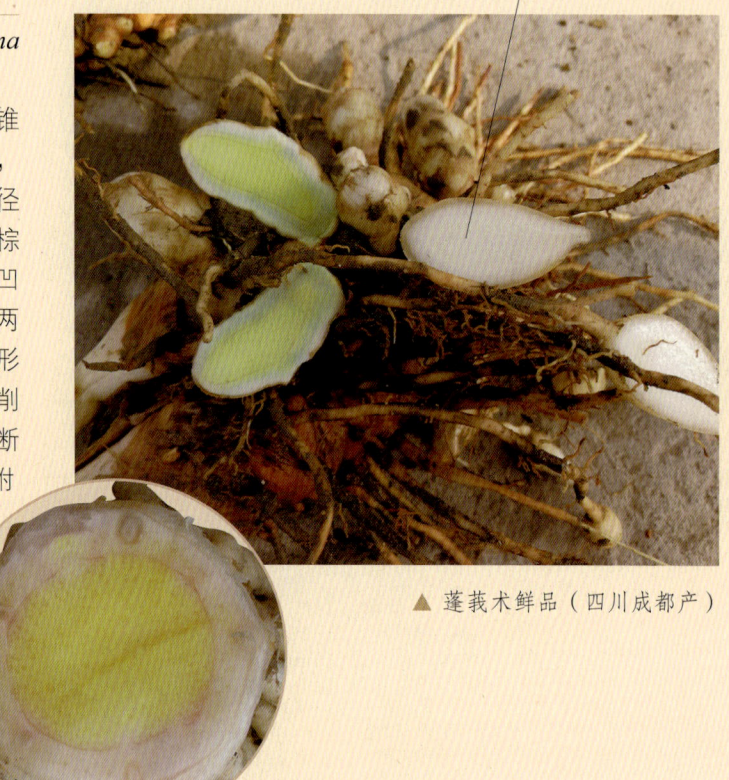

可加工成郁金药材

▲ 蓬莪术鲜品（四川成都产）

▲ 蓬莪术鲜品横切面

广西莪术（药典品种）

药材为姜科植物广西莪术 *Curcuma kwangsiensis* S. G. Lee et C. F. Liang 的干燥根茎。

本品呈长圆形或长卵形，长 3.5～7 cm，直径 1.5～3 cm，基部圆钝，顶端钝尖。表面黄棕色至灰色，光滑，环节明显，有点状须根痕或残留的须根，两侧各有一列下陷的芽痕及较大的侧生根茎痕。质坚重，不能折断，击碎面浅棕色，常附有黄白色粉末，皮层与木部易分离。气香，味微苦、辛。

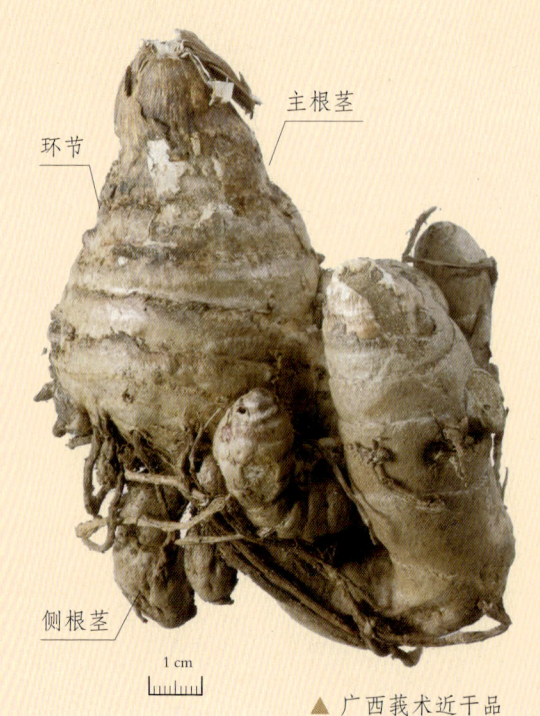

主根茎

环节

侧根茎

1 cm

▲ 广西莪术近干品

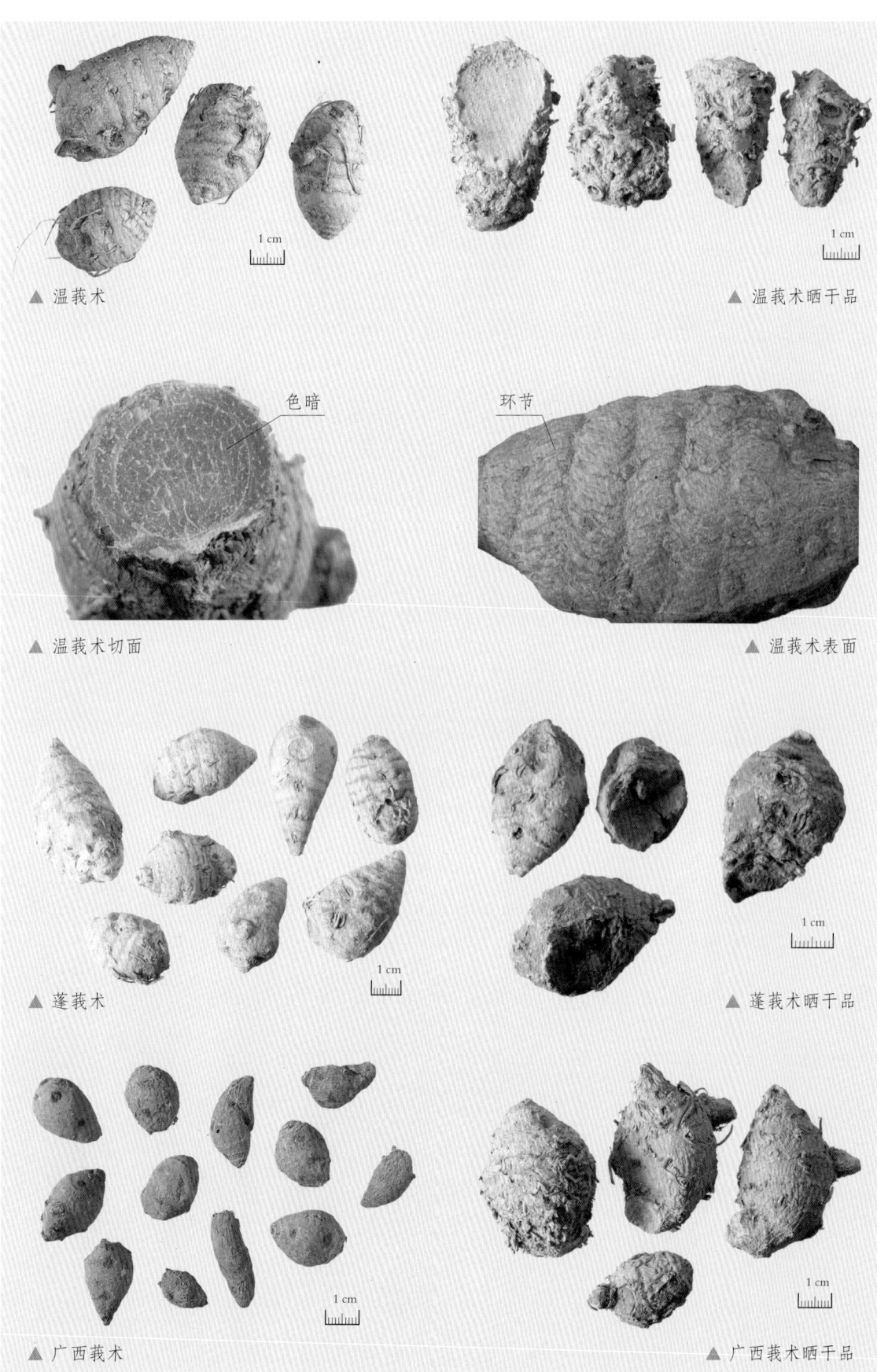

▲ 温莪术

▲ 温莪术晒干品

色暗

▲ 温莪术切面

环节

▲ 温莪术表面

▲ 蓬莪术

▲ 蓬莪术晒干品

▲ 广西莪术

▲ 广西莪术晒干品

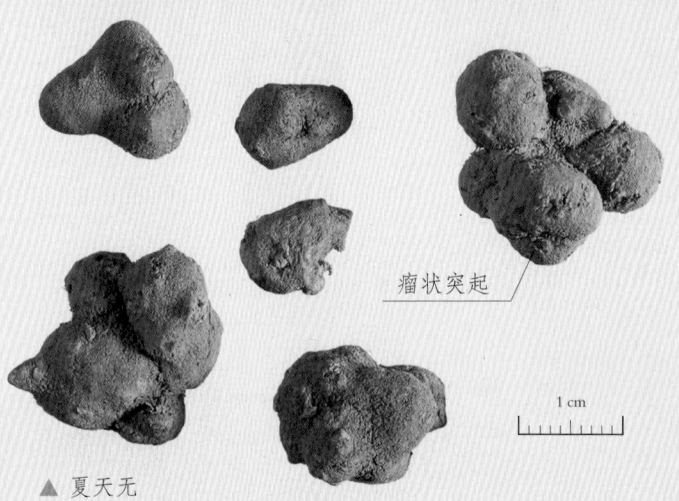

瘤状突起

1 cm

▲ 夏天无

正 品

夏天无（药典品种）

药材为罂粟科植物伏生紫堇 *Corydalis decumbens* (Thunb.) Pers. 的干燥块茎。

本品呈类球形、长圆形或不规则块状，长0.5~2 cm，直径0.5~1.5 cm。表面土黄色、棕色或暗绿色，有细皱纹，常有不规则的瘤状突起及细小的点状须根痕。质坚而脆，断面黄白色或黄色，颗粒状或角质样，有的略带粉性。气微，味极苦。

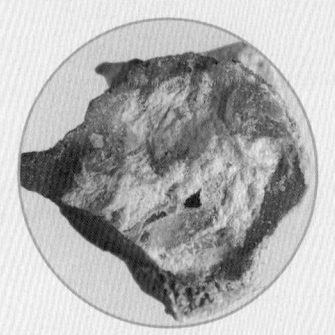

▲ 夏天无断面（粉质者）

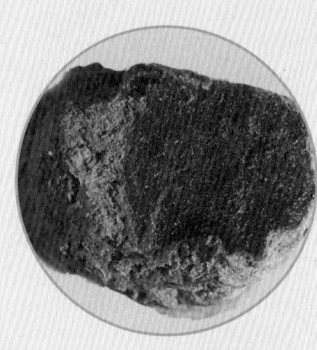

▲ 夏天无断面（胶质者）

伪制品

薯蓣珠芽

为薯蓣科植物薯蓣 *Dioscorea opposita* Thunb. 的珠芽加工后的仿制品。

性状特征略。可参见本册延胡索项下的薯蓣珠芽。

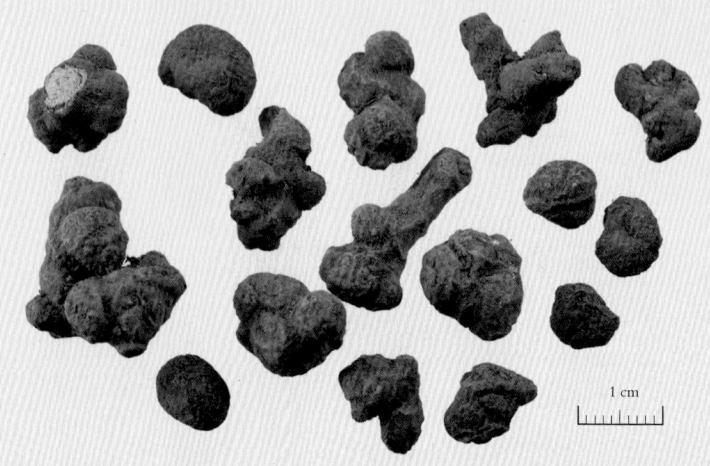

1 cm

▲ 薯蓣珠芽

柴 胡 /Chaihu

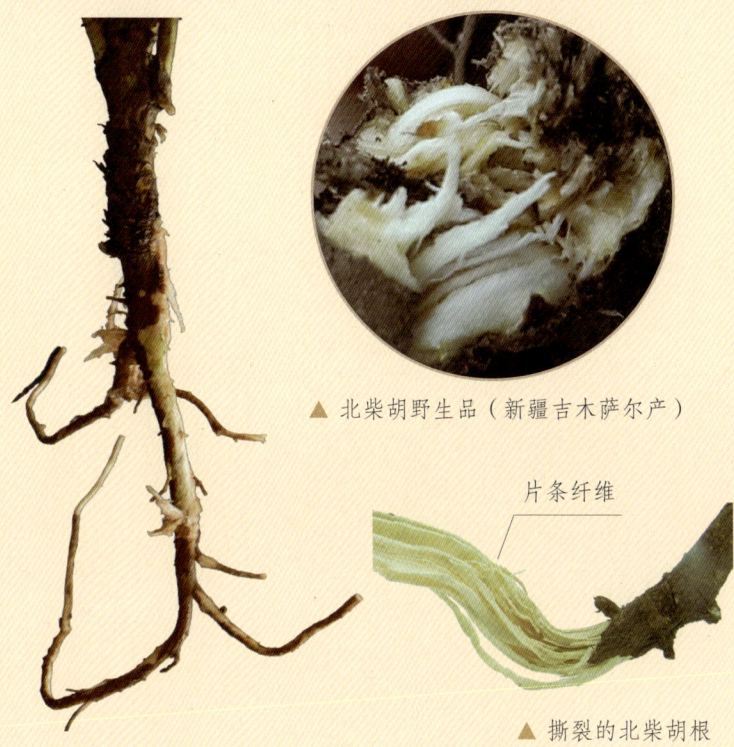

▲ 北柴胡野生品（新疆吉木萨尔产）

片条纤维

▲ 撕裂的北柴胡根

▲ 北柴胡野生品（山西长治产）

正 品

北柴胡（药典品种）

药材为伞形科植物柴胡 *Bupleurum chinense* DC. 的干燥根。

本品呈圆柱形或长圆锥形，长6～15 cm，直径0.5～1.2 cm，根头部膨大，顶端残留2～10个茎基及短纤维状叶基，下部多有分枝。表面灰黑色或灰棕色，具纵皱纹、支根痕及皮孔。质硬而韧，不易折断，断面显片条纤维状，皮部薄，浅棕色，木部黄白色。气微香，味微苦。

本品野生根多略扭曲，色稍深，栽培者根多直长，色浅。

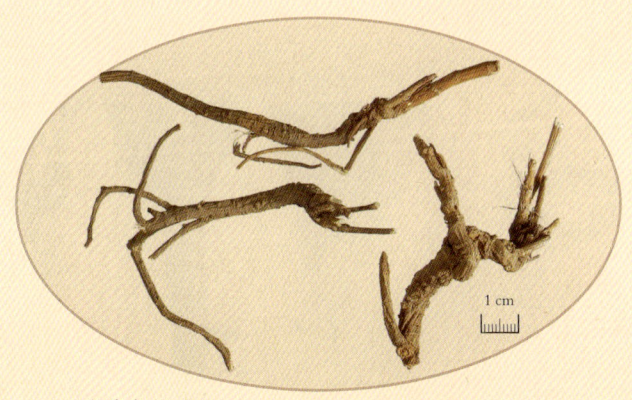

1 cm

▲ 北柴胡野生品

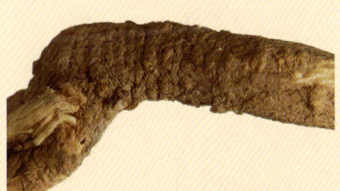

▲ 北柴胡野生品根头表面

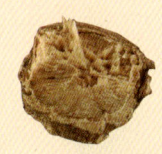 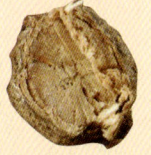

▲ 北柴胡野生品切面（陕西汉中产）

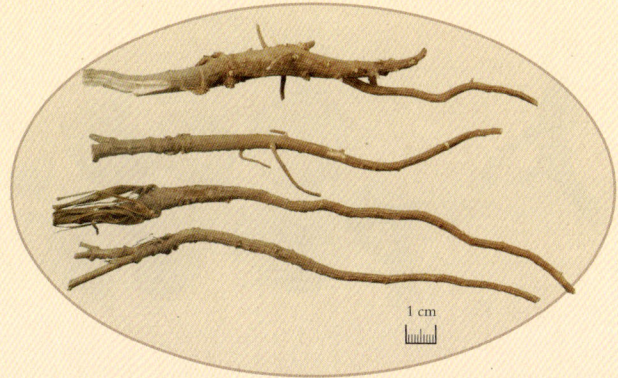

1 cm

▲ 北柴胡栽培品

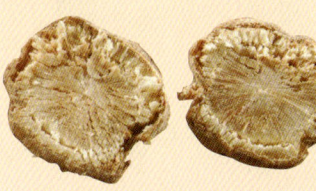

▲ 北柴胡栽培品切面

南柴胡（药典品种）

药材为伞形科植物狭叶柴胡 *Bupleurum scorzonerifolium* Willd. 的干燥根。

本品呈长圆锥形，较细，长 5～14 cm，直径 0.3～0.6 cm。表面红棕色或深棕色，具纵皱纹及皮孔。近根顶端有多数细而紧密的环纹、细纤维状叶残基和 1 个茎残基，偶为 2～3 个，下部多不分枝或稍分枝。质稍软，易折断，断面略平坦，不显纤维性。具败油气，味微苦、辛。

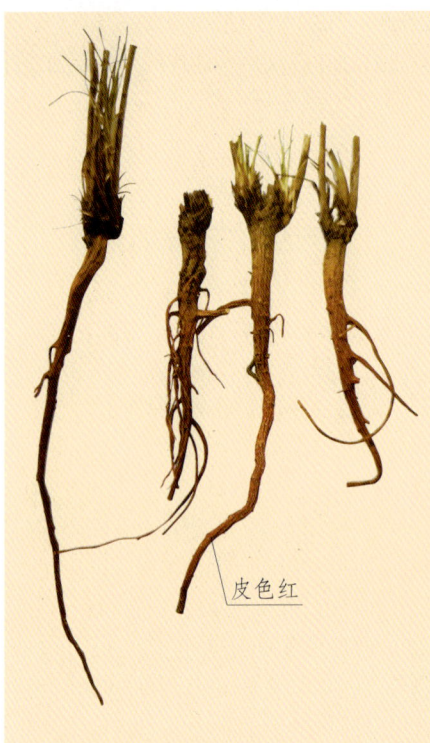

皮色红

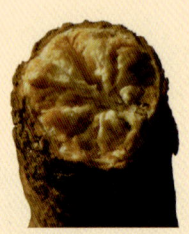 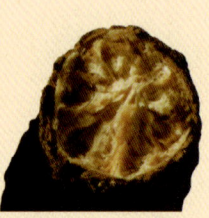 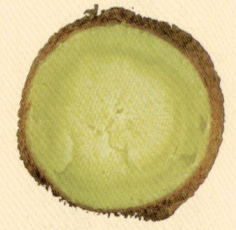

▲ 狭叶柴胡根鲜品（黑龙江大庆林甸产）　▲ 狭叶柴胡根鲜品断面　▲ 狭叶柴胡根鲜品横切面

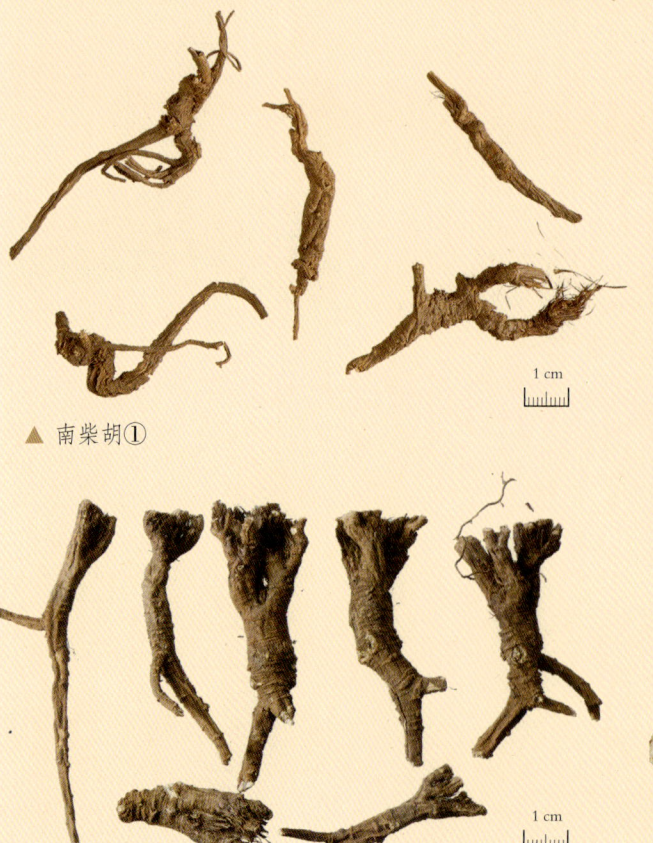

▲ 南柴胡①

1 cm

叶残基

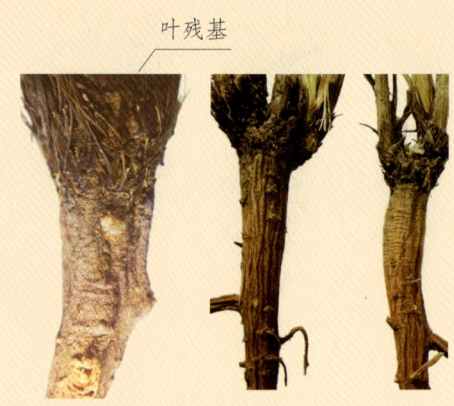

▲ 南柴胡根上部及顶端表面

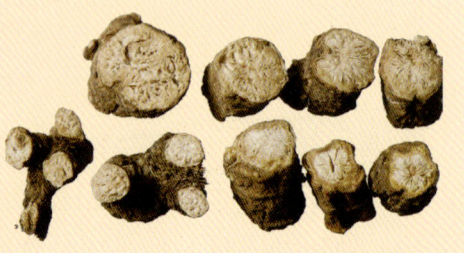

1 cm

▲ 南柴胡②

▲ 南柴胡切面

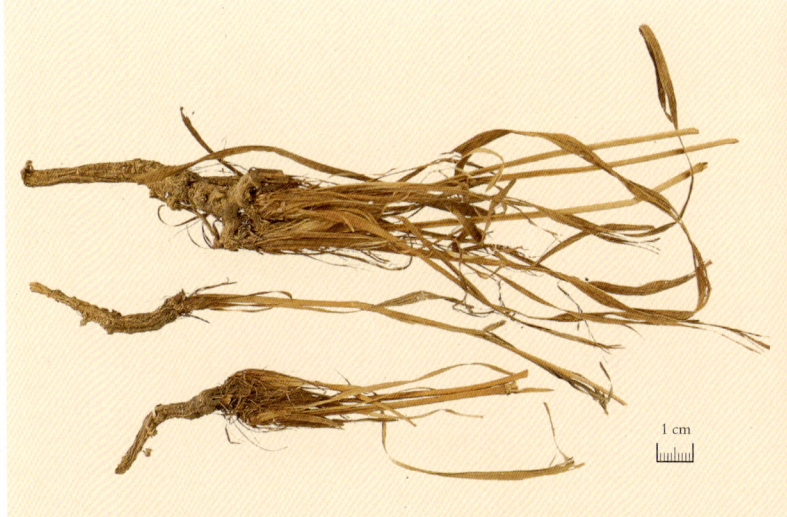

▲ 南柴胡（春柴胡）

▲ 狭叶柴胡（春柴胡）鲜品
（江苏茅山产）

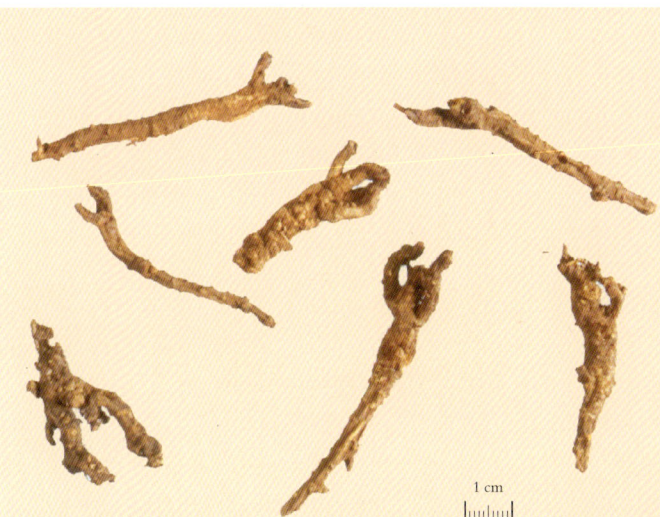

▲ 竹叶柴胡

竹叶柴胡

为伞形科植物膜缘柴胡 *Bupleurum marginatum* Wall. ex DC. 的干燥根。本品根细长，扭曲。表面浅红棕色或棕褐色，顶端残留数个茎基和叶基，茎基部有密集的节。质坚韧，不易折断，断面显片状纤维性。气清香，味淡。

窄竹叶柴胡

为伞形科植物窄竹叶柴胡 *Bupleurum marginatum* Wall. ex DC. var. *slenophyllum* (Wolff）Shan et Li 的干燥根。本品呈细长圆锥形，有时弯曲，长达15 cm，直径0.5～0.8 cm。表面灰褐黄色，稍皱缩，可见皮孔及支根痕。质脆，易折断，断面略呈纤维性。气微，味淡或微具辛辣。

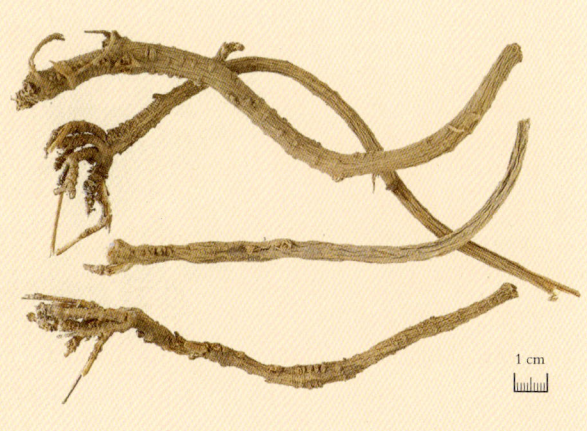

▲ 窄竹叶柴胡

锥叶柴胡

为伞形科植物锥叶柴胡
Bupleurum bicaule Helm.
的干燥根。

本品呈长圆锥形，较
直。表面黑灰色或黑褐
色。根头部膨大，多分
枝，残留众多粗细不一
的茎基，栓皮层易剥
落。质松脆，易折断，
断面平坦。边缘色深，
有的呈雪花样纹。具败
油气。

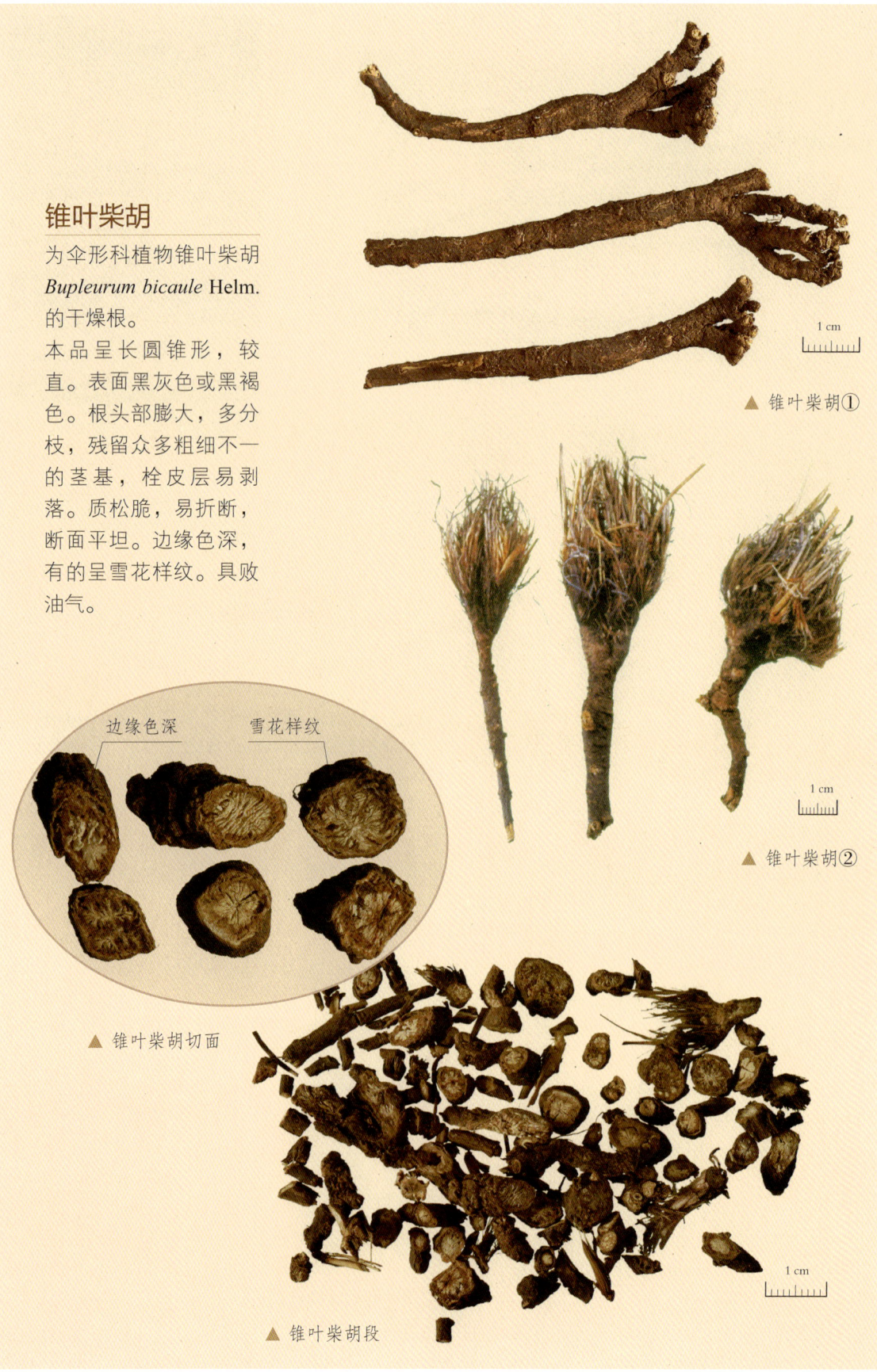

1 cm

▲ 锥叶柴胡①

1 cm

▲ 锥叶柴胡②

边缘色深　雪花样纹

▲ 锥叶柴胡切面

1 cm

▲ 锥叶柴胡段

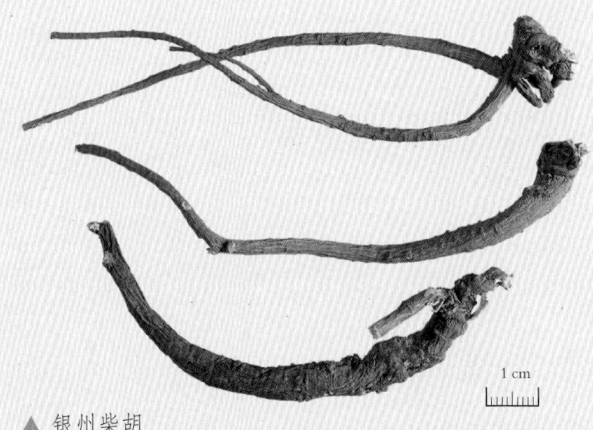

银州柴胡

为伞形科植物银州柴胡 *Bupleurum yinchowense* Shan et Y. Li 的干燥根。本品呈圆锥形，头部膨大，多分枝，下部稍分枝。表面黑褐色或棕褐色，具纵皱纹、支根痕及疣状突起。质松脆，易折断。具败油气。

1 cm

▲ 银州柴胡

雾灵柴胡

为伞形科植物雾灵柴胡 *Bupleurum sibiricum* Vest var. *jeholense* (Nakai) Chu 的干燥根。本种与兴安柴胡相似，其特点为形小，色较深，质较硬。气淡，味微苦。

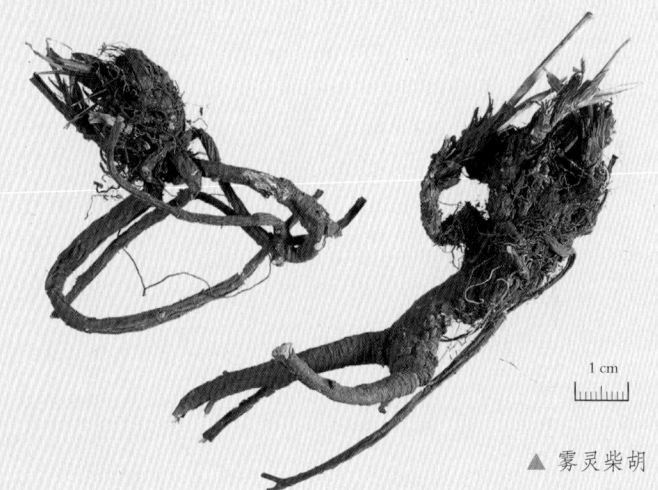

1 cm

▲ 雾灵柴胡

秦岭柴胡

为伞形科植物秦岭柴胡 *Bupleurum longicaule* Wall. ex DC. var. *giraldii* Wolff 的根。本品根呈圆柱形，粗大，直径4～9 mm，顶端残留众多短小茎基和绿色叶基。表面土棕色或棕褐色，较平滑。质松脆，易折断，断面较平坦。气微香。

1 cm

▲ 秦岭柴胡

柴首

为伞形科植物柴首 *Bulpeurum chaishoui* Shan et Sheh 的干燥根。

本品地下茎发达，分枝多，束状，上部散生，木质化，但易折断，地上茎的残基明显。根单一，圆柱形或圆锥形，较粗壮，有时可见分枝，外表棕褐色或灰褐色。较粗壮者明显皱缩。质硬，易断。气微，味略辛。

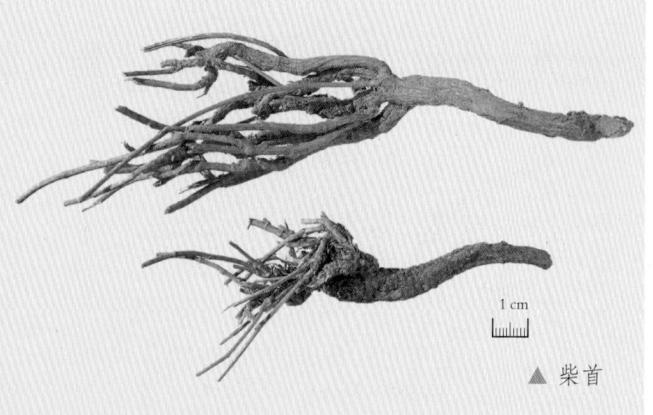

▲ 柴首

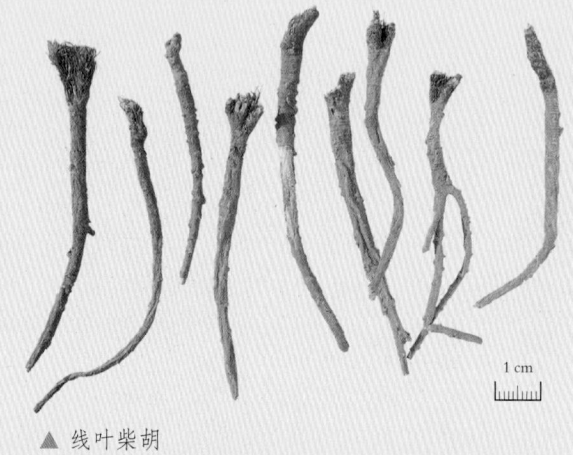

▲ 线叶柴胡

线叶柴胡

为伞形科植物线叶柴胡 *Bupleurum angustissimum* (Fr.) Kitagawa 的干燥根。

本品较细长，表面淡黄褐色至棕褐色，皮部薄，易剥落，裸露处可见黄白色木部。气微香，味微辛。

大叶柴胡

为伞形科植物大叶柴胡 *Bupleurum longiradiatum* Turcz. 的干燥根及根茎。

本品根茎呈圆柱形，表面棕黄色，具密集的节和节间，顶端残留茎基1~2个，根茎及以上部位常中空样，下部多支根。质坚硬，不易折断。主根不明显，支根3~5条，表面棕褐色，具纵细纹。有特异香气。

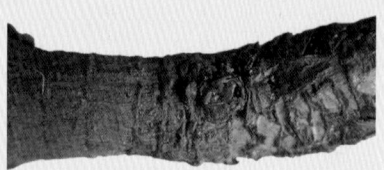

▲ 大叶柴胡节部表面

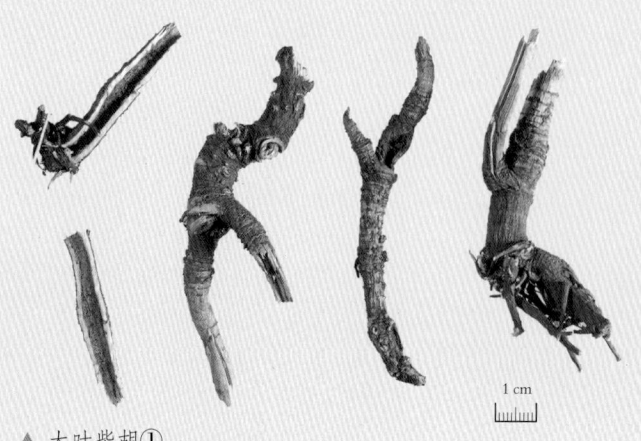

▲ 大叶柴胡①

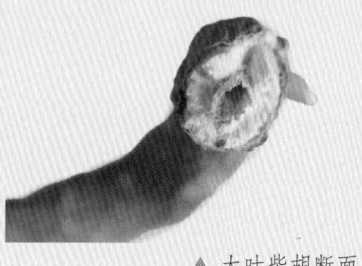

▲ 大叶柴胡断面

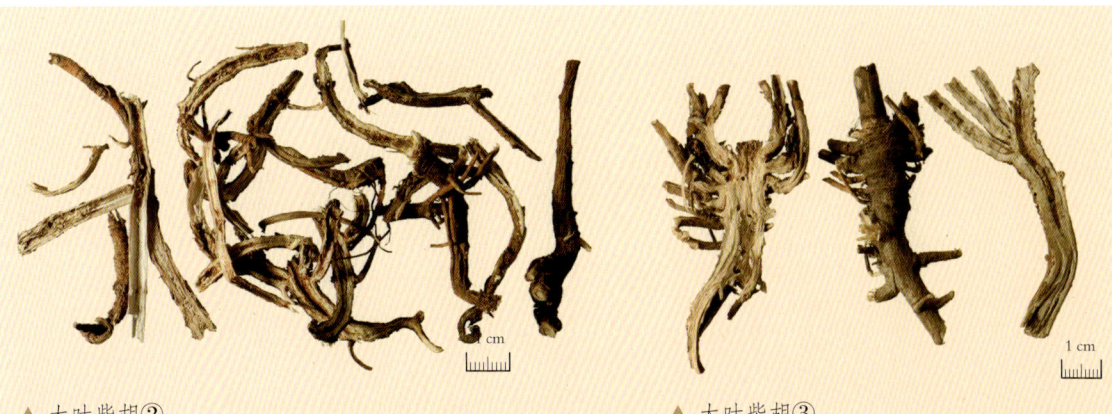

▲ 大叶柴胡② 　　　　　　　　　　　　　　　　　　　▲ 大叶柴胡③

柴胡地上部分

为伞形科植物柴胡 *Bupleurum chinense* DC. 的干燥地上根茎部位。

本品多为饮片，多中空，可见明显的节痕。

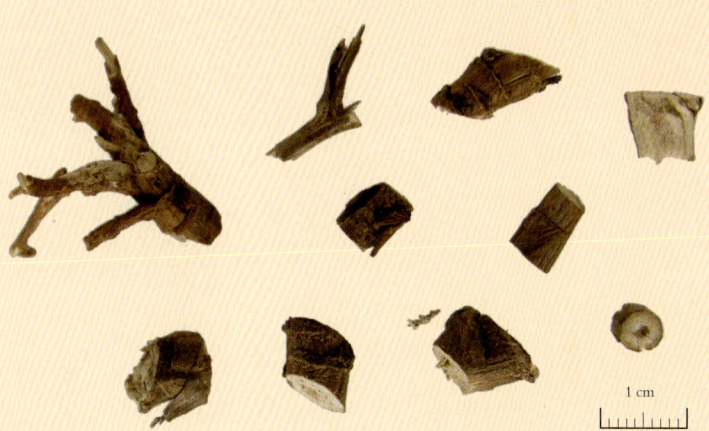

▲ 柴胡地上部分

三岛柴胡

为伞形科植物柴胡属一种 *Bupleurum* sp. 的栽培品种的干燥根。

本品多体较瘦小，色浅，断面皮部薄，常具裂隙。味淡。

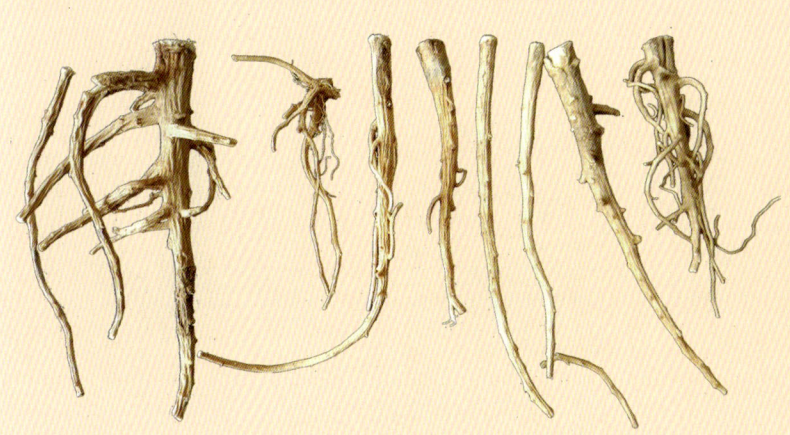

▲ 三岛柴胡

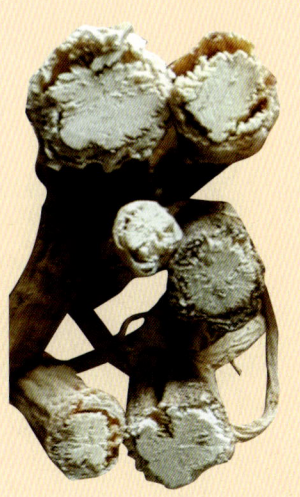

▲ 三岛柴胡横切面

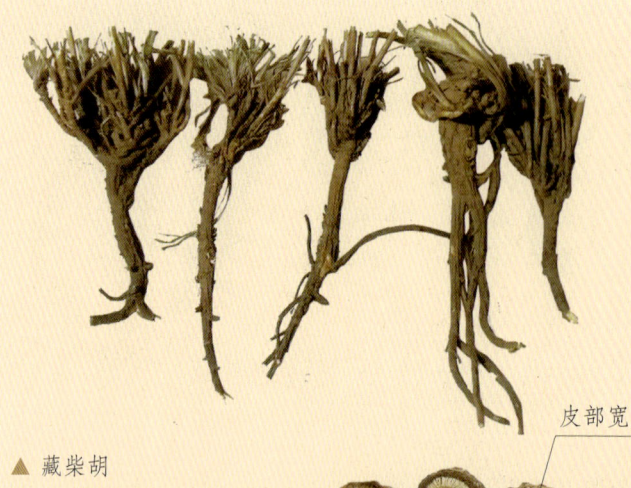

▲ 藏柴胡

藏柴胡

为伞形科植物柴胡属一种 *Bupleurum* sp. 的干燥根及根茎。

本品根茎呈圆柱形，表面棕黑色。顶端密生残留茎基，下部多支根。质坚硬，不易折断。主根明显，圆锥形，表面深黑褐色，具纵细纹，横切面皮部棕红色。有特异香气，类败油味。

皮部宽

皮部宽

▲ 藏柴胡段

膜缘柴胡

为伞形科植物膜缘柴胡 *Bupleurum marginatum* Wall. ex DC. 的干燥根及根茎。

本品根茎呈圆柱形，表面棕色，顶端残留茎基。主根明显，圆锥形，下部根细长，表面棕黄色，具纵细纹，横切面皮部棕红色。质坚脆，易折断。有特异香气，类败油味。

皮部窄

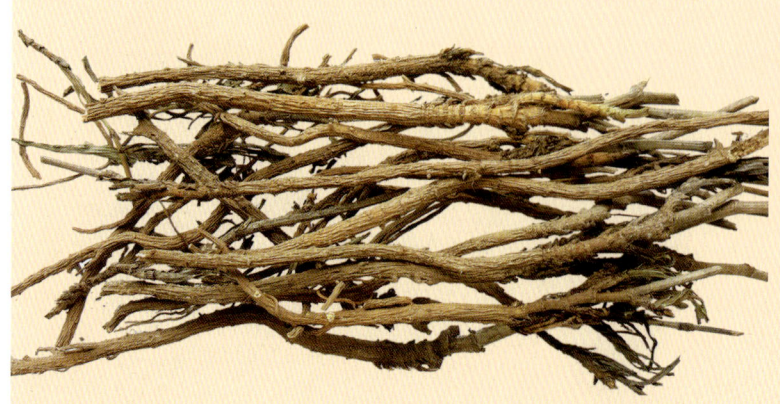

▲ 膜缘柴胡

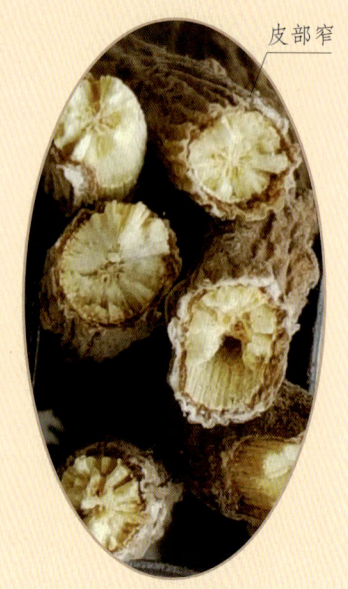

▲ 膜缘柴胡断面

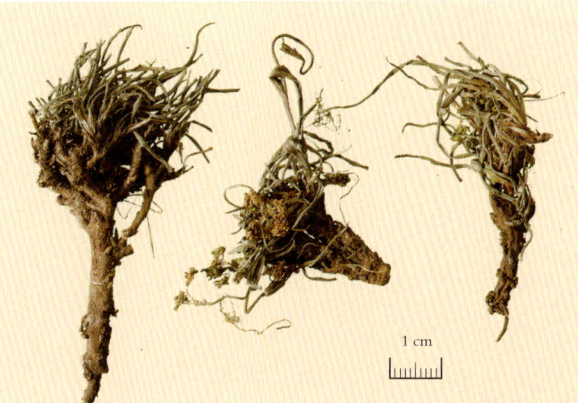

▲ 小叶黑柴胡

小叶黑柴胡

为伞形科植物小叶黑柴胡 *Bupleurum smithii* Wolff var. *parvifolium* Shan et Y. Li 的干燥根及根茎。

本品根茎呈圆柱形，表面棕黑色，顶端密生残留茎基，下部多支根。质坚硬，不易折断。主根明显，圆锥形，表面深黑褐色，具纵细纹，横切面皮部棕红色。有特异香气，类败油味。

1 cm

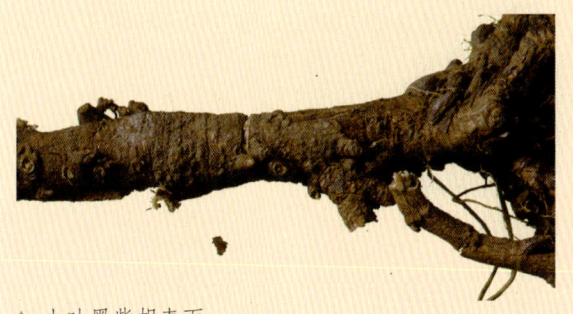

▲ 小叶黑柴胡表面

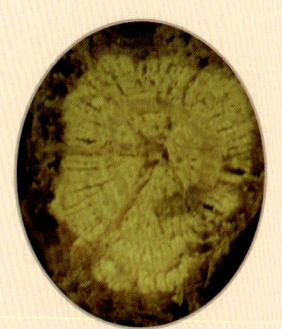

▲ 小叶黑柴胡横切面

黑柴胡

为伞形科植物黑柴胡 *Bupleurum smithii* Wolff 的干燥根。

本品主根圆柱形，粗短，挺直。表面略粗糙，黑褐色或棕褐色，具纵皱纹。根头膨大，多分歧，残留数个茎基。质硬而韧，断面不平坦。气微香。

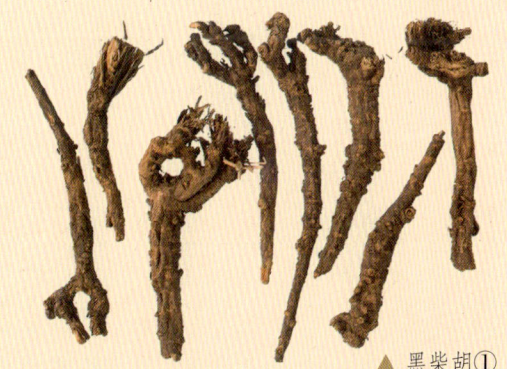

▲ 黑柴胡①

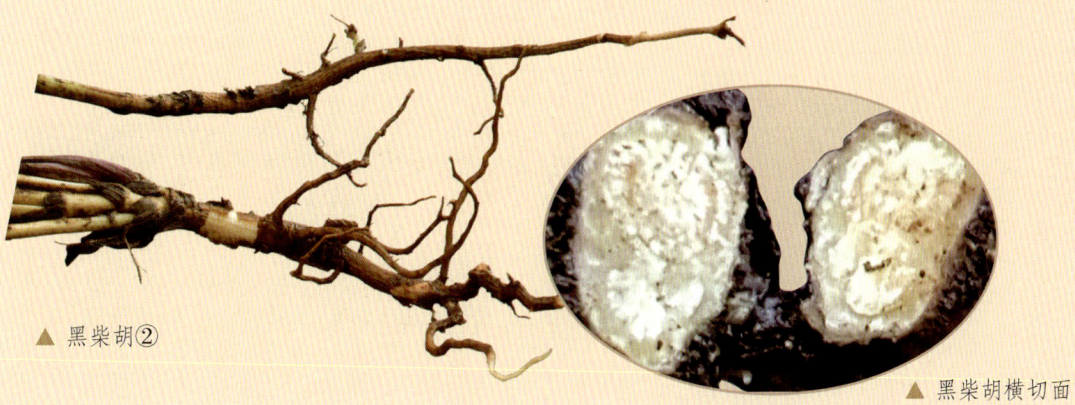

▲ 黑柴胡②

▲ 黑柴胡横切面

伪制品

弯茎还阳参

为菊科植物弯茎还阳参 *Crepis flexuosa* (DC.) Benth.et Hook. f. 的干燥根及根茎。

本品主根下部无分枝，断面不显纤维性，木部不呈同心环状，而呈放射状。不具油室，而具乳汁管细胞，木质部呈分歧排列。味苦。

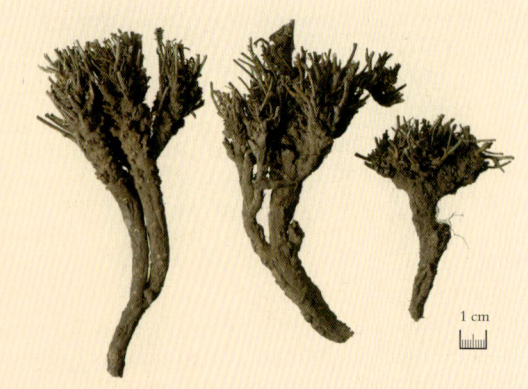

▲ 弯茎还阳参①

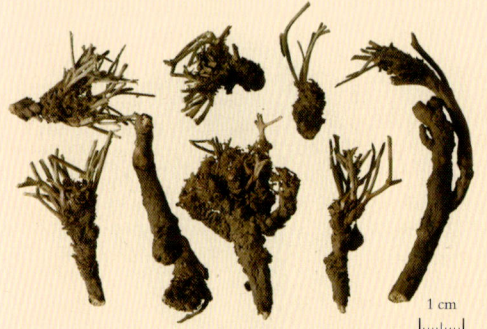

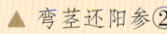

▲ 弯茎还阳参②

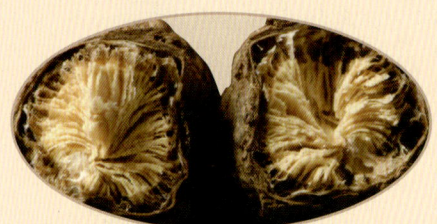

▲ 弯茎还阳参地上部分

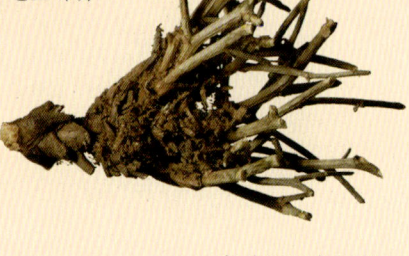

▲ 弯茎还阳参顶部

▲ 弯茎还阳参横断面

华北前胡

为伞形科植物华北前胡 *Peucedanum harrysmithii* Fedde ex Wolff 的干燥根和根茎。

本品主根多粗壮，具明显的分枝，表面棕黄色。断面不显纤维性，皮部具棕色边缘，木部放射纹理明显。味淡，具香气。

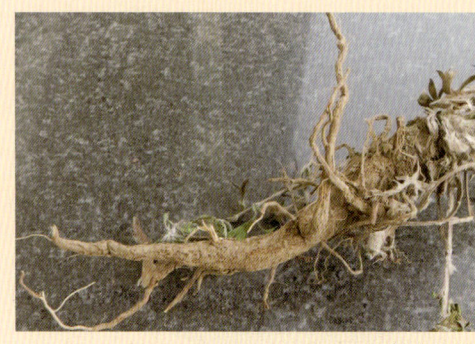

▲ 华北前胡

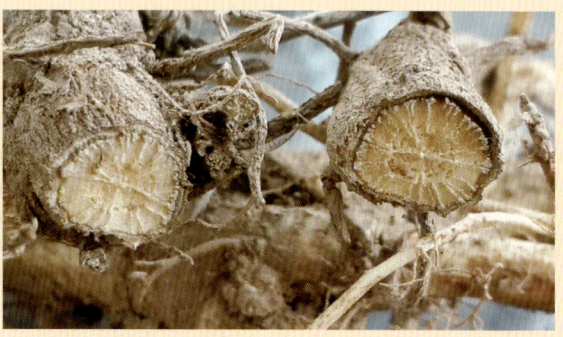

▲ 华北前胡横切面

党 参 /Dangshen

正 品

党参（药典品种）

药材为桔梗科植物党参 *Codonopsis pilosula* (Franch.) Nannf. 的干燥根。本品呈长圆柱形，稍弯曲，少分枝，长10～35 cm，直径0.3～1.5 cm。表面灰黄色至灰棕色，根头部有多数疣状突起的茎痕及芽，集成球状（习称"狮子盘头"），根头下有密集的环状横纹，向下渐稀疏，可见纵沟、纵皱纹及横长皮孔样突起。新鲜的断面可见白色乳汁，干燥支根断裂处有时可见黑褐色胶状物。质稍硬，略韧，易折断，断面黄白色，稍平坦，有裂隙或放射状纹理，皮部较厚，淡黄白色至淡棕色；木部淡黄色，其外侧有一深棕色环纹。有特殊香气，味微甜。
野生品根头部较大，"狮子盘头"明显，直径可达3.5 cm，根头下的环状横纹有的达全长的一半。

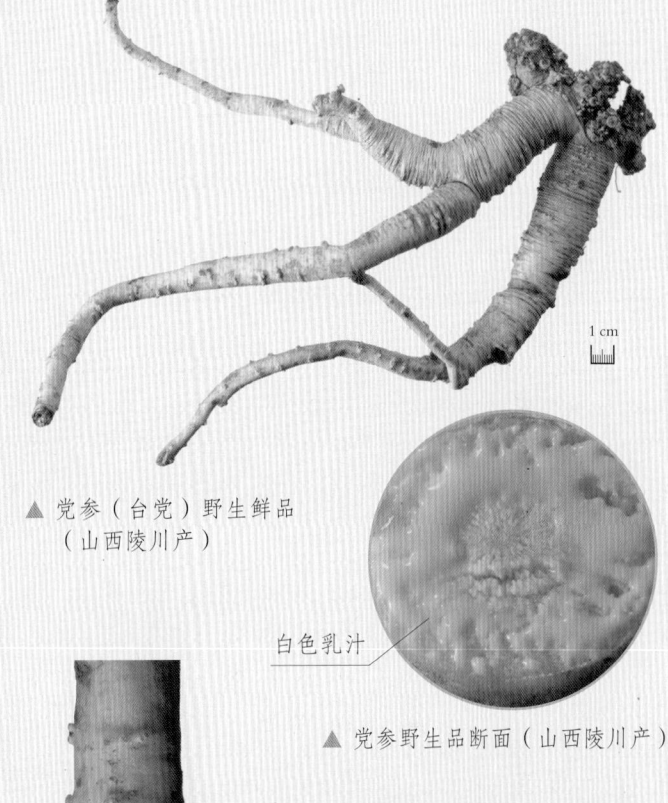

1 cm

▲ 党参（台党）野生鲜品
（山西陵川产）

白色乳汁

▲ 党参野生品断面（山西陵川产）

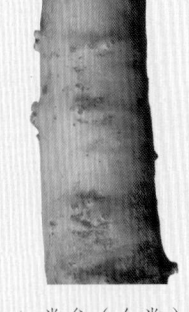

▲ 党参（台党）
鲜品根中部

狮子盘头

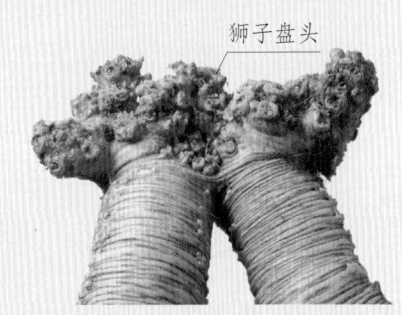

▲ 党参（台党）鲜品根头部（山西陵川产）

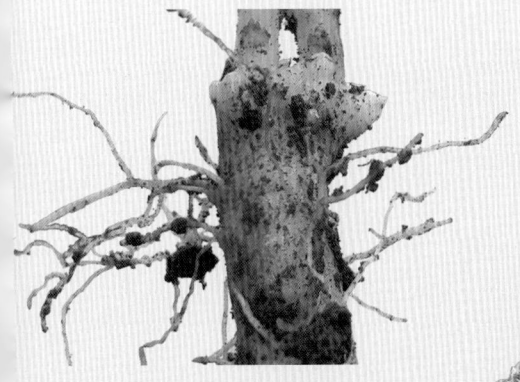

▲ 党参（台党）鲜品根中部
表面（山西长治产）

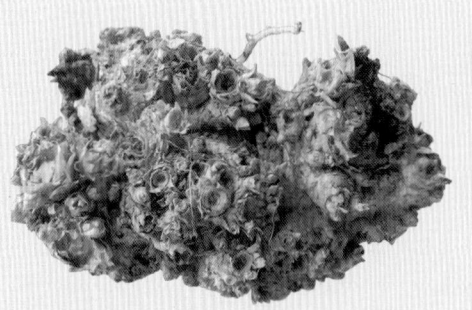

▲ 党参（台党）鲜品根头顶部
（山西长治产）

狮子盘头

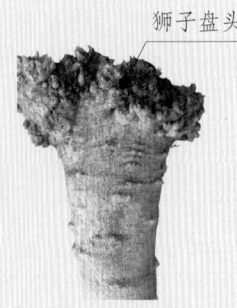

▲ 党参（台党）鲜品根
上部（山西长治产）

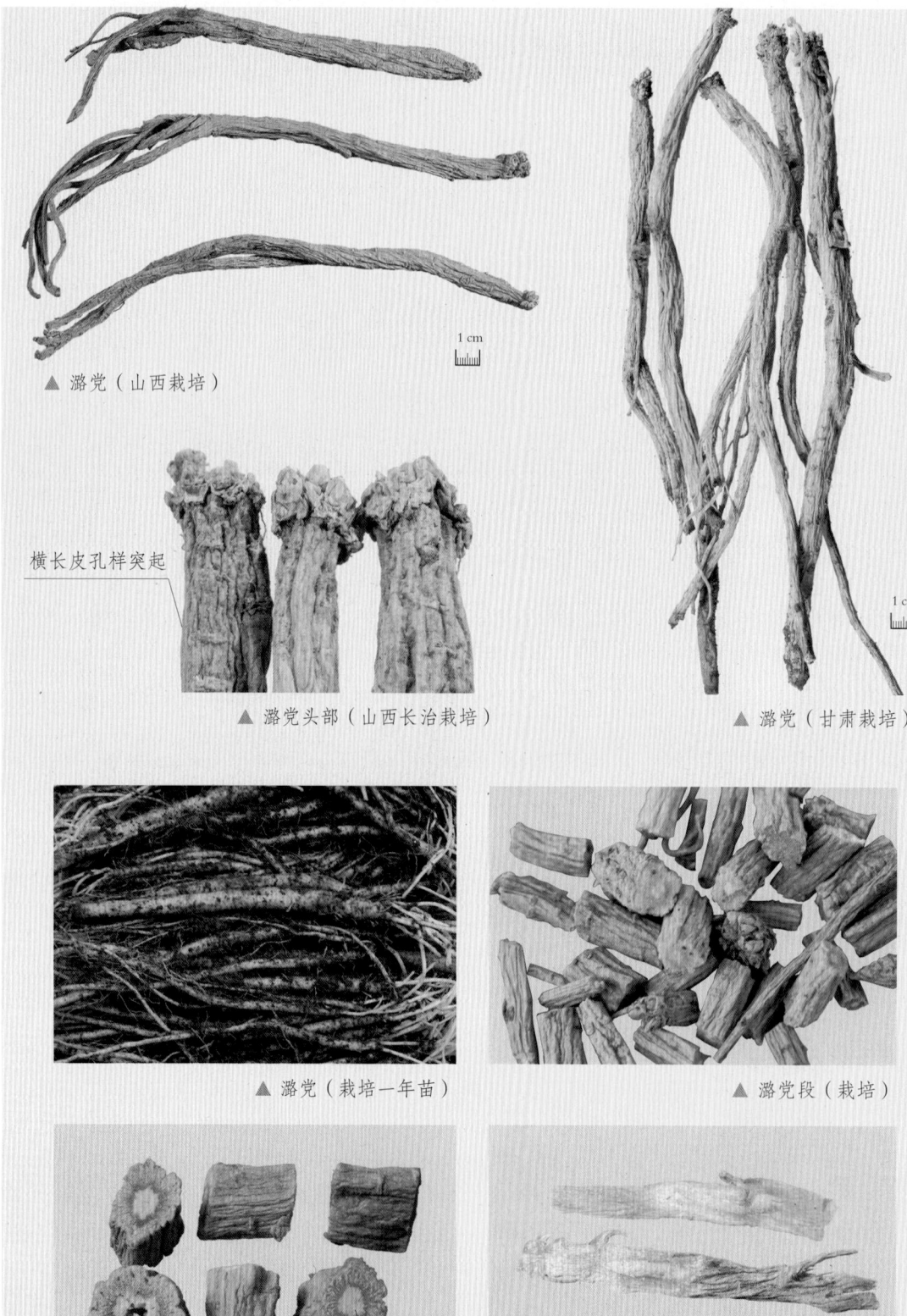

▲ 潞党（山西栽培）

横长皮孔样突起

▲ 潞党头部（山西长治栽培）

▲ 潞党（甘肃栽培）

▲ 潞党（栽培一年苗）

▲ 潞党段（栽培）

木部淡黄色

▲ 潞党（栽培）段放大（甘肃渭南产）

▲ 潞党（栽培）斜切片

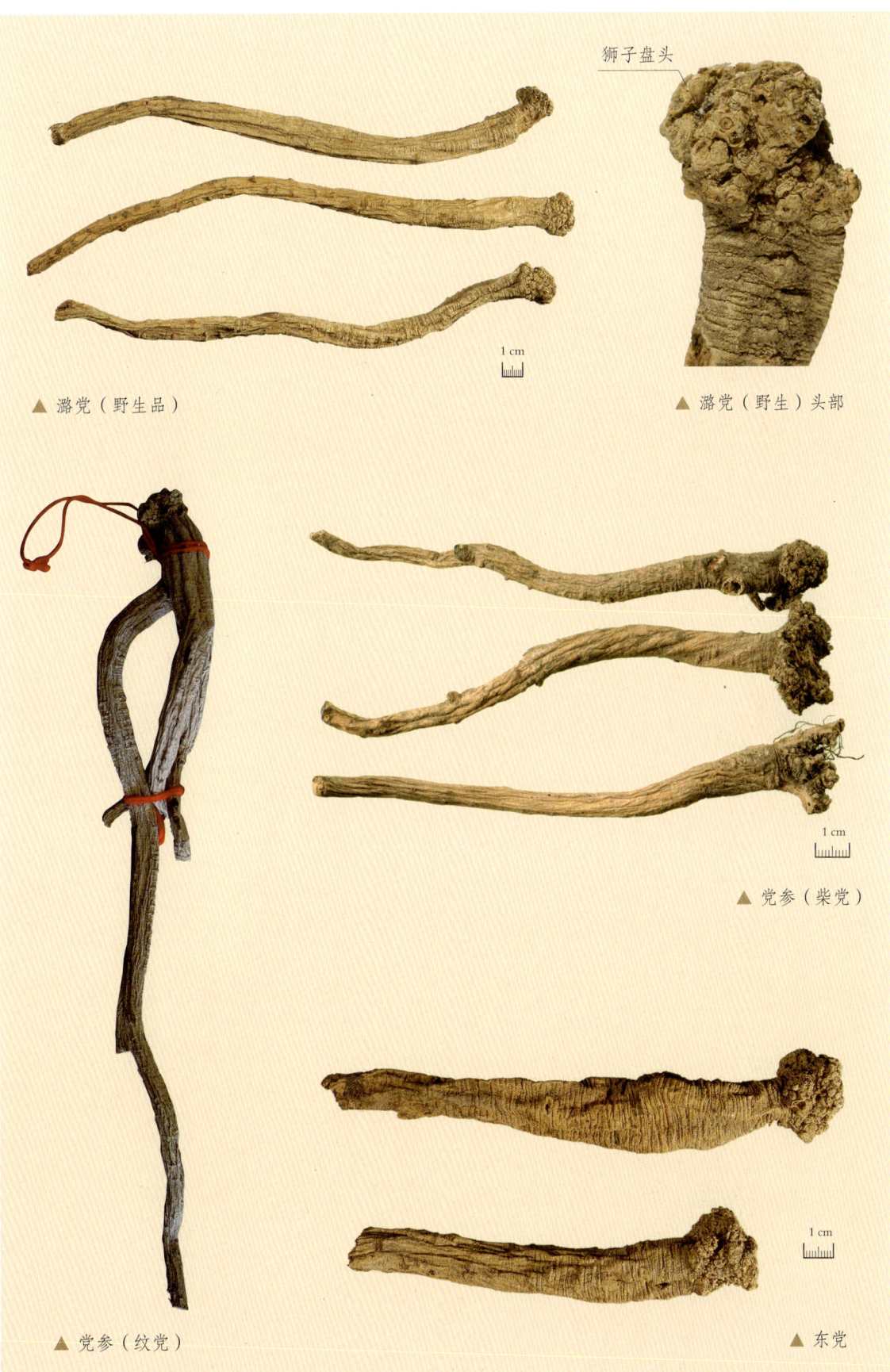

狮子盘头

▲ 潞党（野生品）

▲ 潞党（野生）头部

▲ 党参（柴党）

▲ 党参（纹党）

▲ 东党

素花党参（药典品种）

药材为桔梗科植物素花党参 *Codonopsis pilosula* Nannf. var. *modesta* (Nannf.) L. T. Shen 的干燥根。

本品呈长圆柱形，长10～30cm，直径0.5～2.5cm。表面黄白色至灰黄色，粗糙，根头部具致密的环状横纹，野生品常达全长的一半以上。质坚韧，易折断，断面裂隙较多，不平坦皮部灰白色至淡棕色，木部淡黄色。气香，味甜。

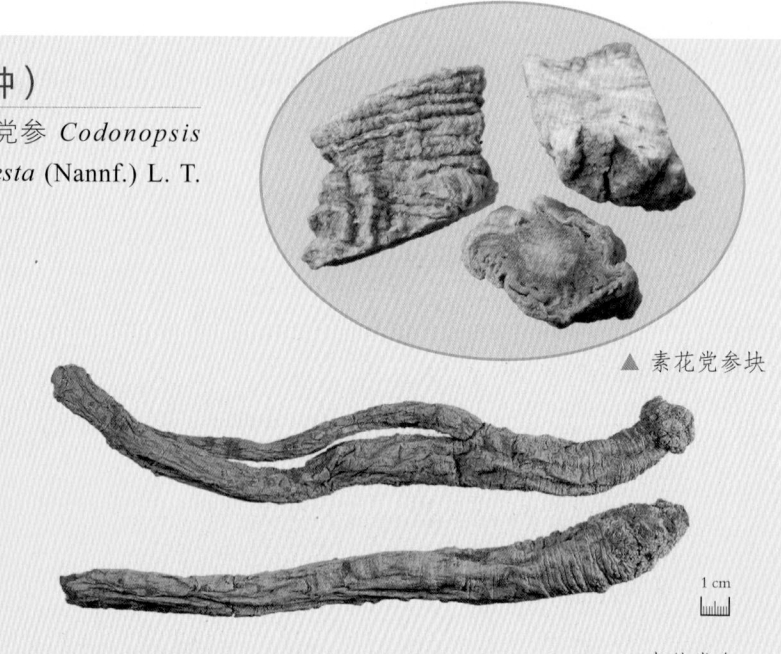

▲ 素花党参块

▲ 素花党参

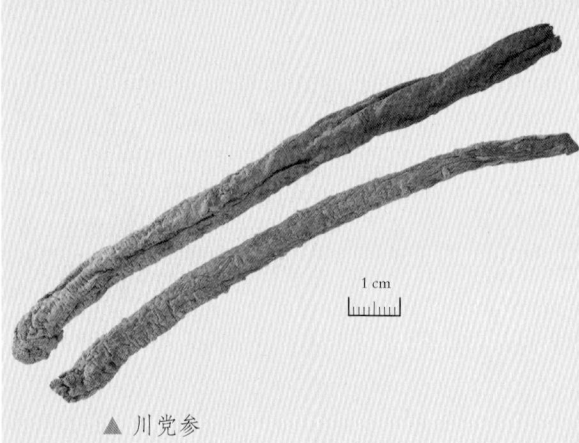

▲ 川党参

川党参（药典品种）

药材为桔梗科植物川党参 *Codonopsis tangshen* Oliv. 的干燥根。

本品为细长圆柱形，有时下部具分支。表面灰黄色至灰棕色，根上部环纹较稀疏，根头部的"狮子盘头"小。质较软，致密，断面裂隙较少，皮部厚，黄棕色，木部淡黄色。气香，味微甜。

非正品

管花党参

为桔梗科植物管花党参 *Codonopsis tubulosa* Kom. 的干燥根。

本品类圆形，略弯曲，根中部以下常有分枝，长15～25cm，直径0.5～1.8cm。表面灰黄色或黄棕色，根上端也呈"狮子盘头"状，但其下略狭缩，环状横纹或无。全身有突出的纵棱、纵皱纹及散在点状突起的皮孔。质硬，易折断，断面类黄白色，有黄心。气微香，味微甜。

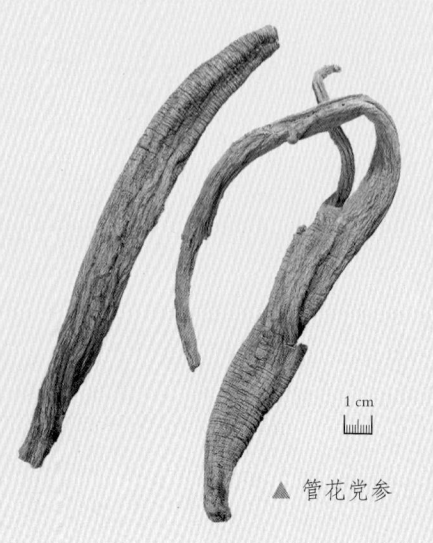

▲ 管花党参

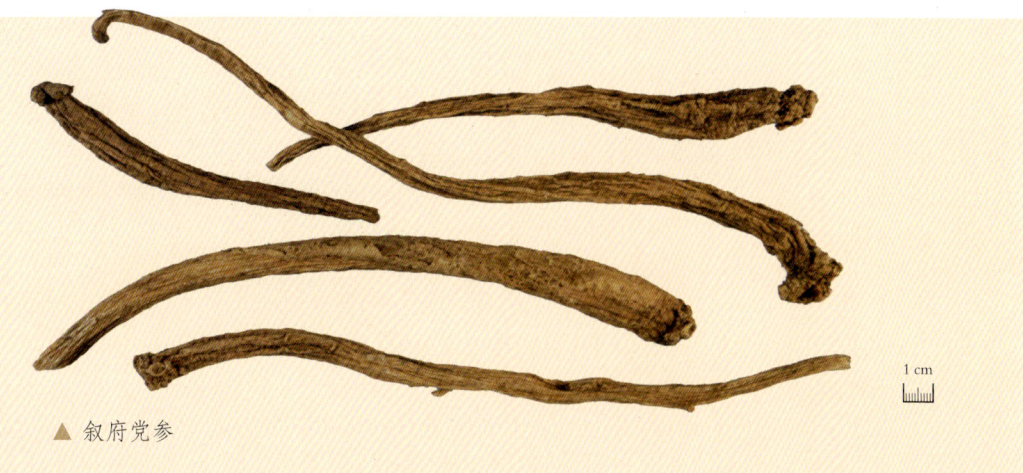

▲ 叙府党参

新疆党参

为桔梗科植物新疆党参 *Codonopsis clematida* (Schrenk）Clarke 的干燥根。

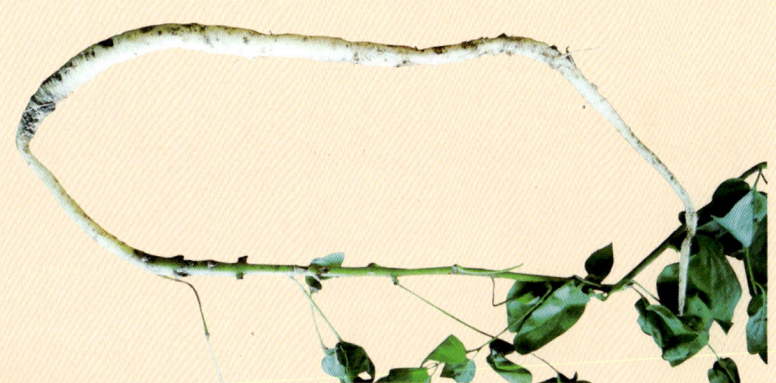

▲ 新疆党参鲜品

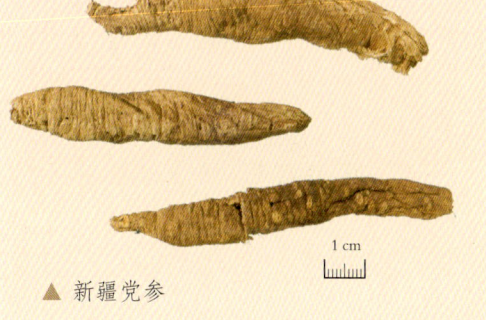

▲ 新疆党参

本品呈长纺锤形或长条形，两端尖，长12～60 cm，直径0.7～3.2 cm。表面淡黄色，有纵皱纹及纵沟，根上端圆锥形，有的具2～6个分枝，根上端两侧各有一列横长的凹窝，每个凹窝有2～4个疣状突起。其下有环状横纹，向下可达全体之半。质脆，易折断，断面淡黄白色，多裂隙，有黄心。气微，味淡、微甜。

球花党参

为桔梗科植物球花党参 *Codonopsis subglobosa* W. W. Smith 的干燥根。
本品根呈圆柱形或长纺锤形，长10～35 cm，直径1～3.2 cm。根茎呈圆锥形，顶端渐尖，有茎基残痕，四周有少量疣状突起的茎或芽痕，根茎下有致密的环状横纹、横长皮孔及疣状突起。质硬，易折断，断面皮部黄白色，木部黄色，具放射状纹理。气微，味淡或微甘。

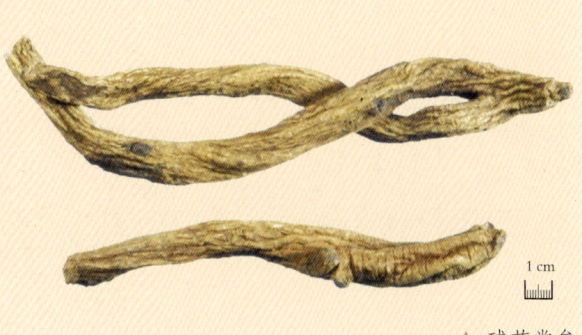

▲ 球花党参

灰毛党参

为桔梗科植物灰毛党参 *Codonopsis canescens* Nannf. 的干燥根。

本品呈圆柱形或长纺锤形，长12～30 cm，直径0.9～2.4 cm。根茎顶端有类圆柱形茎基痕。四周有较多疣状突起或芽痕。质硬，易折断，断面皮部黄白色，木部黄色，具放射状纹理。气微，味淡。

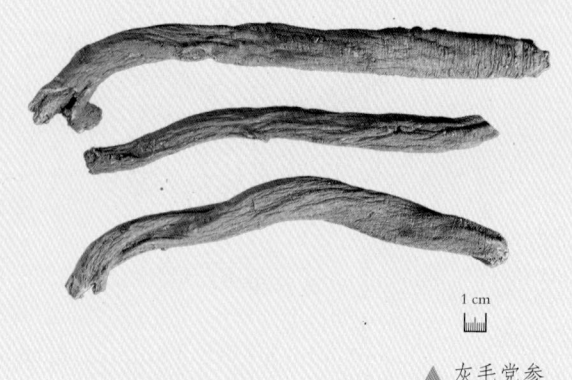

1 cm

▲ 灰毛党参

脉花党参

为桔梗科植物脉花党参 *Codonopsis nervosa* (Chipp）Nannf. 的干燥根。

本品呈长圆锥状或圆柱状，分枝较少，长10～30 cm，直径1～1.5 cm。表面灰棕色，有时局部呈紫红色，多皱缩而具纵沟，近上部有少数环纹，根头部有较大"狮子盘头"。质坚脆，易折断，断面不平整，纤维性，皮部较窄，淡棕色，木部黄白色。气微香，味微甜。

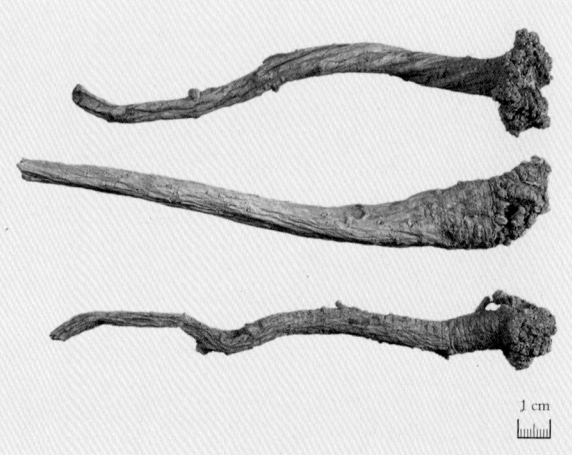

1 cm

▲ 脉花党参

红皮党参

为桔梗科植物管钟党参 *Codonopsis bulleyana* Forrest ex Diels 的干燥根。

本品呈长圆锥状或圆柱状，长15～20 cm，直径0.5～1.1 cm。表面灰黄色，常皱缩并扭曲，上部环纹稀少，根头部具较大"狮子盘头"。质坚硬，不易折断，断面不平整，略呈纤维性，皮部较窄，棕黄色，木部淡黄色。气微香，味微甜。

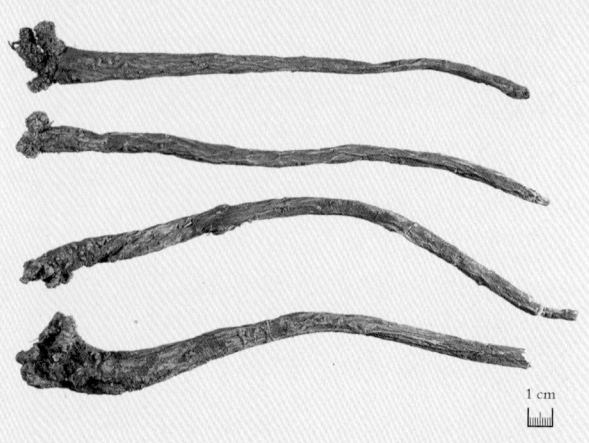

1 cm

▲ 红皮党参

羊乳

为桔梗科植物羊乳 *Codonopsis lanceolata* (Sieb. et Zucc) Tratv. 的干燥根及根茎。

本品呈纺锤形，短而粗，中部膨大，长5~10 cm，直径2~4 cm。表面淡黄褐色，粗糙，有稍密且不甚规则的环状横纹及少量瘤状突起。根茎较大，有较多瘤状突起的茎痕或芽。体轻，质松泡，易折断，断面白色，有裂隙。气微，味微苦。

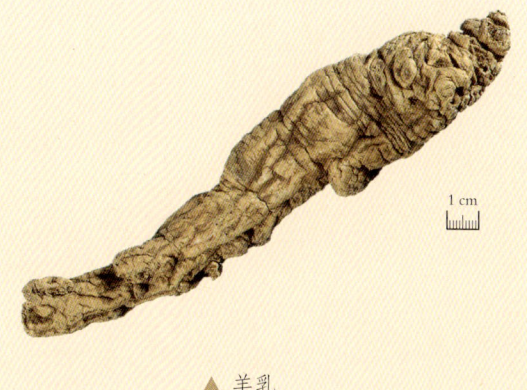

▲ 羊乳

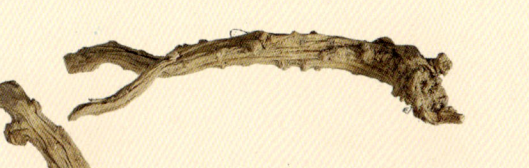

▲ 金钱豹①

金钱豹

为桔梗科植物大花金钱豹 *Campanumoea javanica* Bl. 及金钱豹 *Campanumoea javanica* Bl. subsp. *japonica* (Makino) Hong 的干燥根。

本品根呈类圆柱形，有的呈棱柱形，稍弯曲。长8~20 cm，直径0.5~2 cm。表面棕黄色，根顶端有数个较大的瘤状突起，直径0.2~0.4 cm。有极明显突出的纵沟、纵皱纹及疙瘩状突起。质硬，易折断，断面不平坦，类白色或黄白色。气微，味淡。

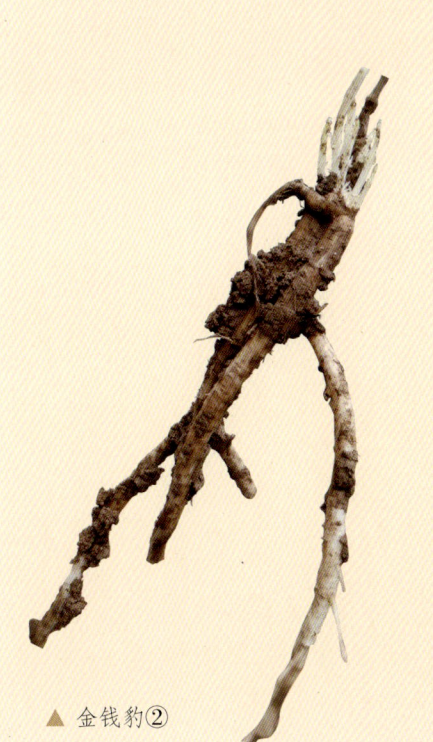

▲ 金钱豹②

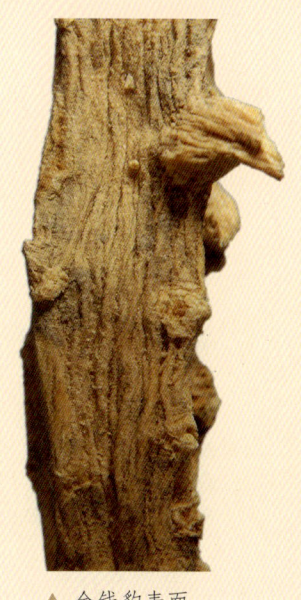

▲ 金钱豹表面

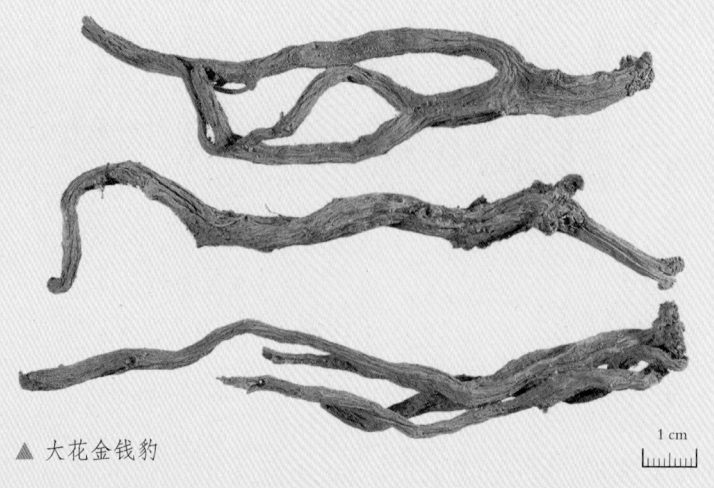

▲ 大花金钱豹

1 cm

粘萼女娄菜

为石竹科植物瓦草 *Melandryum viscidlum* (Bur. et Fr.) Williams var. *szechuanense* (Williams) Hand.-Mazz. 的根。

本品呈长圆柱形，长6~11 cm，直径0.5~0.8 cm。顶端根茎膨大，呈不规则形块状，其上有少数疣状突起和分枝状茎痕，根由细渐粗。表面灰褐色，有细纵皱纹、横长皮孔和点状的须根痕。质硬，易折断，断面不平。气微，味辛。

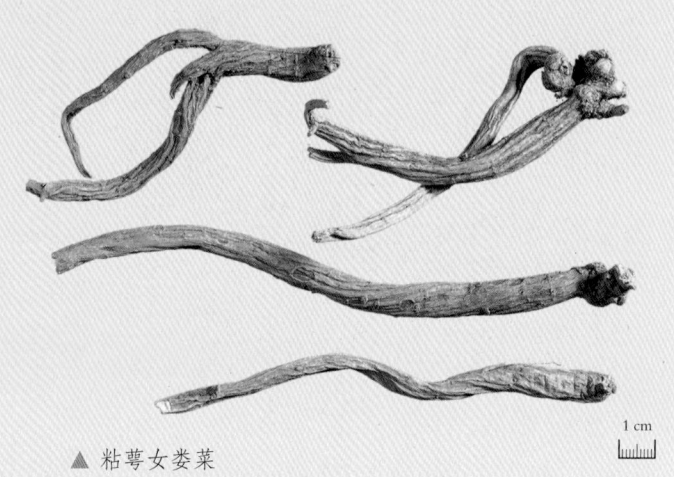

▲ 粘萼女娄菜

1 cm

山女娄菜

为石竹科植物山女娄菜 *Melandrium tatarinowii* (Regel）Tsui 的根。

本品呈类圆柱形或长纺锤形，长7~20 cm，直径0.4~0.9 cm。表面淡黄白色至黄褐色，有时局部呈紫褐色，有纵沟、横长皮孔样突起和点状细根痕。顶端根茎呈横向膨大，不规则状，上有多数疣状突起和分枝的茎痕，其下稍缢缩。质硬而脆，易折断，断面类白色至淡黄白色，不整齐，角质样。气微，味淡。

▲ 山女娄菜

1 cm

迷果芹

为伞形科植物迷果芹 *Sphallerocarpus gracilis* (Bess) K. Pol. 的根。

本品呈长纺锤形或类圆锥形，长8～20 cm，直径0.5～2 cm。表面淡黄灰色，有明显的纵皱纹及横长突起的皮孔样瘢痕。根顶端圆钝，残留茎基，四周有黑褐色似鳞片状的叶柄残基环绕，其下有致密的环状横纹。质硬，易折断，断面乳白色。气微，具胡萝卜香气，味淡、微甜。

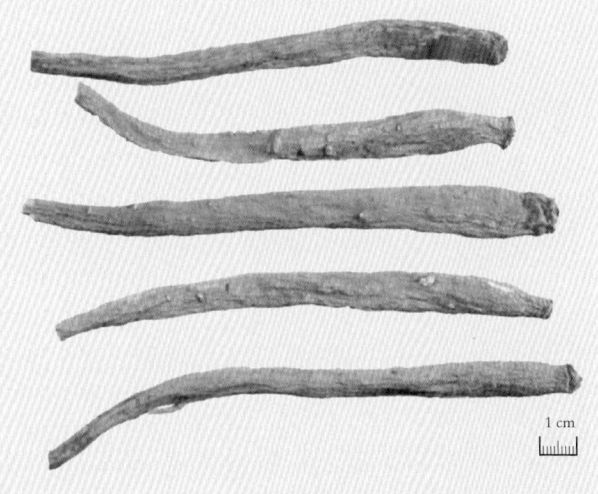

▲ 迷果芹

金铁锁

为石竹科植物金铁锁 *Psammosilene tunicoides* W. C. Wu et C. Y. Wu 的干燥根。

本品呈长圆锥形，有的略扭曲，长8～25 cm，直径0.6～2 cm。表面黄白色，有多数纵皱纹及褐色横长皮孔样突起。质硬，易折断，断面不平坦，粉性，皮部白色，木部黄色，有放射状纹理。气微，味辛、麻，有刺喉感。

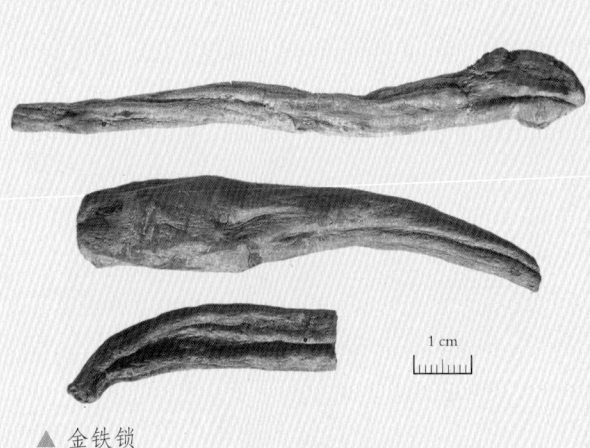

▲ 金铁锁

硫黄熏蒸的党参

为桔梗科植物党参 *Codonopsis pilosula* (Franch.) Nannf. 经硫黄熏蒸后的干燥根。

本品气淡，味淡、微酸。

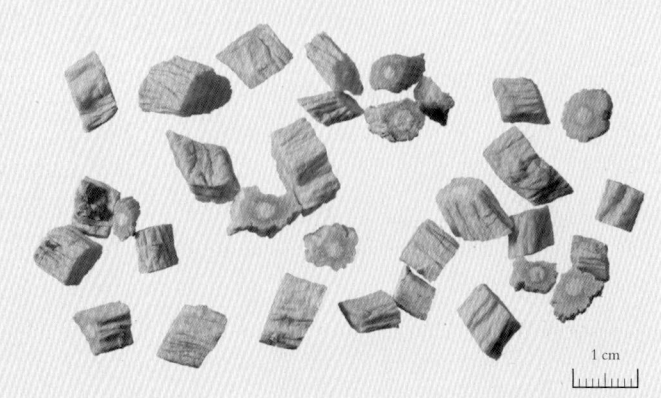

▲ 硫黄熏蒸的党参段

射　干 /Shegan

射干（药典品种）

药材为鸢尾科植物射干 *Belamcanda chinensis* (L.) DC. 的干燥根茎。

本品呈不规则结节状，长3～10 cm，直径1～2 cm。表面黄褐色，皱缩，有排列较密的环纹。上面有数个圆盘状凹陷的茎痕，偶有茎基残存，下面有残留细根痕。质硬，断面黄色，颗粒性。气微，味苦、微辛。

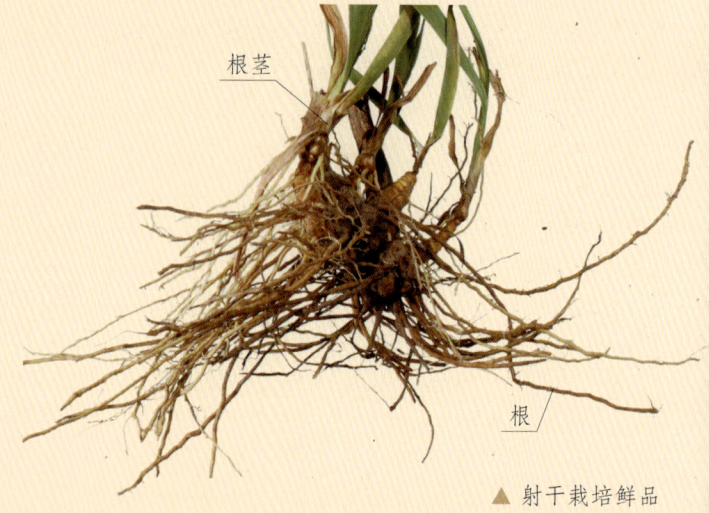

根茎

根

▲ 射干栽培鲜品

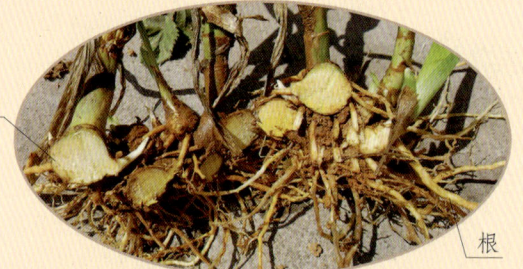

根茎切面

根

▲ 射干栽培鲜品（湖南宁乡产）

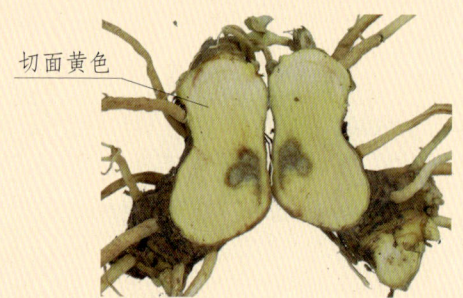

切面黄色

▲ 射干鲜品切面（栽培品）

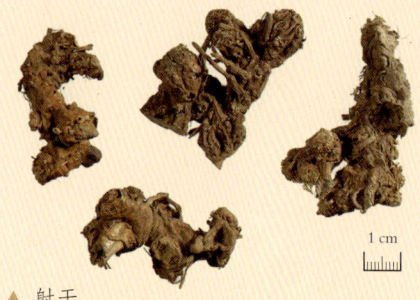

1 cm

▲ 射干

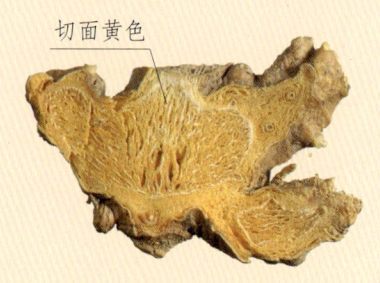

切面黄色

▲ 射干切片

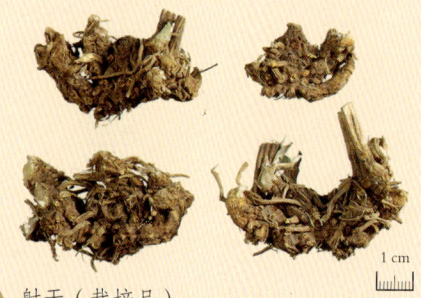

1 cm

▲ 射干（栽培品）

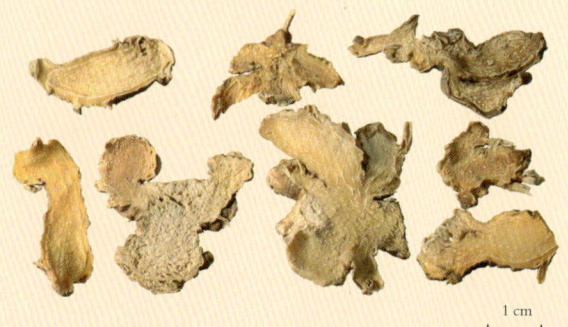

1 cm

▲ 射干片

鸢尾

为鸢尾科植物鸢尾 *Iris tectorum* Maxim. 的干燥根茎。

本品呈扁圆柱形。表面灰棕色，有节，节上常有分枝，节间部分一端膨大，另一端缩小，膨大部分密生环节，愈近顶端愈密。

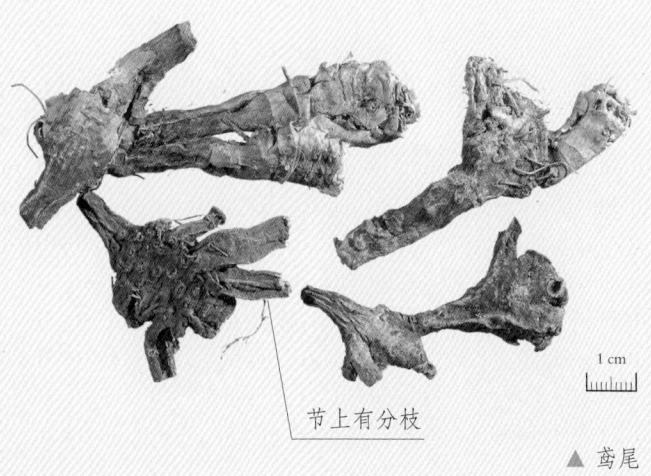

节上有分枝

▲ 鸢尾

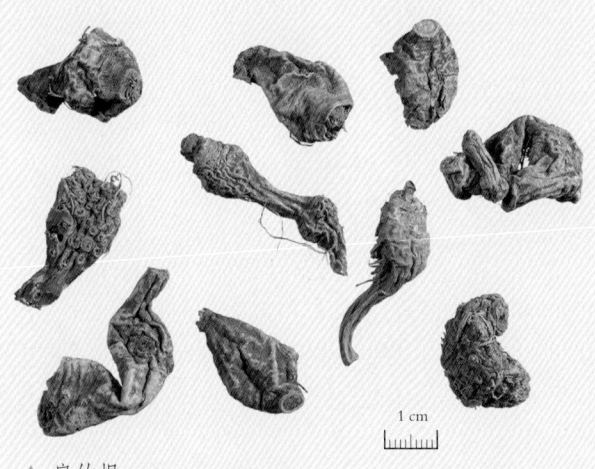

▲ 扁竹根

扁竹根

为鸢尾科植物蝴蝶花 *Iris japonica* Thunb. 的干燥根茎。

本品呈不规则条块状，有的具分枝。表面黄白色，近根头部有横环纹，其下有纵皱纹、细须根及圆形凹下的根痕。质松脆，断面黄白色，角质样，多空隙。气微弱，味甘、略苦。

卷叶黄精

为百合科植物卷叶黄精 *Polygonatum cirrhifolium* (Wall.) Royle 的干燥根茎。

本品根茎多已切片，大小不一，厚0.3～0.8 cm。外表皮棕黄色，粗糙，有不规则皱纹，茎痕呈凹陷的圆盘状，节具隆起的环纹。质硬脆，断面有明显的小点。气微，味苦。

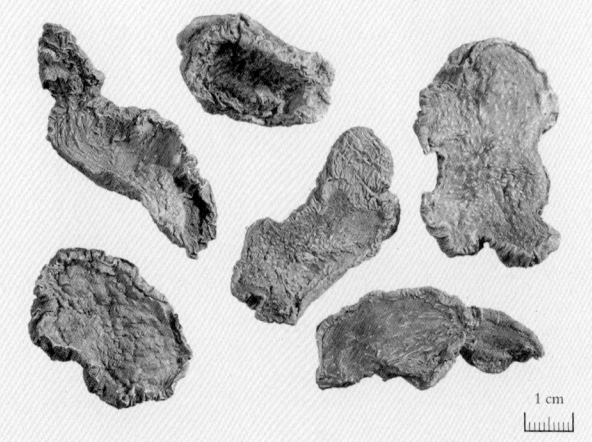

▲ 卷叶黄精

白射干

为鸢尾科植物白花射干 *Iris dichotoma* Pall. 的干燥根茎。

本品根茎呈不规则结节状，长2～5 cm，直径0.7～2.5 cm。表面灰褐色，粗糙，可见圆形的茎基痕。根细长弯曲，长5～20 cm，直径0.15～0.4 cm；根表面黄棕色。有明显的纵皱纹，有时可见纤细的绒毛。质韧，断面皮部黄白色，中央有小木心，常与皮部分离。气微，味淡、微苦。

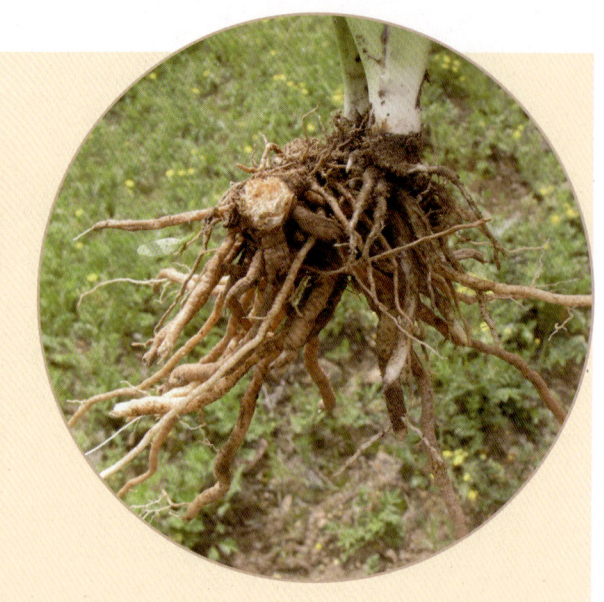

▲ 白射干鲜品（山西大同产）

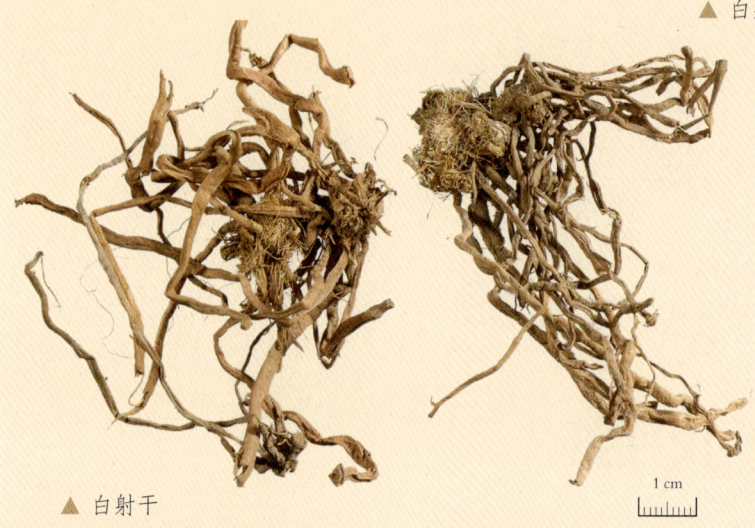

▲ 白射干

1 cm

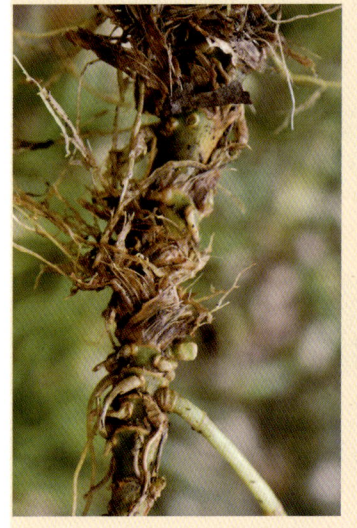

▲ 白射干鲜品表面

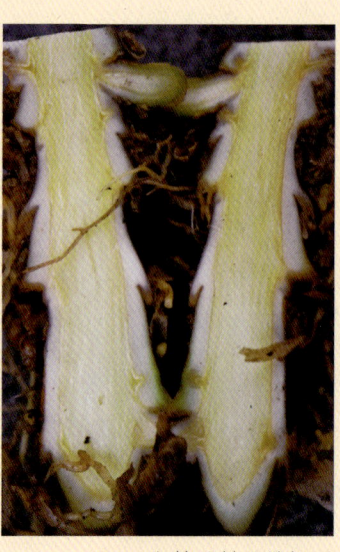

▲ 白射干鲜品纵切面

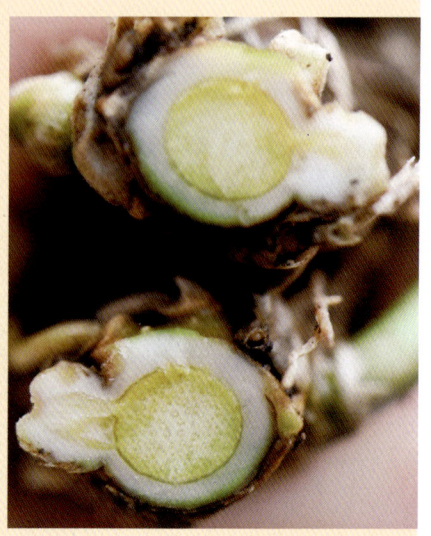

▲ 白射干鲜品横切面

徐 长 卿 /Xuchangqing

正 品

徐长卿（药典品种）

药材为萝藦科植物徐长卿 *Cynanchum paniculatum* (Bge.) Kitag. 的干燥根及根茎。

本品根茎呈不规则柱状，有盘节，长 0.5 ~ 3.5 cm，直径2 ~ 4 mm。有的顶端带有残茎，断面中空。根多数，细长圆柱形，着生于根茎节处，长 10 ~ 16 cm，直径1 ~ 1.5 mm。表面淡黄白色、淡棕黄色至棕色，具微细的纵皱纹，并有纤维状的须根。质脆，易折断，断面粉性，皮部类白色或黄白色，木部细小。气香，味微辛凉。

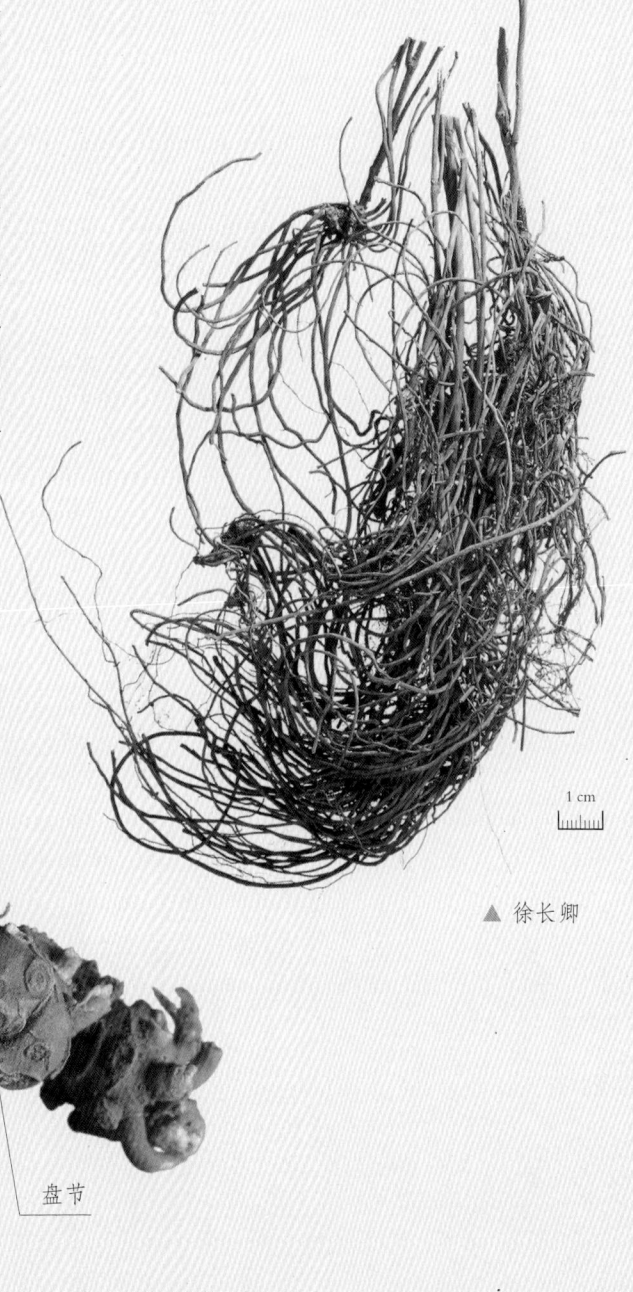

1 cm

▲ 徐长卿

盘节

▲ 徐长卿根茎表面

狼 毒 /Langdu

狼毒（药典品种）

药材为大戟科植物月腺大戟 *Euphorbia ebracteolata* Hayata 的干燥根。

本品呈类圆形或长圆形块片，直径1.5～8 cm，厚 0.3～4 cm。外皮薄，黄棕色或灰棕色，易剥落 而露出黄色皮部。切面黄白色，有黄色不规则大 理石样纹理或不规则的环纹。体轻，质脆，易折 断，断面有粉性。气微，味微辛。

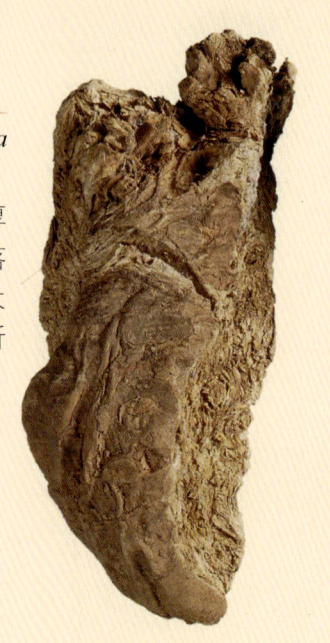
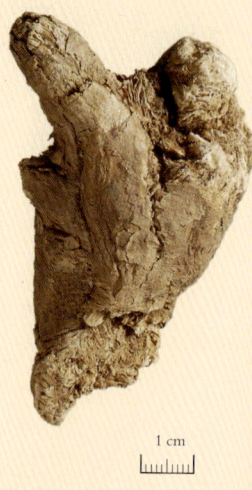

1 cm

▲ 月腺大戟

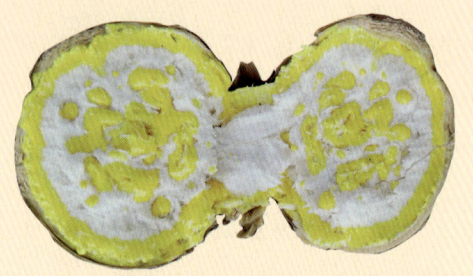

▲ 月腺大戟鲜品断面

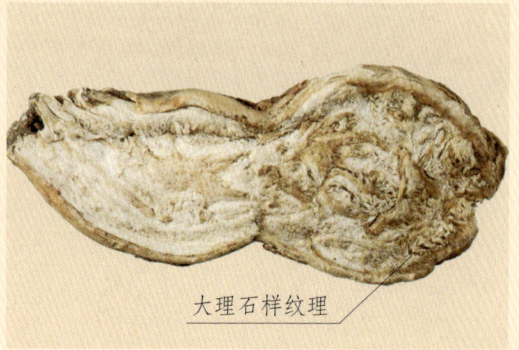

大理石样纹理

▲ 月腺大戟纵切表面

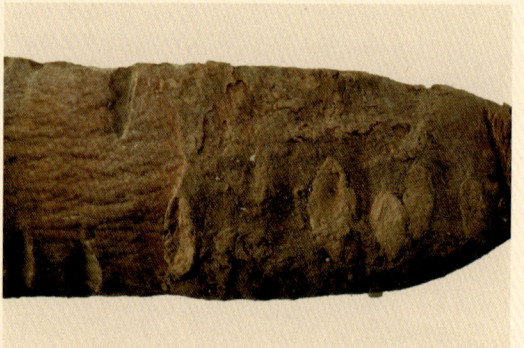

▲ 月腺大戟表面

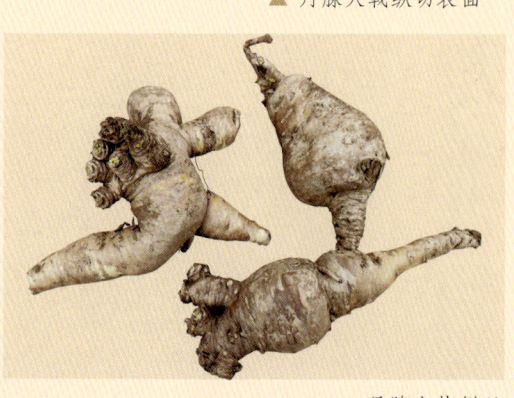

▲ 月腺大戟鲜品

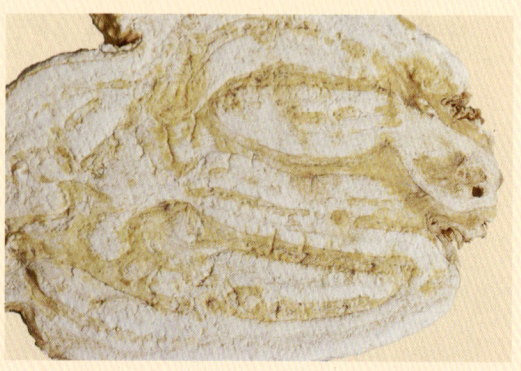

▲ 月腺大戟纵切面

狼毒大戟（药典品种）

药材为大戟科植物狼毒大戟 *Euphorbia fischeriana* Steud. 的干燥根。

本品外皮灰棕色，易剥落，剥落处呈棕黄色或棕红色。切面黄白色，可见褐色不规则纹理，且随存放时间延长色变深。水湿后略有黏性。

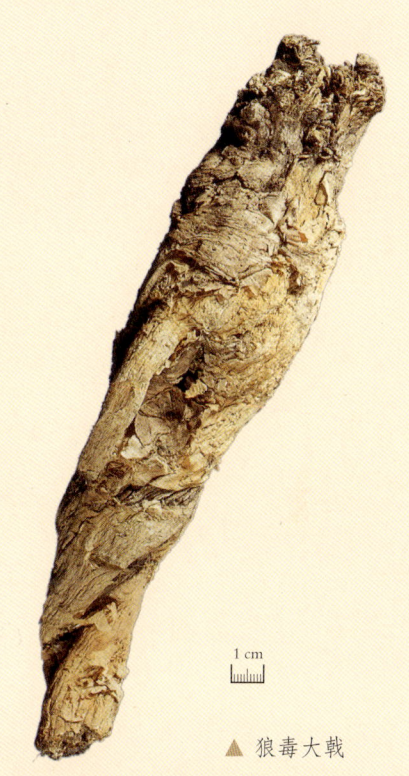

▲ 狼毒大戟鲜品（辽宁产）

▲ 狼毒大戟

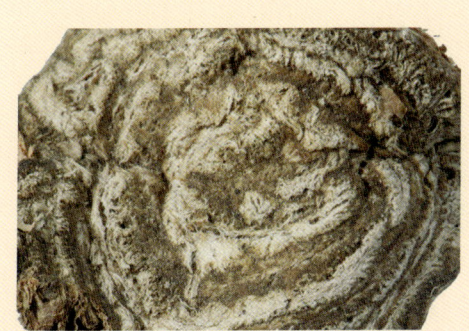

▲ 狼毒大戟横切片放大

不规则环纹

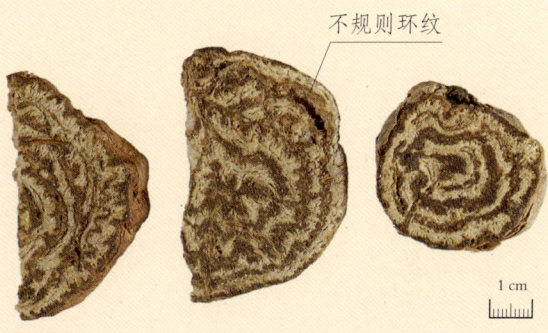

▲ 狼毒大戟横切饮片

非正品

瑞香狼毒

为瑞香科植物瑞香狼毒 *Stellera chamaejasme* L. 的干燥根。

本品呈纺锤形、圆锥形或长圆柱形，稍弯曲，有的具分枝，长7~30 cm，直径2~7 cm。表面呈棕红色至棕褐色，具扭曲的纵沟及横向隆起的皮孔样瘢痕，根头部有茎残基，其下具侧根或根痕。体轻，质坚韧，不易折断，断面中心木部黄白色，散生异型维管束，外侧皮部白色，呈绵毛样。气微，味淡，嚼之发黏。

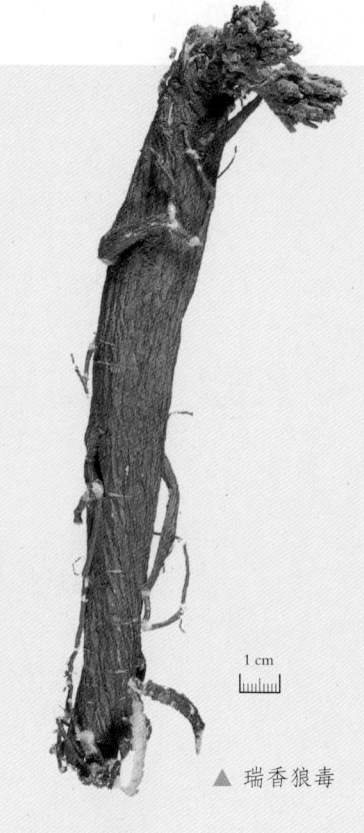

▲ 瑞香狼毒

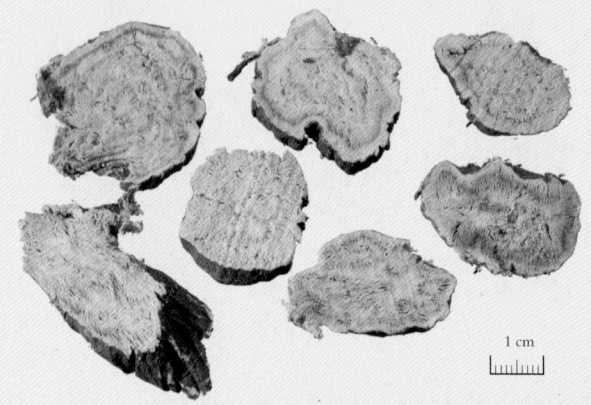

▲ 瑞香狼毒横切片

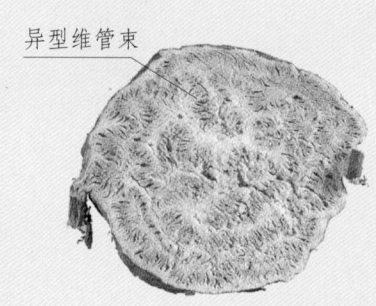

异型维管束

▲ 瑞香狼毒横切面

海芋

为天南星科植物海芋 *Alocasia macrorrhiza* (L.) Schott 的干燥根茎。

本品多已切成片状，呈长椭圆形或圆形，边缘多卷折。厚0.3 cm，外皮表面为棕黄色或棕褐色，常附有深棕色的鳞叶残片。质硬脆，断面白色或黄白色，有颗粒状突起及波状皱纹。气微，味淡，嚼之麻舌刺喉。

颗粒状突起

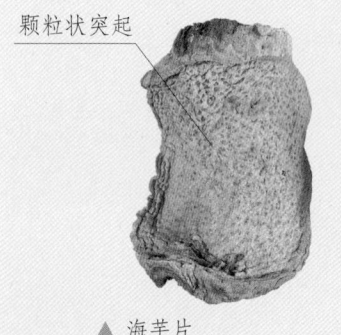

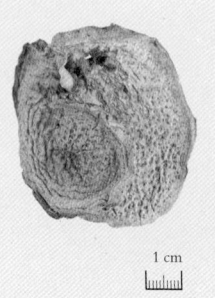

▲ 海芋片

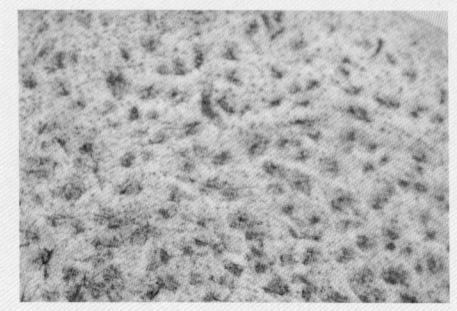

▲ 海芋片横切面放大

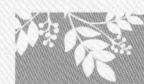

高 良 姜 /Gaoliangjiang

正 品

高良姜（药典品种）

药材为姜科植物高良姜 *Alpinia officinarum* Hance 的干燥根茎。本品呈圆柱形，多弯曲，有分枝，长 5～9 cm，直径 1～1.5 cm。表面棕红色至暗褐色，有细密的纵皱纹及灰棕色的波状环节，节间长 0.2～1 cm，下面有圆形的根痕。质坚韧，不易折断，断面灰棕色或红棕色，纤维性。气香，味辛辣。

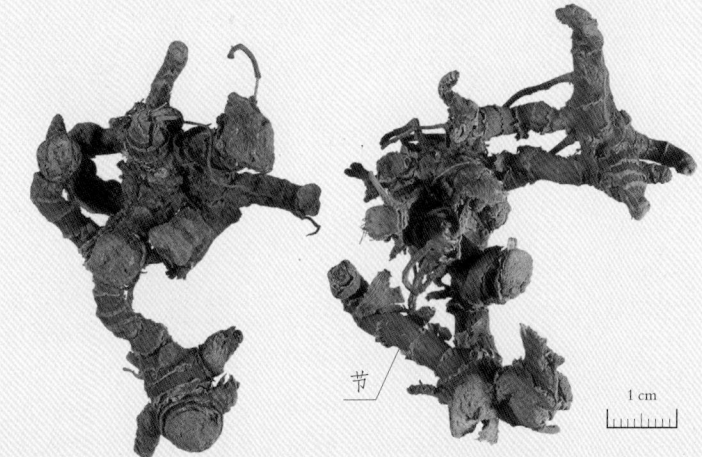

节

1 cm

▲ 高良姜①

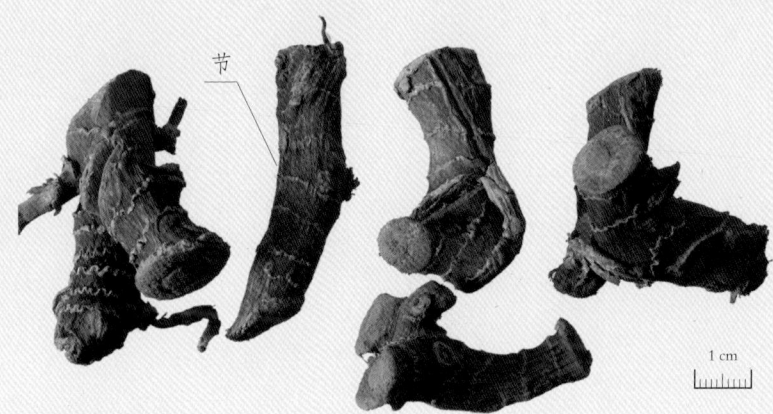

节

1 cm

▲ 高良姜②

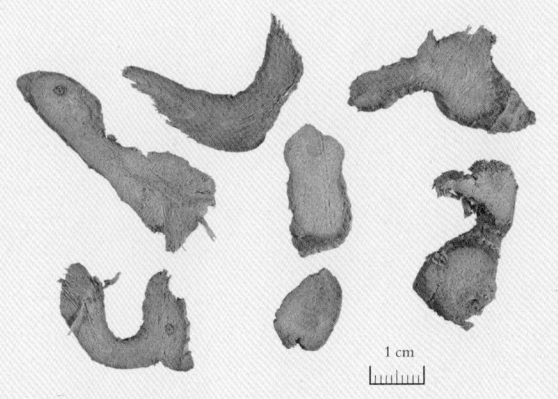

1 cm

▲ 高良姜饮片

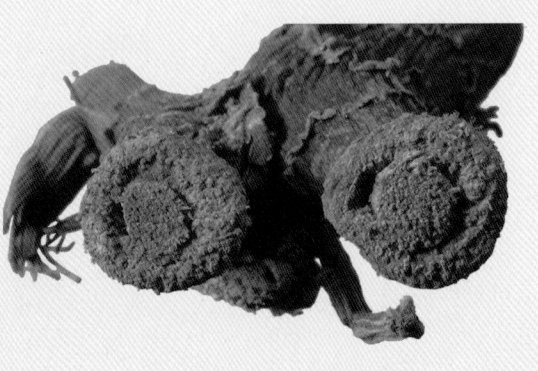

▲ 高良姜切面

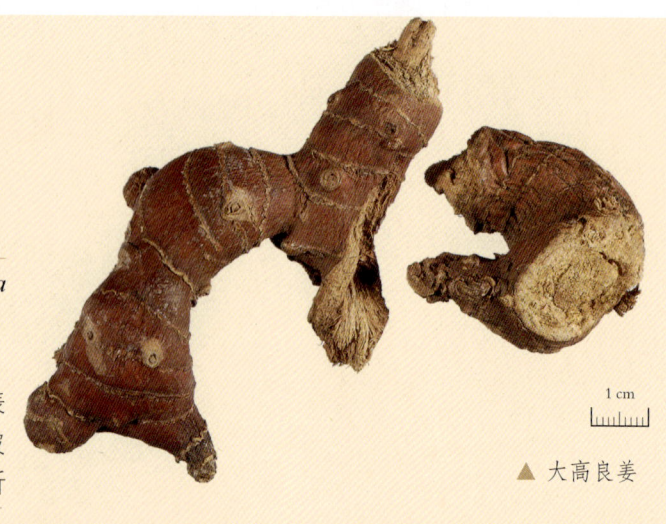

非正品

大高良姜

为姜科植物大高良姜 *Alpinia galanga* (L.) Willd. 的干燥根茎。

本品呈圆柱形，多弯曲，有分枝，长8～20 cm，直径1.5～3 cm。 表面红棕色至棕褐色，有黄棕色的波状环节及纵皱纹。质坚韧，不易折断，断面黄棕色，纤维性。气香，味辛辣。

1 cm

▲ 大高良姜

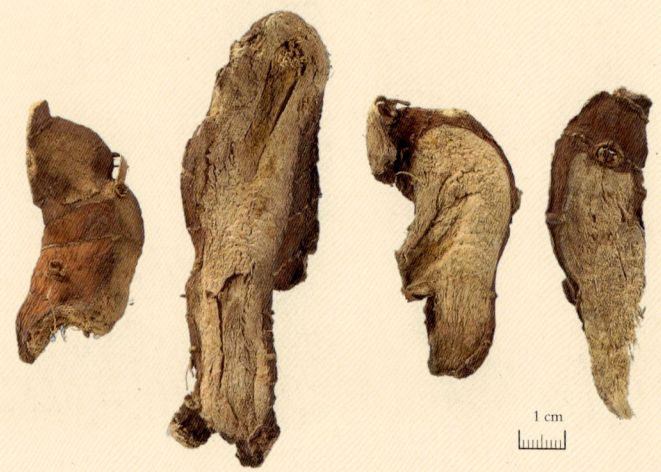

1 cm

▲ 大高良姜饮片

益智

为姜科植物益智 *Alpinia oxyphylla* Miq. 的干燥根茎。

本品呈圆柱形，多弯曲，多分枝，直径0.3～2 cm。表面棕红色，有波状环节。气香，味微辛辣。

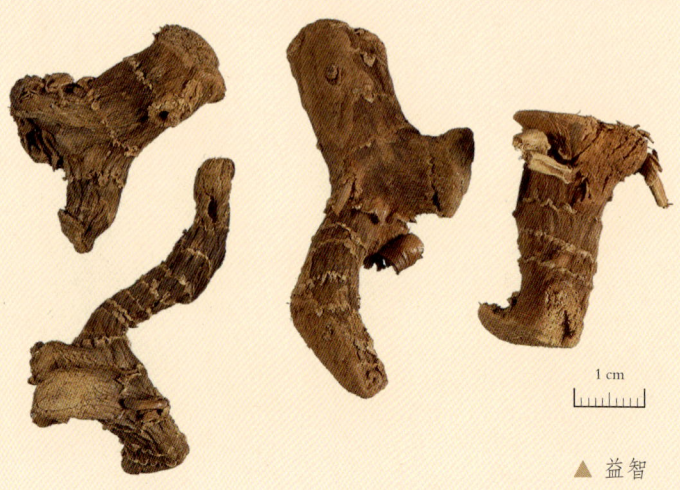

1 cm

▲ 益智

正 品

拳参（药典品种）

药材为蓼科植物拳参 *Polygonum bistorta* L. 的干燥根茎。

本品呈扁长条形或扁圆柱形，稍弯曲或对卷弯曲，两端钝尖，或一端渐细，长 6~13 cm，直径1~2.5 cm。表面紫褐色或紫黑色，粗糙，一面隆起，一面稍平坦或略具凹槽，全体密具粗环纹，有残留须根或根痕。质硬，断面类肾形，浅棕红色或棕红色，可见30~50个断续排列成环的黄白色小点。气微，味苦、涩。

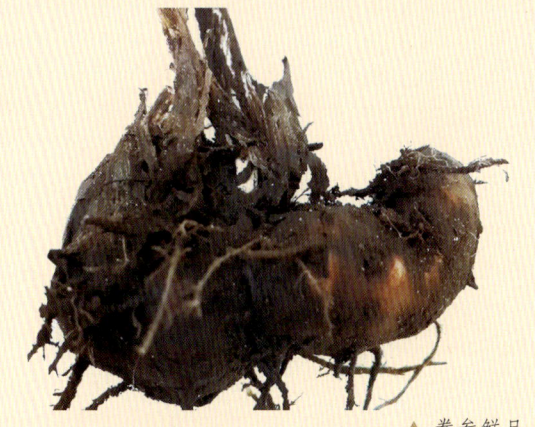

▲ 拳参鲜品

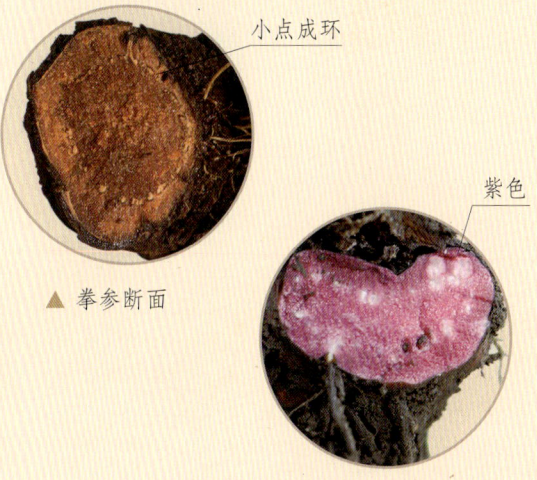

小点成环

▲ 拳参断面

紫色

▲ 拳参鲜品横切面（北京灵山产）

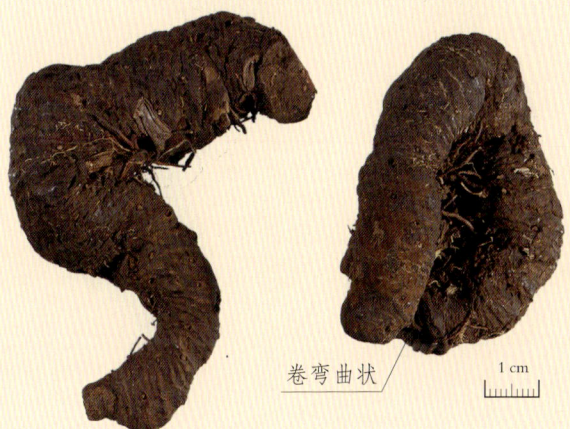

卷弯曲状

1 cm

▲ 拳参

非正品

草血竭

为蓼科植物草血竭 *Polygonum paleaceum* Wall. 的干燥根茎。

本品呈扁圆柱形，常弯曲，两端略尖，长2~6 cm，直径0.8~2 cm。表面紫褐色至黑褐色，一面隆起，另一面稍有凹槽，密具粗环纹，有残留须根或根痕。质硬，断面多呈三角肾形，红棕色或灰棕色，可见断续排列成环的小点。气微，味涩、微苦。

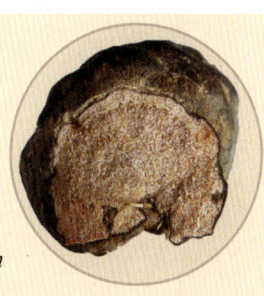

▲ 草血竭断面

1 cm

▲ 草血竭

支柱蓼

为蓼科植物支柱蓼 *Polygonum suffultum* Maxim. 的干燥根茎。

本品呈连珠状或结节状，有的稍弯曲，长2～9 cm，直径0.5～2 cm。表面紫褐色或棕褐色，有6～12个环节，环节处有时被残存叶基，节与节之间呈扁球形，并有残留细根及点状根痕，有的两节之间明显变细延长，习称"过江枝"。质硬，折断面近圆形，浅粉红色或灰黄色，近边缘处有12～30个断续排列成环状的黄白色小点。气微，味涩。

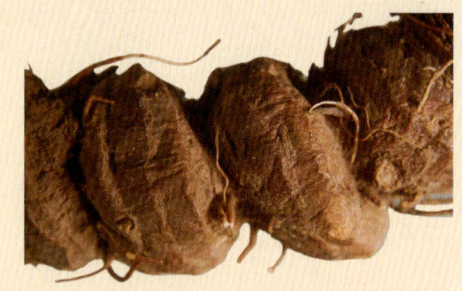

▲ 支柱蓼表面

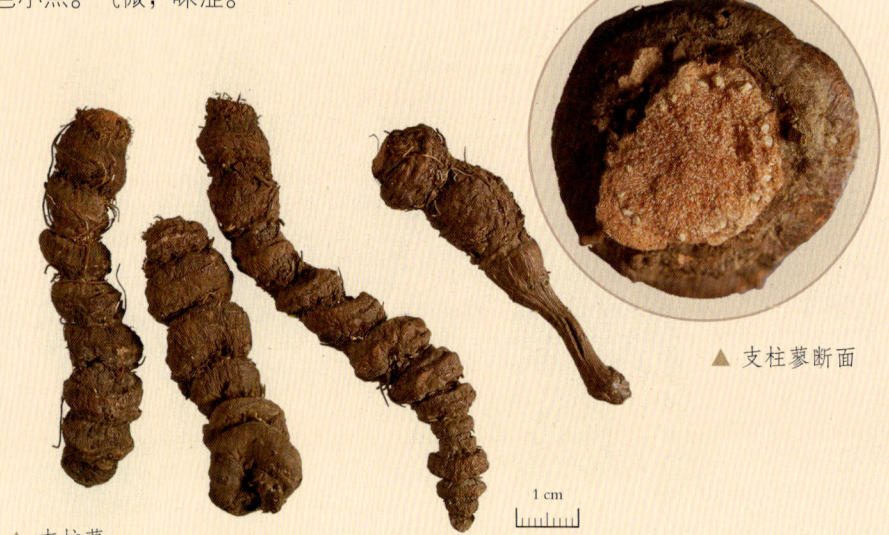

▲ 支柱蓼断面

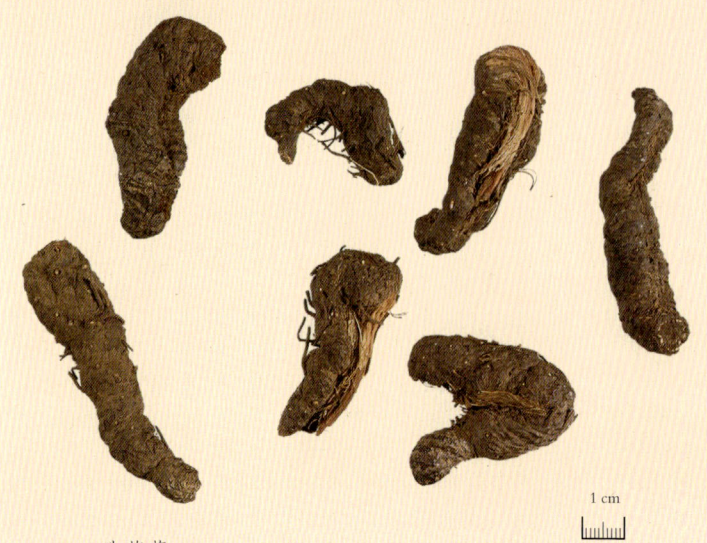

1 cm

▲ 支柱蓼

珠芽蓼

为蓼科植物珠芽蓼 *Polygonum viviparum* L. 的干燥根茎。

本品呈团块状或不规则扁圆柱形，有的弯曲，长3～4 cm，直径0.7～1.5 cm。表面棕黑色，密具环节。断面近平坦，灰棕色或浅棕紫色，有15～20个小点排列成环状。

注：重楼的特征参见本册重楼项下。

1 cm

▲ 珠芽蓼

菊 三 七 /Jusanqi

正 品

菊三七（部颁品种）

药材为菊科植物菊三七 *Gynura segetum* (Lour.) Merr. 的干燥块根。

本品呈如意拳形条块状，长3~6 cm，直径约3 cm。表面灰棕色或棕黄色，全体多有瘤状突起，突起物顶端常有茎基或芽痕，下部有细根或细根断痕。质坚实，断面淡黄色。气微，味淡而后微苦。

注：菊三七曾作五加科植物三七的非正品，参见《中国中药材及饮片真伪鉴别图典 第一册》三七项下。

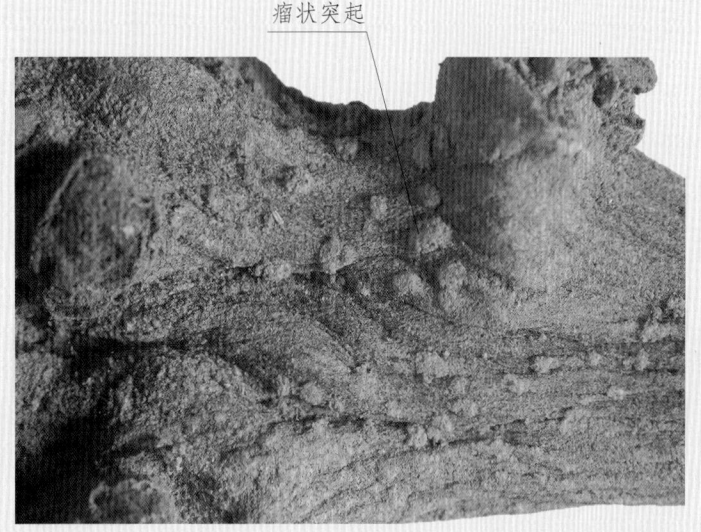

瘤状突起

▲ 菊三七表面

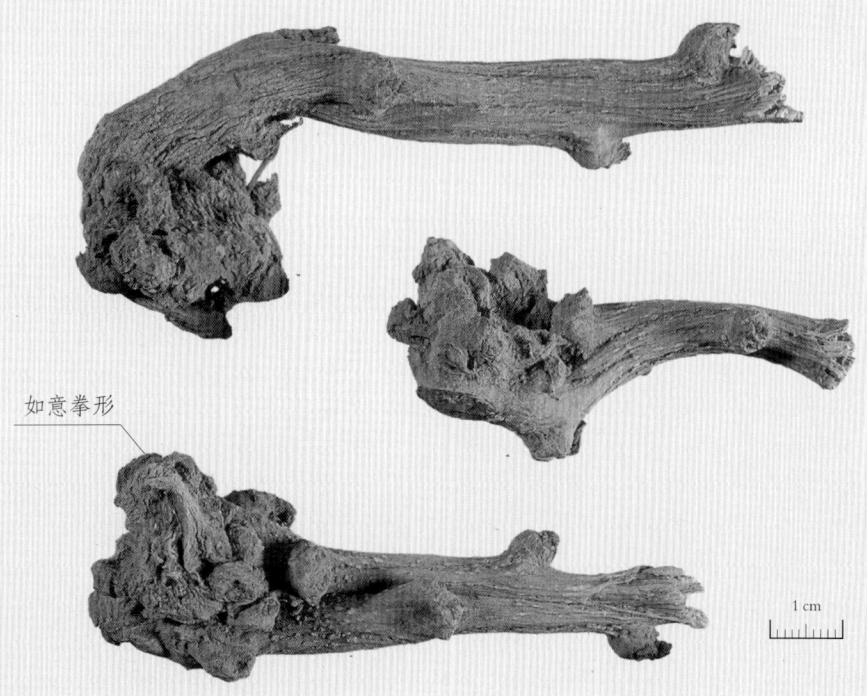

如意拳形

1 cm

▲ 菊三七

黄 芩 /Huangqin

黄芩（药典品种）

药材为唇形科植物黄芩 *Scutellaria baicalensis* Georgi 的干燥根。

本品呈长圆锥形，扭曲，长8～25 cm，直径1～3 cm。表面棕黄色或深黄色，粗糙，有明显的纵皱纹或不规则网纹，具侧根痕，顶端有茎痕或残留茎基。质硬而脆，易折断，断面黄色，中间红棕色，未枯朽者习称"枝芩"；老根木部棕黑色，常枯朽，习称"枯芩"。气微，味苦。

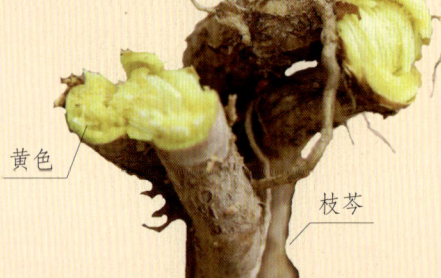

黄色

枝芩

▲ 黄芩野生鲜品（北京延庆产）

▲ 黄芩野生鲜品断面（北京延庆产）

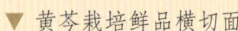

▼ 黄芩栽培鲜品横切面

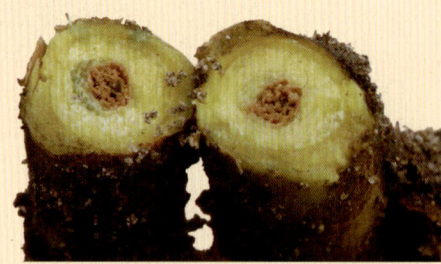

▲ 黄芩野生鲜品切面（黑龙江大庆产）

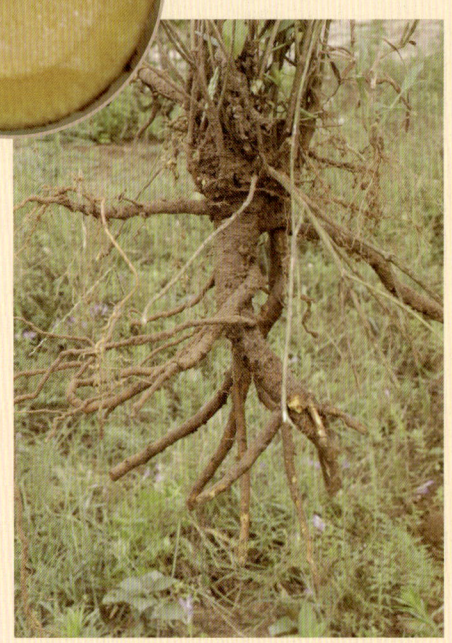

▲ 黄芩栽培鲜品（安徽亳州产）

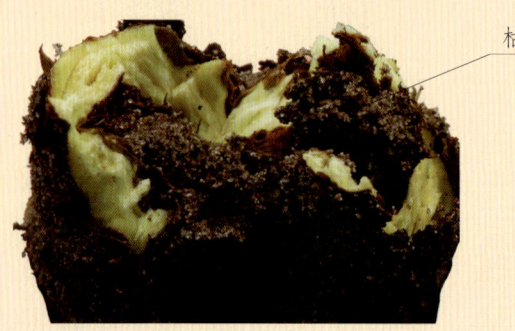

枯心

▲ 黄芩野生鲜品（枯芩，黑龙江大庆产）

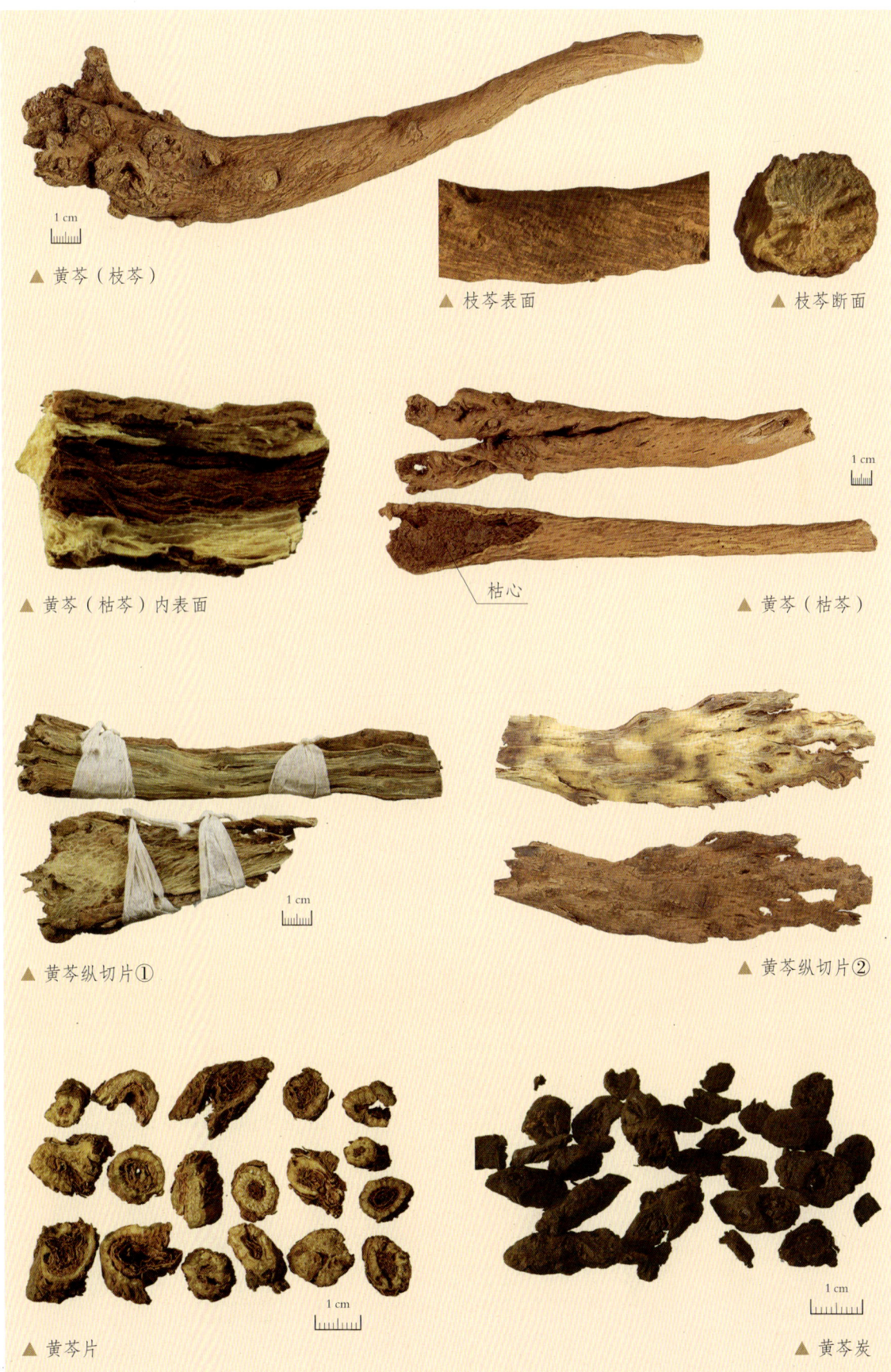

▲ 黄芩（枝芩）

▲ 枝芩表面

▲ 枝芩断面

▲ 黄芩（枯芩）内表面

枯心

▲ 黄芩（枯芩）

▲ 黄芩纵切片①

▲ 黄芩纵切片②

▲ 黄芩片

▲ 黄芩炭

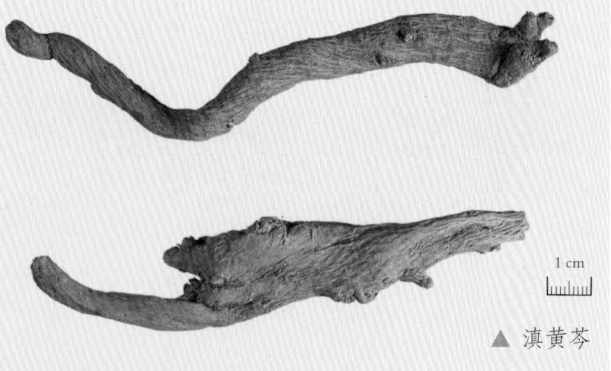

非正品

滇黄芩

为唇形科植物滇黄芩 *Scutellaria amoena* C. H. Wright. 的根。

本品呈圆锥形的不规则条状，常有分枝，长5～20 cm，直径1～1.6 cm。表面黄褐色或棕黄色，常有粗糙栓皮，有皱纹。支根痕断面纤维性，黄绿色。

▲ 滇黄芩

粘毛黄芩

为唇形科植物粘毛黄芩 *Scutellaria viscidula* Bge. 的根。

本品多细长、圆锥形或圆柱形，长7～15 cm，直径0.5～1.5 cm。表面与黄芩相似，很少中空或枯朽。

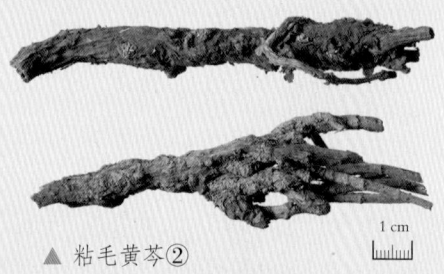

▲ 粘毛黄芩②

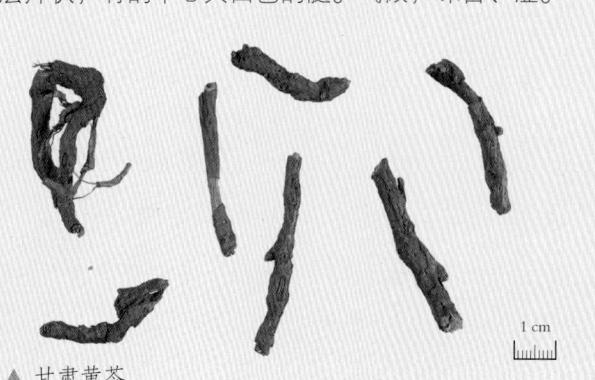

▲ 粘毛黄芩①

甘肃黄芩

为唇形科植物甘肃黄芩 *Scutellaria rehderiana* Diels 的干燥根。

本品略呈圆锥形，长3～7 cm，直径0.2～1 cm。表面可见棕褐色的厚粗皮，具深纵沟纹，具灰色和棕褐色组成的不规则的块状或交织样纹理，质硬而松脆，易折断，断面多不规则裂隙或呈层片状，有的中心具白色的髓。气微，味苦、涩。

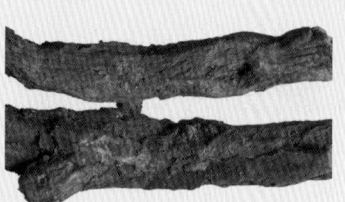

▲ 甘肃黄芩根茎表面

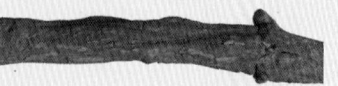

▲ 甘肃黄芩根表面

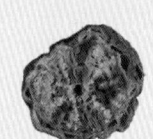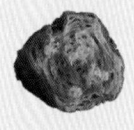

▲ 甘肃黄芩根断面

▲ 甘肃黄芩

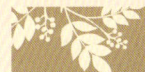

正 品

蒙古黄芪（药典品种）

药材为豆科植物蒙古黄芪 *Astragalus membranaceus* (Fisch.) Bge. var. *mongholicus* (Bge.) Hsiao 的干燥根。

本品呈长圆柱形，条直，少有分枝，上端较粗，未去根头者残留茎基较多，长40～90 cm，直径1～3.5 cm。表面淡黄色至棕褐色，稍粗糙，具明显的纵皱纹和横长皮孔。质硬而韧，不易折断，断面纤维性强，显粉性，切断面皮部浅褐色，占半径的2/5～3/5，具不规则弯曲的径向放射裂隙，木部淡黄色，形成层明显，有规则放射纹理及裂隙；老根中心多枯朽或呈空洞状，褐色。气微，味微甜，嚼之有豆腥味。

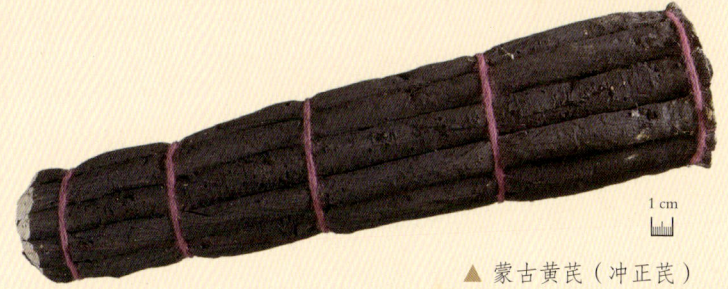

▲ 蒙古黄芪（冲正芪）

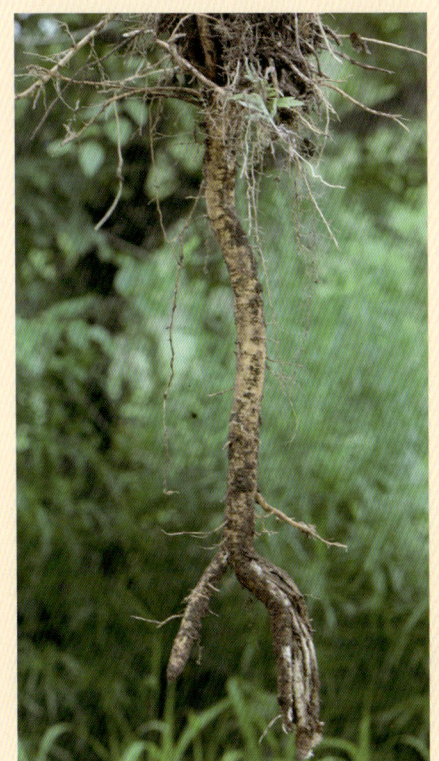

▲ 蒙古黄芪（口芪，河北张家口产）

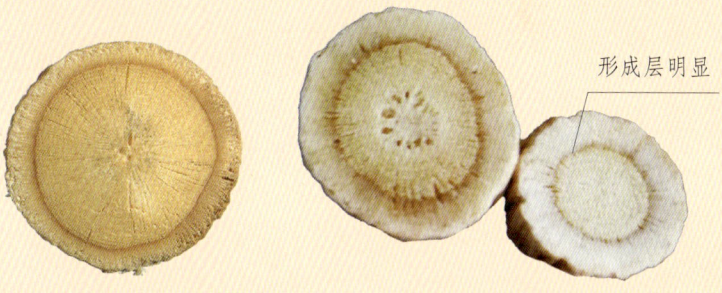

形成层明显

▲ 蒙古黄芪（炮台芪）断面　　　▲ 蒙古黄芪横切片

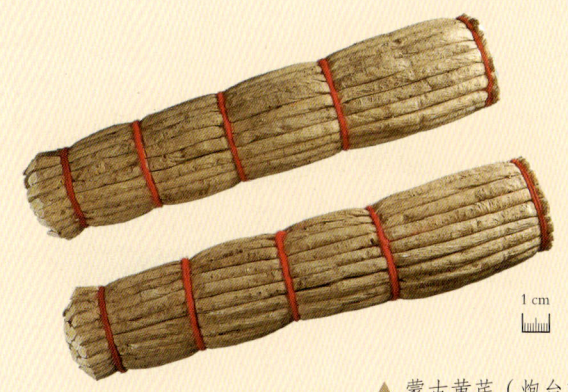

▲ 膜荚黄芪（卜奎芪，黑龙江齐齐哈尔产）　　　▲ 蒙古黄芪（炮台芪）

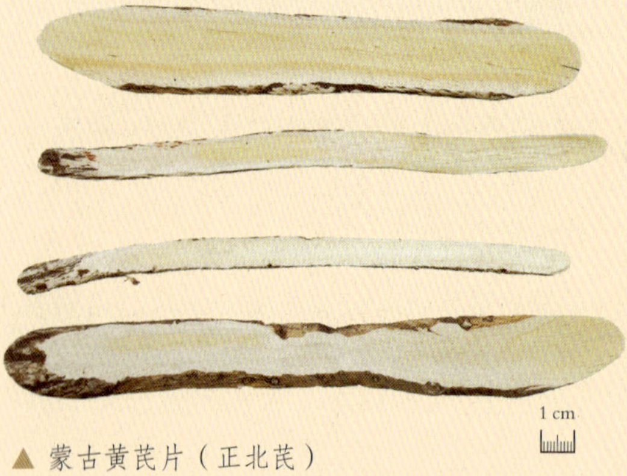

▲ 蒙古黄芪片（正北芪）

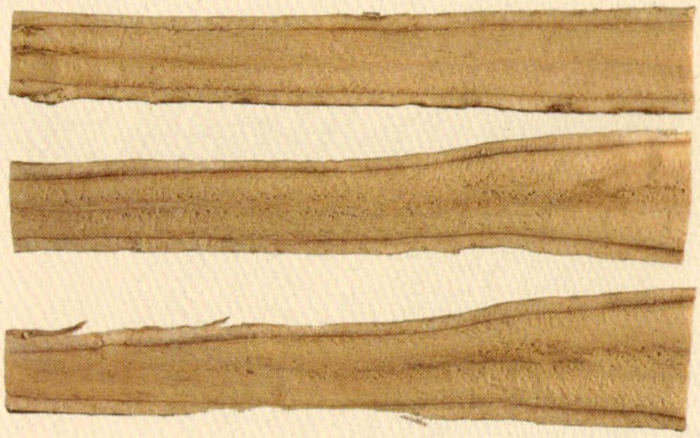

1 cm

▲ 蒙古黄芪纵切片（炮台芪）

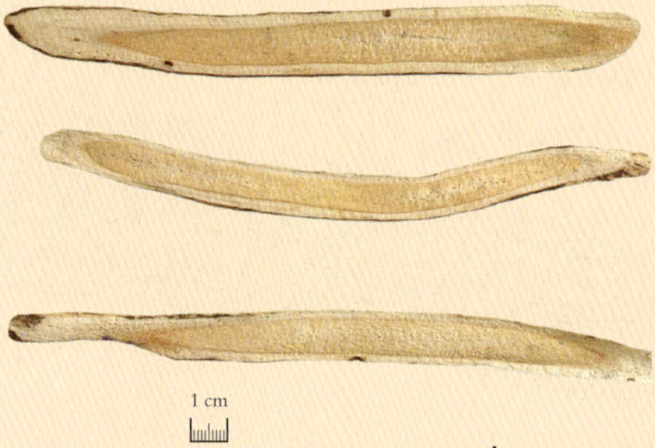

▲ 蒙古黄芪片（冲正芪）

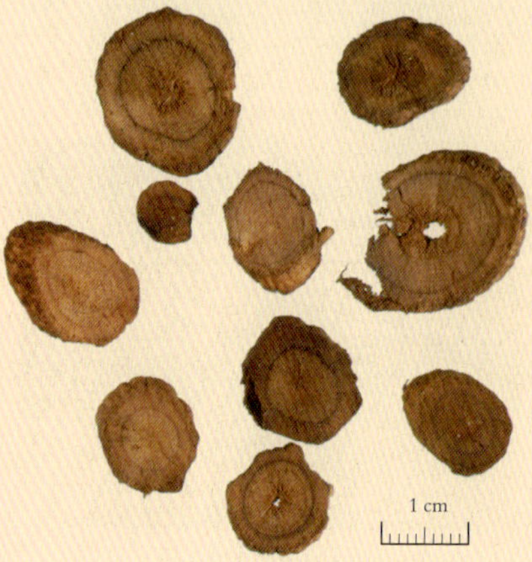

1 cm

▲ 炙黄芪（蒙古黄芪）

1 cm

膜荚黄芪（药典品种）

药材为豆科植物膜荚黄芪 *Astragalus membranaceus* (Fisch.) Bge. 的干燥根。
本品与蒙古黄芪的根类似，唯表面一般呈棕褐色至黑褐色，未去根头者残留
茎基略少，主茎基明显，质地稍坚硬。

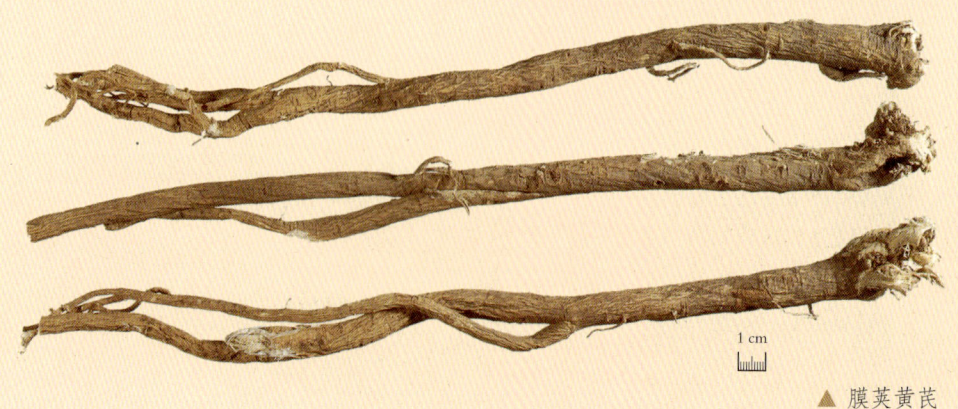

1 cm

▲ 膜荚黄芪

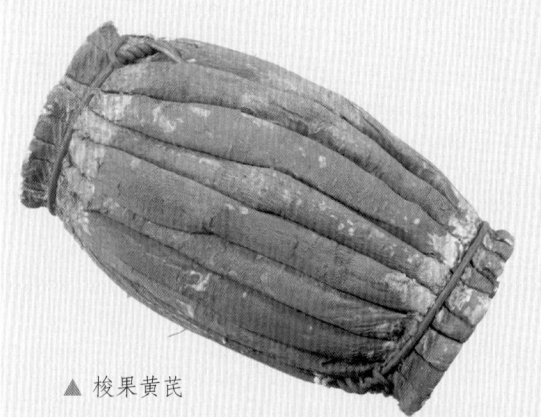

▲ 梭果黄芪

梭果黄芪

为豆科植物梭果黄芪 *Astragalus ernestii* Comb. 的干燥根。

本品呈圆柱形，条直，少分枝。表面深棕色至棕褐色，皱纹较少，外皮易脱落，质疏松而柔韧，断面纤维性，木部淡黄色，皮部黄白色，皮部与木部极易分离。具豆腥味。

外皮易脱落

皮部与木部常分离

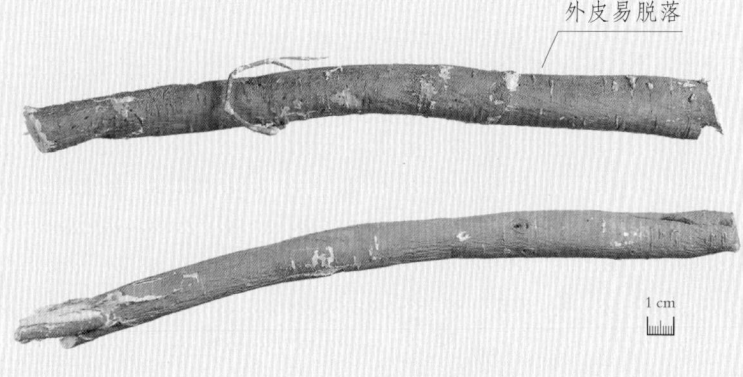

▲ 梭果黄芪

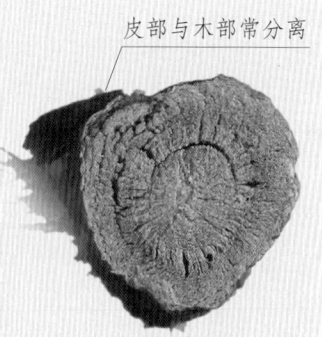

▲ 梭果黄芪断面

多花黄芪

为豆科植物多花黄芪 *Astragalus floridus* Benth. ex Bge. 的干燥根。

本品呈长圆柱形，多扭曲，上端多呈朽木状，长 40~100 cm，直径1~3.5 cm。表面棕黄色至棕褐色，外皮脱落处显红棕色，纵皱纹明显。质硬而韧，断面纤维性，粉性弱，皮部窄，仅占半径的 1/3。气微，味淡、微涩，外皮略苦。

皮色深

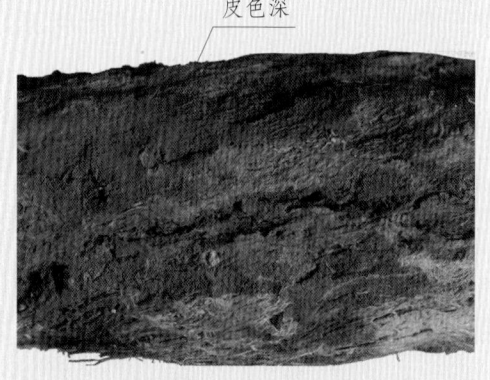

▲ 多花黄芪表面

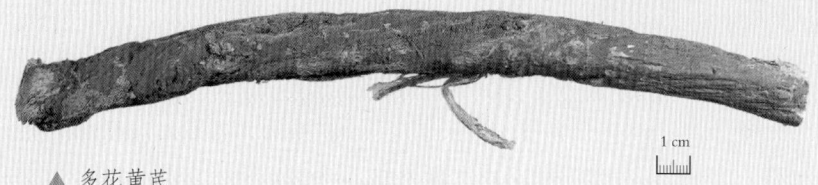

▲ 多花黄芪

东俄洛黄芪

为豆科植物东俄洛黄芪 *Astragalus tongolensis* Ulbr. 的干燥根。

本品呈长圆锥形，少分枝，中心疏松或呈空洞状，长20~50 cm，直径1~2.5 cm。表面淡黄色至深黄色，常见须根痕和凸起。质地疏松，柔韧，不易折断，断面纤维性弱，皮部约占半径的1/2。味甜，具豆腥气。

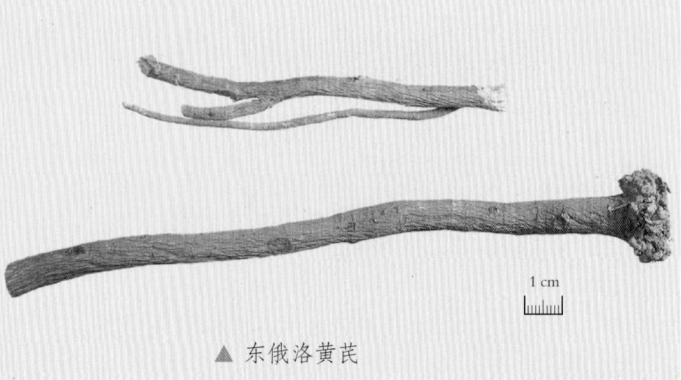

▲ 东俄洛黄芪

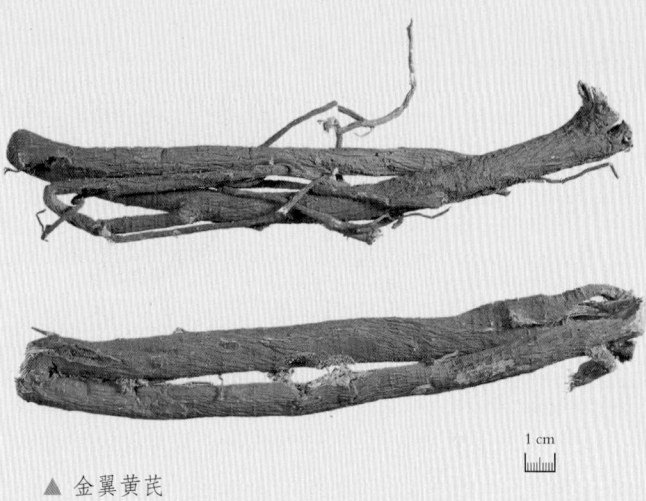

▲ 金翼黄芪

金翼黄芪

为豆科植物金翼黄芪 *Astragalus chrysopterus* Bge. 的干燥根。

本品呈长圆柱形。主根多为二歧分枝。长30~100 cm，直径0.8~1.5 cm。表面淡黄色至深褐色，上部可见细密的环纹，纵皱明显。质致密，坚韧，断面纤维性，显粉性，皮部约占半径的1/2。味甜，豆腥气较浓。

单蕊黄芪

为豆科植物单蕊黄芪 *Astragalus monodelphus* Bge. 的干燥根。

本品与金翼黄芪类似，唯根头部无主要侧根，中心疏松或呈空洞状，柔韧。味甜，豆腥气浓。

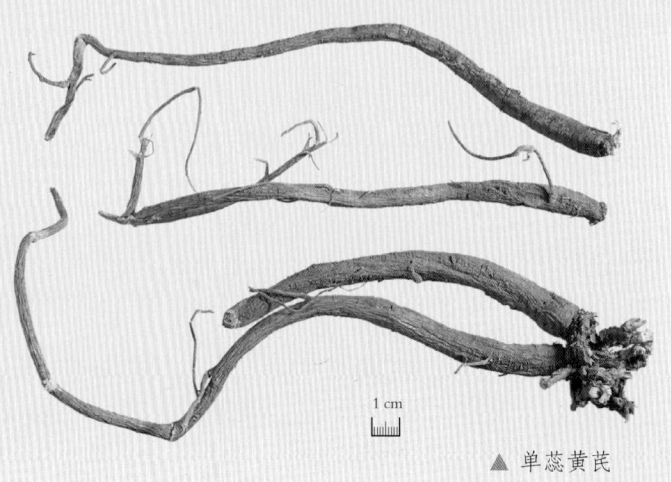

▲ 单蕊黄芪

四川黄芪

为豆科植物四川黄芪 *Astragalus sutchuenensis* Franch. 的干燥根。
本品呈细长圆锥形。表面灰棕色，根上部有明显的横纹。质轻，断面纤维性。

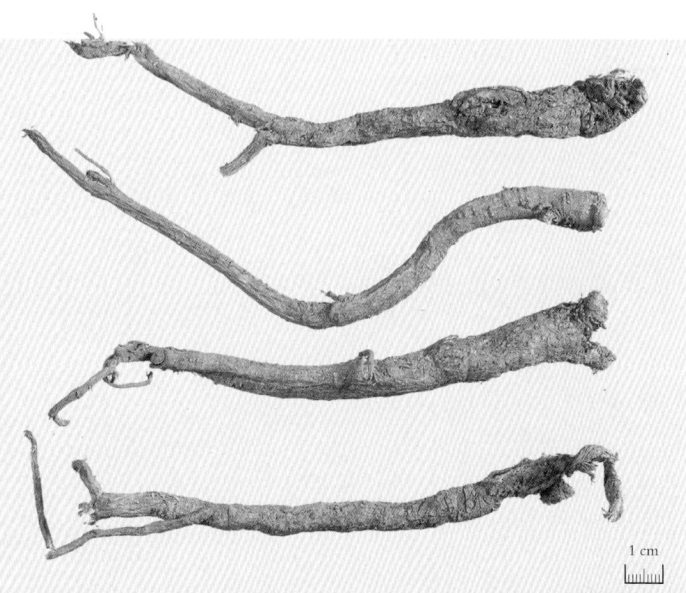

1 cm

▲ 四川黄芪

圆叶锦葵

为锦葵科植物圆叶锦葵 *Malva rotundifolia* L. 的干燥根。
本品呈长圆柱形，根头部较粗，有数个残留茎基，下部渐细，有分枝。表面黄棕色至土黄色，有细纵皱纹及横向线状皮孔。质硬脆，较易折断，断面皮部淡黄棕色，木部黄色。嚼之味甜，发黏，无豆腥味。

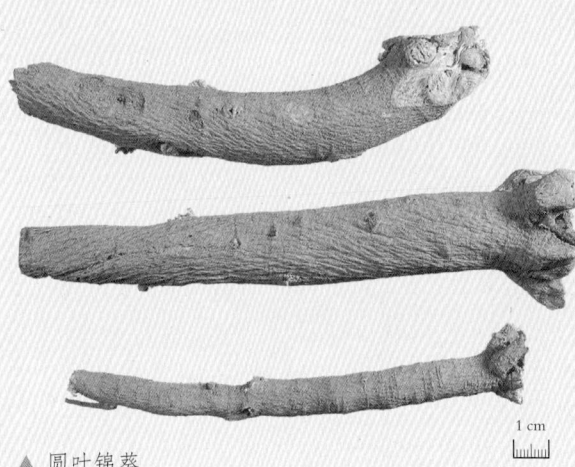

1 cm

▲ 圆叶锦葵

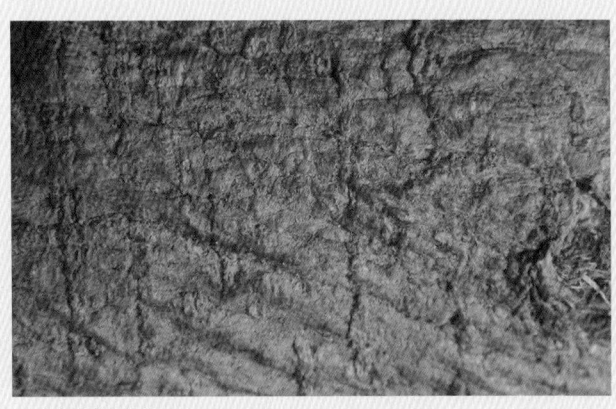

▲ 圆叶锦葵表面

致密

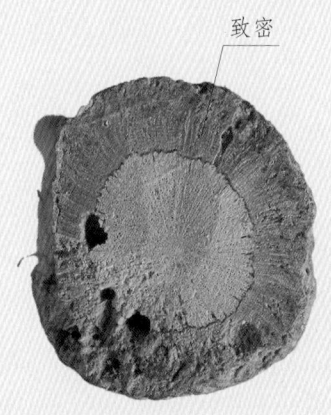

▲ 圆叶锦葵切面

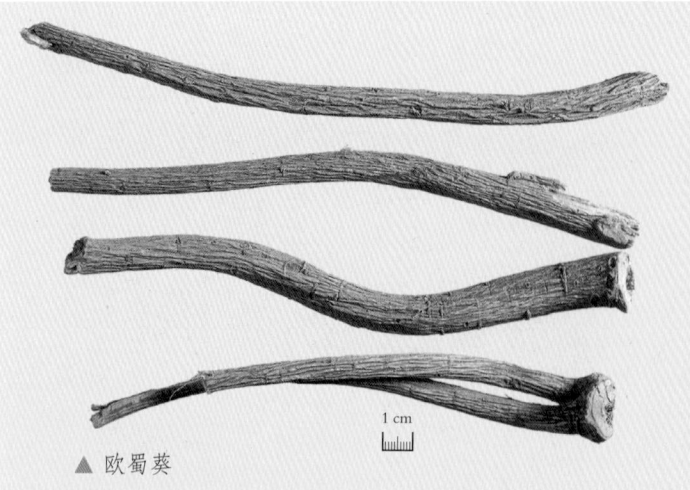

▲ 欧蜀葵

1 cm

欧蜀葵

为锦葵科植物欧蜀葵 *Althaea officinalis* L. 的干燥根。

本品呈长圆柱形，根头粗大，常有多数地上残茎、侧根及支根。质轻，易折断，断面纤维性弱。味淡，嚼之无豆腥味。

蜀葵

为锦葵科植物蜀葵 *Althaea rosea* (L.) Cavan. 的干燥根。

本品呈圆柱形，上端较大，根头部有残留茎基，向下渐细，具细支根。表面土黄色至棕褐色，具细纵皱纹及明显的横长线状皮孔。质硬脆，断面黄白色。味淡，嚼之无豆腥味。

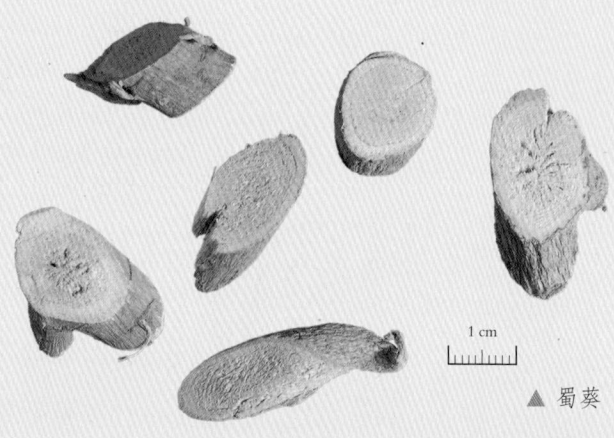

1 cm

▲ 蜀葵

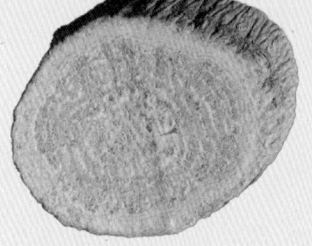

▲ 蜀葵切面

紫苜蓿

为豆科植物紫苜蓿 *Medicago sativa* L. 的干燥根。

本品呈长圆柱形，长20～35 cm，直径0.5～2 cm。根头部较粗大，有时具茎残基，下部渐细，常有分枝。表面灰棕色至红棕色。质硬脆，易折断，断面不平整，黄白色，皮部狭窄，约占直径的1/5。气微，味微苦，略具刺激性。

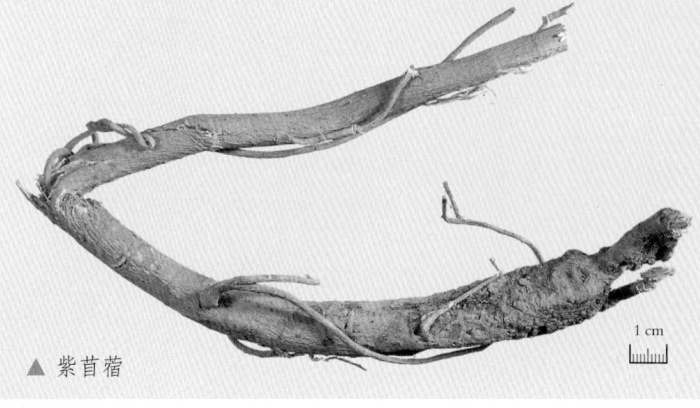

▲ 紫苜蓿

1 cm

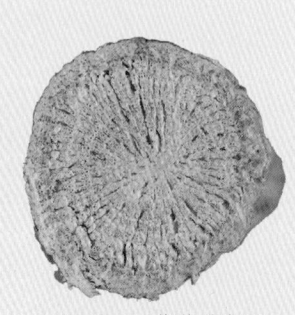

▲ 紫苜蓿断面

锦鸡儿

为豆科植物锦鸡儿 *Caragana sinica* (Bunchoz) Rehder 的干燥根。

本品呈圆柱形，长12~20 cm，直径 1~1.5 cm。表面褐色，有纵皱纹和稀疏不规则的凸起横向皮孔，除去栓皮者表面淡黄色，残存横向皮孔棕色。质硬脆，断面纤维性，皮部淡黄色，木部淡黄棕色。气微，味淡。

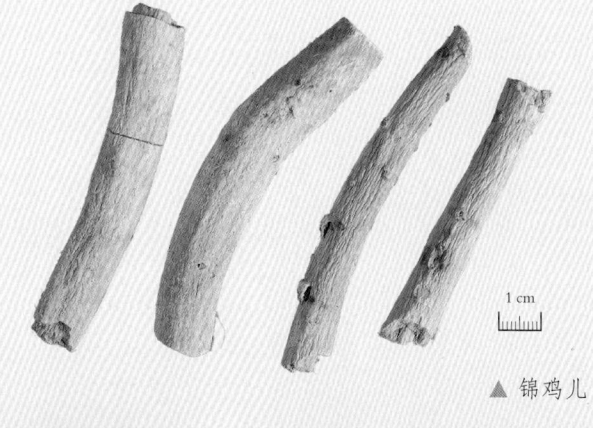

▲ 锦鸡儿

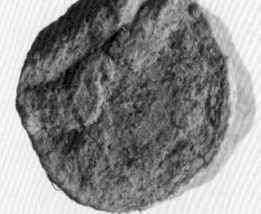

▲ 锦鸡儿切面

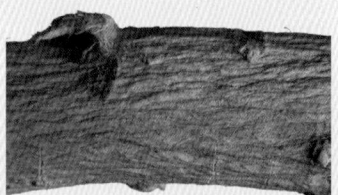

▲ 锦鸡儿表面

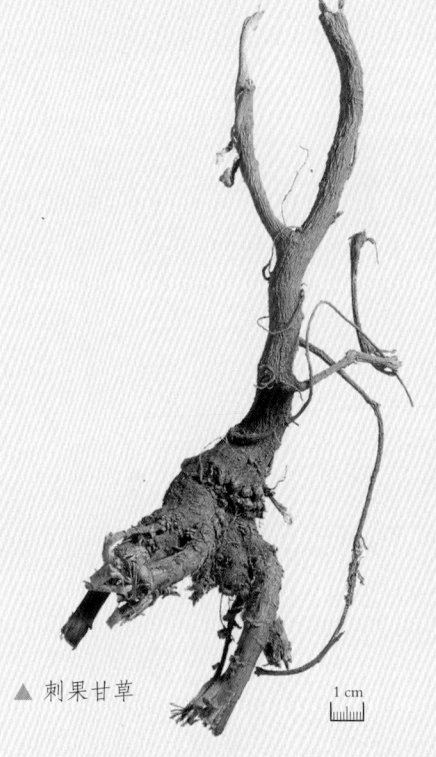

▲ 刺果甘草

刺果甘草

为豆科植物刺果甘草 *Glycyrrhiza pallidiflora* Maxim. 的干燥根及根茎。

根茎呈圆柱形，长16~25 cm，直径0.3~1.5 cm。表面灰棕色，具纵皱纹及横向皮孔，断面皮部灰白色，木部浅黄色，占半径的3/5~5/7，中心有小髓。质坚硬。根较细，无髓，其余与根茎同。气微弱，味苦、涩。

蓝花棘豆

为豆科植物蓝花棘豆 *Oxytropis coerulea* (Pall.) DC. 的干燥根。

本品根呈圆柱形，根头粗大，具 5~20个二次分歧的地上残茎，长 10~30 cm。表面棕黄色，具纵皱纹，栓皮易剥落，质轻而绵韧，难折断，断面皮部白色，纤维性极强，木部黄色。气微，味淡。

注：红芪参见本册红芪项下。

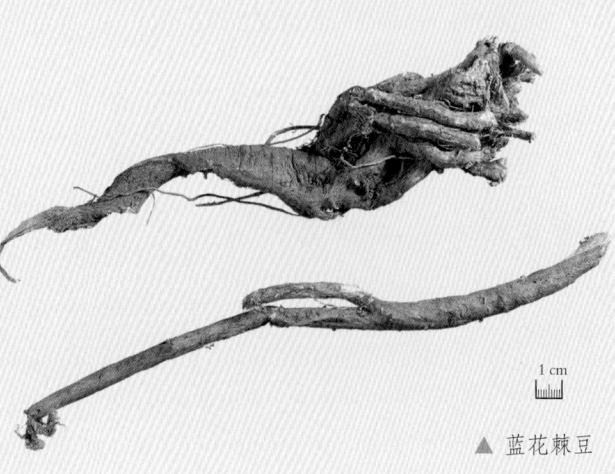

▲ 蓝花棘豆

黄 连 /Huanglian

正 品

味连（药典品种）

药材为毛茛科植物黄连 *Coptis chinensis* Franch. 的干燥根茎。

本品由多数呈簇状分枝的根茎组成，常弯曲，形如鸡爪状，根茎长3～6 cm，直径0.3～0.8 cm。表面灰黄色或黄褐色，粗糙，有不规则结节状隆起、须根及须根残基。有的节间稍细长，表面平滑，习称"过桥"；顶端节上残留褐色鳞叶、残余的茎或叶柄。质硬，断面不整齐，皮部橙红色或暗棕色，木部鲜黄色或橙黄色，呈放射状排列，髓部有时中空。气微，味极苦。

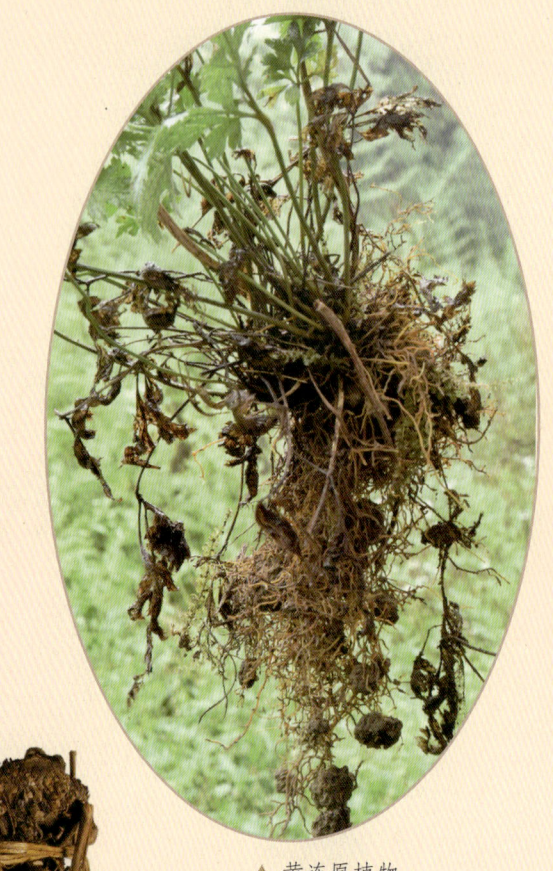

▲ 黄连原植物

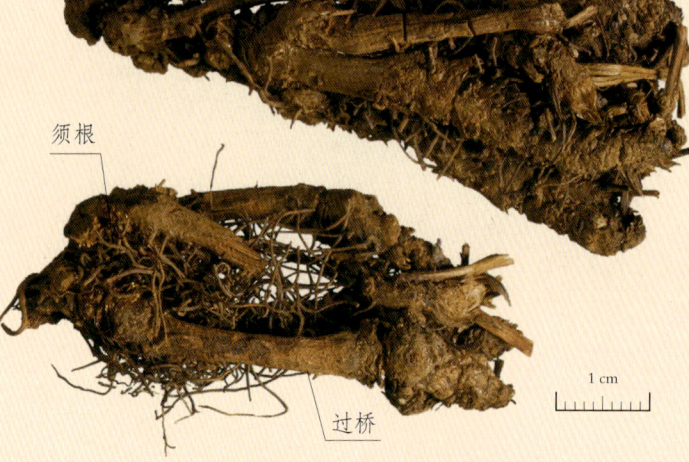

须根

过桥

1 cm

▲ 味连①

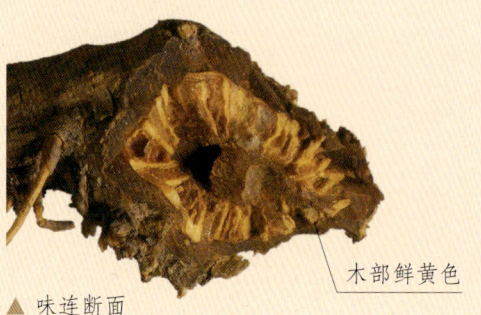

木部鲜黄色

▲ 味连断面

▲ 味连②

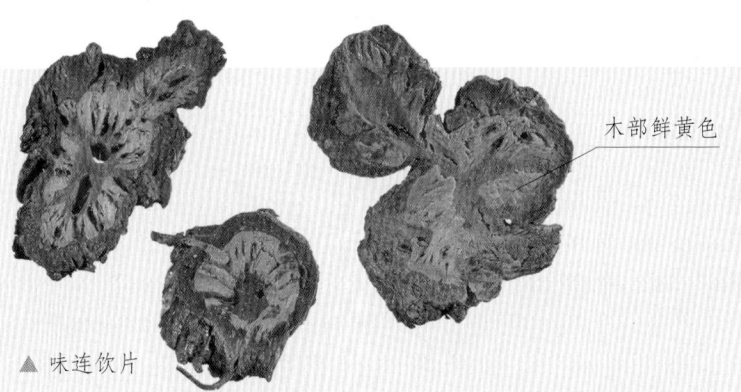

木部鲜黄色

▲ 味连饮片

雅连（药典品种）

药材为毛茛科植物三角叶黄连 *Coptis deltoidea* C. Y. Cheng et Hsiao 的干燥根茎。

本品多不分枝或有少而短的分枝，略呈圆柱形，微弯曲，长4~8 cm，直径0.5~1 cm。"过桥"较长而明显。质轻而硬，折断时易从节间处断裂。

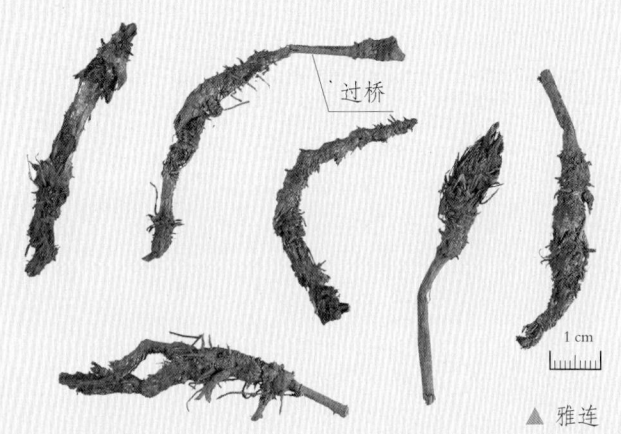

过桥

1 cm

▲ 雅连

云连（药典品种）

药材为毛茛科植物云连 *Coptis teeta* Wall. 的干燥根茎。

本品较细小，略呈连珠状的圆柱形，多弯曲，分枝少，长2~5 cm，直径0.2~0.4 cm。表面灰黄色，粗糙，无"过桥"，具有残留的鳞叶、须根痕及叶柄残基。断面较平坦。

1 cm

▲ 云连

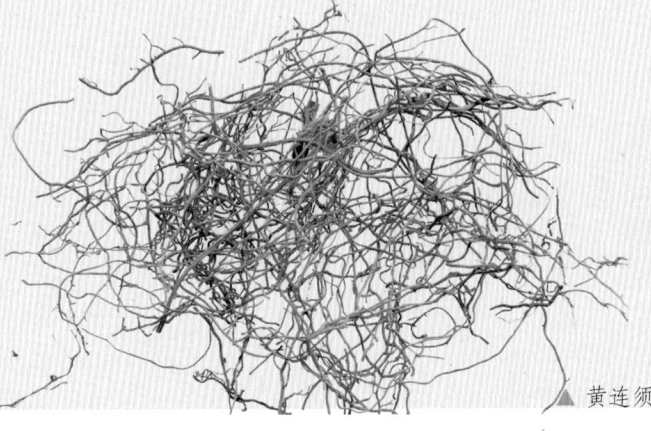

▲ 黄连须

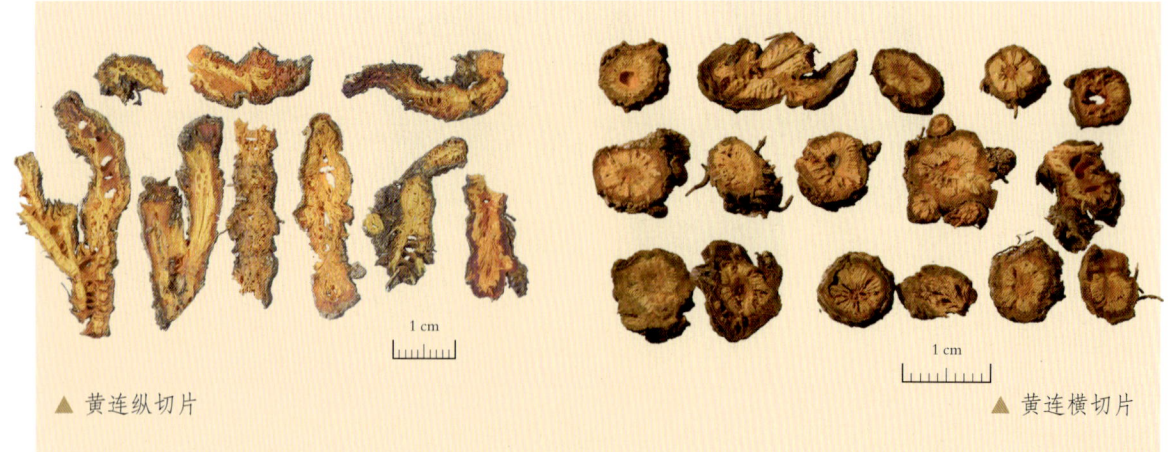

▲ 黄连纵切片　　　　　　　　　　　　　　　　　　▲ 黄连横切片

非正品

峨眉野连

为毛茛科植物峨眉野连 *Coptis omeiensis* (Chen）C. Y. Cheng 的干燥根茎。

本品多呈微弯曲的圆柱形，少有分枝，长3～9 cm，直径0.3～0.9 cm。表面棕褐色，被覆鳞叶片及须根。无"过桥"；顶端常带有长7～12 cm 的叶柄。叶柄簇生，表面光滑，具纵棱。

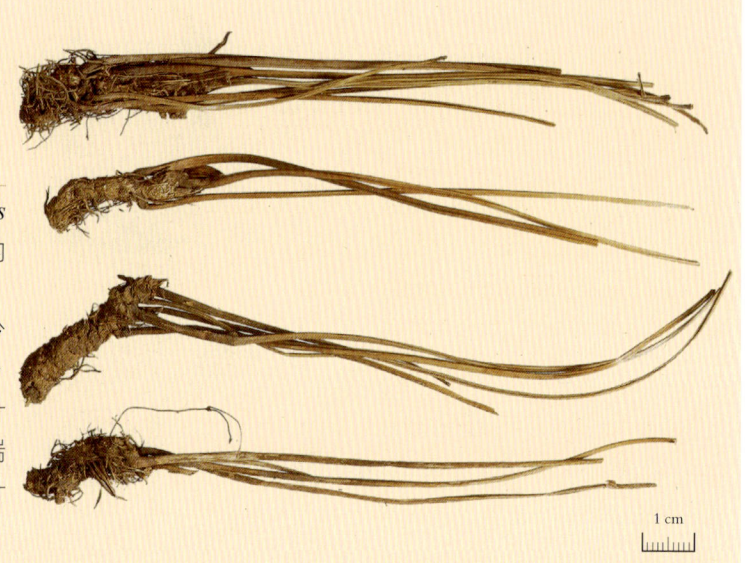

▲ 峨眉野连

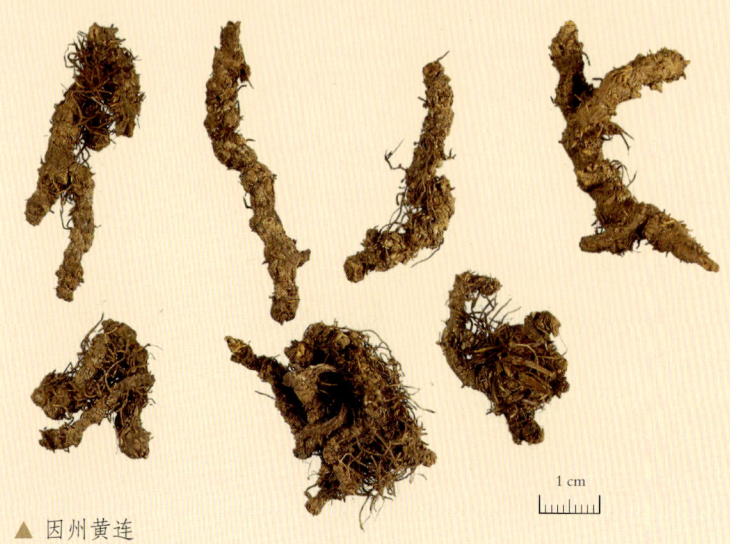

▲ 因州黄连

因州黄连

为毛茛科植物日本黄连 *Coptis japonica* Makino 的干燥根茎。

本品呈弯曲的圆柱形，具有连珠状的结节，分枝少，较短，长2～4 cm，直径0.2～0.3 cm。表面灰黄色，残留有鳞状叶片及须根，无"过桥"；顶端有时具短的叶柄残基。

土黄连

为毛茛科植物短萼黄连 *Coptis chinensis* Franch. var. *brevisepala* W. T. Wang et Hsiao 的干燥根茎。

本品略呈连珠状的圆柱形，分枝少，多弯曲或呈半圆形及环形，有时断裂成1个或2个相连的圆粒，长1～3 cm，直径0.2～0.4 cm。表面灰褐色，具鳞叶痕及须根。

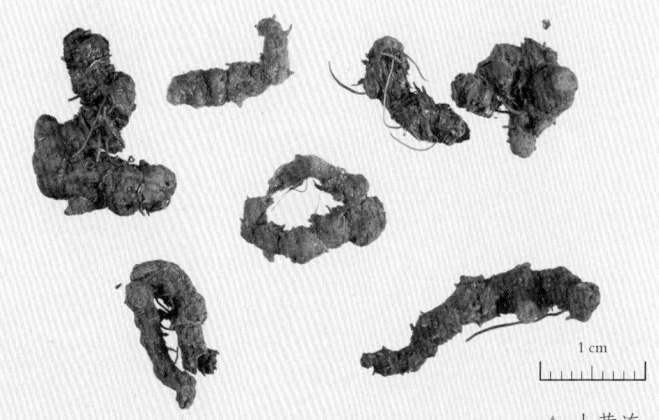

▲ 土黄连

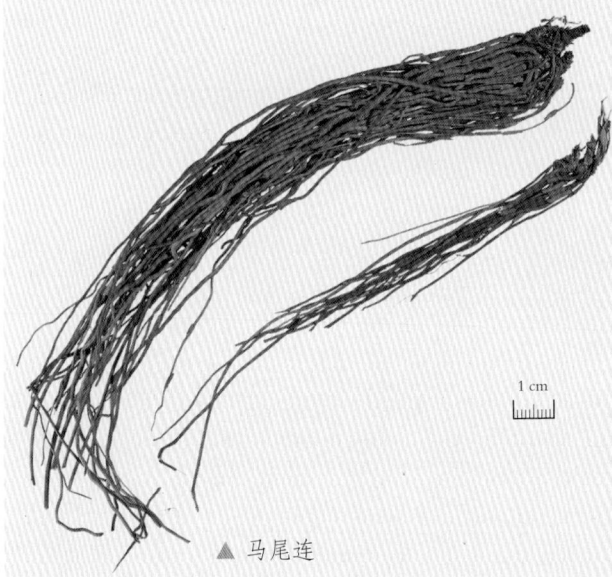

▲ 马尾连

马尾连

为毛茛科植物金丝马尾连 *Thalictrum glandulosissimum* (Fin. et Gagn.) W. T. Wang et S. H. Wang 的根及根茎。

本品根茎由数个或十余个结节状连生，可见茎残基，长1～3 cm，直径0.2～0.5 cm；表面粗糙，有暗棕色的鳞叶残基；质坚硬，不易折断，断面鲜黄色。根细长，丛生于根茎，常为数十条，长10～25 cm，直径约0.1 cm，棕色木栓层常脱落，脱落处呈棕黄色，光滑；根质脆，易折断，断面平坦。气微，味极苦，嚼之黏牙。

多叶唐松草

为毛茛科植物多叶唐松草 *Thalictrum foliolosum* DC. 的根及根茎。

本品根茎横生，数个至十余个连生成结节状，粗壮，直径1.5 cm；表面黄褐色，上面具圆形茎痕，中央有一突起茎基；下面生有多数棕褐色根，直径0.2 cm，根外皮易横向断裂或脱落，脱落处木部呈类黄色。须根质脆，易折断，断面皮部薄，中央具黄色圆形的木部。气微，味苦。

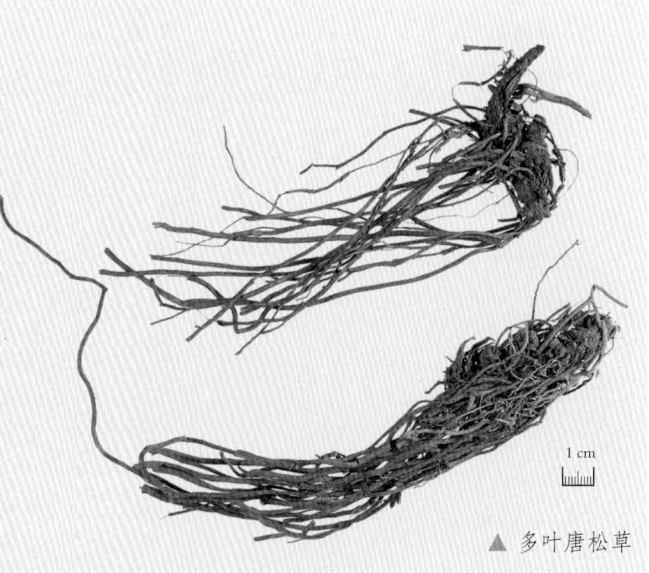

▲ 多叶唐松草

滇豆根

为毛茛科植物滇豆根 *Beesia calthaefolia* (Maxim.) Ulbr. 的根茎。

本品呈圆柱形，具分枝，弯曲，长3~10 cm，直径0.3~0.8 cm。表面棕褐色，具多数节，节纹凸起，节间长0.5~2.5 cm，可见细根、根痕和皱缩纹理。质实而脆，易折断，断面黄色或暗黄色，显蜡样光泽。气微弱，味苦。

有的经人工染色，伪充黄连，系伪制品。

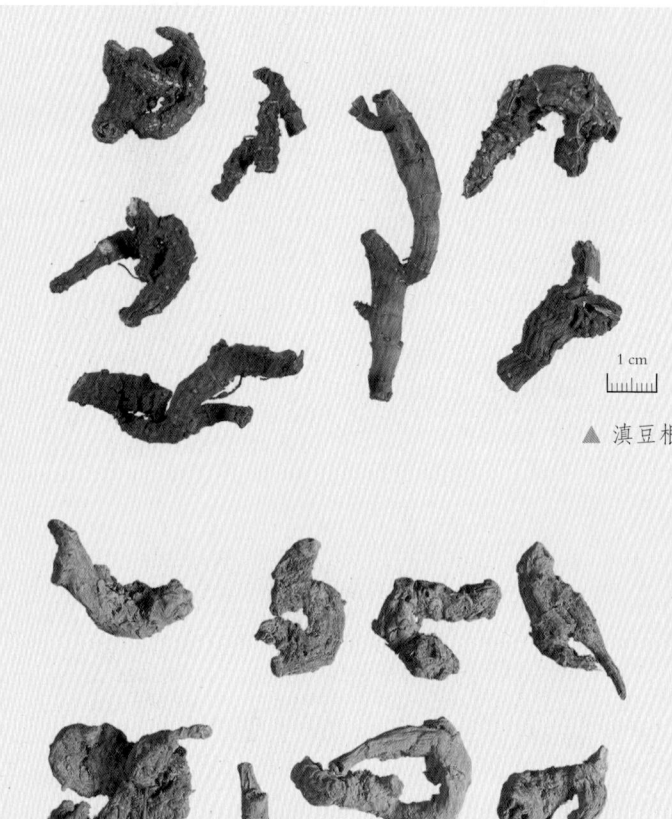

▲ 滇豆根

▲ 人工染色的滇豆根

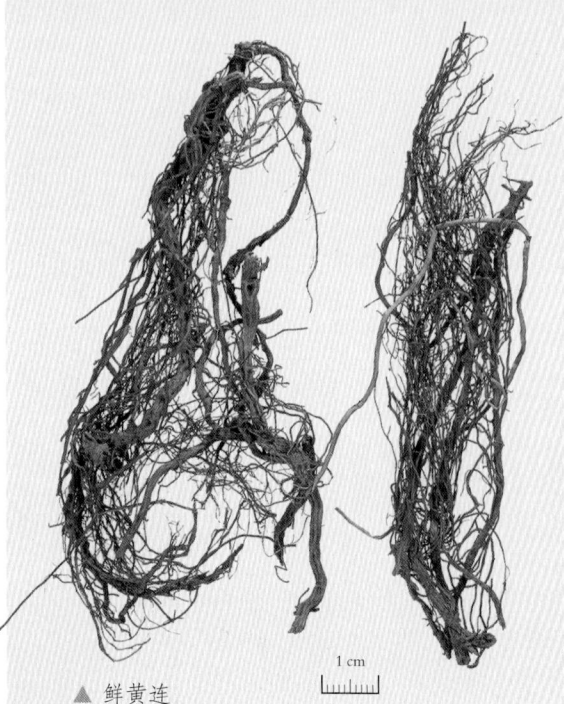

▲ 鲜黄连

鲜黄连

为小檗科植物鲜黄连 *Jeffersonia dubia* (Maxim.) Benth.et Hook. f. 的干燥根茎及根。

本品呈黄棕色。根茎长2.5~7 cm，直径0.1~0.3 cm，长圆柱形，略扭曲，有分枝，常有长短不一的深色纵沟或凹坑，根茎表面具根痕和大量细长的根。根直径约0.1 cm。质较硬，断面近黄色，坚实。气微，味微苦。

箭叶淫羊藿

为小檗科植物箭叶淫羊藿 *Epimedium sagittatum* (Sieb. et Zucc.) Maxim. 的干燥根茎。

本品呈圆柱形，长1.5～4 cm，直径0.4～0.7 cm。表面紫棕色，具须根及节，有较多的芽，芽表面具紫棕色的鳞叶，略有光泽。质坚硬，不易折断，断面圆形，皮部紫棕色，木部淡黄白色，中央具圆形的髓。气微，味苦。

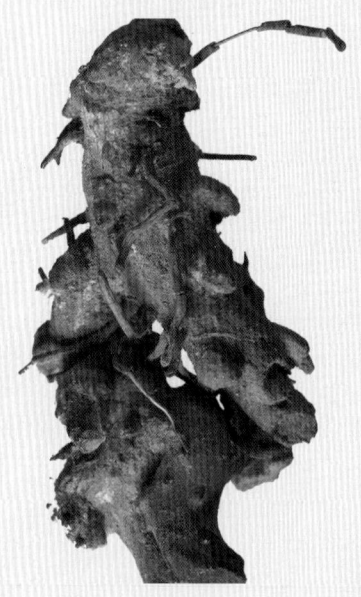

▲ 箭叶淫羊藿表面

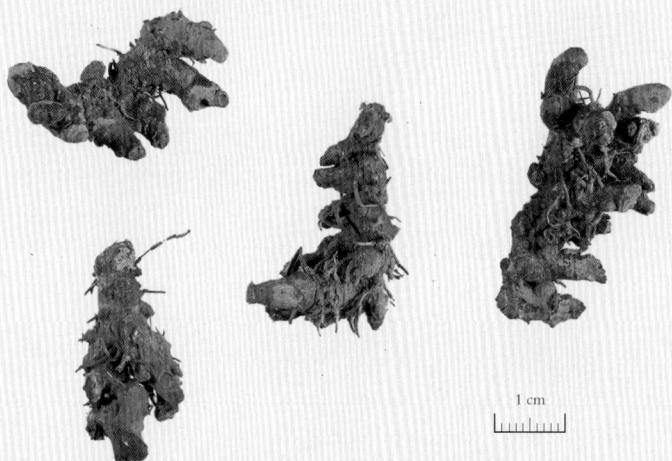

1 cm

▲ 箭叶淫羊藿

血水草

为罂粟科植物血水草 *Eomecon chionantha* Hance 的干燥根茎。

本品呈不规则纺锤形，长2～3 cm，直径约1 cm。表面呈棕褐色，顶端常带有鳞片状叶基，一端常膨大。质硬脆，断面黄白色，有的略呈角质样，可见棕褐色小点。气微，味苦。

1 cm

▲ 血水草

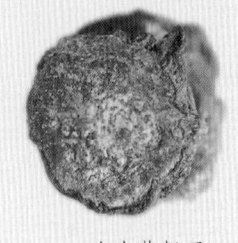

▲ 血水草断面

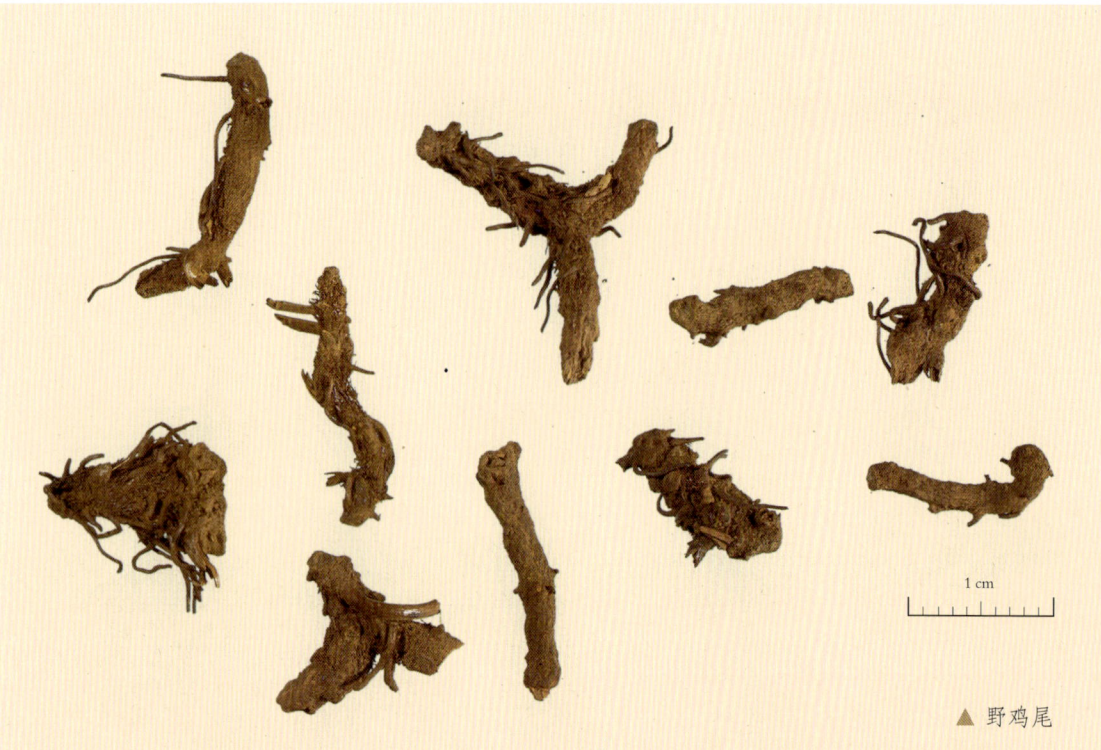

▲ 野鸡尾

野鸡尾

为中国蕨科植物野鸡尾 *Onychium japonicum* (Thunb.) Kze. 的干燥根茎。

本品棕褐色，圆柱形，有的具分枝，微弯曲或略呈波状，长3.5 ~ 5.5 cm，直径0.3 ~ 0.5 cm。表面具突起的圆形叶柄基残痕，并有短须根及棕色鳞片。质脆，易折断，断面棕褐色，淡黄色分体中柱3 ~ 5个。气微，味苦。

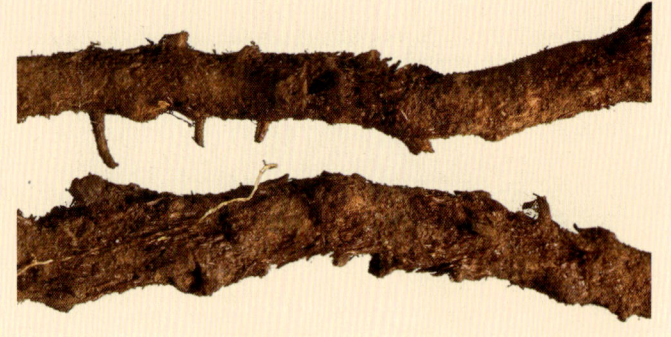

▲ 野鸡尾表面

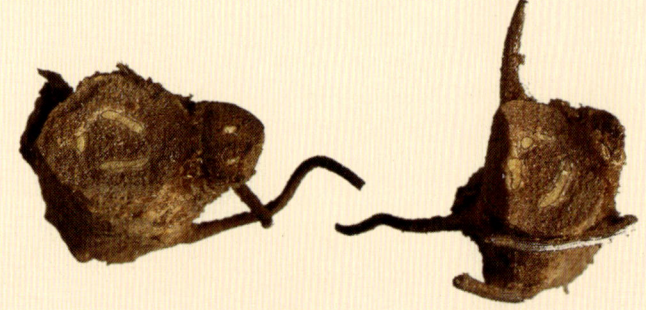

▲ 野鸡尾断面

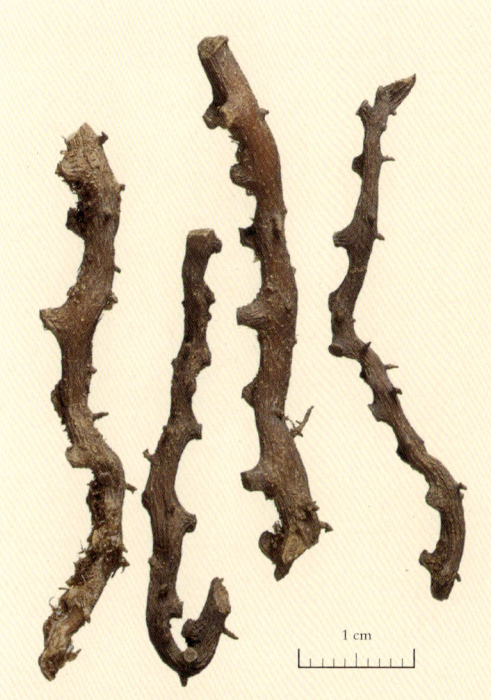

石蚕

为水龙骨科植物石蚕 *Polypodiods nipponica* (Mott）Chipj 的干燥根茎。
本品呈不规则圆柱形，略弯曲，长 2.5～4 cm，直径0.2～0.5 cm。表面棕褐色或黑褐色，具圆形突起及须根痕。质硬，易折断，断面有断续环状排列的分体中柱。气微，味微涩。

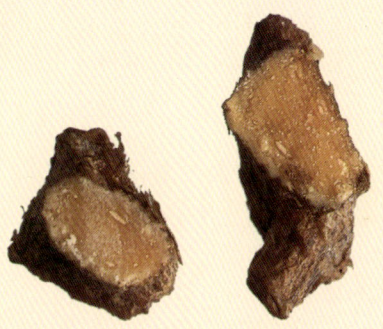

▲ 石蚕

▲ 石蚕断面

伪制品

染色黄连

本品为毛茛科植物黄连 *Coptis chinensis* Franch. 的干燥根茎被提取后再加工而成。本品多浅黄色，特征和正品的味连相似。气微，味微苦。

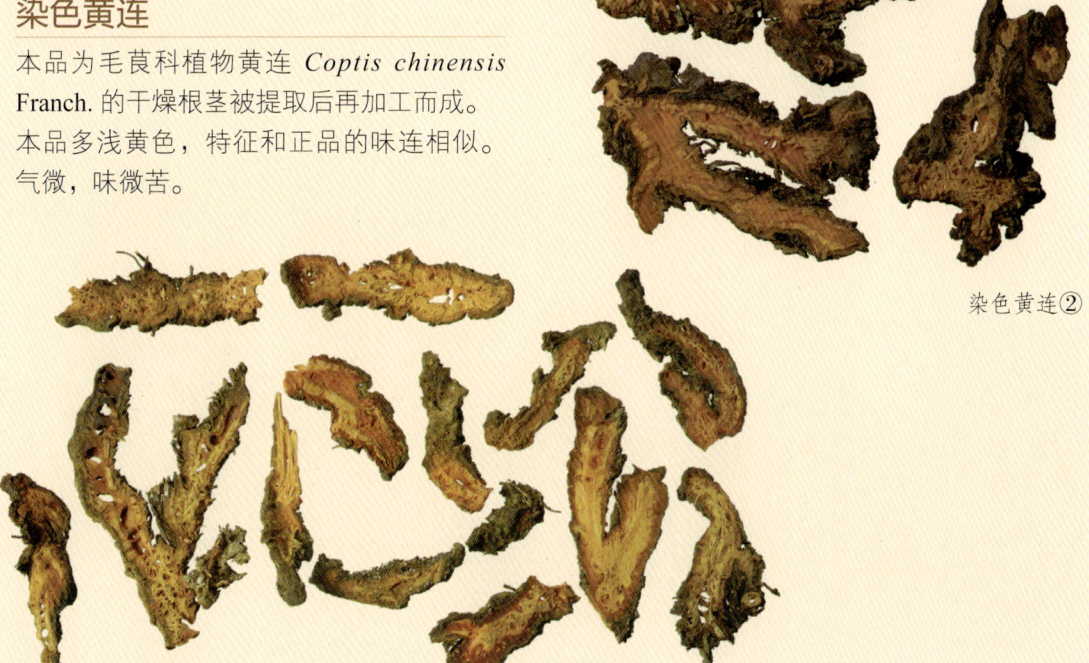

染色黄连②

染色黄连①

黄 药 子 /Huangyaozi

黄药子（部颁品种）

药材为薯蓣科植物黄独 *Dioscorea bulbifera* L. 的块茎。

本品多加工成圆形或长圆形的片状，大小不等，直径3～7 cm，厚0.4～1 cm。外皮棕黑色，有皱纹及多数类白色点状凸起的须根痕，有的可见细而硬的须根残基；切面黄白色至棕黄色，不平坦，密布橙黄色麻点。质硬而脆，易折断，断面黄白色，有粉性。气微，味苦。

注： 黄独的叶腋珠芽，习称"余零子"，偶冒充延胡索。

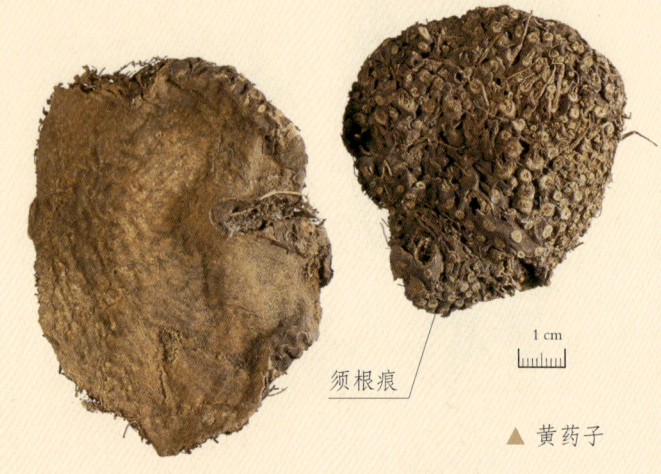

须根痕

1 cm

▲ 黄药子

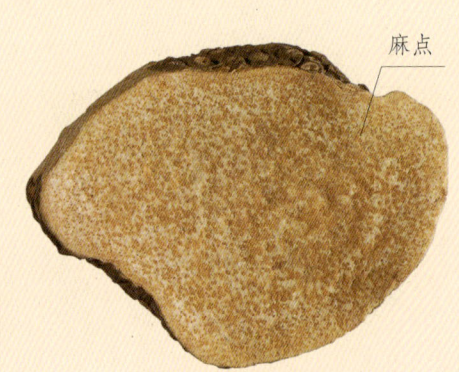

麻点

▲ 黄药子切面

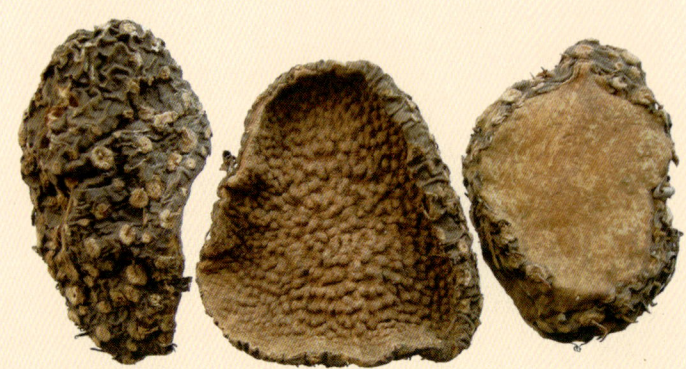

▲ 黄药子表面和横切面

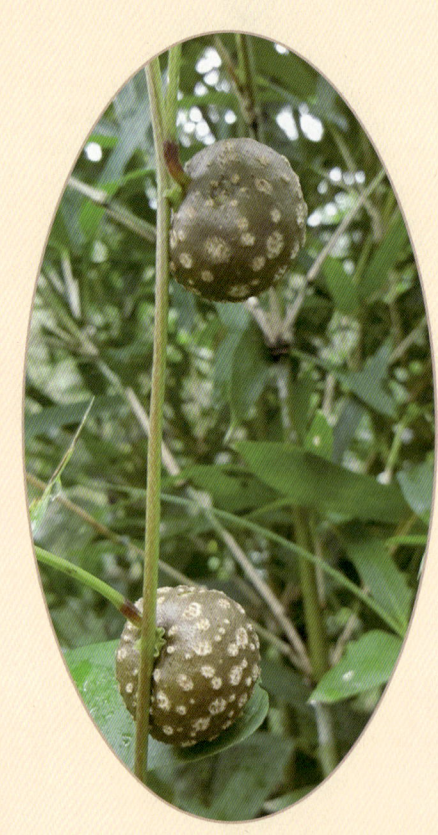

▲ 黄独的叶腋珠芽（四川峨眉山产）

薯莨

为薯蓣科植物薯莨 *Dioscorea cirrhosa* Lour. 的干燥根茎。

本品多已切成块片状，直径7cm，厚0.2~0.6cm。外表面黑褐色，不规则皱缩，具微突起的点状须根痕，有时残留须根；切面表面呈褐紫色或黄棕色，不规则皱缩或略平坦，具黑褐色与黄棕色不规则交错的"槟榔纹"样纹理，折断面可见紫黑色油滴状物，具光泽。气微，味微涩。

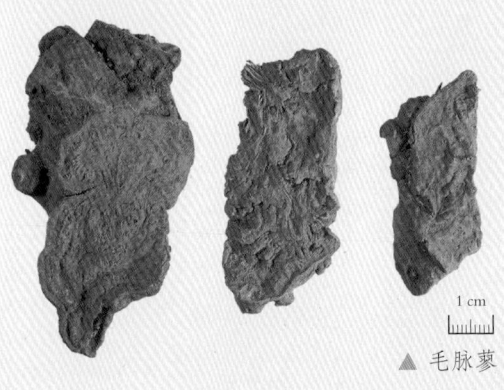

▲ 薯莨

毛脉蓼

为蓼科植物毛脉蓼 *Polygonum multiflorum* Thunb. var. *cillinerve* Stew. 的块根。

本品多切成块片状，大小不一，直径3~9cm，厚约1cm。外皮棕褐色，有突起的支根痕；切面表面呈黄褐色，粗糙，纤维束多数，散列，纵横交错。质坚硬，折断面显淀粉性。气微，味微苦涩。

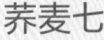

▲ 毛脉蓼

荞麦七

为蓼科植物翼蓼 *Pteryoxygonum giraldii* Dammer et Diels 的块根。

本品完整的块根呈不规则块状，大小不等。外皮棕褐色，有多数小疙瘩状凸起和须根痕；块片，直径6~10cm，厚1~1.5cm，皱缩；横切面表面凹凸不平，粉红色或粉白色。质坚硬。气微，味微苦涩。

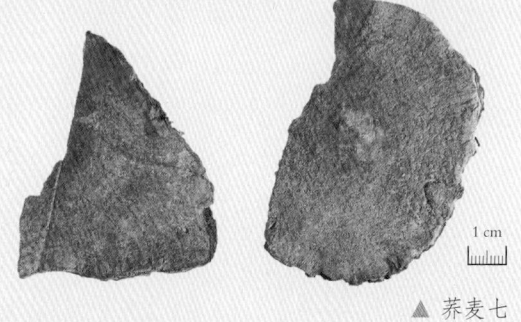

▲ 荞麦七

鬼灯擎

为虎耳草科植物鬼灯擎 *Rodgersia aesculifolia* Batal. 的根茎。

本品多斜切成长圆形或横切成圆形块片状，大小不一，直径2.5~5cm，厚0.3~0.6cm。外皮灰褐色，有皱纹及圆疤状的细根痕，边多卷曲，有时可见黄褐色鳞片；切面浅红棕色，密布点状突起，近边缘处较明显。质硬而脆，断面可见众多的结晶。气微，味苦涩。

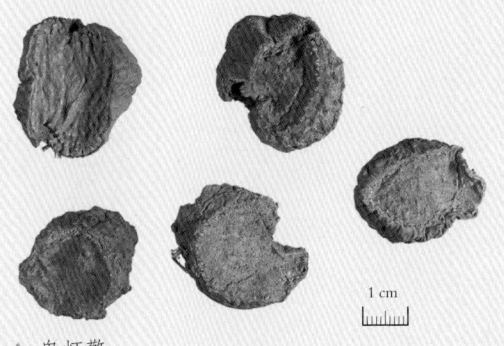

▲ 鬼灯擎

黄 精 /Huangjing

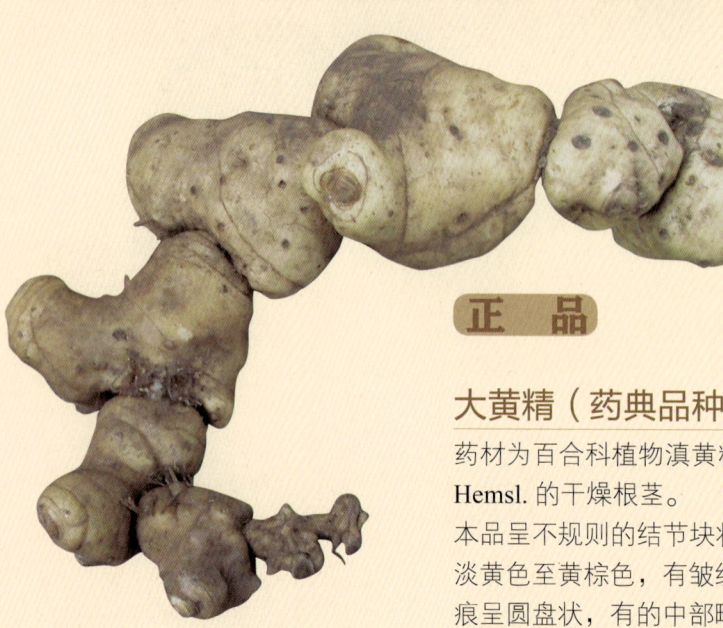

▲ 滇黄精鲜品（云南元江产）

大黄精（药典品种）

药材为百合科植物滇黄精 *Polygonatum kingianum* Coll. et Hemsl. 的干燥根茎。

本品呈不规则的结节块状，宽3～6 cm，厚2～3 cm。表面淡黄色至黄棕色，有皱纹及须根痕，具环节，结节上侧茎痕呈圆盘状，有的中部略突出。质硬而韧，不易折断，断面角质，淡黄色至黄棕色。气微，味甜，嚼之有黏性。

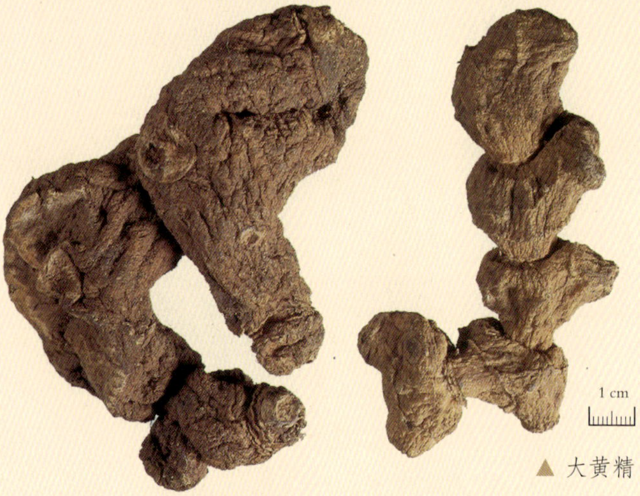

1 cm

1 cm

▲ 大黄精

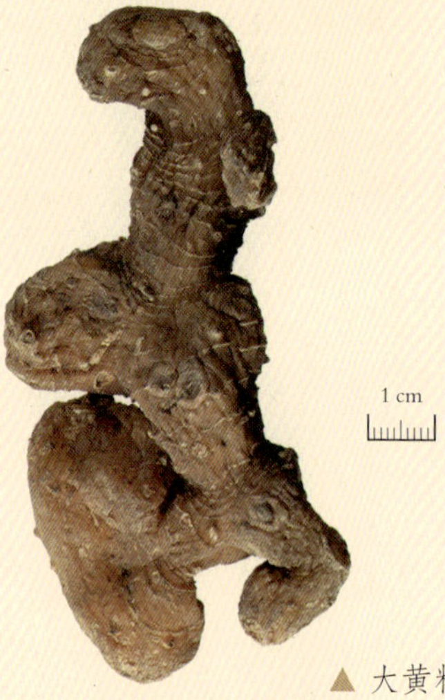

▲ 大黄精

根茎痕

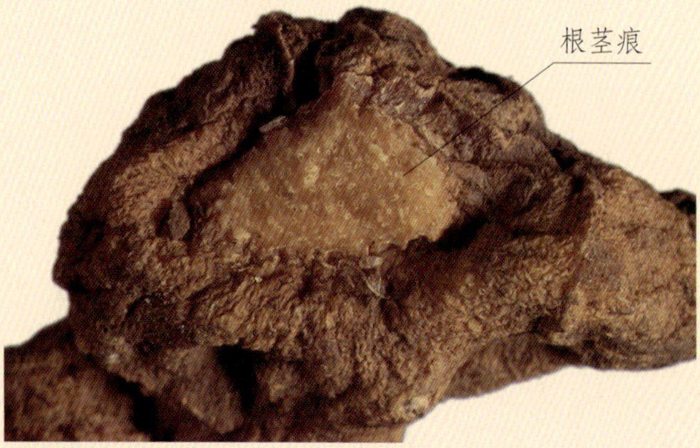

▲ 大黄精根茎痕表面

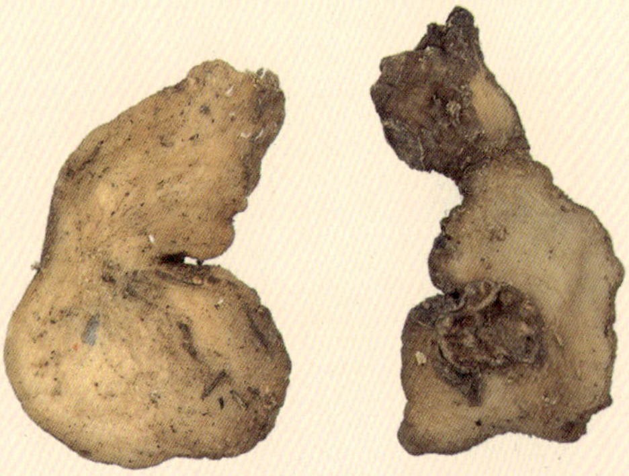

▲ 大黄精片

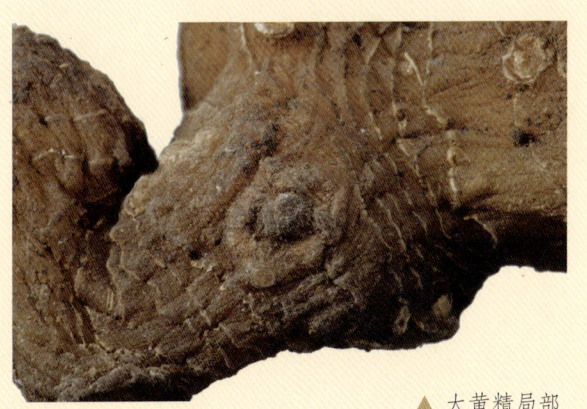

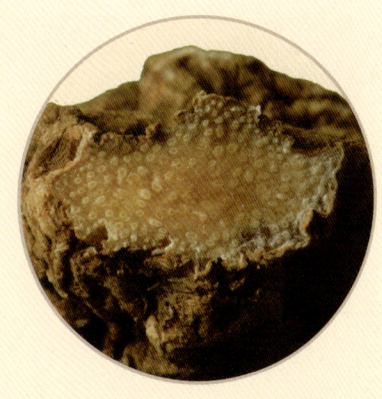

▲ 大黄精局部

▲ 大黄精切面

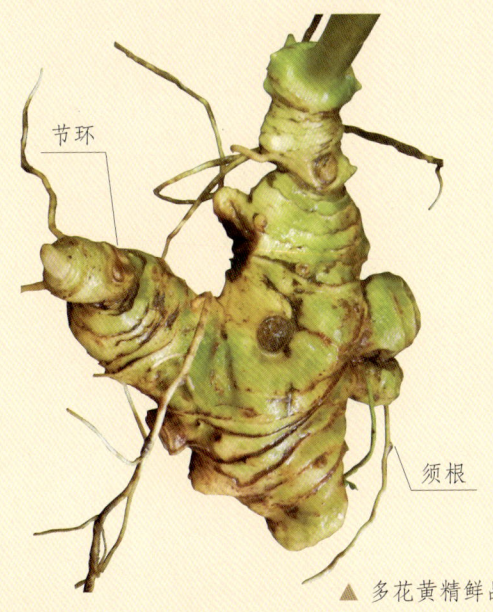

节环

须根

▲ 多花黄精鲜品

姜形黄精（药典品种）

药材为百合科植物多花黄精 *Polygonatum cyrtonema* Hua 的干燥根茎。

本品呈长条结节块状，长短不等，常数个块状结节相连，形似生姜，具明显的节环，长可达20 cm。表面灰黄色或黄褐色，粗糙，结节上侧有突出的圆盘状茎痕，直径0.8～1.5 cm。

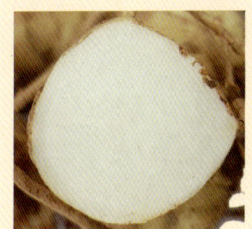

▲ 多花黄精鲜品横切

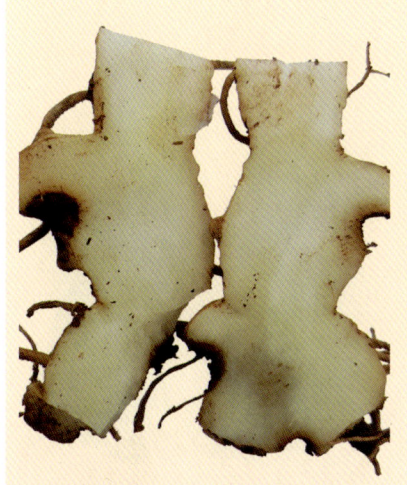

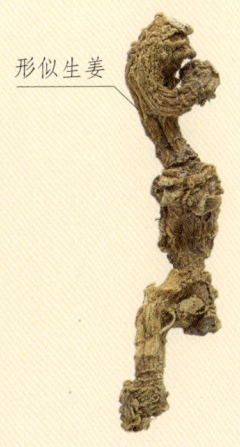

形似生姜

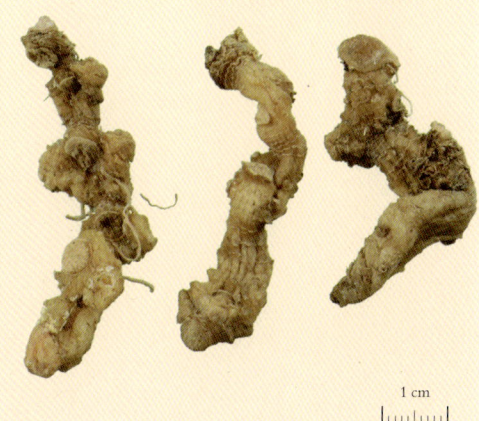

1 cm

▲ 多花黄精鲜品纵切面（四川安岳产）

▲ 姜形黄精①

▲ 姜形黄精②

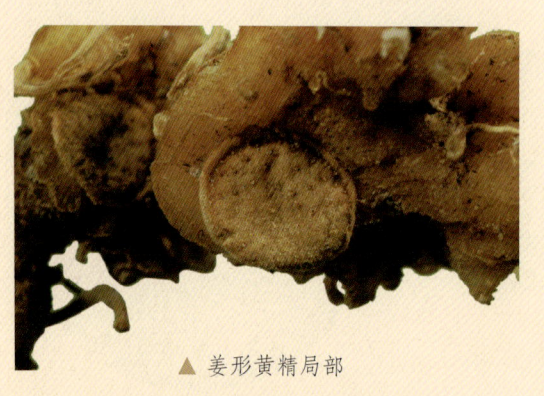

▲ 姜形黄精局部

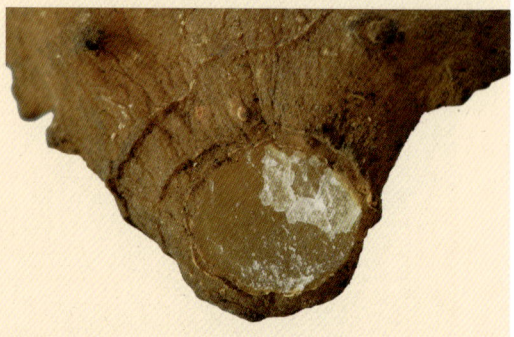

▲ 姜形黄精切面

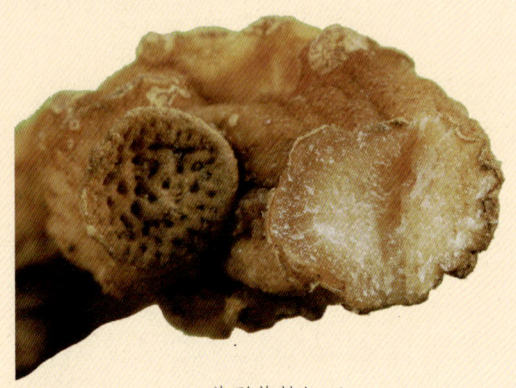

▲ 姜形黄精切面

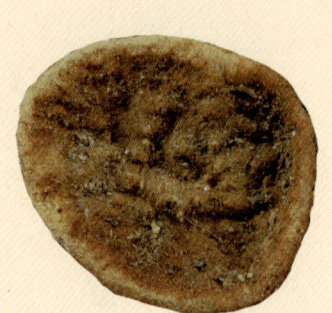

▲ 姜形黄精断面

鸡头黄精（药典品种）

药材为百合科植物黄精 *Polygonatum sibiricum* Red. 的干燥根茎。

本品呈结节状弯柱形，长3～10 cm，直径0.5～1.5 cm。结节略呈圆锥形，常有分枝。表面黄白色或灰黄色，半透明，有纵皱纹，茎痕圆形，直径0.5～0.8 cm。

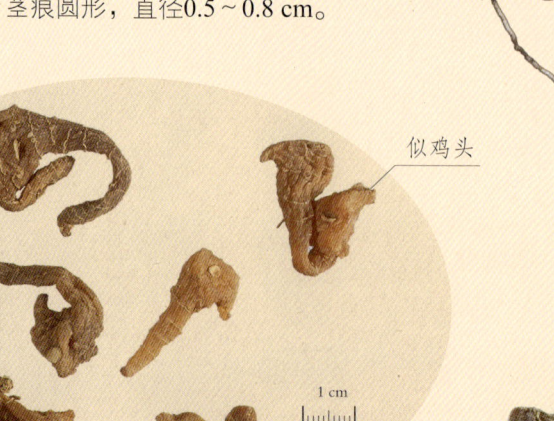

似鸡头

1 cm

▲ 鸡头黄精①

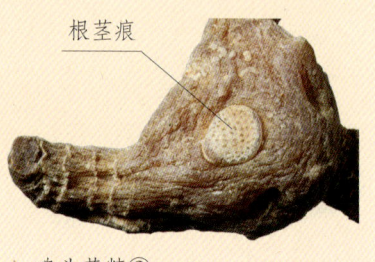

▲ 黄精鲜品

根茎痕

▲ 鸡头黄精②

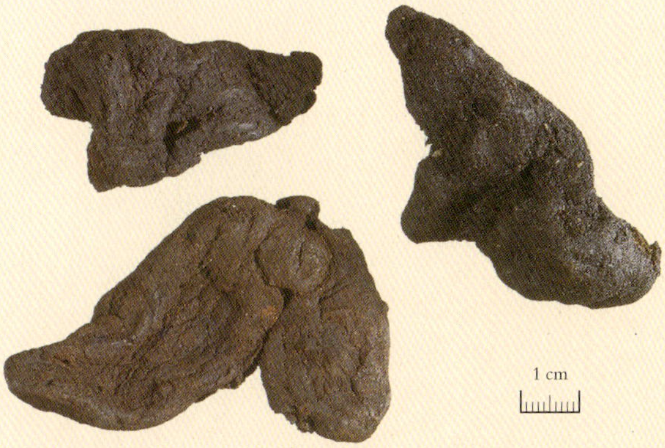

▲ 熟黄精

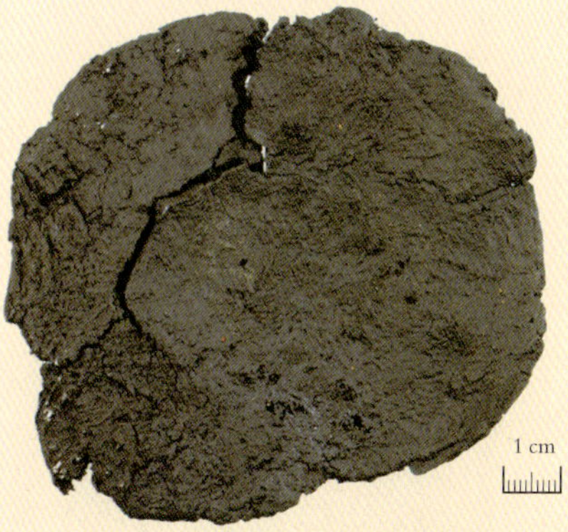

1 cm

▲ 熟黄精圆片

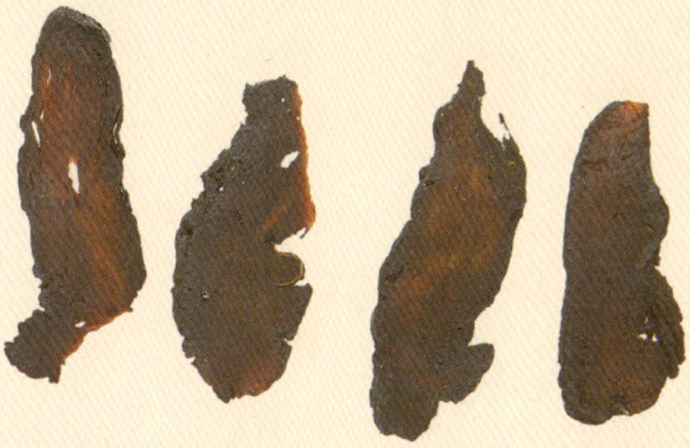

1 cm

▲ 熟黄精片

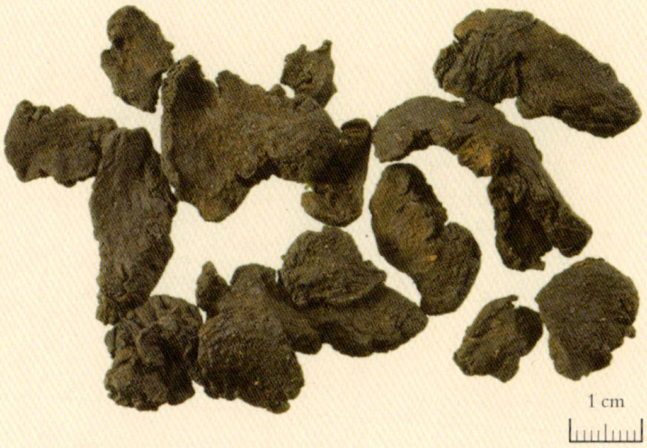

▲ 酒黄精片

1 cm

非正品

卷叶黄精

为百合科植物卷叶黄精 *Polygonatum cirrhifolium* (Wall.) Royle. 的干燥根茎。

本品为二至数个结节连生的块状，长5～12 cm，直径1～1.5 cm。表面黄棕色。每个结节上有圆形茎痕。味甜，偶苦。

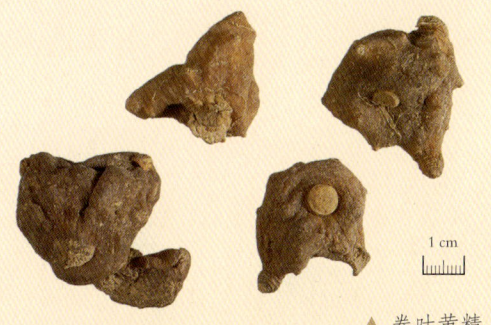

▲ 卷叶黄精

1 cm

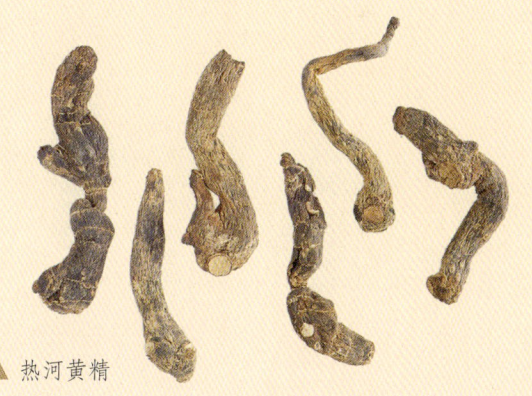

▲ 热河黄精

热河黄精

为百合科植物热河黄精 *Polygonatum macropodium* Turcz. 的干燥根茎。

本品呈圆柱形，一端稍尖，有时分叉，长5～10 cm，直径1～2 cm。表面深棕色。茎痕圆形，直径约0.5 cm。节呈环状隆起，节间疏密不一。

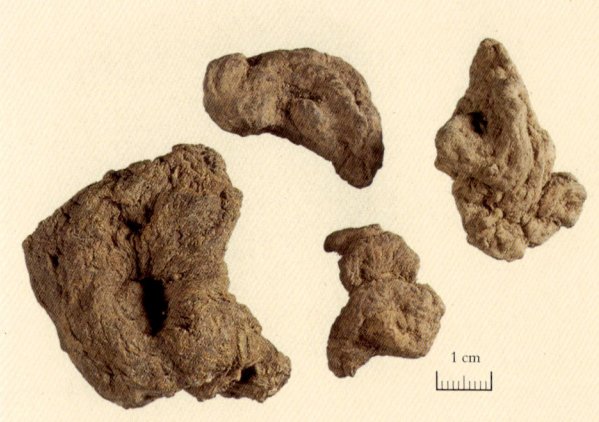

1 cm

▲ 湖北黄精

湖北黄精

为百合科植物湖北黄精 *Polygonatum zanlanscianense* Pamp. 的根茎。

本品呈连珠状，直径2～3.5 cm。茎痕凹陷呈圆盘状，直径0.5～1.5 cm，有近环状隆起的环节。须根多，根痕凸起。表面黄棕色，具不规则较粗的皱纹。质硬，不易折断，断面较平坦，散有多数椭圆形棕色小点。气微，味甜而后苦。

小玉竹

为百合科植物黄精属 *Polygonatum* sp. 的干燥根茎。

本品呈细长圆柱形，长5～10 cm，直径0.3～0.5 cm。表面黄白色，隔2 cm 左右有一个地上茎痕，节呈环状，节间0.2～0.3 cm。

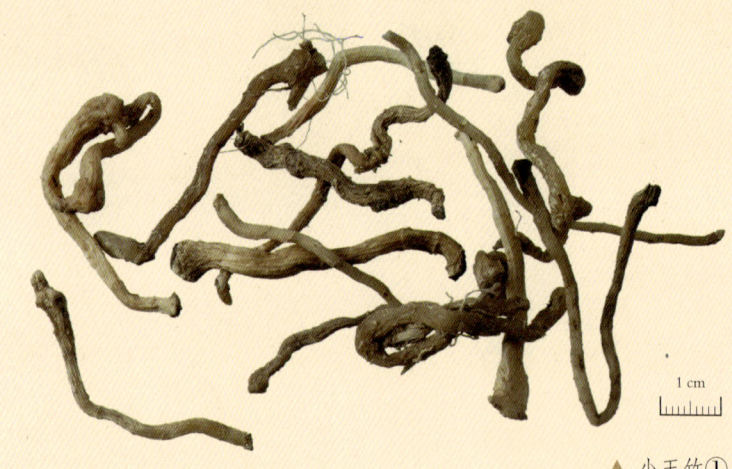

1 cm

▲ 小玉竹①

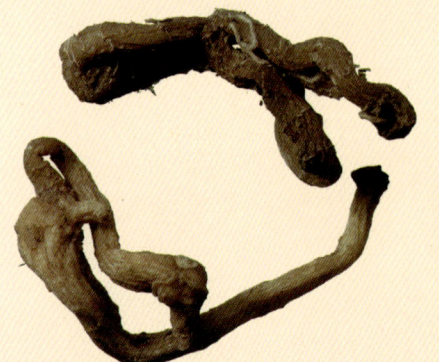

▲ 小玉竹②

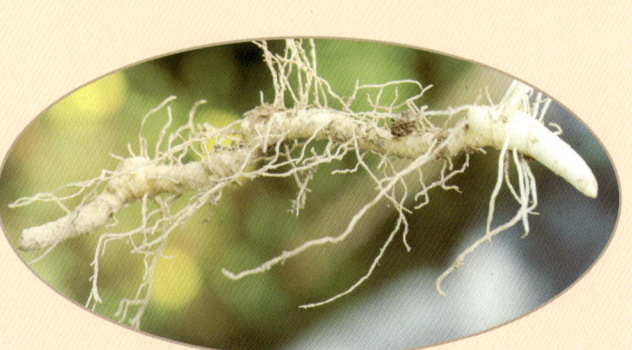

▲ 小玉竹③

常　山 /Changshan

正　品

常山（药典品种）

药材为虎耳草科植物常山 *Dichroa febrifuga* Lour. 的干燥根。

本品呈圆柱形，常弯曲扭转，或有分枝，长9～15 cm，直径0.5～2 cm。表面棕黄色，具细皱纹，外皮易剥落，剥落处露出淡黄色木部。质坚硬，不易折断，折断时有粉尘飞扬，粉性强。横切面黄白色，可见类白色的放射状纹理。气微，味苦。

▲ 常山①

1 cm

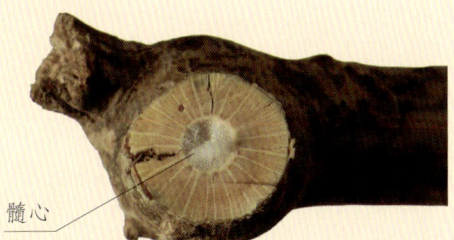

髓心

▲ 常山根茎横切面

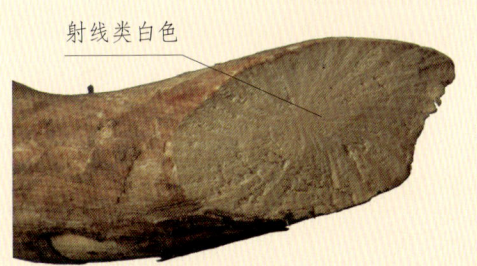

射线类白色

▲ 常山根切面

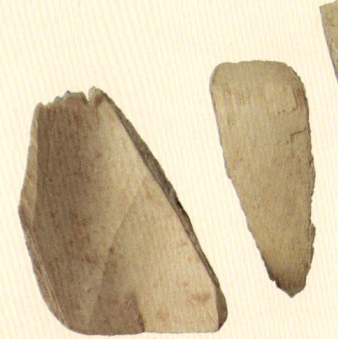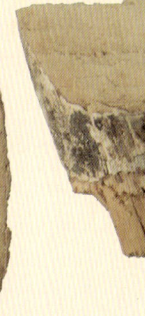

▲ 常山片

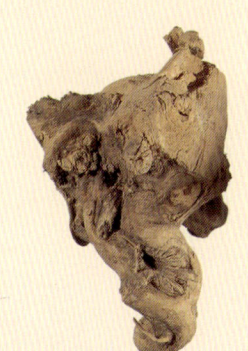

▲ 常山②

似鸡骨

1 cm

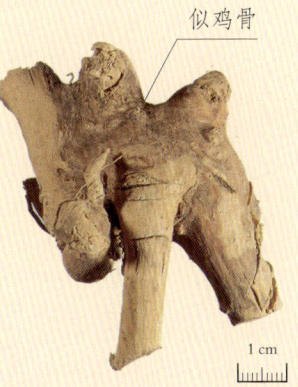

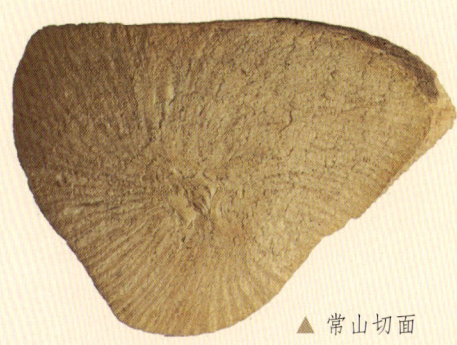

▲ 常山切面

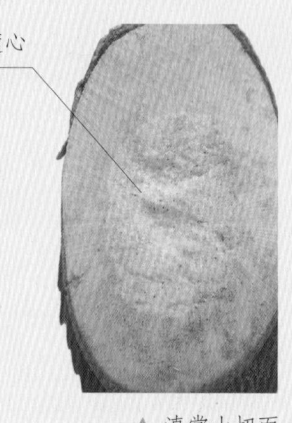

髓心

▲ 滇常山切面

非正品

滇常山

为马鞭草科植物滇常山 *Clerodendrum yunnanense* Hu ex Hand.-Mazz. 的干燥茎。

本品老茎多切成片，皮暗红色，具纵裂痕；断面有髓，白色，木部微黄色。嫩枝外皮黄绿色，有绒毛，断面有髓，外皮不易剥离。干燥后多皱卷曲。具有特异臭气，味辛、苦。

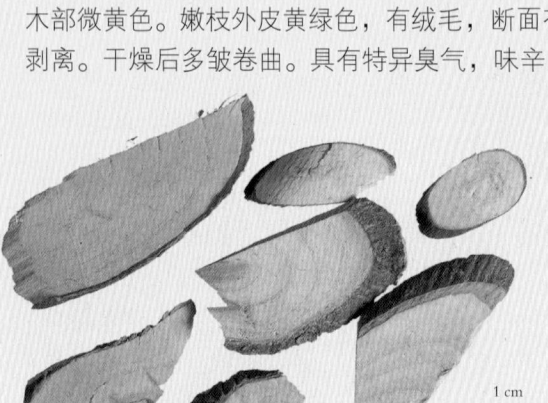

1 cm

▲ 滇常山片

伞花绣球

为虎耳草科植物伞花绣球 *Hydrangea umbellata* Rehd. 的根。

本品呈圆柱形，常分枝，弯曲扭转，长10～30 cm，直径0.5～2 cm。表面深黄棕色，外皮大多脱落，木部淡黄色。质坚硬，不易折断，断面粉性强，黄白色，有白色放射状纹理。气微，味微苦。

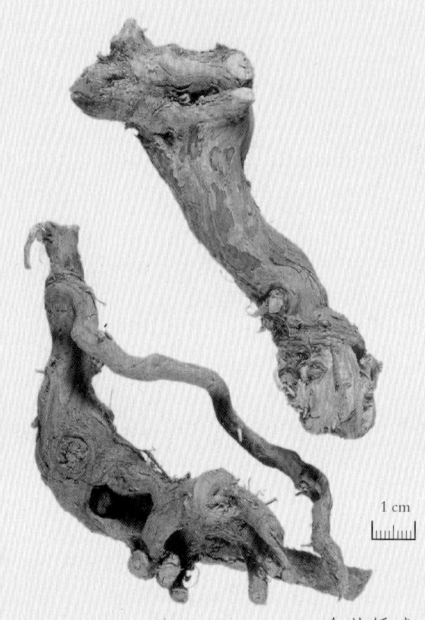

1 cm

▲ 伞花绣球

小檗类

为小檗科植物小檗属 *Berberis* sp. 或十大功劳属 *Mahonia* sp. 的干燥根。

本品较粗，呈不规则弯曲状。外皮甚厚，棕灰色，粗糙，外表有纵裂隙，除去外皮则呈现鲜黄色。质脆，易折断，断面皮部棕黄色，木部鲜黄色。气微，味苦。

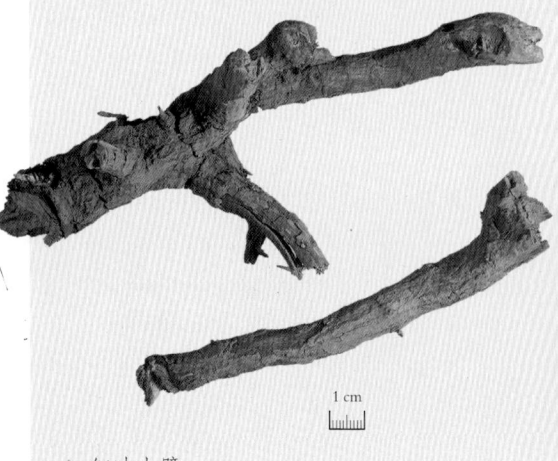

1 cm

▲ 细叶小檗

▲ 细叶小檗表面

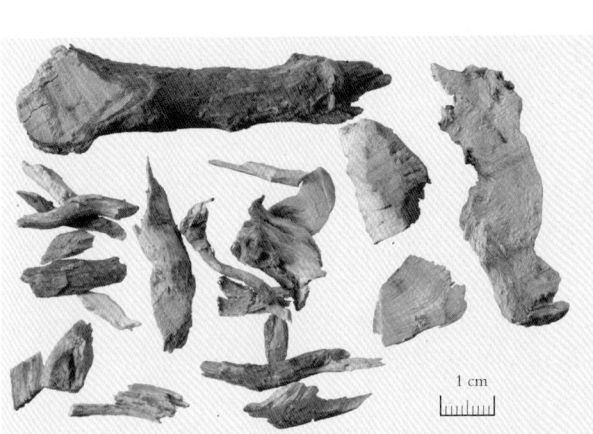

▲ 细叶小檗片和段

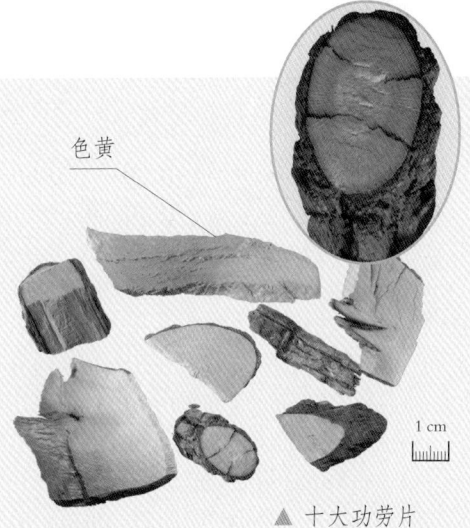

色黄

▲ 十大功劳片

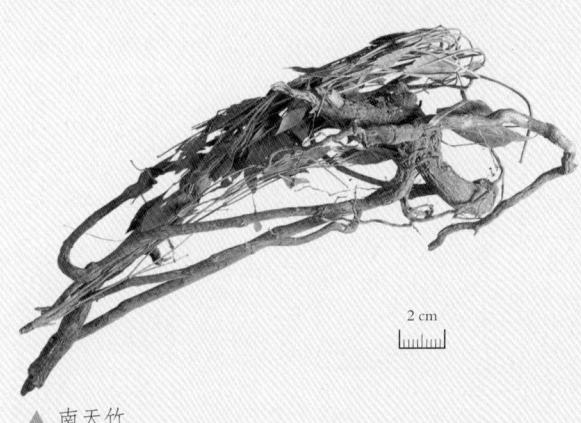

2 cm

▲ 南天竹

南天竹

为小檗科植物南天竹 *Nandina domestica* Thunb. 的干燥全草。

本品根为长圆锥形或圆柱形，长14～18 cm，直径1～2 cm。表面黑褐色，外皮脱落处呈鲜黄色，具细纵条纹。质坚硬，难折断，断面纤维性，黄色。地上茎多数，茎细长，有光泽，具叶鞘，上有线棱；叶互生，三回羽状复叶，小叶柄基具节，对生，小叶革质，披针形。

穿山龙片

为薯蓣科植物穿山龙 *Dioscorea nipponica* Makino 的根茎加工品。

本品多为块片状，切面平坦，色浅，纹理致密。质脆，易断。气微，味微苦涩。

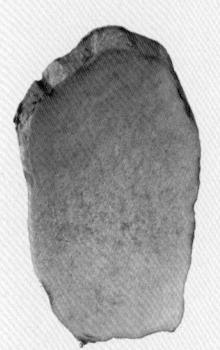
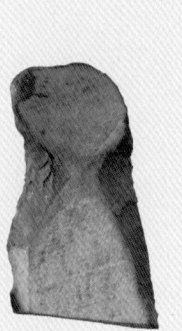

▲ 穿山龙片①

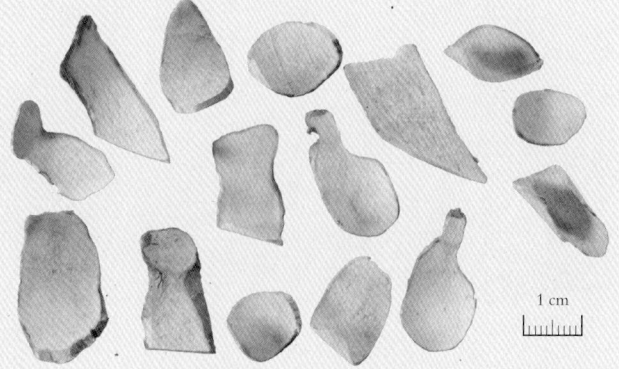

▲ 穿山龙片②

银 柴 胡 /Yinchaihu

银柴胡（药典品种）

药材为石竹科植物银柴胡 *Stellaria dichotoma* L. var. *lanceolata* Bge. 的干燥根。

本品呈类圆柱形，偶有分枝，长15～40 cm，直径1～2.5 cm。表面淡黄色或黄白色，有扭曲的纵皱纹和支根痕，多具孔穴状或盘状凹陷，习称"砂眼"，从砂眼处折断有粉状物散出，并可见棕色裂隙。根头部有密集的疣状突起的芽孢、茎或根茎的残基，习称"珍珠盘"。质硬而脆，易折断，断面有裂隙，皮部甚薄，木部有黄白相间的放射状纹理。气微，味甘。

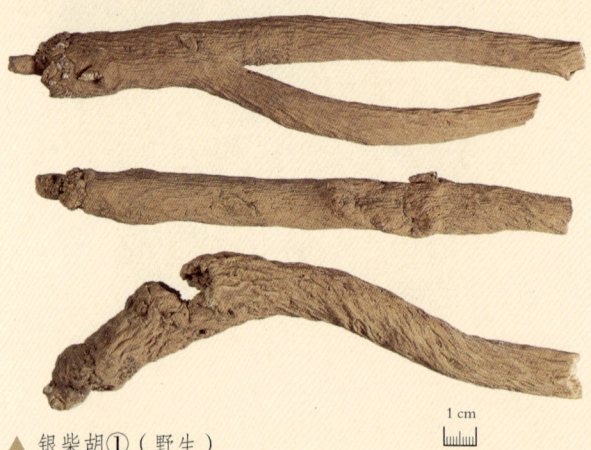

▲ 银柴胡①（野生）

1 cm

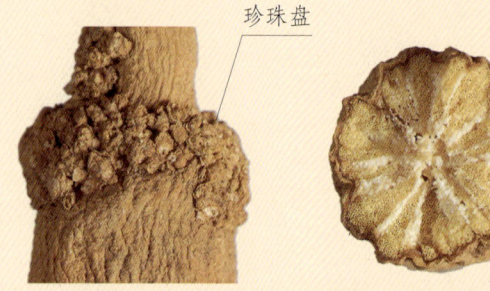

珍珠盘

▲ 银柴胡根头部（野生）　　▲ 银柴胡断面（野生）

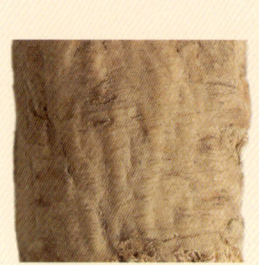

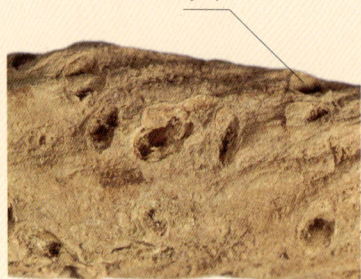

砂眼

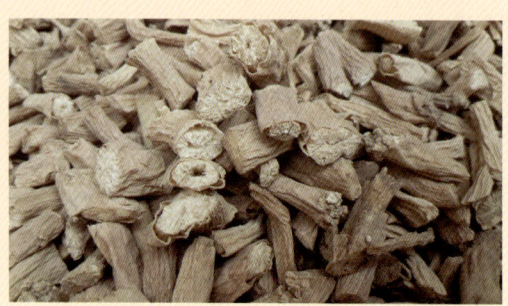

▲ 银柴胡表面①（野生）　　▲ 银柴胡表面②（野生）　　　　　▲ 银柴胡段（栽培）

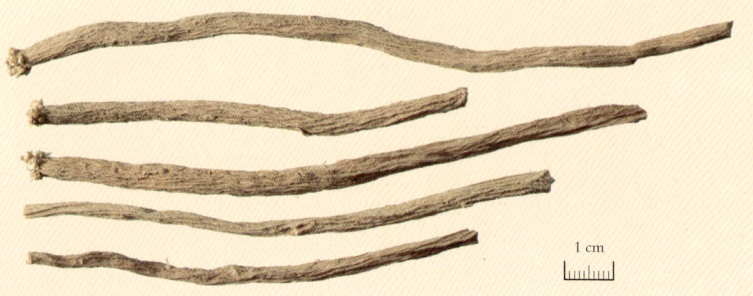

1 cm

▲ 银柴胡（栽培）

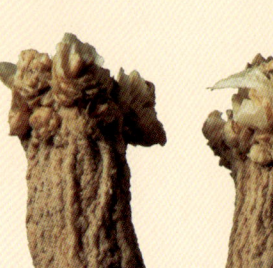

▲ 银柴胡根头部（栽培）

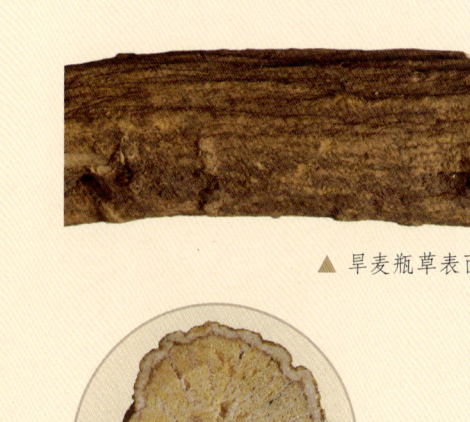

▲ 灯心蚤缀表面

▲ 灯心蚤缀

▲ 灯心蚤缀切面

灯心蚤缀

为石竹科植物灯心蚤缀 *Arenaria juncea* Bieb. 的干燥根。

本品呈类圆锥形，有时有分枝，长10～20 cm，直径2～3 cm。根的顶端近根头处，有细环纹及须根痕，有的根头有多数地上茎残基，多呈分歧状。表面灰褐色，有纵皱纹及支根痕。质较松，易折断，断面黄白色，亦有放射状纹理。气微，味略苦、辛。

旱麦瓶草

为石竹科植物旱麦瓶草 *Silene jenisseensis* Willd. 的干燥根。

本品呈类圆柱形，长5～10 cm，直径0.5～1 cm。根头处有小疣状突起，或有茎残基。表面深黄色或黄棕色，有细纵皱纹。体轻，质坚实，易折断，断面黄白色，可见放射状纹理。气微，味淡。

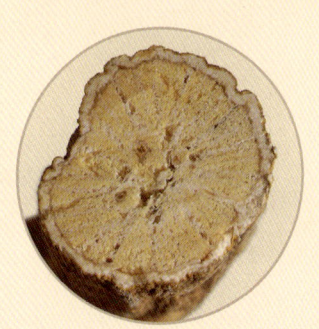

▲ 旱麦瓶草表面

▲ 旱麦瓶草

▲ 旱麦瓶草断面

丝石竹

为石竹科植物丝石竹 *Gypsophila oldhamiana* Miq. 的干燥根。

本品呈圆柱形或圆锥形，长短不等，直径0.5～3.5 cm。表面棕黄色或灰棕黄色，全体有扭曲的纵沟纹，除去栓皮者呈黄白色，只留有棕色栓皮残痕。顶端有的具地上茎基痕，近根头处有多数突起的圆形支根痕及细环纹。体轻，质坚实，断面有2～3环黄白相间的纹理，可见大小不等的异型维管束。气微，味苦而辣。

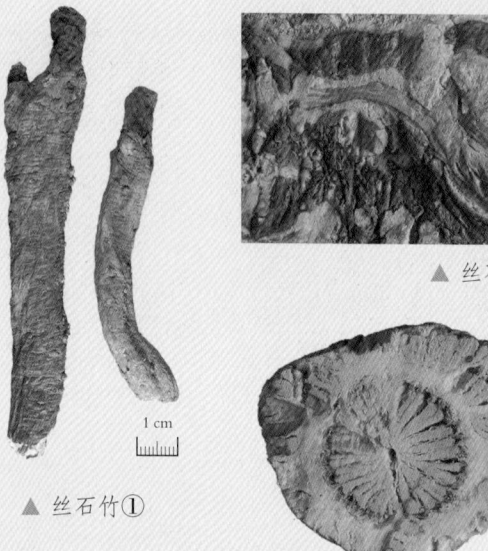

▲ 丝石竹表面

▲ 丝石竹①

▲ 丝石竹切面

窄叶丝石竹

为石竹科植物窄叶丝石竹 *Gypsophila licentiana* Hand.-Mazz. 的干燥根。

本品呈圆柱形或圆锥形，长短不等，直径0.5～1 cm。表面棕色或灰棕色，全体有扭曲的纵沟纹，顶端有的有地上茎基痕，近根头处有多数凸直的圆形支根痕及细环纹。体轻，质坚实，断面有2～3环黄白相间的纹理（异型维管束成环排列）。气微，味苦而辣。

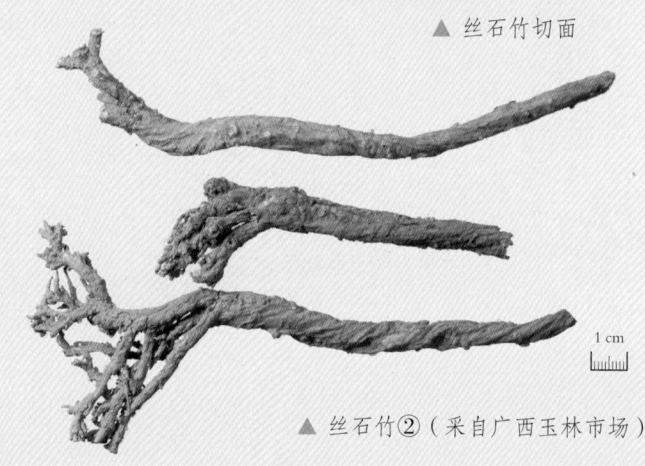

▲ 丝石竹②（采自广西玉林市场）

异型维管束

▲ 丝石竹横切面

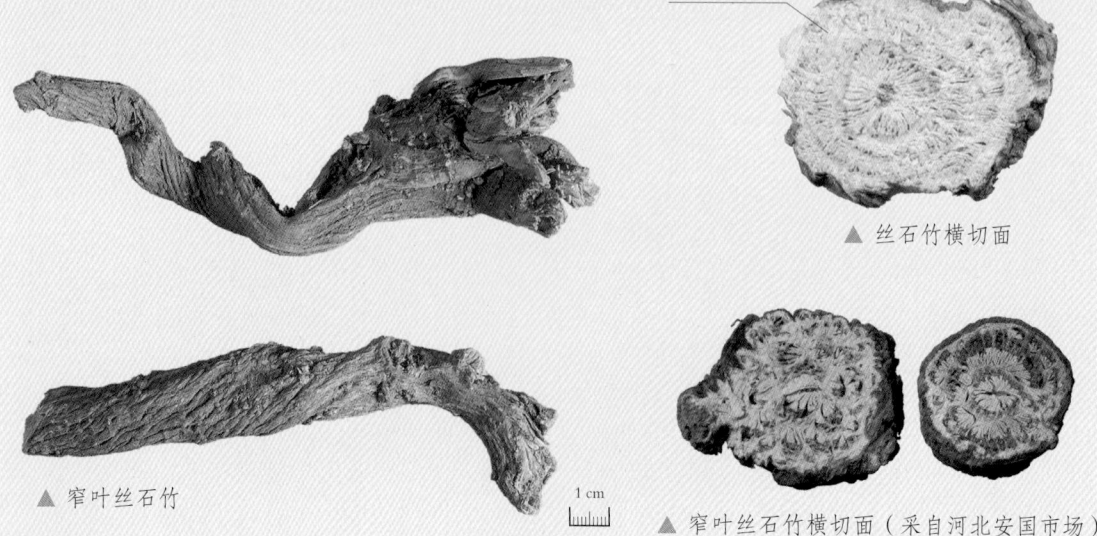

▲ 窄叶丝石竹

▲ 窄叶丝石竹横切面（采自河北安国市场）

猫 爪 草 /Maozhaocao

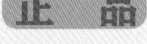
正 品

猫爪草（药典品种）

药材为毛茛科植物小毛茛 *Ranunculus ternatus* Thunb. 的干燥块根。

本品呈纺锤形，多5～6个簇生，形似猫爪。长0.3～1 cm，直径0.2～0.3 cm。顶端有黄褐色茎残基。表面黄褐色或灰黄色，微有纵皱纹，并有点状须根痕和残留须根。质坚实，不易折断，断面类白色或黄白色，粉性。气微，味微甘。

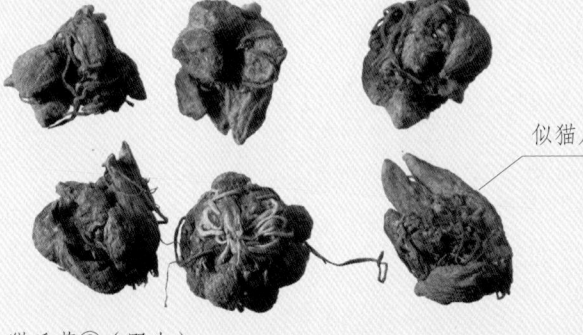

1 cm

▲ 猫爪草①（野生）

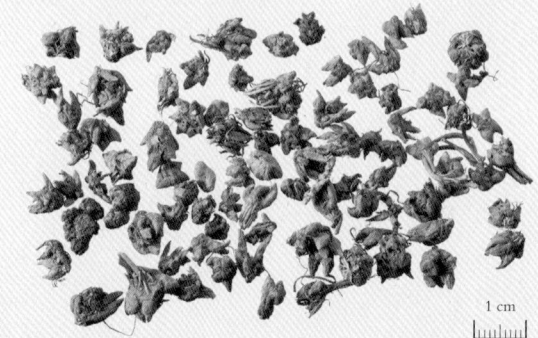

似猫爪

▲ 猫爪草②（野生）

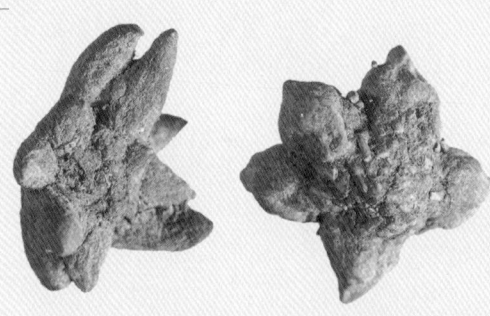

▲ 猫爪草表面

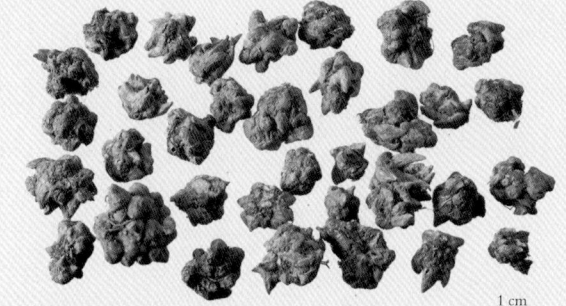

1 cm

▲ 猫爪草③（野生）

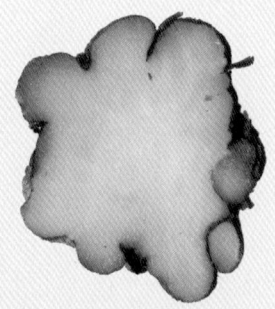

▲ 猫爪草横切面（栽培）

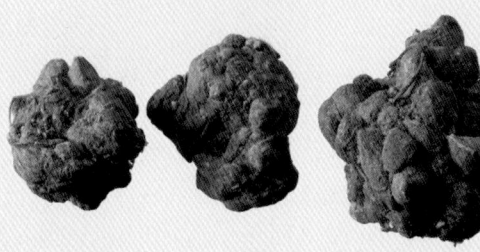

1 cm

▲ 猫爪草④（栽培）

▲ 猫爪草放大（栽培）

商　陆 /Shanglu

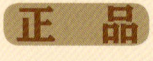
商陆（药典品种）

药材为商陆科植物商陆 *Phytolacca acinosa* Roxb. 或垂序商陆 *Phytolacca americana* L. 的干燥根。

本品为横切或纵切的不规则块片，厚薄不等。外皮灰黄色或灰棕色，可见横长皮孔和突起。横切片弯曲不平，边缘皱缩，直径2～8 cm。切面浅黄色或黄白色，木部隆起，形成数个突起的同心性环轮。纵切片弯曲或卷曲，木部呈平行条状突起。质坚硬，不易折断。气微，味稍甜，久嚼麻舌。

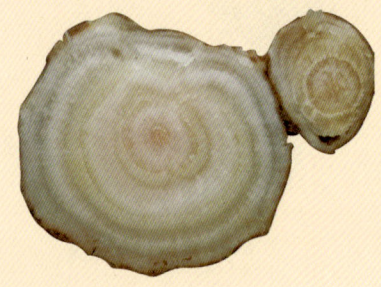

▲ 垂序商陆鲜品横切面（湖南常德产）

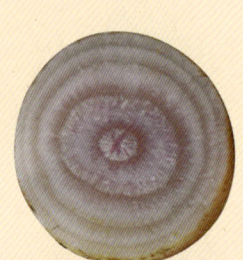

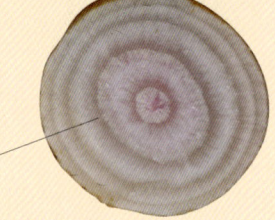

同心性环轮

▲ 垂序商陆鲜品（湖南常德产）

▲ 商陆鲜品横切面
（江苏镇江产）

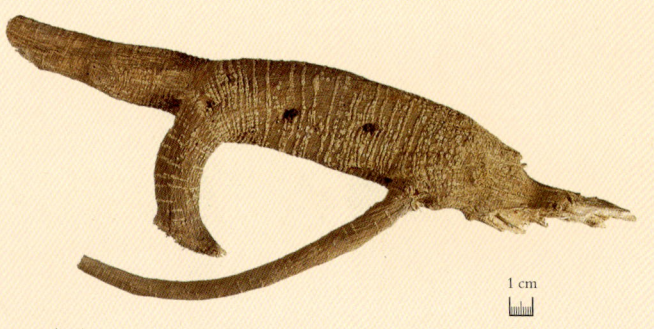

1 cm

▲ 商陆

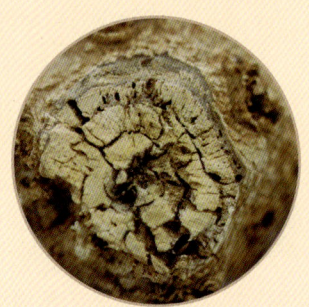

▲ 商陆根顶面

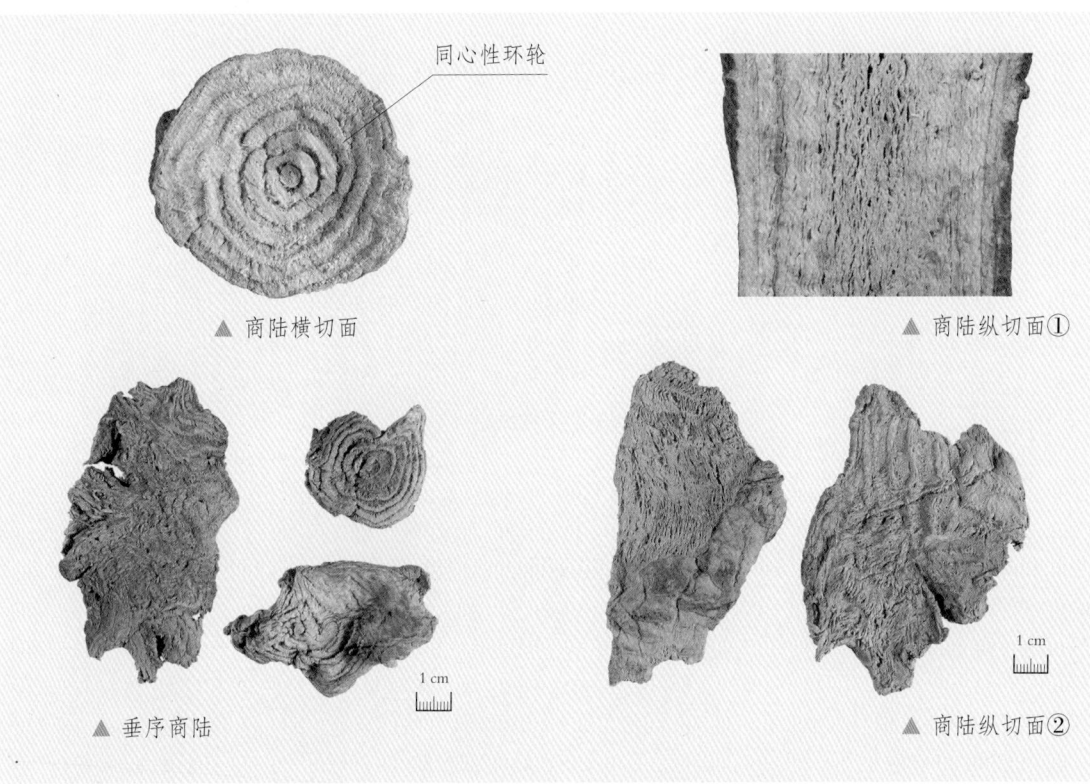

同心性环轮

▲ 商陆横切面

▲ 商陆纵切面①

▲ 垂序商陆

1 cm

▲ 商陆纵切面②

1 cm

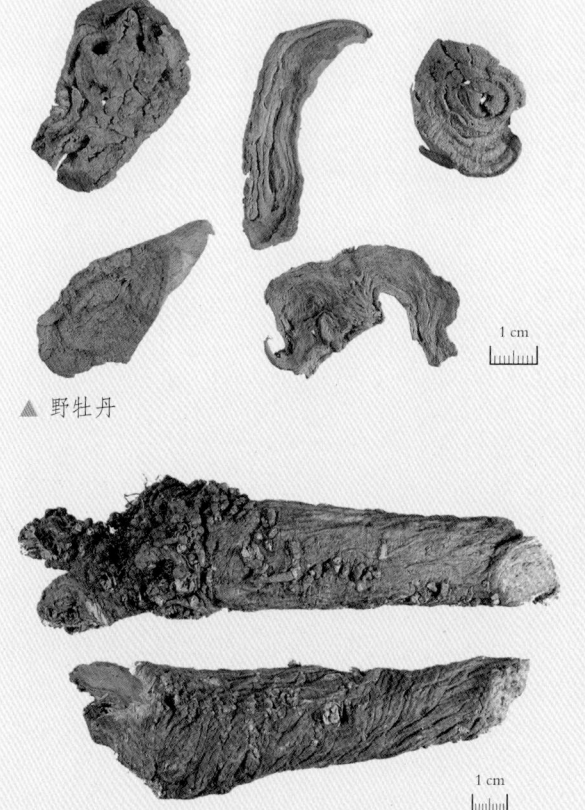

▲ 野牡丹

1 cm

▲ 北丝石竹

1 cm

非正品

野牡丹

为野牡丹科植物野牡丹 *Melastoma candidum* D. Don 的干燥根。

本品多为不规则片状，多卷折，长3～5 cm，宽1.5～2 cm。表面黄褐色。断面外皮与中心色泽不同，纹理不规则。质脆，体轻。味淡。

北丝石竹

为石竹科植物北丝石竹 *Gypsophila davurica* Turcz. ex Fenzl. 的干燥根。

本品粗大，呈圆柱形，上粗下细，多扭曲，长约20 cm，直径3～7 cm。根头部留有多数残茎痕，外皮黄棕色，易剥落。质硬，不易折断，断面类白色，不平坦，可见2～3轮环状纹理。

山莨菪

为茄科植物山莨菪 *Anisodus tanguticus* (Maxim.) Pasch. 的干燥根。

本品常横切或纵切成厚片，直径5~8 cm，厚0.5~0.8 cm。外皮灰黄色至灰棕色，粗糙。切面灰黄色。质硬，折断面呈粉性。皮部薄，色稍深，木部发达，色稍浅，有5~10轮密集的环状纹理。气微，味苦。

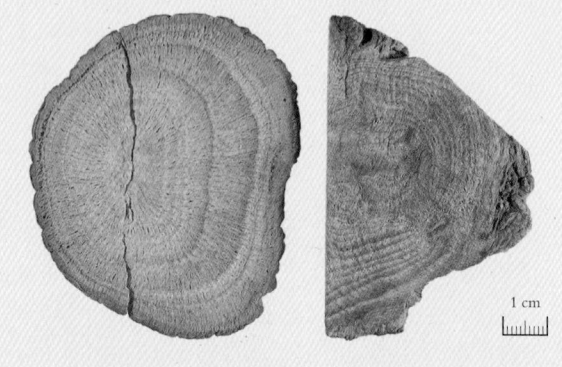

1 cm

▲ 山莨菪

三分三

为茄科植物三分三 *Anisodus acutangulus* C. Y. Wu et C. Chen. 的干燥根。

本品为圆形、卵圆形或不规则块片，直径2~12 cm，厚0.5~2 cm。外皮棕褐色或黑褐色，有皱纹。切面灰白色至淡黄色，可见放射状纹理及数层同心性环纹。质硬，断面颗粒状或粉性。气微，味甘、微苦，麻舌。

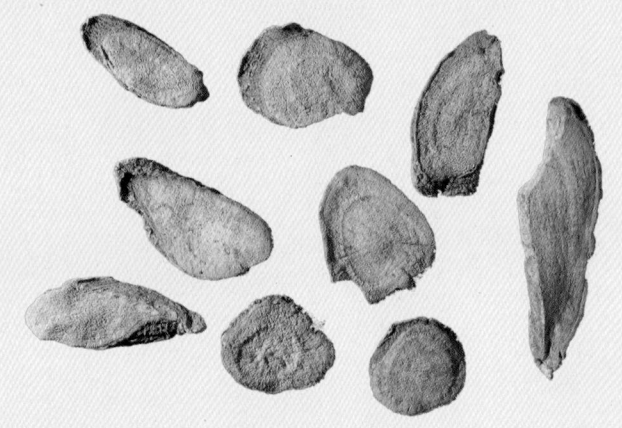

▲ 三分三

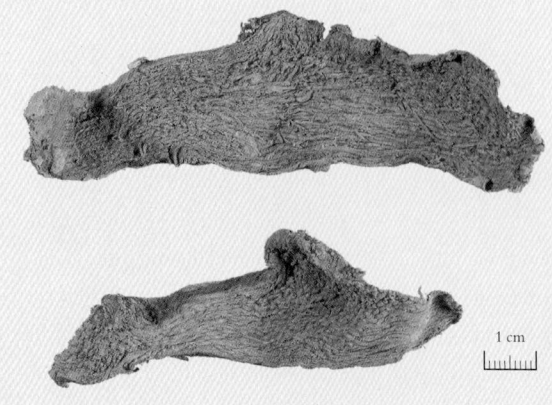

1 cm

▲ 闭鞘姜

闭鞘姜

为姜科植物闭鞘姜 *Costus speciosus* (Koening) Smith. 的干燥根茎。

本品多为纵切片、斜切片或横切片，形状不规则，长2~6 cm，宽1.5~2 cm，厚0.2~0.4 cm。外皮灰黄色或灰褐色，有疏轮节，并有残存细根及根痕。切面灰黄色，散列众多纤维状物。质软，易折断。气微，味微苦。

麻 黄 根 /Mahuanggen

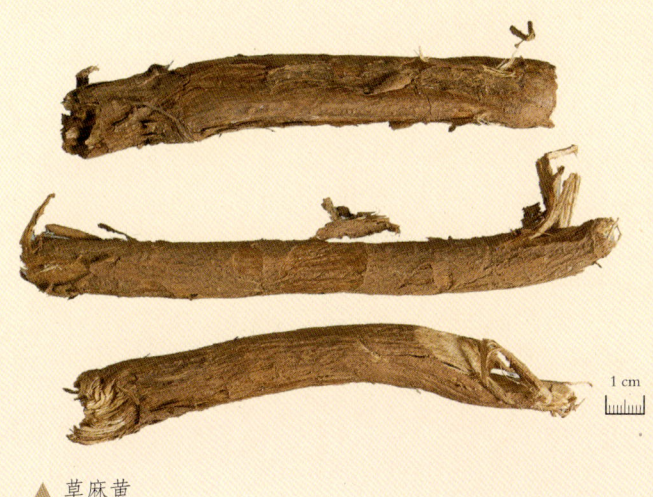

▲ 草麻黄

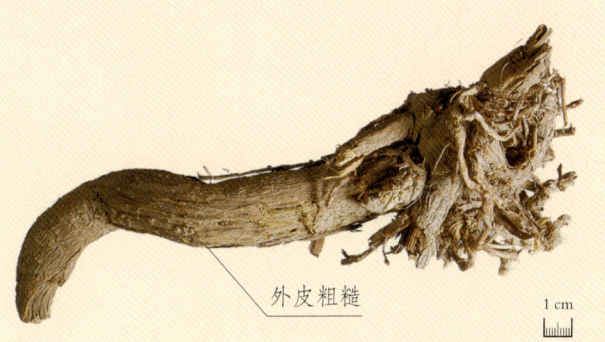

外皮粗糙

▲ 中麻黄

麻黄根（药典品种）

药材为麻黄科植物草麻黄 *Ephedra sinica* Stapf. 或中麻黄 *Ephedra intermedia* Schrenk et C. A. Mey. 的干燥根及根茎。

本品根呈圆柱形，略弯曲，长8～25 cm，直径0.5～1.5 cm。表面红棕色或灰棕色，有纵皱纹和支根痕。外皮粗糙，易成片状剥落。根茎具节，节间长0.7～2 cm，表面有横长突起的皮孔。体轻，质硬而脆，断面皮部黄白色，木部淡黄色或黄色，射线放射状，中部有髓。气微，味微苦。

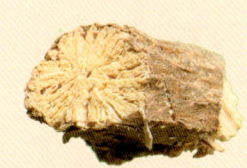

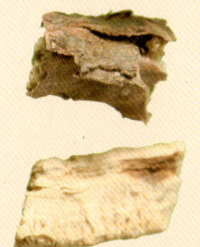

▲ 麻黄根段②

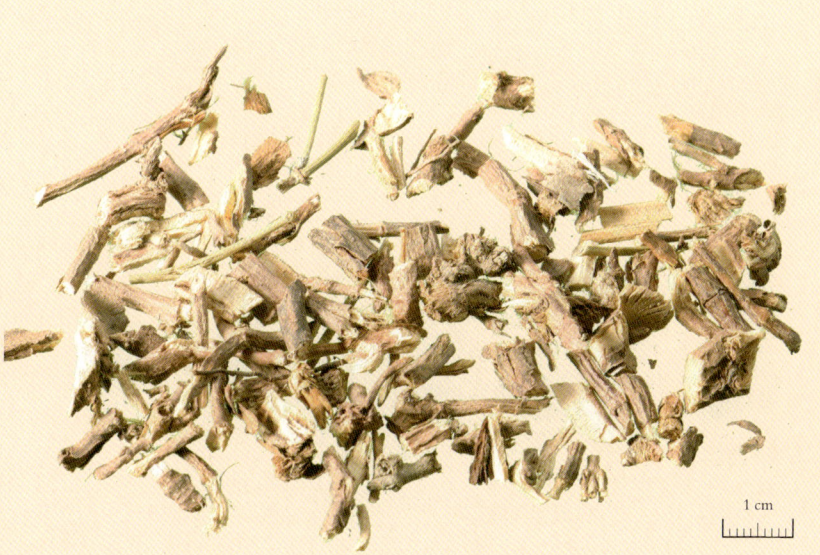

▲ 麻黄根段①

续　断 /Xuduan

续断（药典品种）

药材为川续断科植物川续断 *Dipsacus asper* Wall.
ex Henry 的干燥根。

本品呈圆柱形，略扁，有的微弯曲，长5～15 cm，
直径0.5～2 cm。表面黄褐色或灰褐色，有明显
扭曲的纵皱及沟纹，可见断续横列的皮孔及少
数须根痕。质软，久置后变硬，易折断，断面
不平坦，皮部墨绿色或棕色，外缘褐色或淡褐
色，木部黄褐色，导管束呈放射状排列。气微
香，味苦、微甜而后涩。

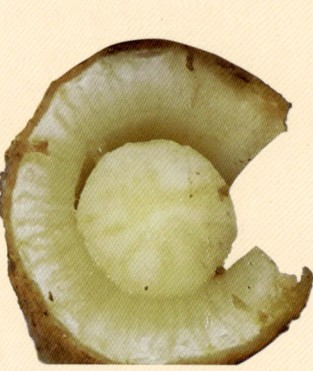

▲ 川续断鲜品

▲ 川续断鲜品横切面

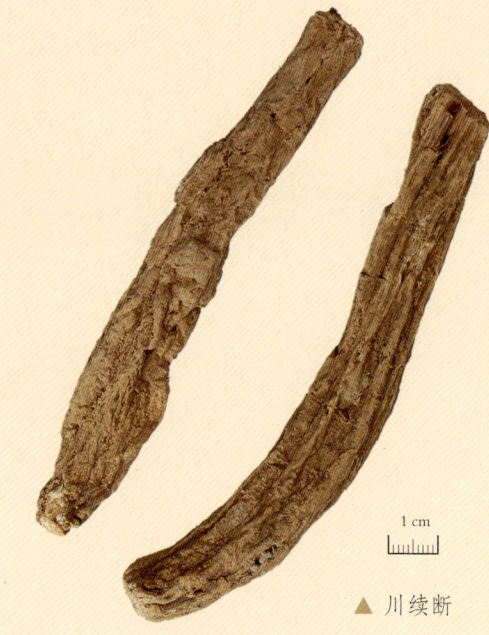

1 cm

▲ 川续断

皮孔断续横列

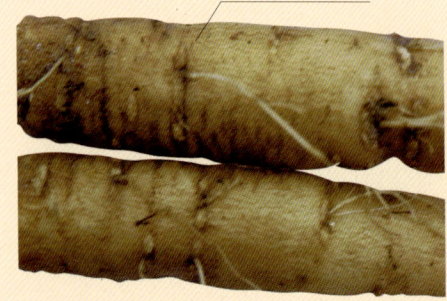

▲ 川续断鲜品表面

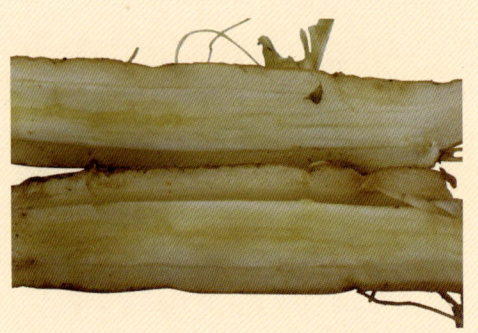

▲ 川续断鲜品纵切面

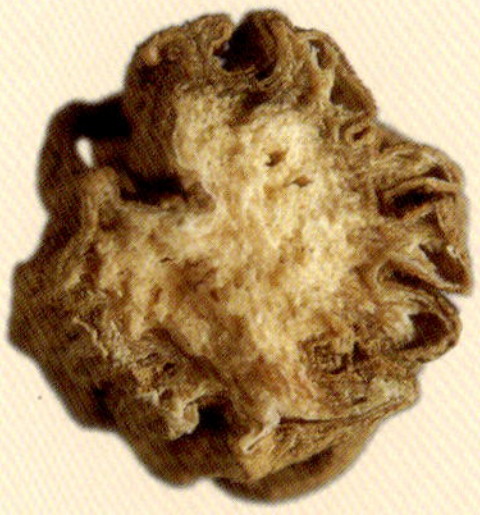

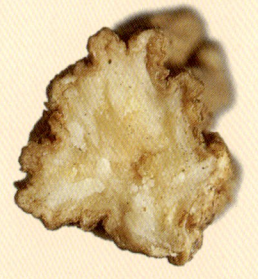

▲ 续断断面

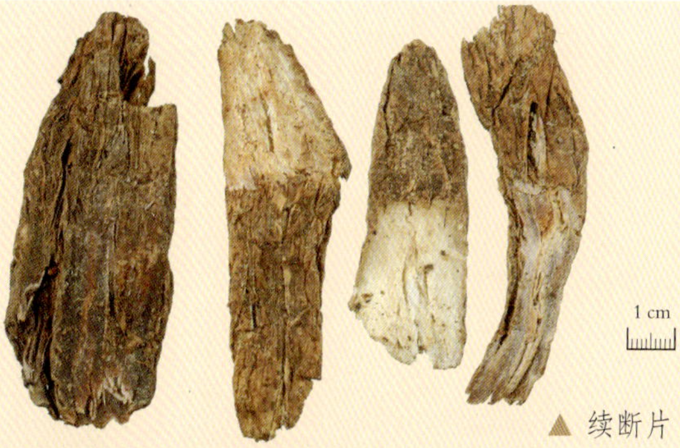

▲ 续断片

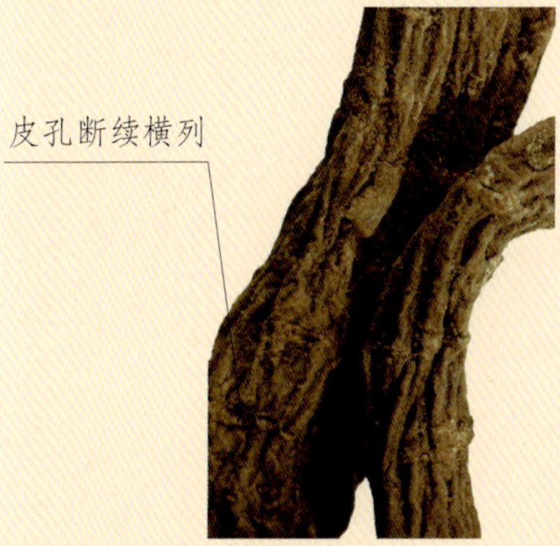

1 cm

皮孔断续横列

▲ 续断表面

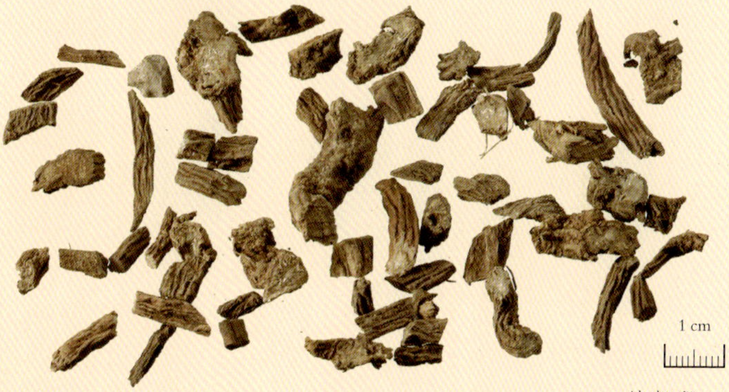

▲ 续断段

1 cm

糙苏

为唇形科植物糙苏 *Phlomis umbrosa* Turcz. 的干燥块根。

本品块根条形或类纺锤形，上细下粗，多数集生于粗短的根茎上。长10～15 cm，连结根茎部分特别细瘦，直径仅0.1～0.2 cm，下端稍粗，膨大部分直径约0.7 cm，末端尾状。外皮灰棕色，多有纵皱纹，并有细侧根。质脆，易断，断面略平坦，暗红色或略带棕色，皮部较窄，木部宽，中心有木心。味甜。

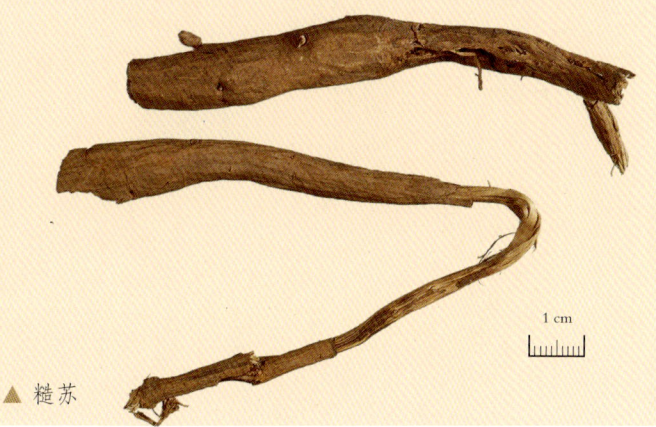

▲ 糙苏断面

注：市场出现菊科植物土木香 *Inula helenium* L. 的根的切片伪充川续断的情况，详见本册土木香项下。

1 cm

▲ 糙苏

萱 草 根 /Xuancaogen

正 品

萱草根（部颁品种）

药材为百合科植物萱草 *Hemerocallis falva* L. 的干燥根及根茎。

本品根茎呈短圆柱形，长1～1.5 cm，直径约1 cm。有的顶端留有叶残基，根簇生，多数已折断，根长5～15 cm，直径0.3～0.4 cm。表面灰黄色或淡灰棕色，中部及末端常膨大成纺锤形，多干瘪皱缩，有纵皱纹及横纹。体轻，质松软，稍有韧性，不易折断，断面灰棕色或暗棕色，有多数放射状裂隙。气微香，味稍甜。

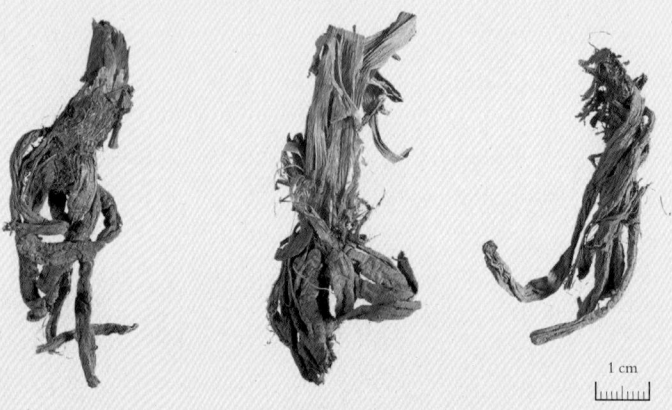

1 cm

▲ 萱草根

小萱草根（部颁品种）

药材为百合科植物小萱草 *Hemerocallis minor* Mill. 的干燥根及根茎。

本品根茎较短，根较细而多。长5～15 cm，直径0.2～0.3 cm，末端渐细。表面灰棕色或灰黄棕色，具细密横纹，偶见末端膨大成纺锤状小块根。具韧性，难折断，切断面灰白色。

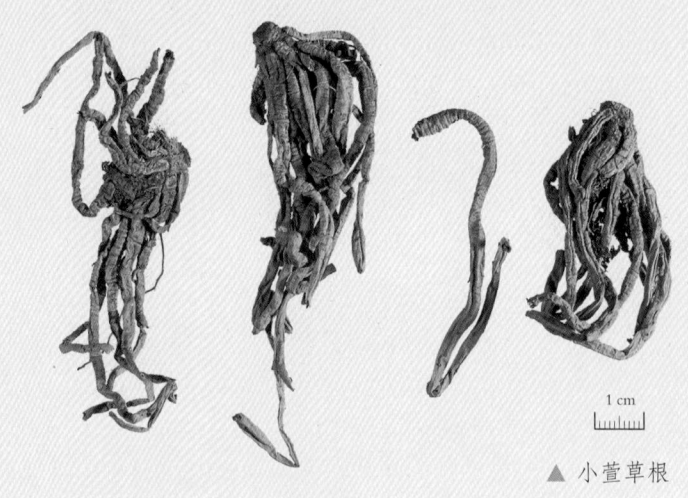

1 cm

▲ 小萱草根

黄花菜根（部颁品种）

药材为百合科植物金针菜 *Hemerocallis citrina* Baroni. 的干燥根及根茎。

本品根茎类圆柱形，长1～4 cm，直径1～1.5 cm。根多数，长5～20 cm，直径0.3～0.4 cm，有的根中下部膨大成棒状或略呈纺锤状。

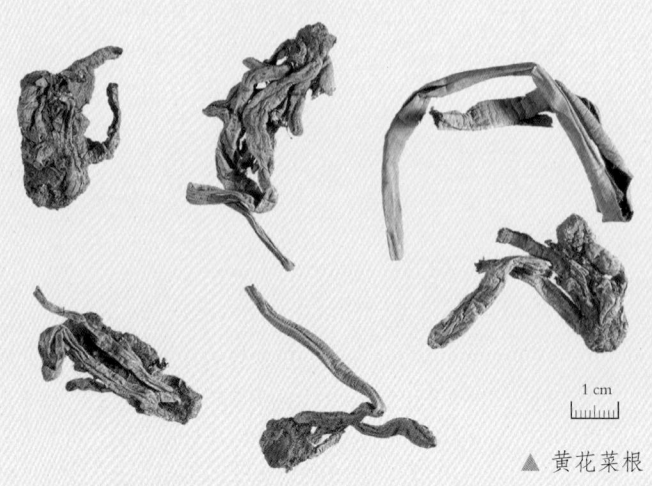

1 cm

▲ 黄花菜根

葛 根 /Gegen

正　品

野葛（药典品种）

药材为豆科植物野葛 *Pueraria lobata* (Willd.) Ohwi 的干燥根。

本品为纵切的长方形厚片或小方块，长5～35 cm，厚0.5～1 cm。外皮淡棕色，有纵皱纹，粗糙。切面黄白色，纹理不明显。质韧，纤维性强，无浅色髓心。气微，味微甜。

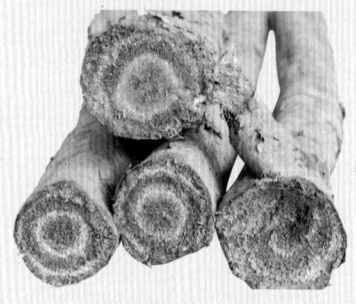

▲ 野葛鲜品②（浙江产）

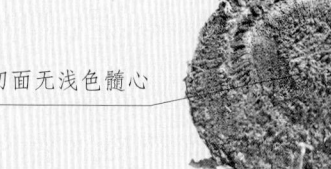

切面无浅色髓心

▲ 野葛鲜品横切面

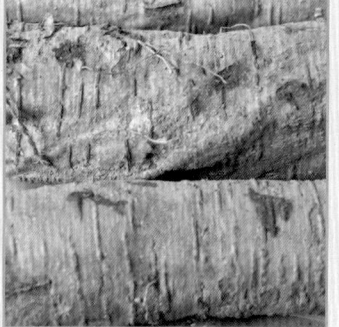

▲ 野葛鲜品表面

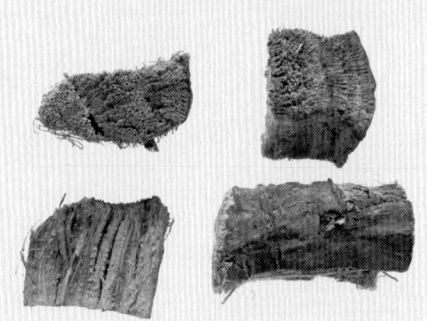

▲ 野葛（采自山西）

▲ 野葛鲜品①

纤维多，表面粗糙

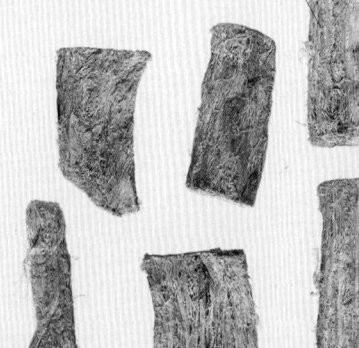

1 cm

▲ 野葛片①

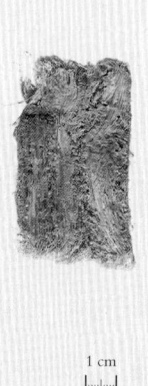

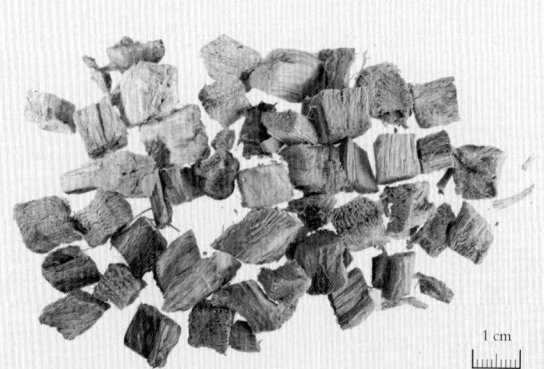

1 cm

▲ 野葛片②

粉葛（药典品种）

药材为豆科植物甘葛藤 *Pueraria thomsonii* Benth. 的干燥根。

本品呈圆柱形、类纺锤形或半圆柱形，长12～15 cm，直径4～8 cm。有的为纵切或斜的厚片，大小不一。表面黄白色或淡棕色。未去外皮的呈灰棕色，横切面可见由纤维形成的浅棕色同心性环纹，纵切面可见由纤维形成的数条纵纹。体重，质硬，富粉性。

注： 粉葛自2010年版《中国药典》后按"粉葛"药材名单独列出。

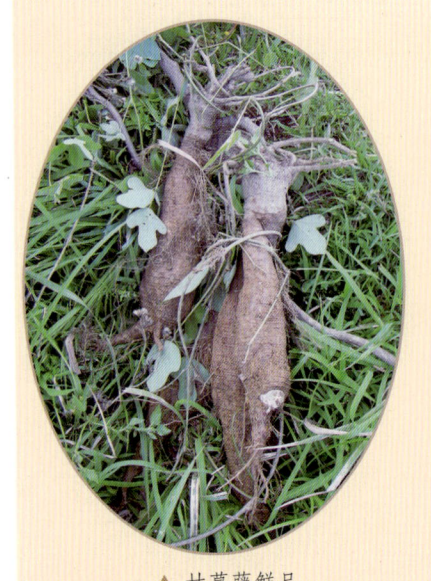

▲ 甘葛藤鲜品

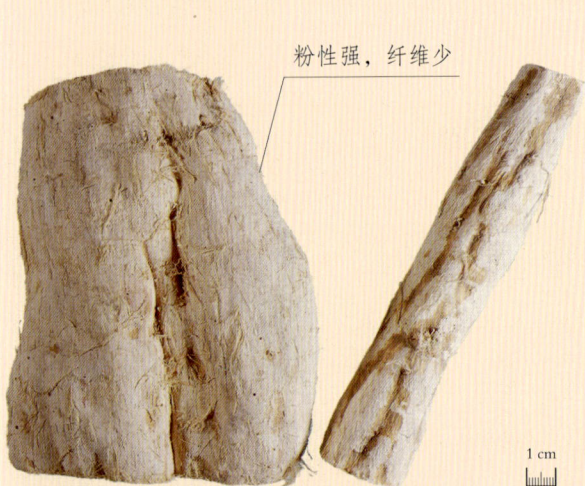

粉性强，纤维少

▲ 粉葛

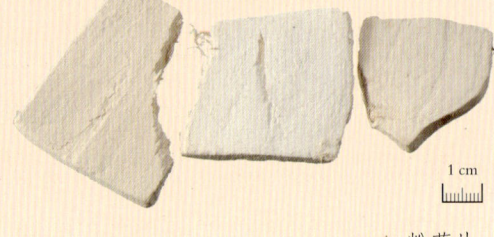

1 cm

▲ 粉葛纵片

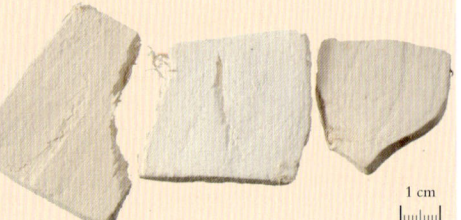

1 cm

▲ 粉葛片

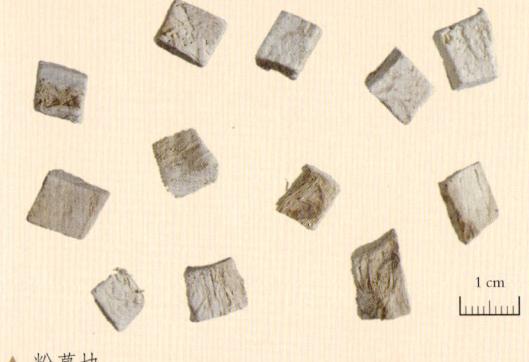

1 cm

▲ 粉葛块

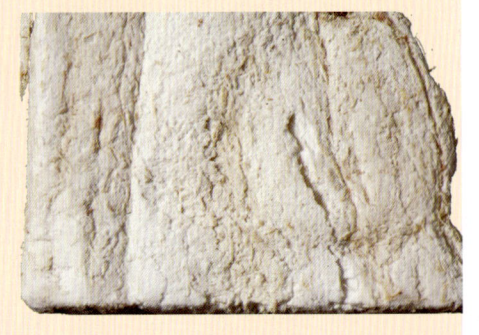

▲ 粉葛表面放大

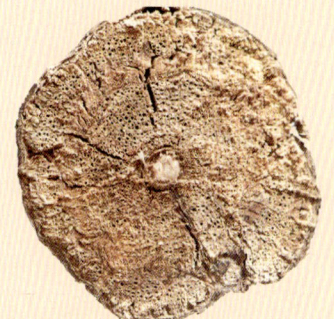

▲ 葛根藤茎

葛根藤茎

为豆科植物野葛 *Pueraria lobata* (Willd.) Ohwi 的干燥藤茎。

本品呈小方块。外皮棕色，可见皮孔。切面黄白色，可见浅色髓心，导管孔明显。纤维性略差。气微，味微甜。

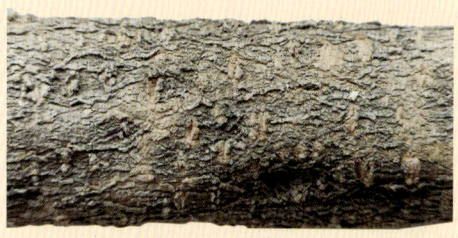

▲ 野葛藤茎鲜品表面（浙江产）

▲ 野葛藤茎鲜品切面

中央可见浅色髓心

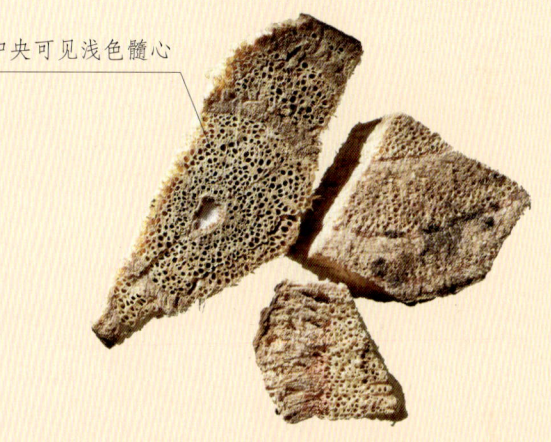

▲ 葛根藤茎放大（采自河北安国）

苦葛根

为豆科植物云南葛藤 *Pueraria peduncularis* Grah. 的干燥根。

本品呈不规则圆柱形，有的稍扭曲，长 10～20 cm，直径3～4 cm。表面棕褐色，具明显的细纵皱纹和皮孔样突起。质硬，不易折断，断面纤维性。气微，味苦，有毒。

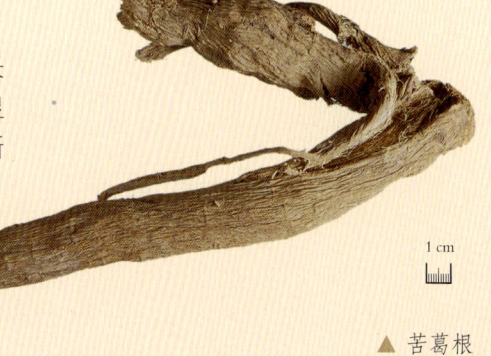

▲ 苦葛根

紫藤

为豆科植物紫藤 *Wisteria sinensis* Sweet 的干燥根。

本品呈圆柱形、块片状，直径2～5 cm。表面呈棕褐色，具不规则的细裂纹、纵皱和不明显的皮孔样突起。质硬，不易折断，断面黄白色，有明显密集的小孔。气微，味微苦。

筋脉纹

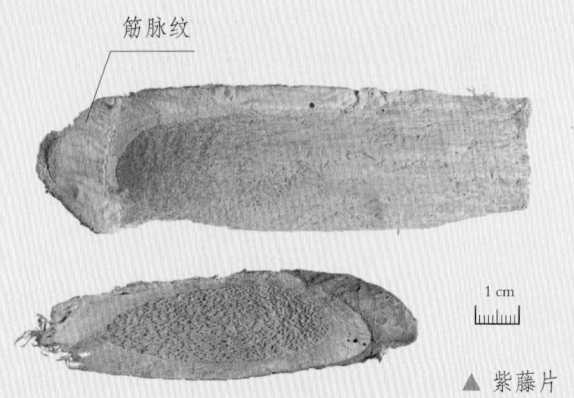

▲ 紫藤块

1 cm

▲ 紫藤片

1 cm

木薯

为大戟科植物木薯 *Manihot esculenta* Crantz 刮去外皮的块根。

本品断面中心具木心，可见浅黄色的点呈放射状排列，边缘有筋脉环纹。

粉性，平滑

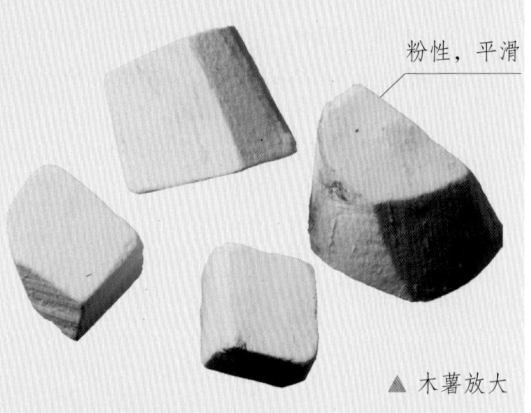

▲ 木薯放大

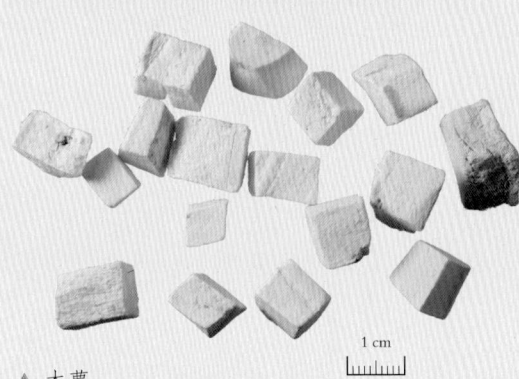

▲ 木薯

1 cm

注：木薯曾加工为白附子的伪品，可参见本册白附子项下。

硫黄熏蒸的粉葛

为豆科植物甘葛藤 *Pueraria thomsonii* Benth. 经硫黄熏蒸过的干燥根。

本品为纵切或斜的厚片，大小不一。表面白色。体重，质硬，富粉性。

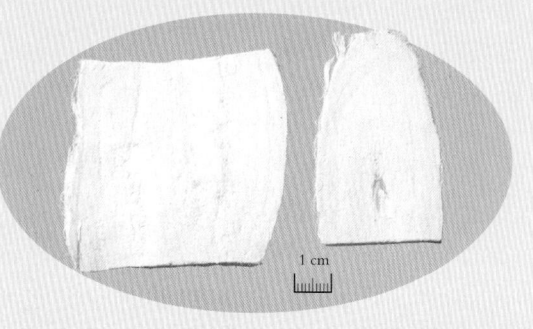

1 cm

▲ 硫黄熏蒸的粉葛片（采自广西玉林市场）

萆　薢 /Bixie

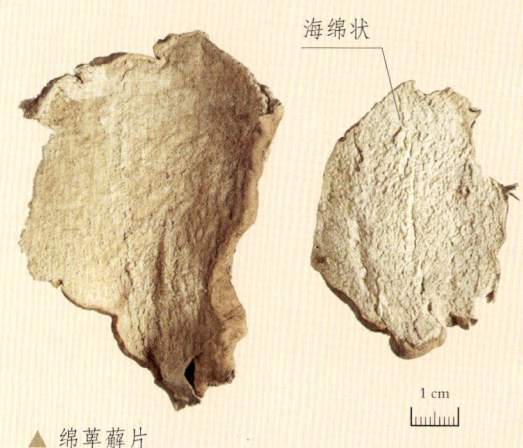

海绵状

▲ 绵萆薢片

1 cm

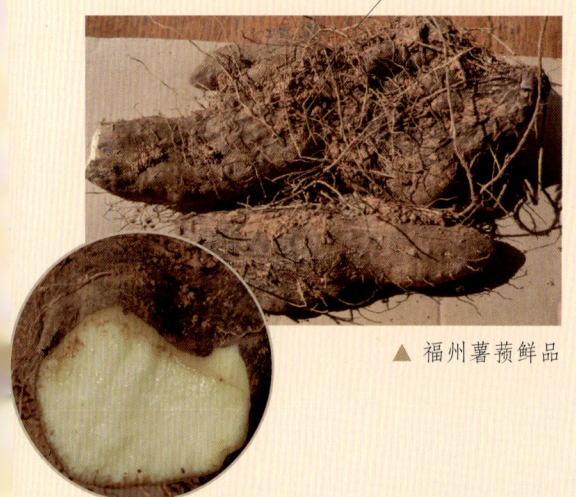

须根

▲ 福州薯蓣鲜品

正　品

绵萆薢（药典品种）

药材为薯蓣科植物绵萆薢 *Dioscorea spongiosa* J. Q. Xi, M. Mizuno et W. L. Zhao 的干燥根茎。

本品略为不规则的斜切片，边缘不整齐，大小不一，厚0.2～0.5 cm。外皮黄棕色至黄褐色，有稀疏的圆锥状凸起的须根残基。切面灰白色至浅灰棕色，有黄棕色小点散在。质疏松，略呈海绵状。气微，味微苦。

福州绵萆薢（药典品种）

药材为薯蓣科植物福州薯蓣 *Dioscorea futschauensis* Uline ex R. Kunth 的干燥根茎。

本品呈不规则长圆柱形，长6～16 cm。表面凹凸不平，黄褐色，具不规则皱缩沟纹、瘤状及刺状突起。多切成片，大小不等，厚约0.3 cm。外皮灰黄色，较厚，周边多卷曲，切片表面浅黄白色，粗糙，有散在的点状纹理。质疏松，略显绵性。气微，味微苦、辛。

粉萆薢

药材为薯蓣科植物粉背薯蓣 *Dioscorea hypoglauca* Palibin 的干燥根茎。

本品为不规则的薄片，边缘不整齐，大小不一，厚约0.5 cm。有的有棕黑色或灰棕色的外皮。切面黄白色至淡灰棕色，有点状纹理散在。质疏松，略有弹性。气微，味辛、微苦。

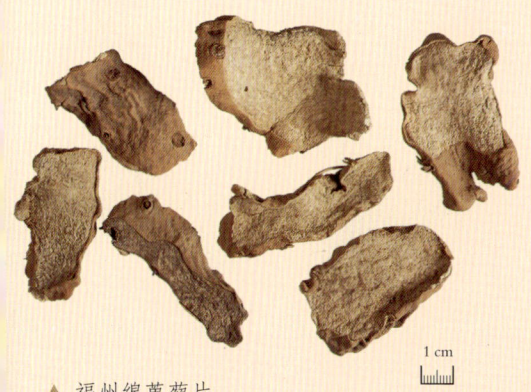

▲ 福州绵萆薢片

1 cm

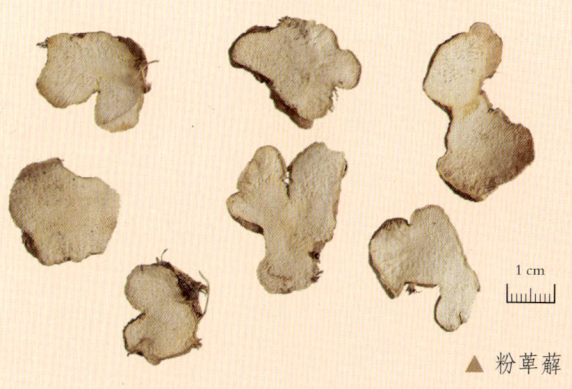

1 cm

▲ 粉萆薢

萆薢 | 369

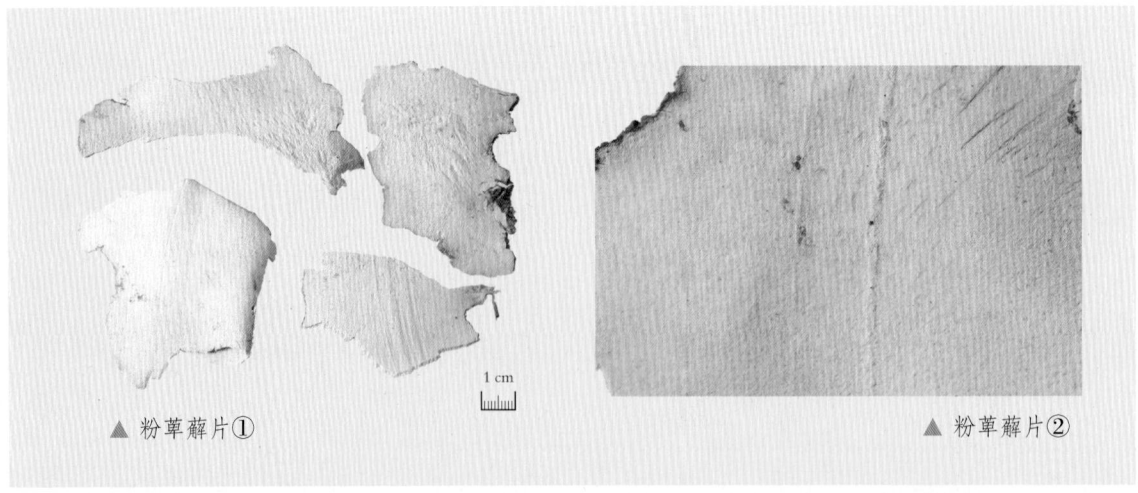

▲ 粉萆薢片①

▲ 粉萆薢片②

非正品

纤细薯蓣

为薯蓣科植物纤细薯蓣 *Dioscorea gracillima* Miq. 的干燥根茎。

本品呈竹节状、类圆柱形，直径约0.5 cm。表面皱缩，具有细密的纹理，有时具残留的圆盘状茎基瘢痕，微凸起。质硬，不易折断，切面淡黄色，粉质。味苦。

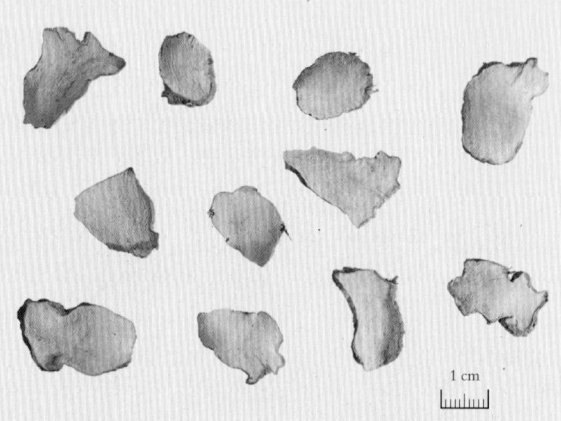

▲ 纤细薯蓣片

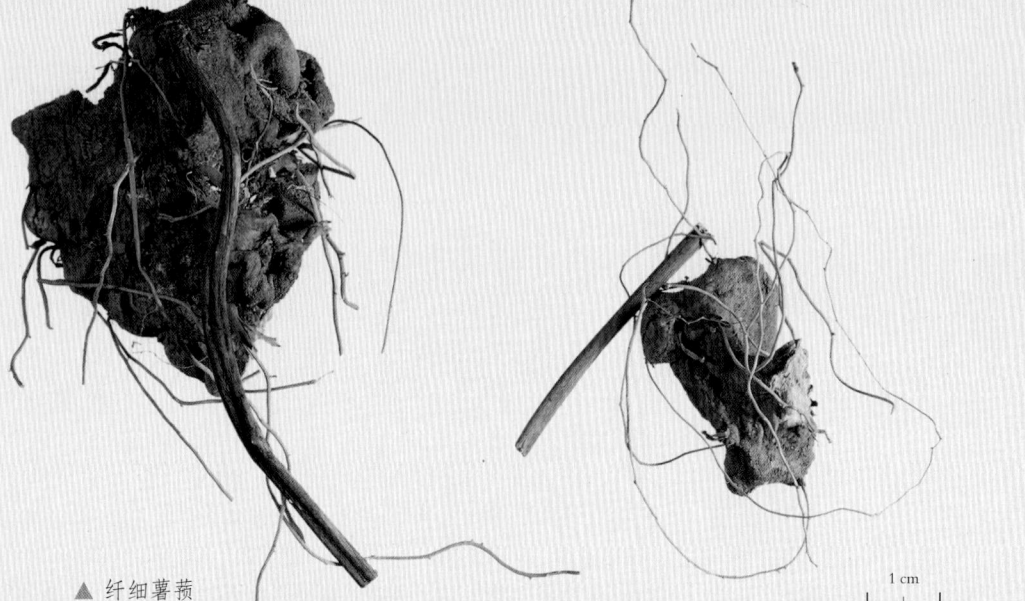

▲ 纤细薯蓣

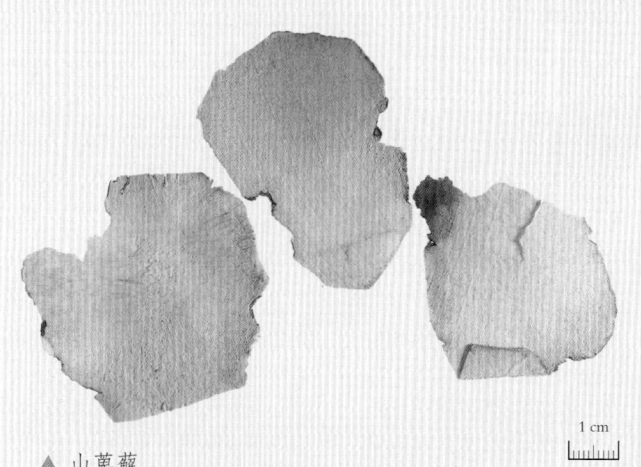

▲ 山萆薢

山萆薢

为薯蓣科植物山萆薢 *Dioscorea tokoro* Makino. 的干燥根茎。

本品呈圆柱形，有不规则弯曲或分枝，直径约1 cm。表面淡黄色，具不规则的纵皱纹及不明显的细裂纹，可见多数须根、芽痕或茎痕。质坚，难折断，切面淡黄色，粉质。气微，味苦。

1 cm

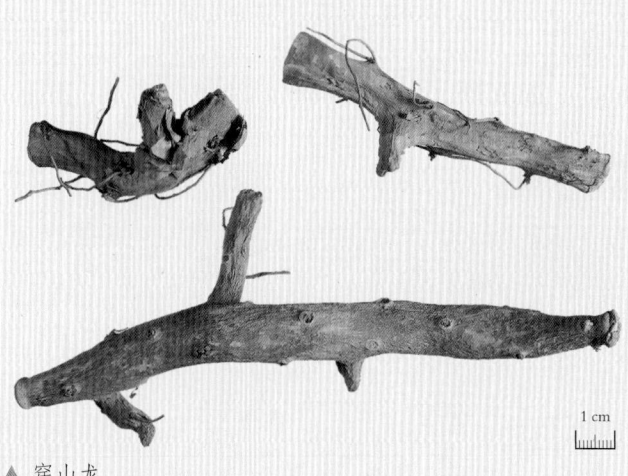

▲ 穿山龙

穿山龙

为薯蓣科植物穿山龙 *Dioscorea nipponica* Makino 的干燥根茎。

本品呈类圆柱形，稍弯曲，常有分枝，长10～15 cm，直径0.3～1.5 cm。表面黄白色或棕黄色，有细皱纹，并具点状根痕及偏于一侧的突起茎痕。质坚硬，断面平坦，白色或黄白色，有淡棕色小点散在。气微，味苦、涩。

1 cm

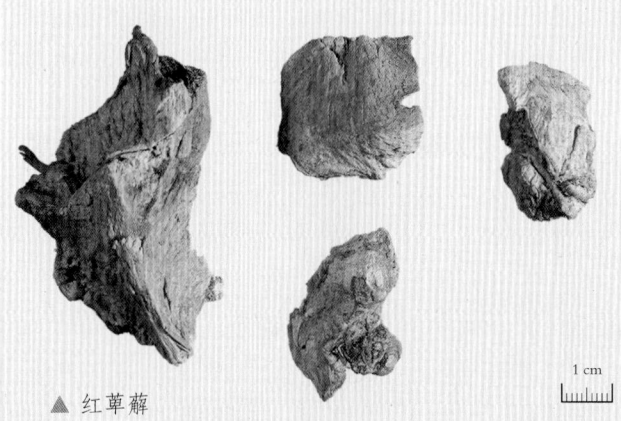

▲ 红萆薢

红萆薢

为百合科植物菝葜属 *Smilax* sp. 的某种植物的干燥块根。

本品多为规则的块片。边缘粗糙，带有坚硬的突起细根或根痕。切片表面棕褐色，内心黄色、红棕色或褐红色，微带紫色。质坚韧，可见黄色的粗纤维，不易折断，断面粉质不明显。气微，味微苦。

1 cm

紫 草 /Zicao

软紫草（药典品种）

药材为紫草科植物新疆紫草 *Arnebia euchroma* (Royle) Johnst. 的干燥根。本品呈不规则的长圆柱形，多扭曲，长7～20 cm，直径1～2.5 cm。表面紫红色或紫褐色，皮部疏松，呈条形片状，常10余层重叠，易剥落。顶端有的可见分歧的茎残基。体轻，质松软，易折断，断面不整齐，木部较小，黄白色或黄色。气特异，味微苦、涩。

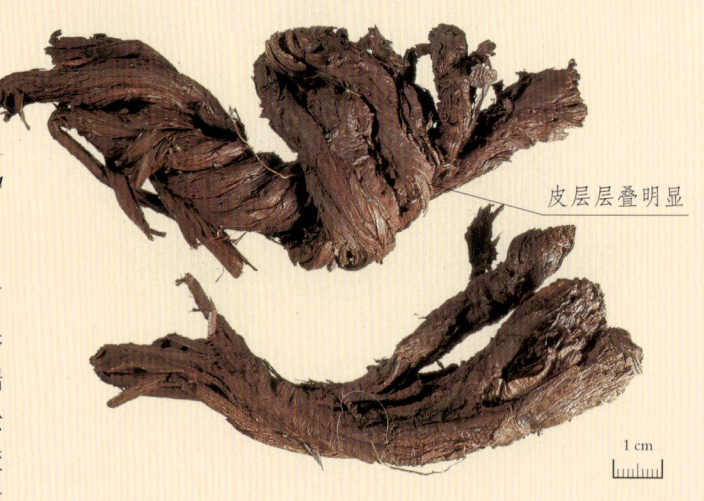

皮层层叠明显

1 cm

▲ 软紫草

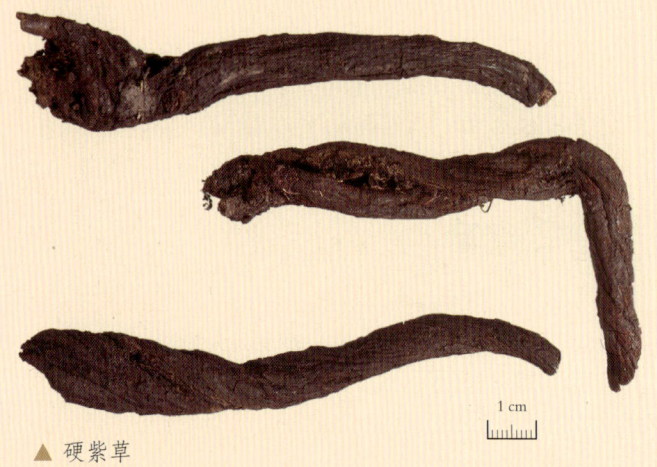

1 cm

▲ 硬紫草

硬紫草

药材为紫草科植物紫草 *Arnebia erythrorhizon* Sieb. et Zucc. 的干燥根。

本品呈圆锥形，扭曲，有分枝，长7～14 cm，直径1～2 cm。表面紫红色或紫黑色，粗糙，有皱纹，皮部薄，易剥落。质硬而脆，易折断，断面皮部深紫色，木部较大，灰黄色。

内蒙紫草（药典品种）

药材为紫草科植物内蒙紫草 *Arnebia guttata* Bunge 的干燥根。本品呈扭曲不直的圆柱形，长10～30 cm，直径0.5～2.5 cm。表面栓皮呈层片状，紫褐色或紫红色，根皮有时脱落，呈不规则层片状。体轻，质硬，易折断，断面黄白色，较平坦。气微弱，味淡、微酸。

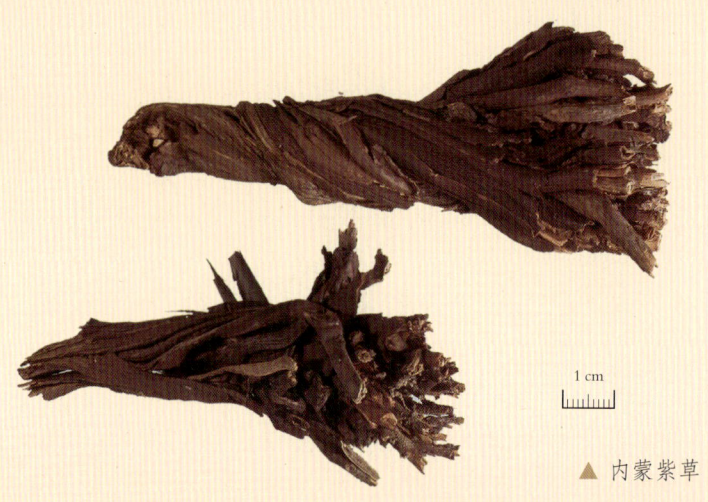

1 cm

▲ 内蒙紫草

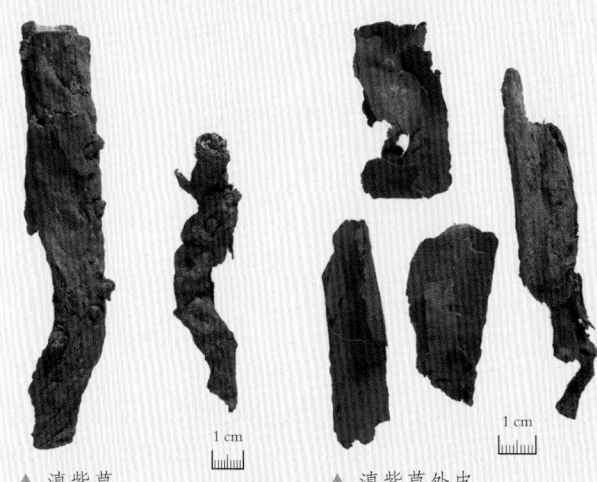

1 cm

▲ 滇紫草　　　　　　　　　　　▲ 滇紫草外皮

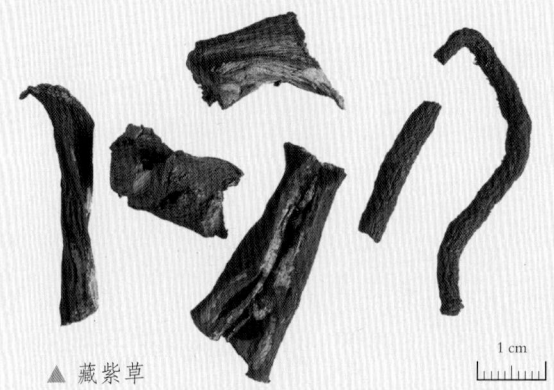

1 cm

▲ 藏紫草

露蕊紫草

为紫草科植物露蕊紫草 *Onosma exsertum* Hemsl. 的干燥根皮及根。

本品根皮呈不规则片状。表面紫褐色，可见不规则的皱纹。根多呈不规则块状，有明显的不规则裂纹。

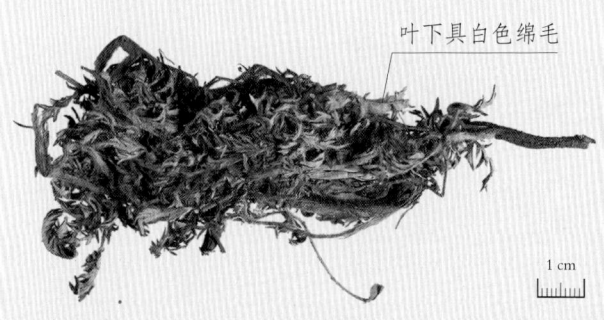

叶下具白色绵毛

1 cm

▲ 北紫草

滇紫草

为紫草科植物滇紫草 *Onosma paniculatum* Bur. et Franch. 的干燥根。

本品呈长圆柱形，少有分枝，长3～10 cm，直径0.5～2.5 cm。外皮紫色，易成片状剥落，内侧可见略扭曲的深纵沟及纵皱纹，并有支根痕。质硬，难折断，断面不整齐，棕黄色。味甜、微涩。

藏紫草

为紫草科长花滇紫草 *Onosma hookeri* Clarke var. *longiflorum* Duthie 的干燥根。

本品呈细长圆柱形。表面紫色，具不规则的纵沟纹及裂纹。质脆，易折断，断面不平整，红棕色。气微香，味微甜。

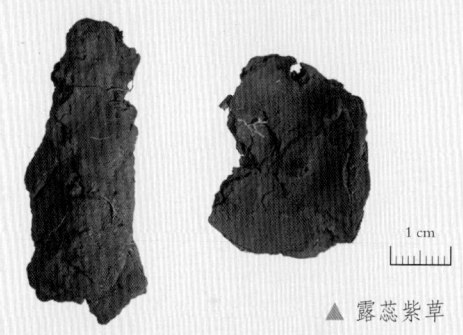

1 cm

▲ 露蕊紫草

北紫草

为蔷薇科植物委陵菜 *Potentilla chinensis* Ser. 的干燥全草。

本品根呈圆柱形。表面褐紫色，具纵沟及纵皱纹，有的具横裂纹。质坚硬，难折断，断面皮部紫色，木部为紫色与灰紫色相间的放射状纹理。叶基生或茎生，单数羽状复叶，小叶长圆状披针形，具羽状深缺刻，叶上面绿色，近无毛，下面密被白色绵毛。茎长，具白毛，茎生叶互生，基生叶丛生。气微，味苦。

紫　菀 /Ziwan

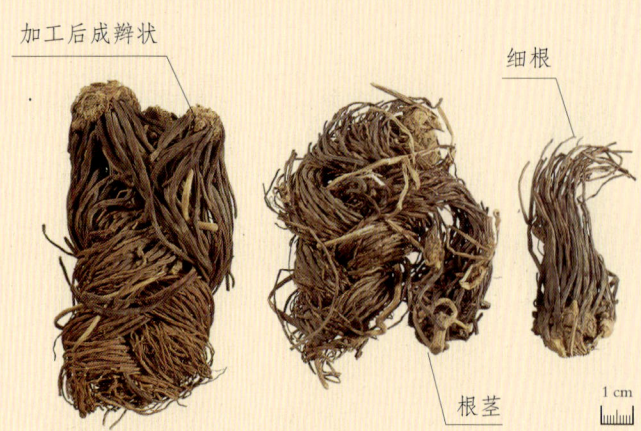

加工后成辫状

细根

根茎

1 cm

▲ 紫菀①

紫菀（药典品种）

药材为菊科植物紫菀 *Aster tataricus* L. f. 的干燥根和根茎。

本品多加工成辫状。根茎呈不规则块状，大小不一，顶端有茎、叶的残基。根茎簇生多数细根。根表面紫红色或灰红色，有纵皱纹；长 3～15 cm，直径0.1～0.3 cm。质较柔韧。气微香，味甜、微苦。

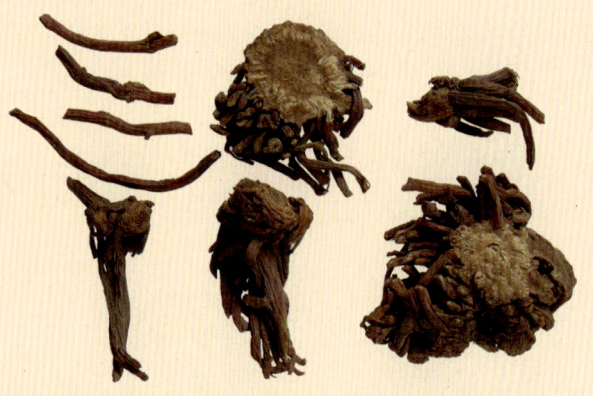

▲ 紫菀饮片

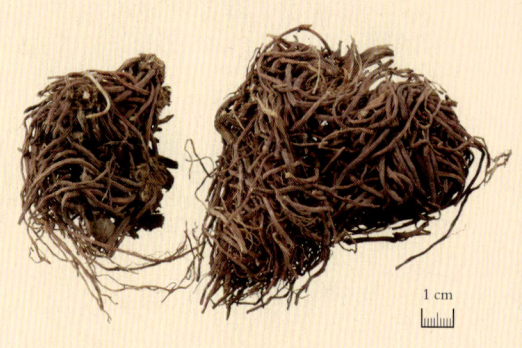

1 cm

▲ 紫菀②

滇紫菀

为菊科植物牛尾参 *Ligularia hodgsoni* Hook var. *sutchuenensis*（Franch.）Henry 的干燥根和根茎。

本品多呈团块状。根茎呈不规则块状，顶端有茎基及叶柄残基，下端有多数圆柱形细根。根长7～15 cm，直径0.1～0.3 cm。表面浅棕褐色或棕黄色，有纵皱纹。质实而脆，易折断，折断面略显粉性。气特异，味淡、微苦而发凉。

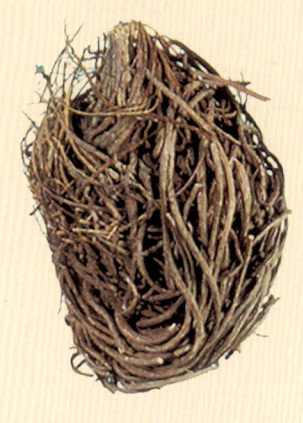
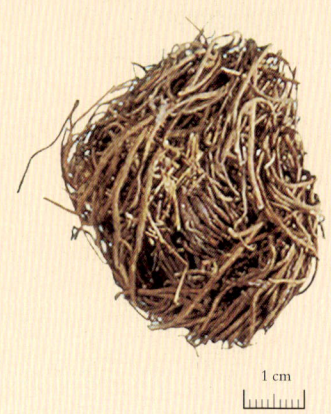

1 cm

▲ 滇紫菀

橐吾

为菊科植物总序橐吾 *Ligularia sibirica* Cass. var. *racemosa* Kitam. 的干燥根和根茎。

本品因加工方法不同，常分为毛紫菀和光紫菀。

毛紫菀呈不规则团块状。根茎呈椭圆形或圆形，直径约3 cm，顶端有茎及叶的残基，根茎周围及下方密生细根。长3～7 cm，直径约0.1 cm。微弯曲，表面棕褐色或棕色。质脆，易折断。有特殊枯草气，味淡。

光紫菀根茎呈类球形或长椭圆形，有的呈葫芦形。直径1～3 cm，顶端有茎及叶的残基，表面棕黄色或棕褐色，全体有许多凸出或凹入的点状根痕。质地坚实，难破开。有特殊青草气，味淡，嚼之微麻舌。

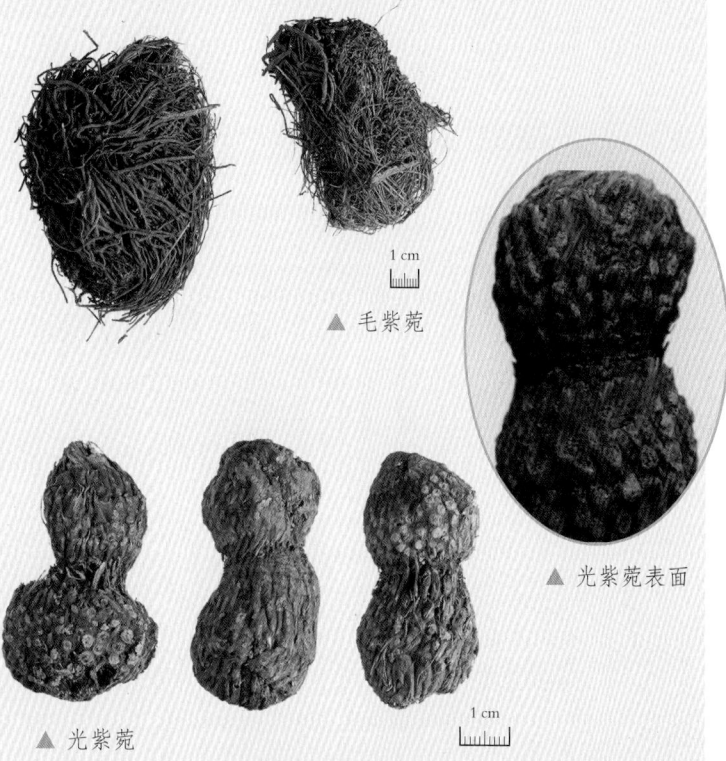

▲ 毛紫菀

▲ 光紫菀表面

▲ 光紫菀

山紫菀

为菊科植物肾叶橐吾 *Ligularia fischeri* (Ledeb.) Turcz. 的干燥根和根茎。

本品呈马尾状或扭曲成团块状。根茎横生呈块状，顶端有茎基及叶柄的残基，下方密生多数细长的根，全长3～10 cm，直径约0.1 cm，表面黄棕色或棕褐色。有纵皱纹。体轻，质脆，易折断，断面中央有浅黄色木心。有特殊香气，味淡、微辛。

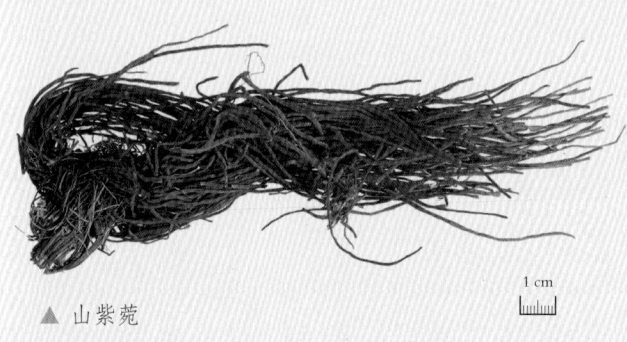

▲ 山紫菀

路边青

为蔷薇科植物路边青 *Geum aleppicum* Jacquin 的干燥根和根茎。

本品多呈扭曲的团块状。根茎类球形，直径1～3 cm，黑褐色，顶端具茎及叶鞘残基。须根棕黄色或棕褐色，长4 cm，直径0.1 cm，表面具皱缩成的纵纹。质脆，易折断，断面浅棕色。气微香，味微涩。

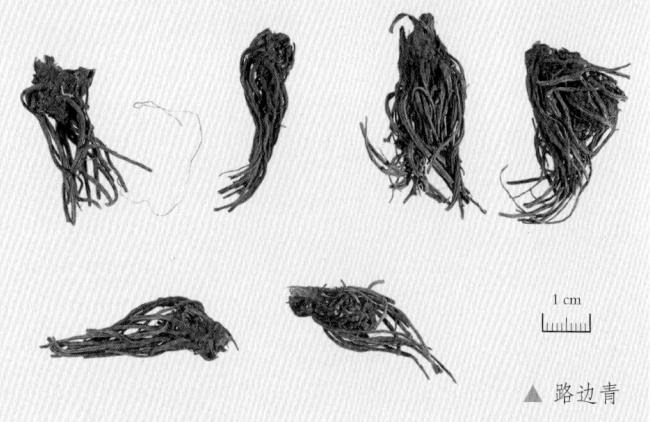

▲ 路边青

漏　芦 /Loulu

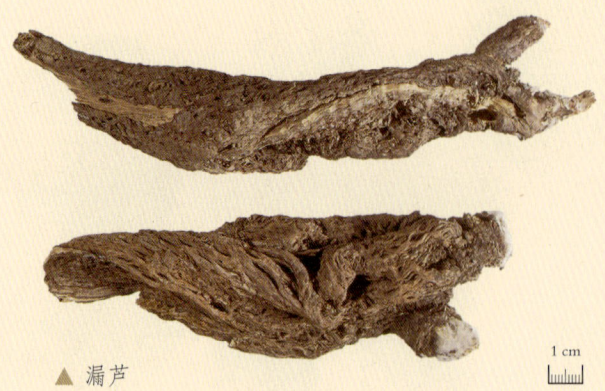

▲ 漏芦

1 cm

漏芦（药典品种）

药材为菊科植物祁州漏芦 *Rhaponticum uniflorum* (L.) DC. 的干燥根。

本品呈圆锥形或不规则的片块状，多扭曲，长短不一，长可达30 cm，直径1～2 cm。表面灰褐色或暗棕色，粗糙，具纵沟及菱形的网状裂隙，外皮易剥落；根头部膨大，有残茎和鳞片状叶基，顶端有灰白色绒毛。体轻，质脆，易折断，断面不整齐，灰黄色，有裂隙，中心灰黑色或棕黑色，常呈空洞状。气特异，味微苦。

注： 禹州漏芦的特征参见本册禹州漏芦项下。

茎残基　　　　　　　绒毛灰白色

▲ 漏芦根头部

空洞状

纵沟及菱形的网状裂隙

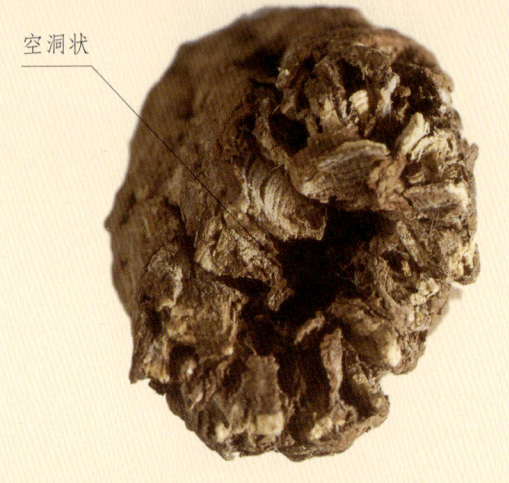

▲ 漏芦断面

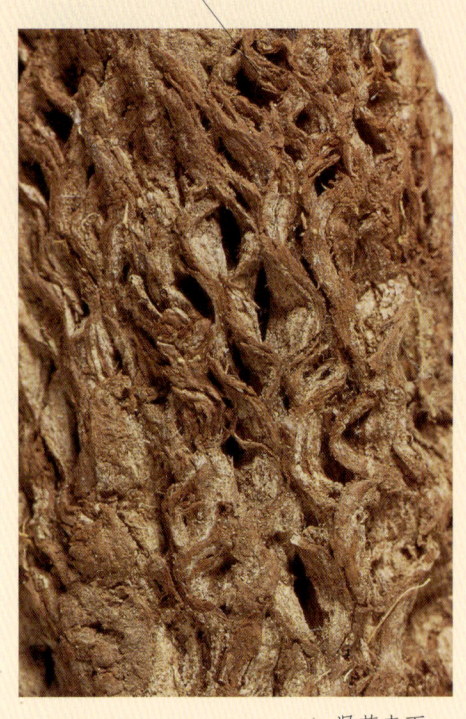

▲ 漏芦表面

薤 白 /Xiebai

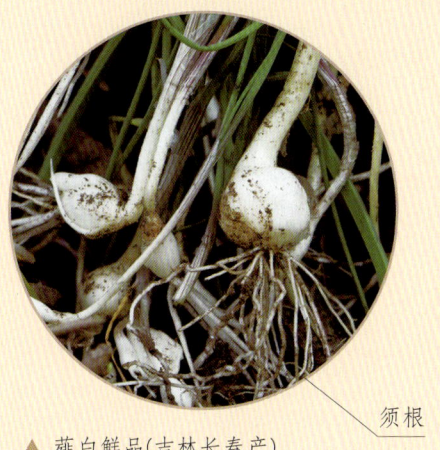

▲ 薤白鲜品(吉林长春产)　　须根

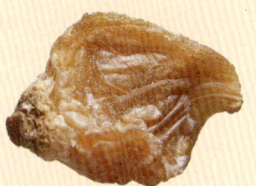

▲ 薤白表面

小根蒜（药典品种）

药材为百合科植物小根蒜 *Allium macrostemon* Bge. 的干燥鳞茎。夏、秋二季采挖，洗净，除去须根，蒸透或置沸水中烫透，晒干。

本品呈不规则卵圆形，高0.5～1.5 cm，直径0.5～1.8 cm。表面黄白色或淡黄棕色，皱缩，半透明，有类白色膜质鳞片包被，底部有突起的鳞茎盘。质硬，角质样。有蒜臭，味微辣。

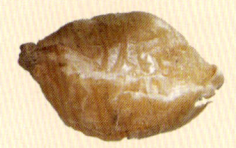

薤（药典品种）

药材为百合科植物薤 *Allium chinense* G. Don 的干燥鳞茎。

本品呈略扁的长卵形，高1～3 cm，直径0.3～1.2 cm。表面淡黄色或棕褐色，具浅纵皱纹。质较软，断面可见鳞叶2～3层。嚼之黏牙。

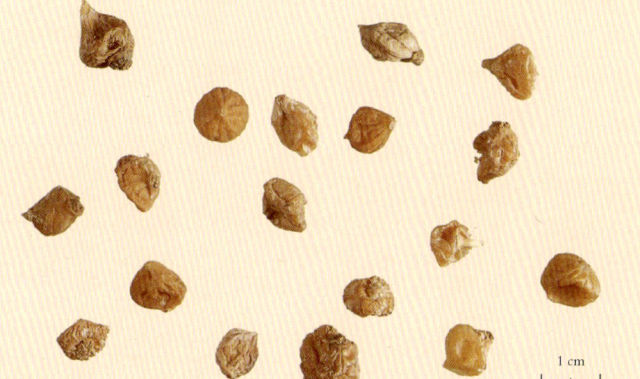

1 cm

▲ 薤白

非正品

绵枣儿

为百合科植物绵枣儿 *Scilla sinensis* (Lour.) Merr. 的干燥鳞茎。

本品呈压扁的长卵形，高2～3 cm，直径0.5～1.5 cm。顶端渐尖，残留叶基；基部鳞茎盘明显，残留黄白色或棕色的须根或须根痕。有的鳞茎外部为数层膜质鳞叶，其内为棕黄色半透明的鳞片，有纵沟及皱纹。气微，味微辣。

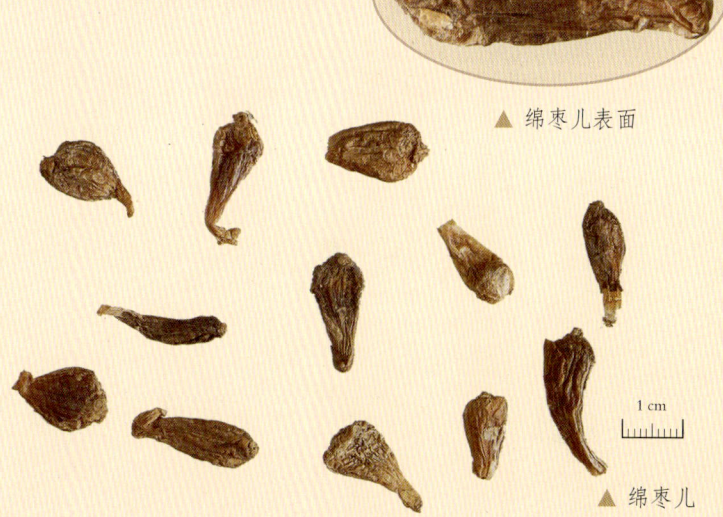

▲ 绵枣儿表面

1 cm

▲ 绵枣儿

藁　本 /Gaoben

藁本（药典品种）

药材为伞形科植物藁本 *Ligusticum sinense* Oliv. 的干燥根茎和根。

本品根茎呈不规则结节状圆柱形，稍扭曲，有分枝，节间不明显，长3～9 cm，直径1～2 cm。表面棕色至棕褐色，粗糙，有纵皱纹及环纹。上侧残留数个凹陷的圆形茎基，直径可至1.4 cm，下侧有多数点状突起的根痕，有时留有残根。体轻，质较硬，易折断，断面淡黄棕色或黄白色，纤维状，有裂隙，可见黄棕色点。气浓香，味辛、苦、微麻。

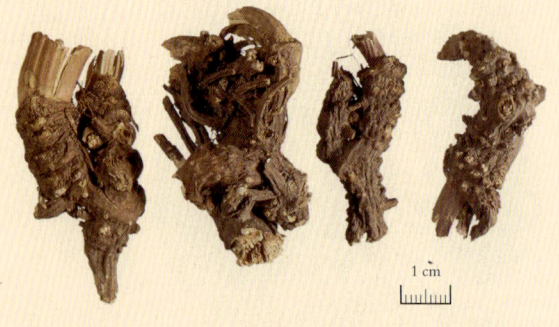

▲ 藁本

辽藁本（药典品种）

药材为伞形科植物辽藁本 *Ligusticum jeholense* Nakai et Kitag. 的干燥根茎和根。

本品根茎呈不规则的团块状或柱状，常分枝，长2～10 cm，直径0.5～1.5 cm。表面灰棕色至暗棕色，粗糙。上端残留一至数个丛生的茎基，直径可达0.6 cm，节部膨大或突起，残留茎下陷或呈空洞状，下端有多数细长而弯曲的根。体轻，易折断，断面黄白色至浅棕色，略呈纤维状，有裂隙，可见棕色点。气香，味辛、苦、微麻。

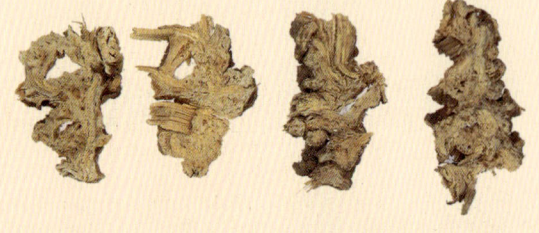

▲ 藁本饮片

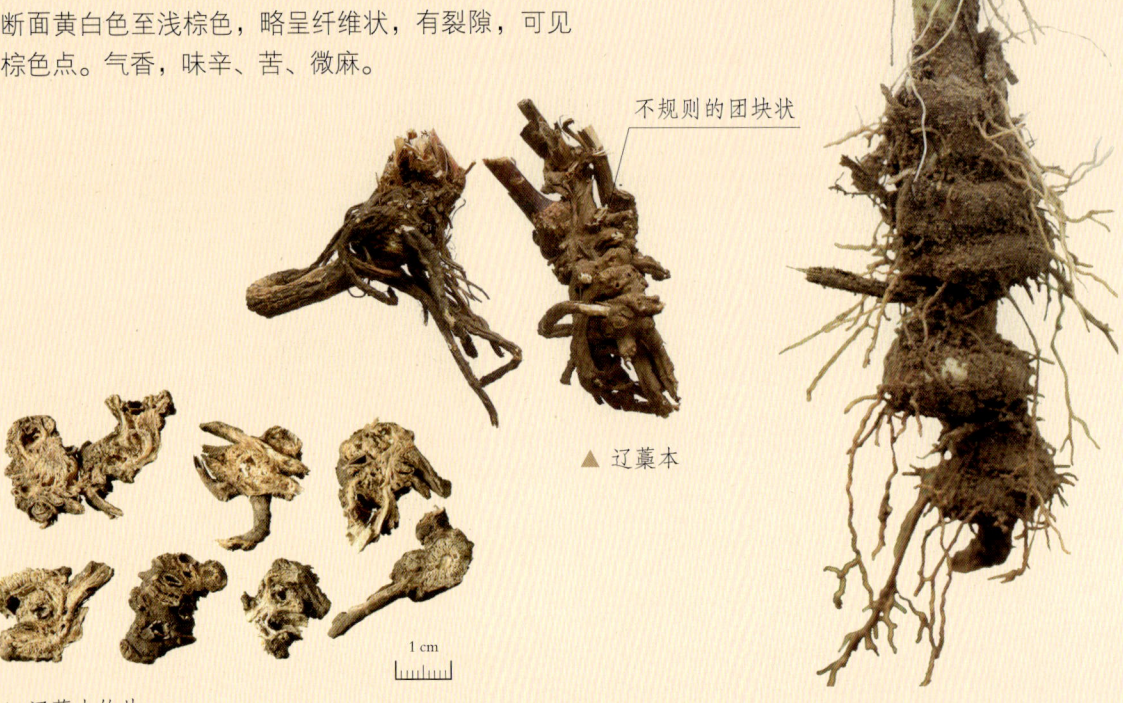

不规则的团块状

▲ 辽藁本

▲ 辽藁本饮片

▲ 辽藁本栽培品（河北安国产）

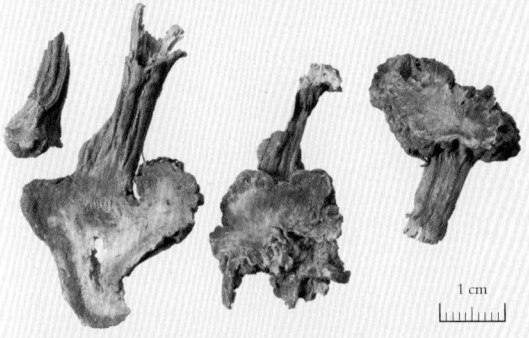

▲ 水藁本

1 cm

非正品

水藁本

为伞形科植物藁本 *Ligusticum sinense* Oliv.（异境栽培品）的干燥根茎和根。

本品根茎呈不规则结节块状，有的具较长的节间，长3～8 cm，直径0.3～3 cm。表面灰棕色至棕褐色，粗糙，有纵皱纹及环纹，上侧有数个突起的根痕和细根。体较重，质硬，难折断，断面略平坦，淡灰棕色，可见棕红色油点。香气重浊，味甘、辛而麻舌。

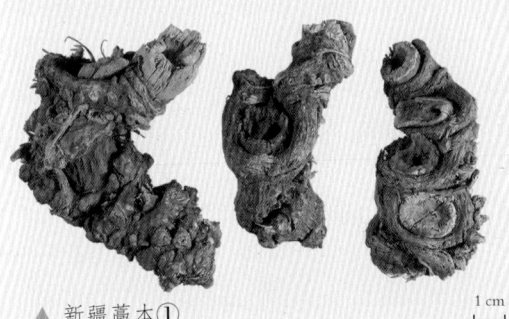

▲ 水藁本

1 cm

新疆藁本

为伞形科植物新疆藁本 *Conioselinum tataricum* Hoffm. 的干燥根和根茎。

本品根茎呈不规则结节状圆柱形，有分枝，稍扭曲，长4～15 cm，直径1.5～4 cm。表面棕褐色或棕黑色，有不规则纵沟纹及环节，上侧残留一至数个圆孔形茎基，直径约2 cm，下侧有多数较粗的支根及点状凸起的须根痕。体轻，质硬，易折断，断面淡黄色或黄白色，纤维状。气芳香，味苦、辛、微麻。

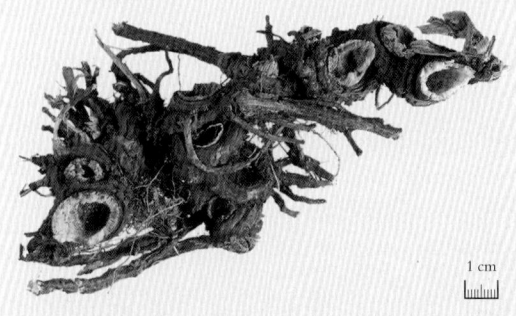

▲ 新疆藁本①

1 cm

山藁本

为伞形科植物骨缘当归 *Angelica cartilagino-marginata* Nakai 的不带根的干燥全草。

本品茎圆柱形，长3～6 cm，直径0.5～2 cm。表面青绿色至淡棕色，光滑，具纵纹，疏被短毛。叶鞘明显，密被绒毛。叶大多皱缩卷曲，黄绿色或暗绿色，叶缘有白色骨质边缘，易碎而脱落。花亦大多脱落，仅花梗残留。气微香，味淡。

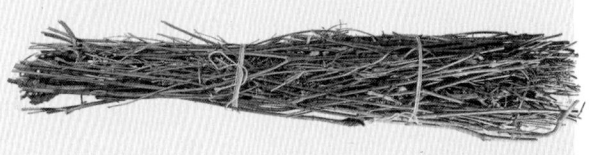

▲ 山藁本

5 cm

▲ 新疆藁本②

1 cm

云藁本

为伞形科植物黄藁本 *Sinodielsia yunnanensis* Wolff 的干燥根和根茎。

本品呈黄棕色，根头具数个根茎并有叶鞘残基，具分枝，表面有显著横纹及皮孔样突起。质脆，易折断，断面平坦，具棕色油点。气香，味微苦涩。

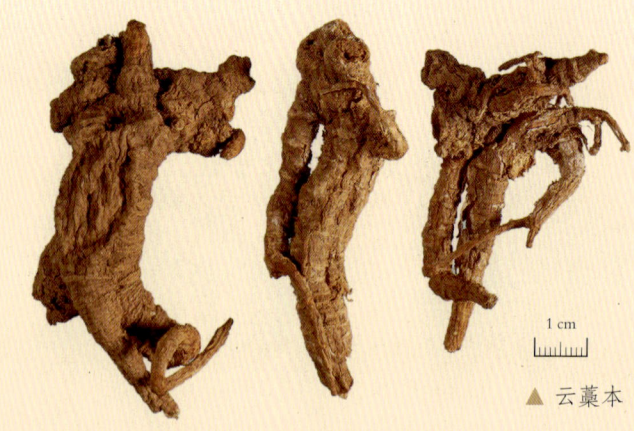

▲ 云藁本

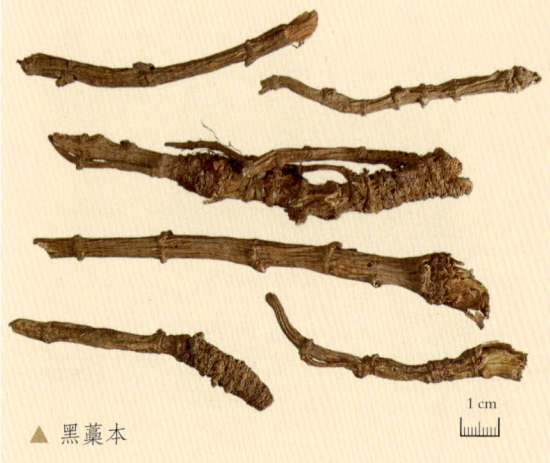

▲ 黑藁本

黑藁本

为伞形科植物蕨叶藁本 *Ligusticum pteridophyllum* Franch. 的干燥根和根茎。

本品呈深棕褐色，根茎细长，具数个结节，节处膨大，顶端的结节具叶鞘、茎痕和根痕，节间较细而光滑，根茎基部具圆柱形的根，其上具突起的须根痕，并有横向裂纹及纵向沟纹。质脆，易折断，断面平坦，皮部宽广，多裂隙及棕色油点，中间有黄色细小的木部。气香，味辛。

细叶藁本

为伞形科植物细叶藁本 *Ligusticum tenuissimum* (Nakai) Kitag. 的干燥根和根茎。

本品呈棕褐色，长 5～8 cm。根茎块状，上有数个圆形根茎残基，残留有茎痕。根多数卷曲，具横向突起，根质脆，易折断，断面黄白色。气香，味辛、微涩。

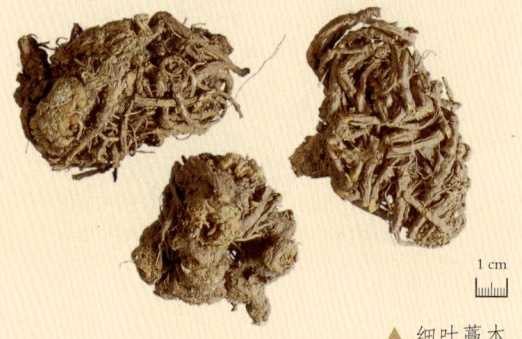

▲ 细叶藁本

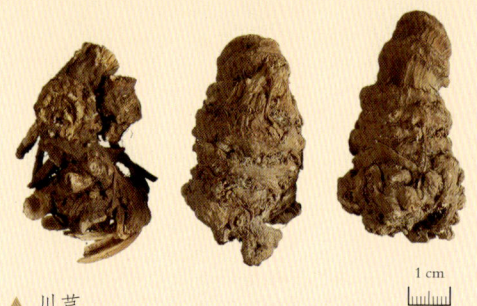

▲ 川芎

川芎

为伞形科植物川芎 *Ligusticum chuanxiong* Hort. 的干燥根茎。

本品根茎呈不规则结节块状，长 3～6 cm，直径 0.3～3 cm。表面黄棕色至棕褐色，粗糙，有纵皱纹及环纹，有时具圆柱形根茎，其上有突起的环节，上侧有数个突起的根痕。质硬，具香气，味辛而麻舌。

注：川芎的特征参见本册川芎项下。

藕　节 /Oujie

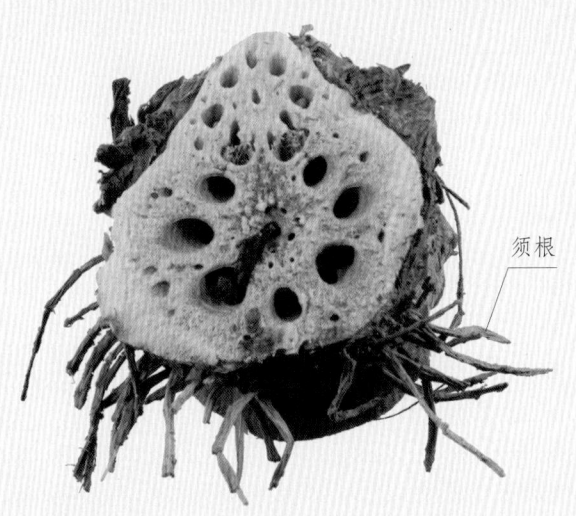

须根

▲ 藕节鲜品横切面

正　品

藕节（药典品种）

药材为睡莲科植物莲 *Nelumbo nucifera* Gaertn. 的干燥根茎节部。

本品呈短圆柱形，中部稍膨大，两端有残留的根茎，长2～4cm，直径约2cm。表面灰黄色至灰棕色，皱缩，有纵纹。有残留的须根和须根痕，偶见暗红棕色的鳞叶残基。质硬，断面有多数类圆形的孔。气微，味微甘、涩。

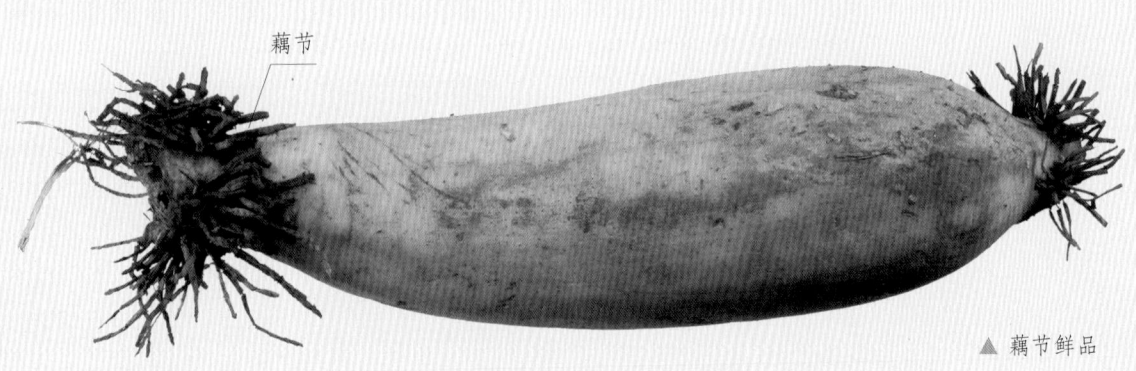

藕节

▲ 藕节鲜品

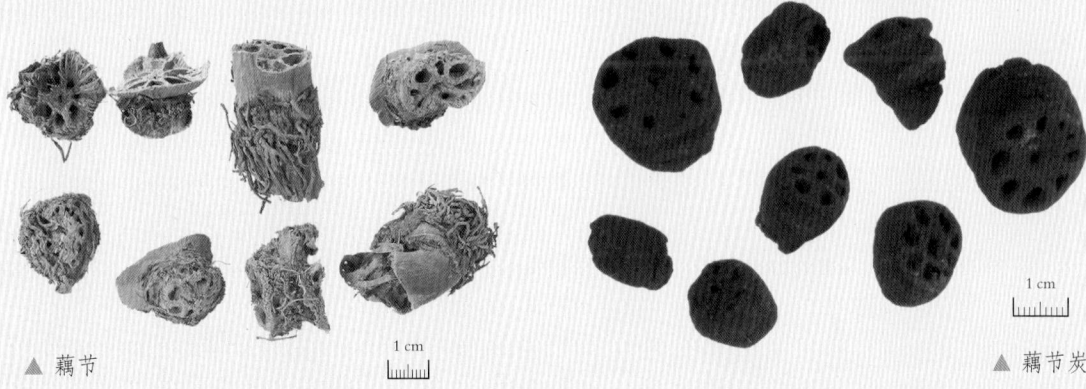

▲ 藕节

1 cm

▲ 藕节炭

1 cm

细 辛 /Xixin

北细辛（药典品种）

药材为马兜铃科植物北细辛 *Asarum heterotropoides* Fr. Schmidt var. *mandshuricum*（Maxim.）Kitag. 的干燥根和根茎。

本品常卷曲成团。根茎横生，呈不规则圆柱状，具短分枝，长1～10 cm，直径0.2～0.4 cm；表面灰棕色，粗糙，有环形的节，节间长0.2～0.3 cm，分枝顶端有碗状的茎痕。根细长，密生节上，长10～20 cm，直径0.1 cm；表面灰黄色，平滑或具纵皱纹；有须根和须根痕；质脆，易折断，断面平坦，黄白色或白色。气辛香，味辛辣、麻舌。

栽培品的根茎多分枝，长5～15 cm，直径0.2～0.6 cm。根长15～40 cm，直径0.1～0.2 cm。

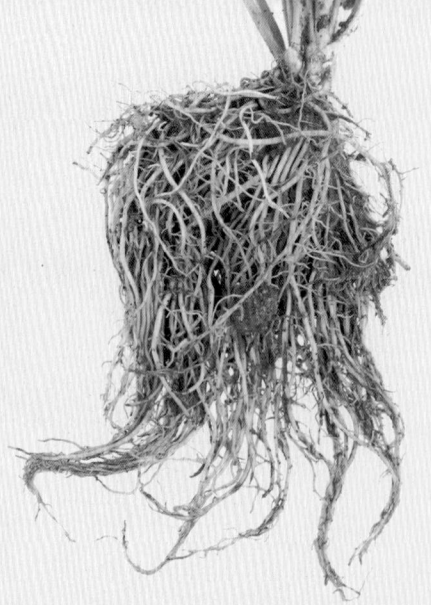

▲ 北细辛鲜品

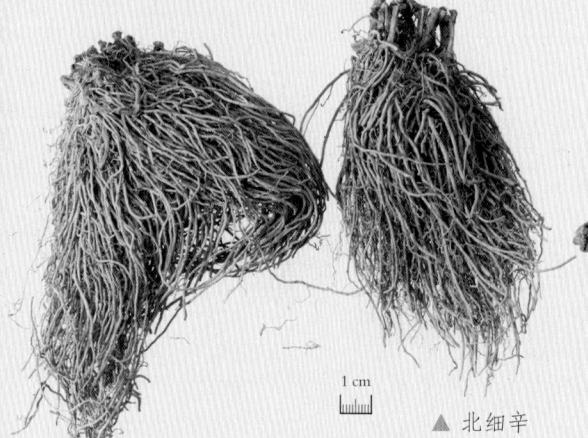

1 cm

▲ 北细辛

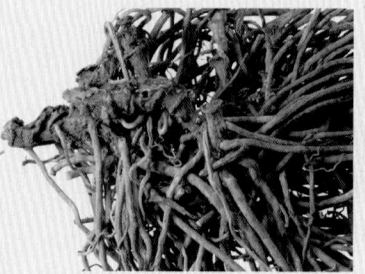

▲ 北细辛根茎

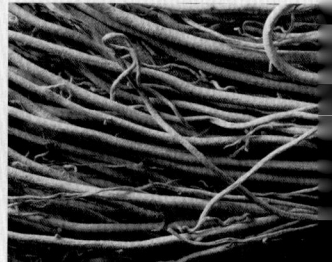

▲ 北细辛根部表面

汉城细辛（药典品种）

药材为马兜铃科植物汉城细辛 *Asarum sieboldii* Miq. var. *seoulense* Nakai 的干燥根和根茎。

本品与北细辛类似。根茎直径0.1～0.5 cm，节间长0.1～1 cm。

华细辛（药典品种）

药材为马兜铃科植物华细辛 *Asarum sieboldii* Miq. 的干燥根和根茎。

本品与北细辛类似。根茎长5～20 cm，直径0.1～0.2 cm，节间长0.2～1 cm。气味较弱。

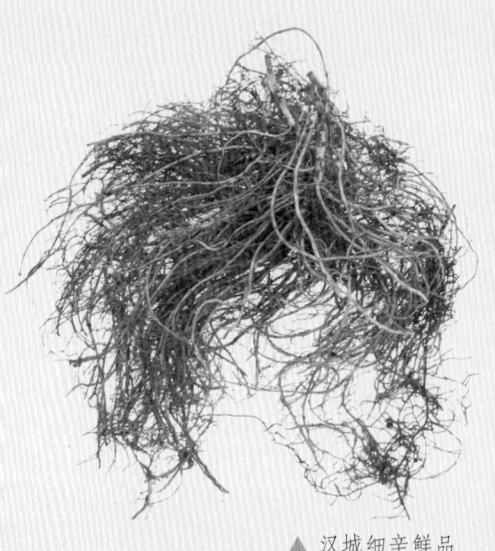

▲ 汉城细辛鲜品

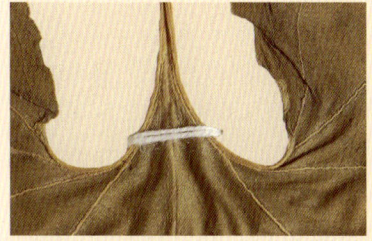

▲ 细辛

细辛

为马兜铃科植物北细辛 *Asarum heterotropoides* Fr. Schmidt var. *mandshuricum* (Maxim.) Kitag. 的干燥全草。

本品常卷缩成团。根茎横生，呈不规则圆柱形，具分枝，长1~10 cm，直径0.2~0.4 cm；表面灰棕色，粗糙，有环形的节，节间长0.2~0.3 cm，分枝顶端有碗状的茎痕。根细长，密生节上，长10~20 cm，直径0.1 cm；表面灰黄色，平滑或具纵皱纹，有须根和须根痕。基生叶1~3，具长柄，表面光滑；叶片多破碎，完整者心形至肾形，全缘，先端急尖，基部深心形，长4~10 cm，宽6~12 cm，表面淡绿色。有的有花，多皱缩，钟形，暗紫色；花被顶裂片由基部反卷与花被筒几乎全部相贴。果实半球形。气辛香，味辛辣、麻舌。

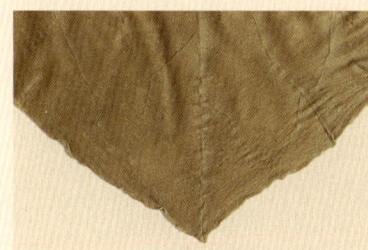

▲ 细辛叶柄表面

▲ 细辛叶尖表面

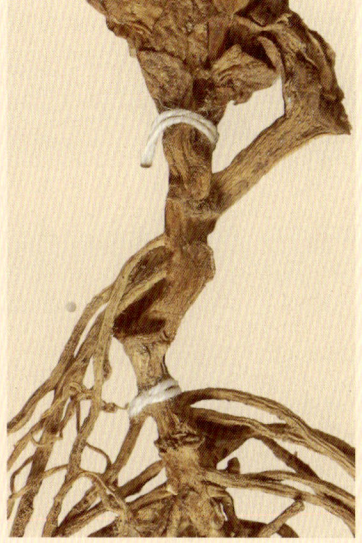

▲ 细辛根茎表面

1 cm

华细辛草

为马兜铃科植物华细辛 *Asarum sieboldii* Miq. 的干燥全草。

本品根茎长5~20 cm，直径0.1~0.2 cm，节间长0.2~1 cm。基生叶1~2，叶片较薄，心形，先端渐尖。花被裂片开展。果实近球形。气味较弱。

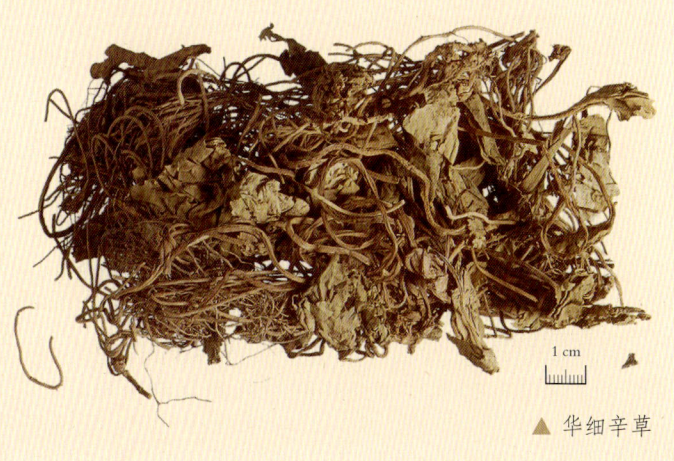

1 cm

▲ 华细辛草

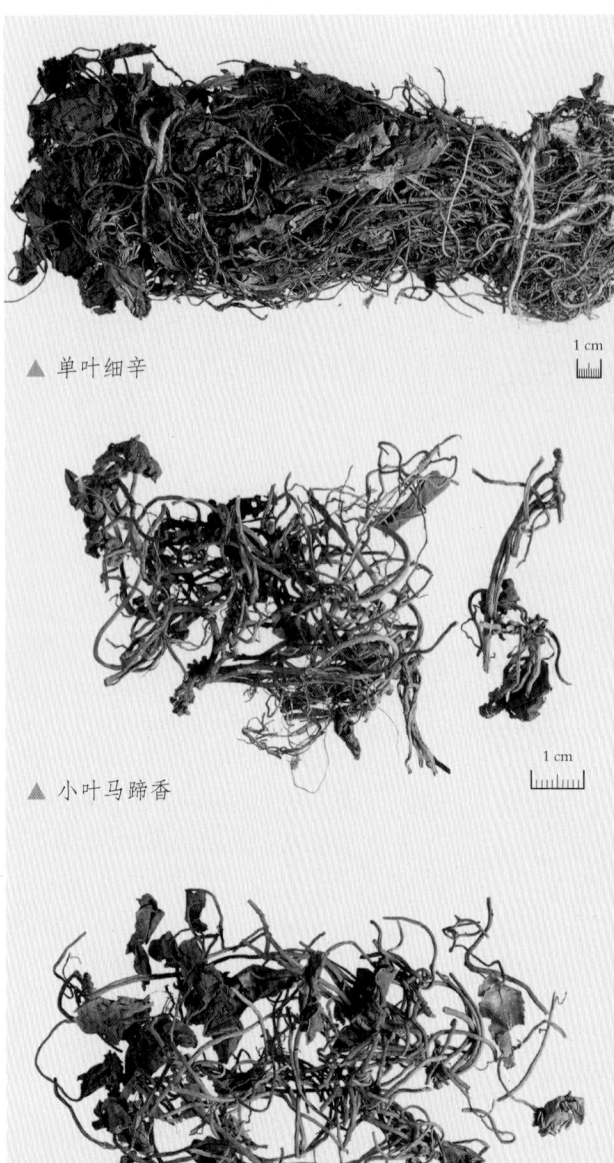

▲ 单叶细辛

1 cm

▲ 小叶马蹄香

1 cm

▲ 杜衡

1 cm

单叶细辛

为马兜铃科植物单叶细辛 *Asarum himalaicum* Hook. f. et Thoms. ex Klotzsch 的干燥全草。

本品根茎细长，直径0.1～0.2 cm，环节不明显，节间长2～3 cm，下部生有多数纤细的根，上部每节有叶一片。叶片心形，顶端渐尖，两面散生短毛。花被在子房以上有短管，裂片在开花时向外反折；花丝比花药长；花柱合生，顶端辐射6裂。

小叶马蹄香

为马兜铃科植物小叶马蹄香 *Asarum ichangense* C. Y. Cheng et C. S. Yang 的干燥全草。

本品根茎短，长2～3 cm，环节明显，有多数细长的根。叶片心形或卵形，稀戟状心形，顶端钝或急尖。上面在主脉两旁有白色云斑，下面绿色，稀紫红色。花被管球状，喉部缢缩，膜环窄，内壁有格状网眼，裂片基部有乳突皱褶；雄蕊花丝极短，花柱6，离生，柱头顶生。

杜衡

为马兜铃科植物杜衡 *Asarum forbesii* Maxim. 的干燥全草。

本品根茎呈不规则圆柱形，长1～4 cm，直径0.1～0.3 cm，节间长0.1～0.3 cm。表面浅棕色或淡黄色，有多数环节，下部着生数条须根。根细圆柱形，长达7 cm，直径0.1～0.2 cm，具细纵皱纹。质脆，易折断，断面平坦，黄白色。基生叶1～2，叶柄长3～15 cm，宽心形至肾状心形，长和宽各为3～8 cm，顶端钝或圆，基部心形。花常见1～2朵腋生；花梗长1～2 cm；花被片直立，内壁有明显格状网眼；花丝极短，花柱6，离生。气芳香，味稍辛辣，后略有麻舌感。

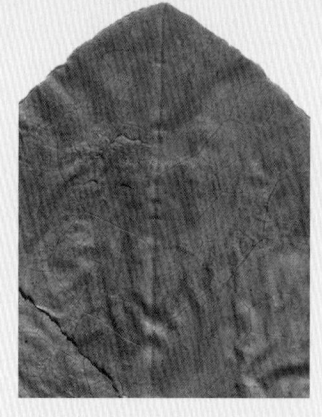

▲ 杜衡叶尖部表面

大叶马蹄香

为马兜铃科植物大叶马蹄香 *Asarum maximum* Hemsl. 的全草。

本品根茎呈不规则圆柱形，长2～7 cm，直径约0.2 cm，具环状节，节间长0.2～4 cm。表面棕褐色。根呈圆柱形，长10～15 cm，直径0.2～0.3 cm。茎分枝。叶大，质地肥厚，呈长卵形、宽卵形或近戟形，长6～13 cm，宽7～15 cm，顶端急尖，基部心形，脉上和叶缘有毛，背面无毛；叶柄长10～23 cm，无毛。花偶见，单生，花梗长1～5 cm；花被管钟状，裂片三角卵形；花柱6，离生；花丝极短。蒴果近球状。气微香，味辛。

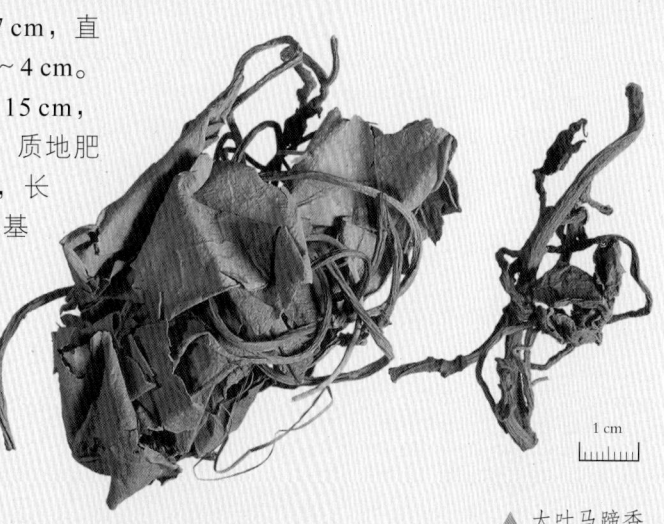

1 cm

▲ 大叶马蹄香

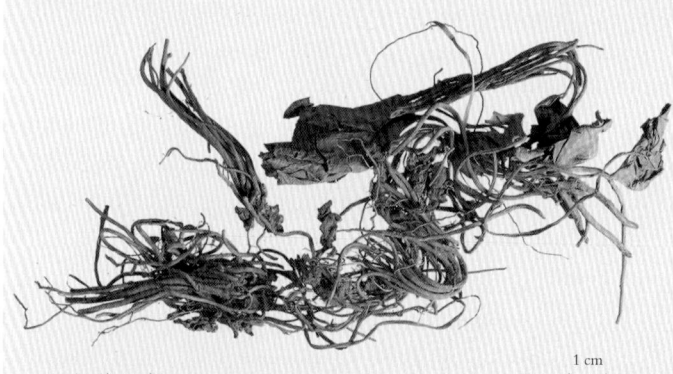

▲ 尾花细辛

1 cm

尾花细辛

为马兜铃科植物尾花细辛 *Asarum caudigerum* Hance 的干燥全草。

本品密被长毛，花被裂片窄长，先端具线形长尾，尾长1 cm 以上。叶片宽卵形或卵心形，上面绿色，无白斑。

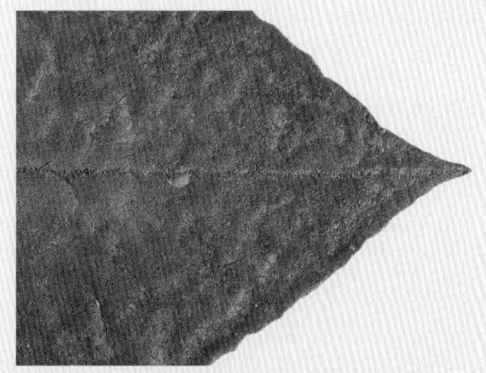

▲ 尾花细辛叶尖部表面

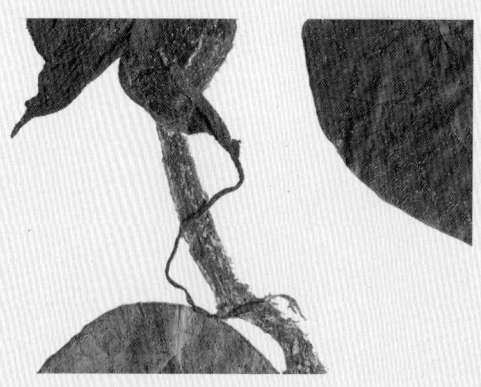

▲ 尾花细辛花表面

山慈菇

为马兜铃科植物山慈菇 *Asarum sagittarioides* C. F. Liang 的干燥全草。

本品1茎具2花，花被管外面无毛，无突环，或仅上部膨大，喉部有膜环，内面有脊状皱褶，无或有细微的横褶，花被裂片基部有多列突状皱褶；药隔稍伸出，锥尖；体型粗壮。根茎短，根肉质。叶片长卵形、宽卵形或近三角卵形，长15～25 cm，宽11～14 cm，基部弯弓形。

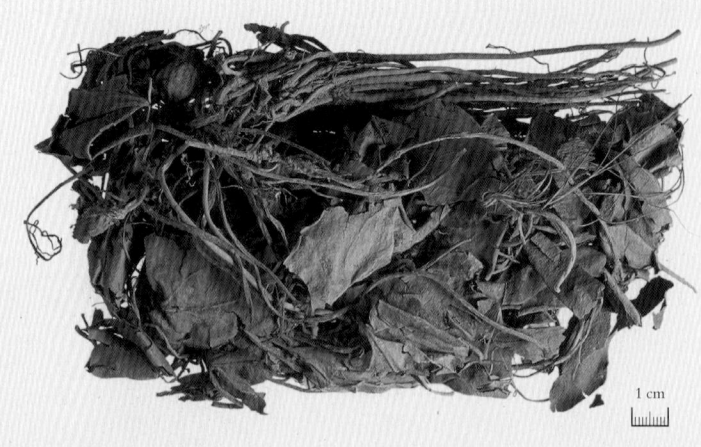

▲ 山慈菇

丝穗金粟兰

为金粟兰科植物丝穗金粟兰 *Chloranthus fortunei* (A. Gray) Solms. 的干燥全草。

本品根茎呈不规则圆柱形，环节不甚明显，节间长0.1～0.7 cm，有分枝和碗形茎痕。须根细长弯曲，茎不分枝，具纵棱，节处具残存托叶。叶对生，通常4，生于茎上部，叶呈椭圆形至倒卵状椭圆形，长3～12 cm，宽2～7 cm，顶端短尖，基部楔形，边缘有圆锯齿或粗锯齿；叶柄长1～1.5 cm。有时可见单一顶生的穗状花序或果序，连总花梗长4～6 cm；花药顶端具有长1～1.9 cm的丝状药隔。核果卵形，直径0.3 cm。气香，味苦、辛。有毒。

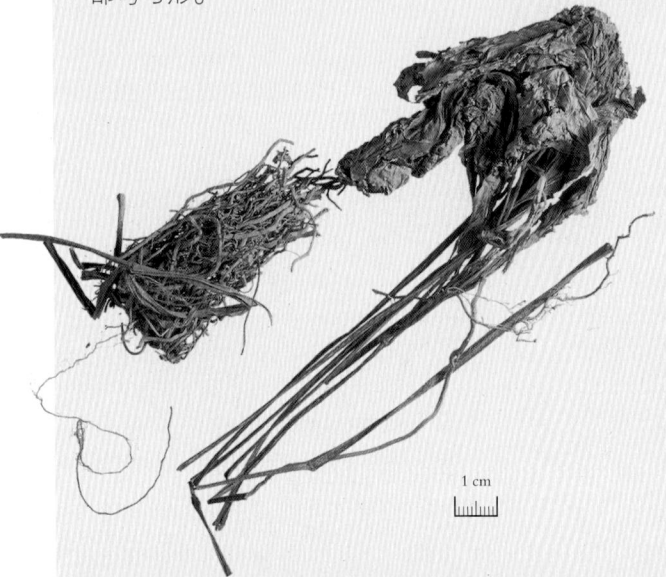

▲ 丝穗金粟兰

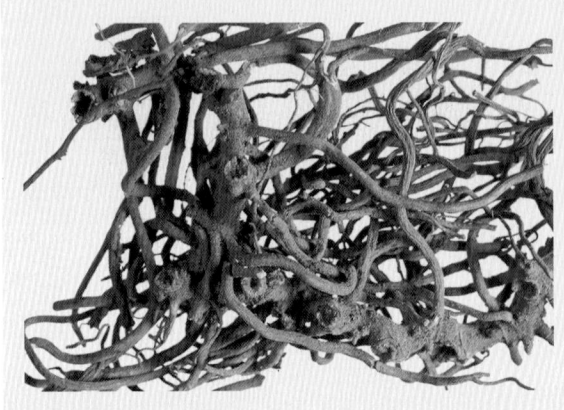

▲ 丝穗金粟兰根茎

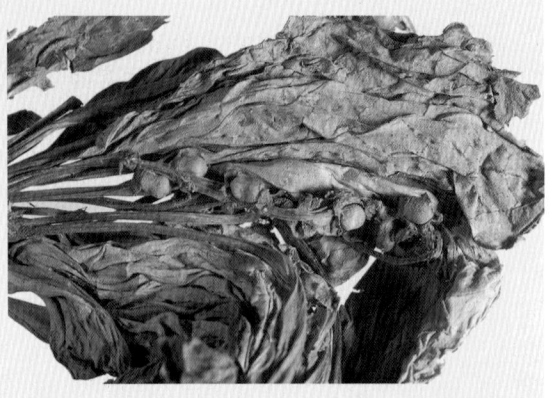

▲ 丝穗金粟兰叶和果实

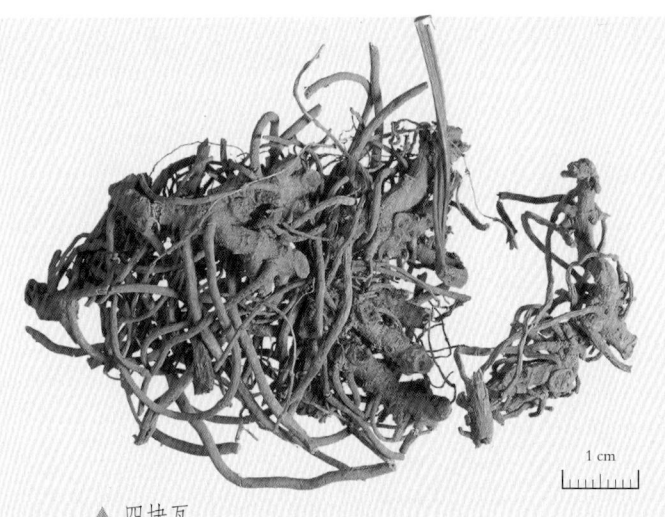

▲ 四块瓦

四块瓦

为金粟兰科植物宽叶金粟兰 *Chloranthus henryi* Hemsl. 的全草。

本品叶片长10～20 cm，宽5～11 cm。叶柄长不及1 cm，穗状花序，单一或分枝成圆锥花序；总花梗长，药隔长椭圆形，中间的一个长0.3 cm。

鹿蹄橐吾

为菊科植物鹿蹄橐吾 *Ligularia hodgsonii* Hook. 的干燥根茎和根或全草。

本品根茎呈不规则块状或类球形，顶端具较硬的凹下茎基及纤维状叶柄残基。根长10～15 cm，直径0.1～0.15 cm，表面具纵皱纹。体轻而脆，断面色较浅，中央有一小木心。茎圆柱形，直径约0.5 cm。表面棕黄色，具纵沟纹，近基部暗紫色，被多数棕褐色纤维状叶柄残基所包围，基生叶具长柄，柄长15～54 cm，基部扩展成鞘状而抱茎；叶片展开后成肾形，边缘有浅锯齿，顶端圆形，宽度大于长度（宽4～10 cm，长4～6 cm），两面无毛。气微香，味微苦、辛。

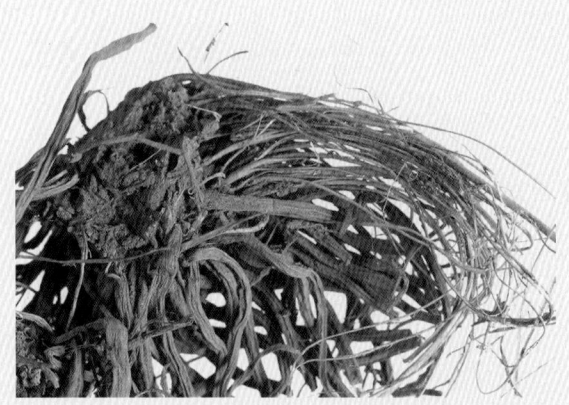

▲ 鹿蹄橐吾根茎表面

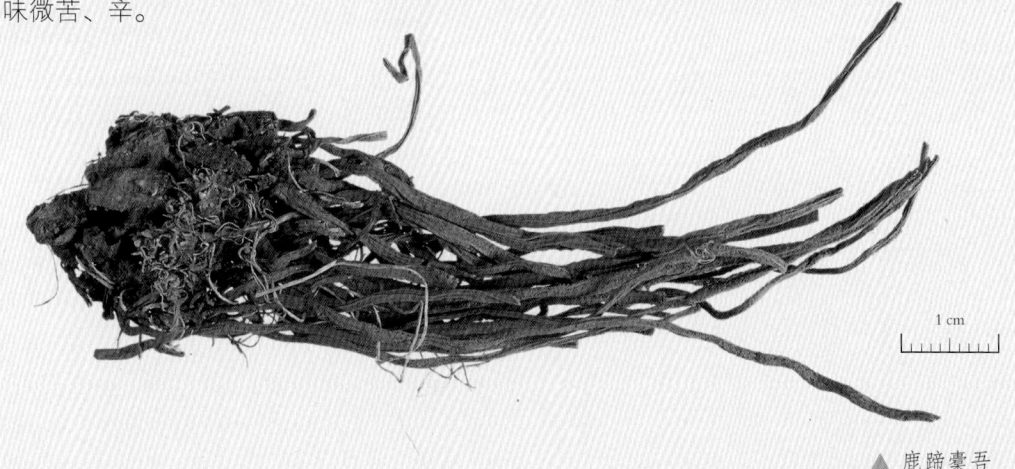

▲ 鹿蹄橐吾

中文名索引

拉丁学名索引

后　记

　　中药是传承中华文化的重要载体。盛世修典，正本清源是每个中药学工作者的义务。自《神农本草经》收载365种药物始，经历代国药大家延展、并蓄、分修、集录，中药材已有数千种，而中药材品种真伪、优劣贯穿始终。中药材及饮片品种繁多、来源多方、加工类别繁复、经营方式多变等因素，致使其鉴别方法和技术须适时更新和改进。中药材性状鉴定是保证中药质量稳定、品种维系不可或缺而简单实用的方法和手段。

　　我自1975年从事中药材检验、标本管理、科研和中药材市场调查，40余年来不间断地奔走于全国中药材产区实地调研、市场检查、野外采集、加工、实验室循证研究，期间承蒙楼之岑、肖培根、谢宗万、郭乃襄、谢成科、贾敏如、金世元等老一代中药专家的鼓励与教导。

　　本书在编纂过程中，得到中国食品药品检定研究院的同志们大力支持与协助，以及成都市食品药品检验研究院、深圳市药品检验研究院等许多单位的协助，在此一并致以谢意。诚挚感谢周海君、桑国卫、李云龙、王宝琴、陈德昌、林瑞超、鲁静、马双成、肖新月等领导的信任、赏识和支持。感谢为本册图典提供部分图片的王满恩、周重建，感谢行业内其他同仁的大力协助，特别感谢夫人王淑兰及家人对我的支持和理解。

　　现将科研和检验经历所获结集成册，愿与同道共讨共研，为中医中药挖掘提高，作出一些绵薄贡献，以供中药材和饮片经营、监管、检验等相关人员品酌，以资参考。本人学识不高，书中定有不当之处，深知远未臻完善。今献奉拙识，恳请广大读者尤其是业内方家指谬，以便本书再版时予以更正。

张　继

2020年仲夏于北京